Dr Maurice de Fleury

Manuel
pour
l'Étude des Maladies du Système nerveux

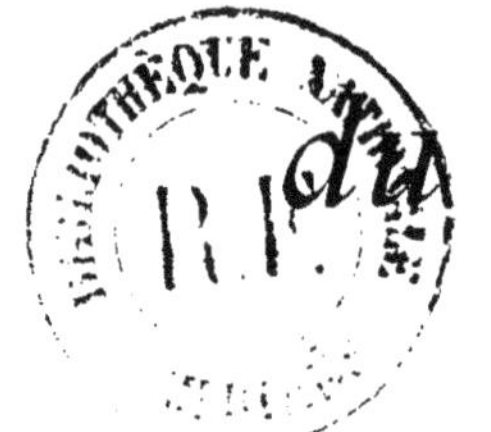

AVEC 133 FIGURES EN NOIR ET EN COULEURS

Paris, FÉLIX ALCAN, éditeur, 1904.

MANUEL POUR L'ÉTUDE

DES

MALADIES DU SYSTÈME NERVEUX

DU MÊME AUTEUR

Introduction à la médecine de l'esprit, 6e édition. 1 vol. in-8, 7 fr. 50. Paris, F. Alcan. Ouvrage couronné par l'Académie française, l'Académie des sciences et l'Académie de médecine.

Les grands symptômes neurasthéniques. *Pathogénie et traitement.* 2e édition. 1 vol. in-8, 7 fr. 50. Paris, F. Alcan.

L'âme du criminel, 1 vol. in-12 de la *Bibliothèque de philosophie contemporaine,* 2 fr. 50. Paris, F. Alcan.

Le corps et l'âme de l'enfant, 5e édition.

Recherches cliniques sur l'épilepsie et sur son traitement.

Pathogénie de l'épuisement nerveux. (*Épuisé.*)

Traitement rationnel de la neurasthénie. (*Épuisé.*)

L'insomnie et son traitement. (*Épuisé.*)

Contribution à l'étude de l'hystérie sénile.

Pasteur et les Pastoriens (avec un portrait à l'eau-forte par Bracquemond).

Éloge de Gratiolet.

Les causeries de Bianchon.

MANUEL POUR L'ÉTUDE

DES

MALADIES DU SYSTÈME NERVEU

PAR

LE Dr MAURICE DE FLEURY

AVEC 133 FIGURES EN NOIR ET EN COULEURS

PARIS
FÉLIX ALCAN, ÉDITEUR
ANCIENNE LIBRAIRIE GERMER BAILLIÈRE ET Cie
108, BOULEVARD SAINT-GERMAIN, 108

1904

MANUEL POUR L'ÉTUDE
DES MALADIES DU SYSTÈME NERVEUX

AVERTISSEMENT

Les esprits sages s'étonneront — après tant de publications d'ensemble, tant de traités, de manuels et d'articles de dictionnaires à l'actif des neurologistes français — de voir le plus modeste d'entre eux s'aviser à son tour de mettre au monde un gros ouvrage didactique pour l'étude des maladies du système nerveux. Il ne paraît point qu'en pareille matière il y ait lacune à combler, et qui donc, s'il n'a le sentiment d'être vraiment utile, se chargerait pour rien, pour le plaisir, d'une aussi lourde tâche ?...

Et me voilà conduit à dire comment j'ai écrit cet ouvrage, presque à m'en excuser.

Trop cantonné, depuis plusieurs années dans mes recherches sur les névroses, j'ai bientôt éprouvé, comme beaucoup d'autres sans doute, le besoin de restaurer à neuf l'ensemble de mes connaissances en neuropathologie. Pour moi tout seul, la plume en main, je me suis astreint à relire force traités et nombre de monographies ; j'ai longuement accumulé les notes et les résumés, maintes fois entraîné jusqu'à les rédiger, par mon habitude d'écrire. Et peu à peu, à mon insu, si je puis dire, et comme malgré moi, se classaient dans mes cartons les matériaux d'un livre, sans doute fait de compilations, mais par plus d'un point différent des ouvrages classiques.

Il me semblait que mon goût naturel pour la clarté d'exposition rendait d'aspect plus simple et d'abord plus facile quelques-unes de ces questions que les étudiants et les praticiens jugent à l'ordinaire assez rébarbatives. Je me donnais l'illusion de savoir rajeunir un peu la façon de décrire un tableau symptomatique, de savoir rendre moins indigeste tel chapitre compact et lourd d'anatomie pathologique ; j'en venais à m'estimer capable de mettre en relief et sous un jour plus vif ces groupes de signes cliniques qui font faire un diagnostic. Le plaisir d'enseigner est d'un attrait puissant. Pour ceux qui ne disposent point d'une chaire magistrale, rien de plus séduisant que de s'imaginer qu'ils enseignent, qu'on les écoute, qu'ils rendent lumineuses des notions obscures, touffues, enchevêtrées, et qu'ils tracent dans la broussaille, un bon jardin français aux allées droites.

La manière moderne, qui consiste à distribuer la rédaction d'un grand traité à plusieurs hommes spécialement compétents pour le chapitre qui leur échoit, a de grands avantages : chaque savant y parle avec l'autorité de sa personne et de ses œuvres antérieures. Mais son inconvénient n'est-il pas une certaine difformité d'ensemble par insuffisance de quelques parties, hypertrophie disproportionnée de quelques autres? Tel écrivain ne s'abandonne-t-il pas à traiter avec une complaisance mal mesurée, et trop d'amour pour ses doctrines personnelles, un domaine qu'il a fait sien, tandis que certains autres sujets, acceptés sans conviction, sont effleurés à peine et insuffisamment approfondis? Beaucoup de médecins, beaucoup d'étudiants s'égarent inquiets dans ces beaux traités disparates, et s'étonnent de n'y point trouver ce qu'ils cherchent précisément, une progression dans les difficultés, un fil partout tendu pour les guider dans le dédale. Ce qu'ils voudraient, c'est une façon de bréviaire en même temps rudimentaire et cependant capable de les instruire à fond.

Entendons-nous. Au moment actuel de nos connaissances en neuropathologie, un livre, même élémentaire, ne saurait être un livre superficiel, tout schématique, à claire-voie pour ainsi dire. Ceux-là qui me feront l'honneur de parcourir l'ouvrage que voici se rendront vite compte que, sous des allures aisées, les descriptions symptomatiques et anatomo-pathologiques dont il se compose ne sont point vides de documentation. J'entends qu'un candidat aux examens de doctorat, à l'internat des hôpitaux, voire même à des concours d'ordre plus relevé, trouve ici ce qu'il trouve ailleurs, sans lacunes grossières, et qu'il ne risque pas, en se fiant à ces pages, d'ignorer ce qu'il faut savoir. Non content des ouvrages français partiels ou d'ensemble, consciencieusement compulsés, j'ai pris la peine de faire traduire le *Manuel* d'Oppenheim, classique en Allemagne, et qui, çà et là, m'a fourni plus d'un détail complémentaire. J'ai eu à cœur de ne le céder à personne pour la mise au courant de ce nouveau venu parmi les traités de ce genre, sans d'ailleurs faire grand étalage d'indications bibliographiques.

Mais par contre, je me suis constamment astreint à donner à mon lecteur l'illusion aussi constante que possible d'une étude facile, abordable aisément. Les livres de vulgarisation doivent s'écrire en vue d'un débutant doué médiocrement de la faculté de s'abstraire, et dont il faut capter et retenir l'attention. Aussi n'ai-je point reculé devant les explications élémentaires, devant les redites fréquentes. J'ai pris la peine de définir, au cours du texte ou par des notes, tous les mots techniques qu'il faut bien employer, et qui font si souvent regretter un lexique aux lecteurs mal initiés. N'ayant point à ma disposition ces admirables collections de photographies sur le vif que l'école de la Salpêtrière a si heureusement mises à la mode pour illustrer les ouvrages du genre, j'ai multiplié de mon mieux les images sans prétention, ces bons dessins au tableau noir comme en tracent les maîtres dans la familiarité de leurs causeries enseignantes.

En outre, j'ai pensé qu'il n'était pas inutile de faire précéder la description des maladies de deux chapitres préliminaires, qui constituent une innovation.

L'un d'eux est consacré à apprendre comment on examine un malade du système nerveux. C'est, sous forme de questionnaire, le cadre singulièrement compliqué que doit remplir quiconque a le souci d'examiner à fond un sujet atteint d'une de ces maladies dont le point de départ est au cerveau, au bulbe, à la moelle épinière, aux nerfs périphériques, et qui retentissent par paralysie, contracture, anesthésie ou dystrophie sur tous les points de l'organisme.

L'autre est un abrégé de l'anatomie médicale, usuelle et si l'on peut dire clinique du système nerveux central; sa connaissance est indispensable à quiconque voudra comprendre le mécanisme de ces états morbides qui se passent presque tous en localisations ou en systématisations. J'ai donné tous mes soins à cette partie de l'ouvrage. Sans doute le texte en est sommaire et réduit à l'essentiel de ce qu'il faut savoir pour localiser une lésion qui commande un symptôme, ou pour faire une nécropsie. Mais j'ai voulu qu'elle fût illustrée de plus de quatre-vingts figures, d'après nature ou schématiques, toutes bien claires et munies de légendes vraiment explicatives. Bon nombre sont originales, ou simplement inspirées des planches que l'on admire dans les beaux traités d'anatomie de Poirier, de Testut, dans les excellentes leçons cliniques du professeur Raymond. Quelques-unes ont été empruntées directement aux meilleurs ouvrages contemporains. Je suis reconnaissant à M. Debierre, à MM. Cornil et Ranvier, à M. Déjerine, aux éditeurs F. Alcan et J. Rueff, de leur obligeance à mettre plusieurs de leurs clichés à ma disposition.

Dans le cours du volume, j'ai tenu à ce que beaucoup de chapitres se complètent d'un paragraphe consacré à la thérapeutique, et un peu moins bâclé, si j'ose dire, qu'on n'a coutume de le faire. Vis-à-vis d'un grand nombre de maladies notre impuissance est encore radicale, mais pour bien d'autres les progrès accomplis récemment par la thérapeutique, méritent de figurer en bonne place.

Et maintenant il est, n'est-ce pas, superflu d'ajouter que ce manuel n'a nullement la prétention d'apprendre la neurologie aux neurologistes de profession. Il ne vise qu'à rendre plus accessible, plus attrayante aux étudiants de nos écoles et aux médecins non spécialisés, une partie de la pathologie interne qui a réalisé depuis trente ans des progrès formidables, qui a mis peu de temps à acquérir sa complexité actuelle, et qui, pour ce motif, passe pour être la plus difficile et la moins abordable.

Mon but est amplement atteint si j'ai su entraîner quelques jeunes esprits au plaisir de comprendre.

Dr Maurice de Fleury.

PREMIÈRE PARTIE

COMMENT ON EXAMINE UN MALADE DU SYSTÈME NERVEUX

(Schéma d'une observation.)

PREMIÈRE PARTIE

COMMENT ON EXAMINE UN MALADE DU SYSTÈME NERVEUX

ANTÉCÉDENTS

Préciser toujours :

L'âge ;
le sexe ;
la profession du malade.

Pourquoi vient-il consulter ?

1° ANTÉCÉDENTS HÉRÉDITAIRES

Interroger le malade sur la santé de :

Son père ;
sa mère ;
frères ou sœurs ;
grands-parents ;
collatéraux.

Interroger le malade sur leurs tares :

Nerveuses similaires ;
nerveuses générales ;
mentales ;
diathésiques générales ;

Interroger le malade sur leurs excès :

intoxications ;
infections.

Le malade a-t-il vu autour de lui des cas semblables ou analogues à sa propre maladie (contagion, imitation).

2° ANTÉCÉDENTS PERSONNELS

Le malade est-il *né à terme ?*

Accouchement avec ou sans accidents, traumatismes obstétricaux ?

Nourri par sa mère ? par une nourrice ? par lait animal ?

Enfance ?

A-t-il eu des convulsions ?

A-t-il uriné au lit ?

A-t-il eu des terreurs nocturnes ?

Quand et comment les premiers pas ?

Quand et comment les premières paroles ?

Facilité d'apprendre :

à lire ;

à écrire ;

à parler ;

son métier.

Caractère de l'enfant ?

Son intelligence ?

Ses goûts ?

Imagination ?

Éducation sentimentale ?

Éducation religieuse ?

Adolescence et jeunesse. — Premières règles :

à quel âge ?

abondance ;

normales ou douloureuses ;

impression ressentie.

Onanisme ?

Quel métier adopté ?

intoxication ;

traumatisme ;

surmenages professionnels.

Service militaire (noter si réforme) ;

Comment supporté ?

Sans maladies ?

Maladies vénériennes ?

Écoulements :

Caractères physiques ;

durée ;

état des ganglions ;
état des testicules.
Orchites : ses caractères ?
Chancres ?
Mous ;
induré ;
nombre ;
persistance ;
siège.
Accidents secondaires ?
Maux de gorge ;
éruption cutanée.
Accidents tertiaires ?
Chute des cheveux ;
douleurs osseuses nocturnes, etc.

Retentissement des affections vénériennes sur l'état mental : émotion produite ?

Le malade fume-t-il ou a-t-il fumé ? Dans quelle proportion ?

Habitudes alcooliques ? (noter la boisson dont il a fait abus : vins ? spiritueux ? absinthe ?)

Quelles maladies dans sa vie ?
Infectieuses ?
Toxiques ?
Dyscrasiques ?
Nerveuses ?
Diathésiques ?

Insister particulièrement sur les commémoratifs possibles d'infection tuberculeuse ou de manifestation nerveuse.

Le malade a-t-il subi des *traumatismes ?* Somatiques ? Psychiques ?

Le malade est-il marié ?

Santé de sa femme ? (fausses couches, hydroamnios)

A-t-il eu des enfants ?
Vivants ?
Morts ? (de quoi ? quel âge ?)
Malades ?
En bonne santé ?

HISTOIRE DE LA MALADIE

N.-B. — Si cela est nécessaire contrôler et compléter le récit du malade par des renseignements pris dans son entourage.

Dates exactes du début et des grands points de repère dans l'évolution de la maladie.

Comment ont débuté les accidents ?

Début.

Silencieux ? Insidieux ?

Aigu mais progressif ?

Brutal, constitué d'un seul coup ?

Qu'a ressenti le malade dès lors ?

Comment se sont succédés les phénomènes ?

Y a-t-il eu évolution constante des phénomènes du début ?

Ou :

Y a-t-il eu adjonction de nouveaux phénomènes ?

Y a-t-il eu disparition de certains autres ?

Ou le tableau a-t-il complètement changé.

Interroger méthodiquement le malade, année par année, mois par mois, si possible jour par jour.

Lui poser des questions sur le fonctionnement des divers appareils de l'organisme :

Appareil locomoteur ;
— sensitif ;
— sensoriel ;
— intellectuel ;
— tégumentaire ;
— digestif ;
— respiratoire ;
— sécrétoire ;

afin d'attirer l'attention sur certains troubles qu'il pourrait oublier dans son récit.

En somme, interroger le malade : sur les symptômes disparus, qui existent encore qu'ils aient apparu récemment ou qu'ils aient persisté depuis le début ; et sur les symptômes qui n'ont été qu'épisodiques.

Mettre en lumière les modifications apportées par chacun de ces symptômes sur les actes ordinaires de la vie physique, psychique, sociale et familiale du malade.

Le malade a-t-il déjà consulté des médecins ou des empiriques ?

Quels traitements a-t-il subi ?

Effets de ces traitements : Le malade s'est-il habitué à une drogue ?

Quels sont les derniers épisodes en date ?

Qu'est-ce qui a immédiatement précédé sa visite au médecin ou son entrée à l'hôpital ?

ÉTAT ACTUEL DU MALADE

EXAMEN DU MALADE

Cet examen comprend :

Les signes subjectifs, c'est-à-dire ceux que le malade ressent et qu'il raconte.

Les signes objectifs, c'est-à-dire ceux que l'on observe par l'examen direct du sujet.

Les signes objectifs sont spontanés ou provoqués, c'est-à-dire mis en lumière par une manœuvre appropriée.

PRINCIPES GÉNÉRAUX DE L'EXAMEN

I. — Se munir d'un certain nombre d'objets nécessaires à l'observation physique du malade, à savoir :

Un marteau à réflexes ou tout autre instrument pouvant le remplacer convenablement.

Plusieurs épingles d'acier bien acérées et très propres, aseptisées au besoin (examen de la sensibilité à la douleur).

Des objets portatifs pouvant servir à produire une sensation de chaleur (eau chauffée dans un tube à essai par exemple) ou une sensation de froid (glace enveloppée d'un tissu quelconque).

Un esthésiomètre ;

Un dynamomètre ;

Un cordon gradué pour mensurations ;

Des crayons dermographiques ;

Des schémas de corps humains partiels et totaux pour supporter la reproduction des troubles des téguments (sensitifs, vasculaires etc.).

Des schémas de champ visuel ;

Des schémas permettant d'établir par des graphiques l'état journalier de la force, de la tension artérielle, des paroxysmes divers etc..

II. — Tenir compte dans le courant de l'examen des quelques remarques suivantes :

Procéder par observations attentives et suffisamment prolongées.

Explorer méthodiquement le malade des pieds à la tête sans négliger aucune région. La constatation la plus futile en apparence peut avoir une importante signification.

N'enregistrer une constatation qu'autant qu'elle aura été plusieurs fois vérifiée dans des conditions différentes.

Recommander au malade de s'abandonner sans crainte, sans appréhension à l'examen.

Se mettre en garde, par une attention minutieuse, contre la possibilité d'une simulation de la part du sujet observé.

Quand chez un même malade il s'agit d'observer un trouble partiel, prendre toutes les fois que cela sera possible comme point de comparaison l'observation des parties saines homologues. (Par exemple, apprécier l'asymétrie d'une moitié du visage par comparaison avec la moitié saine, apprécier la forme de contraction d'un muscle malade par celle de son homologue sain, apprécier l'atrophie d'un membre paralysé par mensuration comparée avec le membre homologue normal, etc.)

EXAMEN DE L'ATTITUDE D'ENSEMBLE ET DE L'HABITUS DU MALADE STIGMATES PHYSIQUES DE DÉGÉNÉRESCENCE

I. — Il convient de noter d'abord :

L'aspect du malade : est-ce un sujet vigoureux, bien constitué ou d'aspect malingre et maladif ?

Quelle est l'impression qu'il produit à première vue ?

Quelle position affecte-t-il ?

Paraît-il éveillé et d'esprit lucide, ou indifférent et obnubilé ?

Est-il confiné au lit ou se meut-il librement ?

II. — On devra ensuite rechercher systématiqnement les signes physiques de dégénérescence.

On procédera méthodiquement en recherchant.

A la tête. — Le crâne est-il déformé ? Dans son ensemble ou partiellement ? En quoi consiste la déformation ? Sur quelle région porte-t-elle ? Le crâne sans présenter de déformation est-il mal proportionné au reste du corps ? Est-il trop grand ou trop petit ?

Existe-t-il une absence de soudure des os craniens ?

Y a-t-il issue à ce niveau des enveloppes méningées formant poche ? Que contient cette poche ? (*encéphalocèle* ?)

Y a-t-il bec-de-lièvre ou trace ?

Y a-t-il fissure des os palatins, division du voile du palais ?

La route palatine est-elle surélevée, ogivale?

Le nez a-t-il une forme anormale ?

Conformation des narines, de la cloison.

Y a-t-il déformation du conduit auditif externe?

Le pavillon de l'oreille est-il déformé ?

Les dimensions du lobule ? est-il libre ou adhérent?

Y a-t-il du strabisme ?

Les deux yeux sont-ils de coloration différente ?

Y a-t-il de la pigmentation anormale de l'iris ?

Au rachis. — Y a-t-il solution de continuité de la colonne vertébrale avec ou sans issue du sac méningé vide ou rempli? (*spina-bifida*).

Y a-t-il déformation du rachis? c'est-à-dire, soit : *cyphose* ou incurvation de la colonne vertébrale telle que les corps osseux décrivent une courbe à concavité antérieure.

Lordose ou incurvation telle qu'il y ait une courbe à concavité postérieure ;

Scoliose ou incurvation dans le sens latéral, droit ou gauche.

Aux organes génito-urinaires. — Y a-t-il extrophie de la vessie, fissure de l'urèthre, urèthre incomplet par absence de parois inférieures (*hypospadias*) ou divisé à sa paroi supérieure (*épispadias*) ?

Dimensions, formes, situations du méat urinaire ?

Chez la femme : y a-t-il absence, formation rudimentaire ou atrophie de quelque organe (vagin, utérus, etc.) ?

Y a-t-il cloisonnements anormaux ou des déplacements ?

Chez l'homme : y a-t-il *ectopie testiculaire ?* c'est-à-dire arrêt du testicule dans sa migration et situation anormale en un point quelconque au trajet inguinal ?

Y a-t-il absence de un ou des deux testicules (*monorchidie et cryptorchidie*) ?

Aux extrémités. — Y a-t-il déformations et en quoi consistent-elles (pied bot, main botte) ? Les doigts sont-ils déformés ? raccourcis ? trop longs ? palmés ?

Y a-t-il des doigts en moins ou des doigts supplémentaires ?

État des ongles.

Peau et annexes. — Y a-t-il pigmentation anormale des téguments ? *albinisme*, c'est-à-dire défaut de pigments ? *mélanisme*, excès de pigments ? *nigritie*, c'est-à-dire mélanisme généralisé ?

Nævus? mélanisme partiel? érythrisme, c'est-à-dire pigmentation rousse? Les cheveux et les poils ? leur disposition et leurs variations d'un endroit à un autre ? leur coloration, leur abondance, leur épaisseur, leur direction.

INSPECTION GÉNÉRALE DES DIVERSES PARTIES DU CORPS[1]

A. — **Examen de la tête.**

AU CRANE. — L'examen doit surtout rechercher les déformations et anomalies signalées plus haut ; on recherchera en outre :

S'il existe des cicatrices, des dépressions, des enfoncements, des traces de lésions traumatiques et ostéopathiques?

S'il existe des battements vasculaires perceptibles? des souffles ?

Si la percussion légère de la boîte osseuse éveille une sensation douloureuse quelconque : en ce cas, noter exactement le siège de cette sensation.

A LA FACE. — Quelle est l'expression d'ensemble du visage? *du faciès ?* exprime-t-il la douleur ? l'abattement, la stupeur, l'angoisse, l'étonnement, la béatitude, le rire normal au sardonique ? etc., etc.

Le visage est-il maigre ? décharné, comme parcheminé (*atrophie faciale*) ? est-il bouffi? augmenté de volume, en pleine lune (*myxœdème*) ? est-il totalement déformé ou dans une de ses moitiés ?

Quelle est la coloration du visage? son aspect général, sa consistance, son épaisseur?

Dans quel état est le tissu cellulaire sous-cutané ?

Y a-t-il immobilité ou déviation des globes oculaires? Chute des paupières ? impossibilité de fermer l'œil ?

Plissement du front?

Les yeux sont-ils saillants comme projetés hors de l'orbite (exophtalmie) ? ou rétractés en arrière et comme dissimulés sous l'arcade supérieure ?

Les traits sont-ils ratatinés ? réduits ?

Le nez, les oreilles, la langue, la mâchoire inférieure, les pommettes ont-ils un développement anormal, des dimensions inhabituelles ?

1. Il est bon avant d'entrer dans l'examen détaillé des divers appareils de pratiquer l'inspection générale du malade de la tête aux pieds. Cela permet d'ailleurs de reconnaître le trouble somatique prédominant et d'orienter les observations ultérieures.

Y a-il écartement des lèvres avec issue de la salive ?

Y a-t-il des contractions involontaires des muscles du visage ?

Y a-t-il du tremblement partiel très limité des fibres musculaires, agitant une petite étendue de peau (*tremblement fibrillaire*) ?

Y a-t-il asymétrie de la face ? s'assurer qu'elle n'est pas sous la dépendance d'une fluxion épisodique des tissus causée par une inflammation dentaire, périostique, par un gonflement glandulaire ou une suppuration localisée.

Est-elle due :

A une déformation du massif osseux ?

A une contraction nerveuse passagère ?

A une rétraction du tissu cellulaire ?

A un état particulier de la peau ?

A une tonicité anormale ou une paralysie des muscles ?

Dans ce dernier cas de beaucoup le plus fréquent, décrire minutieusement la paralysie de la face ; ne pas se laisser tromper par une paralysie bilatérale qui ne permet pas de constater, par contraste avec des parties saines, les parties privées de tonus musculaire. Eviter de méconnaître une paralysie unilatérale, en évolution, dans laquelle les muscles malades, passant de la flaccidité à la contracture tendent les traits d'une façon à peu près normale, sous l'influence de la rigidité commençante.

Examiner le malade la tête droite, immobile, le visage au repos.

Constater la déviation des traits et rides.

Noter la direction anormale des plis cutanés du front, des sillons sous-oculaire, naso-génien, naso-labial, etc., la déviation conjuguée ou non de la tête et des yeux, la direction comparée de la ligne des sourcils.

La pointe de la langue, le lobule du nez sont-ils déviés et dans quel sens ? Y a-t-il une joue plus flasque, plus pendante que l'autre ?

Y a-t-il chute de la paupière supérieure ? Est-elle rétractée et maintenue en haut ?

Les commissures buccales ne sont-elles pas au même niveau ?

Quelle est la direction générale de la ligne inter-labiale ? Est-elle obliquement descendante vers une des commissures ? Les lèvres sont-elles exactement accolées dans toute leur étendue ou, déhiscentes vers un des coins de la bouche ? (bouche en point d'exclamation de Charcot). Chaque expiration soulève-t-elle passivement une joue ou les deux comme si le malade « fumait la pipe » ?

Tout ceci affirme l'asymétrie paralytique ou autre au simple examen du visage au repos. On ne doit pas s'en contenter. Dans les cas moins apparents il faut mettre l'asymétrie en valeur en faisant exécuter au malade un certain nombre d'actes plus ou moins complexes.

C'est ainsi qu'il devra sur la demande de l'observateur :

Faire contracter son front et froncer les sourcils;
fermer et ouvrir plusieurs fois les paupières ;
élargir les narines ;
gonfler les joues;
faire la moue ;
siffler, souffler, rire ;
prononcer des labiales.

Noter exactement le degré de déformation qu'accuse chacune de ces manœuvres.

Dans le même ordre d'idée, faire ouvrir la bouche au malade ,

Constater : la limite circulaire de l'orifice bucal ouvert au maximum, réalise-t-elle une figure régulière, ou bien y a-t-il une asymétrie évidente entre les deux moitiés de la circonférence ?

Quel est l'état des dents ? Sont-elles bonnes, médiocres ou absentes ? Reste-t-il des parcelles alimentaires dans le sillon gingivo-jugal ?

Quel est le volume de la langue ?

Etat des papilles.

Position de la langue au repos dans la bouche.

Porte-t-elle des traces d'impression des dents ?

Tirée hors des arcades dentaires, quelle est la position de l'axe de l'organe et la direction de la pointe ?

Est-elle déviée vers un côté ? Est-elle immobile ?

Agitée en masse ? Tremble-t-elle dans son ensemble ? ou d'un tremblement fibrillaire ?

Le voile du palais est-il symétrique ? La luette est-elle déviée ?

Compléter l'examen de la face par l'examen de la circulation cutanée, la palpation des artères accessibles (temporale, superficielle) ; l'appréciation de l'état des glandes parotide et sous-maxillaire, des cheveux, du duvet, de la barbe.

Y a-t-il des régions de la face douloureuse à la percussion ? La pression digitale des points d'émergence des branches cutanées du trijumeau réveille-t-elle une douleur aiguë ? (Points dits de Valleix : points sus-orbitaire, sous-orbitaire, temporal-dentaire, nasal et mentonnier).

N. B. — S'il y a des signes de paralysie de la face, exposer minutieusement l'état comparé des muscles innervés par la branche supérieure et la branche inférieure de la VIIe paire (branches temporo-faciale et cervico-faciale du nerf facial) : le résultat de cette constatation est d'une signification diagnostique de première importance.

B. — Examen du cou.

Placer le malade immobile, la tête droite, le menton relevé.

Le cou a-t-il une forme, un volume normaux ? Est-il symétrique ou non ? Si l'on peut pratiquer une série d'examens suffisamment éloignés les uns des autres, effectuer des mensurations comparatives pour voir si le cou ne grossit pas.

Explorer le corps thyroïde par la palpation. Procéder méthodiquement en passant en revue le lobe central et chacun des lobes latéraux.

D'après cet examen :

La glande est-elle hypertrophiée ? Atrophiée ?

L'atrophie ou l'hypertrophie est-elle généralisée à tout l'organe, ou localisée à une de ses parties ?

Quelle est la consistance de la glande ? Est-elle le siège de battements vasculaires anormaux ou de souffles ?

Quels rapports affecte-t-elle avec les organes voisins : peau, muscles, aponévroses, nerfs, vaisseaux, larynx inférieur, trachée, œsophage ?

Définir, s'il y a lieu, le siège et le degré de la compression.

Quelles sont les conséquences de cette compression sur la voix, la toux, la déglutition.

Y a-t-il des signes de compressions nerveuses (pneumogastriques, récurrents) ou vasculaires (carotides, jugulaires) ?

Mobiliser avec la main le corps thyroïde pour se rendre compte s'il ne contracte pas d'adhérences inflammatoires superficielles, profondes ou latérales ?

Il faut en outre :

S'assurer par la palpation profonde du creux sus-sternal :

1° Qu'il ne reste pas de vestiges perceptibles de thymus.

2° Qu'il n'y a pas en ce point de battements vasculaires anormaux.

La tête est-elle droite sur les épaules, ou déviée d'un côté ?

Constater s'il n'y a pas de cicatrices cutanées ou d'autres causes de rétraction.

Palper soigneusement les muscles, particulièrement les deux chefs du sterno-mastoïdien et le trapèze ?

Sont-ils contracturés ou non ?

Faire mouvoir la tête sur les épaules dans les divers sens. Ces mouvements sont-ils simples, aisés, difficiles ou douloureux?

Noter l'attitude de la tête, le malade la tourne-t-il facilement ou l'immobilise-t-il en maintenant le visage droit devant lui comme s'il portait un carcan ?

Palper les vertèbres cervicales et les articulations cervico-occipitales ? Y a-t-il en ce point une déformation, un tassement, une gibbosité ?

Les tissus sont-ils souples ou empâtés ? Y a-t-il de la douleur à la percussion osseuse ?

S'il y a quelques raisons d'examiner plus complètement la colonne cervicale, pratiquer la palpation de sa face antérieure par la voie pharyngée.

Examiner les artères du cou, battements anormaux ou souffles ?

Dans les cas où il y aurait lieu d'apprécier comparativement le tonus musculaire des deux moitiés du cou, on recherchera le signe du peaucier de Babinski. Pour cela, on saisira la tête du malade entre les deux mains et l'on tentera d'amener par rotation le menton vers l'une ou l'autre épaule alors que le malade résistera à cette manœuvre en tendant énergiquement ses muscles antagonistes. L'opération étant faite successivement dans les deux sens (vers la droite, vers la gauche) on examinera l'énergie de la contraction de chaque peaucier appréciable par les rides qu'elle dessine à la surface de la peau : la contraction sera beaucoup moins nette et évidente du côté paralysé que du côté sain [1].

C. — **Examen du tronc.**

A la face antérieure du thorax :

On recherchera la symétrie, il sera utile pour cela de comparer les deux hémi-thorax par rapport à une ligne représentée par un

1. Ce signe aurait une valeur dans le diagnostic de l'hémiplégie organique et de l'hémiplégie hystérique.

cordeau tendu du milieu du manubrium à la pointe terminale de l'appendice xyphoïde.

On notera le type respiratoire ;

Est-il thoracique ?

abdominal ?

thoraco-abdominal ou mixte ?

On notera s'il y a lieu le rythme, la qualité, le nombre de minutes, la succession, la durée des pauses des mouvements respiratoires (respirations entrecoupées, tirage, rythme de Cheyne-Stokes).

On examinera le sein, son volume, sa consistance, sa sensibilité profonde et superficielle. Y a-t-il de la sécrétion lactée ? La pression de la glande ainsi que celle de la région costale sous-mammaire est-elle hyperesthésique, produit-elle des manifestations convulsives ? (zones spasmogènes) ou hypnotiques (zones hypnogènes) [1]. Dans le cas où de semblables zones existeraient, chercher sur le thorax et particulièrement dans la région mammaire opposée, s'il n'existe pas d'autres zones à action compensatrice de celle des premières (zones spasmo-frénatrices et hypno-frénatrices).

Noter si le creux axillaire est pourvu de poils.

Au ventre : Noter sa forme générale.

Est-il augmenté de volume, gonflé, tendu ou aplati et rétracté *en bateau ?*

Noter l'épaisseur et la tonicité de la paroi.

Y a-t-il de l'éventration ?

Quelle est la sensibilité du ventre ? la région ovarienne est-elle particulièrement sensible ? noter les effets dans cette région de l'effleurement superficiel et de la pression profonde.

Y a-t-il déformation du bassin ?

Aspect du pubis : pourvu ou non de poils ?

Au dos : Noter l'aspect général. Le malade se tient-il droit ? courbé ? est-il trop ou pas assez cambré [2] ?

Y a-t-il déformation apparente ?

Y a-t-il tassement vertébral ?

gibbosité angulaire ou autre ?

Les vertèbres sont-elles de conformation régulière ou présentent-elles des saillies osseuses anormales ?

1. Pour l'explication de la valeur de ces zones, pour leur énumération et leur description détaillée, se rapporter à l'article « Hystérie ».

2. La cambrure exagérée des lombes se désigne sous le nom d'*ensellure lombaire*.

Il sera bon ici encore de se rendre compte de la symétrie de la région dorsale par rapport au rachis dont il importe de préciser la rectitude ou la déviation. Pour cela on tendra un cordeau de l'apophyse épineuse de la VIIe cervicale à la pointe du coccyx. On fera bien également de mettre en évidence la direction générale de la ligne qui réunit toutes les apophyses épineuses en marquant au crayon dermographique l'extrémité postérieure de chacune.

Grâce à ces procédés on pourra constater s'il y a :

Lordose ;

Cyphose ;

Scoliose [1].

Noter le niveau de ces déformations, leur étendue, les reproduire sur un schéma approprié.

N. B. — Cet examen suppose une connaissance suffisante des courbures normales du rachis qu'il ne faut pas prendre pour des incurvations pathologiques ; on devra même partir de la notion de ces courbures normales pour constater si le processus pathologique :

les exagère ;

les contrarie.

Noter que la rectitude du rachis aux lombes par exemple est un fait pathologique puisqu'il y a, en ce point, une courbure normale, physiologique [2].

Faire exécuter des mouvements du tronc.

Noter si les vertèbres se prêtent avec souplesse à ces mouvements ou si elles restent comme soudées que cette rigidité soit le résultat d'une lésion osseuse ou le résultat d'une immobilisation instinctivement effectuée par le malade.

En cas de déformation du rachis chercher à se rendre compte si elle est sous la dépendance d'une lésion des corps vertébraux ou d'une inégalité de tonicité entre les muscles qui s'y insèrent symétriquement des deux côtés (courbures par ostéopathie, courbures par hémiparésie des muscles du tronc).

Noter si la déformation vertébrale entraîne des déformations coexistantes au thorax ou au bassin (courbures de compensation).

1. Pour la signification de ces termes déjà employés voir p. 14.

2. On évitera toute erreur dans ce sens en reproduisant sur le schéma la direction exacte de la colonne vertébrale du malade qui sera alors facilement appréciée par comparaison avec la direction d'une colonne vertébrale normale figurée sur ce schéma.

Pratiquer la percussion de la tige osseuse rachidienne et noter soigneusement si cette manœuvre est douloureuse et en quel point.

Il faudra examiner la région fessière et la région sacrée.

Noter s'il n'y a pas de déformations et d'asymétrie.

Observer avec soin l'état de la peau en cette région. Il sera utile en certains cas de s'assurer par le toucher rectal de l'état des contractions volontaires des muscles péri-anaux et de la tonicité des fibres sphinctériennes.

Examen des organes génitaux. — On examinera l'état de la muqueuse vaginale ou du gland : la dimension et la sensibilité des organes caverneux (verge, clitoris), l'état des testicules et leur sensibilité, la contractilité de leurs enveloppes. On cherchera avec soin s'il n'existe pas de traces récentes ou anciennes de maladies vénériennes.

D. — **Examen des membres supérieurs.**

Reconnaître au premier coup d'œil si les deux membres sont malades ; au cas fréquent d'ailleurs où un seul est atteint procéder chaque fois que ce sera possible par examen comparé afin de mieux apprécier les modifications du bras malade en se reportant comme point de repère au bras sain.

Y a-t-il quelque chose d'anormal dans :

la conformation ;
le volume ;
l'attitude ;
la position du membre ?

Y a-t-il des modifications apparentes de la peau ?

Les membres sont-ils de dimension normale, ou petits, malvenus, comme en retard sur le développement du reste du corps ?

Se maintiennent-ils normalement dans la position qui leur est imprimée ;

où sont-ils inertes, ballottant passivement aux oscillations du corps ?

Rappellent-ils par leur chétivité, leur absence de tonicité et de maintien des « membres de polichinelle » ?

Sont-ils souples ou raidis ? étendus dans leur ensemble ou immobilisés en flexion ?

Leurs saillies osseuses et musculaires normales sont elles particulièrement en relief ou effacées ?

Comment se présentent les saillies du deltoïde au moignon de l'épaule ? et du biceps à la face antérieure du bras ?

Y a-t-il des contractions ? des secousses musculaires involontaires et spontanées ?

Le membre est-il amaigri ?

Palper les muscles et se rendre compte de leur volume :

Sont-ils atrophiés ?

L'atrophie est-elle généralisée à tout le membre ? partielle ?

Se rendre compte de l'état des tissus sous-cutanés et voir si de l'adipose ne masque pas l'atrophie des muscles.

Les os sont-ils déformés ?

Présentent-ils des saillies anormales, des rugosités ?

Quel est l'état des articulations ?

Sont-elles déformées ?

Faire exécuter au malade les divers mouvements volontaires :

flexion ;
extension ;
abduction ;
adduction ;
circumduction ;
pronation ;
supination.

Imprimer aux membres les mouvements provoqués :

Y a-t-il de l'inertie musculaire ?

— — complète ?
— — incomplète ?

Les membres soulevés et abandonnés à eux-mêmes retombent-ils passivement « comme du linge mouillé » ?

Y a-t-il quelques mouvements volontaires possibles ? Lesquels ?

Sont-ils tous abolis ?

Faire jouer successivement pour chaque articulation les muscles :

Extenseurs ?
Fléchisseurs ?
Latéraux ?
Rotateurs ?

Y a-t-il perte de l'activité fonctionnelle d'un de ces groupes :

De quelques-uns ?

De tous ?

D'une partie des muscles d'un de ces groupes ?

Quel est le degré d'excitabilité mécanique des divers muscles ?

Comment réagissent-ils à la percussion ?

Le pincement d'un muscle saisi entre deux doigts et relâché ensuite donne-t-il lieu à une onde de contractions idio-musculaires ?

S'il y a un léger degré de paralysie à mettre en évidence :

Faire fléchir l'avant-bras à fond sur le bras ;

Appliquer la main à plat sur l'épaule.

Le contact de la face palmaire avec les os de l'épaule sera plus direct, plus complet au membre paralysé qu'au membre sain.

De même l'avant-bras étant étendu horizontalement, la main pendant inerte dans cette position ;

L'angle formé avec la ligne du membre par la flexion du poignet sera plus fermé du côté paralysé[1].

S'assurer de la force des membres :

du membre droit ;

du membre gauche, en tenant compte de la particularité réalisée par les gauchers.

Examiner attentivement la main :

sa forme ;

son volume ;

sa coloration ;

L'aspect général.

Observer l'état des saillies musculaires normales des éminences de la paume.

Quelle est la position de la main ?

Quel est l'ensemble réalisé par la situation respective des doigts et de l'ensemble ?

La main est-elle étendue, fléchie sur l'avant-bras ?

Déplacée vers le bord cubital ?

— — radial ?

Est-ce la main dite « main de singe », avec effacement des masses musculaires de l'éminence thénar ; des saillies interosseuses dorsales ;

des extenseurs et de l'abducteur, tout cela réalisant un type de déformation caractérisée tel que le pouce est fortement attiré en arrière ; le premier métacarpien subit une rotation sur son axe longitudinal ?

1. Ces deux dernières manœuvres sont données par Babinski comme éléments de diagnostic de l'hémiplégie organique.

Est-ce « la main de prédicateur » avec extension forcée de la main sur l'avant-bras, la première phalange digitale étant en extension forcée sur le métacarpien, les autres phalanges étant fléchies sur la main.

Est-ce « la main en griffe » avec extension forcée de la première phalange des doigts, et flexion des autres phalanges vers la paume de la main ?

Est-ce que le malade semble « faire les cornes », les doigts étant en chute sur la paume sauf l'index et le petit doigt qui demeurent relevés?

La main est-elle placée dans l'attitude du poing fermé ?

A côté de ces déformations d'origine musculaire, rechercher celles qui peuvent dépendre d'un état particulier de :

la peau;
des tissus sous-cutanés;
des os;
des articulations.

Noter ainsi :

L'épaisseur et la mobilité de la peau;
le volume des muscles;
la rétraction générale des téguments de la main, leur momification, leur transformation parcheminée, l'état dit de « succulence ».

La main a-t-elle des proportions gigantesques?
est-elle en battoir?
L'hypertrophie est-elle limitée aux doigts?
A certaines phalanges des doigts?

S'assurer par le palper (et au besoin par la radiographie) qu'il y a là un processus hypertrophiant et déformant à point de départ osseux.

Noter l'état des articulations des doigts ?
Celui des ongles?
Celui de la circulation cutanée?
Y a-t-il congestion?
— lividité?
— cyanose?

Refroidissement et asphyxie locale de la main?

Terminer l'examen des membres supérieurs par la constatation de l'état du pouls par la palpation des vaisseaux superficiels.

S'enquérir de l'état du tronc nerveux : il sera bon de rechercher si la malaxation du nerf cubital dans la gouttière épitrochléo-olécrânienne, produit la sensation douloureuse normale.

N. B. — Il va sans dire que l'examen des membres supérieurs comporte toute une série d'observations supplémentaires, relatives à l'état des muscles;

à la sensibilité cutanée et profonde;

à la nutrition trophique des tissus, etc.

Dans l'étude qui suivra de l'examen des fonctions motrices, sensitives, trophiques, etc., nous nous étendrons sur les particularités à enregistrer dans ces divers sens.

Même remarque pour le paragraphe suivant.

E. — Examen des membres inférieurs.

Ici s'imposent les mêmes règles générales et le même ordre d'examen : il devra porter sur tout ce qui concerne :

La conformation;

l'attitude;

la position;

le volume du membre.

Les modifications cutanées :

musculaires;

osseuses;

articulaires;

vasculaires, seront notées de même façon.

Les mouvements volontaires, les mouvements provoqués seront passés en revue, etc., etc.

L'examen du pied devra être particulièrement attentif et on devra rechercher s'il présente des modifications d'attitude ou de conformation.

On recherchera les particularités inhérentes :

1° A l'état des muscles qui appartiennent proprement au pied, et à l'état des muscles qui s'y insèrent, venus de la jambe.

2° A l'état de la peau, des os, des articulations.

On décrira exactement la position vicieuse que peut affecter le pied et, s'il y a lieu, quelle variété de pied bot est constituée.

On recherchera surtout le mécanisme de la déformation, en déduisant de l'attitude même à quel muscle paralysé elle est due.

On notera quelle est la position des orteils, étendus ou fléchis en griffes;

Quel est l'état de la voûte plantaire;

Sa surélévation ou son effacement;

On notera si la cambrure dorsale est :

normale ?
exagérée ?
effacée ?

Si le creux normal sus-talonnier présente son apparence habituelle.

On fera exécuter divers mouvements volontaires du pied de façon à constater l'état des muscles qui les commandent.

On cherchera à se rendre compte de l'intégrité ou de la paralysie :

Des interosseux;
des jambiers ;
des extenseurs des orteils ;
du triceps sural ;
du long péronier latéral ;
du long fléchisseur des orteils.

On cherchera à classer l'attitude vicieuse du pied dans un des types suivants :

Le pied est-il dévié en dedans ? (pied bot varus).
— en dehors ? (pied bot valgus).

Le pied est-il en extension forcée, ne reposant sur le sol que par l'extrémité des orteils (pied bot équin) ?

Le pied est-il en flexion forcée, les orteils étant relevés vers la face antérieure du tibia et le pied ne reposant sur le sol que par le talon (pied bot talus) ?

Y a-t-il combinaison de ces différents types ? tels que :

Pied bot varus-équin (pied en extension forcée reposant seulement par son extrémité antérieure ; en outre, déviation en dedans du pied et renversement sur son bord externe) ;

Pied bot valgus-équin (pied en extension forcée comme précédemment, mais dévié en dehors et renversé sur son bord interne) ;

Pied bot talus-varus (pied en flexion forcée, repose sur le sol par le talon ; en outre, pied dévié en dedans, reposant sur son bord externe) ;

Pied bot talus-valgus, etc. (même position du talon, mais avec pied serré en dehors et renversé sur son bord interne).

Noter avec soin s'il y a existence de : pied bot équin et orteils en griffes, c'est le pied caractéristique de la maladie de Friedreich.

EXAMEN GÉNÉRAL DU SYSTÈME MOTEUR

L'examen doit porter :

I. Sur l'état fonctionnel des muscles : sur l'état des mouvements volontaires et de la force.

II. Sur l'état de la nutrition des muscles.

III. Sur l'état de la faculté d'équilibre et de la stabilité.

IV (S'il y a lieu). Sur les mouvements anormaux involontaires et les convulsions.

I. — Etat fonctionnel des muscles : les mouvements volontaires : la force.

Cet examen doit tendre à préciser si les mouvements volontaires sont normaux ou altérés :

Quantitativement :

Par défaut de tonus musculaire (paralysies) ;

Par exagération de tonus musculaire (contractures) ;

Qualitativement :

Par perversion du mouvement (incoordination motrice).

A. — Interrogatoire et troubles subjectifs

Le malade accuse-t-il, sans troubles paralytiques, une sensation générale de fatigue et d'épuisement musculaire ? (Amyosthénie).

Caractères de cette sensation :

Continuelle ?

Passagère ?

Ses moments d'apparition ?

Son intensité ? Ses variations ?

Est-elle accrue au moment du réveil ?

Est-elle modifiée, et, dans quel sens par :

le sommeil ;

la position du corps, assise ou couchée ;

les repas ;

la digestion ;

la menstruation ;

le coït ;

les émotions morales : les préoccupations ;

les influences :

atmosphérique ;

saisonnière ;
d'altitude ?

L'amyosthénie se complique-t-elle d'endolorissement général ou localisé du corps et d'une sensation d'énervement, d'impatience dans les jambes, d'impossibilité de rester en place, etc.

Le malade sent-il les jambes se dérober sous lui ?

Cet épuisement musculaire coïncide-t-il avec de l'épuisement cérébral et psychique ?

N. B. — Décrire s'il y a lieu, sans le confondre avec l'amyosthénie cet état particulier d'immobilité généralisée du corps dans lequel le malade reste figé dans la même position répugnant à tous mouvements comme si ses articulations étaient soudées (immobilité et pseudo-rigidité parkinsonnienne).

Le malade a-t-il de l'impuissance musculaire ?

Degré de cette impuissance ?
Incomplète (parésie) ?
Complète (paralysie) ?
Comment ont débuté les accidents ?
Début brusque avec ou sans :
chute ;
perte de connaissance ;
stertor ;
fièvre.
Ou début progressif avec phénomènes prodromiques ; lesquels ?
Quelle durée de l'installation de la paralysie ?

Début échelonné en série d'accidents périodiques ne guérissant qu'à moitié chaque fois et plus grave avec chaque rechute (hémiplégie progressive).

Quelle a été l'évolution de la paralysie jusqu'à ce jour ?
Est-elle au début ;
— en période d'état ;
— en voie de régression.

Quels sont les phénomènes qui ont persisté depuis le début ?
Quels sont ceux qui ont apparu depuis ?
Quels sont ceux qui ont guéri ?
L'impotence fonctionnelle est-elle influencée par :
L'état moral ?
La température climatérique ?

La digestion ?

La menstruation, etc. ?

Dans quelle mesure cette impotence gêne-t-elle le malade dans les actes ordinaires de la vie ?

La partie malade est-elle le siège de douleurs ? ou de dysesthésies diverses ?

Le malade accuse-t-il de la raideur musculaire ? (crampes, contractures).

Ce phénomène est-il permanent ?

— — passager ?

— — apparu progressivement ou d'emblée ?

Quelle influence exercent sur la contracture :

Le sommeil ?

La distraction ?

L'émotion morale ?

Les rêves ?

Les crises convulsives (s'il y en a).

Les troubles digestifs, excès alimentaires, écarts de régime, etc.).

Y a-t-il des trépidations spontanées coexistantes ?

Le malade connaît-il un moyen de modifier la contracture ?

Les renseignements que fournit cet interrogatoire, mettent l'observateur sur la voie, et lui permettent de diriger comme il convient l'examen direct.

B. — EXAMEN DIRECT, SYMPTÔMES OBJECTIFS

On doit préciser par l'inspection la position générale adoptée par le malade.

Se rendre compte de l'attitude des membres.

Sont-ils inertes ? ballottants ? sans maintien fixe ? sans tonicité apparente ?

Y a-t-il de l'asymétrie ? la décrire[1].

Soulever les membres et les laisser retomber :

juger ainsi de leur tonicité ou de leur inertie.

Le malade est-il confiné au lit ?

Y demeure-t-il sans mouvements, obnubilé : en état de réduction musculaire généralisée (coma apoplectique ou autre).

S'attacher alors à décrire :

1. Se reporter pour cela au paragraphe de l'inspection générale du corps où sont donnés les principes de l'examen de l'asymétrie.

La qualité et le rythme des mouvements respiratoires.

Absence ou présence d'urine dans la vessie (cathétérisme) ; l'urine contient-elle de l'albumine ou du sucre ?

L'odeur de l'haleine (acétone, chloroforme).

La déviation de la tête et des yeux.

L'état de la température générale.

La présence ou l'absence de contractures précoces [1].

Le malade toujours confiné au lit a-t-il conscience de ce qui se passe autour de lui ?

Peut-il remuer ses jambes dans son lit ?

Peut-il passer de la position couchée à la position assise ?

De toute façon pour peu que le malade présente des troubles du mouvement :

Le faire passer de la position couchée à la position assise ;

De la position assise à la position debout ;

De la position couchée directement à la position debout ;

Faire exécuter tous ces mouvements dans le sens inverse.

D'après tout cela :

Se rendre compte du degré d'impotence, de la facilité à se mouvoir, de l'agilité du malade et décrire minutieusement comment le malade effectue ce changement d'attitude ; dans quelles positions intermédiaires il se place avant de réaliser l'attitude définitive et, s'il y a lieu, quels stratagèmes il emploie pour suppléer à l'insuffisance de certains de ces groupes musculaires [2].

Se rendre compte du fonctionnement des muscles de la tête et de la face.

Faire fermer les yeux au malade ;
lui faire gonfler les joues ;
ouvrir la bouche ;
tirer la langue ;
faire des grimaces ;
le faire mastiquer.
Lui faire avaler des liquides, des solides ;
lui faire prononcer les divers sons usuels ;

1. Ces constatations, surtout les trois dernières, sont d'une grande importance. Elles peuvent permettre de penser à de l'inondation ventriculaire et de formuler un pronostic sévère à brève échéance.

2. Noter en passant un signe qui peut avoir son importance diagnostique : le malade faisant un effort pour passer, sans le secours de ses mains, de la position couchée à la position assise, observer s'il y a soulèvement de l'un des membres inférieurs au moment où le malade soulève son tronc pour se mettre sur son séant (caractéristique de l'hémiplégie organique. Babinski).

lui recommander de faire mouvoir sa tête en divers sens ;

S'assurer du fonctionnement des membres supérieurs, faire exécuter, au commandement, des mouvements simples, puis complexes :

flexion ;

extension ;

rotation ; etc.

Placer la main sur la tête,

croiser les bras,

les mettre en croix, etc., etc.

De même pour les membres inférieurs :

Comment le malade exécute-t-il spontanément les diverses mouvements simples ou complexes.

Faire exécuter également les mouvements spontanés du tronc.

S'assurer que les sphincters fonctionnent normalement (absence de rétention, d'incontinence vésicale ou rectale).

Définir enfin l'état de la peau et de ses annexes au niveau des régions paralysées (troubles trophiques, eschares : voir plus loin l'examen de la nutrition des tissus).

Il convient de préciser par la façon dont sont exécutés ces divers mouvements, dans quelle limite est conservée la motilité volontaire.

Est-elle absolument normale ?

Est-elle diminuée (parésie) ?

Est-elle abolie (paralysie[1]) ?

Il convient de s'assurer que l'immobilité musculaire est bien sous la dépendance d'une paralysie vraie et non pas sous la dépendance :

d'un état d'endolorissement très intense s'opposant à tous mouvements ;

d'une ankylose articulaire d'origine rhumatismale ou autre ;

d'une contracture musculaire généralisée ne s'accompagnant pas de paralysie :

d'une rétraction fibro-tendineuse.

Il convient, l'état des mouvements volontaires spontanés étant défini, d'imprimer aux membres différents mouvements et de se renseigner ainsi sur leur degré de souplesse ou de rigidité.

1. Il est de grande importance, quand on constate une paralysie, de rechercher l'état de sensibilité superficielle et profonde, l'état du sens musculaire et du sens stéréognostique au niveau des régions atteintes. On se conformera à cet égard aux notions exposées plus loin au paragraphe des troubles sensitifs objectifs.

A l'examen de la motricité volontaire se rattache celui de la force.

On l'examinera de la façon suivante :

On priera le malade de serrer le plus énergiquement possible la main de l'observateur.

On le fera pousser avec le bras étendu ou avec le membre inférieur dans le sens d'une résistance que réalisera l'observateur en appuyant lui-même en direction contraire sur le membre en activité.

On fera résister le malade aux efforts de mouvements forcés qu'on réalisera sur un de ses membres.

Par exemple, on tentera l'extension de l'avant-bras sur le bras, le membre étant primitivement fléchi et le malade s'opposant de toute sa vigueur à cette tentative : On appréciera ainsi l'intensité et la durée de la résistance opposée.

Enfin on examinera la force du malade au moyen du dynamomètre; on enregistrera le chiffre de pression inscrit par l'effort du malade successivement pour l'une et l'autre main ; faire exécuter une série de contractions successives et noter la série des résultats dynamométriques ; noter si le malade est capable d'une impulsion primitive énergique suivie de décroissances successives avec la durée et la répétition de l'effort; noter si au contraire la force exprimée se maintient identique pendant une série de pressions, ou même augmente avec la répétition de l'acte.

S'il y a un côté paralysé ne pas négliger l'examen attentif de la force du côté sain.

Dans la même série d'observations se place l'examen de la faculté de préhension et celui de l'adresse des mains.

Dans ce but :

On constatera comment procède le malade pour saisir un objet.

La main se dirige-t-elle directement vers l'objet en question ou se livre-t-elle à des tâtonnements, à des incertitudes dans la préhension ?

L'objet saisi est-il solidement placé dans la main ou insuffisamment assujetti ?

Le malade laisse-t-il maladroitement échapper cet objet ou bien sa main se crispe-t-elle sur lui sans pouvoir l'abandonner pendant un certain temps ?

Se rendre compte comment le malade effectue certains actes qu'on lui fera exécuter.

Peut-il arriver à boutonner ses vêtements et comment s'y prend-il?

Comment porte-t-il à sa bouche un verre plein de liquide, une cuillerée de soupe, etc. ?

Peut-il arriver à enfiler une aiguille ?

S'il s'agit d'une femme à qui les travaux de couture sont choses familières, se rendre compte comment elle exécute ces travaux ?

S'il s'agit d'un homme, lui faire rouler une cigarette, peut-il y arriver et comment s'y prend-il ?

A la suite de l'examen de l'adresse des membres supérieurs, on doit pratiquer celui de la station debout et de la marche.

On devra : placer le malade debout, les pieds rapprochés, la tête haute et lui faire garder un certain temps l'immobilité dans cette position, les yeux étant ouverts d'abord, puis fermés.

Noter s'il peut garder cette position sans vaciller, sans perdre l'équilibre. Recueillir avec soin toutes les manifestations d'instabilité dans cette position (signe de Romberg).

Poursuivre l'expérience en faisant tenir le malade une jambe en l'air; en le faisant avancer, reculer les yeux fermés.

En le faisant courir.

En le faisant sauter à cloche-pied, etc., etc.

S'assurer qu'une poussée, imprimée au corps du malade dans un sens quelconque, ne détermine pas chez lui une impulsion telle qu'il s'avance dans le sens de cette poussée, à pas de plus en plus rapprochés, de plus en plus rapides jusqu'à la perte d'équilibre et la menace de chute (phénomène d'antépulsion, de rétro-pulsion, de latéro-pulsion.)

Placer de nouveau le malade immobile, les talons unis, les bras tombants et, après avertissement lui faire exécuter, au commandement, les mouvements nécessitant la précision et la rapidité tels que : le demi-tour, un pas en avant, en arrière, etc. (exercices au commandement à la Fournier).

Un point de l'examen qu'il ne faut pas négliger consiste à faire écrire le malade. Un spécimen de l'écriture sera conservé à titre de document.

Il faudra ensuite faire marcher le malade si toutefois cela lui est possible.

Noter si le malade répugne à l'idée de tenter quelques pas ou si cela lui est indifférent.

Comment avance-t-il?

Librement, avec assurance?

Peureusement en s'appuyant à une canne ou s'accrochant aux objets environnants?

Décrire minutieusement les particularités que peut présenter la démarche.

Rechercher :

Si les jambes fléchissent sous le corps avec ou sans trépidations et tremblements (démarche abasique).

Si les jambes ou une seule sont péniblement soulevées du sol, traînées avec effort, le pied portant exclusivement sur la pointe ou sur le talon (démarche paraplégique).

Si le malade talonne, c'est-à-dire frappe tout d'abord le sol de la partie postérieure de son pied, en lançant les jambes de droite et de gauche (démarche incoordonnée des ataxiques).

Si le malade titube comme dans l'ivresse avançant en zigzags et faisant des mouvements instinctifs du tronc et des membres; s'assurer dans ce cas que la gesticulation pendant la marche n'est pas due à de l'incoordination involontaire, mais que c'est là une manœuvre instinctivement établie par le patient pour retrouver l'équilibre (pseudo-incoordination des tabéto-cérébelleux).

Si le malade s'avance penché en avant, raidi tout d'une pièce dans cette position comme s'il courait après son centre de gravité (démarche parkinsonnienne).

Si le malade s'avance fortement cambré en arrière soulevant péniblement la partie supérieure des membres inférieurs dont la portion terminale est ballante (démarche myopathique).

Si le malade avance en traînant derrière lui une de ses jambes comme un membre privé de vie (démarche de l'hémiplégie hystérique) ou bien s'il avance en portant ce membre en avant après lui avoir fait décrire un demi-cercle latéral, comme en fauchant et en raclant le sol de la pointe du pied (démarche de l'hémiplégie organique).

Si le malade soulève les jambes au-dessus du sol, la pointe du pied tombante, les cuisses fléchies sur l'abdomen, le tronc renversé en arrière dans l'attitude du cheval de race qui steppe (steppage des polynévrites, du pseudo-tabes éthylique en particulier).

On devra pour compléter cet examen, observer attentivement les chaussures portées par le malade, on constatera si elles sont particulièrement usées en une partie quelconque tels que talon, bord interne, externe, pointe, etc. Cela permettra de se rendre compte de la partie du pied sur laquelle le malade s'appuie plus exclusivement.

En suivant l'ensemble de ces divers procédés d'examen, on arrive à classer le malade dans une des catégories que nous posions en divisions à la tête de ce paragraphe ; c'est-à-dire, on reconnaîtra si la tonicité musculaire de ce malade est :

Normale ;
diminuée (parésie) ;
abolie (paralysie) ;
exagérée (contracture) ;

ou si ses mouvements volontaires sont pervertis, mal équilibrés comme disproportionnés à l'effort volontaire qui les commande (incoordination).

Dans le cas où il s'agit d'une parésie ou d'une paralysie il faut définir :

La paralysie est-elle totale, c'est-à-dire envahissant tous les muscles du corps ?

Partielle, c'est-à-dire localisée à quelques groupes musculaires ?

Complète, c'est-à-dire s'accompagnant de perte absolue du mouvement ?

Incomplète, c'est-à-dire ne s'accompagnant que d'une diminution des mouvements ?

Cet examen permettra également de définir si les membres paralysés sont flasques (paralysie flaccide que nous avons eue en vue jusqu'à présent) ou si ces membres sont en état de raideur spasmodique (paralysie spastique) ; si la paralysie réalise un type de transition entre ces deux formes.

Disons tout de suite que le début des phénomènes spasmodiques succédant généralement aux états de flaccidité s'annonce, même avant la rigidité caractérisée, par :

l'hyperexcitabilité musculaire ;
l'exagération des réflexes tendineux ;
la présence de la trépidation spinale.

Nous verrons bientôt la valeur de ces dénominations et leur signification.

De toutes façons il faut insister dans l'examen sur la souplesse ou la raideur des membres paralysés.

Il convient d'en faire jouer les articulations pour se rendre compte s'il y a passivité absolue ou résistance.

Toujours dans le cas de paralysie, il importe particulièrement de déterminer la topographie de l'inertie musculaire.

Occupe-t-elle :

Un muscle isolé?

Un groupe de muscles indifférents ?

Un groupe de muscles innervés par un même nerf ?

Un membre seul ? (monoplégie) ;

La face seule?

Une moitié de la face ?

Les deux membres inférieurs (paraplégie)?

La moitié du corps (hémiplégie) ?

Dans ce dernier cas définir si :

Elle est directe?

Elle est alterne ou croisée?

Quand elle est croisée, voir auxquels des types suivants elle appartient :

Paralysie d'une moitié du visage et de la moitié opposée du corps (c'est le syndrome de Millard-Gubler) ?

Paralysie de la face et des membres d'un même côté avec paralysie du moteur oculaire commun du côté opposé (c'est le syndrome de Weber) ;

Paralysie du moteur oculaire commun d'un côté avec hémitremblement opposé (c'est le syndrome de Bénédikt).

Au cas où les troubles sont localisés aux membres inférieurs, s'enquérir s'il ne s'agit pas d'hémiparaplégie motrice d'un côté avec hémiparaplégie sensitive de l'autre (c'est le syndrome de Brown-Séquard, ou syndrome de l'hémisection de la moelle).

Si les phénomènes paralytiques prédominent au niveau des membres inférieurs, observer s'il n'y a pas de troubles du côté des réservoirs urinaire et rectal, s'il n'y a pas des troubles de l'érection et de l'éjaculation.

Une série de nouvelles observations sont nécessaires lorsque le malade présente de la rigidité musculaire involontaire et persistante, c'est-à-dire quand il présente des contractures.

Il convient d'abord d'observer attentivement l'aspect des régions où siège la contracture.

Quelle est la position des membres contracturés?

Réalisent-ils un type d'extension ?

de flexion ?

ou un type mixte, c'est-à-dire, composé de flexion en un endroit, d'extension en un autre ?

La position résultant de la contracture est-elle : l'exagération d'une attitude physiologique ou une véritable déformation.

S'assurer s'il n'y a pas seulement apparence de contracture, la position anormale étant réalisée par de la rétraction fibro-tendineuse.

La contracture est-elle localisée ou généralisée ?

Si elle est partielle décrire exactement les régions qu'elle occupe.

Est-elle continuelle ?

Survient-elle par crises ?

Dans ce dernier cas décrire avec soin ses paroxysmes intermittents (tétanie).

Les muscles contracturés ont-ils le volume normal ?

Sont-ils augmentés de volume, comme gonflés ?

Quelle est leur consistance ? durs au toucher ?

La résistance opposée par la contracture est-elle :

légère ?

notable ?

invincible ?

Les mouvements forcés institués pour triompher de la contracture sont-ils douloureux ?

Observer avec soin si la production d'anémie locale et temporaire du membre, par l'application d'une bande hémostatique modifie de quelque façon la contracture (Brissaud).

Enfin, la série des procédés développés plus haut pour l'examen des mouvements volontaires peut ne mettre en évidence ni une paralysie, ni une contracture mais un trouble qualificatif du mouvement qui est l'incoordination motrice.

Les troubles de cette nature sont surtout apparents à propos des actes de préhension et de la marche.

Lorsqu'on demandera au malade de saisir un objet, sa main avant de l'atteindre se livrera à des excursions au delà, en deçà, à côté de l'objet en question ;

les mouvements manquent essentiellement de précision, ils sont mal coordonnés, ils ne sont nullement proportionnés à la sommation volontaire qui les fait naître.

Les malades racontent eux-mêmes comment, surtout dans l'obscurité, ils ont de la difficulté à s'orienter, à trouver autour d'eux un objet dont la place leur est familière.

De même pendant la marche, l'incoordination se manifeste par la projection désordonnée des jambes par ce talonnement, que nous avons décrit plus haut sous le nom de marche ataxique.

II. — **Examen de la nutrition des muscles**.

Chez certains malades qui présentent une diminution notable des mouvements volontaires le trouble doit être rapporté non pas à de la paralysie mais à une dégénérescence de la fibre musculaire, à une atrophie.

Dans ce cas, on dirigera l'examen suivant les principes ci-dessous :

Se faire raconter par le malade l'évolution de l'amaigrissement de ses muscles.

Cet amaigrissement a-t-il été progressif?

Dans quel sens marche-t-il?

Des extrémités vers la racine des membres ou inversement?

Observer s'il y a coexistence de douleurs : leur caractère?

Il faudra ensuite préciser la topographie de l'atrophie.

S'assurer par la vue que certaines régions sont amaigries.

Décrire les modifications qui en résultent :

L'affaissement des saillies musculaires normales;

La présence de creux anormaux.

Mesurer exactement la région.

Comparer à la région homologue saine si cela se peut.

Ne pas oublier que l'atrophie peut être masquée par de l'adipose sous-cutanée et que la diminution des masses musculaires ne constitue pas toujours l'atrophie vraie; que d'autre part, certaines atrophies vraies s'accompagnent d'augmentation de volume des muscles (myopathies pseudo-hypertrophiques).

Pour être en droit d'affirmer l'atrophie vraie il est nécessaire de reconnaître la dégénérescence microscopique des fibres :

Certains observateurs s'autorisent à prélever sur le sujet, après anesthésie à la cocaïne [1], une parcelle de muscle pour l'examen histologique.

1. On a construit pour cela des appareils spéciaux (emporte-pièces de Duchenne, de Blocq, etc.).

Examiner avec soin :

Les éminences musculaires de la main ;

les sillons inter-métacarpiens.

Noter s'il n'existe à l'avant-bras une gouttière médiane occupant la face postérieure dans sa moitié inférieure :

Examiner la dépression des espaces intercostaux :

la profondeur des creux sus et sous-claviculaires ;

la saillie du moignon de l'épaule ;

la saillie des muscles fessiers ;

les déformations du pied.

Noter s'il y a coexistence :

de contractions fibrillaires ;

de troubles trophiques de la peau.

Observer quel obstacle est apporté aux mouvements par l'atrophie, en faisant exécuter des actes de préhension, des mouvements de soulèvement, en faisant marcher le malade.

Dans quelle mesure ces actes sont-ils possibles ?

Et comment le malade s'en tire-t-il ?

Le complément indispensable de l'examen de toute atrophie est la vérification électrique des muscles, tel que nous en donnerons les principes dans un paragraphe spécial.

III. — **Examen de l'équilibre et de la stabilité.**

Placer le malade debout, les pieds rapprochés, la tête haute et lui faire garder un certain temps l'immobilité dans cette position, les yeux étant ouverts d'abord, ensuite fermés.

Noter s'il peut garder cette position, sans vaciller, sans perdre l'équilibre.

Recueillir avec soin toutes les manifestations d'instabilité dans cette position : *les yeux fermés* (signe de Romberg), *sans occlusion des yeux* (astasie cérébelleuse).

Si l'instabilité est peu ou pas marquée dans cette position, poursuivre l'expérience en faisant tenir le malade la jambe en l'air, à cloche-pied.

Si l'instabilité est très marquée dans cette position, et sans l'occlusion des yeux, vérifier si le malade n'est pas pris d'oscillations continuelles qu'il tente de corriger par des contractions musculaires volontaires appropriées, s'il ne se déplace pas de façon incessante pour courir après son centre de gravité toujours en train de lui échapper (astasie cérébelleuse), ou :

Si son instabilité excessive, son effondrement incomplet des jambes quand il tente de se tenir debout, ne contraste pas avec une parfaite conservation de la stabilité et de la force musculaire lorsqu'il est au lit (astasie fonctionnelle hystérique).

Si son instabilité n'est pas compliquée d'angoisse et de nature psychique (basophobie) ;

Examiner la stabilité du malade pendant la marche (voyez plus haut, l'examen des troubles de la marche).

Vérifier aussi, si le manque de stabilité n'est pas dû à des mouvements désordonnés involontaires déplaçant continuellement le centre de gravité du malade (troubles d'équilibre dans la chorée).

IV. — Examen des mouvements anormaux involontaires et des convulsions.

Noter si le malade présente sur tout ou partie de son corps des oscillations rythmiques, indépendantes de sa volonté, *s'il tremble.*

Vérifier si le tremblement frappe des personnes âgées, se localisant d'abord à la mâchoire, aux lèvres, à la langue (mouvement du lapin qui broute), puis à la tête et aux membres supérieurs (tremblement sénile).

S'il se constitue de mouvements rythmiques d'extension et de flexion, faisant exécuter à la main, par exemple, l'action de rouler une cigarette, de filer de la laine, le tout très lentement, mais d'une manière incessante (tremblement de la paralysie agitante).

Si le tremblement est provoqué par les mouvements volontaires (tremblement intentionnel de la sclérose en plaques, etc.), et disparaît au repos.

Si, très peu marqué, il ne peut être décelé que par l'extension des bras et l'écartement des doigts ou l'application de petits index de papier sur la main examinée et si l'on n'est pas en présence d'un :

tremblement toxique (alcool, mercure, plomb), tremblement menu et rapide, augmentant par la fatigue ;

d'un tremblement familial, augmentant par les mouvements, cessant pendant le sommeil (tremblement héréditaire) ;

d'un tremblement, prenant souvent tout le corps, ou au moins un membre en masse, tremblement rapide et menu (tremblement du goitre exophtalmique) ;

d'un tremblement très rapide et menu, prédominant sur la

langue, les lèvres, les zygomatiques, se manifestant surtout lors de l'exécution des mouvements délicats qu'il compromet (tremblement de la paralysie générale) ;

d'un tremblement très polymorphe, simulant plusieurs types connus (tremblement hystérique) (voy. *Hystérie*).

Noter si le malade présente, aux extrémités surtout, des contractions musculaires involontaires, lentes, se produisant au repos aussi bien que pendant les mouvements, et comparables à des mouvements de reptation (mouvements *athétosiques*.)

Vérifier si le malade ne présente pas de mouvements involontaires désordonnés, se produisant au repos aussi bien que pendant les mouvements, augmentés par l'émotion, cessant pendant le sommeil et ne correspondant jamais à un mouvement coordonné, intentionnel quelconque (mouvements *choréiques*).

Noter également, si ces mouvements choréiques sont partiels ou généralisés à tous les muscles du corps, ou encore s'ils sont nettement localisés à une moitié du corps (hémichorée).

Vérifier si le malade ne présente pas de contracture passagère frappant les membres à l'occasion d'un mouvement déterminé toujours le même (*spasme fonctionnel*) ; si cette contracture n'empêche pas d'écrire (crampe des écrivains), de coudre, de jouer du piano, de faire de l'escrime, etc., etc.

Noter si le malade ne présente pas de « mouvement convulsif habituel et conscient, résultant de la contraction involontaire d'un ou de plusieurs muscles du corps et reproduisant le plus souvent, mais d'une façon intempestive, quelque geste réflexe ou automatique de la vie ordinaire » (Guinon), s'il n'est pas atteint de *tics*.

Rechercher si le malade n'a pas des secousses convulsives cloniques atteignant symétriquement un ou plusieurs muscles des membres du tronc et de la face, cessant pendant le sommeil, arrêtées par des mouvements volontaires (*paramyoclonus multiplex de Friedreich*, *chorée fibrillaire de Morvan*) ou s'il n'est pas atteint de convulsions rapides de la face, du cou, des épaules, qui semblent l'effet d'une décharge « électrique » répétée d'une façon rythmique (*chorée électrique de Bergeron*).

Vérifier si le malade présente ou a présenté des contractions longues et involontaires des muscles (*convulsions*) qui selon la durée de la contraction musculaire peuvent être cloniques (successions de secousses brèves) ou toniques (contractions et rigidité plus durables).

Établir si ces convulsions sont généralisées (hystérie par exemple) ou partielles (épilepsie Bravais-jacksonnienne par exemple).

EXAMEN DES RÉFLEXES

A. — Réflexes tendineux.

Cet examen est d'une importance particulière.

Il est basé sur ce fait classique que, à l'état normal, la percussion brusque du tendon d'un muscle provoque sa contraction rapide, totale, et de moyenne intensité.

Cette contraction, manifestée après un temps fort bref, mais appréciable qui la sépare de la percussion du muscle, est distincte du mouvement mécanique immédiat que peut entraîner le choc du tendon.

Règles générales de l'examen du réflexe tendineux

Pour observer un réflexe :

placer le muscle dans la demi-tension;

recommander au malade de ne pas raidir son membre ;

frapper exactement sur le tendon avec précision, avec une certaine force, mais rapidement, d'un coup sec;

avoir bien présent à l'esprit ce qu'est un réflexe tendineux chez un sujet normal, de façon à pouvoir apprécier avec quelque sûreté ce qu'il y a d'anormal dans la contraction musculaire réflexe des malades.

Réflexes tendineux en particulier

Il faut passer en revue :

a. *Le réflexe massétérin.*

On l'examine en faisant entr'ouvrir la bouche du malade et en appuyant sur l'arcade dentaire inférieure un objet long et de petit volume, tel qu'une règle, le manche d'un marteau à réflexe, etc...

Sur cet objet on pratique de haut en bas un choc qui détermine une contraction du muscle masséter.

b. *Le réflexe tricipital du coude.*

Le coude étant à demi fléchi, on pratique un choc sur le tendon tricipital à quelques millimètres de son insertion sur l'olécrâne : le muscle doit se contracter en entier.

c. *Les réflexes du poignet.*

On fait porter le choc sur les tendons extenseurs fléchisseurs, sur ceux du bord radial, ceux du bord cubital.

Noter le sens et l'étendue de la contraction.

d. *Le réflexe rotulien.*

Le plus important de tous. (Réflexe patellaire, phénomène du genou.)

S'observe le sujet étant assis, les jambes pendantes, par percussion du tendon rotulien.

Quand, le réflexe étant très faible, on veut porter au maximum les conditions favorables à sa manifestation, on exécute la manœuvre dite de de Jendrassik.

Pour cela, après avoir examiné le réflexe dans les conditions habituelles, on le provoque de nouveau alors que le malade saisit une de ses mains par l'autre et exerce ainsi une traction aussi énergique que possible.

Il est bon de noter concurremment :

L'état de la contraction obtenue normalement par la percussion du corps musculaire du quadriceps.

e. *Le réflexe achilléen.*

On l'obtient, le sujet étant à genoux sur une chaise ou sur son lit, les pieds dépassant en dehors, en frappant le tendon d'Achille :

A l'état normal on doit obtenir un mouvement d'ensemble du groupe musculaire postérieur de la jambe.

f. *Réflexe contra-latéral.*

On désigne sous ce nom le phénomène suivant :

Le malade étant étendu sur le dos, les membres inférieurs à demi fléchis, et les pieds rapprochés par leur face plantaire, on pratique la percussion du tendon rotulien d'un côté.

Dans certains cas on note un mouvement d'adduction légère accusée au membre opposé et coexistant avec le mouvement habituel produit du côté percuté par la contraction du quadriceps fémoral.

N. B. — Il faut bien comprendre que ce n'est pas là un réflexe normal. Rien de pareil ne s'observe chez le sujet sain. La constatation du contra-latéral équivaut sensiblement à l'exagération du réflexe rotulien d'un côté avec retentissement de l'influx moteur centrifuge du côté non percuté.

L'examen de ces différents réflexes conduit à enregistrer une des observations suivantes :

les réflexes sont normaux.
les réflexes sont diminués ;
les réflexes sont exagérés ;
les réflexes sont abolis ;

Noter avec soin s'il existe une formule générale traduisant l'état de tous ses réflexes ou si l'abolition, l'exagération, la diminution n'existe que pour quelques-uns ou un seul.

Noter si les deux réflexes homologues, celui du côté droit, celui du côté gauche, sont identiques, ou si un seul des deux présente une modification.

A l'exagération des réflexes tendineux se rattache le phénomène connu sous le nom de *trépidation spinale ou épileptoïde*, qui n'existe guère qu'à l'état pathologique.

Ce phénomène est mis en évidence de la façon suivante :

Au pied : saisir la face plantaire près de la racine des orteils, et ramener brusquement, d'un cou sec, la pointe vers la face antérieure de la jambe. On doit sentir et voir, si l'expérience est positive, que le pied est agité de secousses brèves et spasmodiques, qui persistent un certain temps sans que l'observateur fasse autre chose que maintenir légèrement le pied.

A la rotule. — Immobiliser le quadriceps par la main gauche saisissant le corps musculaire en-dessus de la rotule. De la main droite abaisser brusquement la rotule ; cette main, restant appliquée sur le bord supérieur de l'os patellaire, sera agitée de petites secousses épileptoïdes, si la trépidation existe.

De toute façon il importe de noter, grâce à une série d'observations suffisamment espacées, si le trouble des réflexes :

abolition ;
diminution ;
exagération ;

est constant, permanent ou passager accidentel.

N. B. — La technique de l'examen des réflexes oculaires sera exposée plus loin avec l'examen de l'œil.

B. — **Réflexes cutanés.**

Pour observer un réflexe cutané on doit exciter, à l'aide d'un objet de petit volume (pointe d'un crayon, ongle, etc.), une région cutanée déterminée.

Le réflexe se manifeste par la production, par cette excitation, d'une contraction musculaire.

On doit examiner la série suivante :

a. *Réflexe abdominal ou de Rosenbach.*

Excitation de la peau de la paroi de l'abdomen. On doit observer une contraction consécutive des muscles sous-jacents avec retrait de la paroi. Selon que l'excitation est faite au-dessus ou au-dessous de l'ombilic d'un même côté, le réflexe est dit abdominal supérieur ou inférieur.

b. *Réflexe fessier.*

Excitation de la peau des fesses.

Les muscles fessiers doivent se contracter.

c. *Réflexe crémastérien ou testiculaire.*

Excitation de la peau de la face interne des cuisses.

Le testicule doit remonter brusquement.

d. *Réflexe anal.*

Excitation des téguments péri-anaux.

Contraction du sphincter.

e. *Réflexes plantaires.*

Y observer distinctement .

1° Le réflexe au chatouillement ; c'est-à-dire retrait brusque de tout le membre quand on gratte légèrement la plante du pied.

2° Les réflexes (division du Pr Pitres).

Planti-crural ou du fascia-lata.

Contraction brusque des muscles de la partie supéro-externe de la cuisse quand on excite la plante.

Planti-digital.

Mouvement de flexion ou d'extension des orteils et en particulier du gros orteil, quand on excite avec la pointe d'un objet la partie interne de la plante. (Réflexe antagoniste de Scheffer. Phénomène de l'orteil de Babinski.)

Planti-tibial.

Mouvement de flexion du pied vers la jambe à l'excitation de la plante.

Il convient de noter avec soin l'état de ces divers réflexes :

Sont-ils : normaux ?
affaiblis ?
abolis ou exagérés ?

Ici, comme d'ailllcurs pour les tendineux, éviter de confondre un réflexe brusque avec un réflexe exagéré.

EXAMEN DES TROUBLES SENSITIFS

Troubles subjectifs.

I. Douleurs. — Continues ou intermittentes ?
Fixes ou mobiles ?
Où siègent-elles ?
Le siège change-t-il ?
Qu'est-ce qui les cause (au jugé du malade) ?
— les entretient ?
— les exaspère ?
— les diminue ?
— les fait cesser ?

Passer en revue les agents ou circonstances qui modifient cette douleur, la causant ou la calmant dans les séries des moyens :
physiques (positions, moyens instinctifs).
psychiques.
médicamenteux.
atmosphériques, climatériques.

Si la douleur est continue.
Son type superficiel ?
— profond ?
— sourd-aigu ?
— vraie douleur ou gêne ?
— pulsatile-lancinante ?
— térébrante ?

Si la douleur est paroxystique.
Quand les paroxysmes ?
diurnes ?
nocturnes ?
périodiques ?
Intensité.
Angoisse ?
Cris ?
Pleurs ?

Durée du paroxysme.
Qu'est-ce qui le précède ?
— le suit ?
Tous les paroxysmes sont-ils semblables ?
Si la douleur est à la fois continue et paroxystique.
A quoi le malade compare-t-il la douleur éprouvée ?
Est-ce le type (voy. *Tabes*) :
Névralgique pur ?
Fulgurant ?
Térébrant ?
En ceinture ?
En casque ?
En couronne ?
En clou ?
La douleur occupe le trajet :
D'un nerf ?
De plusieurs ?
D'une racine rachidienne ?
D'une tranche de corps (métamérie) ?
D'une zone de peau (dermalgie) ?
Un viscère ?
Un os ?
Une articulation ?
Qu'entraîne la douleur ?
Phénomènes réflexes ?
Syncopes ?
Spasme musculaire ?
Vomissements ?
Y a-t-il des modifications extérieures au moment de la douleur ?
Rougeur ?
Chaleur ?
Gonflement ?
Modifications de la peau ?
De la respiration ?
De l'excrétion ?

Se faire exactement indiquer par le malade le point dolent et, si la sensation douloureuse n'est pas localisée en une région punctiforme, le trajet de la douleur.

Les renseignements de l'interrogatoire nous ont édifiés sur le caractère même de la douleur, sa localisation, sa nature continue ou paroxystique.

L'examen doit compléter tout cela et nous renseigner sur l'organe douloureux par :

l'effleurement de la peau ;
le pincement des muscles ;
la percussion des os ;
la mobilisation des articulations.

On recherchera si la douleur est :

Cutanée ?
Musculaire ?
Osseuse ?
Articulaire ?

On devra surtout exercer une pression sur les points d'émergence des nerfs de la région ou sur telle ou telle partie accessible de leur trajet. Les points névralgiques dits de Valleix, varient avec les diverses localisations douloureuses. On peut considérer comme une règle générale dans l'examen des états douloureux, de rechercher la douleur provoquée par la pression du tronc nerveux intéressé, en un point où il est accessible.

Dans les douleurs de type continu « sourd », on pourra mettre en évidence l'endolorissement d'un nerf et sa tendance à réagir en douleur aiguë lorsque l'on vient à le tendre. Pour cela, après avoir constaté que dans une position de relâchement du tronc nerveux on peut impunément élever le membre, on provoquera un élancement douloureux, le plus souvent accusé par un cri du malade, en élevant le membre dans une position où le nerf est tendu.

Cette manœuvre est surtout applicable au diagnostic de la névralgie sciatique. (Signe de Lasègue. La flexion du membre sur la cuisse indolore quand le genou est plié et le sciatique relâché, est très douloureuse si on la réalise la jambe étendue sur la cuisse.)

Il convient de toute façon de s'assurer, au niveau de la région douloureuse, de l'état des vaisseaux et de la circulation.

On recherchera également s'il n'existe pas quelque cause appréciable de compression du nerf.

II. Dysesthésies. — Y a-t-il des engourdissements ?
— — fourmillements ?

Y a-t-il des crampes ?
— — picotements ?

Où et quand s'est-il aperçu qu'il ne sentait pas :
la piqûre ;
le chaud ;
le froid.

Se rend-il compte dans l'obscurité de la position de son corps, de ses membres ?

A-t-il des sensations anormales, spontanées :
Froid ?
Chaud (bouffées) ?

En quel point du corps ?

Examen des troubles sensitifs objectifs.

C'est un examen capital et qui doit être fait avec le plus grand soin. De l'analyse détaillée de la nature de certains troubles objectifs de la sensibilité dépend souvent le diagnostic, et partant le pronostic, d'une affection nerveuse.

Technique a suivre pour l'examen des divers modes de la sensibilité

Déshabiller le plus complètement possible le malade et lui bander hermétiquement les yeux. Éviter de distraire son attention de l'examen, en le garantissant du froid, du bruit, de la fatigue, en détournant autant que possible son esprit de préoccupations étrangères, on se méfiera des renseignemenis fournis par des malades dont l'intelligence est atteinte. Les précautions prises, on interrogera tour à tour la sensibilité superficielle ou cutanée et la sensibilité profonde. S'il y a des altérations de la sensibilité superficielle, on les relèvera exactement, après plusieurs vérifications, et on tracera au crayon dermographique la délimitation de ces troubles sensitifs observés. On les rapportera sur des schémas du corps humain. Mieux vaut employer un schéma spécial pour chacun des modes de la sensibilité.

Sensibilités superficielles ou cutanées

Sensibilité tactile. — Promener sur les téguments un objet de petit volume dont le contact soit nettement perceptible, mais léger (pinceau, crin, morceau de papier roulé). Ne faire qu'effleurer les tissus pour ne pas provoquer, non plus un contact, mais une pression. A mesure que l'on pratique cet examen, demander au malade s'il perçoit, et comparer perpétuellement les attouchements du côté malade avec ceux pratiqués du côté sain. Si le malade sent moins nettement le contact du pinceau à gauche, par exemple, qu'il ne le sent à droite, il est atteint d'hypoesthésie à gauche ; s'il ne le sent pas du tout, d'anesthésie de ce même côté. On appelle « seuil intensif de la sensibilité », le degré minimum d'excitation nécessaire pour qu'il y ait sensation ; en-dessous, l'excitation n'est plus perçue, elle demeure inconsciente. La détermination de ce degré minimum ne paraît pas, jusqu'à présent, devoir présenter un intérêt clinique, et reste une méthode physiologique. Il en est de même de l'étude des relations qui existent entre une sensation et une excitation, relations établies par Weber (loi de Weber) et selon lesquelles la sensation croît suivant une progression arithmétique, devient d'intensité double, lorsque l'excitation croît suivant une progression géométrique, devient d'intensité quadruple, par exemple (la sensation est proportionnelle au logarithme de l'excitation).

On n'oubliera pas que chez les personnes les plus normales, les régions cutanées recouvertes de callosités ou de cicatrices (plante des pieds, mains) peuvent être complètement anesthésiques.

Il ne suffit pas de rechercher si la sensation tactile est perçue; il faut voir si certains caractères complémentaires de toute sensation tactile complète ne sont pas absents. C'est ainsi qu'on vérifiera :

Si la sensation tactile est perçue dans le temps physiologique, autrement dit, s'il ne s'écoule pas un laps de temps trop long entre l'excitation provoquée par le médecin, l'attouchement par le pinceau, et la sensation exprimée par un signe du malade. Quand le temps atteint 2, 3, 4, 5 secondes et plus, on dit qu'il y a retard dans la sensation, le temps de réaction normale étant excessivement rapide. Au lieu d'arriver trop tard, la sensation peut encore survivre, dans certains états pathologiques, quelques secondes à l'excitation qui l'a causée, c'est la prolongation des sensations. Si l'on fait alors une série d'attouchements sur la peau, il peut y avoir fusion des sensations, le retentissement conscient d'une première excitation n'étant pas éteint quand survient la seconde. Ces troubles n'excluent nullement le phénomène du retard. Dans la polyesthésie, une seule piqûre donne lieu à la sensation de multiples piqûres. Quand la sensation d'un contact se répète peu de temps après ce contact, et sans contact nouveau, on a le phénomène rare du rappel des sensations.

Si la localisation des sensations tactiles est exacte, en commandant au malade d'indiquer avec son doigt la région du corps qui vient d'être touchée. L'écart entre le point indiqué par le malade et le point touché par le médecin sert à mesurer le degré dans l'erreur de localisation. On n'oubliera pas qu'une erreur de 2-4 centimètres sur les jambes ou les bras, de 5 et plus dans le dos se constate chez des individus normaux. C'est à la face, au pourtour des lèvres en particulier, que cette localisation est la plus précise à l'état normal. — Il peut arriver que le malade pousse l'erreur de localisation de ses sensations jusqu'à indiquer le point symétrique de celui qui est touché ; c'est l'allochirie.

Si le sens du lieu de la peau ou faculté de discerner deux contacts simultanés est intact. La finesse de ce sens est très variable suivant les régions du corps ; très grande aux doigts, aux lèvres, à la langue, elle est minime au dos. On la détermine, d'après Weber (seuil de la sensibilité de Weber), en appliquant sur la région à examiner les deux pointes d'un compas. Si les branches du compas sont très rapprochées, la sensation est unique ; elle devient double si on les écarte. Mais l'écartement nécessaire pour produire deux sensations distinctes varie selon les régions du corps et les états pathologiques.

Sensibilité thermique. — Appliquer sur la peau du malade des éprouvettes remplies d'eau à des températures variables et contenant un thermomètre. La température des liquides ou des corps solides, utilisés pour cet examen, ne devra pas dépasser 50°, ni descendre au-dessous de 20°, parce que, en dehors de ces limites on ne produit plus une sensation thermique, mais une sensation douloureuse. Toulouse et Vaschide conseillent de faire tomber sur la région à étudier, à l'aide d'un compte-gouttes, et d'une hauteur constante de 1 centimètre, des gouttes d'eau portées à des températures variables ; à la température du corps une telle goutte n'est pas sentie. Les sensibilités au chaud et au froid peuvent être abolies simultanément, ou seulement l'une d'entre elles, la thermo-anesthésie au chaud et au froid ou au chaud et au froid seuls. La thermo-anesthésie s'associe en général à l'abolition de la sensibilité à la douleur. Quand cette association (thermo-anesthésie et abolition de la sensibilité à la douleur) coïncide avec la conservation de la sensibilité au contact, on a la dissociation dite syringomyélique de la sensibilité. — On peut rencontrer (dans la syringomyélie) la conservation de la perception au froid avec abolition de la sensibilité à la chaleur (Déjerine et Tuilant).

Sensibilité à la douleur. — Pour l'étudier, on se sert d'une épingle fine et bien acérée avec laquelle on pique la peau faiblement d'abord, puis plus fortement, jusqu'à traverser un pli cutané. On pourra utiliser également le pinceau faradique. Chez l'homme normal, la sensation cutanée seulement est éveillée chaque fois que l'excitation d'un des modes de la sensibilité spéciale (sensibilité tactile, sensibilité thermique électrique) passe un certain degré. Avec l'emploi des courants électriques, on a l'avantage de pouvoir mesurer facilement ce degré; d'autres instruments, dits algésimètres, ont été construits à cet effet par Moczutkowsky, par Joanny Roux. En tout cas, toujours on provoquera chez l'homme normal une sensation nettement douloureuse en piquant la peau avec une épingle. Tantôt les sensations tactiles, thermiques ou électriques se transforment plus rapidement qu'à l'état normal en sensations douloureuses et nous avons l'hyperesthésie, ou mieux, l'hyperalgésie. Tantôt la sensibilité à la douleur est au contraire diminuée ou abolie et cette manifestation pathologique est appelée analgésie.

L'hyperesthésie est variable : quelquefois le plus léger frottement devient intolérable. Dans d'autres cas moins accentués, c'est une sensation d'intensité moyenne, tactile ou thermique, qui provoque la douleur. Elle affecte isolément ou simultanément les différents modes de la sensibilité superficielle : sensibilité tactile, thermique, électrique. Dans certains cas d'anesthésie tactile où le frottement du pinceau n'est pas perçu, une piqûre, même légère, peut produire une douleur intolérable : ce phénomène assez fréquent constitue ce qu'on a appelé l'anesthésie hyperesthésique. — On a vu les sensations hyperesthésiques s'accompagner quelquefois de tachycardie considérable.

L'abolition de la sensibilité à la douleur ou analgésie peut être constatée isolément, ou sous forme de dissociation syringomyélique, ou enfin accompagner la thermo-anesthésie, et l'abolition de la sensibilité tactile en constituant l'anesthésie totale.

Sensibilité électrique. — Des courants galvaniques ou faradiques d'une certaine intensité, exactement mesurable d'ailleurs, provoquent chez l'homme normal d'abord une sensation particulière, neutre, puis une sensation douloureuse, si le courant augmente d'intensité. Dans certains états pathologiques, il peut arriver que la sensation particulière, neutre, persiste seule et qu'il y ait abolition de la sensibilité à la douleur quand on vient à forcer le courant. Inversement, nous venons de voir (troubles de la sensibilité à la douleur) que l'excitation électrique la plus faible peut donner lieu à des impressions douloureuses dans les cas d'hyperesthésie.

Il faut se souvenir encore que ces sensations peuvent être perverties, dénaturées : une sensation de froid peut être provoquée par l'attouchement du pinceau, une sensation de chaud par un pincement, une sensation de chaud peut être prise pour une sensation de froid et inversement.

Sensibilités profondes

Leur examen a une grande importance à cause du rôle qu'elles jouent dans la perception des mouvements.

Sensibilité à la pression. — Des piles de pièces de monnaies, dont on variera la hauteur, constituent une série de poids de plus en plus pesants. Au moment de l'examen et avant de les placer sur la peau du malade, on les mettra dans de petits sacs de tissu isolant, afin de ne pas provoquer de sensations thermiques. A l'état normal, les sensibilités superficielles et profondes interviennent au même titre dans l'appréciation d'une pression. Quant au contraire les sensibilités superficielles sont atteintes, quand il y a de l'anesthésie, mais avec conservation des sensibilités profondes, on peut discerner ce qui revient véritablement à ces dernières dans la constitution de nos notions de pression. Si la sensibilité profonde est également touchée, le malade ne percevra rien du tout au moment de l'application des poids.

Sensibilité osseuse. — Chez l'homme normal, la trépidation provoque une réaction sensitive très grande du côté de la membrane périostée qui enveloppe les os. Pour l'explorer, Egger conseille, à l'état normal et pathologique, de se servir d'un diapason doué d'une puissance de vibration accentuée (128 vibrations). Le pied du diapason est posé successivement sur tous les points accessibles du squelette. Dans ces conditions, si le sujet est normal, il y a une sensation de trépidation très nette ; si la sensibilité osseuse est au contraire abolie, cette sensation de trépidation disparaît, quand même les sensibilités superficielles demeureraient absolument intactes.

Sens des attitudes segmentaires. — On saisit un des membres du malade et on lui imprime un mouvement de flexion ou d'extension, les yeux du malade étant hermétiquement clos. Puis on lui demande s'il a conscience de la position de son membre ainsi fléchi ou étendu, s'il peut la reproduire avec le membre opposé quand il est demeuré sain. Quand le malade ne sait pas dire par exemple si la jambe est fléchie ou étendue, si sa première phalange est fléchie ou étendue, on dit qu'il a perdu le sens des attitudes segmentaires. On peut encore vérifier ce trouble en fermant les yeux du malade et en lui demandant où est son pied gauche : le malade n'arrivera pas à le toucher de son pied droit, et ne pourra indiquer la direction de son gros orteil par exemple.

Sens des mouvements actifs. Sens musculaire. — Il se confond partiellement avec le sens des attitudes segmentaires. Cependant il est plus complexe, il s'y joint quelque chose de nouveau, le sens de l'effort musculaire. On en appréciera l'intégrité en faisant supporter au malade des poids suspendus à un fil. A l'état normal, les membres supérieurs apprécient facilement des différences de poids de 1/10 et, par exemple, distinguent 45 grammes de 50 grammes ; aux membres inférieurs il faut des différences plus considérables, de 30 à 35 grammes. A l'état pathologique, seules des différences de poids énormes peuvent être perçues. On possède, d'ailleurs, en clinique, un moyen simple de mettre en évidence l'abolition du sens musculaire : c'est de faire exécuter un mouvement donné au malade, après lui avoir fait fermer les yeux : le mouvement n'est pas exécuté, le membre est lancé follement dans les directions les plus inattendues (voy. les troubles et la coordination des mouvements, dans l'article Tabès).

Sensibilité à la douleur. — On la mettra en évidence par des piqûres profondes ou en faisant exécuter des mouvements passifs très violents. On aura alors de l'hyperesthésie ou de l'anesthésie profonde.

Sens stéréognostique. — C'est la faculté de reconnaître les objets et leur relief par la palpation ; c'est le résultat de la combinaison de sensations tactiles et profondes, un complexus sensitif et non un sens particulier. On mettra dans la main du malade des pièces de monnaie, des billes, des clefs, une montre et on lui fera reconnaître ces objets sans le secours de la vue.

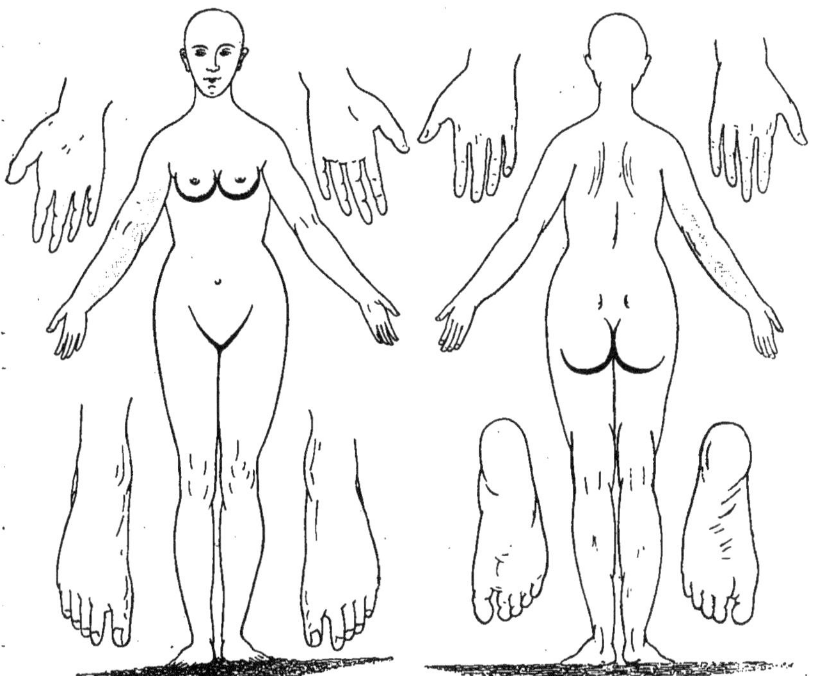

Fig. 1. — Troubles de sensibilité à distribution périphérique (anesthésie dans le territoire cutané du brachial cutané interne, et accessoire du brachial cutané).

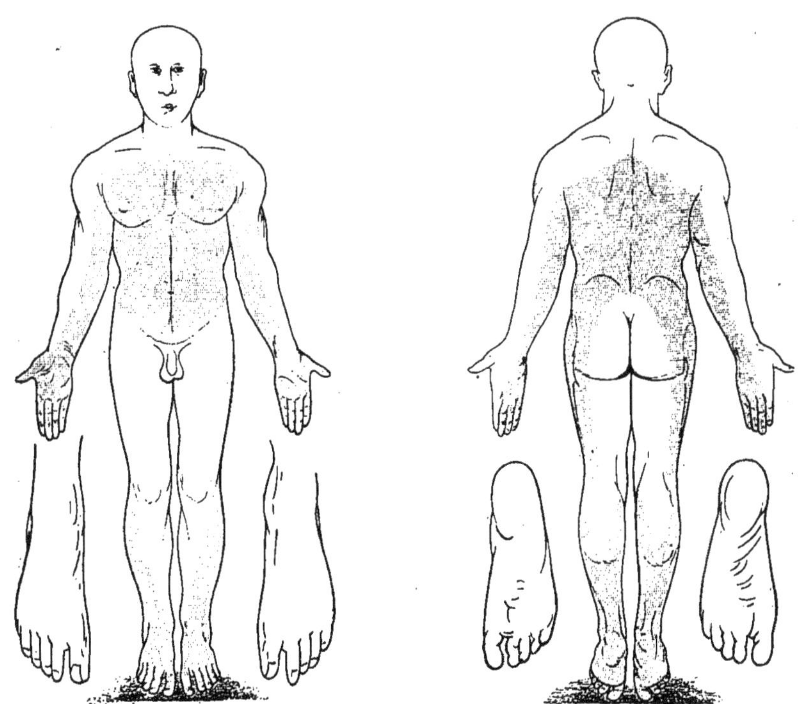

Fig. 2. — Types de troubles radiculaires de la sensibilité.

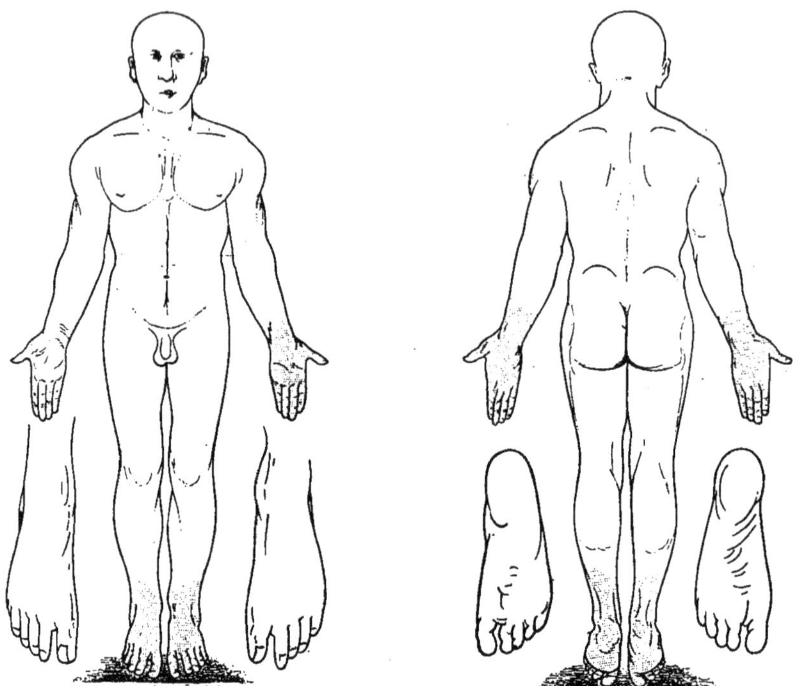

Fig. 3. — Types d'anesthésie segmentaire (en chaussettes, en gants).

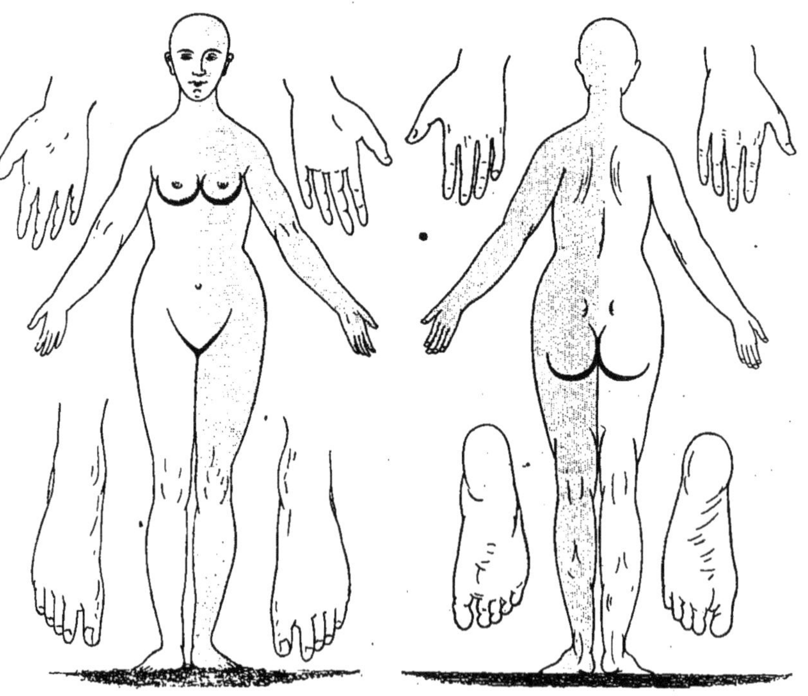

Fig. 4. — Type d'hémianesthésie au cordeau (hystérie).

Topographie des troubles objectifs de la sensibilité

Les troubles sensitifs objectifs, ceux surtout de la sensibilité superficielle, revêtent certains types de distribution, certaines topographies, dont la connaissance est indispensable au clinicien. C'est ainsi qu'on observera, suivant les cas :

Une *topographie sensitive périphérique*. — Cette topographie est superposable à la distribution anatomique des nerfs (voy. fig. 1).

Une *topographie radiculaire*. — Cette topographie est commandée par des lésions des racines spino-bulbaires et, pour certains

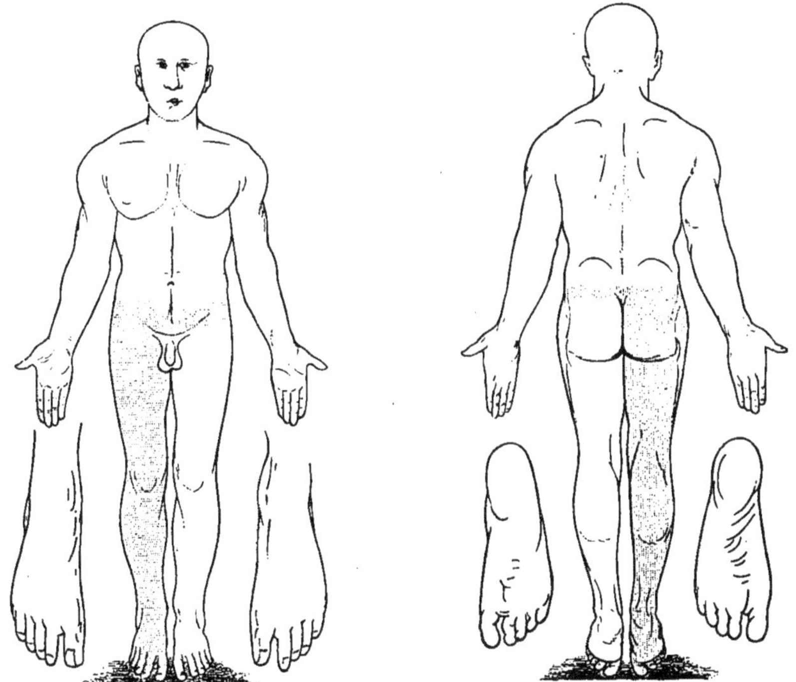

Fig. 5. — Troubles sensitifs dans le syndrome de Brown-Séquard.

neurologistes, par des lésions médullaires également. Les troubles sensitifs sont disposés par bandes longitudinales, parallèles à l'axe du membre ; au tronc, ils affectent la disposition de ceintures, ne coïncidant pas avec la distribution des nerfs périphériques. La distribution radiculaire de la sensibilité a été déterminée par Thorburn, Kocher, etc. (voy. fig. 2).

Une *topographie segmentaire* ou les troubles sensitifs occupent des segments de membres, délimités par des lignes horizontales, perpendiculaires à l'axe du corps par le tronc ; l'axe du membre pour les membres (anesthésie en chaussette, en bas, en caleçon, en gigot, en camisole, etc.) (voy. fig. 3).

Une *topographie hémiplégique ou paraplégique*, c'est-à-dire une topographie où les troubles sensitifs occupent la moitié du corps ou les membres inférieurs. Les quatre membres et le tronc peuvent aussi être intéressés (fig. 4 et 5).

Anesthésies viscérales

On comprend sous ce titre :

L'*analgésie complète des testicules à la pression* (Pitres, Rivière, Bitot et Sabrazès).

La *diminution de la sensibilité de la vessie à la distension* (Genouville).

La *perte de la sensibilité du rein.*

La *perte de la sensibilité trachéale* (Sicard et Auché).

L'*analgésie épigastrique* (Pitres).

EXAMEN DES ORGANES DES SENS

Le malade voit-il ?

Acuité visuelle ?

Myope ; presbyste ? Sensations visuelles anormales (mouches volantes). Diplopie, vertige oculaire ; achromatopsie ou dyschromatopsie, photophobie ? etc.

Entend-il ?

Normalement ; moins ; pas du tout ; trop (hyperacousie) ; mal (perversions) ? Bruits auriculaires ? vertiges ?

Goûte-t-il ?

Bien ; pas assez ; pas du tout ; mal ; toutes les sensations sapides ou quelques-unes seulement ?

Sent-il ?

Idem pour odorat.

Tact.

Idem.

Troubles quantitatifs ou qualitatifs ; perversion.

I. — EXAMEN DE LA VUE

La cornée est-elle enflammée et hyper-vascularisée ? Y a-t-il, au centre de l'organe, un point trouble, une opacification partielle de la cornée avec ou sans perforation. (Kératite neuro-paralytique.)

L'examen de la pupille comporte :

l'examen de l'organe au repos ;

l'examen de ses mouvements réflexes.

A) *Examen de la pupille au repos.* — Il convient d'observer la forme et les dimensions.

Le pourtour de la pupille est-il régulier ?

Est-il irrégulier avec des dentelures, des échancrures périphériques.

Quelle est la dimension des pupilles comparées entre elles, et appréciées d'après le volume d'une pupille normale.

Pratiquer cet examen, dans des conditions d'éclairage moyen et égal pour les deux yeux.

On observera ainsi :

Les pupilles sont-elles égales et normales ?

les pupilles sont-elles égales et anormales, c'est-à-dire rétrécies (myosis double) ou toutes deux dilatées (mydriase double).

Sont-elles inégales ?

S'il y a inégalité, se rendre compte si elle est due à ce qu'une pupille étant normale l'autre est agrandie (mydriase) ou rétrécie (myosis).

Il sera excellent pour figurer les dimensions des pupilles au moment de l'examen, de tracer deux petits cercles qui les reproduisent avec leur forme et leur étendue comparée.

On pourra également, désignant chaque pupille par Pd ou Pg établir la formule de leurs dimensions, tel :

$$Pd = Pg.$$
$$Pd < Pg.$$
$$Pd > Pg.$$

B) *Contractions de la pupille.* — On devra examiner comment se contracte la pupille dans les conditions suivantes :

a. *A la lumière.* — Pour cela, après avoir fermé un œil ou l'avoir placé dans l'ombre par un moyen quelconque, on l'exposera brusquement à une lumière vive : normalement la pupille devra, très visiblement, se rétrécir.

On cherchera également si ce rétrécissement se produit alors que l'on approche progressivement de la cornée, une source lumineuse d'abord tenue éloignée. (Réflexe pupillaire à la lumière.)

b. *A la distance.* — On priera le malade de regarder attentivement un objet éloigné de quelques mètres : puis il devra fixer au commandement un objet très rapproché, tel que le doigt de l'observateur : dans ce passage de la fixation lointaine à la fixation rapprochée, la pupille doit normalement se contracter. (Réflexe à la distance.)

c. *A la douleur.* — Sous l'influence d'une piqûre cutanée, d'un pincement, la pupille doit normalement se dilater. (Réflexe sensitif d'Erb., réflexe à la douleur de Schiff.)

d. *A l'effort d'occlusion* énergique des yeux, la pupille des sujets sains doit se dilater.

On doit recommander aux malades de fermer vigoureusement les paupières, pendant qu'on les maintient entr'ouvertes avec les doigts[1].

L'observation peut constater que ces contractions s'effectuent :

normalement ;

avec brusquerie ;

avec saccades, par à coups brusques (signe de Gowers) ;

avec lenteur, paresseusement ;

pas du tout.

Il faut noter si le trouble porte sur les deux pupilles, ou sur une seule et si elle atteint tous les modes, un seul ou quelques-uns.

Il est de grande importance de relever chez un malade, l'abolition de la réaction à la lumière avec conservation de la réaction à la distance. (C'est le signe d'Argyll-Robertson.)

Il faut noter comparativement l'état des dimensions pupillaires et des contractions de ces organes. Une pupille dilatée a-t-elle conservé l'intégrité de ses mouvements réflexes ?

Et en utilisant un éclairage limité, on notera en éclairant seulement une moitié de la rétine, si la réaction obtenue est comparable par l'éclairage des deux moitiés. Il peut arriver qu'une de ces deux moitiés ne transmette, à l'éclairage, aucune contraction à la pupille. (Réaction pupillaire hémianoptique).

1. On a décrit des changements de diamètre de la pupille par une excitation psychique. Normalement : Penser à un objet éclairant ferait contracter l'organe ; penser à un objet sombre le ferait dilater.

Examen du fond de l'œil

Cet examen sera pratiqué à l'ophtalmoscope suivant les règles d'une technique spéciale que nous n'avons pas à exposer ici.

Cet examen doit tendre à préciser :

L'état de la rétine et en particulier l'état de la papille.

Est-elle hypertrophiée, œdémateuse, congestionnée, étranglée ?

Est-elle atrophiée, réduite à une formation fibreuse d'aspect blanchâtre ?

A-t-elle l'aspect nacré ?

Quelles sont ses dimensions, son volume, sa coloration, etc. ?

Examen de l'acuité visuelle. — Le champ visuel

Les renseignements fournis par le malade édifient sur l'état de son acuité visuelle : il est bon cependant de s'assurer s'il aperçoit nettement les objets et à quelle distance il en a la vision distincte. Il y aura lieu de distinguer la cécité absolue, l'absence complète de toute vision, de ce que l'on entend par cécité psychique. On reconnaîtra cette dernière à ce que le malade, voyant parfaitement bien les objets n'est plus capable de les reconnaître et de leur attribuer des qualités qui y sont attachées : plus clairement, il distingue parfaitement les choses, mais se comporte vis-à-vis d'elles comme s'il les voyait pour la première fois.

Si l'on constate un affaiblissement de la vue on notera s'il y a de l'atrophie. La perte totale de la vue est l'amaurose : L'affaiblissement ou amblyopie portant sur la moitié du champ visuel est l'hémiopie. Tous ces termes dont nous n'avons pas à donner la valeur séméiologique, désignent des affections dont la notion est fournie par l'examen du champ visuel.

C'est cet examen qui nous intéresse ici. Il faut toujours le pratiquer systématiquement chez un malade du système nerveux.

Pour prendre le champ visuel d'un malade on utilise le campimètre : l'emploi de cet appareil est indispensable si l'on veut obtenir des données précises et justes.

Le campimètre se compose en principe d'un tableau où est figurée une série de rayons gradués disposés dans tous les sens et venant rejoindre un point central.

Après avoir hermétiquement obturé un des yeux du malade de façon à lui laisser un seul œil libre, on approche la tête à quelques centimètres du centre de l'appareil : le malade doit fixer, sans relâche, le point central. Pendant ce temps on promène, dans un des rayons centripètes de l'appareil un objet que l'on approche graduellement du centre ; le malade devra indiquer l'instant précis, où, sans cesser de fixer le point central, il aperçoit en même temps l'objet : on s'arrête alors et on marque soigneusement la place de l'objet à ce moment précis.

On recommence l'opération dans les divers rayons du campimètre : on note, pour chacun, le point précis où le malade perçoit simultanément le centre et l'objet. En réunissant tous ces points par une ligne circulaire on trace la limite du champ visuel. On procède de même façon pour chaque œil, successivement.

Il convient de rapporter sur un schéma approprié le tracé ainsi obtenu (fig. 5). Il suffit dès lors d'y jeter un coup d'œil pour se renseigner.

Les résultats fournis par l'examen du champ visuel sont variables.

Il convient d'abord d'être bien fixé sur les dimensions et forme d'un champ visuel normal, afin de pouvoir bien apprécier les modifications qu'il peut présenter.

On peut ainsi noter :

Si le champ visuel est normal, régulier, irrégulier.

S'il est rétréci :

sur toute son étendue :

régulièrement ;

concentriquement ou irrégulièrement.

Sur une partie de son étendue : ce qui constitue le scotome qui peut être :

régulier ;

irrégulier ;

central ;

périphérique.

Sur une moitié de son étendue : ce qui constitue l'hémianopsie qui peut être :

monoculaire ou binoculaire, nasale ou temporale suivant que la rétine occupe la moitié externe ou interne du champ visuel.

homonyme, lorsque sont supprimées les deux moitiés droites, les deux gauches du champ visuel dans les deux yeux.

hétéronyme, dans le cas contraire.

complète, lorsque toute la moitié du champ visuel fait défaut.

incomplète, quand il n'y a dans la moitié atteinte qu'un scotome triangulaire à base périphérique.

Le champ visuel doit être exploré également avec des objets colorés. On recherchera en un mot, si le malade a conservé, et dans quelles limites, la vision colorée.

Si le malade ne distingue plus les couleurs c'est de l'amaurose chromatique, de l'achromatopsie.

S'il les distingue mal, confondant les nuances, prenant une couleur pour une autre c'est de la dyschromatopsie.

Préciser quelles sont les couleurs disparues ou confondues.

Il convient également de présenter aux yeux du malade un objet que l'on éloigne peu à peu de son œil. Noter si :

a. Il voit ce seul objet dans toute l'étendue de sa course à toutes les distances.

b. Il voit cet objet, unique tel qu'il est en réalité, à une certaine distance seulement, alors que l'objet plus éloigné lui paraît double ou triple (polyopie).

c. Il voit, dans les mêmes conditions, les objets plus grands (macropsie) ou plus petits (micropsie).

Examens des annexes de l'œil

1. *La paupière.* — La forme, l'aspect général, l'étendue de la paupière doit en être noté.

De même les dimensions, la régularité ou l'asymétrie de l'ouverture interpalpébrale.

Il faut noter l'état du muscle orbiculaire des paupières.

Sa contraction volontaire est-elle normale ?

ou plus ou moins complètement abolie ?

L'apprécier, d'abord en examinant ce que le malade peut faire, à ce niveau comme mouvement, ensuite, en examinant l'énergie de la contraction en faisant affectuer au malade un effort vigoureux pour fermer son œil, alors que l'on maintient, avec les doigts les paupières écartées.

L'œil se ferme-t-il instinctivement, par abaissement de la paupière supérieure, quand on approche brusquement une lumière vive, etc.

Rechercher le signe de de Graefe : il consiste en ceci : quand le globé oculaire s'élève pour suivre l'ascension d'un objet fixé il ne se produit pas le mouvement synergique de la paupière supérieure qui doit suivre, normalement, l'élévation du globe.

La paupière, en cas d'impossibilité d'occlusion volontaire, se laisse-t-elle abaisser passivement et sans résistance par le doigt de l'observateur (paralysie simple)? Ou résiste-t-elle à cet effort d'abaissement (contracture)?

Y a-t-il de façon permanente, non plus ouverture anormale de la fente palpébrale avec impossibilité d'occlusion volontaire, mais chute de la paupière, avec impossibilité de la relever volontairement?

Est-ce par spasme de l'orbiculaire (blépharospasme)?

(On le constatera, car dans ce cas le sourcil est abaissé.)

Est-ce par paralysie du releveur palpébral (ptosis)?

(Ce qui se reconnaît à l'élévation du sourcil par les contractions compensatrices du frontal, par lesquelles le malade cherche instinctivement à suppléer au ptosis.)

Ces affections palpébrales sont-elles complètes ou incomplètes?

Unilatérales ou bilatérales?

Permanentes ou épisodiques? intermittentes?

Il convient de savoir que, lorsqu'on constate chez un malade des signes de paralysie de la face, il est de première importance de préciser l'état des muscles orbiculaires et releveurs palpébraux.

2. *Les muscles extrinsèques du globe.* — L'examen de la musculature externe de l'œil est basé sur la connaissance de l'action physiologique des muscles droits et des obliques. Nous rappellerons que:

Le muscle droit externe porte le globe en dehors.
— droit interne — — en dedans.
— droit supérieur — — en haut et en dedans.
— droit inférieur — — en bas et en dedans.
— grand oblique — — fait faire au globe un mouvement de rotation et le porte en haut et en dehors.

Le muscle petit oblique fait faire au globe un mouvement de rotation et le porte en bas et en dehors.

On partira de ces notions pour rapporter à leur cause les déviations du globe de son axe normal:

Quand l'œil sera attiré dans un sens, on pourra conclure à la perte de tonicité du muscle antagoniste dont l'action s'oppose normalement à la déviation,

Il convient aussi de se rendre compte de l'étendue des excursions du globe oculaire dans les conditions normales: cela pour apprécier sainement ce que ces excursions peuvent avoir de limité dans les altérations des muscles.

On examinera d'abord l'œil au repos :

L'axe du globe se confond-il sensiblement avec l'axe de l'orbite? S'en écarte-t-il et dans quel sens ?

La déviation est-elle interne ? (Strabisme convergent.)
— — externe? (Strabisme divergent.)
— — supérieure (Strabisme sursumvergent.)
— — inférieure ? (Strabisme deorsumvergent).

Y a-t-il rotation du globe autour de son diamètre antéro-postérieur ? (Strabisme oblique.)

On examinera ensuite de plus près l'état de la musculature en faisant exécuter au malade des mouvements successifs de translation dans les sens respectifs des tractions de chaque muscle.

Noter attentivement s'il y a abolition ou limitation de tous ou de quelques-uns de ces mouvements.

Si l'œil est, au repos, dévié dans un sens quelconque, observer l'œil sain pendant que l'on commandera au malade de chercher à corriger, par un effort volontaire, la déviation de l'œil malade; se produit-il alors dans l'œil normal une déviation ? quel est son sens, son intensité : est-elle autant, plus ou moins accentuée que la déviation de l'œil malade (déviation secondaire ou provoquée).

Sous les noms de phénomène de Ch. Bell, signe de Bordier et Frænkel, on désigne la particularité suivante :

Quand le malade, fixant un objet, fait un effort pour contracter énergiquement son orbiculaire des paupières, le globe oculaire subirait un mouvement de translation en haut et en dehors.

Il ne suffit pas de constater une déviation de l'œil, et d'en rapporter la cause à la paralysie primitive d'un muscle ou de plusieurs; il faut apprécier le degré de la déviation et, par là, l'intensité et l'étendue de la paralysie.

Pour cela on pratiquera :

a. *La mensuration linéaire de de Græfe.* — Pour cela, mesurer la distance qui sépare le bord externe de l'œil du bord externe de la cornée, l'œil étant successivement placé dans la :

position médiane ;
en abduction forcée ;
en adduction forcée.

b. *L'exploration du champ du regard.* — Pour cela on relèvera simplement sur un campimètre, en les rapportant ensuite sur un schéma, les limites dernières d'excursion du globe oculaire dans les diverses positions.

La déviation paralytique étant reconnue et définie en degré et intensité, on étudie ses conséquences. Ce sont là, il est vrai, des troubles fonctionnels que l'interrogatoire du malade peut établir : mais l'examen doit les vérifier.

1° Par la *manœuvre de la fausse projection* on contrôlera l'*erreur de localisation des objets vus*, conséquence de la paralysie musculaire. On présentera un objet au malade, l'œil sain étant clos, et on constatera qu'en cherchant à le saisir, la main du sujet va à sa rencontre en un point fictif plus rapproché ou plus éloigné de sa position réelle.

2° En faisant l'expérience les deux yeux ouverts, on constatera le *phénomène des doubles images, la diplopie*, conséquence de beaucoup d'ophtalmoplégies.

Le malade voit deux objets là où il n'y en a qu'un.

Or il importe considérablement de définir avec précision le rapport réciproque des deux image perçues, la vraie et la fausse.

Pour cela on place devant l'œil dévié, un verre coloré : la fausse image que cet œil perçoit est aussi colorée du même fait et, par cela, distincte de l'image vraie.

Grâce à ce procédé on peut définir les points ci-dessous, dont la notation est d'une grande utilité pour le diagnostic du sens et de l'intensité du strabisme.

Quels sont les rapports des deux images (fausse et vraie) ?

Sont-elles de même sens ?

De même niveau ? Ou non ?

Se superposent-elles ?

Sont-elles directes ou croisées par rapport à l'axe de l'œil qui les perçoit ?

Il importe également, pour contribuer à bien définir le strabisme, de noter la position de la tête, l'attitude penchée, renversée, élevée, etc...

Le malade fait-il des mouvements, des contorsions compensatrices destinées à remédier à la déviation du globe ?

Le fait de voir double apporte-t-il des troubles à l'équilibre, à la marche ? (Vertige oculaire.)

Y a-t-il des vomissements connexes ?

Vertiges et vomissements disparaissent-ils quand, par l'occlusion hermétique, on supprime la vision de l'œil malade ?

Il faudra éviter de confondre la paralysie d'un muscle avec la contracture de son antagoniste : on constatera en faisant jouer le muscle à action prédominante, qu'il est en hypertonicité, alors que l'antagoniste, paralysé en apparence, est doué d'une tonicité normale.

En cas de convulsions du globe oculaire, phénomène le plus souvent accidentel (au cours d'une crise) on s'attachera à décrire le sens et l'intensité du mouvement convulsif.

Quant aux mouvements spasmodiques des globes oculaires, ils réalisent le « nystagmus », phénomène d'une grande importance.

Dans ce phénomène, le globe oculaire est agité de petites secousses rythmiques, sorte de tremblement oscillatoire, de petite amplitude. On le recherche en faisant suivre à l'œil du malade un objet que l'on promène en haut, en bas, en dedans, en dehors.

Il ne suffit pas de constater le nystagmus, il faut préciser son sens :

Horizontal? (nystagmus horizontal.)

Vertical ? (nystagmus vertical.)

Dans le sens intermédiaire ? (nystagmus oblique.)

Autour d'une ligne antéro-postérieure ? (nystagmus rotatoire.)

L'étude objective de l'appareil oculaire doit se compléter par l'examen de l'appareil lacrymal : nous nous en occuperons plus loin avec les troubles sécrétoires.

II. — Examen de l'ouïe.

Ici encore les troubles subjectifs accusés par le malade et consignés à l'interrogatoire sont de grande importance et constituent une grande partie de la symptomatologie auriculaire en neurologie. Nous n'avons à préciser ici que l'examen objectif.

De plus dans certains cas de neuropathie à point de départ auriculaire (vertiges labyrinthiques, suppurations du rocher et lésions chroniques de cet os) la technique de l'examen, vraiment spéciale, rentre dans le cadre de l'otologie ; ici encore nous nous bornerons à l'examen qui est à la portée de tous, sans intervention nécessaire d'appareils spéciaux.

L'acuité auditive sera appréciée de façon élémentaire par l'audition des bruits d'une montre. On notera, comparativement pour les deux oreilles, à quelle distance le bruit est entendu, et comment il est perçu.

On pourra ainsi reconnaître :

l'hypoacousie, diminution de l'acuité auditive ;
la surdité, son abolition.
l'hyperacousie, son exagération.

Il faudra rechercher à l'occasion s'il y a lieu de noter le phénomène de l'hyperacousie douloureuse, dans lequel un bruit d'intensité moyenne et de nature connue provoque un ébranlement douloureux.

On recherchera si le son est bien perçu tel qu'il est en réalité : est-il perverti, un bruit métallique, par exemple, étant perçu comme un bruit sourd, etc.

Parmi les perversions auditives que l'on peut rencontrer, il nous faut noter l'audition colorée : dans cette déformation sensorielle, le malade ne peut percevoir un bruit sans que ce dernier éveille en lui une sensation colorée, sans qu'il existe aucun rapport appréciable entre le son entendu et la vision surajoutée. Telle l'audition d'un instrument à corde, éveillant immédiatement la perception visuelle du noir, etc.

III. — **Examen de l'olfaction.**

L'examen des troubles objectifs de l'olfaction se fera de la façon suivante :

On fera sentir au malade, les yeux préalablement clos, des corps solides et liquides doués d'odeurs variées, mais toutes suffisamment fortes et caractérisées.

On examinera séparément chacune des deux narines.

La muqueuse pituitaire devra être explorée au point de vue de sa sensibilité générale, au contact, à la douleur, à la température et au courant électrique.

On se demandera ainsi :

1° Y a-t-il trouble de la sensibilité générale?

2° Y a-t-il trouble de la sensibilité spéciale, c'est-à-dire :

Le malade a-t-il une olfaction atténuée ?
— — abolie ?
— — exagérée ?
— — pervertie ?

Ce qu'on nomme respectivement : hypoosmie ;
— — anosmie ;
— — hyperosmie ;
— — paraosmie ;

ces troubles sont-ils bilatéraux (anosmie double) ?
— unilatéraux (hémianosmie) ?

Par paraosmie on entend le phénomène de perversion sensorielle par lequel le malade prend une odeur pour une autre, ou bien éprouve une sensation pénible avec un parfum inoffensif ou vice-versa.

IV. — **Examen de la gustation.**

On se sert pour l'examen d'une série aussi variée que possible de substances sapides choisies parmi les plus caractéristiques. On peut les ranger sous quatre catégories :

douces ;
amères ;
acides ;
salées.

Ici encore, on peut constater que la fonction sensorielle est :

diminuée ;
abolie ;
exagérée ;
pervertie.

On appréciera ces modifications en promenant sur la langue un pinceau enduit des substances sus-indiquées.

Il sera bon en outre d'examiner si le malade perçoit la saveur qui se dégage d'un courant galvanique, saveur acide au pôle positif, alcaline au négatif.

EXAMEN ÉLECTRIQUE DES MUSCLES ET DES NERFS

Le principe général de cet examen est le suivant : appréciation de l'état des muscles et des nerfs par l'observation de leurs réactions au passage de l'agent excitant par excellence de ces organes, qui est le courant électrique.

Cet examen fournit des données particulièrement précieuses, beaucoup plus exactes et importantes que celles fournies par l'excitabilité mécanique.

Il est indispensable pour bien comprendre la technique de l'examen ci-dessous, de résumer ici, brièvement, les principales lois qui régissent le courant électrique.

Trois éléments sont à considérer :

La force électromotrice (E) qui se mesure en volts.

L'intensité du courant (I) qui se mesure en ampères.

La résistance du courant (R) qui se mesure en ohms.

La formule $I = \frac{E}{R}$ indique que l'intensité est proportionnelle à la force électromotrice et inversement proportionnelle à la résistance du conducteur.

L'ampère est une unité beaucoup trop forte pour les examens médicaux : on n'emploie que des milliampères ou même des fractions de ceux-ci.

Dans la pratique de l'examen électrique des muscles, on se sert de la méthode polaire. Des fils relient à un appareil producteur, deux électrodes : l'une dite indifférente ou neutre qui doit avoir une large surface d'application, et qui se place en un endroit éloigné de la région à examiner (entre les omoplates, sur le sternum par exemple) ; une autre dite différente ou exploratrice qui entre en contact direct avec la région à explorer.

Ces deux électrodes doivent être, pour faciliter la conductibilité, trempées dans une solution aqueuse acidulée.

Etant donnée une région qui doit être explorée électriquement le lieu d'application de l'électrode différente n'est pas quelconque, elle doit être appliquée aux points d'élection, c'est-à-dire aux points où l'organe à examiner, nerf ou muscle, est le plus rapproché de la surface des téguments. L'énumération de ces points d'élection a été établie par Duchenne, Ziemsen, Erb, Remak, etc.

De toute façon, il faut tenir compte lors d'une exploration électrique de l'épaisseur des tissus superposés à l'organe examiné : une partie notable du courant se perdant par ces tissus sus-jacents et d'autant plus que ces organes sont disposés en couche plus épaisse; on saura éviter de considérer comme moins excitable un organe profondément situé, auquel ne parviendra qu'une faible partie du courant existant, amoindri par son passage de la surface à la profondeur.

Exploration des muscles et des nerfs

1° *Courant faradique.* — On se servira d'un appareil réalisant les conditions suivantes :

Un courant primitif inducteur.

Un second courant, induit, de sens contraire au premier, prenant naissance à l'ouverture et à la fermeture de l'inducteur.

L'expérience a démontré que :

le courant induit est plus excitant que l'inducteur pour les nerfs et les muscles ;

des deux pôles du courant induit, le négatif est le plus actif.

On emploiera donc comme pôle explorateur, le pôle négatif du courant induit.

Ce système est commodément réalisé par l'appareil volta-faradique à chariot ; cet appareil est très aisément maniable. On y mesure la puissance d'excitation par l'écartement variable des deux bobines.

Il faut faire ici une distinction capitale entre les effets produits sur les muscles et les nerfs, d'une part :

par un courant faradique à interruptions peu fréquentes, produisant des excitations très espacées.

D'autre part :

par un courant faradique à interruptions très rapprochées, produisant des excitations très proches les unes des autres.

Dans le premier cas :

Il se produit des excitations isolées, parfaitement distinctes entre elles.

Dans le deuxième :

Les contractions se fusionnent en tétanos musculaire plus ou moins complet.

La pratique prouve que, pour un écartement constant des deux bobines, les excitations produites sont plus fortes avec le courant à intermittences fréquentes, qu'avec le courant à intermittences espacées.

Ces diverses données étant acquises et les deux pôles de l'appareil étant placés comme il a été dit, on pratiquera l'examen des nerfs et des muscles.

Or, on constatera qu'il existe un écartement minimum des bobines pour produire la plus faible excitation du nerf ou du muscle sain, pris chez le malade aux régions homologues de celles qu'on veut examiner, ou sur une autre personne.

Si, pour les muscles ou nerfs à explorer il suffit, pour obtenir une contraction, d'une puissance excitante moindre, accusée par un écartement moindre des bobines ou si l'écartement étant le même, la réaction est plus forte que du côté homologue sain,

L'excitabilité faradique des muscles et des nerfs examinés est dite augmentée.

Par contre, étant donné qu'il faut un certain écartement (E)

pour obtenir un minimum de contraction dans un muscle ou nerf normal, s'il faut pour le muscle ou le nerf examiné un écartement plus grand ($E + n$) pour produire la même réaction ; ou si, cet écartement demeurant moyen et constant, la réaction produite est plus faible sur les muscles explorés que sur les muscles témoins normaux,

L'excitabilité faradique est dite diminuée.

N. B. Dans le cas particulier où il s'agit d'examiner les réactions électriques d'un nerf comprimé, on devra placer l'électrode exploratrice d'abord au niveau, puis au-dessus du point comprimé, ensuite au-dessous de ce point. Généralement, on constatera très nettement que toutes les réactions sont abolies au niveau et au-dessous de la compression alors qu'elles sont parfaitement normales au-dessus (paralysie radiale).

2° *Courant galvanique.* — L'examen par le courant galvanique est plus complexe : En effet, il y faut considérer à tout moment :

L'excitabilité propre au pôle positif.

L'excitabilité propre au pôle négatif.

Et cela :

Pour l'ouverture du courant;

— la fermeture

Pour la durée de son passage :

Voyons d'abord ce qui se passe au passage du courant galvanique sur un muscle ou nerf normal (voir le tableau résumé ci-contre).

A. *Pour les nerfs.* — Prenons d'abord un courant faible : Nous aurons.

A l'ouverture du positif, aucune réaction.

A la fermeture du positif, aucune réaction;

A l'ouverture du négatif, aucune réaction ;

A la fermeture du négatif, une contraction;

Ce qui se désigne ainsi :

O P = 0

F P = 0

O N = 0

F N = contraction. F N C signifie fermeture négatif contraction.

Augmentons maintenant le courant de façon à réaliser une intensité moyenne.

A la fermeture du négatif, la contraction augmente ;

A la fermeture du positif, apparaît une contraction;

A l'ouverture du positif, apparaît aussi une contraction généralement plus faible, parfois égale ou supérieure à celle de la fermeture du positif.

A l'ouverture du négatif, aucune réaction.

Ce qui se désigne ainsi :

N F = contract.
P F = contract.
P O = contract.
N O = 0
N F étant $>$ que P F.
P E étant $>$ = ou $<$ que P O.

Augmentons encore le courant de façon à réaliser une intensité forte :

A la fermeture du négatif, contraction augmente au point d'arriver à tétanisation (N F té).

A la fermeture du positif, contraction augmente et voisine, sans l'atteindre, la tétanisation;

A l'ouverture du positif, contraction augmente mais reste plus éloignée de la tétanisation;

A l'ouverture du négatif, contraction apparaît, faible.

Ce qui se désigne ainsi :

N F = N F té, c'est-à-dire contraction jusqu'à tétanisation.
P F = Contract. approchant de tétanisation.
P O = Contract. approchant, moins près, la tétanisation.
N O = Contraction faible.
N F té étant $>$ que P F;
P E étant $>$ que P O;
P O étant $>$ que N O.

B. *Pour les muscles.* — Nous aurons avec l'augmentation progressive des courants des résultats analogues.

Toutefois, on trouve, en général, les particularités suivantes :

a) La réaction est habituellement moins accentuée.

b) Bien que N F C demeure plus grande que P F C, la différence, entre ces deux contractions est moins prononcée.

Aussi, pour les muscles, est-il d'usage de s'attacher à définir exclusivement, les contractions à la fermeture du négatif, et celles à la férmeture du positif.

TABLEAU DES FORMULES NORMALES DE CONTRACTION AU COURANT GALVANIQUE

	POLE POSITIF +		POLE NÉGATIF —	
	Ouverture.	Fermeture.	Ouverture.	Fermeture.
Courant faible. .	Pas de contraction.	Pas de contraction.	Pas de contraction.	Contraction = 1
Courant moyen[1].	Contraction = 1	Contraction = 2	Pas de contraction.	Contraction = 3
Courant fort. . .	Contraction = 2	Contraction = 3	Contraction = 1	Contraction = 4 (Tétanisation)

N.-B. — Pour mettre en valeur l'énergie comparée des diverses contractions obtenues nous avons conventionnellement égalé à :
1 une faible contraction,
2 une plus forte contraction,
3 une encore plus forte,
4 une très forte contraction (tétanisation).

Maintenant que ces principes nous sont connus, examinons les réactions galvaniques des muscles et des nerfs d'une région qu'il importe d'explorer à ce point de vue.

Nous prendrons comme points de comparaison constants, les réactions obtenues, dans des conditions d'expérience, scrupuleusement semblables sur les muscles homologues sains du même individu, ou au besoin, d'une autre personne.

On devra se demander alors :

Y a-t-il des modifications quantitatives, c'est-à-dire l'excitabilité galvanique est-elle augmentée ou diminuée?

Y a-t-il des modifications qualitatives? c'est-à-dire : la forme des contractions normales est-elle altérée?

La prédominance normale des pôles, telle que nous l'avons établie plus haut, est-elle disparue?

Cette prédominance, est-elle intervertie?

[1] Il faut savoir qu'avec ce courant moyen, la formule ici indiquée peut varier de telle sorte que l'ouverture du positif se marque par une contraction non plus inférieure, mais égale, ou même supérieure à la contraction de fermeture du même pôle.

Supposons qu'en examinant les nerfs et muscles dont il convient de préciser l'état, sans perdre de vue le tableau ci-contre qui résume les formules normales de contraction, nous trouvions un des troubles quantitatifs suivants, à savoir :

A) Que, pour obtenir les contractions indiquées dans le tableau, pour réaliser les éléments de la formule, il faut des intensités moins élevées, pour chacune d'elles, que les intensités qui les commandent dans ce tableau :

Il y aura augmentation de l'excitabilité galvanique.

B) Que, malgré l'emploi d'intensités plus élevées que celles désignées dans le tableau pour les diverses contractions, on ne fasse apparaître que des réactions faibles ou même pas du tout de réactions :

Il y aura diminution de l'excitabilité galvanique (ou abolition).

Supposons maintenant que, au cours de notre examen, nous notions, par contraste avec l'examen des muscles homologues sains, que les contractions au lieu d'apparaître avec rapidité, sont lentes, paresseuses, traînantes : le trouble sera qualitatif.

Il y aura altération des secousses de contractions.

Supposons que la prédominance habituelle des secousses de contractions des pôles de fermeture soit détruite par le fait d'une contraction égale aux pôles d'ouverture. Trouble égal, qualitatif.

Il y aura destruction de la formule de prédominance des pôles.

Enfin un dernier trouble, qualitatif encore, sera réalisé par la constatation d'un changement dans la formule de prédominance des pôles, les pôles de fermeture présentant une secousse plus faible que les pôles d'ouverture.

Il y aura inversion de la formule.

Ce dernier trouble est l'élément principal d'une réaction complexe, composée d'altérations quantitatives et qualitatives de l'excitabilité galvanique ; cette réaction, d'une signification de première importance, est connue sous le nom de *réaction de dégénérescence*. Elle est liée à l'atrophie grave, le plus souvent incurable, des fibres musculaires.

I. Dans sa forme la plus complète, elle se compose des éléments suivants :

Pour les nerfs : abolition de l'excitabilité faradique ;
— abolition de l'excitabilité galvanique.

Pour les muscles : abolition de l'excitabilité faradique ;

— conservation de l'excitabilité galvanique (parfois exagération).

De plus, on y observe :

α. Lenteur extrême des contractions.

β. NFC devient = ou < que PFC ; c'est-à-dire, la secousse de contraction à la fermeture du négatif devient égale ou inférieure à la secousse de fermeture du pôle positif (inversion de la formule normale).

II. Dans des formes moins typiques, on observe : conservation des excitabilités galvanique et faradique avec, seulement, lenteur des secousses et inversion de la formule.

C'est la *réaction partielle de dégénérescence.*

Le groupement complet des éléments composant la formule de dégénérescence ne s'observe qu'à une période avancée, coïncidant avec l'atrophie constituée.

A. *Pour les nerfs*, les excitabilités augmentent d'abord, tout à fait au début, puis s'amoindrissent jusqu'à l'abolition lors de l'atrophie constituée. Toutefois, si le nerf malade régénère, les excitabilités réapparaissent progressivement.

B. *Pour les muscles* il y a d'abord décroissance des excitabilités ; mais au moment ou la faradique disparaît, la galvanique se prend à augmenter jusqu'à redevenir normale ou même à constituer une exagération.

Nous terminerons ces notions résumées par un mot d'explication sur certaines réactions électriques anormales, dont la constatation est un bon moyen de diagnostic.

Sous le nom de *Réaction Myotonique*, Erb a décrit certaines modifications caractéristiques de la diathèse de contracture connue en neuropathologie sous le nom de *Maladie de Thomsen.*

Elle consiste pour les nerfs en ce que les courants faradiques à intermittences fréquentes et à fortes excitations donnent lieu à une tétanisation prolongée ; les fermetures répétées de courant galvanique produisent une tétanisation fort prolongée.

Pour les muscles : les excitabilités faradique et galvanique sont augmentées.

Le faradique à intermittences rapprochées donne lieu à une tétanisation très prolongée.

Au galvanique, l'action du pôle positif a tendance à se rapprocher de celle du négatif au point de l'égaler ou même la dépasser et, la répétition des ouvertures produit une onde persistante d'ondulation musculaire.

Ajoutons que l'excitabilité mécanique des muscles est augmentée (pas celle des nerfs).

Dans la réaction dite *myasthénique* (Jolly), observée dans la paralysie bulbaire asthénique, on observe, au contraire de ce qui se passe dans la réaction précédente, que des excitations tétanisantes répétées produisent une diminution, rapidement progressive de l'excitabilité des muscles.

EXAMEN DES TROUBLES DU LANGAGE

Dans l'examen des troubles du langage la nature même des phénomènes observés, de l'interrogatoire, fait le principal élémen d'observation.

Aussi confondons-nous ici, en une même description, troubles subjectifs et objectifs, interrogatoire et examen direct du malade.

Comme règle générale de l'examen des troubles du langage :

S'assurer de l'état des facultés acquises du sujet, avant sa maladie actuelle :

S'exprime-t-il facilement ?

Connaît-il plusieurs langues ?

Sait-il :

- Écrire ?
- Lire ?
- Compter ?
- Jouer d'un instrument ?
- Lire la musique ?
- Chanter ?

Est-il droitier ou gaucher ?

Quand on pratique une expérience telle que l'examen de la faculté de comprendre le langage écrit, par exemple : multiplier les épreuves de façon à ne pas affirmer l'intégrité de la fonction, si par un nombre insuffisant de ces épreuves, on ne s'est adressé qu'à une partie conservée de cette fonction (trouble partiel).

Définir très exactement la faculté de mémoire chez le sujet.

Le sujet est-il :

- Un visuel ?
- Un moteur articulaire ?
- Un moteur graphique ?

Un auditif?

Ou un indifférent?

C'est-à-dire quand il met en jeu son langage intérieur, en a-t-il toujours ou de préférence la représentation;

Visuelle (mot lu);

Auditive (mot entendu);

Mot articulaire (mot prononcé);

Mot graphique (mot écrit).

Ou indifféremment l'une d'entre elles :

Les troubles du langage sont complexes et la même technique ne convient point également à l'observation de tous les cas. Il importe donc de nous orienter d'ores et déjà dès le début de l'examen, en reconnaissant si le malade appartient à une des catégories ci-dessus.

On se basera tout d'abord, par des interrogations appropriées, par l'observation immédiate des organes du langage, sur la constatation de l'intégrité ou de l'altération de trois facultés :

1° État de l'intelligence. Le malade pense-t-il normalement, sainement, ou imparfaitement ou comme un dément?

Est-il :

Normalement équilibré?

Idiot, crétin, ralenti intellectuel?

Ou aliéné?

2° Faculté de se souvenir de ce qu'il faut faire pour parler ou écrire, ou pour donner un sens convenable aux mots entendus ou lus.

En un mot s'il parle défectueusement ou pas du tout, est-ce non pas parce qu'il est dément ou idiot, non pas parce que sa langue, ses lèvres, son larynx sont inutilisables, mais parce qu'un défaut de mémoire lui a fait oublier le moyen de transformer sa pensée intacte, en un mot créé par le jeu intact également de son appareil phonateur?

3° Faculté de mettre en jeu convenablement les organes périphériques qui servent à articuler les mots?

En un mot s'il ne parle pas, son intelligence étant parfaite, sa faculté de forger le mot par connaissance acquise de ce qu'il faut faire pour cela étant intacte, est-ce uniquement parce que sa langue, ses lèvres, son larynx ne fonctionnent plus ou fonctionnent mal.

Un interrogatoire bien dirigé, un examen attentif peuvent assez promptement édifier sur l'état de ces trois facultés.

Dès lors le trouble du langage se rangera dans l'une des variétés suivantes :

A) *Le malade a un défaut de l'intelligence.*

1. C'est un arriéré, un idiot. Importantes lésions cérébrales dans l'enfance ou congénitales, atrophié, dégénéré, etc. *Mutisme des idiots*, *des crétins*, etc.

2. Sourd de naissance ou pendant la première enfance ; n'a pu éduquer son langage par son oreille. N'est pas d'ailleurs, à proprement parler, un inintelligent. *Surdi-mutité.*

3. Le malade est un dément. Mutisme obstiné ou divagations. *Mutisme des aliénés.*

4. Le malade, au moment de l'examen, est plongé dans une obnubilation accentuée : résolution musculaire. Il ne parle pas plus qu'il ne remue. *Mutité des comas.*

B) *Le malade a perdu les souvenirs, éléments de constitution du langage.*

Il est intelligent.

Ses appareils phonateurs fonctionnent bien. Mais il ne sait plus ce qu'il faut faire pour parler. *Aphasie vraie et variétés.*

C) *Le malade n'a pas à sa disposition le jeu normal de son appareil labio-glosso-laryngé d'articulation.*

Il est intelligent. Il sait ce qu'il faut faire pour parler, mais ses organes spéciaux ne lui obéissent pas. *Anarthries*, *dysarthries.*

Nous nous attacherons tout d'abord à l'examen de l'*aphasie vraie et de ses variétés.*

Bien que nous n'ayons pas ici à exposer des notions séméiologiques, mais une ligne générale de technique d'observation, nous dirons, pour la clarté des divisions adoptées, que l'examen sera différent suivant que le malade aura :

l'impossibilité d'articuler des mots : *aphasie motrice* ou *aphémie ;*

l'impossibilité de les écrire : *agraphie ;*

l'impossibilité de donner le sens convenable aux mots qu'il entend : *surdité verbale ;*

l'impossibilité de donner le sens convenable aux mots qu'il lit : *cécité verbale.*

Aphasies.

Il faut examiner :

1. La parole ;
2. l'écriture ;

3. la compréhension des mots entendus ;
4. — — lus.

I. *Examen de la parole articulée.*

Il faut faire parler le malade. Le mieux est de l'interroger sur sa maladie et de le prier d'en faire le récit.

On se demandera ainsi :

Ne peut-il absolument rien articuler? (Mutisme par aphémie totale.)

A-t-il quelqu'articulation conservée? (Aphémie partielle.)

Est-il réduit à prononcer :

Un son?
Quelques-uns?
Une ou quelques syllabes?
Un mot (formé) de quelques-unes?
Une partie de phrase?
Une phrase entière?

Les vocables conservées sont-ils toujours les mêmes ou varient-ils sans cesse?

Si l'aphémie est partielle, quels sont les mots conservés, quels sont les mots recouvrés s'il y a évolution vers le retour de la fonction?

Sont-ce les substantifs adjectivés ou les adjectifs, les mots désignant des qualités, les mots d'un sens général, d'un emploi fréquent et d'une acquisition ancienne qui sont encore prononcés?

Le malade est-il surtout muet pour des mots à signification concrète, tels que les mots techniques, les noms propres et tous les termes d'acquisition plus récente et de signification plus conventionnelle?

Si le malade est incapable de prononcer certains mots spontanément, les lui articuler à l'oreille : peut-il alors les prononcer?

Lui présenter ces mêmes mots écrits ; cette nouvelle manœuvre éveille-t-elle leur articulation spontanément impossible?

Une émotion quelconque a-t-elle une influence sur l'articulation ; fait-elle prononcer au malade des mots qu'il est impuissant à articuler habituellement?

En un mot se renseigner sur la richesse de vocabulaire du malade. Essayer d'obtenir de lui tout ce qu'il peut articuler, en partant des mots les plus connus, les plus familiers, jusqu'aux plus spéciaux.

Examiner si le malade ne subit pas une modification de son impuissance à articuler par l'entraînement verbal : pour cela lui faire commencer ou commencer à son oreille les premières syllabes d'un ensemble de mots très familiers : fable, prière, premières mesures de la *Marseillaise*, etc. Dans ces conditions, observer si l'entraînement ne se produit pas automatiquement, le malade continuant le morceau commencé malgré son aphasie.

Il est bon de s'assurer si le malade connaissait plusieurs langues avant d'être aphasique : dans le cas où cela est, il est bon de noter :

Quelle est celle des langues connues qui a été la moins atteinte ou qui réapparaît la première dans l'évolution des troubles de langage vers la guérison (aphasie des polyglottes).

La langue maternelle ?

La langue la plus familière ?

Pour bien mettre en évidence chez certains malades la conservation, non seulement de l'intelligence, mais encore de la faculté de bâtir des mots à l'aide de la mémoire d'articulation verbale, on pratiquera l'expérience de Proust-Lichtheim.

Quand elle est positive elle témoigne qu'il ne s'agit pas d'aphasie motrice vraie, mais de dysarthrie (ou de l'aphasie dite sous-corticale).

Cette expérience consiste en ceci : présenter au malade un objet connu ; il ne pourra le nommer ; mais, s'il a bien conservé la faculté de former un mot dans son centre approprié, il pourra indiquer par des signes, ou des pressions de main répétées le nombre des syllabes qui composent le mot en question et qu'on lui demande de préciser ainsi.

Chez certains malades on ne constatera aucun des troubles ci-dessus ; ils parleront librement, abondamment, sans aucune gêne. Mais on notera que ce qu'ils disent n'a aucun sens ; ils prononcent un mot pour un autre ; disent melon pour épouse, ou merci pour bonjour. Ils n'ont pas de trouble quantitatif, mais qualitatif du langage (paraphasie).

Faire parler ces malades et noter :

Comment ils articulent ?

L'intonation est-elle juste ?

L'expression coexistante de leur visage est-elle appropriée ?

Les mots sont-ils en désaccord évident avec l'idée ?

Celle-ci paraît-elle manifestement intacte ?

Recueillir par écrit des exemples de phrases absurdes, bien que correctement émises?

Le mot ainsi prononcé, et, vide de sens dans la phrase où il est placé, est-il correct, complet par lui-même, ou défiguré par un préfixe, une syllabe, une interjection qui se répète avec tous les mots en les déformant?

Le malade est-il en quelque sorte poursuivi, obsédé, par cette sorte de corps étranger verbal ? (Intoxication par le mot de Gairdner).

Quel est :

le degré ?

l'intensité de ce trouble?

Apparaît-il spontanément dans toutes les phrases émises ou seulement quand on demande au malade de nommer un objet qu'on lui montre ?

Le malade peut-il répéter correctement des mots que l'on prononce à son oreille ?

L'entraînement verbal par la récitation modifie-t-il le phénomène ?

Faire lire un texte au malade (à haute voix) : émet-il des mots absurdes, sans rapports avec la signification du texte (paralexie) ?

Lui faire lire des chiffres.

Enfin en faisant lire le malade on pourra noter s'il est atteint de :

bégaiement ;

style nègre, télégraphique ;

jargonaphasie (c'est-à-dire formation de mots incompréhensibles, sans signification, bâtis de toute pièce par la fantaisie du malade).

II. *Examen de l'écriture.*

S'assurer avant toute chose :

a. Que le malade a appris à écrire et qu'il peut à l'état normal se servir couramment d'une plume.

b. Qu'il n'a pas de paralysie motrice du membre supérieur droit, particularité fréquente au cours des aphasies par hémorragies ou ramollissements ayant atteint avec les centres spéciaux au langage de l'hémisphère gauche, les centres moteurs des membres droits, localisés au voisinage.

Cette précaution prise, faire écrire le malade spontanément.

Comment s'en acquitte-t-il ?

Ne peut-il tracer que des points, des traits informes ?
— une esquisse de lettre ?
— une lettre ? un mot ?
— ou plusieurs mots ?

Dans ce cas, quelles sont les locutions qu'il écrit spontanément? Sont-ce des mots usuels, familiers ou spéciaux ? Ces termes ont-ils un sens se rapportant de quelque façon à sa maladie ?

En cas d'impossibilité pour le malade d'écrire le nom d'un objet qu'on lui fait voir, essayer si l'on peut remédier à cette impuissance :

a. En lui prononçant à l'oreille le mot en question.

b. En le lui faisant voir, écrit.

c. En le lui faisant articuler à lui-même plusieurs fois de suite, si toutefois il a conservé le langage parlé (rare).

Noter si le malade, écrivant avec facilité et correctement, ne trace pas un mot pour un autre (paragraphie) ou ne forge pas des mots vides de tout sens (jargonagraphie).

Noter, s'il y a lieu, l'existence d'écriture renversée, dite « en miroir » :

Tel le tracé : — latipoh, pour : hôpital.

Faire écrire le malade sous dictée. Comment s'en acquitte-t-il :

bien ;
mal ;
pas du tout.

Le faire copier.

S'il peut arriver à quelque résultat, dans ce sens, est-ce une copie intelligente, raisonnée, ou la simple reproduction mécanique d'un hiéroglyphe copié comme par une machine, sans compréhension des mots reproduits ?

III. *Examen de l'audition verbale. Le malade comprend-il ce qu'on lui dit.*

S'assurer tout d'abord que le malade n'est pas :
un idiot ou un dément ;
un vulgaire sourd.

Le malade exécute-t-il un ordre donné verbalement ?

Répond-t-il rationnellement, de la voix ou du geste aux questions posées ?

Lui ordonner :
Levez-vous !

Tirez la langue !
Fermez les yeux !
Déshabillez-vous, etc.

Faire dans ce sens des essais nombreux et variés.

On notera ainsi le degré du trouble :

Le malade ne comprend aucune parole;
— en comprend quelques-unes.

Si le malade a conservé la compréhension de quelques mots, définir leur nature.

Sont-ce, indifféremment, des mots quelconques du vocabulaire, sans parenté entre eux ?

Des mots techniques, spéciaux, à signification concrète et d'acquisition récente ?

Des mots communs et familiers au malade, désignant des objets ou des qualités dès longtemps connus de lui ?

Tenter d'éveiller chez le malade la compréhension du sens d'un mot, en lui présentant l'objet que désigne ce mot, dont la prononciation à son oreille, n'éveille qu'un ébranlement sans signification valable.

En lui présentant le tracé calligraphique ou imprimé de ce même mot.

Essayer de faire prononcer tout haut au malade le mot en question :

Le lui faire écrire si possible.

En perçoit-il alors la signification ?

Le malade perçoit-il cette signification en suivant attentivement le mouvement des lèvres de son interlocuteur pendant la prononciation.

Si le malade peut, par la lecture, éveiller en lui le sens du mot qu'il ne perçoit pas à l'audition, on tâchera par des manœuvres appropriées de se rendre compte si le malade comprend le mot ainsi lu, parce que cette vision éveille en lui l'image auditive correspondante.

Ou bien :

Est-ce parce que, à la lecture, s'éveille un ensemble d'images gustatives, olfactives, tactiles, inhérentes à la chose désignée par le mot et en facilitant la compréhension.

Par exemple vous prononcez auprès du malade le mot « orange », il entend des sons, sait que c'est votre bouche qui l'a émis, mais l'idée du fruit en question n'est pas éveillée en lui. Or, on lui présente le mot « orange » écrit sur un papier ; dès lors la chose est comprise, le concept est assimilé. Il s'agit alors de préciser si cette compréhension a eu lieu parce que la malade, à la lecture du mot, l'a entendu en lui-même, par une image verbale de son langage intérieur, ou bien parce que, à la lecture du tracé calligraphié « orange » est apparue la conception complexe d'un objet rond, jaune, odorant, sucré, d'où est née la conception résultante d'un fruit réunissant ces caractères (absence d'alexie verbale).

On devra également chercher à découvrir si une voyelle, qui au contraire d'un mot, n'est constituée que par sa sonorité, sans qu'aucune image connexe (gustative, odorante, etc.) ne puisse aider à sa compréhension, est perçue lorsqu'on en présente au malade le tracé graphique (absence d'alexie littérale).

On devra enfin rechercher le trouble spécial que voici :

Le malade, comprenant parfaitement le sens exact des mots entendus et n'ayant d'ailleurs aucun trouble de l'articulation, de l'écriture, de la compréhension des mots lus, est arrêté brusquement au cours de la conversation qu'on lui fait tenir. L'expression immédiatement adéquate à sa pensée actuelle lui fait brusquement défaut; il prend un synonyme ou une périphrase.

Constater que ce trouble est partiel, qu'il consiste, un mot étant entendu et compris normalement, en l'oubli immédiat de ce mot, que le malade ne peut plus fixer dans les réserves de sa mémoire pour l'utiliser à l'occasion.

(Aphasie d'évocation, aphasie amnésique).

IV. *Examen de la vision verbale. Le malade comprend-il ce qu'il lit.*

S'assurer que le malade n'est pas illettré.

Lui mettre un texte sous les yeux. Choisir des spécimens différents, des caractères calligraphiés et des caractères imprimés, des majuscules et des minuscules.

Le mot écrit, mis sous les yeux du malade, n'éveille-t-il dans son esprit aucune signification ?

Le malade se rend-il compte qu'on lui présente un papier revêtu de caractères d'écriture, ou ne sait-il pas de quoi il s'agit?

A-t-il la perception de la sensation lumineuse (pas de cécité corticale)?

Sait-il ce qu'est l'objet qu'on lui présente, à quoi il sert (pas de cécité psychique) ?

Est-il seulement dans l'impossibilité absolue de reconnaître le sens verbal des mots écrits?

Peut-il nommer les lettres qu'on lui présente isolément ou dans le corps du mot? (Absence de cécité littérale.)

Peut-il reconnaître les syllabes? (absence d'asyllabie).

Y a-t-il encore quelques mots, quelques bouts de phrase dont la lecture soit comprise.

Le malade peut-il remédier à sa non-compréhension de caractères écrits si on lui fait exécuter avec la main le tracé des mots qu'il ne peut comprendre, ou en faisant le geste de copier les mots incompris?

Peut-il écrire?

Si on lui fait cesser un moment cet acte, peut-il ensuite le continuer dans le même sens, à partir de l'endroit où il s'est arrêté.

Peut-il localiser, dans les mots qu'il vient de tracer, une faute, y souligner et reconnaître un signe particulier quelconque.

Dans quelle mesure le malade a-t-il conservé le sens de la signification de signes conventionnels tels que :

La valeur des chiffres?

Des symboles convenus de la ponctuation?

Des cartes à jouer?

Des pièces du jeu d'échec, etc.

V. *Examens divers complémentaires.* — Chez tout aphasique il faut se rendre compte de la façon dont il effectue les actes suivants :

a) *La répétition à haute voix;*

b) *La lecture à haute voix;*

c) *La copie;*

d) *L'écriture sous dictée.*

Si le malade a plus ou moins perdu la faculté d'exprimer sa pensée par la parole ou l'écriture, est-il en mesure d'y suppléer par un jeu approprié des muscles de son visage, par de la mimique. (Absence d'*amimie.*)

Si le malade a eu une éducation musicale, observer l'état de cette faculté chez lui.

Le malade comprend-il les signes écrits, exprimant sur le papier les airs musicaux? (Pas d'alexie musicale.)

Assimile-t-il comme il convient, en tant qu'air musical constitué, les sons entendus d'un morceau exécuté auprès de lui? (Pas d'amusie auditive.)

Est-il capable de jouer d'un instrument comme avant ses troubles du langage ? (Pas d'amusie motrice.)

Est-il capable d'écrire un morceau de musique ? (Pas d'amusie graphique).

Il est particulièrement important, une fois l'examen des troubles aphasiques terminé, de définir comment se combinent les diverses variétés :

Est-ce *une aphasie d'expression :*

soit agraphie et aphémie combinées;

soit agraphie pure (rare);

soit aphémie pure ?

Une aphasie de réception :

soit cécité et surdité verbales combinées;

soit l'une ou l'autre, isolée, pure.

Y a-t-il combinaison d'aphasie d'expression et de réception. Laquelle ?

Y a-t-il :

Paraphémie;

paragraphie;

aphasie amnésique pure;

altération des actes :

de dictée;

de copie;

de lecture à haute voix;

de répétition;

de quelques-uns, de tous, d'un seul ?

Point très important : définir si les accidents aphasiques sont :

persistants;

en voie d'aggravation;

en voie d'amélioration;

accidentels; fugaces.

Règle générale : même quand il s'agit d'une aphasie en apparence purement motrice (agraphie, aphémie) s'attacher à préciser l'état des fonctions sensorielles (centres de la cécité et de la surdité verbales[1]).

On devra, enfin, établir par les commémoratifs les circonstances qui ont accompagné le début des accidents aphasiques.

1. Cela à cause de l'importance prédominante que l'on accorde tous les jours davantage aux centres de réception dont l'altération est considérée de plus en plus comme intéressante même vis-à-vis des aphasies motrices.

Signes d'*ictus*, ou d'*inondation ventriculaire ?*

de *ramollissement ?*

Y a-t-il une paralysie des membres et comment est-elle disposée ? Droite, gauche, hémiplégie, monoplégie ?

Ceci est très important parce que, on le comprendra, on peut déterminer par la connaissance des régions paralysées le siège et l'étendue aux circonvolutions motrices des hémisphères de la lésion initiale, et du même coup, sa topographie par rapport aux centres voisins du langage.

On se demandera également :

Le malade a-t-il des signes de *tumeur cérébrale ?*

Réactions de compression corticale ou centrale.

Signes de paralysies des nerfs craniens.

Vomissements, constipation, céphalée.

Quel est l'état des *artères ?* Souples ? Indurées ? (artério-sclérose).

Etat *du cœur ? de la crosse aortique ?*

embolies ;

endocardite ;

sclérose ?

Le malade est-il *syphilitique ?*

Le traitement mercuriel modifie-t-il les troubles aphasiques ?

Le malade est-il un *névropathe ?* Stigmates d'hystérie ? Commémoratifs émotionnels ? Début soudain ?

Se méfier, surtout si l'aphasie est motrice pure et d'une intensité réalisant le mutisme absolu.

En cas de grandes difficultés diagnostiques, pratiquer l'anesthésie générale par le chloroforme ou l'éther ; très souvent, dans la période d'excitation ou au réveil, l'aphasique hystérique se trahira en s'abandonnant à un verbiage caractéristique.

Ne jamais négliger, chez un aphasique, de définir avec précision *son état mental* (voir l'examen détaillé au paragraphe spécial).

Insister surtout sur l'état d'indifférence ou d'exaspération qu'ils présentent en face de leur mal.

Etat de l'*émotivité*, rires et pleurs spasmodiques ou non.

Influence des émotions, des surprises, sur le trouble du langage.

Anarthries. Dysarthries.

S'assurer que le malade a une intelligence intacte ; qu'il a conservé la faculté de composer des mots avec les souvenirs appropriés de sa mémoire d'articulation verbale.

S'assurer par conséquent :

Qu'il sait parfaitement ce qu'il veut dire, qu'il est capable de constituer le mot adéquat à sa pensée ; qu'il connait ce mot et peut, au besoin, indiquer quel nombre de syllabes il contient.

Définir ensuite le trouble :

Est-ce un bredouillement absolument inintelligible, que n'accompagnent que des mouvements à peu près vains de la langue et des lèvres ?

Est-ce un trouble plus partiel, caractérisé par une sorte d'empâtement dans les phrases émises, comme si le malade parlait la bouche pleine de bouillie ?

La difficulté est-elle la même pour toutes les articulations, ou spécialisée pour certaines ?

Les voyelles sont-elles plus facilement émises que les consonnes ?

Faire prononcer successivement au malade :

Des voyelles : a, e, u, etc.

des dentales, labiales, palatines.

La parole est-elle simplement bredouillée, ou scandée, spasmodique, explosive ? Y a-t-il simplement empâtement des phrases ou un tremblement glosso-labié ? Donne-t-il un caractère trémulant à la prononciation ?

Etudier la façon dont s'exécutent :

la lecture ;
l'écriture ;
l'audition.

Examiner :

les lèvres ;
la langue ;
le voile du palais ;
le larynx.

Relever avec soin toute trace de paralysie de ces organes.

La mutité des idiots, des déments, des comateux ne prête pas à des considérations très spéciales. Le trouble du langage est généralement si accentué et l'état général si atteint que l'on ne peut guère que constater l'absence de langage spontané et provoqué.

EXAMEN DE LA NUTRITION DES TISSUS
TROUBLES TROPHIQUES

Les maladies du système nerveux s'accompagnant très souvent de troubles trophiques, l'examen de la nutrition des tissus est de grande importance.

L'examen doit être différent suivant que les troubles sont :
- localisés ;
- généralisés.

A. — Troubles localisés.

α. La peau présente-t-elle une éruption quelconque ?

Si oui, en quel point :
- face ;
- tronc, membres ;
- extrémités ?

L'éruption est-elle :
- fugace ;
- persistante ;
- tenace ?

Quelle est l'étendue du territoire éruptif ? la forme de ses limites ? Occupe-t-il le territoire d'un nerf périphérique, de plusieurs, un segment de membre ou une tranche de tronc.

Quel est le type de l'éruption ?

Erythémateux, (léger ou accentué avec exsudation ?
— — sans exsudation ?
vésiculeux (en groupes espacés sur fond rouge ou livide) ?
nombre, contenu des vésicules ?
bulbeux (pemphigus), type herpétiforme ?
— — eczémateux ?

β. La peau présente-t-elle une ulcération?

Nature, étendue, profondeur de l'ulcération ?

Les limites. Les bords :
décollés, livides, violacés ; anfractueux ?

Le fond. Sécrétion :
Pus ou pas ; sang ?

Profondeur par rapport aux muscles, aux os, aux articulations.

Y a-t-il élimination de séquestres osseux ou débris organiques quelconques par la plaie ?

Comment a évolué l'ulcération?

A-t-elle débuté par un érythème, transformé en vésicules ensuite rompues, laissant alors le derme à nu? (eschare.)

Existe-t-il un rapport quelconque entre l'ulcération et les frottements subis par la peau du malade du fait de certaines positions? (Décubitus).

L'eschare est-elle fessière, sacrée, coccygienne, etc.? Décubitus acutus.

L'ulcération a-t-elle débuté par la formation, aux mains ou aux pieds, d'un durillon, d'une fausse séreuse? (Mal perforant.)

Les téguments sont-ils sensibles autour de l'ulcération?

Ses bords et son fond sont-ils sensibles?

γ. *Y a-t-il une lésion gangréneuse de la peau?*

Quelle est l'étendue de la lésion? Son siège? Lésion sèche ou humide? Sanie ou suppuration? Quelle odeur? Y a-t-il sphacèle et éliminations de débris organiques?

δ. *Quelle est l'épaisseur, la consistance de la peau?*

A-t-elle une consistance ligneuse, très résistante au toucher, avec tuméfaction diffuse, accompagnée de sensations d'onglée, de crampes, de fourmillements? (Sclérodermie.)

La peau est-elle sèche, luisante, lisse, donnant l'impression d'une peau de batracien, tendue et vermissée, avec ou sans desquamation coexistante? (Glossy-Skin).

Y a-t-il un état ichtyosique, c'est-à-dire épaississement cutané avec état écailleux (peau de poisson).

ε. *Y a-t-il de la cyanose ou quelque autre coloration anormale?*

Y a-t-il du dermographisme, c'est-à-dire une sorte d'urticaire provoqué qui consiste en l'apparition d'une raie rosâtre, saillante, en relief, lorsque l'on excite la peau avec un objet mousse et de petite dimension (pointe d'un crayon, manche de porte-plume, etc.).

Y a-t-il trace d'hémorragies sous-cutanées, d'ecchymoses? Leur étendue, leur coloration? Définir par mode d'apparition.

Examen des annexes de la peau

1. Les cheveux? Leur état? Y a-t-il de la calvitie? De la calvitie précoce, généralisée, partielle? Y a-t-il des plaques de pelade? Y a-t-il des inégalités d'accroissement sur le territoire d'implantation des cheveux? Y a-t-il hyperactivité de la production pileuse. Les poils?

2. Les ongles? volume? forme? Sont-ils larges, aplatis, en verre de montre (acromégalie, ostéo-arthropathie, hypertrophiante pneumique de P. Marie). Sont-ils pourvus de façon exagérée de petites taches blanches? (albugo). Sont-ils à facettes, rayés, écaillés, fragmentés? Sont-ils en voie de séparation de leur matrice et de chute? Les chutes, si elles ont lieu, se produisent-elles de façon périodique?

Examen du tissu cellulaire

α. Y a-t-il de l'infiltration du tissu cellulaire? Œdème?

Quel est son siège, son étendue, son intensité?

Paraît-il dû à une cause banale, telle que compression quelconque des veines ou immobilisation prolongée des membres?

S'agit-il d'un œdème neuropathique à proprement parler?

Est-il blanc, rosé, bleu, mou, dur, élastique?

Est-il distribué sur le territoire d'un nerf malade, de plusieurs? Est-il localisé au voisinage des articulations? Conserve-t-il l'empreinte du doigt? (distinction avec pseudo-lipomes).

β. Y a-t-il épaississement du tissu cellulaire, avec tuméfaction et aspect boursouflé? (cachexie pachydermique, myxœdème).

Quelles sont les régions atteintes? Joues, paupières, nez? Aspect d'ensemble du visage? Bouffi, pleine lune, expression d'hébétude dans la graisse?

γ. Y a-t-il inflammation suppurative du tissu cellulaire? Quel mode d'apparition? Quelle évolution? douloureuse ou indolore? (panaris analgésique de Morvan, syringomyélie, lèpre).

Examen des articulations

α. *Régions périarticulaires.* — Y a-t-il de la rétraction fibro-ligamenteuse?

Le membre est-il dans une position anormale?

S'assurer que ce n'est pas du fait d'une contracture musculaire et qu'il existe un état de rétraction périarticulaire, opposant un obstacle mécanique, persistant même sous chloroforme.

β. *Articulations.* — Les articulations sont-elles déformées?

Déformées par épanchement intra-articulaire?

— par gonflement, œdème des téguments?

— par déformation des extrémités osseuses?

Y a-t-il absence de douleurs?

Hyperthermie locale ?

Rougeur ?

Comment se font les mouvements ? Y a-t-il laxité ligamenteuse et exagération d'amplitude des mouvements normaux, présence de mouvements inhabituels, impossibles à l'état normal ?

Y a-t-il de véritables dislocations ou luxations (membres de polichinelle), subluxations, produites spontanément ou provoquées. Ces luxations sont-elles indolores, et se réduisent-elles facilement et sans douleurs ?

Quelles sont les articulations atteintes ?

Existe-t-il des craquements articulaires ?

Examen des os

Quel est le volume des os ? Leur solidité, leur résistance ? Y a-t-il eu production de fractures spontanées ? Arrêt de développement manifeste ? (membres de polichinelle). Quels sont les os où se manifestent ces désordres ?

B. — **Troubles généralisés.**

Décrire s'il y a lieu, les désordres trophiques occupant simultanément plusieurs tissus, peau, tissu cellulaire, muscles, os, articulations. Y a-t-il tout un ensemble de phénomènes d'arrêt de développement et de défaut de nutrition ?

Décrire aussi si le cas s'y prête :

Les atrophies d'une moitié de la tête avec dégénérescence cutanée, musculaire, osseuse. (Hermiatrophie faciale).

Les hypertrophies des extrémités supérieure, inférieure et céphalique, avec mains en battoir, doigts en boudins, pieds camards, front bas, nez énorme, maxillaire saillant, etc. (Acromégalie), etc.

N. B. — D'une façon générale, on ne devra jamais négliger pour se rendre compte de l'état de nutrition des tissus :

D'apprécier l'état de la circulation périphérique. (Voir examen de l'appareil circulatoire).

De noter l'état de la température générale et locale, ceci très important.

La température locale relevée avec des thermomètres spéciaux, particulièrement sensibles, donnera souvent des résultats fort intéressants, à condition de la relever comparativement sur les parties saines et sur les parties malades : l'hypothermie cutanée est un signe important de mauvaise nutrition des tissus.

Un signe également important est l'état de la sécrétion sudorale au niveau des téguments malades. (Voir examen des sécrétions). On doit examiner la sudation spontanée, comparativement, sur les parties saines et sur les parties malades. On peut la provoquer expérimentalement par l'épreuve de la pilocarpine de Strauss ; elle consiste à faire simultanément une injection de pilocarpine sur la partie malade (paralysie, atrophie, état anormal de la peau, etc.) et une autre sur la région saine homoloque. On notera si le phénomène est égal des deux côtés :

comme intensité ;
— durée ;
— caractère du liquide excrété ;
— moment d'apparition et de disparition.

EXAMEN DES APPAREILS. TROUBLES VISCÉRAUX D'ORIGINE NERVEUSE

A. — Appareil circulatoire

Le cœur :
inspection ;
palpitation ;
percussion ;
auscultation.

Y a-t-il des palpitations ?
nombre des battements ;
intensité des battements.

Sont-elles continues ?
par accès paroxystiques ?

Y a-t-il des douleurs précardiaques de l'angoisse ?

Intensité du phénomène, sa fréquence, les indications. Apparition capricieuse, ou périodique ?

Le pouls, caractères au toucher :
fort, vibrant ;
expansif ;
petit, dépressible ;
régulier ou irrégulier ;
nombre des pulsations à la minute ;

trop (tachycardie) ;
pas assez (40, 30, 24 à la minute).
Pouls lent ;
Temporaire ;
permanent.

Dans ce dernier cas, noter coïncidence avec :
troubles respiratoires et dyspnée ;
accès apoplectifs ou syncopaux.

P. L. perm. = mal. de Stockes-Adams.

Mesurer la pression artérielle et, si l'observation le permet, la relever avant, pendant, après les paroxysmes, si la maladie en présente.

Capillaires. — Existence ou non de pouls capillaire ?

Raie méningitique de Trousseau (persistance d'une raie blanche, puis rouge sur la peau après une excitation avec l'ongle).

Y a-t-il traces d'asphyxie locale des extrémités ? (Maladie de Raynaud).

La fièvre. — Exploration thermométrique.

Si le thermomètre axillaire, rectal, indique de la fièvre, chercher à définir si c'est un résultat de l'affection nerveuse du sujet, à proprement parler ?

Est-ce le résultat d'un état pathologique connexe ou d'une complication (telle la fièvre par infection urinaire, dans myélites).

Noter les résultats comparés de l'examen du pouls, de la température.

Y a-t-il concordance ou dissociation ?

En cas de maladie à paroxysmes, prendre la température avant, après, et surtout pendant le paroxysme.

B. — Appareil respiratoire

Poumons :
Inspection ;
palpation ;
percussion ;
auscultation.

Y a-t-il dyspnée ? Son type ?
avec anxiété ?
sans cyanose ?
Disparaît-elle pendant le sommeil ?

Y a-t-il traces de paralysie diaphragmatique ?
— — de contracture ?

Y a-t-il hoquet ?
— éternuements ?
— bâillements ?

Larynx.

La voix ?
normale ou pathologique ;
basse, étouffée, anxieuse, rauque, bitonale, éclatante, spasmodique, cornage, dysphonie, etc.

Les spasmes ?
Toux : caractères, sonorité avec expectoration ;
— — — sans expectoration ;
mugissements ?
aboiements ? gloussements ?
cris d'animaux ?
sensation d'étouffement, de strangulation ?
sensation de boule ? (sensation de corps rond et dur montant de l'épigastre à la gorge et y déterminant des étouffements ?)

Y a-t-il apparition simultanée et évolution de :
toux coqueluchoïde ;
suffocation ;
apnée temporaire ;
perte de connaissance, convulsions, chute (crise laryngée du tabes).

Laryngoscope ?
état des muscles, des cordes vocales ?
constater si elles sont atrophiées.

C. — Appareil digestif

Beaucoup de nerveux sont des dyspeptiques ; l'examen détaillé des voies digestives et surtout de l'estomac est donc très important. Mais ce n'est là en somme qu'une série de troubles connexes aux troubles nerveux et nous ne pouvons qu'en parler brièvement.

(Voir le complément de l'examen à l'interrogation du malade.)

La plupart des symptômes sont des signes subjectifs et sont précisés par le malade lui-même.

Ce qu'il importe de bien définir, c'est le rapport des phénomènes anormaux digestifs avec la recrudescence ou la cessation de certains des phénomènes nerveux observés. Ainsi on notera :

Rapport des phases de la dyspepsie, de la constipation, des excès d'alimentation avec les paroxysmes convulsifs, névralgiques ou autres.

Noter s'il y a le groupement symptomatique ci-dessous, dont la constatation est de grande importance : douleurs atroces à l'épigastre, crampes ; vomissements incoercibles alimentaires ; bilieux, sanglants, le tout survenant brusquement, avec retours périodiques des accidents ou à intervalles assez réguliers. (Crise gastrique des ataxiques.)

Noter l'existence :

d'entéralgies,

de crises rectales.

Examiner le tube digestif :

Langue, Mastication, déglutition.

Estomac :

rétracté ?

dilaté ?

(reflux, fosses nasales) ; œsophagisme (diagnostic par cathétérisme).

Ventre :

gonflé ?

tympanisme ?

aplati en bateau ?

Noter par la palpation et l'inspection s'il y a de la viscéroptose (c'est-à-dire tendance générale des viscères à perdre la tonicité de leurs attaches).

Apprécier dans ce cas :

la tonicité de la paroi abdominale ;

celle des tuniques stomacales ;

celle de l'intestin et en particulier des côlons transverse et descendant.

Le rein, la rate, le foie, la matrice sont-ils maintenus à leur position normale ou relâchés de leurs ligaments, plus ou moins descendus ?

S'il y a des vomissements :

sont-ils pénibles, nauséeux, avec efforts ? ou faciles, sans contractions pénibles, de véritables régurgitations ? (Caractères du vomissement cérébral.)

Examiner la nature du liquide rendu : alimentaire, muqueux, bilieux, teinté de sang, franchement hématique ?

Au cas où le malade accuse des symptômes de rétention ou d'incontinence fécale, pratiquer le toucher rectal; se rendre compte de la tonicité du sphincter; faire « pousser » le malade; cet effort correspond-il à une impulsion des tuniques péri-rectales ? Au besoin donner un lavement ; quelle quantité d'eau le malade peut-il garder sans la rendre et combien de temps ?

Sent-il le passage à l'examen anal, du doigt ou de la canule ?

D. — Appareil urinaire

Il faut faire l'examen clinique du fonctionnement du rein et de la vessie ;

faire l'examen clinique et microscopique des urines.

Comment urine le malade ?

Pas du tout ? (Anurie.) Noter s'il y a évolution connue des accidents graves de l'urémie.

Difficilement ? (Ischurie.)

Pas assez ? (Oligurie.)

Trop ? (Polyurie.)

Tout cela est-il :

permanent ?

passager ?

d'apparition irrégulière ? périodique ?

Les urines sont-elles normales ?

Contiennent-elles :

Sucre ?

Albumine ?

Pigments biliaires ? Urobiline ?

Indican et sulfo-conjugués ?

Le taux des éléments constitutifs de l'urine est-il :

abaissé ?

accru ?

La formule des phosphates est-elle :

normale ?

invertie ?

L'urine contient-elle des éléments figurés ?

Au besoin rechercher si l'urine contient des microbes et préciser sa toxicité par inoculations expérimentales aux animaux.

Cryoscopie.

E. — Appareil génital

État :

Des testicules ;

de la verge ;

de la vulve ;

des ganglions inguinaux ;

du vagin ;

de l'utérus.

Rechercher attentivement les traces d'affections vénériennes, et particulièrement les marques récentes ou anciennes d'accidents syphilitiques qu'il importe fort de constater chez tout malade du système nerveux.

État de l'appétit sexuel (interrogatoire).

Érections :

Leur fréquence.

Leur intensité.

Éjaculations :

Précoces ?

Tardives ?

Voluptueuses ?

Insensibles ?

Examiner s'il n'y a pas trace d'orchite chronique (testicule tuberculeux, testicule dur, insensible, en galet des syphilitiques).

Existence de pertes séminales ? Fréquence, intensité :

diurnes ?

nocturnes, avec ou sans rêves voluptueux ?

F. — Sécrétions en général

1° *Sécrétion salivaire.* — Le malade présente-t-il un excès de salivation ? (Ptyalisme sialorrhée.)

Le malade est-il soumis, au moment de l'examen, à un traitement hydrargyrique ?

Dans quelles proportions ?

Aspect de la salive.

Louche ?

Opalescente ?

Transparente (salive des maladies nerveuses).

Odeur ?

Réaction alcaline ?

Acide, albumineuse ou pas ?

L'excrétion se fait-elle :

par crachottements nombreux et répétés ?

par écoulement continuel au coin des lèvres ?

Y a-t-il coexistence de troubles douloureux ?

— — de phénomènes dyspeptiques ?

Le ptyalisme est-il :

Continu ?

Temporaire ?

Intermittent ? (Écume buccale des paroxysmes convulsifs.)

L'excitation de la muqueuse linguale par le courant faradique augmente-t-elle la sécrétion salivaire ?

2° *Sécrétion sudorale.*

α. *Sécrétion spontanée.*

Y a-t-il suppression localisée des sueurs ?

— — généralisée (anhydrose).

Y a-t-il excès de sécrétions ?

Localisées ? (Éphidroses.)

Généralisées ? (Hyperhydrose.)

Y a-t-il diminution de sécrétion ?

Y a-t-il perversion de la sécrétion, c'est-à-dire sueurs colorées ? (chromhidrose), sueurs de sang ? (Hémathidrose.)

β. *Sécrétion provoquée.* — Épreuve de la pilocarpine de Strauss (voy. examen de la peau. Troubles trophiques).

3° *Sécrétion lacrymale.* — Y a-t-il abolition de la sécrétion ? diminution ?

Le rechercher en soumettant le malade à l'influence des excitants normaux physiques ou psychiques.

Y a-t-il excès de sécrétion ? (Épiphora.)

Y a-t-il larmoiement ?

Y a-t-il des crises de larmes, liées à l'évolution de paroxysmes quelconques.

Noter, s'il y a lieu, le phénomène exceptionnel des larmes de sang.

EXAMEN DE L'INTELLIGENCE

Le malade accuse une perturbation quelconque de son intelligence. (L'interrogatoire ne peut évidemment constituer qu'une partie de la besogne : il doit nécessairement être complété par l'examen direct et les expériences cliniques appropriées ; nous ne pouvons nous enquérir ici que de ce que le malade ressent et non de tout ce qu'il peut présenter.)

1° *L'intelligence est anéantie. Le malade ne peut donner aucun renseignement sur son état, ni par gestes, ni par mots* (Coma).

De pareils cas sont justiciables de l'examen direct. Cependant on peut, en consultant les personnes de l'entourage, recueillir des données précieuses.

Il faudra demander :

Est-ce la première fois que le malade tombe en état comateux, ou a-t-il déjà présenté des phénomènes semblables ? Dans ce dernier cas, en recueillir la description.

Le malade est-il brusquement tombé dans cet état, ou a-t-il présenté des prodromes ?

Lesquels ? Les définir exactement.

Comment a débuté l'état comateux : avec ou sans chute ? Le malade était-il essoufflé ou non ?

Avait-il eu une maladie antérieure ? Laquelle ?

A-t-il été asphyxié ? empoisonné ?

A-t-il reçu un choc sur la tête ? En quel point ? Avec quelle intensité ?

2° *Le malade peut donner lui-même des renseignements sur le trouble intellectuel qu'il présente et dont il a conscience.*

Noter d'abord la façon dont le malade répond depuis le début de l'interrogatoire.

Le fait-il :

Avec clarté, précision ; ou vague et obscurité ?

Avec des contradictions ? Avec assurance ?

Avec loquacité ou paresse, embarras ?

Avec répugnance à parler, ou contentement de voir que l'on s'occupe de lui ?

Avec confiance ou méfiance ?

Avec gaîté ou morosité ?

Anxieux d'être fixé sur la nature et gravité de son mal, ou indifférent ?

Quel est l'état de son caractère et de son humeur ?

Se sent-il :

Déprimé mentalement, faible, irrésolu, distrait, détaché de ce qui se passe autour de lui ? A-t-il les pleurs faciles ? Est-il sombre, maussade, défiant, craintif, avec des terreurs vagues et non fondées ? A-t-il des idées fixes ; obsédantes ? Quels sont leurs caractères ? S'imagine-t-il que quelqu'un lui veut du mal et le poursuit de sa haine ? Est-il dégoûté de la vie ? Désespéré de réussir dans ce qu'il entreprend ? A-t-il des idées de suicide ?

Se sent-il au contraire :

Violent, excité, avec des impulsions furieuses et de fréquentes exaspérations ? Est-il expansif, verbeux, rieur ? Orgueilleux et sûr de lui ? A-t-il des haines violentes ? Sent-il le besoin de se venger de choses imaginaires ou sans importance ?

A-t-il des croyances aux choses surnaturelles et fantastiques ? Dans quelle mesure ?

A-t-il des idées de grandeur, des appétits sexuels pervertis ?

A-t-il des répulsions instinctives pour certains contacts indifférents aux sujets normaux (métaux, peau de fruit, étoffes, etc.) ?

A-t-il peur des espace vides, des endroits renfermés, des agglomérations de foule ?

A-t-il des hallucinations, des délires ?

A-t-il perçu un changement quelconque dans le fonctionnement de ses facultés intellectuelles ?

Préciser l'état de son instruction.

Sa mémoire est-elle bonne ou défectueuse ?

Si elle est imparfaite, le trouble porte-t-il sur tous les souvenirs ou sur quelques-uns ?

Sur une période du passé ou sur toute la vie antérieure du malade ?

Si le trouble porte sur une série de souvenirs de même ordre psychique, les définir exactement.

Si le trouble porte sur toute une période de la vie du malade définir sa durée : l'intensité de l'amnésie pendant ce temps ?

Quelles circonstances ont précédé l'amnésie ? Quels sont les souvenirs existants ?

Quels sont les souvenirs conservés ?

— — les premiers partis ?

— — les premiers revenus ?

S'enquérir par un interrogatoire semblable de l'état de ses facultés :

de volonté ;

d'attention ;

d'aptitude au travail intellectuel ;

d'assimilation.

A-t-il une difficulté quelconque à grouper, à utiliser, à faire germer les connaissances qu'il peut acquérir ?

A-t-il des angoisses ? En préciser les conditions et le caractère.

EXAMEN DU SOMMEIL

Comment dort le malade ?

Trop, pas assez, pas du tout ?

Y a-t-il continuellement ou accidentellement chez lui de la somnolence ? Quand apparaît-elle ? Quand son maximum ? Son degré : simple envie ou besoin impérieux ? Son lien avec la digestion, les excès, le surmenage, une douleur ?

Y a-t-il de l'insomnie ? Continuelle ou passagère ? Insomnie absolue, ou demi-sommeil ? Est-ce une insomnie relativement bien tolérée, calme ? ou avec agitation nerveuse, fatigue extrême, désespoir de ne pouvoir trouver le repos ? L'insomnie est-elle totale ou partielle ? Si partielle, est-ce :

Un repos de quelques heures avec réveil définitif pour la nuit ? A quelle heure le réveil ?

Un état primitif d'insomnie, avec un repos final vers le matin ?

Une série de sommes et de réveils, ceux-ci plus longs que ceux-là ou inversement ?

Le malade prend-il des narcotiques ?

Est-il menacé d'insomnie s'il prend du café, du thé ?

La fatigue physique produit-elle ou fait-elle disparaître l'insomnie ?

Quelle influence sur le sommeil ont : les changements d'air et d'attitudes ; les variations climatériques.

Le sommeil est-il calme, profond, insensible aux bruits extérieurs ?

Est-il léger, superficiel, agité, avec secousses dans les membres et verbiage ?

Y a-t-il des rêves ?

Leurs caractères. Leur fréquence. Influence des actes de la veille sur les rêves de la nuit, et des rêves de la nuit sur les actes du lendemain ?

Le malade se souvient-il, au réveil, de ce qu'il a rêvé ? Y a-t-il une idée, un événement, une personne, un objet qui fasse plus habituellement le sujet des rêves ?

Les rêves sont-ils :

agréables ?
voluptueux ?
indifférents ?
effrayants ?

Y a-t-il des cauchemars ?

Que reproduisent-ils principalement ?

Y a-t-il vision d'animaux ou de monstres ?

Y a-t-il représentation d'un sujet se rapportant aux occupations habituelles du malade et à sa profession ?

Impression ressentie ? Intensité de la frayeur ?

Le malade pousse-t-il des cris, s'agite-t-il ? Se réveille-t-il ? Une fois réveillé reste-t-il (et combien de temps) sous l'impression du cauchemar ? S'il se rendort, reprend-il le même cauchemar ?

S'enquérir auprès du malade ou de son entourage, s'il se présente des manifestations somnambuliques quelconques ?

Arrive-t-il au malade de tomber dans des états analogues au sommeil, avec insensibilité généralisée, apparence de la mort, raideur musculaire de tout le corps ?

Le malade connaît-il des régions de son corps dont la pression détermine un sommeil spécial, pendant lequel il agit, parle, marche, sans garder aucun souvenir une fois réveillé ?

Tombe-t-il dans cet état à la vue d'un objet brillant, à la fixation des yeux de quelqu'un, à la vue d'un objet animé d'un mouvement radial ?

Constater dans quelle mesure ces phénomènes coïncident avec des signes subjectifs tels que grande émotivité, sensations hyperthésiques anormales, crises convulsives, etc., etc.

DEUXIÈME PARTIE

ANATOMIE MÉDICALE DES CENTRES NERVEUX

DEUXIÈME PARTIE

ANATOMIE MÉDICALE DES CENTRES NERVEUX

Le système nerveux de l'homme est constitué :

1° Par un organe central, cerveau et moelle, logé dans un canal

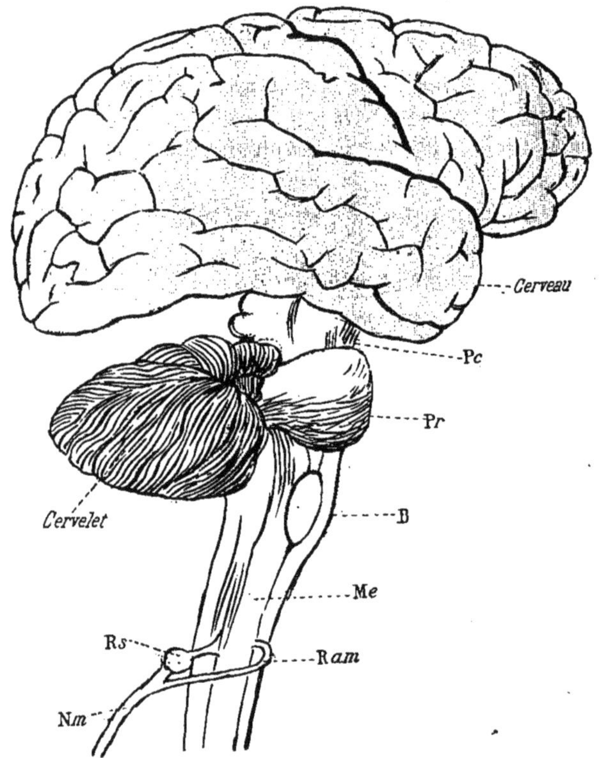

Fig. 6. — Le système nerveux central.

Pc, pédoncule cérébral. — Pr, protubérance. — B, bulbe. — Me, moelle épinière. — Ram, racine antérieure motrice. — Nm, nerf mixte. — Rs, racine sensitive et ganglion spinal.

osseux, le canal cranio-vertébral, et entouré de trois enveloppes fibreuses, les méninges. — C'est une masse volumineuse de substance nerveuse ; on l'appelle encore axe encéphalo-médullaire, névraxe, centres nerveux. Elle constitue la partie la plus importante, la plus complexe aussi, du système nerveux;

2° Par des organes périphériques situés au dehors de ce canal cranio-vertébral, comprenant les nerfs périphériques, cérébraux et spinaux, et le système nerveux sympathique, avec ses cordons et ses plexus.

Le système nerveux central (fig. 6) extrait du canal cranio-vertébral et dépouillé de ses trois enveloppes fibreuses, les méninges, est essentiellement constitué par de la substance grise et de la substance blanche ; il suffit, pour le constater, de faire des coupes de la moelle, et des coupes du cerveau. Dans la moelle, la substance blanche est à la périphérie, la substance grise au centre ; dans le cerveau, la répartition respective des deux substances est plus complexe ; on peut dire que la grise y prédomine au centre et à la périphérie et que c'est entre les deux qu'est logée la substance blanche. Substance grise et substance blanche ne diffèrent pas seulement par leur couleur et leur situation, elles diffèrent aussi au point de vue de leur structure, c'est-à-dire au point de vue de l'importance que prennent dans leur constitution les deux éléments histologiques essentiels du tissu nerveux : la fibre nerveuse et la cellule nerveuse. Tandis que la substance blanche ne contient que des fibres nerveuses, il y a à la fois des fibres et des cellules nerveuses dans la substance grise.

Le système nerveux périphérique — nerfs périphériques cérébro-spinaux, cordons et plexus sympathiques — est surtout composé de fibres nerveuses. Seuls les ganglions nerveux, renflements plus ou moins volumineux, situés sur le trajet des nerfs cérébro-spinaux et sympathiques présentent, en plus des fibres, des cellules nerveuses. Nous retrouvons donc ici, comme dans les centres, les deux éléments essentiels de tout tissu nerveux, la fibre et la cellule nerveuses. Nous les étudierons d'abord, indépendamment de leur distribution centrale ou périphérique.

FIBRES ET CELLULES NERVEUSES

Cellules nerveuses. — Elles doivent être considérées successivement dans les centres nerveux et dans les ganglions périphériques.

Les cellules nerveuses des centres nerveux sont très volumineuses dans les zones cellulaires motrices du névraxe et sont plus petites dans les régions sensitives, notamment dans les cornes postérieures de la moelle et dans le cervelet. Histologiquement, ces cellules se composent essentiellement de trois parties, un corps cellulaire, un noyau, des prolongements. Le corps cellulaire se compose d'une masse protoplasmique, finement granuleuse, parcourue par un système de fibrilles qui lui donnent un aspect finement strié (Testut). Etudiées par la méthode de Nissl, très à l'ordre du jour (durcissement par l'alcool, puis coloration par la fuchsine), on constate que certaines parties du corps protoplasmique se colorent — parties chromatiques du corps cellulaire — tandis que d'autres ne se colorent pas — parties achromatiques du corps cellulaire (fig. 7).

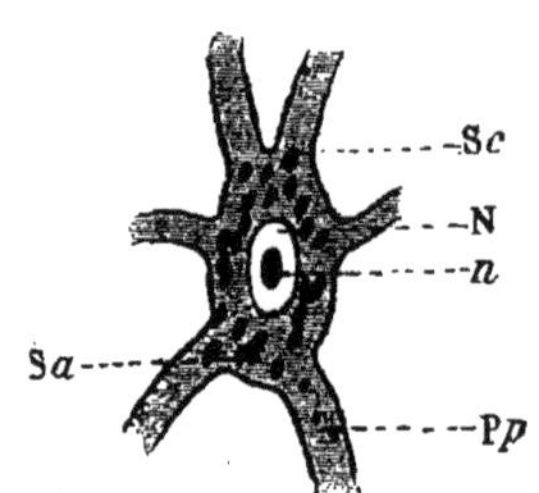

Fig. 7. — Schéma d'une cellule nerveuse colorée par la méthode de Nissl.

Pp, prolongement protoplasmique. — N, noyau. — *n*, nucléole. — *Sc*, substance chromatique. — *Sa*, substance achromatique.

A un plus fort grossissement, nous voyons que cette substance achromatique du corps cellulaire représente en réalité un réticulum enchevêtré de protoplasma enserrant entre ses mailles une matière amorphe, semi-liquide. Réticulum et matière semi-liquide constituent l'élément principal du corps protoplasmique, celui dans lequel se passent les phénomènes biologiques essentiels et d'où dépend la vie de la cellule et de ses prolongements. — Les parties chromatiques sont constituées, elles, par une substance, dite chromatine, disposée le long des travées du protoplasma achromatique sous forme de grains. Les grains chromatiques sont loin d'avoir l'importance biologique de la substance achromatique ; on peut les voir se réduire et disparaître, sans que soit compromise irrévocablement l'existence de la cellule qui les contient (fig. 8).

Si nous jetons les yeux maintenant sur la partie centrale du corps protoplasmique, nous ne voyons plus de travées ni de grains, mais une petite masse arrondie, plus ou moins distincte, renfermant un petit nucléole réfringent et bien limité. Cette petite masse est le noyau de la cellule nerveuse.

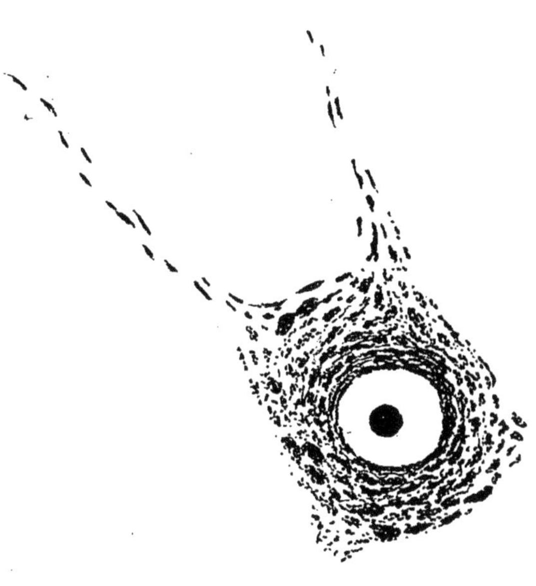

Fig. 8. — Grande cellule radiculaire de la corne antérieure ; moelle épinière d'un homme adulte (d'après Cornil et Ranvier).

Les prolongements de la cellule nerveuse ont une importance de tout premier ordre. Ils sont de deux espèces. Les uns, appelés dendrites (His) neurodendrites, sont nombreux, de forme variqueuse ; ils se résolvent, après divisions et subdivisions successives en branches multiples et ramifiées. Ils constituent des prolongements de protoplasma non modifié du corps cellulaire. Ce sont les prolongements protoplasmiques de la cellule nerveuse. Les autres prolongements de la cellule nerveuse, ou plutôt l'autre prolongement, se continue visiblement — caractère essentiel — avec le cylindraxe d'une fibre nerveuse ; c'est le prolongement cylindraxile ou axone de la cellule nerveuse. Lisse et régulier, uniformément calibré, il émet au cours de son trajet de nombreuses collatérales qui s'en détachent à angle droit (fig. 9).

Les cellules nerveuses des ganglions périphériques ont une structure histologique un peu différente. C'est ainsi que, contrairement aux cellules des centres nerveux, les cellules des ganglions cérébro-spinaux sont entourées d'une capsule hyaline, capsule parsemée de noyaux, lesquels appartiennent à des cellules endo-

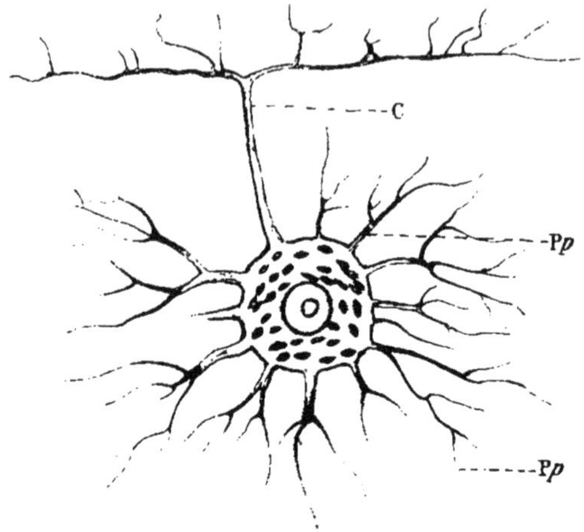

Fig. 9. — La cellule nerveuse et ses prolongements (schéma).
c, cylindraxe ou axone. — Pp, prolongements protoplasmiques.

théliales revêtantes ; en outre, ces cellules ne sont pas multipolaires, c'est-à-dire à prolongements multiples, mais unipolaires, n'émettant qu'un seul prolongement (fig. 10).

D'aspect cylindraxile, ce prolongement unique se divise bientôt en deux branches divergentes, dont l'une, cellulifuge, gagne les centres nerveux, et l'autre, cellulipète, se rend à la périphérie.

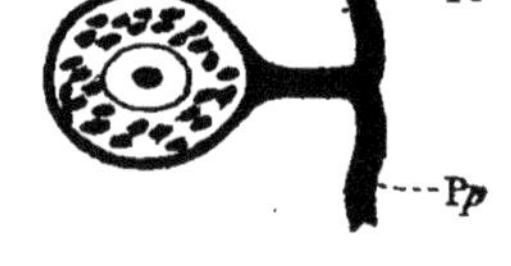

Fig. 10. — Cellule en T du ganglion spinal.
Pc, prolongement central.
Pp, prolongement périphérique

Capsulées, comme les précédentes, les cellules des ganglions sympathiques sont multipolaires comme celles des centres nerveux.

Fibres nerveuses. — Comme nous avons fait pour les cellules, nous devons distinguer les fibres nerveuses selon qu'elles appartiennent aux centres nerveux ou à la périphérie (fig. 13).

Les fibres des centres nerveux constituent, à elles seules, la substance blanche de ces centres, mais on les rencontre aussi dans les parties grises du névraxe. Histologiquement, on doit décrire, chez elles, deux éléments : une partie centrale ou cylindraxe et une partie périphérique, formée d'une substance grasse phosphorée, la myéline (fig. 14). Cette myéline entoure le cylindraxe, élément essentiel physiologiquement, à la façon d'une gaine ou d'un

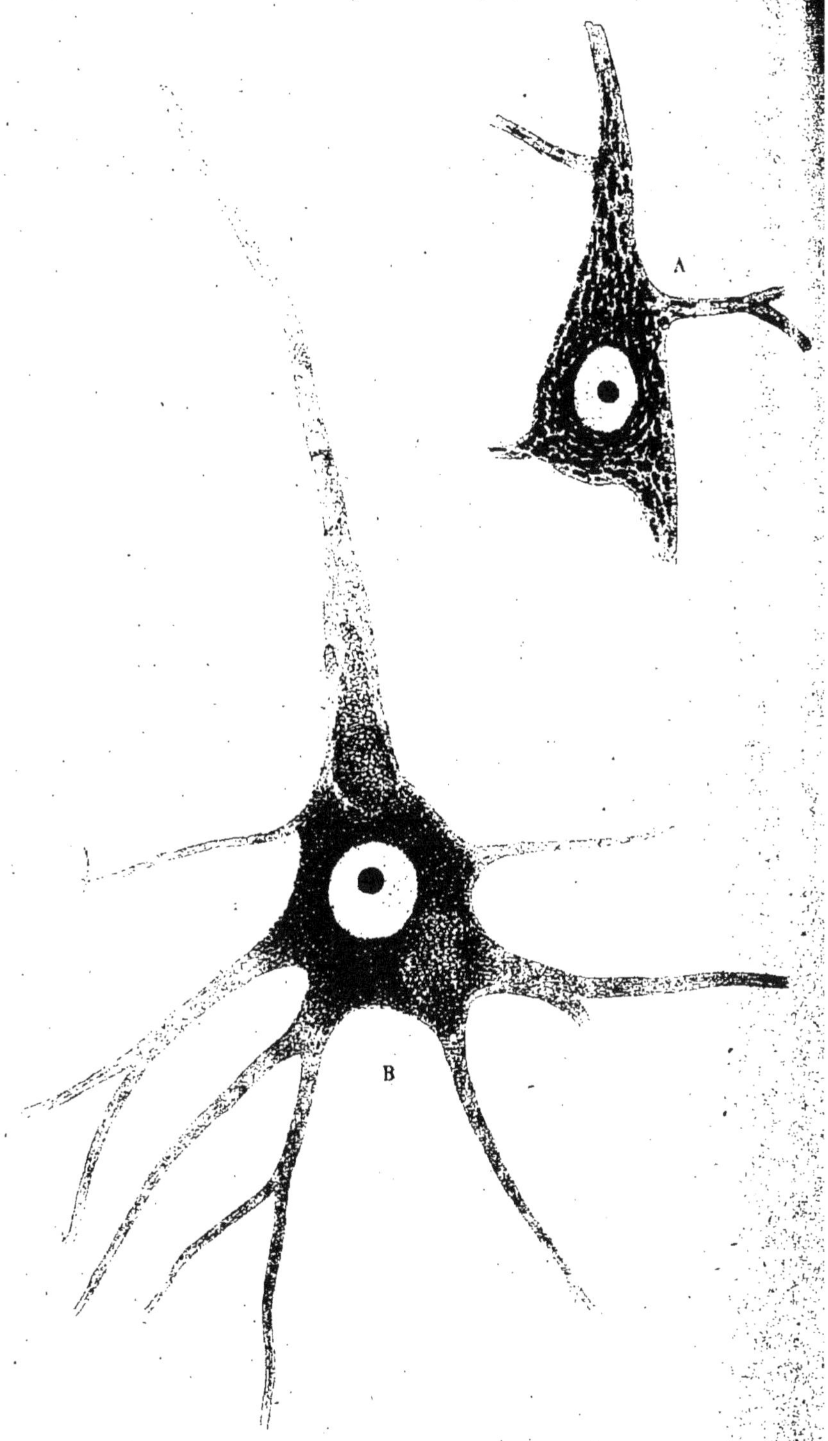

Fig. 11. — Grandes cellules pyramidales de l'écorce rolandique chez l'homme (méthode de Nissl, bleu polychromé d'Unna) (700 diamètres) (d'après Cornil et Ranvier).

En A, cellule normale. En B, cellule avec gonflement, homogénéisation. — et, état chromatophilique de la substance chromatique.

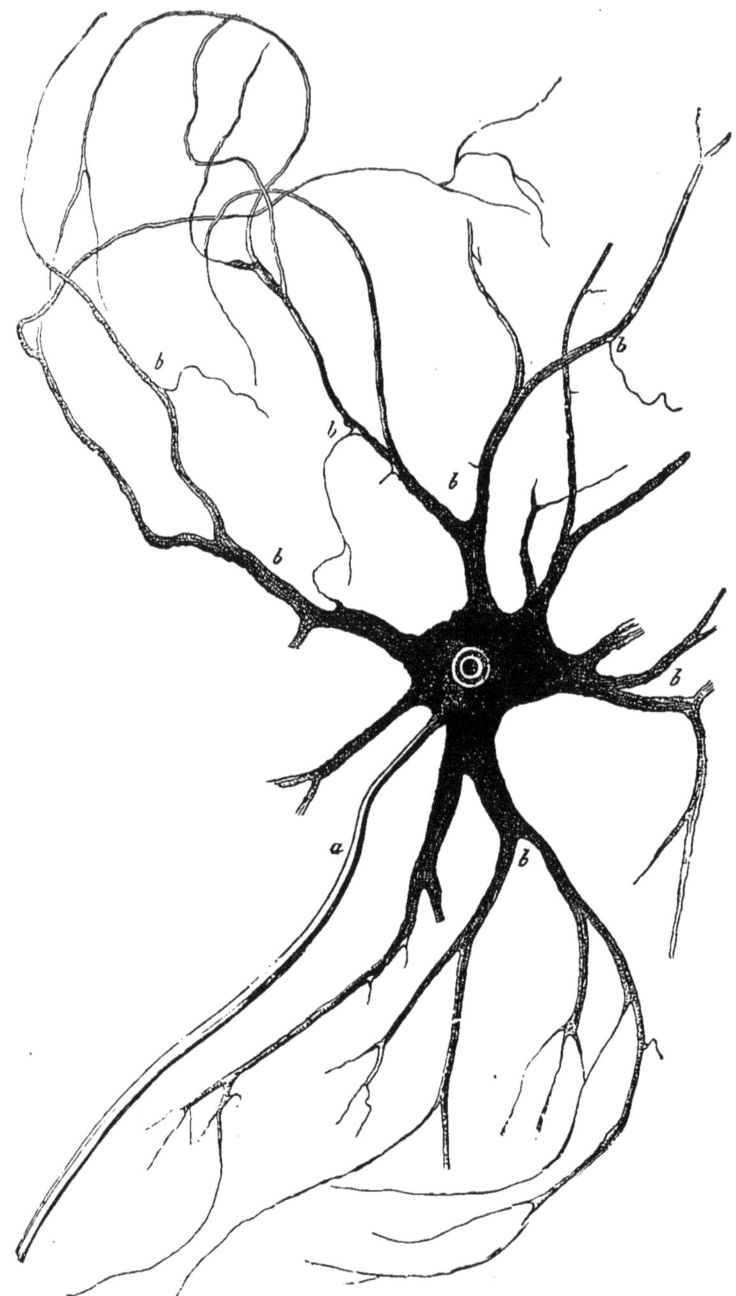

Fig. 12. — Cellule nerveuse multipolaire des cornes antérieures de la moelle épinière du bœuf (d'après Deiters) (grossissement de 300 diamètres).

a, prolongement cylindraxile. — *b*, *b*, prolongements dits protoplasmiques.

manchon. Il en résulte que sur des coupes transversales de la moelle, examinées après une coloration qui teinte fortement le cylindraxe,

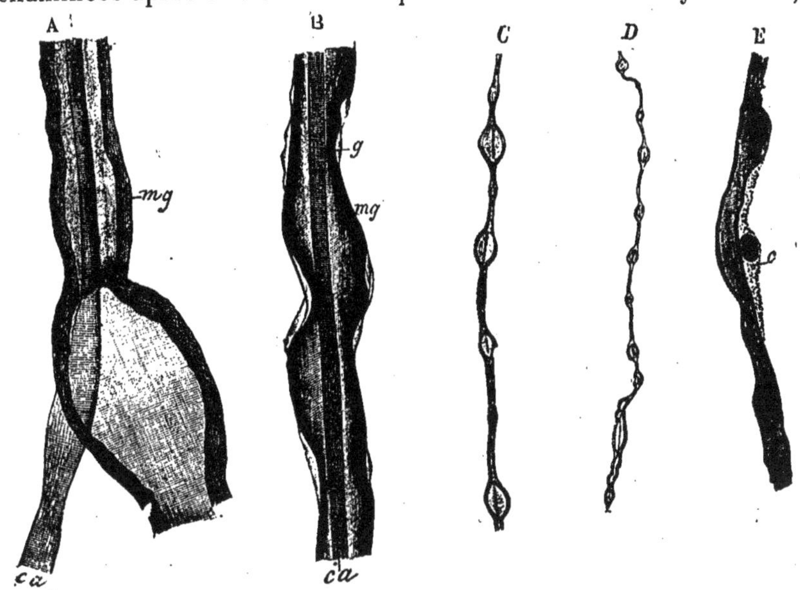

Fig. 13. — A. B. C. D. E. Divers tubes nerveux des cordons antérieurs de la moelle (d'après Ranvier).

ca, cylindraxe. — *mg*, gaine de myéline. — *g*, enveloppe périphérique. — *c*, noyau et protoplasma, que l'on observe à la surface de quelques rares tubes nerveux.

en colorant peu la myéline (carmin par exemple), la substance blanche présente une série de petits cercles avec un point central bien visible : le point central, bien coloré, représente la coupe du cylindraxe, tout le reste du petit cercle, de couleur plus claire, la coupe du manchon de myéline. Preuve de sa moindre importance physiologique, cette gaine, le manchon

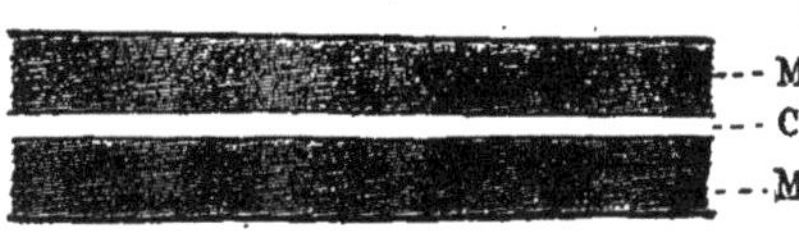

Fig. 14. — Fibre nerveuse des centres schématique.

M, manchon à myéline. — C, cylindraxe.

de myéline, peut faire défaut, et la fibre nerveuse se réduire à son élément essentiel, à son cylindraxe (fibres amyéliniques, fibres de la substance grise). Pourvues ou non d'une gaine de myéline, ces fibres nerveuses des centres émettent, à angle droit le plus souvent, des ramifications secondaires, dites collatérales; ces collatérales peuvent se diviser, à leur tour, en branches plus petites (fig. 15).

Les fibres du système nerveux périphérique ont une structure plus complexe que celle des centres. Elles présentent, d'abord, une partie centrale ou cylindraxe; puis une partie périphérique — la gaine de Schwann — membraneuse, amorphe, présentant sur sa face interne des noyaux ovalaires à grand axe longitudinal entourés d'une couche de protoplasma périnucléaire, noyaux de la gaine de Schwann. Enfin, entre le cylindraxe et la gaine de Schwann, nous voyons une troisième couche médiane, la gaine de myéline, déjà décrite avec les fibres des centres. Les incisures de Lantermann, véritables fentes obliques,

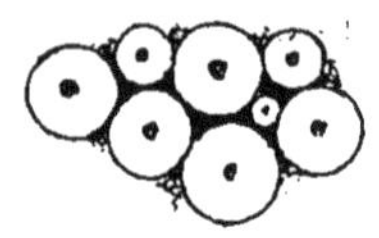

Fig. 15. — Coupe transversale de quelques fibres nerveuses des centres (schématique).

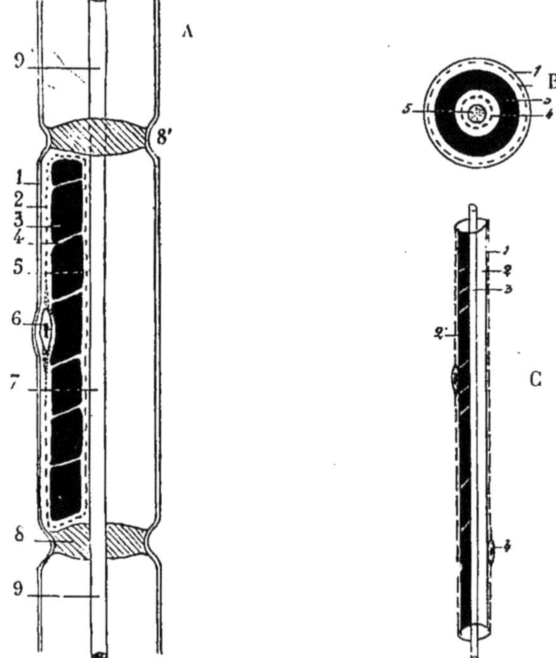

Fig. 16. — Schéma de fibres nerveuses vues en long et en travers (d'après Debierre).

A, fibre nerveuse des nerfs : 1, gaine de Schwann. — 2, gaine protoplasmique externe. — 3, segment de Schmidt de la gaine de myéline. — 4, incisures de Lantermann. — 5, gaine protoplasmique interne. — 6, noyau de la fibre nerveuse. — 7, cylindraxe. — 8, renflement biconique de Ranvier. — 8', étranglement annulaire.

B, fibre des nerfs vue en coupe transversale : 1, gaine de Schwann. — 2, gaine protoplasmique externe. — 3, manchon de myéline. — 4, gaine protoplasmique interne. — 5, cylindraxe.

C, fibre nerveuse des centres : 1, gaine protoplasmique. — 2, gaine de myéline. — 3, cylindraxe. — 4, noyau de la fibre.

décomposent le manchon myélinique en segments superposés qui s'emboîtent réciproquement. Ainsi constituées, les fibres périphériques n'ont pas un calibre uniforme; de distance en distance, en effet, elles sont brusquement rétrécies. Les parties rétrécies ont été désignées, par Ranvier qui les a décrites, sous le nom d'étranglements annulaires des nerfs. A leur niveau, comme on le voit sur le schéma, figure 16, la myéline fait défaut et la gaine de Schwann vient au contact du cylindraxe.

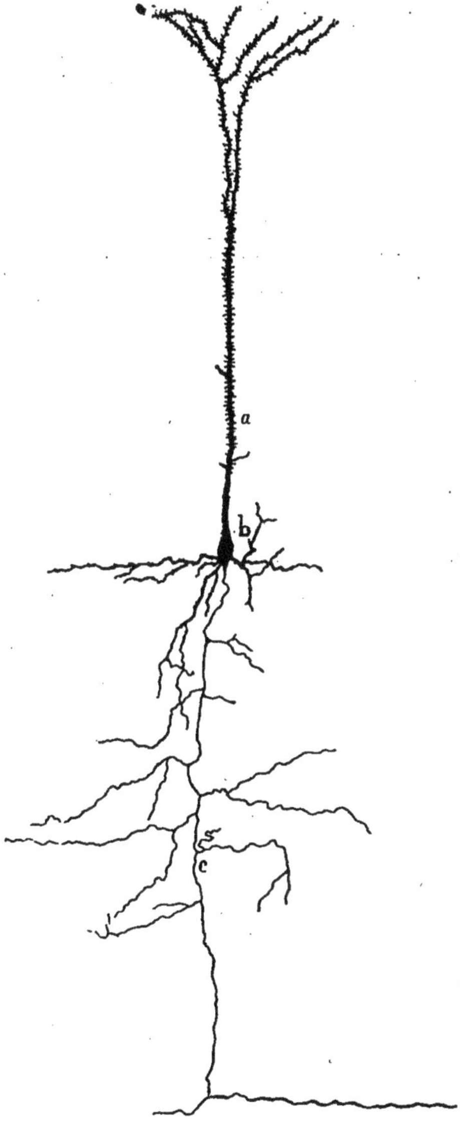

Fig. 17. — Le neurone (d'après Ramon y Cajal).
a, dendrite ascendante. — *b*, dendrites basilaires. — *c*, collatérales du cylindraxe.

Il est une autre variété de fibres périphériques, les fibres de Remak; elles se caractérisent par l'absence de myéline et de gaine de Schwann. Ce sont donc, comme les fibres de la substance grise des centres, des fibres amyéliniques.

LE NEURONE

Les deux éléments que nous venons de décrire, les fibres et les cellules nerveuses, présentent entre eux des rapports anatomiques absolument intimes. Si nous suivons, en effet, un prolongement de Deiters à partir de son origine sur le protoplasma cellulaire, nous le voyons bientôt (sauf pour quelques-uns d'entre eux, qui se terminent au voisinage même de la cellule, dont ils émanent) s'entourer d'une gaine de myéline et former ainsi, avec cette dernière, une véritable fibre nerveuse, dont il constitue l'élément essentiel, le cylindraxe (fig. 19). Cette fibre nerveuse pourra ensuite s'échapper du névraxe pour pénétrer dans un nerf périphérique ; son cylindraxe, à quelque distance du névraxe qu'on l'examine, sera toujours la continuation

Fig. 18. — Autre apparence de neurone (d'après Van Gehuchten). A remarquer les prolongements protoplasmiques multiples irréguliers et divisés ; le prolongement cylindraxile est unique et régulier.

directe du prolongement de Deiters, le prolongement de Deiters lui-même. En retour, si nous suivons de dehors en dedans une fibre à myéline, nous la voyons, après un certain parcours, se dépouiller de la gaine myélinique, puis, le cylindraxe ainsi mis à nu, se continuer sans ligne de démarcation aucune avec un prolongement de Deiters et, par lui, aboutir à une cellule nerveuse (fig. 19).

La fibre nerveuse se continue donc directement avec la cellule nerveuse et ne saurait en être séparée ; elle fait partie intégrante de cette dernière, au même titre que les prolongements protoplasmiques. La cellule nerveuse avec ses divers prolongements forme ainsi, au double point de vue anatomique et fonctionnel, un tout continu, un tout indivisible, une véritable unité nerveuse, à laquelle Waldeyer a donné le nom de neurone.

Le terme de neurone est aujourd'hui classique et, comme il reviendra à chaque instant dans nos descriptions, il est bon de bien le définir. Le neurone n'est autre qu'une cellule nerveuse avec tous les prolongements qui en émanent. Chaque neurone comprend donc trois parties : 1° une première partie centrale, qui est la cellule proprement dite, c'est-à-dire le corps cellulaire avec son noyau et ses nucléoles; 2° une deuxième partie, périphérique (par

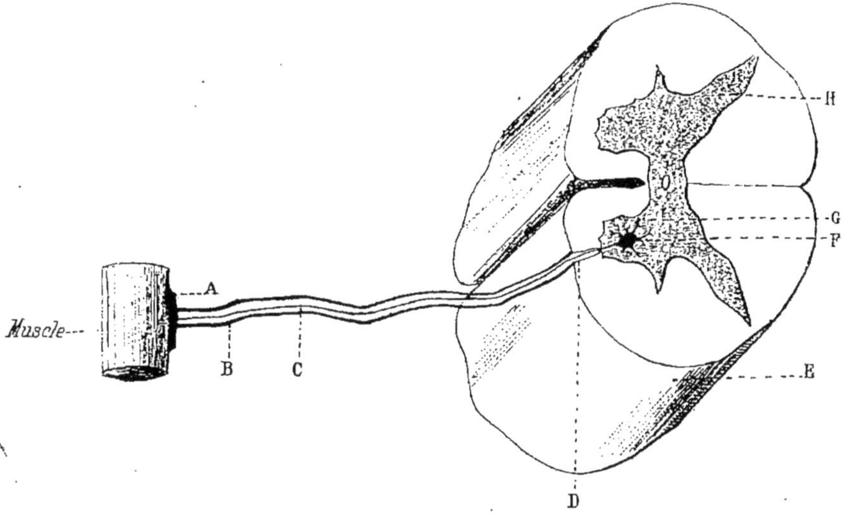

Fig. 19. — Le neurone moteur périphérique.

A, plaque terminale. — B, gaine de Schwann. — C, cylindraxe. — D, gaine myélinique. — E, moelle épinière. — F, cellule motrice de la corne antérieure. — G, prolongements protoplasmiques. — H, substance grise.

rapport à la cellule elle-même), constituée par les prolongements protoplasmiques et leurs diverses ramifications; (fig. 19) 3° une troisième partie, encore périphérique, formée par le prolongement cylindraxile quelles que soient du reste la largeur et la destinée de celui-ci; je veux dire qu'il reste à l'état nu ou qu'il s'enveloppe de myéline, qu'il se termine dans les centres nerveux ou qu'il passe dans le système nerveux périphérique. (Testut.)

Le système nerveux tout entier est donc composé de neurones et les fibres nerveuses périphériques font partie intégrante des centres nerveux; elles sont subordonnées aux cellules de la substance grise du névraxe par la simple raison « qu'elles représentent, en fait, les cellules mêmes de cette substance grise du névraxe, étirée depuis l'axe médian jusqu'aux territoires superficiels ou profonds de la périphérie » (Brissaud). Tous les cylindraxes représentent, à la périphérie, l'épanouissement ramifié des centres; ils sont bien ce que Gubler appelait, par une sorte d'intuition, « la moelle diffuse ». Toutes les parties du neurone n'ont pas la même importance. Seule la partie centrale du neurone, la cellule nerveuse, est véritablement active; elle seule donne au neurone dont elle fait partie sa spécificité fonctionnelle (neurone moteur (fig. 19), neurone sensitif, neurone d'association, neurone psychique); seule aussi, elle est le centre trophique de ce neurone dont cela assure la nutrition jusqu'à l'extrémité de ses prolongements les plus longs.

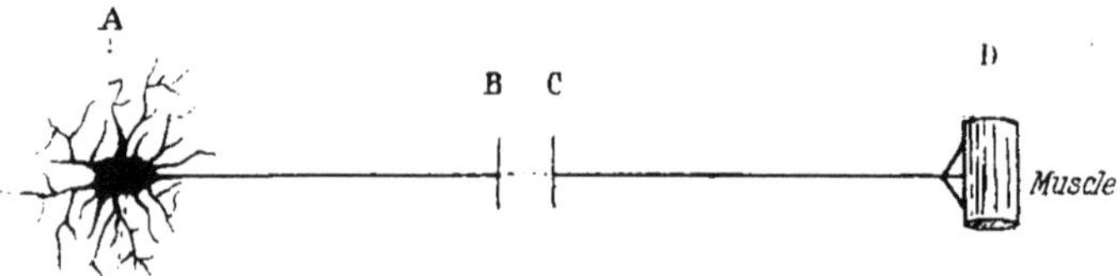

Fig. 20. — Sens de la dégénération wallérienne après section du cylindraxe.

Cellule nerveuse et prolongement protoplasmique. La section porte en BC; le bout périphérique CD, séparé de son centre trophique A, dégénère rapidement.

La dégénérescence wallérienne — dégénérescence du bout périphérique d'un nerf qu'une section a séparé de la cellule, son centre trophique; intégrité du bout central du nerf — en constitue une preuve éclatante (fig. 20). Les prolongements de la cellule, tant cylindraxiles que protoplasmiques, n'ont, au contraire, qu'un rôle passif. Ce sont des organes de conduction nerveuse, avec cette particularité, que dans un même neurone, l'onde nerveuse parcourt les dendrites ou prolongements protoplasmiques dans un sens centripète ou cellulipète, de la périphérie vers la cellule, et traverse, au contraire, le cylindraxe ou prolongement de Deiters, dans un sens cellulifuge. Les deux éléments de neurone, cellule et prolongements, considérés dans leur union, sont la condition anatomique de toute fonction nerveuse.

CONNEXIONS DES NEURONES ENTRE EUX

Ce qui domine l'étude des connexions des neurones entre eux et régit actuellement toute la physiologie nerveuse, c'est la notion de contiguïté entre les fibrilles terminales d'un neurone et celles d'un autre neurone voisin, contiguïté opposée à la conception de continuité admise par les anatomistes anciens. Les neurones s'articulent donc, et les prolongements des cellules nerveuses « tant les prolongements cylindraxiles que les prolongements protoplasmiques;

se terminent tous, quels que soient leurs modes de ramescence, par des extrémités absolument libres ». Autrement dit, les ramifications terminales du prolongement cylindraxile d'un neurone viennent toucher les ramifications terminales des prolongements protoplasmiques d'un neurone voisin, mais ne se continuent, ne s'anastomosent jamais avec lui (fig. 21). C'est la notion capitale, confirmée par la plupart des anatomistes, que l'on doit à la

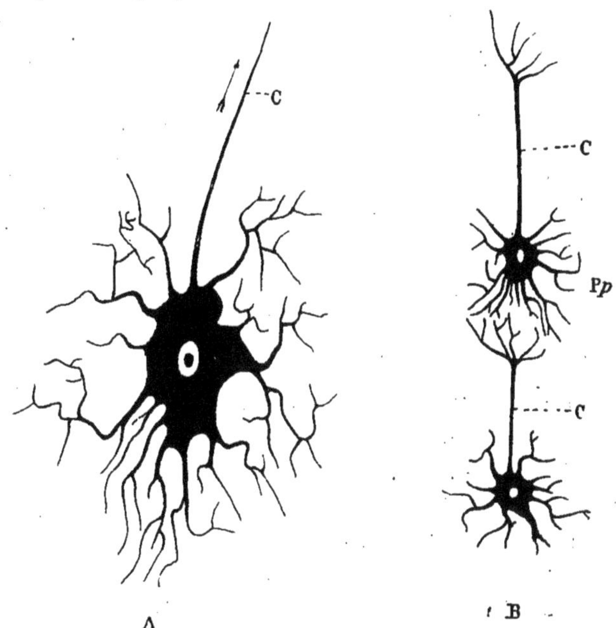

Fig. 21. — Neurone isolé. Connexions des neurones entre eux.
c, cylindraxe. — *Pp*, prolongements protoplasmiques.

méthode de Golgi et aux mémorables découvertes de Ramon y Cajal. — Nous ajouterons que, dans ces derniers temps, on a essayé de battre en brèche la théorie du neurone, telle qu'elle vient d'être formulée et qu'elle est admise partout. Les travaux de Bethe, d'Apathy auraient révélé à leurs auteurs que la vieille idée de continuité des fibres nerveuses ne mériterait pas l'oubli, complet et injuste, où elle est tombée : il y aurait, dans certains cas, non pas contiguïté, mais véritable continuité des neurones comme l'admettaient les anciens. L'exposé plus complet et la discussion de ces recherches assurément intéressantes, nous entraîneraient hors du cadre de cet ouvrage. La conception actuelle du neurone paraît d'ailleurs être assez solidement établie, et cadrer assez parfaitement avec les enseignements de la pathologie, pour qu'il soit indiqué de la maintenir, au moins provisoirement, comme base de toute introduction à la neurologie.

Voici, à titre d'exemple, comment se manifeste la connexion des neurones dans un des actes nerveux les plus élémentaires, la contraction réflexe du quadriceps fémoral quand on vient à percuter le tendon rotulien. L'excitation mécanique du tendon rotulien par le marteau à percussion, excitation qui est le point de départ du réflexe, est transmise par les dendrites d'un premier neurone,

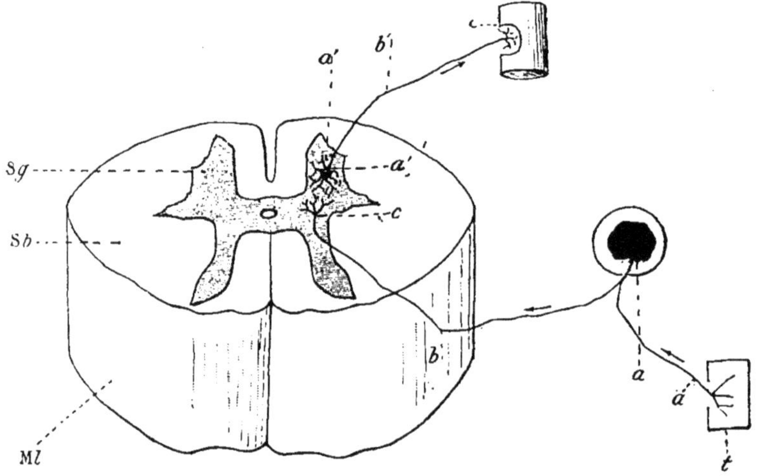

Fig. 22. — Schéma représentant les deux neurones sensitif et moteur, dont l'activité réalise le phénomène appelé réflexe.

a, *a*, *b*, *c*, neurone sensitif. — *a'*, *b'*, *c'*, neurone moteur. — *Ml*, moelle épinière (segment lombaire). — *t*, tendon rotulien. — *Sg*, substance grise de la moelle. — *Sb*, substance blanche.

neurone sensitif, à la cellule nerveuse de ce neurone (située dans le ganglion spinal) ; de là, l'influx nerveux parcourt le prolongement cellulifuge, cylindraxile, du même neurone (neurone sensitif) et pénètre avec lui dans la moelle. Ici le cylindraxe, au lieu de s'anastomoser, de se continuer avec la cellule motrice de l'autre neurone, ou neurone moteur, se résout « en une touffe de fibrilles qui s'articulent, par simple contact, avec les dendrites de cette cellule du neurone moteur. L'influx nerveux suit cette voie de contiguïté, est réfléchi par la cellule motrice dans le cylindraxe moteur (nerf crural) et amène la contraction du quadriceps (voy. fig. 22).

Dans le cas que nous citons, les deux neurones en cause n'ont qu'une portion de leur trajet contenue dans l'organe central, dans la moelle : tandis que le premier neurone, ici le neurone sensitif, naît à la périphérie et se termine dans la substance grise de la moelle (*aabc*), le deuxième neurone, ici le neurone moteur (*a'a'b'c'*) naît au contraire dans la substance grise de la moelle et se termine à la périphérie.

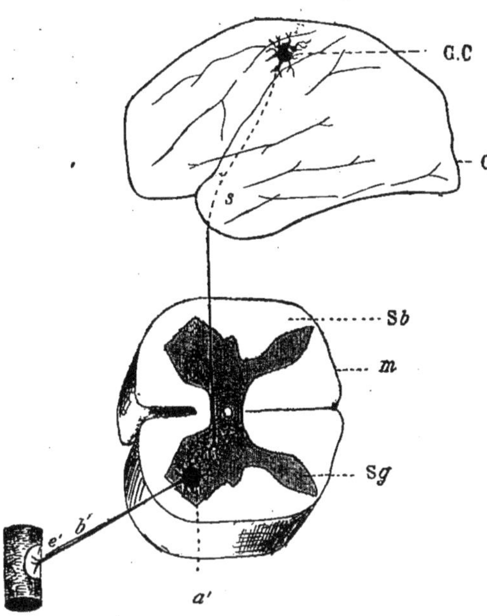

Fig. 23. — Neurone cortico-spinal et spino-périphérique.

r, *s*, *t*, neurone cortico-spinal ou protoneurone moteur. — *a'*, *b'*, *c'*, neurone spino-périphérique.
C, cerveau. — M, moelle. — S*b*, substance blanche. — S*g*, substance grise.— GC, grande cellule motrice de l'écorce grise cérébrale.

Mais il existe aussi des neurones qui restent dans la totalité de leur trajet, à l'intérieur du névraxe. Le type de cette catégorie des neurones est le protoneurone moteur, le neurone cortico-bulbo-spinal, dont le rôle est capital dans la réalisation du mouvement volontaire. Parti d'une cellule de l'écorce cérébrale, centre trophique du neurone cortico-bulbo-spinal, le prolongement cylindraxile, dans la moelle, s'articule avec les prolongements protoplasmiques des cellules de la partie antérieure (corne antérieure) de la substance grise médullaire, c'est-à-dire avec un autre neurone moteur, le neurone spino-périphérique que nous connaissons déjà pour l'avoir vu constituer le deuxième neurone, neurone moteur (*a'a'b'c'*), de l'arc réflexe (voy. le schéma précédent, fig. 22). L'excitation motrice, la volition, descend du cerveau à la moelle, en suivant le prolongement cylindraxile du neurone cortico-bulbo-spinal, puis passe dans le deuxième neurone pour aboutir au muscle. Comme on le voit, l'arc des neurones est composé d'un premier neurone, neurone cortico-bulbo-spinal, (*rst*), dont le trajet est, en totalité, contenu dans les centres nerveux, et d'un deuxième neurone, neurone moteur périphérique qui, s'il prend son origine dans la moelle, se termine cependant en dehors des centres (voy. fig. 23).

LA MOELLE ÉPINIERE

MORPHOLOGIE ET STRUCTURE DE LA MOELLE ÉPINIÈRE

Nous venons d'étudier la cellule et la fibre nerveuse qui constituent, par leur union, le neurone, unité anatomique de tout le système nerveux, Il faut maintenant examiner comment le groupement varié des neurones réalise, à l'intérieur du canal cranio-vertébral, les différents segments du névraxe. Plus tard, nous considérerons aussi l'épanouissement complexe, en dehors de ce même canal cranio-vertébral, du système nerveux périphérique (voy. les maladies des nerfs périphériques).

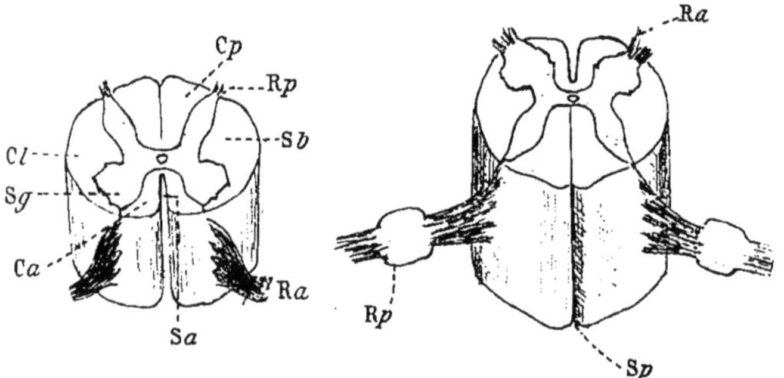

Fig. 24. — Conformation extérieure de la moelle.

Sa, sillon médian antérieur. — *Sg*, substance grise. — *Ca*, cordon antérieur. — *Cl*, cordon latéral. — *Cp*, cordon postérieur. — *Rp*, racine postérieure. — *Sb*, substance blanche. — *Ra*, racine antérieure. — *Sp*, sillon médian postérieur.

Morphologie. — Le canal rachidien ouvert, les méninges écartées après incision, la moelle apparaît sous forme d'une tige irrégulièrement cylindrique, se continuant sans délimitation appréciable avec le bulbe à sa partie supérieure, descendant en bas jusqu'à la deuxième vertèbre lombaire, où elle se continue par un prolongement effilé et conique, le « filum terminale ». La longueur moyenne de l'organe est de 43 centimètres environ (Testut).

La face antérieure de la moelle présente à sa partie médiane un sillon profond, pénétrant jusqu'à la commissure blanche. Latéralement cette face présente les émergences des racines antérieures. Entre les racines et le sillon médian antérieur, se trouve un cordon de substance blanche, cordon antérieur (voy. fig. 24).

La face postérieure, assez analogue, nous présente un sillon médian postérieur, beaucoup moins profond que l'antérieur,

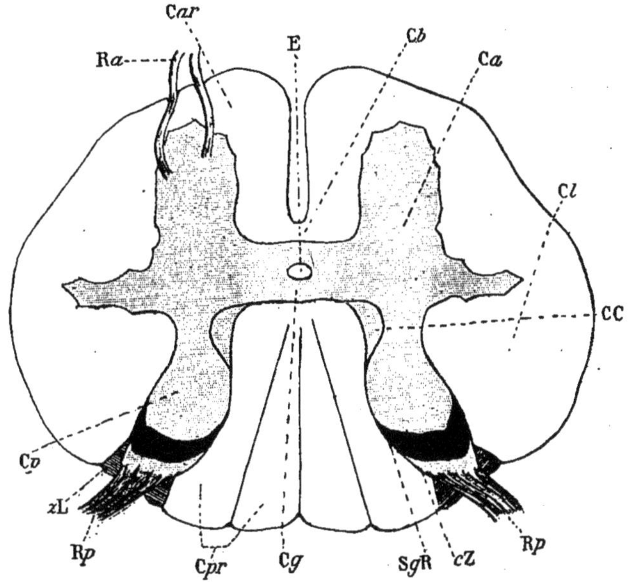

Fig. 25. — Coupe transversale de la moelle épinière.

Ra, racine antérieure. — Car, cordon antérieur. — E, épendyme. — Cb, commissure blanche. — Ca, corne antérieur. — Cl, cordon latéral. — CC, colonne de Clarke. — Rp, racine postérieure. — cZ, couche zonale. — SgR, substance gélatineuse de Rolando. — Cg, commissure grise. — Cpr, cordon postérieur. — Rp, racine postérieure. — zL, zone de Lissauer. — Cp, corne postérieure.

l'émergence des racines postérieures et, entre ces deux formations, le cordon postérieur.

Latéralement enfin, entre les deux rangées des racines antérieures et postérieures correspondantes, se trouve le cordon latéral (voy. fig. 24).

L'examen extérieur de la moelle étant terminé, pratiquons-en une coupe perpendiculaire à son grand axe (voy. fig. 25). Nous remarquons alors que l'organe est composé de deux moitiés symétriques, réunies par une zone intermédiaire transversale. Dans chaque moitié nous notons que la substance blanche se dispose à la périphérie suivant trois cordons, antérieur, latéral, postérieur, dont nous distinguons la section transversale triangulaire.

La substance grise, beaucoup moins abondante, occupe le centre. Dans chaque moitié considérée, elle affecte la forme d'un croissant, dont la corne antérieure — corne antérieure de la moelle — est volumineuse et courte, tandis que la corne postérieure — corne postérieure de la moelle — est plus mince et plus longue, au point de pénétrer la substance blanche jusqu'aux approches de la périphérie de la moelle. Seule une mince lamelle de substance blanche, qui répond à l'entrée des racines postérieures, sépare la corne postérieure de la surface extérieure de la moelle : c'est la zone marginale de Lissauer. « La configuration spéciale de cette corne postérieure lui a fait distinguer trois parties : 1° une partie antérieure, ou base, qui se continue, comme nous l'avons déjà dit, avec la base de la corne antérieure ; 2° une partie postérieure ou tête, dont le sommet plus ou moins effilé en arrière, a reçu le nom d'apex ; 3° entre la base et la tête, une partie moyenne plus ou moins rétrécie, qui constitue le col. La tête diffère des autres parties en ce qu'elle n'est pas homogène : en effet, tandis que sa partie antérieure (noyau de la tête de Waldeyer) présente tous les caractères de la substance grise en général, sa partie toute postérieure est formée par une substance particulière, transparente, d'apparence gélatineuse, à laquelle, pour cette raison, on donne le nom de « substance gélatineuse de Rolando ». Cette substance, vue sur des coupes horizontales de la moelle, revêt la forme d'un croissant, dont la concavité, dirigée en avant, coiffe la partie correspondante de la tête (le noyau) comme le feraient un U ou un V majuscules. La substance gélatineuse de Rolando est délimitée, en arrière, du côté de la zone de Lissauer et des racines postérieures, par une mince couche, comme elle disposée en croissant, mais présentant tous les attributs de la substance grise ordinaire, c'est la couche zonale de Waldeyer. »

Quant à la partie moyenne de la concavité du croissant de substance grise, elle donne naissance, à la région dorsale supérieure seulement, à une formation triangulaire qui pénètre le cordon latéral : c'est la corne moyenne, le tractus intermediolateralis de Clarke.

Chacune de ces moitiés de la moelle, ainsi constituée dans ses parties essentielles, est unie à la symétrique par une bande de substance blanche, dite commissure blanche. En arrière de celle-ci, se trouve un point de substance grise, commissure grise, unissant les croissants de substance semblable, situés dans chaque moitié, et portant à son centre la coupe du canal central de la moelle, ou canal de l'épendyme.

Histologie et systématisation. — Nous avons déjà dit que la substance grise, et cela est vrai pour la moelle comme pour les autres parties du névraxe, contenait des fibres et des cellules nerveuses, tandis que la substance blanche ne contient que des fibres. Ajoutons ici que les deux substances, grise et blanche, contiennent aussi un tissu de soutènement, la névroglie, dans laquelle sont comme enfouis les éléments nerveux, et un très important système de vascularisation.

Étudions la disposition relative de ces éléments, nerveux et de soutien, dans la substance grise et dans la substance blanche spinales. Mais auparavant, trois espèces de neurones, différents par leur importance physiologique, par leur longueur et par l'importance relative de leur trajet intraspinal, doivent être décrits. On les divise en neurones à cylindraxe long, en neurones cordonaux, en neurones à cylindraxe court.

Neurones à cylindraxe long. — Ce sont encore des neurones exogènes par rapport à la moelle, c'est-à-dire des neurones dont une partie seulement a un trajet intraspinal, l'autre partie se trouvant en dehors de la moelle.

Cette partie exospinale, située en dehors de la moelle, peut d'ailleurs occuper une partie des centres nerveux plus haut située, ou avoir un trajet périphérique. Un type de neurone de la première variété, c'est-à-dire à trajet tout entier contenu dans les centres nerveux, sinon dans la moelle, est le neurone cortico-bulbo-spinal, le neurone moteur volitionnel (voy. fig. 23).

Issues de l'écorce cérébrale, ses fibres occuperont dans la moelle deux faisceaux distincts que nous décrirons plus loin, le faisceau pyramidal direct et le faisceau pyramidal croisé, puis elles s'articuleront avec les prolongements protoplasmiques d'une cellule des cornes antérieures de la moelle, origine du deuxième neurone moteur (fig. 22 et 23).

Ici donc les prolongements protoplasmiques et le centre trophique, la cellule du proto-neurone moteur ou neurone volitionnel, occupent l'écorce cérébrale; son prolongement cylindraxile parcourt, en descendant, le centre ovale, la capsule interne, le pédoncule, la protubérance, le bulbe, pour se terminer par un parcours médullaire.

D'autres neurones, analogues, à cellules d'origine dans la colonne de Clarke ou dans les régions analogues, parcourent de bas en haut, en sens inverse des précédents, par conséquent, la moelle, en constituant le faisceau cérébelleux direct, puis la quittent pour se rendre dans le bulbe et dans lè cervelet.

Les neurones de la deuxième variété, à trajet à la fois spinal et périphérique, sont appelés neurones périphériques radiculaires : leur prolongement cylindraxile se rend aux racines des nerfs périphériques rachidiens. Ils sont moteurs ou sensitifs. Le neurone moteur spino-périphérique comprend la grande cellule motrice — cellule radiculaire de la corne antérieure de la moelle — et son prolongement périphérique. Ce prolongement périphérique, prolongement cylindraxile, se dirige horizontalement vers la surface extérieure de la moelle et, quittant alors la moelle, passe dans les racines antérieures — ou motrices — des nerfs rachidiens. « Nous rappellerons, en passant, que ces cylindraxes cheminent tout d'abord dans la substance grise à l'état de cylindraxe nu, qu'ils s'entourent bientôt d'un manchon de myéline et traversent alors la substance blanche, qu'enfin, au sortir de la moelle, ils s'entourent d'une deuxième gaine, la gaine de Schwann (voy. fig. 19). Ils revêtent ainsi successivement tous les attributs des filets nerveux périphériques. » (Testut.)

Le neurone sensitif spino-périphérique comprend : en dehors de la moelle, les prolongements protoplasmiques, représentés ici par le nerf périphérique sensitif, une cellule nerveuse des ganglions spinaux qui en est le centre trophique, une partie du prolongement cylindraxile (racine postérieure), le prolongement intra-spinal des racines postérieures, qui ne tarde pas à se diviser en branches ascendantes et descendantes et dont l'ensemble forme la plus importante portion du cordon postérieur de la moelle.

Nous avons montré (voy. fig. 22) que le neurone radiculaire sensitif et le neurone radiculaire moteur réalisaient l'arc réflexe spinal.

Neurones cordonaux (voy. fig. 26). — Contrairement aux précédents, les neurones cordonaux sont tout entiers contenus dans la moelle : ils sont destinés à faire communiquer entre eux les divers étages de la moelle ; ce sont des neurones intercalaires, des neurones d'association. — Leurs cellules d'origine, cellules cordonales, extrêmement nombreuses et de dimensions moyennes, se rencontrent un peu sur tous les points de la substance grise. —

Quant au cylindraxe de ces cellules cordonales, il suit, après un court parcours horizontal dans la substance grise, un trajet ascendant ou descendant dans la substance blanche ou se bifurque, dans cette même substance, en une branche ascendante et une branche descendante, absolument comme le font, à leur entrée dans l'axe spinal, les prolongements des racines postérieures. Van Gehuchten désigne ces neurones, ou plus exactement, leurs cellules d'origine, suivant que leur prolongement cylindraxile est destiné au même côté de la moelle, au côté opposé, ou aux deux côtés, en tautomères, hétéromères, hécatéromères.

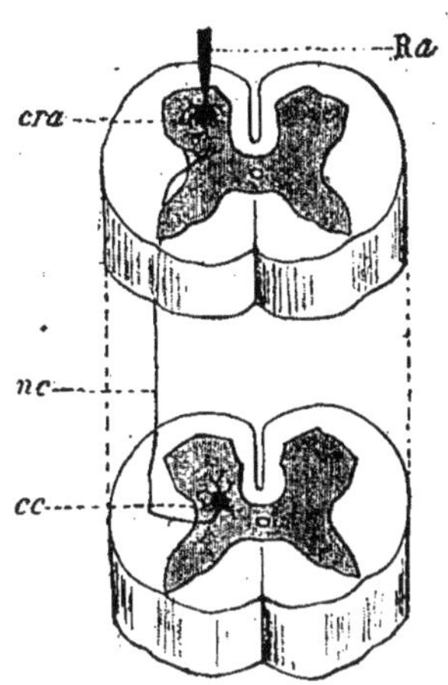

Fig. 26. — Neurones cordonaux.

Ra, racine antérieure. — *Cra*, cellule radiculaire antérieure. — *nc*, neurone cordonal. — *Cc*, cellule cordonale.

Neurones à cylindraxe court. — Ils ont été décrits par Golgi. Ils ne sortent pas de la substance grise. Contrairement aux précédents, ils ne pénètrent jamais dans les cordons blancs de la moelle, cordons antérieurs, latéraux ou postérieurs, et par conséquent ne s'entourent jamais de myéline comme les précédents. Ce sont de simples éléments d'association, des neurones intercalaires, d'une remarquable brièveté.

STRUCTURE DES SUBSTANCES BLANCHE ET GRISE DE LA MOELLE

Structure de la substance blanche, systématisation des cordons de la moelle.

Les fibres nerveuses de la substance blanche de la moelle sont toutes des cylindraxes : il n'y a pas, dans les cordons médullaires, de prolongements protoplasmiques. Mais tous ces cylindraxes, que nous voyons constituer les cordons antérieurs, latéraux et postérieurs, de la moelle, n'appartiennent pas à des neurones équivalents. Ils n'ont pas tous la même fonction, ils n'ont pas tous même origine et même terminaison, ils constituent des groupes anatomiquement et physiologiquement différents. On donne le nom de « faisceaux médullaires » à ces groupes de neurones, anatomiquement et physiologiquement différents, mais équivalents dans un même groupe. On en conclura qu'il y a, dans la moelle, autant de faisceaux qu'il y a de groupements systématiques de neurones semblables. Mais comment reconnaître dans cette substance blanche médullaire, partout uniforme, les différents faisceaux de la moelle ?

A cet effet, trois méthodes principales peuvent être utilisées : la méthode expérimentale, la méthode anatomo-clinique, la méthode embryologique.

La méthode expérimentale consiste à détruire, sur un animal, une partie accessible quelconque d'un système de neurones à trajet médullaire mal déterminé ou inconnu, et à attendre que le processus de dégénérescence wallérienne (voy. plus haut) ait pu s'effectuer dans les segments de ces neurones, ainsi isolés de leurs centres trophiques. Des coupes de la moelle, faites en série, montreront alors certaines zones dégénérées dont la superposition donnera le trajet du faisceau dégénéré. Une pareille expérience nous prouvera que les points expérimentalement détruits et les zones médullaires, consécutivement dégénérées, appartiennent à un même système de neurones. Elle prouve en outre que le centre trophique du neurone atteint est situé en amont du siège de la lésion, puisque le segment de neurone qui dégénère est précisément celui qui a été séparé de sa cellule trophique. C'est ainsi que, par exemple, la section des racines postérieures médullaires, la destruction des ganglions spinaux, ont permis à Schieferdecker, Buffalini et Rossi, Singer, Sottas, etc., de montrer que les cordons postérieurs de la moelle n'étaient, en majeure partie, constitués que par les prolongements cylindraxiles des cellules des ganglions spinaux, puisque la dégénérescence de ces cordons postérieurs est provoquée par la section des racines postérieures qui les sépare de leurs centres trophiques, les cellules des ganglions spinaux (fig. 27).

Le neurone cortico-bulbo-spinal, neurone volitionnel, a son centre trophique, chez l'animal comme chez l'homme, dans l'écorce cérébrale ; autrement dit, la cellule nerveuse corticale et son prolongement cylindraxile, que l'on considère ce dernier dans le centre ovale, la capsule interne, le pédoncule, la protubérance, le bulbe ou la moelle, constituent une unité anatomique. C'est du moins ce que nous apprend la méthode expérimentale. Qu'on vienne à détruire, en effet, chez l'animal, la zone rolandique, c'est-à-dire la zone corticale qui contient les cellules trophiques de ces neurones volitionnels ; bientôt nous verrons dégénérer les cylindraxes qui émanent de ces cellules, et sur des coupes transversales de la moelle, faites en série, nous verrons deux zones dégénérées, dans la substance blanche. Ce sont les zones qui répondent au faisceau volitionnel, les aires de la voie pyramidale (fig. 28).

La méthode anatomo-clinique a bien des points de ressemblance avec la méthode expérimentale. Appliquée à l'étude de la substance blanche, elle consiste à étudier la topographie des dégénérescences secondaires qui se font dans un groupement de neurones à la suite de l'altération pathologique d'un point quelconque de son trajet (Turck, Charcot, etc.), et à mettre, en regard de la lésion, le *trouble fonctionnel*, le *symptôme* qu'elle provoque.

Un cas intéressant où cela s'applique parfaitement, est, par

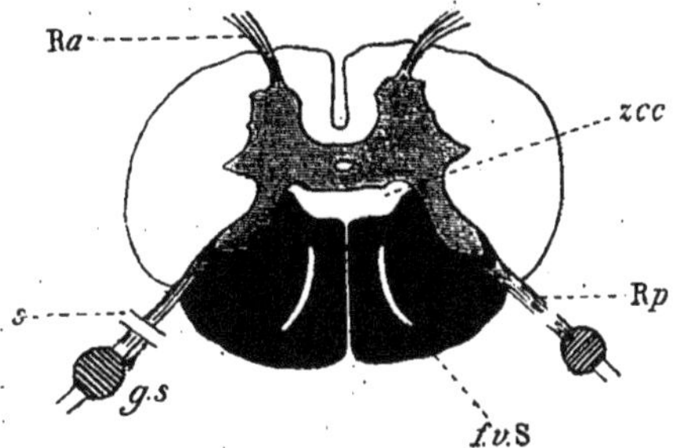

Fig. 27. — Coupe schématique de la moelle dorsale. En noir, zones principales du cordon postérieur dégénéré, après section des racines postérieures plus bas situées. Les zones cornu-commissurales, le faisceau en virgule de Schultze sont intacts, en blanc.

Ra, racines antérieures. — Rp, racines postérieures. — S, section expérimentale de la racine postérieure. — zcc, zone cornu-commissurale. — fvS, faisceau en virgule de Schultze.

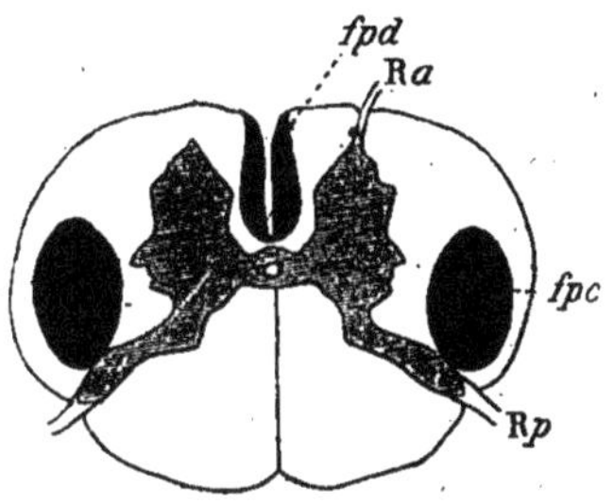

Fig. 28. — Les zones noires répondent aux aires de la voie pyramidale, après destruction bilatérale de la zone rolandique de l'écorce cérébrale.

Ra, racine antérieure. — Rp, racine postérieure. — f, p, d, faisceau pyramidal direct. — f, p, c, faisceau pyramidal croisé.

exemple, la myélite transverse de certaines compressions de la moelle, détruisant complètement un segment médullaire. Ici les dégénérescences secondaires observées seront descendantes et ascendantes, descendantes pour les groupes de neurones dont les cellules trophiques sont situées au-dessus de l'interruption, comme c'est le cas pour les neurones volitionnels dont l'ensemble constitue les voies pyramidales, directes et croisées; ascendantes, au contraire, pour les groupes de neurones dont les cellules trophiques sont plus bas situées que la lésion ; c'est ce qui arrive pour les voies sensitives qu'une lésion médullaire peut séparer de leurs centres trophiques, situés dans ceux des ganglions spinaux, sous-jacents au niveau de la lésion, et aussi pour les neurones du faisceau cérébelleux direct, dont les cellules d'origine occupent la colonne de Clarke au-dessous de la lésion, pour ceux du faisceau de Gowers. En sorte que les coupes transversales de la moelle, nous montrent, au-dessous de la lésion, la figure 29-*a* et au-dessus, la figure 29-*b*.

Comme l'avait déjà fait la méthode expérimentale, la méthode anatomo-clinique nous montre ici que tous les neurones de la substance blanche ne sont pas équivalents, et que cette substance contient des groupements cylindraxiles de neurones dont la signification fonctionnelle — le trouble fonctionnel ou symptôme étant

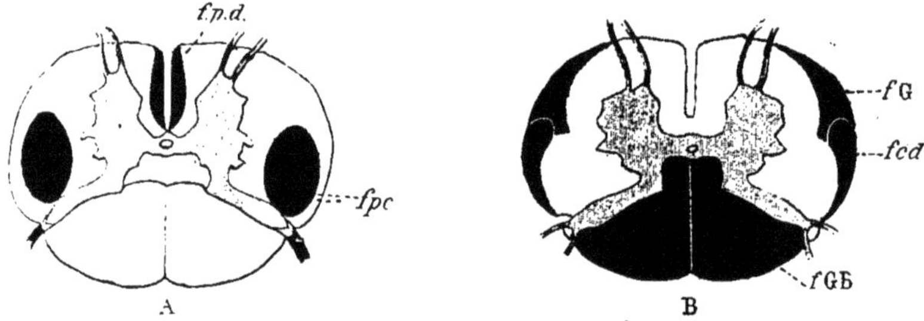

Fig. 29. — Dégénération ascendante (B) et descendante (A) après destruction transversale de la moelle (myélite transverse).

fpd, faisceau pyramidal direct. — *fpc*, faisceau pyramidal croisé. — *fG*, faisceau de Gowers. — *fcd*, faisceau cérébelleux direct. — *fGB*, faisceau de Goll et de Burdach.

mis en regard de la lésion — est identique au sein de chaque groupement, mais diffère d'un groupement à l'autre.

Mettons maintenant en regard quelques données des deux méthodes. Nous verrons par exemple que la figure 28 qui représente les dégénérescences secondaires après destruction des cellules d'origine du neurone cortico-spinal, et la figure 29 A, montrant les résultats de la dégénérescence descendante dans la myélite transverse se correspondent absolument. Ne sommes-nous pas dès lors fondés à conclure que le seul faisceau (important) de neurones qui de l'écorce descende dans la moelle est la voie pyramidale, et que cette voie pyramidale est le seul faisceau important qui ait, dans la moelle, un trajet descendant? Comme nous savons, en outre — de par la clinique et l'expérimentation — que la destruction expérimentale ou pathologique des cellules d'origine du neurone cortico-spinal ou l'interruption de ce neurone en un point quelconque de son trajet (ici le trajet spinal), empêche l'action de la volonté sur les muscles, nous en inférons que le neurone cortico-spinal, ou voie pyramidale, faisceau pyramidal, procède aux volitions et que les zones médullaires dégénérées dans la figure 28 sont les aires occupées par ce neurone dans la substance blanche de la moelle. De semblables raisonnements peuvent permettre de déterminer l'exacte topographie des autres faisceaux blancs de la moelle, si nous mettons, ici aussi, en regard des données de l'expérimentation, celles que nous fournissent, en si grande abondance, l'anatomie pathologique et la clinique.

La troisième méthode, ou *méthode embryologique*, surtout employée par Flechsig, est basée sur ce fait que toutes les fibres qui ont même origine, et même terminaison, autrement dit qui appartiennent à des groupes, des faisceaux de neurones anatomiquement et physiologiquement équivalents, s'entourent, à la même époque, de leur gaine de myéline, et que cette myélinisation se fait, pour chaque faisceau, suivant un ordre déterminé et invariable. Cela revient à dire que les divers faisceaux blancs de la moelle différeront, au point de vue fonctionnel et anatomique, suivant l'époque où apparaît leur myéline.

Le processus de myélinisation, considéré dans son ensemble, commence dans la vie fœtale, vers le cinquième mois de la vie intra-utérine et s'achève environ dans le cinquième ou le sixième mois de la vie extra-utérine. Nous avons dit que la date d'apparition des manchons de myéline était différente pour chaque faisceau. Nous ajouterons qu'elle semble réglée par cette loi que les faisceaux ou systèmes de neurones qui entrent les premiers en fonction sont aussi recouverts les premiers de myéline. Comme, par exemple, les voies réflexes fonctionneront chez le nouveau-né avant les voies de la volonté, ces dernières se myéliniseront bien après les premières. C'est ainsi que la myéline apparaîtra dans le faisceau de Burdach (proto-neurone sensitif intra-spinal, segment de l'arc réflexe) au cinquième mois, tandis que le faisceau pyramidal (voie de la volonté) ne se myélinisera qu'à la fin du neuvième. Il résulte, de l'emploi de cette méthode, qu'on pourra, par des coupes de la moelle pratiquées à diverses époques de la deuxième moitié de la vie intra-utérine et des premiers temps de la vie extra-utérine, délimiter divers territoires de la substance blanche qui, par l'époque différente de leur myélinisation, attesteront leur spécificité, leur indépendance anatomiques et fonctionnelles.

Grâce aux trois méthodes que nous venons d'exposer, on peut établir de la manière suivante la valeur anatomique des différents territoires de la substance blanche spinale :

Dans le cordon anto-latéral (suivre sur la fig. 30) nous avons, en 1, le faisceau pyramidal direct ou faisceau de Türck, bande étroite de substance blanche, avoisinant le sillon médian antérieur. En 2, nous voyons la coupe, piriforme, à grosse extrémité orientée en avant et en dehors, du faisceau pyramidal croisé. En 3 est représentée la coupe d'un faisceau, dit faisceau restant; nous verrons qu'il y a lieu d'établir une distinction entre sa partie antérieure 3 et sa partie postérieure 3'. La section, figurée en 4, représente le faisceau latéral profond. En 5, confinant à la périphérie de la moelle, se trouve le faisceau de Gowers. En 6 enfin, entre le faisceau pyramidal croisé et la périphérie de la moelle, se pré-

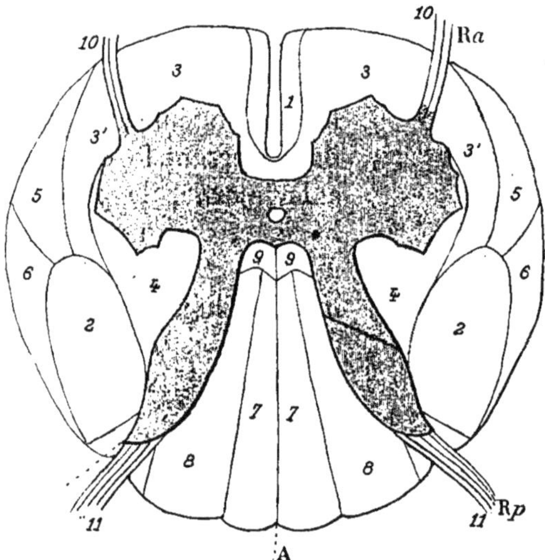

Fig. 30. — Topographie des faisceaux de la moelle.
Ra, racines antérieures. — Rp, racines postérieures.

sente, sous forme d'une mince languette, le faisceau cérébelleux direct.

Dans le cordon postérieur, nous trouvons trois faisceaux. Un premier 7, plus interne, avoisine le sillon médian postérieur; c'est le faisceau ou cordon de Goll. En 8 se trouve un second faisceau, plus étendu, qui est le faisceau de Burdach. En 9 enfin, nous avons le faisceau ventral du cordon postérieur, ou zone cornu-commissurale de Pierre Marie.

Deux territoires 10 et 11 répondent aux zones occupées par les racines antérieures et postérieures.

Si nous considérons maintenant, non plus la topographie des

faisceaux blancs dans la moelle, mais leurs connexions anatomiques, nous pouvons dire, d'une façon générale, que, parmi ces faisceaux, les uns font communiquer la moelle avec les autres parties du système nerveux central ou avec la périphérie, et que les autres établissent des connexions entre les diverses parties de la moelle elle-même.

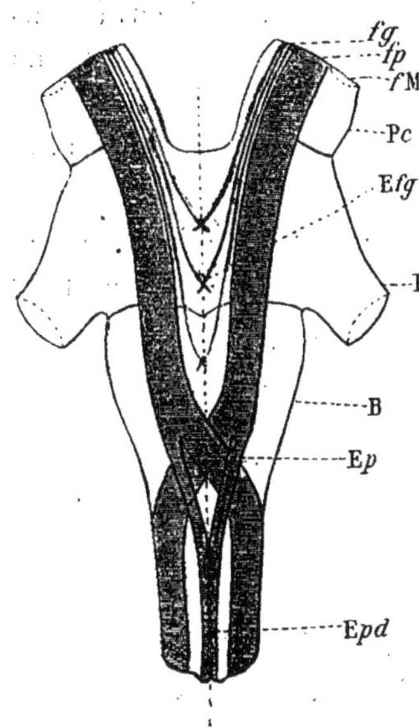

Fig. 31. — Schéma montrant le trajet de la voie pyramidale et du faisceau géniculé dans le pédoncule, la protubérance, le bulbe et la moelle cervicale.

B, bulbe rachidien. — P, protubérance annulaire. — Pc, pédoncule cérébral. — *fg*, faisceau géniculé. — *efg*, entre-croisement des fibres du faisceau géniculé. — *fp*, faisceau pyramidal. — Ep, entrecroisement des fibres du faisceau pyramidal. — *fM*, faisceau de Meynert. — E*pd*, entre-croisement, tout près de leur terminaison, des fibres du faisceau pyramidal direct.

Connexions de la moelle avec le cerveau. — Elles s'effectuent par :

Les faisceaux pyramidaux, directs et croisés. — Ces faisceaux naissent des cellules motrices pyramidales de l'écorce cérébrale dont ils constituent les prolongements cylindraxiles ; puis ils traversent le centre ovale, la capsule interne, le pédoncule, la protubérance, en un seul et même groupement de fibres. Mais, au niveau du bulbe, a lieu une division. Une partie de ces fibres, en effet, les plus nombreuses, subissent un entre-croisement et viennent se placer à la partie postérieure du cordon antéro-latéral, en 2 (fig. 30) faisceau pyramidal croisé. Les autres fibres forment le faisceau pyramidal direct 1 ; elles descendent, en apparence, directement dans la moelle ; mais s'entre-croisent, en réalité, très près de leur terminaison, avec leurs congénères du côté opposé (fig. 31). Les fibres de ces deux faisceaux se terminent par des arborisations libres autour des grandes cellules motrices des cornes antérieures. Elles conduisent à ces cellules les incitations centrifuges, en particulier volitionnelles, parties du cerveau ; il en résulte que toute lésion qui détruira ces faisceaux, à leur origine ou dans quelque point de leur trajet, amènera de la paralysie.

Le faisceau de Gowers. — Ses éléments naissent probablement des cellules cordonales commissurales de la corne postérieure ;

ce sont des fibres croisées c'est-à-dire que les fibres, nées à droite, gagnent le faisceau de Gowers gauche, et que, réciproquement, les fibres, issues de la corne postérieure gauche, se rendent au faisceau de Gowers droit. Ainsi constitué, le faisceau de Gowers monte jusqu'au bulbe, s'interrompt partiellement ou en totalité dans le noyau latéral du bulbe de Bechterew (voy. le bulbe), puis aboutit à l'écorce cérébrale en compagnie du ruban de Reil. C'est un faisceau probablement sensitif et un faisceau sensitif croisé.

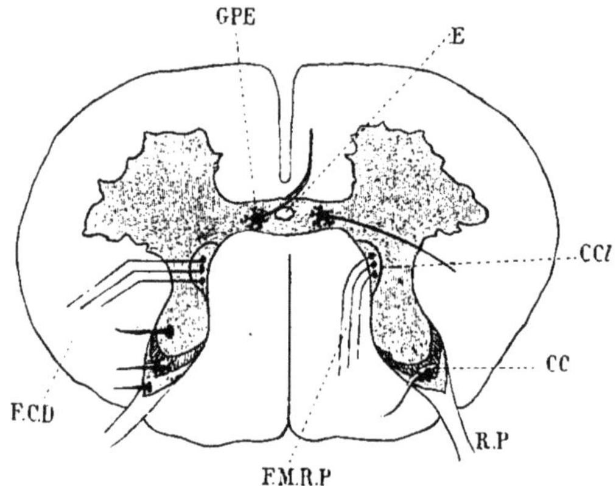

Fig. 32. — Origine des neurones du faisceau cérébelleux direct, et des neurones cordonaux dans les cornes postérieures.

E. épendyme. — GPE. groupe de cellules périépendymaires. — CCl. colonne de Clarke. — RP. racines postérieures. — FCD. faisceau cérébelleux direct. — FMRP. fibres moyennes des racines postérieures. — CC. cellule cordonale.

Connexions de la moelle avec le cervelet. — Elles se font par :

Le *faisceau cérébelleux direct* (voir la fig. 30) qui, issu des cellules de la colonne vésiculaire de Clarke (fig. 32), monte vers le pédoncule cérébelleux inférieur et se met en communication avec le cervelet. Son rôle est vraisemblablement sensitif. On lui a attribué la conduction de la sensibilité musculaire.

Les *fibres cérébelleuses descendantes* de Marchi, de Thomas, qui se disséminent dans tous les faisceaux des cordons antérieur et latéral, mais prennent place surtout dans les faisceaux cérébelleux direct et de Gowers descendent de l'encéphale d'après beaucoup d'anatomistes, du noyau dentelé, du cervelet en particulier d'après Marchi et Thomas.

Connexions de la moelle avec la périphérie. — Elles s'effectuent : par la partie intraspinale des racines antérieures (fig. 30,[10]), que constituent les cylindraxes des grosses cellules motrices des cornes antérieures, cylindraxes que nous voyons former, en dehors de la moelle, les racines spinales antérieures proprement dites, lesquelles se continuent dans les nerfs moteurs périphériques : par la voie sensitive périphérique, c'est-à-dire par le prolongement interne ou cylindraxile de la cellule du ganglion spinal. Après un premier trajet extraspinal, étendu du ganglion spinal à la moelle épinière et où ils constituent les *racines sensitives*, dites encore racines postérieures spinales, nous voyons en effet ces prolongements cylindraxiles du ganglion spinal pénétrer dans la moelle au niveau de la partie moyenne de la zone de Lissauer (fig. 25 et 30) ; ils se bifurquent là en branches *descendantes* qui se terminent dans les cornes postérieures par des arborisations libres après un parcours de quelques centimètres au plus, et surtout en branches *ascendantes* occupant successivement dans leur trajet vertical le côté interne de la corne postérieure, le faisceau de Burdach (bandelette externe de Pierret), le faisceau de Goll, pour se terminer, les plus longues d'entre elles tout au moins, dans les noyaux bulbaires de Goll et de Burdach. Il en est dont la longueur est moindre; elles se terminent par des arborisations libres autour des cellules d'origine du faisceau cérébelleux direct, au niveau de la colonne de Clarke. Les plus courtes ne pénètrent pas dans le faisceau de Burdach et se terminent dans la tête de la corne postérieure et aussi dans la corne antérieure (*collatérales réflexes*).

Le système moteur, constitué par les racines antérieures, fournit l'influx nerveux aux muscles striés et aux fibres musculaires lisses; il fournit aussi des fibres vaso-motrices, des fibres vaso-dilatatrices ou fibres d'arrêt, des fibres sécrétoires et trophiques. Les connexions périphériques sensitives amènent dans la moelle toutes les impressions sensitives (tactiles, thermiques, douloureuses, etc.), de la peau et des organes internes, non comprises naturellement celles venues des territoires innervés par les nerfs craniens; elles amènent aussi les excitations centripètes qui provoquent les actions réflexes, en se transmettant à la racine antérieure, et de là aux organes du mouvement, aux muscles.

Connexions des divers étages de la moelle entre eux. — Elles s'effectuent par les cylindraxes des neurones de cordon qui remontent ou descendent dans la substance blanche suivant un trajet plus ou moins long. Ces neurones occupent les faisceaux suivants :

Le faisceau restant du cordon antérieur (fig. 30,[3]);
Le faisceau latéral profond du cordon latéral (fig. 34,[4]);
Le faisceau restant du cordon latéral (fig. 30,[3']).

Le cordon postérieur enfin, d'une manière générale, mais surtout, dans ce cordon, le faisceau ventral du cordon postérieur (fig. 30,[4]) (fibres cordonales ascendantes) et un faisceau particulier qui, en changeant de région, change de place et de forme, constituant successivement le faisceau triangulaire médian de Gombault et Philippe dans le cône terminal et la moelle sacrée, le centre ovale de Flechsig de la moelle lombaire, la bandelette périphérique dorsale de la moelle dorsale, le faisceau en virgule de Schultze de la moelle cervicale. Il contient des fibres cordonales descendantes (fig. 33).

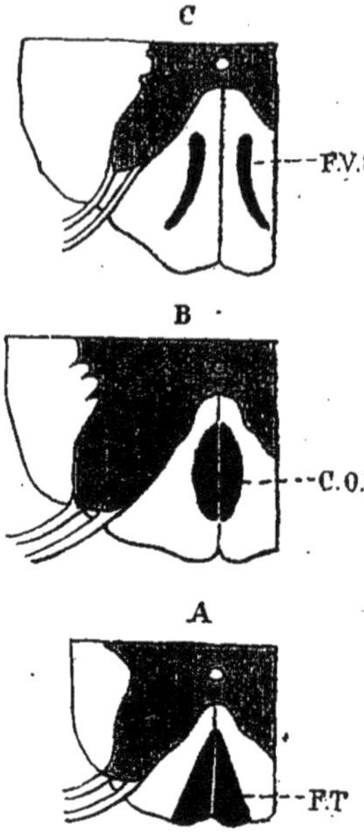

Tous ces faisceaux n'ont pas de signification fonctionnelle propre; ils ne se constituent que de fibres cordonales reliant les cellules nerveuses d'un étage plus haut ou plus bas situé, par des neurones simplement intercalaires, dont la fonction dépend des neurones principaux, moteurs ou sensitifs, dont ils propagent l'influx nerveux.

C

F.V.S

B

C.O.F

A

F.T

Fig. 33. — Coupe schématique de la moelle au cône terminal (A), à la région lombaire (B), à la région dorsale supérieure (C) (d'après Testut).

F.V.S, faisceau en virgule de Schultze. — C.O.F, centre ovale de Flechsig. — F.T, faisceau triangulaire de Gombault et Philippe.

Structure de la substance grise. — Nous avons déjà dit, à propos de neurones à trajet partiellement contenu dans la moelle, que si, parmi eux, les uns avaient leur cellule trophique en dehors de la moelle, dans l'écorce cérébrale par exemple, les autres, en revanche, tiraient leur origine de la substance grise médullaire. Nous avons décrit aussi, à ce moment, deux autres espèces de neurones, les neurones cordonaux et les neurones à cylindraxe court, tous deux à trajet exclusivement spinal, et dont le centre trophique, la cellule d'origine, ne saurait donc être cherchée en dehors de la substance grise de la moelle. C'est à déterminer les relations de ces diverses cellules de la substance grise spinale avec les fibres de la substance blanche, c'est à préciser la topographie exacte de ces cellules, que nous servira l'étude microscopique de la substance grise. — Une méthode, assez récente, permet quelquefois, étant donnée une fibre nerveuse ou, plutôt, un groupe de fibres nerveuses, de déterminer le groupe

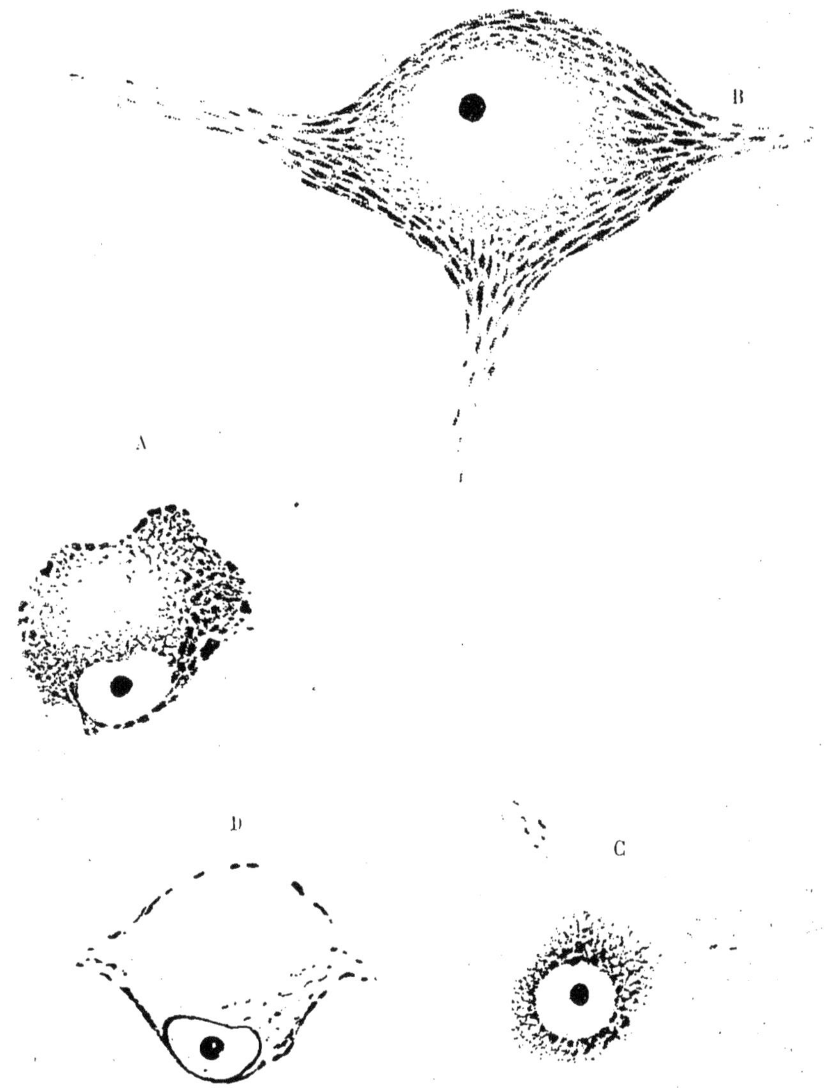

Fig. 34. — Principales variétés de chromatolyse (d'après Cornil et Ranvier).

Les deux cellules A et B sont atteintes : la première A, d'une chromatolyse surtout centrale ; la 2° B, d'une chromatolyse surtout centrale et péri-nucléaire (fonte granulaire, décoloration uniforme et décoloration des chromatophyles. Ces trois lésions élémentaires sont ordinairement mélangées à un degré variable dans la même cellule. A la partie inférieure de la figure, la cellule C présente une chromatolyse surtout périphérique. La cellule D est atteinte d'une chromatolyse à peu près totale, sauf quelques chromatophyles persistant encore à la périphérie, et dans les prolongements protoplasmiques de l'élément.

cellulaire dont il est le prolongement. C'est la méthode de la dégénération ascendante ou rétrograde. On qualifie, en effet, de ce nom un processus atrophique, frappant le bout central, y compris la cellule trophique, d'un nerf sectionné, expérimentalement ou par une lésion pathologique. (Gudden, Marie, Monakov, Forel, Durante, Klippel.) Le processus n'empêche pas, naturellement, le bout périphérique de subir la dégénérescence wallérienne ordinaire. C'est un processus très lent (fig. 34).

La technique de Nissl a permis cependant de déceler dans la cellule trophique du neurone lésé, des phénomènes pathologiques précoces de chromatolyse, c'est-à-dire de fusion et de disparition des éléments chromatiques de la cellule nerveuse, avec position excentrique de son noyau. L'atrophie de la cellule, qui se développe ultérieurement, peut être vue par les techniques ordinaires. On voit, par l'existence de cette dégénération rétrograde, que les différents segments du neurone sont solidaires, qu'on ne peut léser l'un de ces segments, sans provoquer l'altération de l'autre; on conçoit aussi — et c'est là le point qui nous intéresse — qu'une lésion d'une fibre nerveuse déterminée, provoquée expérimentalement ou réalisée pathologiquement, permet de localiser la cellule, le centre trophique dont cette fibre dépend, puisque la cellule ainsi touchée par contre-coup, tranche par ses lésions sur les cellules demeurées saines qui l'entourent.

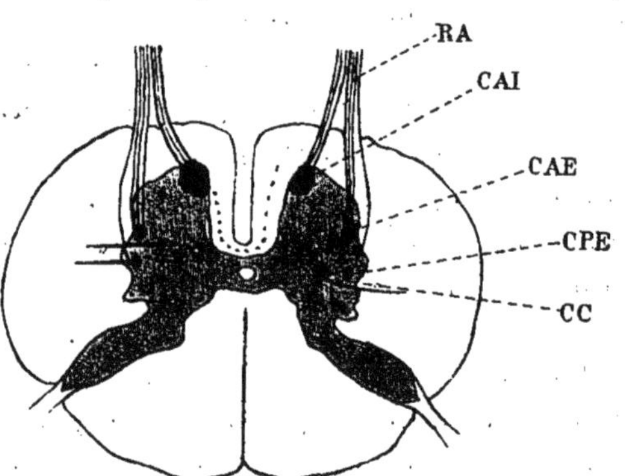

Fig. 35. — Coupe transversale de la moelle montrant les origines des neurones radiculaires et cordonaux dans les cornes antérieures.

RA, racines antérieures. — CAI, groupe cellulaire antéro-interne. — CAE, groupe cellulaire antéro-externe. — CPE, groupe cellulaire postéro-externe. — CC, cellules cordonales.

La corne antérieure est caractérisée par la présence de cellules multipolaires, étoilées, très volumineuses, disposées en trois groupes : un groupe antéro-interne et un groupe antéro-externe, dont la plupart des prolongements cylindraxiles, ainsi qu'on le voit distinctement sur des coupes transversales de la moelle (fig. 35), se continuent avec les racines antérieures des nerfs rachidiens, puis avec les nerfs moteurs périphériques, constituant ainsi, avec les cellules dont ils émanent, les neurones moteurs spino-périphériques;

un troisième groupe, postéro-externe celui-là, donnant naissance aux origines du système sympathique, si l'on en croit un grand nombre d'auteurs, occupe la corne latérale ; ses prolongements cylindraxiles passent aussi par les racines antérieures, puis se rendent dans le sympathique par l'intermédiaire des *rami communicantes* (fig. 35).

Nous avons vu quel rôle joue dans les mouvements intentionnels comme dans les mouvements réflexes, ce neurone spino-périphérique dont on vient de voir les cellules d'origine se réunir, dans la corne antérieure en groupes distincts. L'influx moteur qu'il apporte aux muscles striés du tronc et des membres, aux muscles lisses des vaisseaux, aux glandes, il le tient de sa cellule d'origine qui devient ainsi le centre d'élaboration de la motricité, sous sa forme réflexe ; qu'on lui adjoigne le neurone cortico-spinal, et nous serons en mesure de concevoir un mouvement volontaire, qui commandera, qui réglera son activité ; nous aurons ainsi le mécanisme de la motilité volontaire. Il résulte de tout ceci que les processus morbides qui atteignent les cellules radiculaires des cornes antérieures de la moelle (sclérose latérale amyotrophique, amyotrophie type Aran-Duchenne) déterminent de la paralysie des muscles du tronc et des membres. Mais ce n'est pas tout; ces cellules ont aussi un rôle trophique ; leur lésion retentira sur les domaines musculaires qu'elles innervent ; il y aura de l'amyotrophie en outre des troubles moteurs (voy. les amyotrophies).

La corne antérieure contient encore les cellules trophiques des neurones cordonaux. Parmi ces neurones, les uns, issus du groupe cellulaire postéro-externe de la corne antérieure, gagnent les faisceaux fondamentaux antéro-latéraux ; les autres, beaucoup plus disséminés dans l'étendue de cette corne, joignent le cordon antéro-latéral du même côté, ou le cordon antérieur du côté opposé en traversant la commissure antérieure.

La corne postérieure présente, au point de son union avec la corne antérieure et à la partie la plus interne de cette région, un groupe de cellules, superposées dans le sens longitudinal et connu sous le nom de colonne vésiculaire de Clarke. Cette formation n'existe véritablement que dans les régions dorsales, inférieure et moyenne. « Tandis que sa moitié externe fait corps avec la substance grise, la moitié interne baigne en plein Burdach. » (Testut.) Les prolongements cylindraxiles se dirigent en avant, puis en dehors, traversent la substance grise et le faisceau fondamental du cordon latéral, puis, se recourbant, prennent un trajet ascendant : ils constituent le faisceau cérébelleux direct (fig. 32).

Un grand nombre de neurones cordonaux et de neurones à cylindraxe court, naissent dans la substance grise postérieure de la moelle. Une partie de leurs cellules d'origine occupe la substance gélatineuse de Rolando : elles appartiennent aux neurones cordonaux des cordons postérieurs et latéraux ou à des neurones à cylindraxe court. D'autres cellules sont plus disséminées et donnent naissance à des prolongements cylindraxiles, tantôt très courts et s'épuisant dans la substance grise du côté correspondant ou du côté opposé, en traversant la commissure, tantôt plus long et gagnant le cordon latéral du côté correspondant ou celui du côté opposé en traversant la commissure blanche antérieure (fig. 32).

Un groupe cellulaire périépendymaire envoie ses cylindraxes, les uns dans le cordon latéral du côté correspondant, les autres dans le cordon antérieur du côté opposé.

Éléments de soutien de la moelle épinière. — Les centres ner-

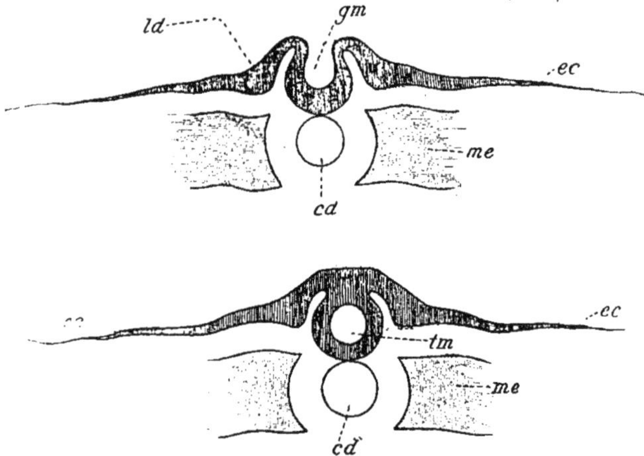

Fig. 36. — Coupe transversale d'embryons d'oiseaux, montrant la formation du tube médullaire.

ld, lame dorsale. — *gm*, gouttière médullaire. — *ec*, ectoderme. — *me*, mésoderme. — *cd*, corde dorsale. — *tm*, tube médullaire.

veux se développent aux dépens du feuillet externe du blastoderme et sont d'origine ectodermique. Dans le milieu de la ligne primitive de l'embryon on voit se former deux lames parallèles, les lames dorsales, disposées dans le sens longitudinal. Elles se réunissent et constituent bientôt, en se creusant, la gouttière médullaire. Cette gouttière médullaire, dans un deuxième stade, se transforme en un tube, le tube médullaire, par accroissement des deux lames dorsales qui finissent par arriver au contact et par se continuer l'une dans l'autre (fig. 36).

Le tube médullaire jouera un rôle important dans le développement des centres nerveux, puisque ultérieurement, nous le verrons s'élargir en trois points, placés les uns derrière les autres, séparés par des régions demeurées étroites et que ces trois points élargis sous le nom de prosencéphale (cerveau antérieur), de mésencéphale (cerveau moyen), de rhombencéphale (cerveau postérieur) formeront tous les segments du névraxe.

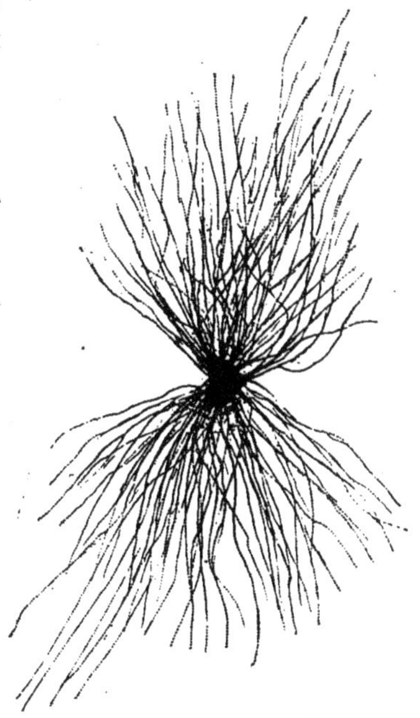

Fig. 37. — Cellule névroglique avec ses prolongements.

Au point de vue qui nous occupe, il importe surtout de savoir que c'est précisément au niveau de ce tube médullaire que s'épaissira l'ectoderme, qu'il se disposera en strates épithéliales concentriques encerclant sa lumière centrale, le canal de l'épendyme. Cet ectoderme épaissi, stratifié, encore indifférencié, est appelé neuro-épithélium.

Considérons maintenant le segment inférieur ou postérieur du tube médullaire, celui qui deviendra la moelle épinière de l'adulte. Les éléments histologiques, encore tous semblables, qui le constituent, ne tarderont pas à se muer en trois formations histologiques différentes qui sont : les neuroblastes, les fibres nerveuses, les spongioblastes.

Les neuroblastes, cellules ovales, d'aspect d'abord embryonnaire, émettront un prolongement long et épais, le cylindraxe et, plus tard, de petites ramifications arborescentes, les prolongements protoplasmiques ou dendrites. Ce sont les futures cellules nerveuses de la moelle avec leurs prolongements, les fibres nerveuses. Ils se groupent autour du canal central, en une couche périépendymaire : cette couche constituera la substance grise. Les spongioblastes formeront précisément le tissu de soutènement que nous étudions : la névroglie. Ce sont des cellules pourvues de prolongements nombreux qui forment des réseaux (réseaux spongieux de His), où plongent les éléments nerveux proprement dits. Comme on le voit, tissu nerveux et tissu névroglique sortent d'une souche commune, l'ectoderme.

A l'état adulte, les cellules névrogliques présentent (fig. 37) un noyau arrondi, de taille moyenne, un corps protoplasmique extrêmement réduit et émettant des prolongements nombreux et souvent fort longs, les fibres névrogliques. Quelquefois ces prolongements sont particulièrement longs : les éléments qu'ils contribuent à constituer sont alors appelés cellules-araignées, astrocytes. La signification anatomique de ces fibres névrogliques a été discutée. Ranvier et Weigert en font des éléments indépendants qu'il faudrait se garder de considérer comme des prolongements protoplasmiques des cellules névrogliques. D'autres auteurs, avec Ramon y Cajal, maintiennent, au contraire, la conception uniciste. Comme les neurones, les cellules névrogliques avec leurs prolongements ne se continuent jamais les unes dans les autres et ne présentent, entre elles, que de simples relations de contiguïté.

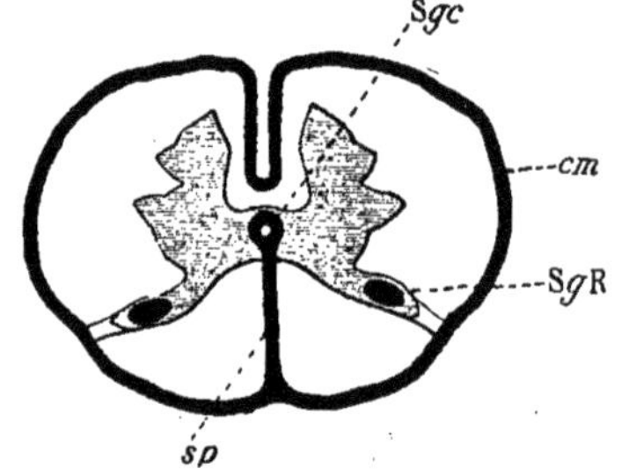

Fig. 38. — Schéma d'une coupe transversale de la moelle montrant les zones où prédomine la névroglie.

Sgc, substance gélatineuse centrale. — *cm*, couche marginale. — *SgR*, substance gélatineuse de Rolando. — *sp*, septum postérieur.

Les éléments névrogliques sont partout disséminés dans la moelle. Ce qui frappe cependant, sur des coupes transversales, c'est l'existence de zones où la névroglie est particulièrement abondante par rapport aux éléments nerveux.

Telles sont : la substance gélatineuse centrale, encerclant l'épendyme et dont la couche épithéliale la plus interne constitue l'épithélium épendymaire, la substance gélatineuse de Rolando, la couche marginale ou périphérique, en rapport avec la pie-mère, et enfin le septum postérieur (fig. 38).

Vaisseaux de la moelle. — Dans la moelle, comme dans les autres parties du névrone, les vaisseaux constituent les seuls éléments d'origine mésodermique (fig. 39).

Les artères spinales latérales sont les artères principales de la moelle (Kadigy); nées des artères vertébrales cervicales profondes, intercostales, lombaires et sacrées, elles se rendent à la moelle en suivant les racines antérieures et postérieures. Arrivées là, elles constituent cinq troncs : l'un antérieur, situé au-devant de la fissure médiane longitudinale antérieure ; les autres postérieurs, qui rampent dans les sillons collatéraux dorsaux. A la région cervicale, ce ne sont plus les spinales latérales, mais la spinale antérieure, issue de la vertébrale, et les spinales postérieures, nées des artères cérébelleuses, inférieures et postérieures, qui irriguent la moelle. Grâce à des anastomoses horizontales, les artères constituent, autour de la moelle, un cercle artériel complet. C'est de ce cercle artériel que partent les nombreuses branches vasculaires, à type terminal, qui se rendent dans la moelle. Duret, qui les a bien étudiées, les a divisées en médianes antérieures et postérieures, en radiculaires, en périphériques. Les médianes antérieures sont celles qui nous intéressent le plus, au point de vue pathologique (voir la paralysie infantile). Ce sont elles, en effet, qui gagnent, après un parcours horizontal dans le sillon spinal antérieur, la corne antérieure de la moelle et la substance de Clarke et s'y résolvent en capillaires. Les artères radiculaires pénètrent dans la moelle en suivant le trajet des racines antérieures et postérieures; elles gagnent, les antérieures, la tête de la corne antérieure, le postérieur, la corne postérieure et le faisceau de Burdach. Les artères périphériques sont surtout destinées à la substance blanche (fig. 39).

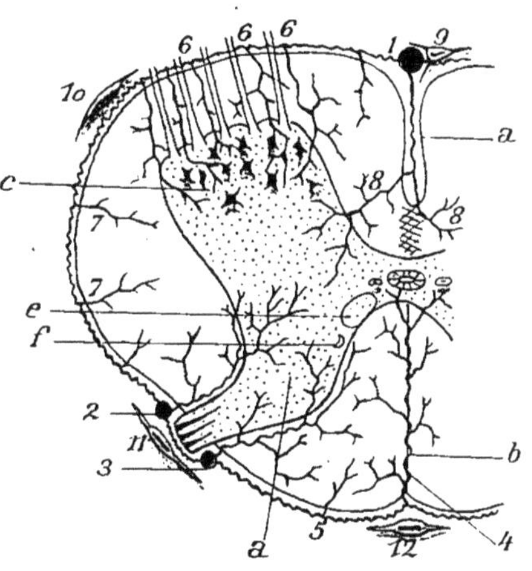

Fig. 39. — Coupe transversale schématique de la moelle pour montrer ses vaisseaux sanguins (d'après Debierre).

a, corne postérieure. — *b*, sillon postérieur. — *c*, corne antérieure. — *d*, sillon antérieur. — *e*, colonne de Clarke.

1, artère spinale antérieure. — 2, 3, artères radiculaires ou collatérales postérieures — 4, artère médiane postérieure. — 5, pie-mère. — 6, a. radiculaires ou collatérales antérieures. — 7, 7, a. périphériques. — 8, a. médiane antérieure. — 9, veine spinale antérieure (médiane antérieure). — 10, v. radiculaire antérieure. — 11, v. radiculaire postérieure. — 12, v. spinale postérieure (médiane postérieure).

Les veines médullaires aboutissent à six canaux collecteurs, situés en dehors de la moelle.

Comme dans les autres parties du névraxe la lymphe circule ici, non pas dans des lymphatiques vrais — il n'y en a point — mais dans les « interstices qui séparent les différents éléments histologiques » (de la moelle) et dans un « système de canaux spéciaux qui, sous le nom de gaines périvasculaires, se disposent tout autour des artères » (Testut). « Il y a donc, disent MM. Pierre Marie et Guillain (Société médicale des hôpitaux, 16 janvier 1903) des espaces injectables, décollables, qui peuvent être assimilés à des espaces lymphatiques et que peuvent suivre les microbes ou les substances toxiques. Par des expériences sur le chien vivant, nous avons pu constater que les granulations d'encre de Chine, injectées dans le cordon postérieur de cet animal, se répandaient dans le seul cordon postérieur, en suivant surtout une voie ascendante, et se dirigeaient, de plus, vers le canal central de la moelle. Aussi avons-nous pu dire qu'il y avait, dans les cordons postérieurs, un système d'espaces lymphatiques autonome, ne communiquant pas avec les espaces des cordons latéraux. »

Centres moteurs de la moelle. — Pour terminer, nous devons considérer encore la moelle au point de vue des centres fonctionnels moteurs que l'on connaît actuellement dans cet organe. Chaque segment médullaire, en effet, contient des centres, à la fois moteurs et trophiques, pour des groupes musculaires déterminés ; autrement dit, chaque groupe musculaire a son centre moteur dans la moelle, de sorte qu'il y a, dans toute la hauteur de l'axe spinal, un échelonnement des centres moteurs (et trophiques) qui commandent tous les mouvements partiels d'une articulation donnée.

C'est ainsi que dans le cône terminal se trouve le centre de motricité de l'anus et de la vessie ainsi que de l'appareil génital. C'est ainsi encore que la moelle sacrée préside aux muscles postéro-externes du membre inférieur, la moelle lombaire aux musles antéro-internes de ce même membre. Plus haut, le centre des muscles extenseurs du membre supérieur est situé en dessus du centre qui préside aux mouvements des muscles fléchisseurs.

Dans la moelle cervicale inférieure et dorsale supérieure enfin, nous avons le centre cilio-spinal dont l'excitation détermine la dilatation de la pupille et de la fente palpébrale du même côté.

LE BULBE

Le bulbe ou moelle allongée est la continuation directe de la moelle épinière qui lui sert de limite inférieure; en haut, il se continue dans la protubérance annulaire. C'est un renflement en forme de tronc de cône, aplati d'avant en arrière, et dont la grande base, dirigée en haut, est couronnée par la protubérance. Sa longueur est de 30 millimètres, son épaisseur de 12 à 15, sa largeur de 16 à 28.

Considéré dans ses rapports avec le canal cranio-vertébral, le bulbe est, pour ainsi dire, à cheval sur les deux segments principaux de ce canal, le crâne et le rachis. En avant, en effet, il commence vers la partie moyenne de l'apophyse odontoïde, puis, plus haut, s'incline sur la gouttière basilaire de l'occipital dont il est séparé par la dure-mère et des veines plus ou moins volumineuses. En arrière et sur la partie supérieure de ses faces latérales, il est embrassé par le cervelet, dont le sépare cependant le quatrième ventricule. En bas, mais toujours en arrière, il répond à l'intervalle occipito-atloïdien ; c'est sur ce point, au niveau duquel il paraît se continuer sans ligne de démarcation avec la moelle épinière, qu'il est tout à fait vulnérable, nœud vital, susceptible d'être atteint par un instrument qui viendrait le piquer au défaut du rachis.

Latéralement, et au-dessous du cervelet, les rapports du bulbe se font avec les condyles occipitaux et l'articulation occipito-atloïdienne.

Morphologie. — On considère au bulbe quatre faces, antérieure, postérieure et latérales, une base et un sommet (fig. 40 et 41).

Sur la face antérieure, de chaque côté du sillon médian antérieur, nous voyons deux cordons blancs longitudinaux, renflés sous forme de massue à leur partie supérieure : ce sont les pyramides antérieures. Leur continuité avec les cordons antérieurs de la moelle n'est qu'apparente, puisque les faisceaux s'entre-croisent en réalité, à la partie inférieure du bulbe — décussation des pyramides — pour se continuer, plus bas, avec d'autres cordons de la moelle que le cordon antérieur. Un sillon vertical, sillon collatéral antérieur du bulbe, sillon préolivaire, sépare les pyramides du cordon latéral du bulbe, ainsi que de deux éminences, surajoutées à ces cordons latéraux, et appelées olives. Les dix ou douze racines du nerf grand hypoglosse émergent du fond de ce sillon collatéral antérieur ou préolivaire (fig. 40 et 41).

Les faces latérales sont délimitées chacune par le sillon préoli-

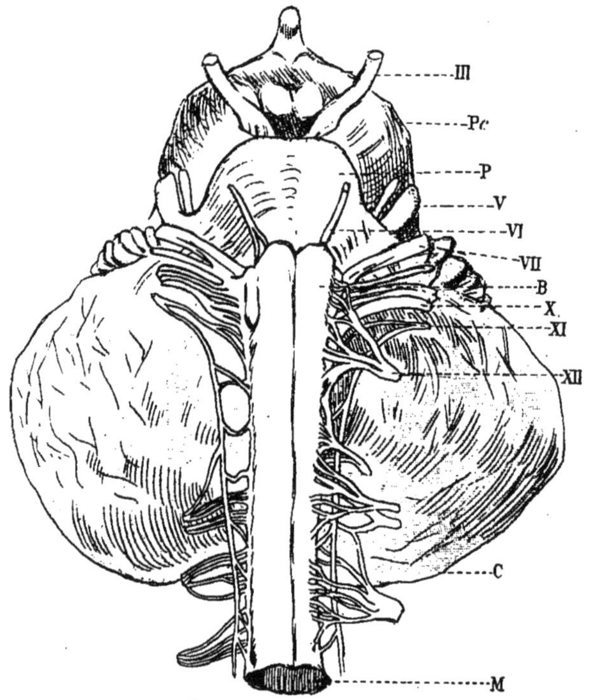

Fig. 40. — Face antérieure du bulbe et de l'isthme de l'encéphale.

M, moelle. — C, cervelet. — XII, grand hypoglosse. — XI, nerf spinal. — B, bulbe. — X, pneumogastrique. — VII, facial. — VI, oculo-moteur externe. — V, trijumeau. — P, protubérance. — Pc, pédoncule cérébral. — III, oculo-moteur commun.

vaire antérieurement, et du côté de la face postérieure par un nouveau sillon, le sillon collatéral postérieur, ou rétro-olivaire, continuation du sillon collatéral postérieur de la moelle et d'où émergent les filets radiculaires du spinal, du pneumogastrique et du glosso-pharyngien (fig. 42).

Entre les deux sillons pré et rétro-olivaire, mais beaucoup plus proche du premier, se trouve l'olive déjà nommée. Tout à fait en haut, entre l'olive et la protubérance, la face latérale du bulbe est creusée d'une petite dépression, de profondeur variable, la fossette sus-olivaire; elle donne naissance au nerf facial et, en arrière de lui, à l'intermédiaire de Wrisberg. Le nerf auditif a un point d'émergence plus postérieur encore que les deux précédents et quitte le névraxe au niveau de la fossette latérale du bulbe, laquelle continue en arrière la fossette sus-olivaire. Tout à fait en bas, entre

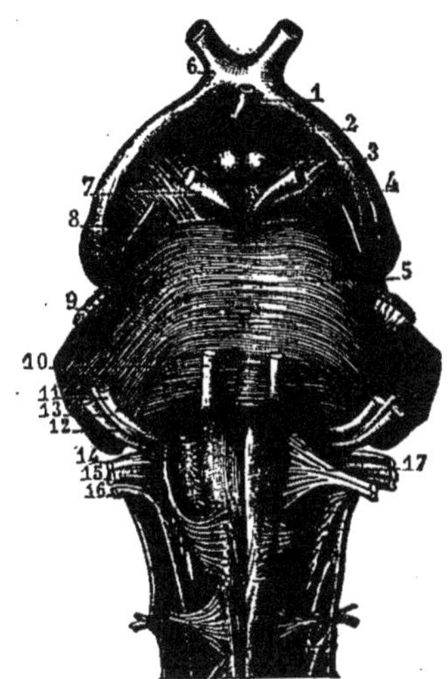

Fig. 41. — Face antérieure du bulbe rachidien pour montrer les olives et les fibres arciformes des olives.

1, tuber cinereum. — 2, infundibulum, plancher du 3e ventricule. — 3, tubercules mamillaires. — 4, pédoncule cérébral. — 5, protubérance annulaire. — 6, chiasme des nerfs optiques. — 7, nerf moteur oculaire commun. — 8, nerf pathétique. — 9, nerf trijumeau. — 10, moteur oculaire externe. — 11, nerf facial. — 12, nerf acromatique. — 13, nerf intermédiaire de Wrisberg. — 14, nerf glosso-pharyngien. — 15, nerf pneumogastrique. — 16, nerf spinal. — 17, nerf grand hypoglosse.

l'olive et la moelle, la face latérale du bulbe présente des fibres blanches arquées qui descendent des corps restiformes ou continuations bulbaires des faisceaux de Burdach de la moelle, et le croisent en sautoir pour se terminer au niveau de la pyramide antérieure : ce sont les fibres arciformes (fig. 42). Un peu plus bas encore, on voit une tache grisâtre qui n'est autre chose que la tête de la corne postérieure de la substance

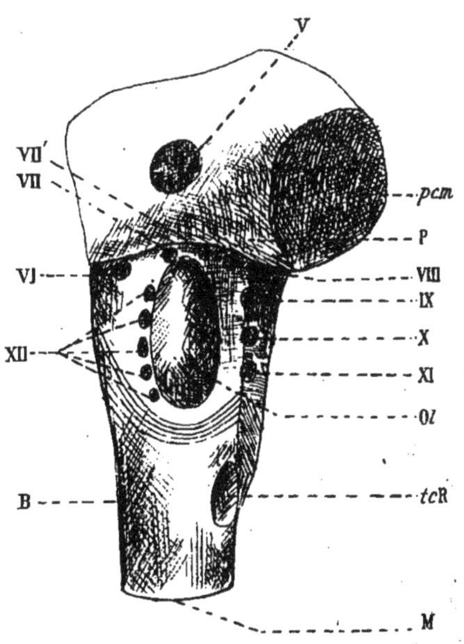

Fig. 42. — Schéma de la face latérale du bulbe, pour montrer l'émergence des nerfs bulbaires.

M, moelle. — B. bulbe. — P, protubérance. — Ol, olive. — TcR. tubercule cendré de Rolando. — pcm, pédoncule cérébelleux moyen. — V, trijumeau. — VI, n. oculo-moteur externe. — VII, n. facial. — VII', nerf intermédiaire. — VIII, nerf auditif. — IX, glosso-pharyngien. — X, pneumogastrique. — XI, spinal. — XII, émergence de l'hypoglosse.

grise, recouverte par quelques fibres blanches : c'est le tubercule cendré de Rolando.

Examinons maintenant la face postérieure du bulbe (fig. 43). Le tiers inférieur reproduit l'aspect de la face postérieure de la moelle avec son sillon médian postérieur et ses deux cordons postérieurs, situés de chaque côté du sillon. Tout change, en revanche, quand nous passons aux deux tiers supérieurs. C'est que les cordons postérieurs, jusque-là verticaux et juxtaposés, s'écartent l'un de l'autre et obliquent en dehors de façon à laisser entre eux une surface, toute de substance grise, en forme de V à ouverture supérieure. Cette surface grise, répondant morphologiquement au canal central qui s'est dilaté, constitue le plancher du quatrième ventricule (fig. 43).

On appelle pédoncules cérébelleux inférieurs, corps restiformes les deux cordons postérieurs divergents qui forment les branches du V et bordent le plancher du quatrième ventricule, ou mieux, sa moitié inférieure ; sa moitié supérieure, comme nous le verrons plus tard, appartenant à la protubérance. La portion interne de ces corps restiformes, continuation du cordon de Goll, plus renflée que l'externe et séparée d'elle par le sillon intermédiaire sur une partie de son trajet, est désignée sous le nom de pyramide postérieure du bulbe. Nous avons déjà dit que le sillon collatéral postérieur, avec ses trois nerfs, spinal, pneumogastrique et glosso-pharyngien qui en émergent, séparait le corps restiforme du cordon latéral du bulbe. Quant aux formations placées sur le plancher même du quatrième ventricule, nous en reportons l'étude au chapitre morphologie de la protubérance. La base se continue avec la protubérance annulaire ; le sommet, avec la moelle épinière (fig. 40).

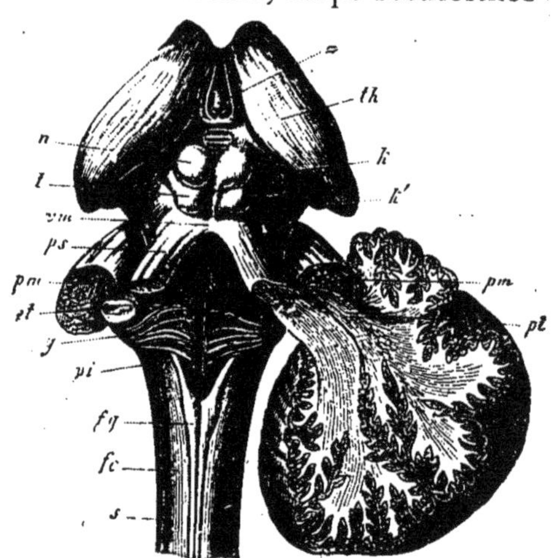

Fig. 43. — Face postérieure du bulbe rachidien et de l'isthme de l'encéphale.

z, glande pinéale. — *th*, couche optique. — *k*, corps genouillé interne. — *k'*, corps genouillé externe. — *pm*, pédoncule cérébelleux moyen. — *pi*, pédoncules cérébelleux inférieurs. — *s*, cordon latéral. — *fg*, funicules grêles. — *fe*, cordon postérieur. — *et*, plancher du quatrième ventricule. — *ps*. pédoncules cérébelleux supérieurs. — *t*, tubercules quadrijumeau (testes). — *n*, tubercules quadrijumeaux (nates). — *y*, barbe de calamus. — *vm*, valvule de Vieussens.

Structure du bulbe. — Nous étudierons la structure du bulbe sur une série de coupes transversales qui sont les seules qui aient un intérêt pratique en anatomie pathologique.

1° Coupe passant par la partie inférieure de l'entre-croisement des pyramides, répondant à la limite de la moelle et du bulbe (fig. 44).

C'est à peu près l'aspect que présentent les coupes de la moelle cervicale. — Quelques particularités morphologiques doivent cependant être relevées et suffisent à différencier cette coupe de celles faites dans l'axe spinal. — C'est ainsi que les cornes postérieures sont plus inclinées en dehors, et cela parce que les cordons postérieurs, augmentés de volume, repoussent en avant et en dehors la substance grise. La corne antérieure ne ressemble pas non plus entièrement à la corne antérieure cervicale; il y a ici un amincissement considérable de la partie de la corne antérieure qui rattache la tête à la base.

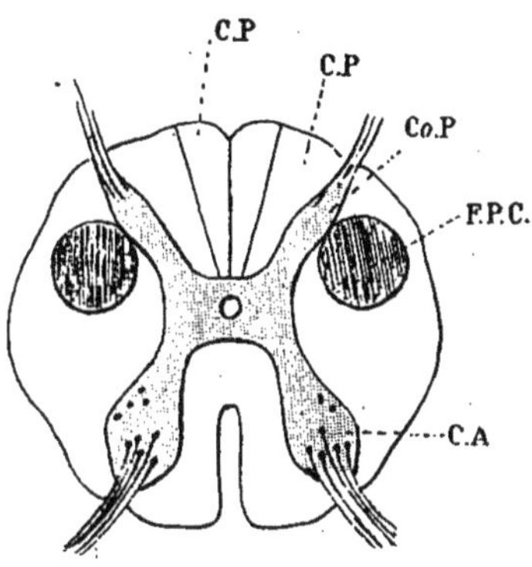

Fig. 44. — Coupe passant par la partie inférieure de l'entre-croisement des pyramides répondant à la limite de la moelle et du bulbe.

CP, cordon postérieur. — CoP, corne postérieure. — FPC, faisceau pyramidal croisé. — CA, corne antérieure.

2° Coupe portant sur la partie moyenne de l'entre-croisement moteur.

Sur cette coupe (voy. fig. 45) nous voyons s'effectuer l'entre-croisement des pyramides; nous voyons également la corne postérieure, jusque-là oblique en arrière et en dehors, affecter progressivement une direction horizontale.

Ces deux faits, entre-croisement des pyramides, corne postérieure horizontale, peuvent être interprétés de la façon suivante :

L'entre-croisement des pyramides, si important au point de vue de la pathologie de cette région, est un entre-croisement partiel. Le faisceau pyramidal direct, en effet, dont les fibres se sont déjà entre-croisées pendant leur trajet spinal dans la commissure blanche, passe directement dans le bulbe et y occupe le côté externe de la pyramide antérieure du côté correspondant, c'est-à-dire du même côté que dans la moelle. Le faisceau pyramidal croisé, au contraire, quitte progressivement la position postérieure qu'il occupait dans le cordon latéral de la moelle, s'infléchit en haut en dedans et en avant et, rencontrant, vers la ligne médiane, son homologue du côté opposé, s'entre-croise avec lui. Cet entre-croisement effectué, le faisceau pyramidal croisé vient occuper la partie interne et superficielle du côté non correspondant, c'est-à-dire du côté opposé à celui qu'il occupait dans la moelle. Il rencontre là le faisceau pyramidal direct et se confond avec lui. Le faisceau pyramidal direct et le faisceau pyramidal croisé de la moelle forment donc, à eux deux, la partie superficielle de la pyramide bulbaire. Ils constituent la voie pyramidal bulbaire. Comme le faisceau pyramidal croisé s'entre-croise dans le bulbe et que le faisceau pyramidal direct s'entre-croisera plus bas, dans la moelle, au fur et à mesure qu'il

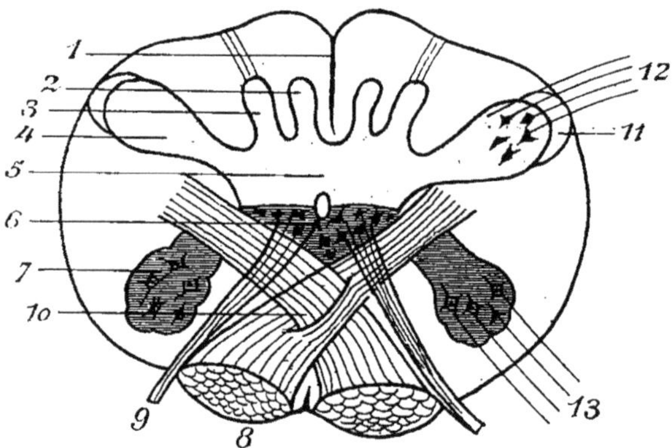

Fig. 45. — Coupe transversale du bulbe à la partie moyenne de l'entre-croisement des pyramides (Debierre).

1, sillon médian postérieur. — 2, noyau du cordon de Goll ou du cordon grêle. — 3, noyau du cordon de Burdach ou du corps rectiforme. — 4, corne postérieure. — 5, substance grise de la base des cornes postérieures. — 6, base des cornes antérieures. — 7, tête des cornes antérieures. — 8, pyramides. — 9, nerf grand hypogiosse. — 10, entre-croisement des pyramides. — 11, tubercule cendré de Rolando. — 12, racines postérieures. — 13, racines antérieures (La substance grise des cornes antérieures est en gris foncé, celle des cornes postérieures en gris clair).

approchera des cornes antérieures auxquelles il est destiné, il en résulte que la voie motrice, dans sa totalité, s'entre-croise et que les incitations motrices, parties par exemple de l'hémisphère cérébral gauche, aboutissent aux muscles du côté droit du corps et que, vice versa, les incitations motrices issues de l'hémisphère droit, font mouvoir le côté gauche du corps. Il en résulte aussi qu'une lésion, intéressant la voie pyramidale au-dessus du niveau de notre coupe (voir fig. 46), aura pour conséquence de déterminer une hémiplégie croisée, c'est-à-dire une paralysie motrice du côté opposé à la lésion. Une lésion, intéressant la voie pyramidale au-dessous du niveau de notre coupe, devra, pour léser les deux faisceaux moteurs directs et croisés, être une hémisection de la moelle ; elle aura pour conséquence une hémiplégie directe, spinale, c'est-à-dire une paralysie constituant un des éléments du syndrome de Brown-Séquard. (Voir, pour le syn-

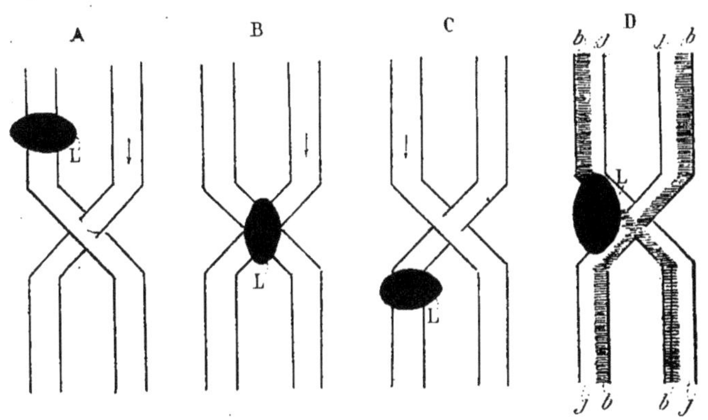

Fig. 46. — Les quatre types de paralysies pouvant être causés par une lésion de l'entre-croisement moteur.

A. paralysie du bras et de la jambe du côté opposé à celui de la lésion de la voie pyramidale. — B. paralysie des deux bras et des jambes par lésion simultanée des deux voies pyramidales, gauche et droite, au moment de leur entre-croisement. — C. paralysie du bras et de la jambe du même côté que la lésion (syndrome de Brown-Séquard). — D, paralysie croisée (rare). La jambe paralysée est du même côté que la lésion ; le bras paralysé est croisé par rapport à la lésion. — L, lésions. — *b*, bras. — *j*, jambe.

drome de Brown-Séquard, le chapitre Compressions de la moelle.)

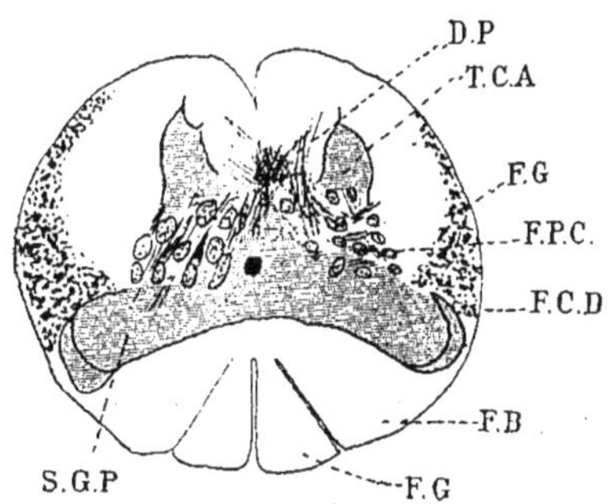

Fig. 47. — Coupe du bulbe passant par l'extrémité inférieure de l'entre-croisement pyramidal, montrant la situation à ce niveau des faisceaux de Gowers et cérébelleux direct (imité de A. Thomas, *Le Cervelet*).

DP, décussation des pyramides. — TCA. tête de la corne antérieure. — FG, faisceau de Gowers. — FPC, faisceau pyramidal croisé. — FCD, faisceau cérébelleux direct. — FB, faisceau de Burdach. — FG, faisceau de Goll. — SGP, substance grise postérieure.

Par suite de l'entre-croisement bulbaire des faisceaux pyramidaux croisés, décussation des pyramides, les cornes antérieures sont coupées en deux, la tête est séparée de la base, la corne est décapitée. C'est qu'en effet, au-dessous de la décussation, dans la moelle, le faisceau pyramidal croisé occupe la partie postérieure du cordon latéral. Au-dessus de cette décussation, dans la pyramide antérieure, au contraire, il sera très superficiel. Il aura donc effectué un trajet non seulement oblique de bas en haut, mais aussi d'arrière en avant et de dehors en dedans, à travers la corne antérieure. Des deux parties de la corne antérieure ainsi divisée, l'une postérieure, base de la corne, demeurera en rapport avec la commissure grise et l'épendyme, c'est-à-dire avec le plancher du quatrième ventricule qui n'est que la partie antérieure du canal épendymaire fortement évasé ; l'autre antérieure, constituera une colonne grise, à situation plus antérieure et surtout plus externe.

Les autres faisceaux, faisceau fondamental, faisceau de Gowers, faisceau cérébelleux direct, cordons postérieurs, occupent à ce niveau sensiblement la même position respective que dans la moelle (voy. fig. 47).

Nous avons vu que tandis que la tête de la corne antérieure prenait, dans le bulbe, après la décussation motrice, une position antérieure, mais surtout externe, la base de cette corne demeurait en rapport intime avec l'épendyme, même après sa transformation, par agrandissement et étalement en surface, en quatrième ventricule. Les cornes postérieures subissent une destinée analogue. Dès la formation du quatrième ventricule, après écartement en V des cordons postérieurs, nous voyons la base de cette corne postérieure, jusque-là placée en arrière du canal épendymaire, être repoussée en dehors et en avant : et venir s'étaler sur le plancher du quatrième ventricule à côté, et en dehors, de la base de la corne antérieure. La tête de la corne postérieure, entraînée dans ce mouvement, est également déjetée en dehors. — Ainsi s'explique la position horizontale que prend, sur notre coupe, la substance grise bulbaire (voy. fig. 48).

Sur cette même coupe de l'entre-croisement moteur on aperçoit aussi deux excroissances de la base de la corne postérieure ; l'une plus interne et plus visible à ce niveau, est le noyau du cordon de Goll, l'autre plus externe, moins visible est désignée sous le nom de noyau de Burdach.

3° Coupe passant par l'entre-croisement sensitif (voy. fig. 49).

Ici nous assistons à un nouvel entre-croisement, celui des faisceaux sensitifs du ruban de Reil, c'est-à-dire des faisceaux, qui issus des prolongements gris de la corne postérieure, désignés dans la coupe précédente sous les noms de noyau de Goll et de noyau de Burdach, quittent leur position postérieure, derrière la corne postérieure, comme les noyaux dont ils émanent, pour venir se placer dans la pyramide antérieure, en arrière des faisceaux pyramidaux. Pour effectuer leur entre-croisement, c'est-à-dire leur trajet très oblique en haut et surtout en avant et en dedans, ces faisceaux sensitifs, issus des noyaux de Goll et de Burdach, n'ont d'autre ressource que de passer à travers les cornes postérieures, en les divisant en deux tronçons. Comme l'avaient fait les faisceaux pyramidaux pour la corne antérieure, les faisceaux sensitifs séparent donc la tête de la corne postérieure de la base ; ils décapitent les cornes postérieures qui dès lors forment dans le bulbe — et d'ailleurs aussi dans la protubérance, ainsi qu'on

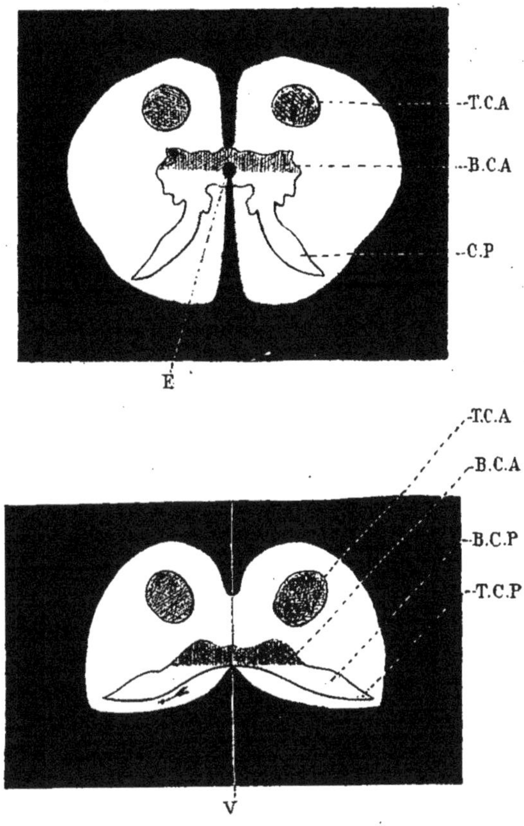

Fig. 48. — Schéma montrant les modifications que subit la substance grise bulbaire par la formation du 4e ventricule.

TCA, tête de la corne antérieure. — BCA, base de la corne antérieure. — CP, corne postérieure. — E, épendyme. — BCP, base de la corne postérieure. — TCP, tête de la corne postérieure. — V, 4e ventricule.

le verra, — deux colonnes grises longitudinales sur les coupes en hauteur, deux noyaux sur les coupes transversales (comme celle-ci). De ces noyaux, ou si l'on préfère de ces colonnes grises, naîtront les nerfs sensitifs bulbo-protubérantiels comme naissent des noyaux ou colonnes, délimités dans la corne antérieure par l'entre-croisement moteur, les nerfs moteurs du bulbe et de la protubérance.

Une fois entre-croisés, les faisceaux sensitifs du ruban de Reil viennent se placer en arrière de la voie pyramidale dans les pyramides antérieures dont ils constituent la portion sensitive (voy. sur la fig. 48 la coupe du ruban de Reil). De là, toujours sous le nom de ruban de Reil, ils effectueront un trajet ascendant, jusque dans le cerveau.

Quelle est maintenant la signification anatomique et fonctionnelle de ces faisceaux du ruban de Reil ? Nous avons vu qu'ils

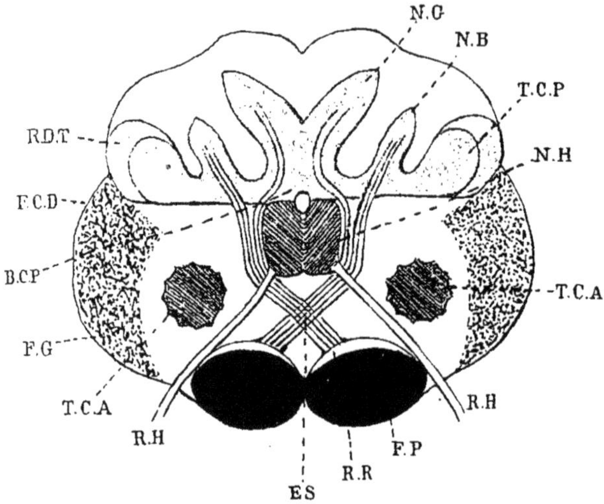

Fig. 49. — Coupe transversale du bulbe passant par l'entre-croisement sensitif.

RDT, racine descendante du trijumeau. — FCD, faisceau cérébelleux direct. — BCP, base de la corne postérieure. — FG, faisceau de Gowers. — TCA, tête décapitée de la corne antérieure. — RH, racine de l'hypoglosse. — ES, entre-croisement sensitif. — RR, ruban de Reil ou faisceau sensitif. — FP, faisceau pyramidal. — NH, base de la corne antérieure (noyau de l'hypoglosse). — TCP, tête de la corne postérieure. — NB, noyau de Burdach. — NG, noyau de Goll.

émanaient des noyaux des cordons postérieurs du bulbe ou noyaux de Goll et de Burdach. Mais ces noyaux ne sont autre chose que les aboutissants des faisceaux postérieurs de la moelle épinière; plus exactement, c'est autour de leurs cellules constitutives que s'arborisent les fibres radiculaires postérieures longues (voir cordon postérieur et racines postérieures au chapitre Structure de la moelle épinière), des cordons postérieurs, fibres longues que nous avions ainsi différenciées des fibres radiculaires postérieures moyennes qui se terminent dans la colonne de Clarke, et des fibres radiculaires postérieures courtes dont le cylindraxe s'épuise dans la substance grise médullaire, peu après leur entrée dans l'axe spinal. Ces fibres sensitives longues sont aussi celles qui, au niveau du collet du bulbe, constituent en entier le faisceau de Goll et en grande partie le faisceau de Burdach. Les noyaux de Goll et de Burdach ne sont donc rien autre que les noyaux terminaux intrabulbaires du faisceau sensitif postérieur, ou, plus précisément, des fibres longues de ce faisceau.

Les cellules nerveuses de noyaux de Goll et de Burdach, à leur tour, émettent des cylindraxes, « fibres nouvelles continuant les premières après une simple interruption dans les noyaux précités » (Testut). Ces fibres ou cylindraxes se dirigent en haut et ne tardent pas à se partager en deux groupes dont l'un destiné, au cervelet (fibres arciformes) ne nous intéresse pas encore, mais dont l'autre sous le nom de ruban de Reil, constituera précisément les faisceaux dont nous avons vu l'entre-croisement.

Pour certains neurologistes (Senator, Goldscheider, Bogatschow) la voie sensitive, dont nous venons de voir l'entre-croisement bulbaire, n'appartiendrait pas à tous les modes de la sensibilité. Seuls, la sensibilité tactile et le sens musculaire la parcourraient, tandis que les impressions douloureuses et thermiques passeraient par des voies, déjà entre-croisées dans la moelle, et qui dans le bulbe, seraient situées en arrière du ruban de Reil, dans les zones occupées par le prolongement bulbaire du faisceau fondamental antéro-latéral de la moelle, c'est-à-dire dans la formation réticulaire (voir la fig. 50). Il en résulterait cette conclusion qu'une lésion, atteignant le ruban de Reil avant son entre-croisement bulbaire, déterminerait toujours de l'hémianesthésie avec hémiataxie du côté même de cette lésion, tandis qu'il y aurait hémianesthésie et hémiataxie croisée après atteinte du ruban de Reil au-dessus de l'entre-croisement sensitif. L'exactitude de ces faits n'est malheureusement pas encore établie de façon absolue.

Disons, pour terminer, que deux autres voies sensitives, le faisceau de Gowers et le faisceau cérébelleux direct, occupent à ce niveau (voir la coupe fig. 49) une situation analogue à celle qui leur a été décrite dans la moelle. Ce n'est que plus haut, ainsi qu'on le verra, que ces deux faisceaux se sépareront, l'un, le faisceau de Gowers, déjà entre-croisé, paquets par paquets, dans toute la hauteur de la commissure antérieure spinale, pour se rapprocher du ruban de Reil au-dessus de l'entre-croisement sensitif et se fusionner avec lui, l'autre, le faisceau cérébelleux direct, pour se jeter dans le corps restiforme au niveau de ce que nous décrirons sous le nom d'olive bulbaire (voir la coupe suivante) et gagner ainsi le cervelet, en lui apportant les impressions sensitives inconscientes qui servent à l'équilibre (incoordination par lésion du corps restiforme).

Dans notre figure 50, la disposition des éléments constitutifs du bulbe est notablement plus complexe. La voie pyramidale, c'est-

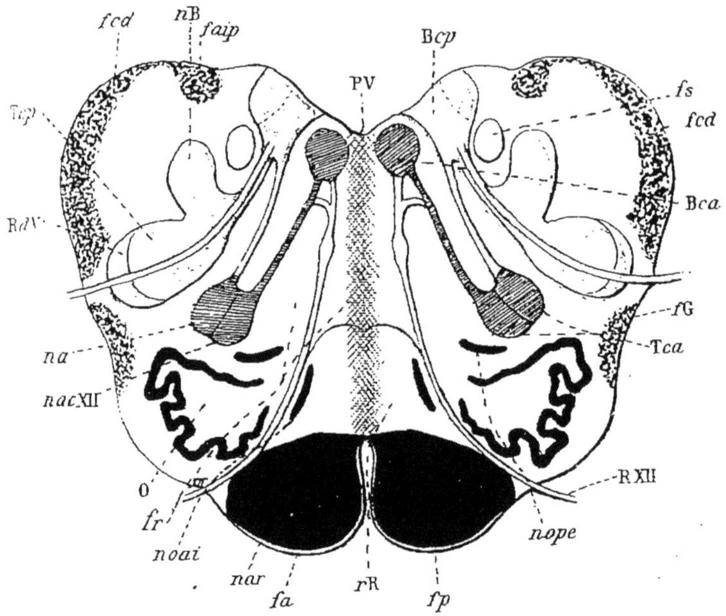

Fig. 50. — Coupe du bulbe rachidien au niveau de la partie moyenne des olives (d'après Testut, modifié). (Les fibres arciformes ne sont pas représentées.) Les fibres du faisceau cérébelleux direct et des cordons postérieurs, marchent à la rencontre les unes des autres et ne forment plus qu'un seul groupe, lorsque le corps restiforme est complètement constitué (A. Thomas).

rR, ruban de Reil. — *fp*, faisceau pyramidal. — *nope*, noyau juxta-olivaire postéro-externe. — RXII, racines de l'hypoglosse. — *Tca*, tête de la corne antérieure (noyau accessoire de l'hypoglosse et noyau des nerfs mixtes). — *fG*, faisceau de Gowers. — *Bca*, base de la corne antérieure ou noyau de l'hypoglosse. — *fs*, faisceau solitaire. — *Bcp*, base de la corne postérieure ou noyau sensitif des nerfs mixtes. — PV, plancher du quatrième ventricule. — *nB*, noyau de Burdach. — *faip*, fibres arciformes internes postérieures. — *fcd*, faisceau cérébelleux direct. — *Tcp*, tête de la corne postérieure. — *RdV*, racine descendante du trijumeau. — *NaCXII*, noyau accessoire de l'hypoglosse. — *na*, noyau moteur des nerfs mixtes (noyau ambigu). — O, olive. — *noai*, noyau juxta-olivaire antéro-interne. — *fr*, formation réticulaire. — *nar*, noyaux arciformes ou prépyramidaux. — *fa*, fibres arciformes.

à-dire l'ensemble des neurones moteurs cortico-spinaux, occupe la même place que sur la coupe précédente. Immédiatement en arrière de cette voie pyramidale se voit le faisceau sensitif ou ruban de Reil, dont on a suivi l'entre-croisement (voir la coupe précédente) et, plus en arrière encore, s'étendant dans le sens antéro-postérieur depuis le plancher du quatrième ventricule jusqu'au ruban de Reil, en largeur depuis la ligne médiane jusqu'à la tête de la corne postérieure, coiffée par la racine sensitive du trijumeau, la formation réticulaire. Cette formation réticulaire contient des fibres transversales, réalisant des connexions cérébelleuses (non figurées sur la coupe) et des fibres longitudinales qui ne sont autres que le faisceau fondamental du bulbe, continuation directe, c'est-à-dire non entre-croisée, du faisceau fondamental antéro-latéral de la moelle, ensemble de neurones cordonaux reliant la substance grise d'un étage de la moelle à la substance grise d'un autre étage médullaire plus haut ou plus bas placé, et qui sont en rapport les uns avec la motilité, les autres avec la sensibilité, selon qu'ils relient entre elles des régions sensitives ou motrices de la substance grise. Il en résulte que le faisceau fondamental du bulbe, qui n'en est que la continuation, contient également des éléments de deux espèces, les uns moteurs, les autres sensitifs. Nous avons dit que certains anatomistes y placent également des voies sensitives à long trajet, reliant la moelle, ou mieux les racines sensitives spinales aux centres supérieurs et transmettant à ces centres supérieurs, directement, c'est-à-dire sans avoir subi d'entre-croisement bulbaire, les impressions douloureuses et thermiques. Mais si l'on poursuit ces fibres jusqu'à leur origine médullaire, ou mieux, radiculaire spinale, on les verrait, tout près de leur origine, traverser la ligne médiane, puis la corne postérieure du côté opposé, pour se joindre, en fin de compte, aux autres fibres sensitives qui, elles, ont pris le chemin des cordons postérieurs. Il y a donc, là aussi, entre-croisement sensitif, mais entre-croisement sensitif spinal et non bulbaire, en sorte que toutes les voies sensitives s'entre-croiseraient, qu'elles servent à la douleur, aux impressions thermiques, au tact ou au sens musculaire ; il n'y aurait qu'une différence de niveau. Quoi qu'il en soit, les fibres du faisceau fondamental du bulbe se disséminent, fort irrégulièrement, au sein de la substance réticulaire. Un certain nombre se groupe cependant pour constituer la bandelette longitudinale postérieure (voir coupe de la protubérance).

« Au niveau du bulbe, le faisceau cérébelleux direct se confond par son extrémité antérieure avec le faisceau de Gowers, puis il s'en sépare peu à peu, ses fibres contournant en dehors et sur une assez grande hauteur la racine descendante du trijumeau ; à mesure que ses fibres atteignent le bord postérieur de cette racine et se placent en arrière d'elle, le corps restiforme apparaît progressivement. » (Thomas.) Le faisceau de Gowers, ajoute Thomas. garde dans le bulbe sa position excentrique; il est situé en arrière de l'olive dont le sépare un champ médullaire qui devient de plus en plus épais dans les coupes plus élevées; ce champ médullaire n'est autre que le faisceau central de la calotte (voir plus bas, l'olive). L'étude des coupes sériées démontre qu'à la limite supérieure du bulbe, le faisceau de Gowers est beaucoup moins riche en fibres qu'au-dessous du bulbe, un assez grand nombre de ses fibres se terminant dans la substance grise réticulée du bulbe (noyau du cordon latéral, noyau latéral du bulbe de Bechterew).

On trouve encore, dans la substance réticulée, outre ce noyau latéral du bulbe de Bechterew, un deuxième noyau, noyau de Roller, noyau central inférieur de Bechterew, situé un peu en arrière du hile de l'olive et qui « entre en relation avec les fibres du faisceau fondamental antéro-latéral de la moelle » (Testut). Pour Bechterew, un grand nombre de fibres sensitives du faisceau fondamental antéro-latéral se termineraient dans ce noyau.

Enfin Bechterew et d'autres auteurs ont décrit des fibres d'origine cérébelleuse, interrompues dans des noyaux gris bulbaires ou protubérantiels et qui traverseraient la formation réticulaire, puis parcourraient le cordon antéro-latéral spinal, apportant à la moelle des impulsions coordonatrices pour son activité musculaire. Les fibres arciformes seront étudiées avec le cervelet.

La substance grise et le canal épendymaire sont le siège des remaniements les plus importants. Ici, en effet, s'est effectué l'élargissement considérable du canal central, élargissement seulement ébauché dans les coupes précédentes. Le quatrième ventricule s'est constitué. Nous en avons déjà indiqué les conséquences au point de vue de la position ultérieure des éléments de la substance grise (voir la fig. 48) et nous avons expliqué le rejettement sur les côtés, très net ici, des formations nerveuses qui encerclaient le canal épendymaire en arrière. Aussi ne s'étonnera-t-on pas de trouver la tête de la corne antérieure (noyau accessoire de l'hypoglosse et surtout noyau ambigu ou moteur des nerfs mixtes) à distance de la base de cette corne (aile blanche interne, à ce niveau; noyau principal du nerf grand hypoglosse) laquelle longe la ligne médiane, sur le plancher du quatrième ventricule. On comprendra aussi que la tête de la corne postérieure (noyau bulbaire ou sensitif du trijumeau), coiffée par la racine qui en émane, ne soit plus située en arrière de la base de cette corne (à ce niveau aile grise et blanche externe, noyau sensitif du pneumogastrique, plus haut du glosso-pharyngien et de l'intermédiaire de Wrisberg,) de la racine vestibulaire de l'auditif (aile blanche

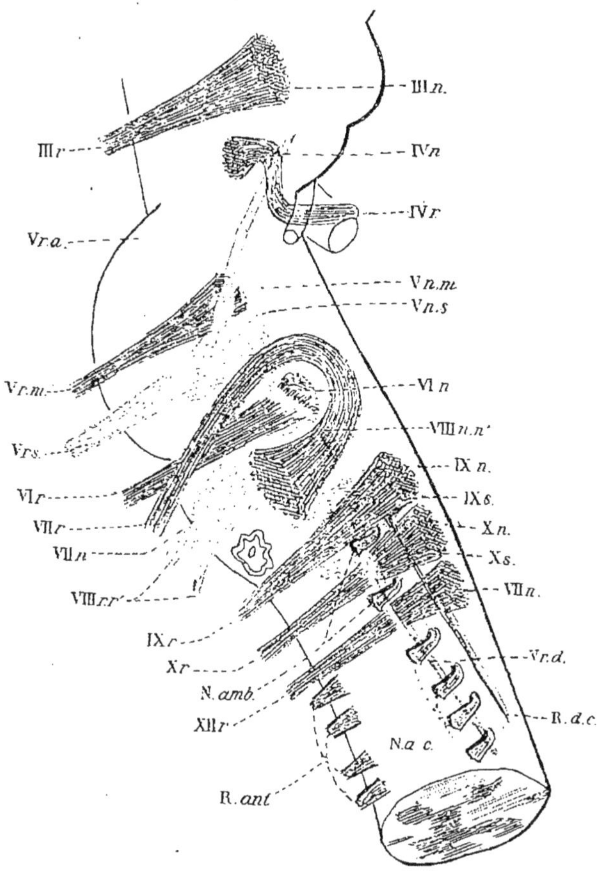

Fig. 51. — Les noyaux bulbaires.

III*n* et III*r*, noyau et racine de l'oculo-moteur commun. — IV*n* et IV*r*, noyau et racine du pathétique. — V*nm*, V*nr*, noyau moteur et racine motrice du trijumeau. — V*rs*, racine d'origine du trijumeau sensitif. — V*ns*, V*ra* et V*rd*, noyau terminal, racine ascendante et racine descendante du trijumeau sensitif. — VI*n* et VI*r*, noyau et racine de l'oculo-moteur externe. — VII*n* et VII*r*, noyau et racine du facial. — VIII*n* VIII*n'* VIII*r*, et VIII*r'*, noyaux terminaux et racines de l'auditif. — IX*n* et IX*r*, noyau et racine du glosso-pharyngien moteur. — IXS. Noyau terminal du glosso-pharyngien sensitif. — X*n* et X*r*, noyau et racine du pneumogastrique moteur. — X*s*, noyau terminal du pneumogastrique sensitif. — R*dc*, racine descendante commune des deux nerfs précédents. — XII*n* et XII*r*. noyau du grand hypoglosse. — R. *ant.*, racine antérieure des premières paires cervicales. — N. *amb*, noyau ambigu glosso-pharyngien. — N*ac*, noyaux accessoires du trijumeau moteur. — O, olive inférieure.

externe) mais soit déjetée latéralement par rapport à elle, en contiguité avec le plancher du quatrième ventricule. A ce niveau le noyau de Burdach persiste ; le noyau de Goll a disparu.

Entre le noyau de Burdach et le noyau sensitif du pneumogastrique se voit la coupe du faisceau solitaire de Stilling dont l'étude ne peut être séparée de celle des origines réelles des nerfs mixtes. (Voy. fig. 51).

Nous représentons enfin, sur la figure 50, une formation nouvelle, l'olive inférieure ou olive bulbaire. C'est une lame de substance grise, irrégulièrement plissée, située entre le faisceau pyramidal en avant et la tête de la corne antérieure en arrière (ici noyau accessoire de l'hypoglosse et surtout noyau ambigu ou moteur des nerfs mixtes). En dedans et en dehors, l'olive est longée par ses deux noyaux accessoires, le noyau juxta-olivaire antéro-interne et le noyau juxta-olivaire postéro-externe. Étant données ses relations avec le cervelet, l'olive paraît être un centre de l'équilibration (Bechterew). Elle n'est pas reliée uniquement au cervelet; Bechterew a décrit en effet, sous le nom de faisceau olivaire de la moelle cervicale, un petit faisceau qui unit l'olive aux cornes antérieures de la moelle cervicale, et sous le nom de faisceau central de la calotte, un autre faisceau qui, né de l'olive, traverserait de bas en haut la substance réticulée du bulbe, la protubérance, la calotte du pédoncule, pour venir se terminer au voisinage de la substance grise du troisième ventricule. « C'est vraisemblablement le même faisceau qui a été signalé naguère par Luys (Société de Biol., 1895) sous le nom de faisceau cérébro-olivaire » (Testut).

Nous ne pouvons entrer ici dans des considérations détaillées sur la physiologie du bulbe (voir à cet effet, les traités récents de physiologie). Rappelons ici seulement que le bulbe contient :

Un centre respiratoire ; la piqûre du bulbe au niveau de la pointe du calamus (nœud vital de Flourens) arrête immédiatement la respiration. Ce n'est pas d'ailleurs le seul centre respiratoire ; il y en a d'autres encore, échelonnés dans toute la base de l'encéphale (Brown-Séquard) et surtout dans la moelle.

Un centre phrénateur du cœur, situé tout près du premier ; des centres de la déglutition, de la mastication, de l'articulation, du vomissement, etc.

Le centre vaso-dilatateur, le centre vaso-constricteur surtout, encore mal localisés, ont une importance en pathologie bulbaire. La paralysie de ce dernier centre, associée à la paralysie du centre modérateur du cœur, est peut-être le substratum physiologique de la maladie de Basedow. Il lui a attribué un rôle dans les migraines.

C'est enfin en piquant la partie inférieure du quatrième ventricule que Claude Bernard provoqua le premier la glycosurie chez l'animal. La polyurie et l'albuminurie peuvent également dépendre d'une lésion bulbaire.

LA PROTUBÉRANCE ANNULAIRE

Morphologie de la protubérance. — On considère à la protubérance :

Une face *antérieure*, reposant sur la gouttière basilaire de l'occi-

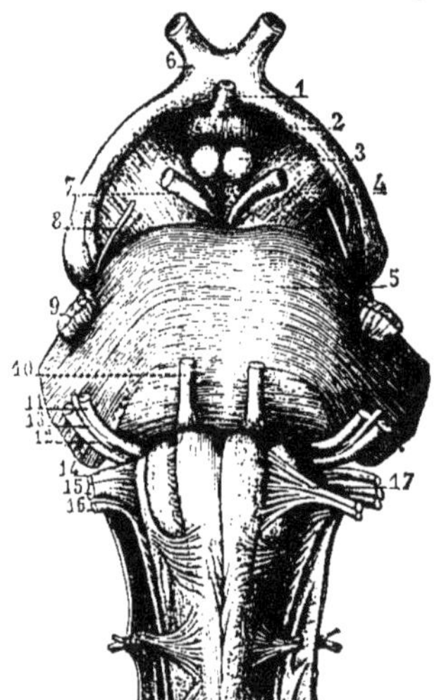

Fig. 52. — Face antérieure de la protubérance.

1, tuber cinereum. — 2, infundibulum (plancher du 3e ventricule). — 3, tubercules mamillaires. — 4, pédoncule cérébral. — 5, protubérance annulaire. — 6, chiasma des nerfs optiques. — 7, n. oculo-moteur commun. — 8, n. pathétique. — 9, nerf trijumeau. — 10, n. moteur oculaire externe. — 11, n. facial. — 12, n. acoustique. — 13, n. intermédiaire de Wrisberg. — 14, n. glosso-pharyngien. — 15, pneumogastrique. — 16, n. spinal. — 17, n. grand hypoglosse.

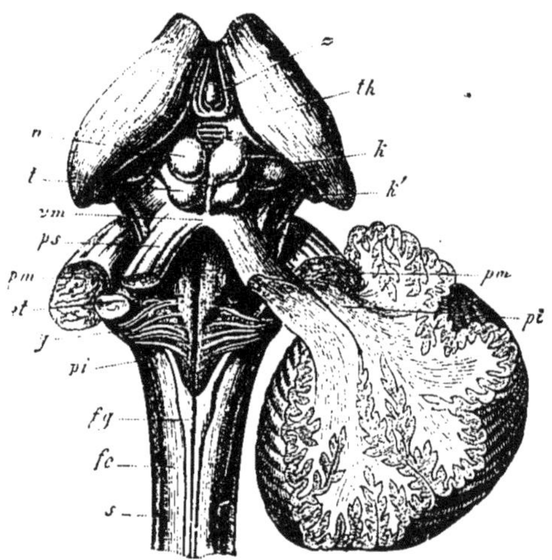

Fig. 53. — Face postérieure de la protubérance.

t, glande pinéale. — *th*, couche optique. — *k*, corps genouillé externe. — *pm*, pédoncules cérébelleux moyens. — *pi*, pédoncules cérébelleux inférieurs. — *s*, cordon latéral. — *fg*, funicules grêles. — *fc*, cordons postérieurs et plancher du 4e ventricule. — *ps*, pédoncules cérébelleux supérieurs. — *t*, tubercules quadrijumeaux (*testes*). — *n*, tubercules quadrijumeaux (*nates*). — *y*, barbes de calamus. — *vm*, valvule de Vieussans.

pital et présentant un sillon médian antéro-postérieur, sillon basilaire, qui loge le tronc basilaire et qui sépare les deux saillies dues aux pyramides protubérantielles. L'origine apparente du nerf trijumeau est plus en dehors ; le pédoncule cérébelleux moyen plus en dehors encore (fig. 52).

Une face *postérieure* qui fait partie du plancher du quatrième ventricule (voir plus loin) (fig. 53).

Une face *supérieure* qui se confond avec les pédoncules cérébraux.

Une face *inférieure* qui se continue avec la base du bulbe.

Deux faces *latérales* que rien ne distingue de l'origine des pédoncules cérébelleux moyens et qui s'enfoncent dans les hémisphères cérébelleux.

Structure de la protubérance. — Elle doit être étudiée sur des coupes transversales, faites en série (voy. fig. 54).

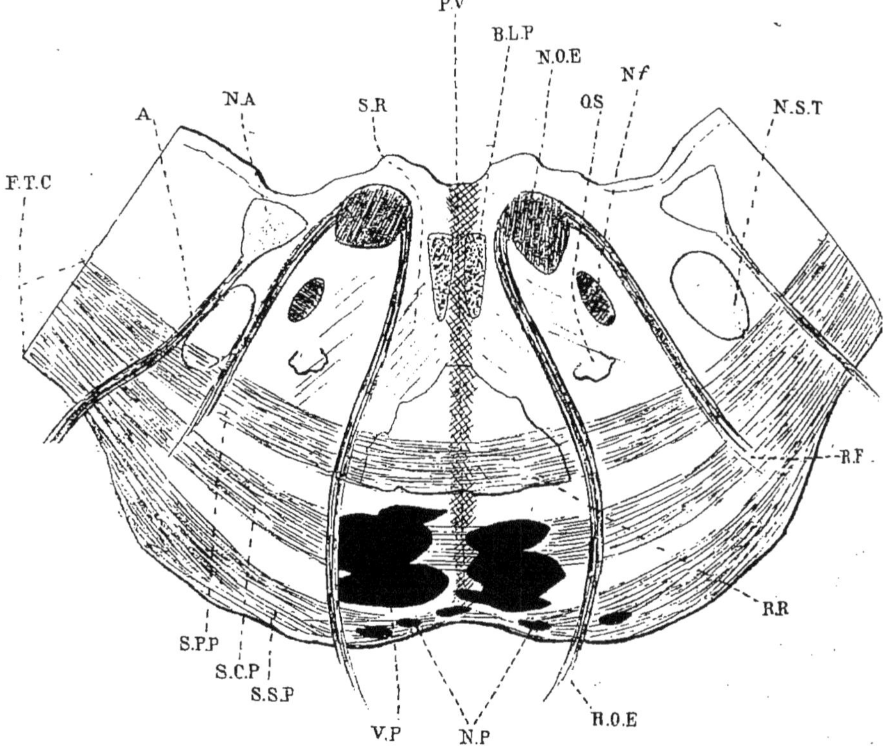

Fig. 54. — Coupe de la protubérance à la partie inférieure.

FTC, fibres transversales d'origine cérébelleuse. — A, nerf acoustique. — NA, noyau de l'acoustique. — SR, substance réticulée. — PV, plancher du 4e ventricule. — BLP, bandelette longitudinale postérieure. — NOE, tête de la corne antérieure (noyau de l'oculo-moteur externe). — O. S. Olive supérieure; N.F. Tête de la corne antérieure (noyau du facial). — NST tête de la corne postérieure noyau sensitif du (trijumeau). — RF, racine du facial, — RR, ruban de Reil. — ROE, racine de l'oculo-moteur externe. — NP, noyau du Pont. — VP, voie pyramidale. — SSP, stratum superficiale pontis. — SCP, stratum complexum pontis. — SPP, stratum profondum pontis.

Sur cette coupe, pratiquée à la partie inférieure de la protubérance, on voit que la substance grise spinale, prolongée à travers toute la hauteur du bulbe, où elle a subi les modifications que nous connaissons, présente les quatre tronçons ou noyaux distincts répondant aux deux cornes antérieures et postérieures décapitées. C'est ainsi que le noyau de l'oculo-moteur externe, celui non visible au niveau de notre coupe du pathétique, représentent la base de la corne antérieure, tandis que la tête de cette corne répond ici au noyau d'origine du facial. Semblablement, la tête de la corne postérieure est ici représentée, comme d'ailleurs au bulbe, par la racine sensitive du trijumeau, la base de cette corne par les noyaux de l'auditif. Il y a encore d'autres formations grises dans la protubérance, formations non dérivées de la substance grise spinale prolongée : ce sont les deux noyaux du pont, situés à la partie antérieure de la voie pyramidale et en connexion, d'une part avec une partie des fibres transversales d'origine cérébelleuses représentées sur la figure 54, d'autre part, avec les deux faisceaux cortico-protubérantiels, antérieurs et postérieurs, et la voie pyramidale; puis l'olive supérieure, analogue à l'olive inférieure du bulbe, située en avant et en dedans du noyau facial, et que des fibres nerveuses relient au système de l'acoustique (voir l'anatomie de ce nerf) et au noyau du nerf moteur oculaire externe.

Les fibres blanches longitudinales, dont nous voyons la section sur notre coupe, présentent à peu près la même disposition que sur les coupes faites dans les parties élevées du bulbe (voir les coupes du bulbe fig. 50). C'est ainsi que la voie pyrámidale est bien visible sur notre coupe. On remarquera cependant qu'ici les neurones cortico-spinaux ont une tendance à se disposer en faisceaux multiples que délimitent des fibres transversales et à ne plus constituer, comme au bulbe, deux champs, bien délimités. On remarquera surtout, que considérée dans son ensemble. la voie motrice volitionnelle paraît avoir augmenté de volume, s'être enrichie de fibres nouvelles. C'est que « le long du faisceau pyramidal proprement dit, qui se rend comme on le sait, aux cornes antérieures de la moelle épinière et tient ainsi sous sa dépendance le motilité volontaire de tous les muscles innervés par les nerfs rachidiens, chemine un paquet de fibres également longitudinales, qui fait son apparition à la partie supérieure du bulbe et que l'on peut suivre à travers la protubérance, le pédoncule, la capsule interne et le centre ovale, jusqu'au pied des deux circonvolutions frontale ascendante et pariétale ascendante. Le faisceau nouveau, non représenté dans la moelle, se trouve situé sur le côté postéro-interne du faisceau pyramidal; on le désigne sous le nom de faisceau géniculé, parce qu'il occupe, dans la capsule interne, cette portion de la capsule qu'on appelle le genou. Envisagé au point de vue de sa signification, le faisceau géniculé est encore un faisceau moteur volontaire. Mais au lieu de descendre dans la moelle comme le faisceau pyramidal, il s'arrête à la protubérance et au bulbe et se termine, après entre-croisement sur la ligne médiane, dans les noyaux d'origine des nerfs moteurs bulbo-protubérantiels : noyau du nerf masticateur, noyau du moteur oculaire externe, noyau du facial, noyau du grand hypoglosse et probablement aussi noyau du spinal et noyaux moteurs des deux nerfs mixtes glosso-pharyngien et pneumogastrique. Le faisceau géniculé est pour ces noyaux des nerfs bulbo-protubérantiels ce que le faisceau pyramidal est aux noyaux moteurs (cellules radiculaires des cornes antérieures) des nerfs rachidiens » (Testut). Le faisceau géniculé, comme le faisceau pyramidal, présente le caractère d'être un faisceau croisé, c'est-à-dire que les neurones qui le composent prennent leur origine dans les grandes cellules motrices de l'écorce d'un côté pour se terminer autour des cellules des noyaux moteurs bulbo-protubérantiels du côté opposé et vice-versa. Mais au lieu que cet entre-croisement s'effectue, comme pour la voie pyramidale, au niveau de l'entre-croisement du bulbe (voy. fig. 55), c'est bien plus haut, dans les parties supérieures du bulbe et dans la protubérance, que nous voyons les neurones cortico-bulbo-protubérantiels franchir la ligne médiane. C'est que les cellules motrices auxquelles ces neurones sont destinés ne sont plus situées dans la moelle, comme celles qui sont le point de terminaison des neurones cortico-spinaux, mais occupent, comme éléments moteurs des noyaux du facial inférieur, du masticateur, de l'hypoglosse, une situation bien plus élevée, une situation

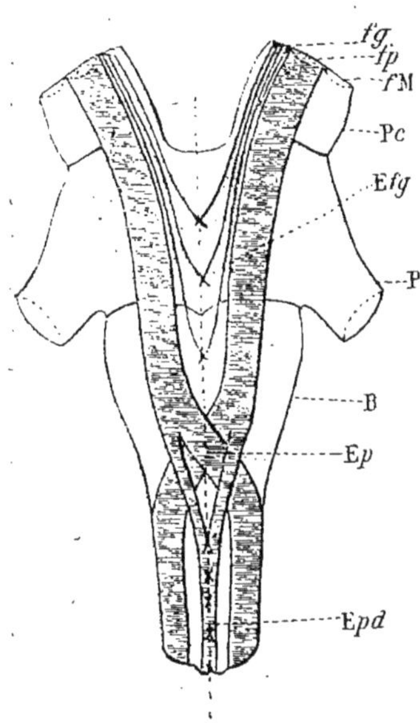

Fig. 55. — Schéma montrant le trajet de la voie pyramidale et du faisceau géniculé dans le pédoncule, la protubérance, le bulbe et la moelle cervicale.

B, bulbe rachidien. — P, protubérance annulaire. — *Pc*, pédoncule cérébral. — *fg*, faisceau géniculé. — *fp*, faisceau pyramidal. — *fM*, faisceau de Meynert. — *Efg*, entre croisement des fibres du faisceau géniculé. — *Ep*, entre-croisement pyramidal. — *Epd*, entre-croisement des fibres du faisceau pyramidal direct.

bulbo-protubérantielle. Cela revient à dire que l'entre-croisement des neurones volitionnels se fait en deux fois; les neurones cortico-bulbo-protubérantiels, dont l'ensemble constitue le faisceau géniculé, s'entre-croisent très haut, un peu au-dessus du bord inférieur de la protubérance, tandis que les neurones cortico-spinaux, les neurones de la voie pyramidale, s'entre-croisent très bas, un peu au-dessus du collet du bulbe. Il en résulte qu'une lésion destructive qui siégera à la partie supérieure de la protubérance intéressera à la fois les fibres nerveuses destinées aux membres (neurones cortico spinaux) et les fibres destinées à la face (neurones cortico-bulbo-protubérantiels), ces différents neurones, à ce niveau, c'est-à-dire avant leur entre-croisement, cheminant ensemble; il y aura dans ce cas hémiplégie de la face et des membres du même côté et, comme cette hémiplégie, analogue en cela aux hémiplégies de cause cérébrale, frappera le côté opposé à celui où siège la lésion destructive, il y aura hémiplégie croisée. Il en résultera aussi, — et de semblables conditions ne sont possibles que dans la protubérance, — que, si une lésion détruit les fibres nerveuses pour la face, neurones cortico-bulbo-protubérantiels, au-dessous de leur entre-croisement, et les fibres pour les membres au-dessus de leur entre-croisement, nous aurons une symptomatologie tout à fait protubérantielle, c'est-à-dire que, comme précédemment, l'hémiplégie des membres siégera du côté opposé à celui de la lésion, tandis qu'au contraire, l'hémiplégie faciale occupera le même côté que cette lésion; il y aura hémiplégie alterne. (voir la figure 56). (Syndrome de Gubler-Millard.)

Dans le syndrome de Gubler-Millard, deux cas peuvent se présenter. Ou bien c'est le faisceau géniculé proprement dit qui est atteint en même temps que la voie pyramidale, et nous avons alors le type classique du syndrome, le plus fréquent; ou bien c'est le noyau du facial qui est atteint en même temps que la voie pyramidale, avec ou sans atteinte du faisceau géniculé, et la paralysie faciale, alterne, comme précédemment, se complique de troubles trophiques, d'amyotrophies, dans le domaine du facial.

Le syndrome de Gubler-Millard n'est que la forme la plus commune de paralysie motrice d'origine protubérantielle il peut arriver encore qu'une lésion, au lieu de frapper les fibres du facial après leur entre-croisement et les fibres destinées aux membres avant leur entre-croisement, atteigne les deux faisceaux moteurs, de la face et des membres, géniculé et pyramidal, au-dessus de leurs entre-croisements respectifs, dans les parties toutes supérieures de la protubérance. On a alors un nouveau type d'hémiplégie protubérantielle, dans lequel la face et les membres sont paralysés du même côté l'une que l'autre, et du côté opposé à celui de la lésion, tout comme dans l'hémiplégie banale de cause cérébrale.

Il va sans dire que les fibres du faisceau géniculé qui se rendent

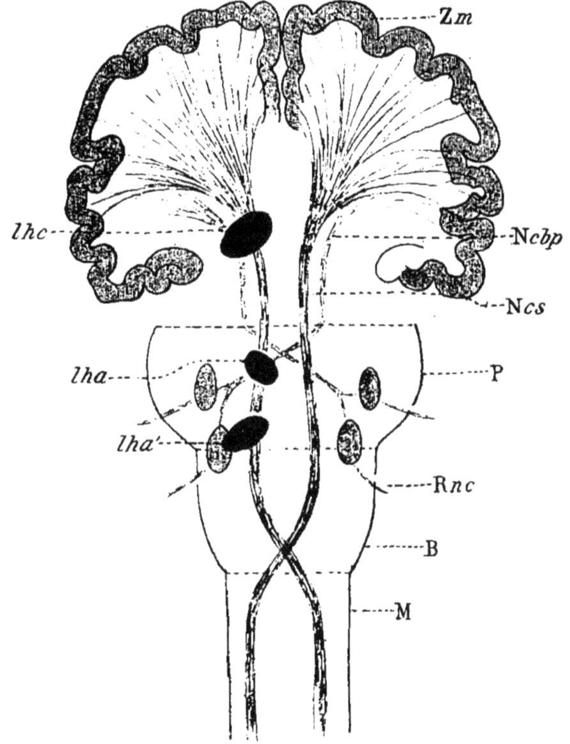

Fig. 56. — Schéma montrant l'entre-croisement superposé des deux faisceaux géniculé et pyramidal, et les conditions anatomiques des hémiplégies croisées et alternes.

Zm, zone motrice de l'écorce cérébrale. — P, protubérance. — B, bulbe. — M, moelle. — R*nc*, racine des nerfs craniens. — N*cbp*, neurone cortico-bulbo-protubérantiel. — N*cs*, neurone cortico-spinal. — *lhc*, lésion de l'hémiplégie croisée. — *lha*, lésion de l'hémiplégie alterne. — *lha'*, lésion d'un autre type d'hémiplégie alterne (dans ce cas, le noyau lui-même est atteint, et il peut y avoir atrophie musculaire dans le domaine du nerf cranien qui en émane).

au noyau oculo-moteur externe peuvent être atteintes, tandis que celles qui gagnent le noyau du facial sont respectées : il y a alors aussi paralysie alterne, mais au lieu de la face, c'est le muscle abducteur de l'œil qui est paralysé du côté opposé à celui de la paralysie des membres.

Nous venons de mentionner la possibilité d'une hémiplégie des membres d'un côté, avec paralysie de l'oculo-moteur externe du côté opposé (Raymond). Rappelons encore un cas de Raymond qui observa une paralysie des sixièmes, septièmes et douzièmes paires du côté opposé à l'hémiplégie des membres, et un autre, d'Oppenheim, où le neurologiste berlinois a noté, du côté opposé à l'hémiplégie des membres, une paralysie de l'oculo-moteur externe et du trijumeau moteur.

Duval, Laborde et Graux ont montré que le nerf moteur oculaire externe innerve non seulement le muscle droit externe du côté correspondant, mais encore qu'il envoie des fibres au muscle droit interne de l'œil du côté opposé. Cette disposition anatomique, très importante, est commandée par une fonction particulière des globes oculaires, les mouvements de latéralité des deux yeux, mouvements qui exigent, pour leur réalisation, l'activité simultanée du muscle droit externe d'un côté et droit interne du côté opposé. Qu'une lésion vienne à détruire le noyau d'origine de l'oculo-moteur externe, l'innervation associée des deux yeux sera impossible, le malade ne pourra plus exécuter de mouvements de latéralité : c'est la paralysie associée des yeux (Foville, Brown-Séquard, Parinaud). Cette lésion n'empêche pas l'exécution des mouvements associés de convergence. La déviation conjuguée de la tête et des yeux (Landouzy, Grasset) sera étudiée aux chapitres Hémiplégie et Hémorragie cérébrales[1].

Derrière la voie pyramidale se loge le ruban de Reil, ou faisceau sensitif. Sa lésion donne des troubles sensitifs croisés. On a signalé, d'ailleurs, des hémianesthésies alternes dont le mécanisme rappelle tout à fait celui des hémiplégies de cette sorte. Une lésion localisée à l'une des moitiés de la protubérance ou du bulbe, si elle est suffisamment étendue, pourra atteindre simultanément le noyau sensitif du trijumeau, innervant la face du côté de la lésion, et le faisceau sensitif déjà entre-croisé et correspondant aux nerfs sensitifs des membres du côté opposé (voy. fig. 57).

Plus en arrière encore, irrégulièrement disséminé dans la substance réticulaire (voy. fig. 54) se distingue le faisceau commissural longitudinal, continue le faisceau fondamental antéro-latéral de la moelle et le faisceau fondamental du bulbe. Une partie des

[1] Notre description des syndromes protubérantiels n'est pas ici complète. Nous avons omis à dessein d'y faire figurer le syndrome protubérantiel supérieur (syndrome de F. Raymond et R. Cestan). Ils en trouveront la description au chapitre Maladies de la Protubérance.

fibres constitutives du faisceau commissural longitudinal se groupe cependant en un faisceau nettement différencié, la bandelette longitudinale postérieure dont nous voyons la coupe sous forme de deux virgules, à tête postérieure, situées en regard du plancher du quatrième ventricule, de chaque côté de la ligne médiane. Cette bandelette, déjà visible dans les parties supérieures du bulbe, pourrait être suivie, selon Edinger, jusqu'à la partie antérieure de l'aqueduc de Sylvius. Comme les autres parties du faisceau commissural longitudinal, dont elle n'est qu'une condensation, elle est surtout composée de neurones cordonaux, reliant entre eux les différents étages de l'axe nerveux, et des étages peu éloignés les uns des autres. Accessoirement, on y rencontre encore des fibres descendantes, décrites par Held, qui relient les tubercules quadrijumeaux antérieurs aux noyaux d'origine des nerfs moteurs bulbo-protubérantiels et aux cornes antérieures de la moelle cervicale « Si l'on veut bien se rappeler que les tubercules quadrijumeaux antérieurs sont les aboutissants d'un certain nombre de fibres optiques et acoustiques, on en conclura que les fibres d'association descendante apportent aux noyaux moteurs précités des incitations toutes spéciales dont l'origine est dans la rétine et dans le labyrinthe : ce sont encore, pour les noyaux moteurs bulbo-protubérantiels, de véritables voies réflexes, mais des voies réflexes sensorielles, les fibres d'association ascendante étant des voies réflexes sensitives » (Testut). Mathias Duval et Laborde ont décrit également, dans cette formation, des fibres radiculaires. (Voir les origines réelles des nerfs craniens.)

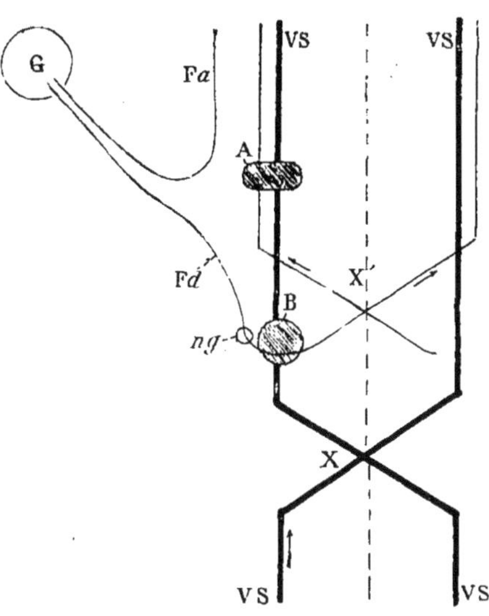

Fig. 57. — Schéma de l'entre-croisement des fibres sensitives (ascendantes) et des fibres du trijumeau sensitif (d'après Raymond).

VS, voie sensitive spinale formant le ruban de Reil et s'entre-croisant en X. — G, ganglion de Gasser, d'où partent les fibres du trijumeau qui forment un faisceau ascendant direct *Fa*, et surtout le faisceau descendant *Fd*, entre-croisé en X' après un premier relai dans le noyau gélatineux *ng*. — A, lésion déterminant l'hémianesthésie homolatérale de la face et des membres. — B, lésion déterminant l'hémianesthésie alterne de la face et des membres.

Parmi les fibres transversales les unes sont d'origine cérébelleuse et se disposent sur notre coupe en 3 plans (stratum superficiale pontis stratum complexum pontis, stratum profondum pontis, selon leur position par rapport à la voie pyramidale); les autres, non figurées, sont en rapport avec le nerf auditif.

QUATRIÈME VENTRICULE

Le quatrième ventricule (voy. fig. 58) dont il a déjà été question à propos de la face postérieure du bulbe et de la protubérance, n'est autre chose que le prolongement du canal central ou épendymaire de la moelle, prolongement qui se serait considérablement agrandi et développé dans le sens transversal. Aussi communique-t-il librement, à son extrémité inférieure, avec le canal central ou épendymaire de la moelle. A son extrémité supérieure on le voit se continuer avec le troisième ventricule ou ventricule moyen par l'intermédiaire d'un canal longitudinal, situé entre la face antérieure des tubercules quadrijumeaux et la partie postérieure du pédoncule cérébral, l'aqueduc de Sylvius.

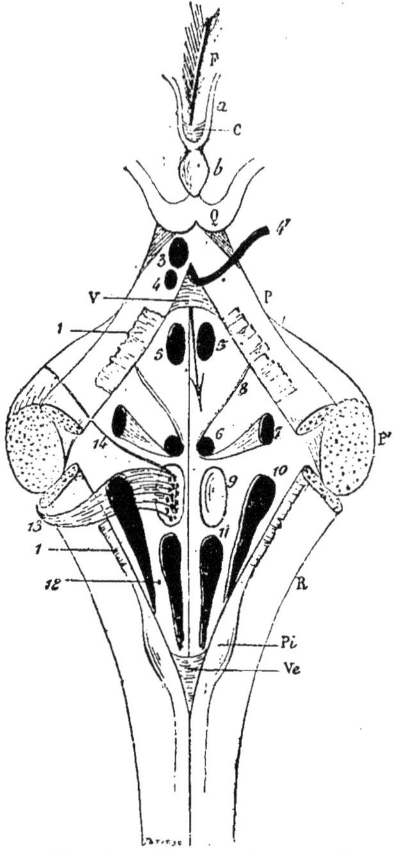

Fig. 58. — Plancher du quatrième ventricule (Debierre).

a, freins de la glande pinéale. — *b*, glande pinéale. — *c*, commissure. — F. flèche passée dans l'aqueduc de Sylvius. — V. valvule de Vieussens. — Q, tubercules quadrijumeaux. — P, pédoncules cérébelleux supérieurs. — P'. pédoncules cérébelleux moyens. — B, pédoncules cérébelleux inférieurs (corps restiformes). — Pl. pyramides postérieures. — Ve, verrou. — 1. 1. lingula ou tænia. — 3. noyau de l'oculo-moteur commun. — 4, noyau du pathétique. — 5. locus ceruleus (noyau de trijumeau). — 6. eminentia teres (noyau commun à l'oculo-moteur externe et au facial. — 7, noyau propre ou facial. — 8. nerf facial. — 9, racine postérieure de l'acoustique. — 10, aile blanche externe (racine antérieure de l'acoustique. — 11, aile blanche interne (noyau de l'hypoglosse). — 12, aile grise (noyaux des nerfs mixtes, glosso-pharyngien, pneumogastrique et spinal). — 13, nerf acoustique. — 14, baguette harmonique de Bergmann.

Considéré sur l'homme, le quatrième ventricule est une cavité rhomboïdale — sinus rhomboïdal — intermédiaire au bulbe et à la protubérance qui en constituent la paroi ou plancher et au cervelet qui forme sa paroi postérieure ou voûte. Ses faces sont limitées par quatre bords, deux supérieurs et deux inférieurs, et par quatre angles, un supérieur, un inférieur, deux latéraux. Nous n'insisterons ici que sur la paroi antérieure ou plancher.

Cette paroi antérieure, recouverte d'une couche de substance grise qui fait suite à celle de la moelle (voy. au bulbe, la formation des noyaux moteurs et sensitifs par décapitation des cornes antérieures et postérieures), a la forme d'un losange, c'est-à-dire qu'on la peut décomposer en deux triangles, l'un inférieur bulbaire, l'autre supérieur protubérantiel, adossés par leurs bases. Les deux triangles, bulbaire et protubérantiel, sont partagés respectivement en deux moitiés latérales par un sillon médian qui se continue à sa partie inférieure avec le canal de l'épendyme; ce sillon est la tige du calamus. Des deux côtés de la tige du calamus s'étagent plusieurs formations qui diffèrent dans le triangle bulbaire et dans le triangle protubérantiel. Dans le triangle protubérantiel, on aperçoit de chaque côté de la ligne médiane, deux petites éminences arrondies, éminentia teres, qui correspondent au noyau de l'oculo-moteur externe (base de la corne antérieure) et au deuxième coude du nerf facial; plus haut, deux autres saillies, locus ceruleus, où se termine l'une des racines du trijumeau. Le triangle bulbaire présente à considérer, en allant de la tige du calamus vers le corps restiforme : l'aile blanche interne, recouvrant le noyau d'origine du grand hypoglosse (base de la corne antérieure), l'aile grise formée par le noyau sensitif des deux nerfs mixtes glosso-pharyngien et spinal (base de la corne postérieure), l'aile blanche externe constituée par un des noyaux terminaux de l'auditif. A ce niveau on voit des stries blanches transversales, nées des deux côtés de la tige du calamus, se diriger en dehors et converger : ce sont les barbes du calamus ou stries acoustiques; l'une d'elles, plus apparente, passe au-dessus de l'eminentia teres, c'est la baguette harmonique de Bergman. Les stries aboutissent à l'un des noyaux terminaux de la branche cochléaire du nerf auditif (tubercule acoustique) après avoir contourné les corps restiformes.

LES PÉDONCULES CÉRÉBRAUX

Morphologie. — Les pédoncules cérébraux, gros cordons blancs un peu aplatis, au nombre de deux, s'étendent en divergeant de la

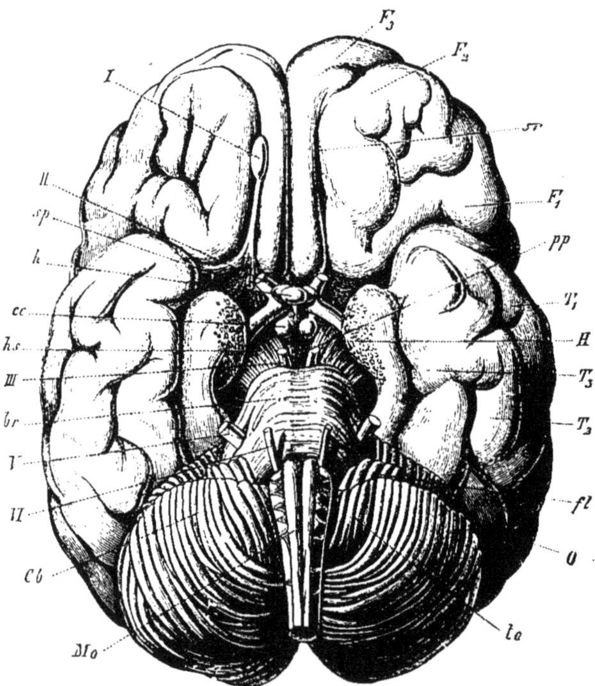

Fig. 59. — Face inférieure de la base de l'encéphale (d'après Debierre).

I, bulbe olfactif. — *sr*, sillon olfactif. — II, nerf optique. — *sp*, espace perforé latéral. — *h*, hypophyse. — *cc*, tubercules mamillaires. — *pp*, espace perforé postérieur. — *hb*, pédoncules cérébraux. — III, nerf oculo-moteur commun. — H, circonvolution de l'hippocampe. — *br*, protubérance annulaire. — V, nerf trijumeau. — VI, nerf oculo-moteur externe. — *Cb*, cervelet. — *to*, lobule amygdalien. — Mo, pyramides antérieures du bulbe. — O, lobe occipital du cerveau. — *fl*, lobule du pneumogastrique du cervelet. — T_1, T_2, T_3, 1re, 2e et 3e circonvolutions sphénoïdales. — F_1, F_2, F_3, 1re, 2e, 3e circonvolutions frontales.

face supérieure de la protubérance annulaire jusqu'aux noyaux opto-striés. (Voy. fig. 59 et 60.)

Entre les deux branches du V, ouvert en avant, que constituent les deux pédoncules en quittant la protubérance, on voit l'espace perforé postérieur ou espace interpédonculaire, lamelle de substance blanche, criblée de trous vasculaires, puis le tuber cinereum

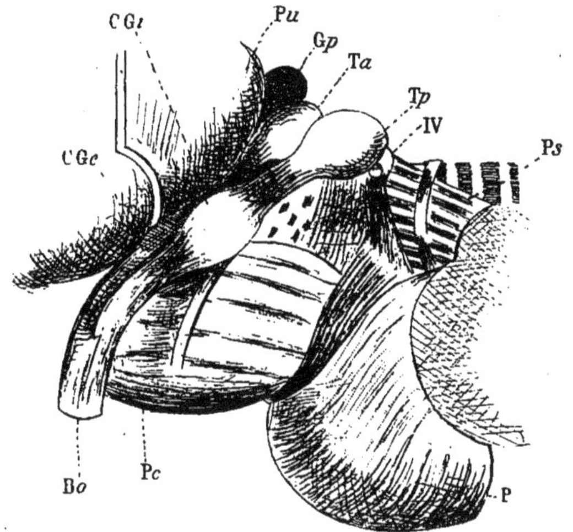

Fig. 60. — Vue latérale de l'isthme de l'encéphale, montrant les connexions des pédoncules cérébraux.

P, protubérance. — Ps, pédoncule cérébelleux supérieur. — IV, n. pathétique. — Ta, tubercule quadrijumeau antérieur. — Tp, tubercule quadrijumeau postérieur. — Gp, glande pinéale. — Pu, pulvinar. — Pc, pédoncule cérébral. — Bo, bandelette optique. — CGi corps genouillé interne. — Ge, corps genouillé externe.

avec les tubercules mamillaires; tout à fait en avant enfin, le chiasma optique. Quant aux branches du V elles-mêmes, constituées par la face antérieure ou inférieure des deux pédoncules, elles sont partiellement cachées par la circonvolution de l'hippocampe. Sur leur partie tout à fait interne, face interne du pédoncule, on voit l'origine des nerfs oculo-moteurs communs. La face supérieure des pédoncules cérébraux (voy. la figure 60) supporte les tubercules quadrijumeaux, la face externe enfin forme avec la circonvolution de l'hippocampe la grande fente de Bichat; sa partie antérieure est contournée par la bandelette optique.

Structure. — Sur une coupe transversale, chaque pédoncule (voy. fig. 61) est séparé par une bande noire, le locus niger de Sœmmering, en deux étages, l'un inférieur ou pied du pédoncule, l'autre supérieur ou calotte du pédoncule, en rapport avec les tubercules quadrijumeaux. Le pied du pédoncule ne contient que des fibres nerveuses longitudinales qui, en grande majorité, émanent directement de l'écorce cérébrale. Ce sont des fibres qui n'ont subi aucune interruption dans les ganglions centraux (voy. plus loin, le cerveau) et proviennent du secteur moyen de l'écorce cérébrale. C'est ainsi que les trois cinquièmes moyens du pied du pédoncule (Déjerine), sont occupés par les *faisceaux de la voie pyramidale*, c'est-à-dire par les neurones cortico-médullaires émanés des grandes cellules corticales motrices des trois quarts supérieurs de la région rolandique, et qui après avoir suivi le segment postérieur de la capsule interne, entre le genou de cette cap-

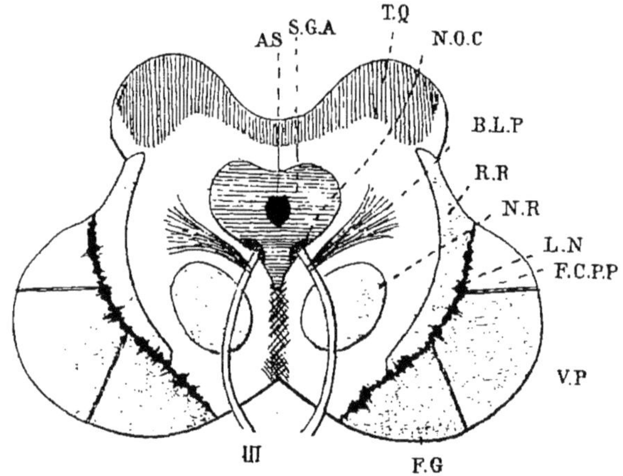

Fig. 61. — Coupe schématique du pédoncule destiné à en montrer la systématisation fonctionnelle.

AS, aqueduc de Sylvius. — SGA, substance grise de l'aqueduc. — TQ tubercules quadrijumeaux. — NOC, noyau de l'oculo-moteur commun. — BLP, bandelette longitudinale postérieure. — RR, ruban de Reil. — NR, noyau rouge de la calotte. — LN, locus niger. — FCPP, faisceau cortico-protubérantiel postérieur. — VP, voie pyramidale. — FG, faisceau géniculé. — III, troisième paire.

sule et le segment rétro-lenticulaire, (voy. le cerveau) gagnent, en passant par le pédoncule, la protubérance et le bulbe, les grandes cellules motrices des cornes antérieures de la moelle. Le cinquième interne du pied du pédoncule (Déjerine) est occupé par le *faisceau géniculé*, c'est-à-dire par le faisceau cérébral des nerfs moteurs crâniens ou système des neurones cortico-bulbo-protubérantiels qui, nés des cellules corticales de l'opercule rolandique et de la partie adjacente de l'opercule frontal, passent par le genou de la capsule interne, puis par la partie interne du pied du pédoncule, pour se terminer, en arborisations libres, autour des noyaux du masticateur, du facial inférieur, de l'hypoglosse. Quant au cinquième externe du pied du pédoncule, il est constitué par le *faisceau cortico-protubérantiel postérieur*, (faisceau de Meynert ou de Türck,) système de neurones cortico-protubérantiels issus du lobe temporal et se terminant autour des cellules des noyaux du pont (voy. la protubérance), formations que des coupes horizontales de la protubérance nous ont montrées en relation avec des fibres horizontales de provenance cérébelleuse. Des fibres très analogues, mais provenant du lobe frontal — faisceau cortico-protubérantiel antérieur — sont mélangées aux fibres constitutives des faisceaux pyramidaux et géniculés. On rencontre encore, au milieu de tous ces faisceaux descendants, un petit faisceau sensitif, à trajet ascendant : c'est le *ruban du pied*, qui provient de la face antérieure du

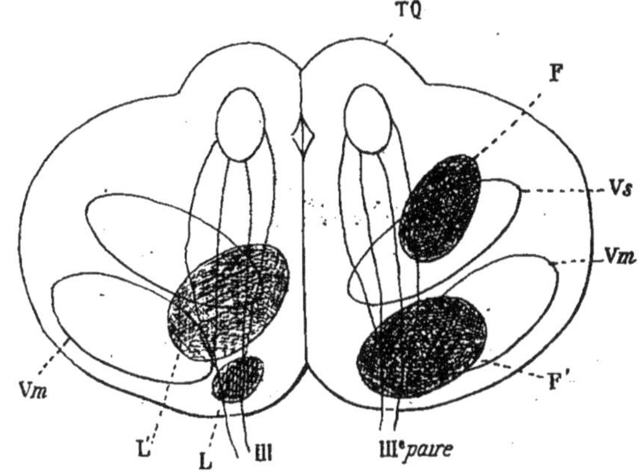

Fig. 62. — D'après Henri Claude, montrant les principales variétés de lésions pédonculaires.

TQ, tubercules quadrijumeaux. — Vs, voie sensitive. — Vm, voie motrice. — F, lésion de l'étage supérieur déterminant une paralysie incomplète de la 3e paire et une hémianestésie du côté opposé. — F', lésion déterminant une hémiplégie motrice du côté opposé à la lésion et une paralysie incomplète à la 3e paire du côté correspondant à la lésion. — L, lésion causant une paralysie complète de la 3e paire seule. — L', lésion provoquant une hémiplégie motrice, une hémianesthésie du côté opposé et une paralysie directe de la 3e paire.

ruban de Reil et qui prend place en arrière du cinquième externe du pied pédonculaire.

La calotte pédonculaire renferme des formations grises et des faisceaux longitudinaux, bien visibles au milieu de la substance réticulaire du pédoncule. Le *noyau rouge* de Stilling (voy. la fig. 61) est très antérieur; les faisceaux radiculaires du nerf oculomoteur commun le traversent, ainsi qu'on le peut voir sur la coupe transversale du pédoncule. C'est un amas de cellules où aboutissent les fibres du pédoncule cérébelleux supérieur, fibres issues du cervelet et que le noyau rouge met, très vraisemblablement, en relation avec la couche optique et, par elle, avec l'écorce cérébrale. Le *noyau de l'oculo-moteur commun* est plus en arrière.

Nous venons de nommer les fibres cérébelleuses qui gagnent, par le pédoncule cérébelleux supérieur, le noyau rouge de Stilling : les autres fibres du pédoncule sont : le *ruban de Reil* ou faisceau sensitif, déjà étudié au bulbe et à la protubérance, et qui monte vers le cerveau ; puis le faisceau commissural longitudinal, également décrit dans le chapitre précédent ; enfin la bandelette longitudinale postérieure, équivalant, au même titre que le faisceau précédent, au cordon fondamental de la moelle et formé de neurones d'association, recevant les impressions venues des noyaux sensitifs bulbaires, de la rétine et du labyrinthe, et les transmettent aux noyaux moteurs pédonculo-bulbo-protubérantiels et aux noyaux des nerfs moteurs du tronc.

Les lésions du pied du pédoncule, ainsi qu'il ressort de ce qui a été dit de sa systématisation fonctionnelle (voy. la coupe transversale du pédoncule et la fig. 62) déterminent une hémiplégie motrice du côté opposé à la lésion, parce que, dans ces cas, la voie pyramidale est atteinte *avant son entre-croisement* bulbaire. Si le faisceau géniculé participe à la lésion, il y a en plus paralysie de la face et de la langue du même côté que les membres atteints. C'est que le faisceau géniculé, qui est alors atteint conjointement avec la voie pyramidale, n'est pas plus entre-croisé à ce niveau que cette voie pyramidale elle-même. Qu'il s'agisse des membres ou de la face, ce sont alors les deux neurones centraux (cortico-spinal pour les membres, cortico-bulbaire pour la face), qui sont atteints. Les lésions du pied du pédoncule diffèrent donc par un caractère fondamental de celles de la protubérance : elles manifestent une destruction des faisceaux volitionnels pour la face et les membres, effectuée au-dessus de leur entre-croisement, alors que les lésions protubérantielles doivent leur individualité à ce fait que la voie motrice y est atteinte au-dessous de son entre-croisement pour les fibres destinées à la face, au-dessus de son entre-croisement pour celles qui vont aux membres.

Mais ce n'est pas tout. En même temps que la lésion de la voie motrice — faisceau pyramidal avec ou sans faisceau géniculé — un processus pathologique frappant le pédoncule peut atteindre le noyau de l'oculo-moteur commun, ou ses racines efférentes. Nous avons alors un nouveau type de paralysie alterne : hémiplégie du côté opposé à la lésion, paralysie de l'oculo-moteur commun du même côté que la lésion. Cette paralysie alterne constitue le syndrome de Weber. « Ce syndrome, dit M. Pierre Marie, diffère du syndrome de Gubler Millard non seulement par la participation du nerf moteur oculaire commun qui, dans les lésions protubérantielles, n'est pas atteint, mais encore par ce fait que la paralysie faciale siège du même côté que la paralysie des membres, et a tous les caractères de la paralysie faciale d'origine centrale, telle qu'on la voit communément dans l'hémiplégie vulgaire ». Dans le syndrome de Gubler-Millard, au contraire, la paralysie faciale qui s'observe du côté opposé à l'hémiplégie est toute différente « et présente nettement les caractères des paralysies nucléaires, c'est-à-dire que le facial supérieur est atteint, ce qui empêche l'occlusion complète de l'œil ; en outre, il existe des troubles des réactions électriques en rapport avec les altérations du noyau du facial (réaction de dégénération, etc.) » (Pierre Marie). Brissaud fait encore remarquer que, dans le syndrome de Weber, l'hémiplégie concommitante est en général plus prononcée à la face qu'aux membres.

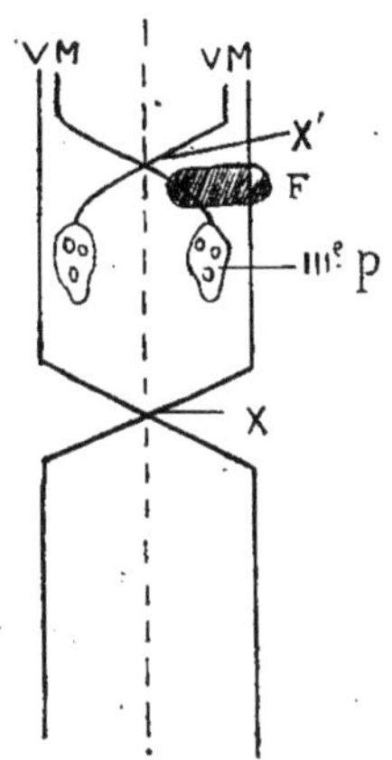

Fig. 63. — Schéma de la paralysie alterne supérieure (syndrome de Weber (d'après Henri Claude).

VM, voie motrice d'où se détachent les fibres se rendant au noyau de la 3e paire. — X, entre-croisement des fibres motrices. — X', entre-croisement des fibres qui se rendent aux noyaux de la 3e paire. — F, lésion qui déterminerait une paralysie alterne de Weber ; paralysie de la 3e paire du côté de la lésion, hémiplégie motrice du côté opposé la lésion intéresse généralement les fibres de la 3e paire au-dessous des noyaux. (Nous avons placé le foyer F au-dessus du noyau pour la clarté du schéma).

Quand un tremblement, plus ou moins intense, se substitue à la paralysie des membres — hémi-tremblement, — nous avons une forme nouvelle du syndrome alterne pédonculaire : c'est le *syndrome de Bénédikt.*

Les foyers, bien circonscrits, de la calotte pédonculaire déterminent une paralysie d'intensité variable de l'oculo-moteur commun du côté de la lésion et — par atteinte du ruban de Reil après son entre-croisemement bulbaire — de l'hémianesthésie, superficielle et profonde, du côté opposé. De l'hémiataxie, compliquant l'hémianesthésie, a été notée assez fréquemment.

Quand elles sont suffisamment étendues, les lésions peuvent toucher à la fois le pied et la calotte du pédoncule. On observe alors une combinaison, en proportion variable, des symptômes propres aux deux régions.

LE CERVEAU [1]

CAPSULE INTERNE ET NOYAUX CENTRAUX DES HÉMISPHÈRES

La capsule interne et les noyaux centraux des hémisphères, si importants à connaître au point de vue des connexions des voies

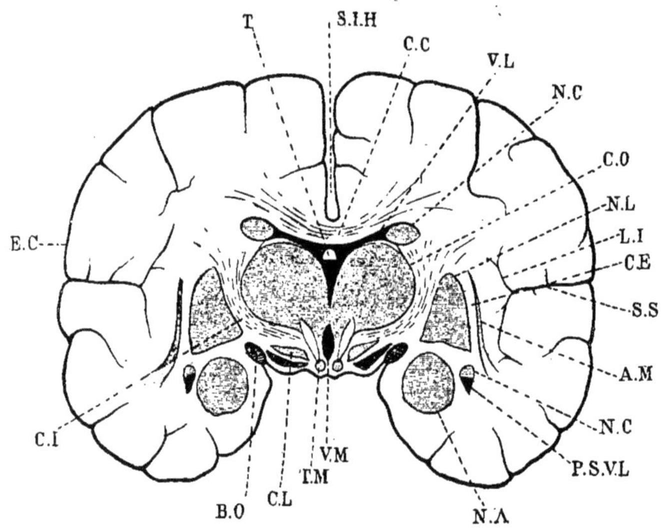

Fig. 64. — Coupe de Charcot (coupe frontale du cerveau, passant par les tubercules mamillaires).

EC, écorce cérébrale. — T, trigone. — CI, capsule interne. — BO, bandelette optique. — CL, corps de Luys. — TM, tubercules mamillaires. — VM, ventricule moyen. — NA, noyau amygdalien. — PSVL, prolongement sphénoïdal du ventricule latéral. — NC, noyau caudé. — AM, avant-mur. — SS, scissure de Sylvius. — CE, capsule externe. — LI, lobule de l'Insula. — NL, noyau lenticulaire. — CO, couche optique ou thalamus. — VL, ventricule latéral. — CC, corps calleux. — SIH, scissure interhémisphérique.

motrices et sensitives, doivent être étudiés sur des coupes frontales (coupes de Charcot) et horizontales (coupes de Flechsig, coupes de Brissaud) des hémisphères.

[1] Nous ne donnerons point ici la description anatomique de la circulation cérébrale. Nos lecteurs la trouveront avec les figures correspondantes, au début du chapitre *Hémorragie et ramollissement du cerveau.*

Sur une coupe frontale (fig. 64) nous apercevons, de chaque côté du ventricule moyen du cerveau, deux noyaux grisâtres, assez volumineux : ce sont les *couches optiques*. Plus en dehors, entre l'avant-mur, lame grise répondant au lobe de l'insula, et les couches optiques, se logent, à gauche et à droite, les *noyaux lenticulaires*. Le *noyau caudé* est intéressé deux fois par notre coupe frontale ; une première fois, au niveau du ventricule latéral, au-dessus des couches optiques ; une deuxième fois encore au niveau du ventricule latéral, mais à un niveau bien plus inférieur entre le noyau lenticulaire, le noyau amygdalien formation grise dépendant de l'écorce cérébrale, et l'avant-mur. Entre la couche optique et le noyau caudé en dedans, le noyau lenticulaire en dehors, on aperçoit un tractus blanc, obliquement dirigé de dedans en dehors et de bas en haut : c'est la *capsule interne*. Nous y retrouverons des faisceaux de fibres, déjà décrits à propos du pédoncule cérébral et auxquels viendront se mêler un certain nombre d'éléments nouveaux.

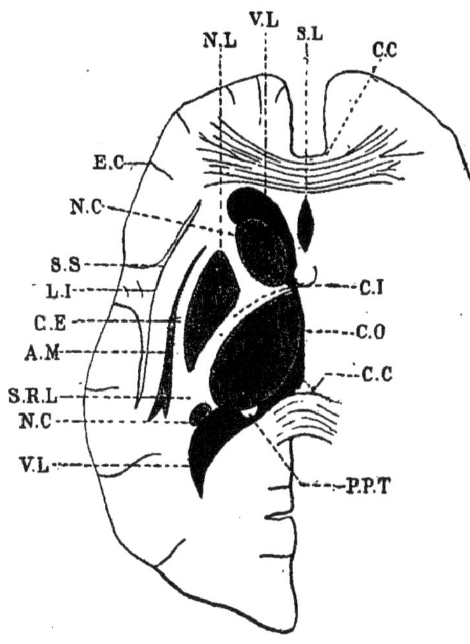

Fig. 65. — Coupe horizontale de l'hémisphère cérébral (coupe de Flechsig).

VL, ventricule latéral. — NL, noyau lenticulaire. — SS, scissure de Sylvius. — EC, écorce cérébrale — NC, noyau caudé. — LI, lobule de l'Insula. — CE, capsule externe. — AM, avant-mur. — SRL, segment rétro-lenticulaire de Déjerine. — SL, septum lucidum. — CC, corps calleux. — CI, capsule interne. — CO, couche optique. — PPT, pilier postérieur du trigone.

La *capsule externe*, beaucoup plus mince que l'interne, sépare la face externe du noyau lenticulaire de l'avant-mur, séparé lui-même des circonvolutions de l'insula par une bande de substance blanche.

Les coupes horizontales du cerveau (fig. 65) coupes de Flechsig ou de Brissaud, nous renseignent surtout sur la disposition de la capsule interne ; ce n'est plus, comme tout à l'heure, un faisceau droit, mais une lame nettement angulaire, entourant la partie interne du noyau lenticulaire et à laquelle on peut considérer une partie antérieure ou segment antérieur de la capsule interne, une partie postérieure ou segment postérieur, une partie moyenne enfin, correspondant au sommet de l'angle, appelée encore genou de la capsule interne. Les couches optiques, les noyaux caudés et lenticulaires se retrouvent sur cette coupe.

Tous ces éléments, blancs ou gris, que les coupes frontales et horizontales de l'encéphale ont mis en évidence, présentent une structure fort complexe que les travaux modernes ont élucidée dans une large mesure, grâce aux méthodes anatomo-cliniques et expérimentales. Cette structure diffère pour les noyaux centraux des hémisphères (couches optiques, noyaux caudés, noyaux lenticulaires) et pour la capsule interne et doit être étudiée séparément pour chacun de ces éléments.

Couche optique ou thalamus (Voy. fig. 66). — On y trouve des

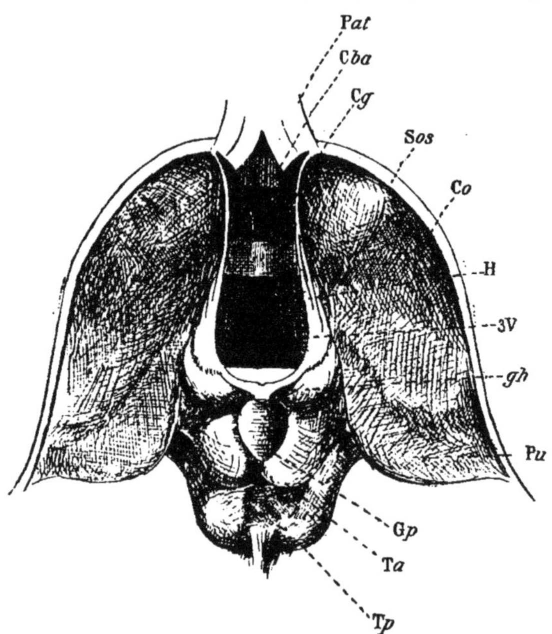

Fig. 66. — La couche optique, les tubercules quadrijumeaux, la glande pinéale et l'habenula (d'après Charpy).

Pat, piliers antérieurs du trigone. — Cba, commissure blanche antérieure. — Cg, commissure grise. — Sos, sillon opto-strié. — Co, couche optique. — H, habenula. — 3V, troisième ventricule. — gh, ganglion de l'habénula. — Pu, pulvinar (couche optique). — Gp, glande pinéale. — Ta, tubercules quadrijumeaux antérieurs. — Tpe, tubercules quadrijumeaux postérieurs.

fibres et des cellules nerveuses. Ces éléments entrent en connexion, inférieurement, avec le pédoncule cérébral (fibres du faisceau commissural longitudinal du pédoncule, une partie des fibres du ruban de Reil (Testut) ou tout le ruban de Reil (Déjerine), fibres du noyau rouge, fibres du pédoncule cérébelleux supérieur). Ce sont les fibres *thalamo-pédonculaires.* Des fibres *thalamo-corticales* relient, en haut, la couche optique à l'écorce cérébrale; elles constituent trois faisceaux principaux (pédoncules de la couche optique) ; on distingue : le faisceau ou pédoncule antérieur, le postérieur (radiations optiques de Gratiolet) et l'inférieur, selon qu'ils viennent du lobe frontal, occipital ou temporal (et lobe de l'insula). Il existe encore des connexions avec les noyaux caudés et lenticulaires, ainsi qu'avec la bandelette optique (Testut). — Les fonctions de la couche optique, encore incomplètement élucidées, nous sont partiellement connues grâce aux méthodes anatomo-cliniques et expérimentales.

Faits cliniques. — « Les muscles de la face, disent Morat et Doyon, réalisent des actes réflexes, des actes émotifs ou instinctifs, des actes volontaires. Ces trois ordres d'actes mettent en jeu les mêmes muscles, par le moyen des mêmes fibres nerveuses, dans le facial périphérique (fibres bulbo-musculaires); mais dans le facial profond ces trois ordres d'actes affectent des systèmes distincts et partiellement indépendants ». C'est ainsi que certains hémiplégiques, incapables d'imprimer volontairement aucun mouvement à la face paralysée, expriment la joie ou la tristesse quand ils sont dominés par une émotion joyeuse ou triste, et que d'autres sujets, qui ont totalement perdu la mimique des émotions, gardent intacte la motilité volontaire de la face.

Il y a là une dissociation des mouvements émotionnels et volontaires de la face. L'anatomie clinique a montré que « les paralysies des actes volontaires sont liées à des altérations de l'écorce ou des fibres de projection appartenant directement à cette écorce (lésions corticales et sous-corticales. Si, en même temps que de telles lésions existent, la couche optique est intacte, l'expression des émotions est conservée. Les noyaux du corps strié peuvent être lésés, détruits en même temps que la capsule interne; le résultat n'est pas changé (Nothnagel) ». (Morat et Doyon).

A l'état normal, l'écorce cérébrale empêche, par des fibres inhibitrices cortico-thalamiques, l'expression trop vive des émotions. Chez certains hémiplégiques qui ont perdu la motilité volontaire des muscles de la face avec conservation de la mimique émotionnelle, c'est-à-dire qui sont atteints de lésions n'intéressant pas les couches optiques, les neurones cortico-thalamiques sont lésés, l'action inhibitrice de l'écorce cérébrale suspendue : aussi les voit-on subitement éclater de rire ou pleurer pour les motifs les plus futiles. C'est le *rire et le pleurer spasmodiques* de certains hémiplégiques ou pseudo-bulbaires.

Pour beaucoup de neurologistes, une partie seulement des voies sensitives prendrait relai dans les couches optiques, l'autre gagnant directement l'écorce cérébrale. Au sortir du pédoncule, le ruban de Reil se partagerait en deux faisceaux : un faisceau direct ou cortical, un faisceau thalamique « dont les fibres pénètrent dans la couche optique et s'y terminent par des extrémités libres autour des cellules de cet organe. Les cellules de la couche optique émettent d'autres fibres qui, à leur tour, aboutissent à l'écorce » (Testut). Ce n'est pas là l'opinion de Déjerine. Pour lui, les voies sensitives, en totalité, aboutiraient aux couches optiques. « Dans le pédoncule cérébral », écrit-il, « le ruban de Reil médian, situé en arrière du locus niger, se déplace et change de forme ; il se porte peu à peu en dehors, s'éloignant d'autant plus du raphé médian qu'il se rapproche davantage de la région sous-optique ; la surface de section revêt l'aspect d'un croissant. Il se termine finalement dans la couche optique en s'arborisant en avant du pulvinar, dans la partie inférieure et postérieure du noyau externe du thalamus (voy. fig. 65). A côté de cette voie longue constituée par le ruban de Reil médian, il existe une série de voies courtes échelonnées sur toute la hauteur du tronc encéphalique, voies encore mal connues, qui passent par la formation réticulée du bulbe, de la protubérance et du pédoncule, et qui sont l'homologue des voies courtes médullaires échelonnées sur toute l'étendue de la substance grise de la moelle épinière. Comme la voie longue, ces voies courtes aboutissent finalement au thalamus. C'est du thalamus (couche optique) que part le troisième neurone sensitif ou neurone thalamo-cortical qui, passant par le segment postérieur de la capsule interne, monte vers la zone sensitivo-motrice péri-rolandique (voy. l'Écorce cérébrale) et s'y arborise autour des cellules de la région » (Déjerine). Lorsque la couche optique est lésée, en particulier dans la partie postéro-inférieure de son noyau externe, avec ou sans lésion concomitante du segment postérieur de la capsule interne, on observe de l'hémianesthésie de la sensibilité générale, localisée à la moitié du corps opposée à la lésion (voir l'entre-croisement sensitif du bulbe). Lorsque, la couche optique étant intacte, ses connexions avec les zones sensitivo-motrices de l'écorce cérébrales sont plus ou moins détruites, nous observons encore de l'hémianesthésie.

Une dernière question a été soulevée par la méthode anatomo-clinique, ce sont les relations, d'ailleurs contestées par certains neurologistes, des lésions de la couche optique avec les mouvements involontaires, hémichorée, hémiathétose (voir le chapitre Signes de réaction cérébrale locale) que l'on observe en général chez les hémiplégiques. Plusieurs auteurs, en effet, ont rapporté ces manifestations motrices pathologiques à l'irritation d'un centre thalamique des mouvements choréiques et athétosiques, alors que d'autres y ont vu la conséquence d'une lésion irritative des neurones sensitifs thalamo-corticaux avec réaction motrice de l'écorce cérébrale.

L'expérimentation sur les animaux corrobore les résultats que nous fournit la méthode anatomo-clinique au sujet des fonctions du thalamus. « Chez des animaux auxquels on a enlevé l'écorce cérébrale, en maintenant la couche optique, les excitations des organes des différents sens provoquent des mouvements réflexes d'expression, ayant à s'y méprendre les caractères de l'expression émotive, telle qu'elle naît chez ces animaux sous des excitations sensorielles du même genre. » (Morat et Doyon.) Les mouvements instinctifs supposent des voies motrices propres à la couche optique et qui la mettent en relation avec les noyaux moteurs spino-bulbo-protubérantiels. Ces voies sont encore peu connues; pour Bechterew il existerait un faisceau thalamo-spinal, composé de neurones dont les cellules d'origine occuperaient les couches optiques et dont les prolongements cylindraxiles, après avoir parcouru la bandelette longitudinale postérieure et le cordon antéro-latéral de la moelle, s'arboriseraient autour des cellules motrices des cornes antérieures de la moelle.

Noyau lenticulaire. — Le noyau lenticulaire répond, en dehors au lobe de l'insula par l'intermédiaire de la capsule externe et de l'avant-mur, en dedans au noyau caudé et à la couche optique dont il est séparé par la capsule interne ; son extrémité antérieure se fusionne progressivement avec l'extrémité correspondante du noyau caudé. Au point de vue de sa constitution anatomique, la figure 67, qui représente une portion schématisée d'une coupe frontale de l'encéphale, nous montre que le noyau lenticulaire peut être divisé en trois segments, l'un externe ou *putamen*, deux internes qu'on réunit sous la dénomination de *globus pallidus*. Les connexions anatomiques du noyau lenticulaire sont complexes ; elles s'établissent :

Avec la *couche optique*, par des fibres qui traversent le genou et

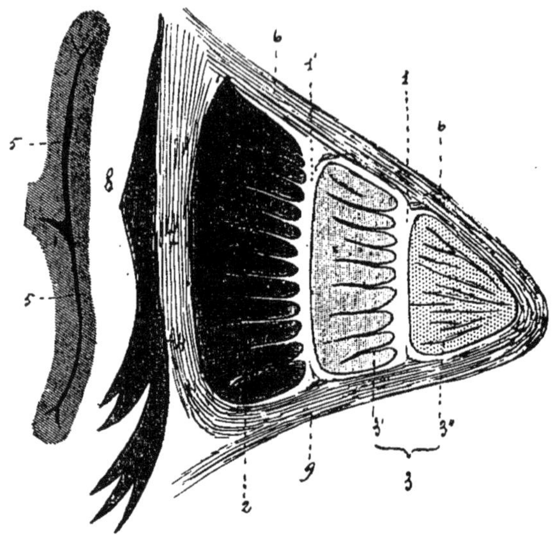

Fig. 67. — Le noyau lenticulaire, vue en coupe vertico-transversale, montrant sa constitution anatomique (d'après Testut).

1, 1', lames médullaires interne et externe. — 2, putamen. — 3, globus pallidus, avec 3' son segment externe, 3'' son segment interne (globus médialis de Brissaud). — 4, avant-mur. — 5, circonvolutions de l'insula. — 6, capsule interne. — 7, capsule externe. — 8, capsule extrême. — 9, anse lenticulaire.

le segment postérieur de la capsule interne, pour aboutir à la face externe de la couche optique, ainsi que par l'anse pédonculaire de Gratiolet dont la partie la plus élevée, l'anse lenticulaire (voy. fig. 67) contient des fibres qui unissent également le noyau lenticulaire et la couche optique, fibres confondues ici d'ailleurs avec d'autres faisceaux plus nombreux, de nature probablement sensitive, qui relient l'écorce grise aux couches optiques, au corps de Luys, à la formation réticulaire du pédoncule cérébral, au noyau rouge de la calotte pédonculaire.

Avec le *noyau caudé* par des fibres lenticulo-caudées traversant le segment antérieur de la capsule interne et mettant en relation le noyau caudé et le noyau lenticulaire.

Avec l'*écorce cérébrale* par des fibres unissant le noyau caudé aux circonvolutions de l'écorce cérébrale.

On voit que, d'une façon générale, le noyau lenticulaire est en relation avec des fibres issues du pédoncule cérébral, de la couche optique et gagnant l'écorce cérébrale, fibres de nature très probablement sensitives. Nous ne connaissons que fort peu encore la nature vraie de ces relations.

NOYAU CAUDÉ. — Le noyau caudé (voy. les coupes frontales et horizontales du cerveau) constitue, avec le noyau lenticulaire, le corps strié. Considéré isolément, il affecte la forme d'une virgule à grosse extrémité antérieure (tête du noyau caudé) à petite extrémité postéro-externe (queue du noyau caudé). Il entre en connexion comme nous l'avons vu, avec la couche optique et le noyau lenticulaire ; il est uni, en outre, à l'écorce cérébrale, (lobe pariétal et lobe frontal) par des fibres cortico-striées (Meynert), au pédoncule cérébral par d'autres fibres qui l'atteignent dans sa portion supérieure ou calotte (voy. le pédoncule cérébral) après avoir traversé le noyau lenticulaire, l'anse pédonculaire et la région sous-optique.

Le corps strié (noyau lenticulaire et noyau caudé, « est resté, parmi tous les organes nerveux, un de ceux dont les fonctions sont des plus obscures » (Morat et Doyon). Magendie, puis Nothnagel et Rerek, soutinrent, qu'après l'ablation des deux corps striés, l'animal en expérience manifestait une tendance irrésistible à se porter en avant et que, par conséquent, c'est dans les mouvements de locomotion que le corps strié interviendrait surtout. Ce point de vue n'est plus aujourd'hui celui de la plupart des neurologistes. Quant aux fonctions actuellement attribuées au corps strié, on admet généralement qu'elles consistent à coordonner les mouvements de la marche. « Ces mouvements sont automatiques, autrement dit involontaires; ils se produisent à la condition qu'une excitation les amorce, en tombant dans le système qui est organisé pour les exécuter; ils cessent quand une autre excitation rompt cet amorçage et ramène le système automatique à l'état de repos ; ils continuent pendant l'intervalle. L'amorçage (ou le désamorçage) seul est volontaire et, à ce titre, l'excitation qui le produit procède de l'écorce ou a dû passer par l'écorce. Il ne faut pas oublier que la moelle épinière contient des centres d'autres associations qui manifestement réalisent des mouvements coordonnés » (Morat et Doyon). Mais la marche réclame le maintien d'un équilibre qui « représente à lui seul une fonction complexe ». Le corps strié, en particulier d'après les expériences de François-Franck et

Pitres, de Parville et Duret, aurait surtout une fonction motrice. La lésion du putamen peut produire la paralysie pseudo-bulbaire (Lépine).

CAPSULE INTERNE. — La capsule interne (voy. les coupes de Charcot et de Flechsig) est une lame de substance blanche qui continue les pédoncules cérébraux, situés plus bas, et dont toutes les fibres forment, dans la substance blanche des hémisphères, la couronne rayonnante, avant de se terminer dans l'écorce cérébrale. Elle est située en dehors de la couche optique et du noyau caudé, en dedans du noyau lenticulaire. L'angle interne de ce noyau lenticulaire s'enfonce, à la manière d'un coin, dans la capsule interne qui, dès lors, prend l'aspect d'un angle dièdre (coupes horizontales). Le sommet de l'angle, partie moyenne de la capsule, est appelé le genou de la capsule interne. Le segment antérieur ou lenticulo-caudé de la capsule interne correspond à la branche antérieure de l'angle, le segment postérieur ou lenticulo-optique à la branche postérieure. Déjerine a désigné sous le nom de segment rétro-lenticulaire de la capsule interne la partie toute postérieure de cette capsule, située en arrière du noyau lenticulaire.

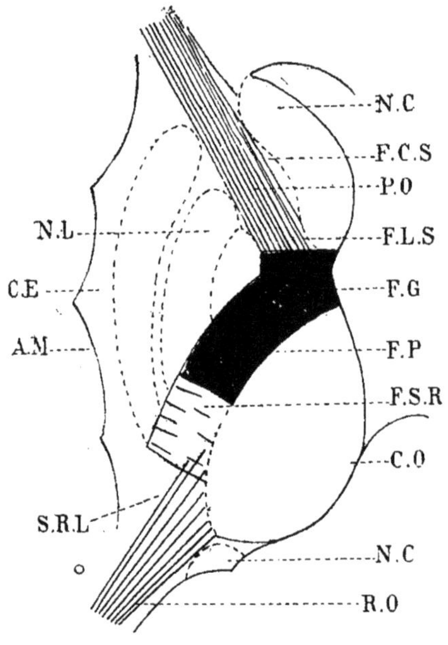

Fig. 68. — Coupe horizontale du cerveau, montrant la systématisation de la capsule interne (d'après Charpy).

NL, noyau lenticulaire. — CE, capsule externe. — AM, avant-mur. — SRL, segment rétro-lenticulaire. — NC, noyau caudé. — FCS, fibres cortico-striées. — FG, faisceau géniculé. — FP, faisceau pyramidal. — FSR, faisceau sensitif (Reil). — CO, couche optique. — NC, noyau caudé — RO, radiations optiques. — FLS, fibres lenticulo-striées. — PO, pédoncule optique.

Les relations que la capsule interne présente avec le pédoncule cérébral, la couche optique, le corps strié et l'écorce permettent de prévoir la complexité de sa constitution anatomique et son importance anatomo-clinique en tant que lieu de passage des voies motrices et sensitives (voy. fig. 68). On trouve, en effet, dans la capsule interne des systèmes de fibres ou neurones dont il a été déjà question à propos du pédoncule et qui constituent une relation entre l'écorce cérébrale et l'axe gris bulbo-spinal ; ce sont des neurones moteurs et des neurones sensitifs ; puis on rencontre des fibres unissant l'écorce aux noyaux caudés et lenticulaires ainsi qu'à la couche optique ; enfin, il existe tout un système de fibres nerveuses unissant les différents ganglions centraux entre eux. Les fibres d'origine pédonculaire sont les plus importantes. Elles comprennent :

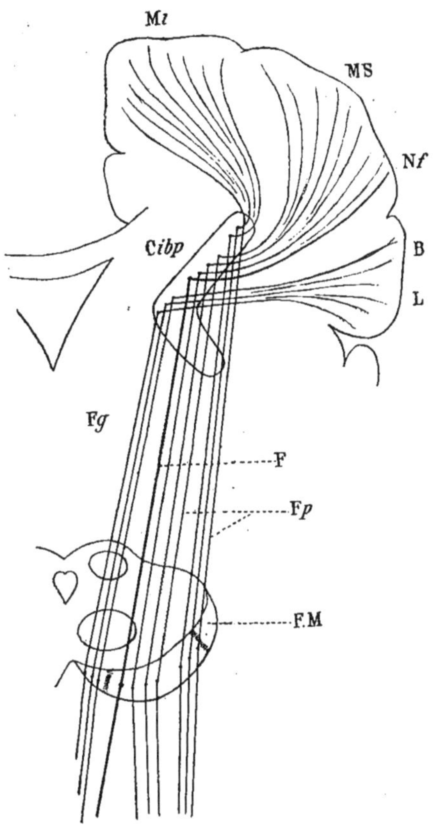

Fig. 69. — Situation respective des fibres pyramidales dans la capsule interne et le pédoncule cérébral (schéma d'après les figures de Déjerine).

Mi, membre inférieur. — MS, membre supérieur. — *Nf*, nerf facial. — B, bouche. — L, larynx. — F, facial. — *Fp*, faisceau pyramidal. — FM, faisceau de Meynert. — *Fg*, faisceau géniculé. — *Cibp*, capsule interne, bras postérieur

La *voie pyramidale* ou système des neurones moteurs volontaires qui, issus des cellules motrices corticales, au niveau des zones psycho-motrices, traversent le centre ovale, la capsule interne, le pied du pédoncule cérébral, la protubérance, s'entre-croisent dans le bulbe avec leurs homologues du côté opposé et viennent se terminer, en arborisations libres, autour des cellules motrices des cornes antérieures de la moelle. Les deux tiers antérieurs du segment postérieur de la capsule interne sont occupés par ces neurones moteurs volontaires cortico-spinaux (voy. fig. 69).

Le *faisceau géniculé* qui ne diffère du premier qu'en ce que les neurones moteurs volontaires qui le constituent ne descendent pas jusqu'à la moelle, mais s'arrêtent autour des noyaux moteurs bulbo-protubérantiels et innervent non pas le tronc et les membres, comme la voie pyramidale, mais les muscles de la langue et ceux de la face. Ce faisceau occupe le genou de la capsule interne, d'où son nom de faisceau géniculé ; il est donc situé en avant du faisceau pyramidal. Une lésion qui détruirait les zones occupées par les faisceaux pyramidaux et géniculés, c'est-à-dire par l'ensemble des neurones cortico-spinaux et cortico-bulbo-protubérantiels, déterminerait une hémiplégie croisée, c'est-à-dire une hémiplégie frappant la face et les membres du côté opposé à celui de la lésion.

On trouve encore d'autres fibres descendantes motrices, éparpillées au milieu des précédentes : Ce sont les fibres cortico-protubérantielles antérieures qui, descendues de l'écorce, traversent la capsule interne dans les zones du faisceau géniculé et du faisceau pyramidal, traversent le pédoncule cérébral et vont aux noyaux de la protubérance.

Quant au faisceau cortico-protubérantiel postérieur, faisceau de Meynert, il n'est pas visible sur les coupes de Flechsig, parce que, à peine échappé du pédoncule il se dirige en dehors, vers l'écorce du lobe temporal, et ne traverse que la partie toute inférieure de la capsule interne.

Le *ruban de Reil* (voie sensitive) qui amène, vers les zones sensitivo-motrices de l'écorce cérébrale, les impressions de sensibilité générale (tact, douleurs, sens musculaire, impressions thermiques), recueillies par les nerfs médullaires et bulbaires. Nous avons déjà dit que, pour certains auteurs, une partie des fibres du ruban passait dans la couche optique qui leur servirait de relai avant d'arriver à l'écorce, tandis que les autres fibres gagneraient directement l'écorce en passant par la capsule interne. D'autres neurologistes, (Monakow, Hösel, Déjerine, Mahaim, Flechsig) n'admettent, dans la capsule interne, que des fibres sensitives ayant subi un relai dans la couche optique, ne reconnaissent qu'un ruban de Reil thalamique. Quoi qu'il en soit, c'est dans le tiers postérieur du segment postérieur ou lenticulo-optique de la capsule interne qu'est logé le ruban de Reil. Ajoutons que, dans le bulbe, la voie sensitive générale s'est enrichie de neurones sensoriels, amenant des impressions de deux sens nouveaux, le goût et l'odorat (noyaux terminaux du glosso-pharyngien pour le goût, noyaux des nerfs vestibulaires et cochléaires pour l'ouïe). Ces neurones sensoriels ne quittent pas, dans la capsule interne, les conducteurs de la sensibilité générale. Les impressions visuelles et olfactives, au contraire, rejoignent l'écorce par des voies indépendantes (voy. voies optiques).

« Le faisceau sensitif, à la partie inférieure de la capsule, ne comprend encore dans sa masse que les conducteurs de la sensibilité générale et les fibres sensorielles du tact, du goût et de l'ouïe. Mais plus haut, à la partie supérieure de la capsule, il prend contact avec le faisceau des radiations optiques qui traversent horizontalement le segment rétro-lenticulaire. Il existe donc, dans cette région rétro-lenticulaire, au point où s'effectue la rencontre du faisceau sensitif et du faisceau optique, une région importante dans laquelle se rencontrent, plus ou moins mélangées les unes aux autres, les fibres de la sensibilité générale et les différentes fibres sensorielles (moins les fibres olfactives). C'est le carrefour sensitif de Charcot. On conçoit sans peine qu'une destruction de la capsule sur ce point aura pour conséquence une anesthésie complète dans la moitié du corps opposée à la lésion » (Testut), une hémianesthésie sensitivo-sensorielle (Charcot, Veyssière, Lépine, Rendu, Raymond, Ballet). Telle n'est pas l'opinion de Déjerine, pour qui une lésion de la partie postérieure de la capsule interne ne produirait ni rétrécissement du champ visuel, ni amblyopie du côté opposé, donc pas d'hémianesthésie sensorielle véritable. « Si la lésion siège dans la région thalamique inférieure, écrit cet auteur, et, détruisant le segment rétro-lenticulaire de la capsule interne, sectionne en même temps le faisceau visuel à ce niveau, elle détermine la production d'une hémianopsie homonyme latérale. »

Les fibres d'origine non pédonculaire, qui traversent la capsule interne, sont bien moins importantes que les précédentes. Parmi celles-ci, les fibres cortico-striées, rattachant l'écorce cérébrale au noyau caudé et au noyau lenticulaire, n'offrent que peu de rapports avec la capsule interne.

Les fibres cortico-thalamiques traversent horizontalement la couche interne : les cortico-thalamiques antérieures le genou et le segment antérieur, les cortico-thalamiques postérieures (radiations optiques) le segment rétro-lenticulaire.

Nous avons déjà parlé des fibres thalamo-striées et lenticulo-striées qui unissent entre eux les noyaux opto-striés.

SUBSTANCE BLANCHE DES HÉMISPHÈRES OU CENTRE OVALE

On l'étudie le plus commodément, au point de vue de la topographie, sur les coupes de Pitres (voy. fig. 70 et 71) qui divisent l'hémisphère cérébral en sept tranches, parallèles à la scissure de Rolando. Nous ne reproduisons ici que deux de ces coupes, les coupes frontale et pariétale, qui montrent bien la localisation des

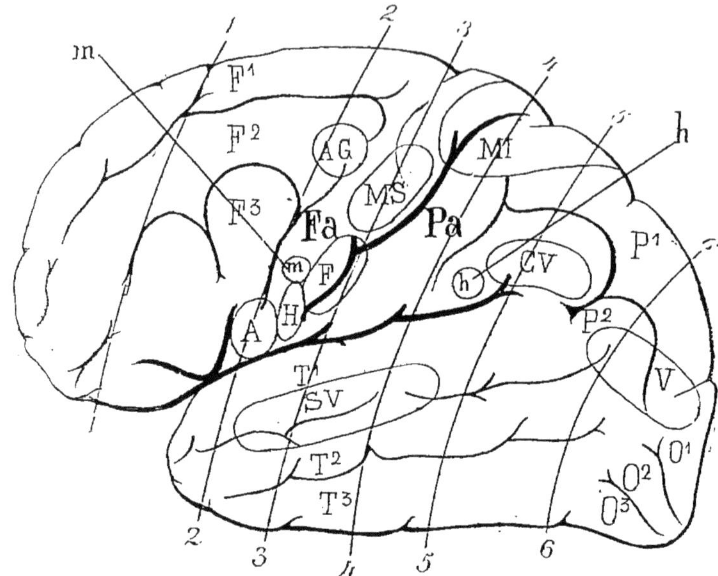

Fig. 70. — Les coupes de Pitres.

1, 1, coupe préfrontale. — 2, 2, coupe pédiculo-frontale. — 3, 3, coupe frontale. — 4, 4, coupe pédiculo-pariétale. — 5, 5, coupe pariétale. — 6, 6, coupe occipitale.

faisceaux d'origine capsulaire dans le centre ovale (voy. les fig. 71).

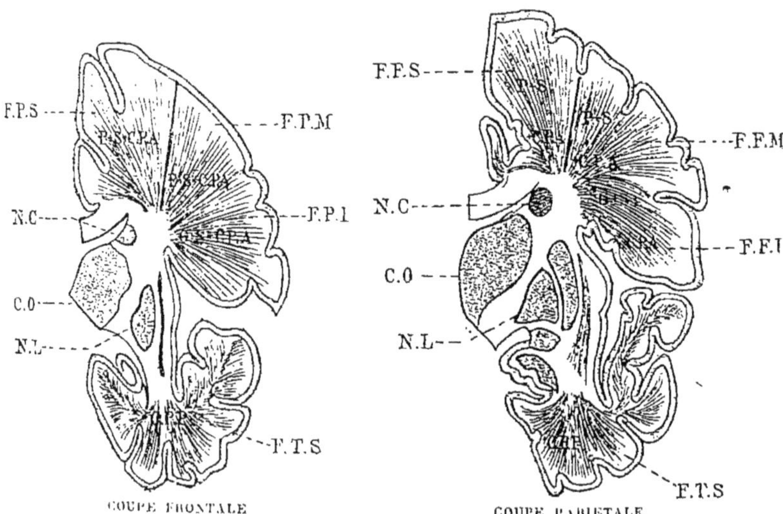

Fig. 71. — Coupes frontale et pariétale de Pitres.

P, voie pyramidale. — G, faisceau géniculé. — S, voie sensitive. — CPA, faisceau cortico-protubérantiel antérieur. — CPP, faisceau cortico-protubérantiel postérieur. — FFS, faisceau frontal supérieur. — FFM, faisceau frontal moyen. — FFI, faisceau frontal inférieur. — FPS, faisceau pariétal supérieur. — FPM, faisceau pariétal moyen. — FPI, faisceau pariétal inférieur. — FTS, faisceau temporo-sphénoïdal. — NC, noyau caudé. — CO, couche optique. — NL, noyau lenticulaire.

Quant aux quatrième et cinquième coupes, elles ne présentent

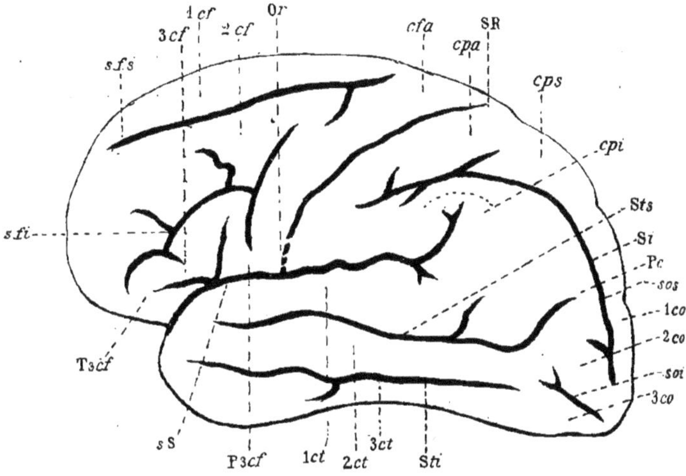

Fig. 72. — Scissures, sillons et circonvolutions de la face externe de l'hémisphère cérébral.

Or, opercule rolandique. — *1cf*, 1re circonvolution frontale. — *2cf*, 2e circonvolution frontale. — *3cf*, 3e circonvolution frontale. — *sfs*, sillon frontal supérieur. — *sfi*, sillon frontal inférieur. — T3*cf*, tête de la 3e circonvolution frontale. — P3*cf*, pied de la 3e circonvolution frontale. — sS, scissure de Sylvius. — *1ct*, 1re circonvolution temporale. — *2ct*, 2e circonvolution temporale. — *3ct*, 3e circonvolution temporale. — S*ts*, sillon temporal supérieur. — *sti*, sillon temporal inférieur. — *1co*, 1re circonvolution occipitale. — *2co*, 2e circonvolution occipitale. — *3co*, 3e circonvolution occipitale. — *sos*, sillon occipital supérieur. — *soi*, sillon occipital inférieur. — P*c*, lobule du pli courbe. — S*i*, sillon interpariétal. — *cps*, circonvolution pariétale supérieure. — *cpi*, circonvolution pariétale inférieure. — SR, scissure de Rolando. — *cpa*, circonvolution pariétale ascendante. — *cfa*, circonvolution frontale ascendante.

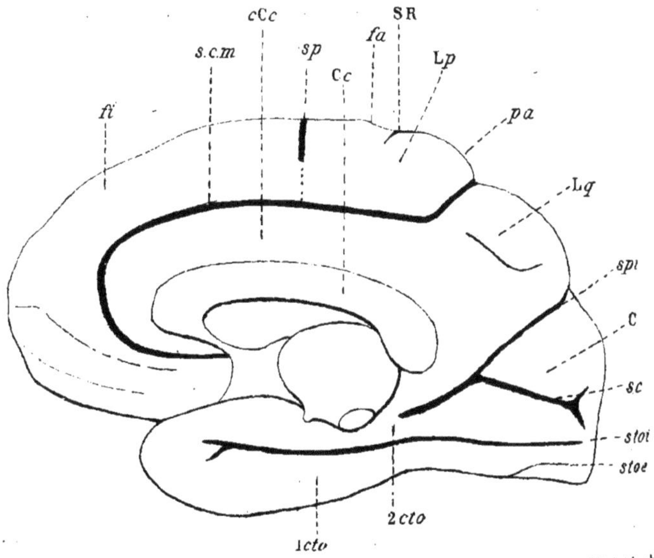

Fig. 73. — Scissures, sillons et circonvolutions de la face interne de l'hémisphère cérébral.

1cto, 1re circonvolution temporo-occipitale. — *2cto*, 2e circonvolution temporo-occipitale. — *stoi*, sillon temporo-occipital interne. — *stoe*, sillon temporo-occipital externe. — *sc*, scissure calcarine. — *c*, cunéus. — *spi*, scissure perpendiculaire interne. — L*q*, lobule quadrilatère ou précunéus. — *pa*, pariétale ascendante. — *s*R, scissure de Rolando (terminaison). — L*p*, lobule paracentral. — *fa*, frontale ascendante. — C*c*, corps calleux. — *sp*, sillon paracentral. — *c*C*c*, circonvolution du corps calleux. — *scm*, scissure calloso-marginale. — *fi*, partie interne de la 1re circonvolution frontale (frontale interne).

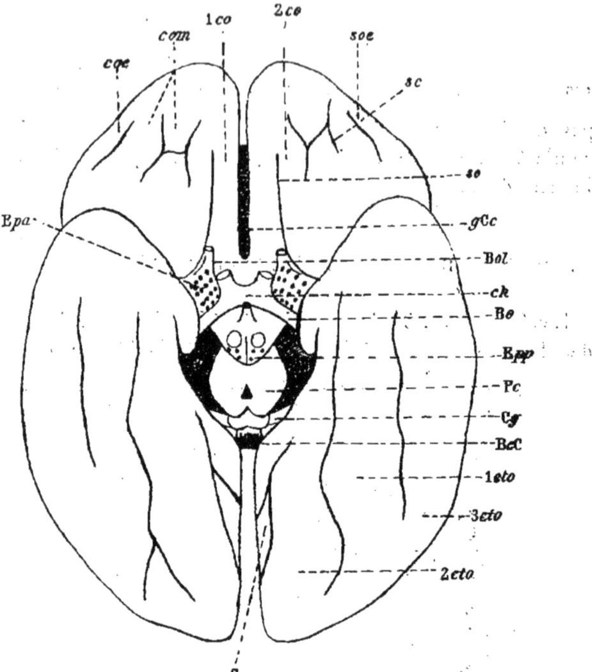

Fig. 74. — Sillons et circonvolutions de la face inférieure du cerveau.

C, cunéus. — *Epa*, espace perforé antérieur. — *coe*, circonvolution orbitaire externe. — *com*, circonvolution orbitaire moyenne. — *1co*, gyrus rectus ou 1re circonvolution olfactive (olfact. interne). — *2co*, 2e circonvolution olfactive olfactive externe), *soe*, sillon orbitaire externe. — *sc*, sillon cruciforme. — *so*, sillon olfactif (orbitaire interne) contient la bandelette olfactive. — *gCc*, genou du corps calleux. — *Bol*, bandelette olfactive. — *ch*, chiasma des nerfs optiques. — Bo, bandelette optique. — *Epp*, espace perforé postérieur. — Pc, pédoncule cérébral. — *Cg*, corps genouillés. — *bCc*, bourrelet du corps calleux. — *3ct*, 3e circonvolution temporale. — *1cto*, 1re circonvolution temporo-occipitale. — *2cto*, 2e circonvolution temporo-occipitale.

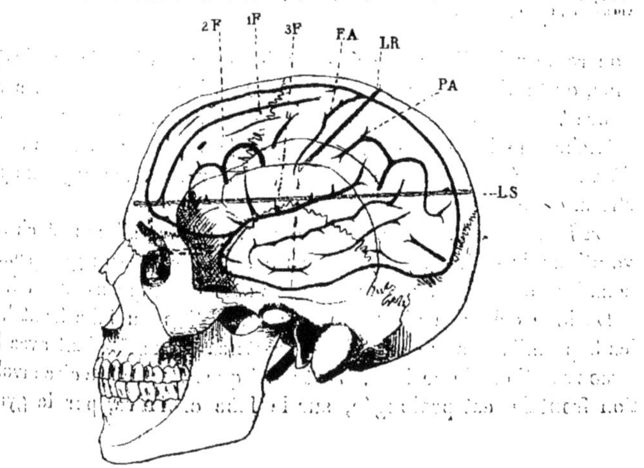

Fig. 75. — Topographie cranio-cérébrale. Ligne rolandique et ligne sylvienne (d'après Poirier).

1F, première frontale. — 2F, deuxième frontale. — 3F, troisième frontale. — FA, frontale ascendante. PA, pariétale ascendante. — LR, ligne rolandique. — LS, ligne sylvienne.

pas d'éléments importants ayant traversé la capsule interne, si ce n'est toutefois les radiations optiques qui gagnent la face inféro-interne du lobe occipital.

SCISSURES ET CIRCONVOLUTIONS DE L'ÉCORCE CÉRÉBRALE

Les figures 72, 73, 76, représentent les sillons et circonvolutions des faces externes et internes des hémisphères ; en soulevant

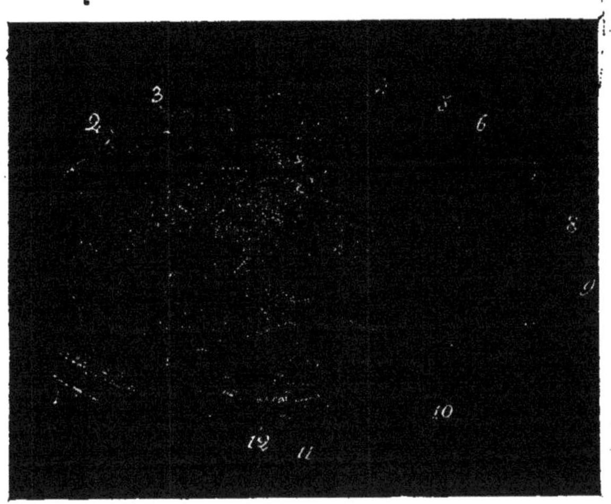

Fig. 76, — Photographie de la face externe de l'hémisphère droit.

1, cervelet. — 2, pli courbe. — 3, lobule du pli courbe. — 4, circonvolution pariétale ascendante. — 5, circonvolution frontale ascendante. — 6, scissure de Rolando. — 7, 2e frontale. — 8, sillon prérolandique. — 9, pied de la 3e circonvolution frontale. — 10, lobule de l'insula. — 11, scissure de Sylvius. — 12, sillon parallèle.

l'opercule rolandique et en écartant les lèvres de la scissure de Sylvius, on tombe sur de petites circonvolutions, non visibles sur la figure 72, les circonvolutions de l'insula. A ces circonvolutions se rattache une lame de substance grise (Meynert) que nous avons déjà nommée en parlant de la capsule interne et des noyaux opto-striés, cette lame est l'avant-mur.

La figure 74 donne une vue d'ensemble des sillons et circonvolutions de la face inférieure des hémisphères. Leur groupement constitue deux lobes : lobe orbitaire et lobe temporo-occipital.

Le lobe orbitaire n'est que la continuation du lobe frontal, et les 3 premières circonvolutions frontales se confondent avec les circonvolutions de ce lobe. C'est ainsi que la première circonvolution frontale est prolongée, sur le lobe orbitaire, par le gyrus rectus ; que la deuxième circonvolution frontale se continue avec la circonvolution olfactive externe et avec les circonvolutions qui bordent, en avant, le sillon cruciforme. Quant à la troisième frontale, elle peut être suivie jusque dans l'extrémité postérieure du lobe orbitaire, en passant par la partie la plus externe de ce lobe.

STRUCTURE DE L'ÉCORCE GRISE

A l'œil nu, on peut distinguer dans l'écorce grise une stratification très nette : une couche blanche, tout à fait en dehors, recouvre une couche grise qui recouvre, à son tour, une deuxième couche blanche (strie externe de Baillarger dans la région rolandique, ruban de Vicq d'Azyr dans l'écorce occipitale). Sous ces trois couches, nous trouvons, toujours de dehors en dedans, de la périphérie vers le centre ovale, une deuxième couche grise, une troisième couche blanche (strie interne de Baillarger) une troisième couche grise enfin.

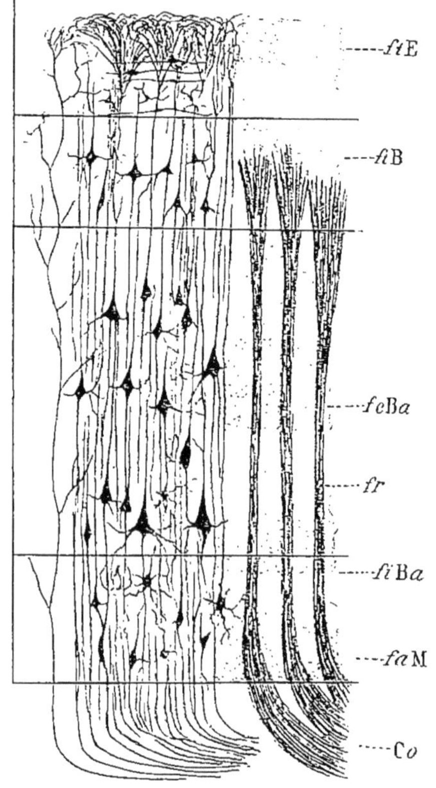

Fig. 77. — Structure de l'écorce cérébrale (à droite les systèmes de fibres, à gauche les couches cellulaires).

ftE, fibres tangentielles du réseau d'Exner. — *ftB*, fibres tangentielles de la strie de Bechterew. — *feBa*, fibres tangentielles de la strie externe de Baillarger. — *fiBa*, fibres tangentielles de la strie interne de Baillarger. — *fr*, fibres radiées. — *faM*, faisceau d'association intracorticale de Meynert. — *Co*, centre ovale.

Au microscope (fig. 77) on peut reconnaître trois couches superposées dans l'écorce grise du cerveau. Ce sont :

1° la couche moléculaire. On y voit surtout des cellules fusiformes, étalées dans le sens de la surface du cerveau, et munies de prolongements protoplasmiques et cylindraxiles qui ne dépassent pas la couche moléculaire et remontent vers la surface de l'écorce. Il y a aussi des cellules polygonales et triangulaires, très analogues aux premières.

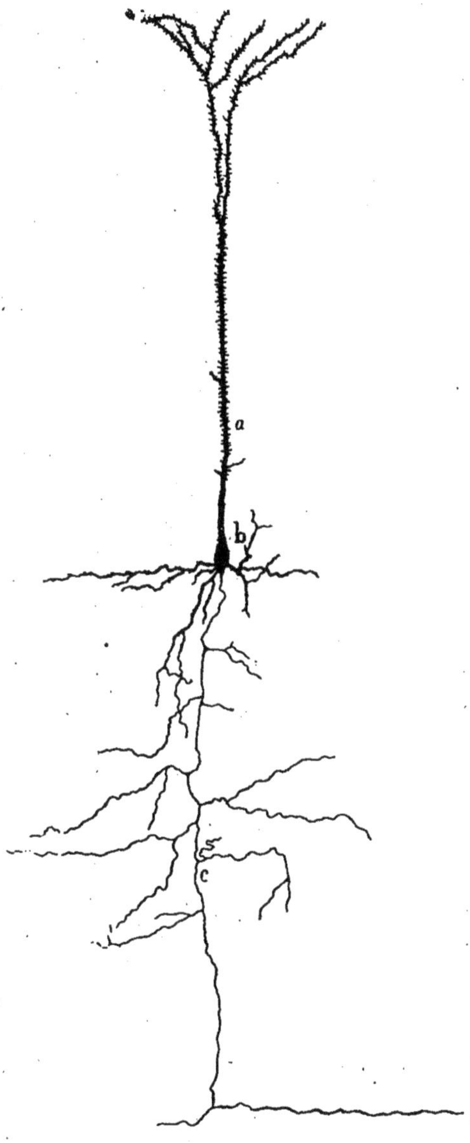

Fig. 78. — Le neurone (d'après Ramon y Cajal).
a, dendrite ascendante. — *b*, dendrites basilaires. — *c*, collatérales du cylindraxe.

2° la couche des cellules pyramidales contient des éléments d'association ou cellules à cylindraxe court. Elle contient surtout des cellules dites pyramidales (d'où son nom) dont le volume va en augmentant au fur et à mesure qu'on les considère à un niveau plus inférieur, c'est-à-dire qu'on quitte davantage la périphérie. Elles ont une base et une pointe. De la base, tournée vers la substance blanche du centre ovale, s'échappe le cylindraxe qui ne tarde pas à descendre dans le névraxe; il y descend souvent fort bas, puisque c'est précisément de ces cellules pyramidales, de celles des zones rolandiques de l'écorce du moins, que naissent les fibres de la voie pyramidale et du faisceau géniculé dont nous voyons la terminaison en arborisation libre entourer les grandes cellules motrices des cornes antérieures de la moelle et des noyaux moteurs bulbo-protubérantiels. De la base naissent encore d'autres prolongements, protoplasmiques ceux-là, qui effectuent un trajet oblique ou latéral, en général assez court (fig. 78). De la pointe de la cellule enfin s'échappe le prolongement principal, muni de prolongements collatéraux et d'un panache terminal qui s'épanouit dans la couche moléculaire.

3° la couche des cellules polymorphes. Les cellules de cette couche affectent les formes les plus variées ; parmi elles, seules les cellules de Martinotti possèdent un prolongement qui remonte jusqu'à la couche moléculaire.

Les fibres nerveuses, issues de toutes ces cellules, sont les unes radiées, les autres tangentielles ou transversales. Parmi les fibres radiées les unes, motrices, descendent vers les noyaux bulbo-protubérantiels et les cornes antérieures de la moelle ; elles constituent les voies géniculées et pyramidales. D'autres, sensitives, remontent au contraire de la moelle, du bulbe, des noyaux opto-striés vers l'écorce cérébrale où elles s'épanouissent. Les fibres tangentielles cheminent perpendiculairement par rapport aux précédentes ; elles unissent une zone à l'autre dans un même hémisphère ou encore un hémisphère à celui du côté opposé.

Nous avons pris pour type de notre description l'écorce des circonvolutions rolandiques et du lobule paracentral où les cellules pyramidales sont particulièrement volumineuses (cellules géantes de Betz). Dans l'écorce du lobe occipital ce ne sont plus les cellules pyramidales, mais les fibres tangentielles qui attirent l'attention par leur nombre et leur développement.

LOCALISATIONS FONCTIONNELLES DE L'ÉCORCE CÉRÉBRALE

La doctrine des localisations est un germe lointain dans la théorie des trois âmes des Pythagoriciens, de Platon, d'Aristote, et l'on peut dire que, depuis eux, presque tous les biologistes se sont préoccupés de trouver, soit dans les ventricules, soit dans le corps même de l'encéphale, le siège anatomique des fonctions de la sensibilité et de l'intelligence.

Partis de cette idée première qu'il existe un principe extérieur et supérieur à l'organisme, présidant aux fonctions intellectuelles et sensitives, convaincus d'autre part qu'il faut bien un lien de jonction entre ce principe et le corps, les plus grands philosophes et les meilleurs anatomistes du XVIIe et du XVIIIe siècle, employèrent tout leur génie à trouver ce point d'élection, ce siège de l'âme. Descartes le situe dans la glande pinéale, parce qu'elle est le seul organe médian et impair de l'encéphale, et le chirurgien

Le Peyronie dans le corps calleux, parce que l'expérience lui a montré que, seules, les lésions de cette région s'accompagnent de troubles du sentiment et de la raison.

Au commencement du XIXe siècle, la doctrine en faveur est celle de l'homogénéité fonctionnelle du cerveau. A ce moment, on s'accorde pour affirmer qu'il n'est point de partie des hémisphères dont la fonction soit différenciée, à l'exception de Gall — qui, précurseur bien lointain encore, — avait tenté de diviser la masse cérébrale en un certain nombre de cases fonctionnellement diverses, indépendantes les unes des autres, et jouissant chacune de propriétés distinctes. « L'exagération de sa doctrine, l'incertitude de ses méthodes avaient compromis ce qu'il y avait de réellement bon dans son œuvre, et jeté le discrédit sur le principe même des localisations. » (Charcot et Pitres.)

Délaissant la phrénologie d'imagination, Bouillaud s'entêta, avec une ténacité que rien ne put lasser, à chercher par des observations cliniques et des autopsies, le siège anatomique de la fonction du langage. Il crut l'avoir trouvé dans les lobes antérieurs. Et c'est seulement en 1862 que Broca, dans un mémoire fondamental (voir notre chapitre Aphasies),démontra par un grand nombre de faits rigoureusement observés que l'abolition du langage articulé est due constamment à un lésion destructive du pied de la troisième circonvolution frontale gauche (circonvolution de Broca).

Puis, il y eut un temps d'arrêt. En vain Hughlings Jackson reconnut-il que certaines lésions superficielles du cerveau, tumeurs, épaississements des méninges, corps étrangers, irritant la substance grise, peuvent déterminer des convulsions partielles, variables, selon la région touchée. Nos plus illustres physiologistes, Longet, Magendie, Flourens, proclamaient que le cerveau, organe des facultés intellectuelles, était fonctionnellement homogène, et qu'il ne jouait aucun rôle dans la production des mouvements. Flourens, dont l'autorité était grande, avait enlevé les hémisphères à des pigeons et à des grenouilles ; les pigeons avaient pu voler, les grenouilles avaient nagé, et sans comprendre qu'il ne s'agissait là que de mouvements automatiques et non pas volontaires, il avait affirmé hautement que le cerveau ne nous sert pas à nous mouvoir.

C'est alors (1870) que deux jeunes chercheurs allemands, dont il faut retenir les noms, Fritsch et Hitzig, par une série d'expériences sur le chien, tout à fait décisives, mirent à jour les trois notions fondamentales qui se peuvent formuler ainsi :

1° Il y a, dans chacun des hémisphères cérébraux, certaines zones, dont l'excitation électrique détermine des mouvements localisés dans les pattes du côté opposé.

2° La destruction de ces mêmes zones, au moyen d'une cuillère coupante, détermine des paralysies là où l'excitation déterminait des mouvements.

3° Ces zones occupent constamment le même point anatomique ; quelques millimètres plus loin, l'irritation électrique ou la mutilation de l'écorce ne provoquent plus ni secousses, ni paralysies.

La découverte des localisations cérébrales motrices était désormais un fait accompli. Aussitôt, un grand nombre de savants, en Allemagne, en Angleterre, en Italie, en France, Nothnagel, Schiff, Goltz, Hermann Munck, Eckhardt, David Ferrier, Albertini et Michieli, Luciani et Tamburini, Carville et Duret, François Franck et Pitres se mirent à l'œuvre, accumulèrent les expériences complémentaires, et décrivirent les localisations motrices jusque chez l'animal le plus proche de l'homme, chez le singe.

Mais quand il s'agit de savoir, de certitude scientifique, s'il en allait de même pour le cerveau de l'homme, les physiologistes de laboratoire durent se déclarer impuissants et passer la main aux cliniciens. Là triompha l'école de la Salpêtrière.

A part la découverte de Broca, qui était demeurée sans suites, à part quelques observations éparses de Hitzig, de Bernhardt, de Lépine, on ne savait à peu près rien des fonctions du cerveau de l'homme, et partout on ne publiait que des faits singulièrement obscurs et contradictoires, quand le génie clair de Charcot vint faire la vive lumière. Dans une communication faite en 1877 à la société de Biologie en collaboration avec Pitres, Charcot fixa les règles de la méthode anatomo-clinique, montra ce qu'on pouvait tirer de la comparaison des lésions trouvées à l'autopsie avec les symptômes — paralysies ou convulsions localisées — enregistrées du vivant du malade. De 1877 à 1883, les deux savants français ne cessèrent d'accumuler les observations concluantes, et bientôt l'accord se fit entre tous les savants du monde entier, physiologistes et cliniciens, sur les bases posées par Charcot et Pitres. Cet accord porte, non seulement sur le principe même et la doctrine des localisations, mais encore sur le siège anatomique des fonctions diverses dont nous donnons un peu plus loin la nomenclature.

« Il paraît rationnel de penser que chaque département de l'écorce a sa fonction propre et, d'autre part, que chaque fonction cérébrale, qu'elle se rattache à la motilité ou à la sensibilité, doit être localisée dans une région déterminée de l'écorce ou, pour employer le langage usuel, doit avoir son centre cortical. La physiologie cérébrale n'est pas encore suffisamment avancée pour nous permettre de localiser ainsi en détail, sur le manteau des hémisphères, les différentes fonctions qui s'y rattachent et y ont par conséquent leur siège.

« Mais si la plus grande partie de l'écorce nous est encore complètement inconnue, si certaines localisations sont aujourd'hui encore douteuses ou insuffisamment démontrées, il en est un grand nombre qui, établies sur des faits nombreux et précis, paraissent définitivement acquises » (Testut).

Centres moteurs corticaux (fig. 78). — La zone motrice de l'écorce cérébrale se dispose autour de la scissure de Rolando. Elle comprend les deux circonvolutions frontale et pariétale ascendantes, le lobule paracentral, l'opercule rolandique. Pour Flechsig, il faudrait y ajouter le pied des trois circonvolutions frontales horizontales et une partie de la circonvolution frontale interne. Von Monakow attribue encore une fonction motrice aux parties antérieures des circonvolutions pariétales horizontales.

Quoi qu'il en soit de son étendue, cette zone contient les centres d'où émane l'influx moteur volontaire pour les muscles de la moitié du corps opposé ; la destruction de cette zone, qu'elle soit d'origine pathologique chez l'homme ou expérimentale chez l'animal, entraîne une paralysie de ces muscles, paralysie d'autant plus étendue, frappant d'autant plus de groupes musculaires, que la zone motrice sera elle-même atteinte sur une plus grande surface.

C'est que la destruction des circonvolutions centrales ou motrices rompt, à leur origine dans l'écorce, les neurones cortico-spinaux et cortico-bulboprotubérantiels, dont nous savons que l'ensemble, sous le nom de voie pyramidale et de faisceau géniculé, a pour rôle de transmettre aux muscles de la moitié du corps opposée, les incitations volontaires. Comme nous allons le voir, la zone rolandique ou motrice de l'écorce ne commande pas en bloc aux territoires musculaires de la moitié opposée du corps. Tout d'abord, cette zone est décomposable (fig. 79) en quatre territoires, encore assez étendus, qui correspondent à la tête, au larynx, au membre supérieur, au tronc, au membre inférieur, territoires qui se succèdent, de bas en haut, dans l'ordre dans lequel nous les énumérons. La spécialisation motrice corticale va encore plus loin ; chaque zone secondaire, ainsi délimitée, se subdivise à son tour en zones plus petites qui répondent, non plus comme tout à l'heure, à la motricité de la face, de la jambe, du bras tout entiers, mais commandent les groupes musculaires des segments de ces parties. Cependant il n'y a pas, dans l'écorce, de centres moteurs pour chaque muscle isolément. C'est ainsi que les territoires de la face, de la langue, du pharynx, de la mâchoire supé-

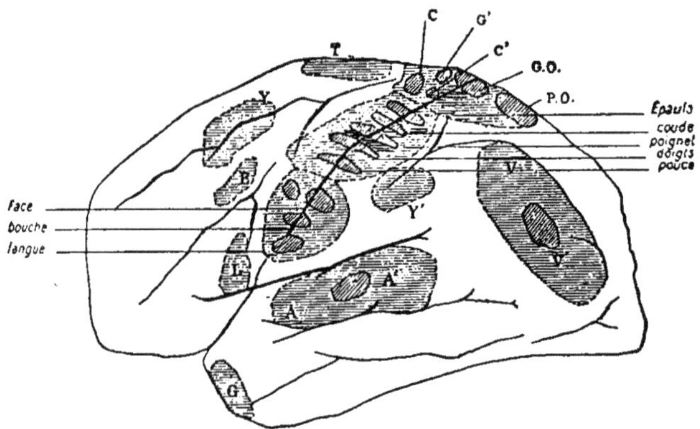

Fig. 79. — Hémisphère gauche du cerveau.

A, centre pour l'audition en général. — A', centre spécial pour l'audition des mots. — V, centre pour la vision. — V', centre spécial pour la vision des mots. — G, centre pour le sens du goût. — L, centre pour le langage articulé. — E, centre pour l'écriture. — T, centre pour les mouvements du tronc. — S, centre pour les mouvements conjugués de la tête et des yeux. — Y', centre pour les mouvements des globes oculaires. — C, centre pour les mouvements de la cuisse. — G, pour le genou. — C', pour la cheville. — GO, pour le gros orteil. — PO, pour les autres orteils.

rieure moins ceux des muscles du front, des paupières et des yeux (facial supérieur), sont situés entre la scissure de Rolando et la scissure de Sylvius; que celui du larynx est à l'extrémité inférieure de la frontale ascendante, tout près du centre de Broca (pied de la troisième frontale) ; que, plus haut, on trouve les centres de l'épaule, du bras, de la main, des doigts, du pouce. Les territoires qui innervent les segments du membre inférieur sont très haut situés. Le centre de la déviation conjuguée de la tête et des yeux (Ferrier, Horsley, Mott) siège, dans le lobe frontal, en avant de la frontale ascendante, au-dessous de celui du tronc (Munck) et de la nuque.

La zone rolandique n'est pas seulement motrice ; elle est en outre excitable, épileptogène et toute excitation de cette zone détermine une entrée en fonction des muscles innervés par elle sur la moitié opposée du corps. C'est sur cette propriété de la zone motrice d'être en même temps une zone excitable, qu'est basée la méthode expérimentale qui, entre les mains de Fritsch et Hitzig, Horsley, Ferrier, Munck, Tripier fut si féconde pour l'étude des localisations cérébrales. Quant au caractère des mouvements, ainsi provoqués par l'excitation de la zone motrice de l'écorce, on peut dire que c'est celui de la coordination et de l'adaptation des mouvements, amenant dans un membre une « succession continue d'attitudes, allant de la flexion à l'extension ou réciproquement,

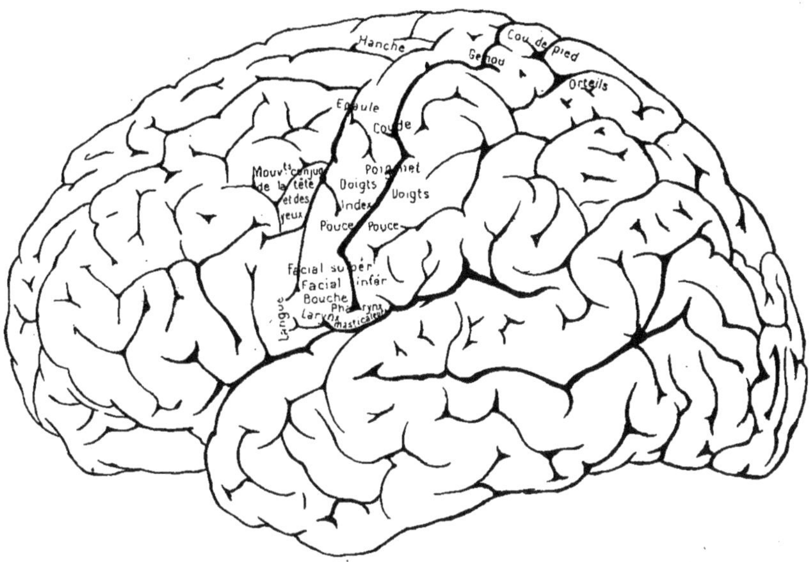

Fig. 80. — Localisations cérébrales du cerveau de l'homme (d'après Déjerine). Figure construite en se basant sur les résultats expérimentaux obtenus par l'excitation directe de l'écorce cérébrale, par Allen Starr. Keen, Mills, Horsley, Nancrède, Chipault, etc.).

en dessinant un mouvement défini, dans le genre de ceux qui sont commandés par la volonté » (Morat et Doyon).

En un mot, l'excitation de la zone motrice du cerveau, comme l'avaient déjà montré sa destruction pathologique et l'ablation localisée expérimentale, nous indique que les centres de cette zone sont des centres adaptés en vue de fonctions définies, des centres fonctionnels. L'excitabilité de l'écorce a encore une autre conséquence, celle-ci capitale en clinique, c'est de nous rendre compte du mécanisme de l'épilepsie, épilepsie généralisée quand les deux zones motrices, droite et gauche, sont irritées, partielle (Bravais-jacksonienne), quand l'excitation irritative ne porte que sur l'une des zones motrices ou une partie de cette zone, et, dans ce cas, d'autant plus limitée que l'irritation corticale porte elle-même sur un territoire moins étendu (fig. 80).

De toute l'écorce, seule la zone motrice est excitable et épileptogène; le reste a reçu le nom de zone latente.

Rappelons ici que, dans le cas de lésion de la zone rolandique d'une côte, les paralysies et les convulsions ne respectent pas toujours le côté du corps correspondant à la lésion. Si l'écorce d'un hémisphère commande, de façon tout à fait prédominante, aux muscles du côté opposé, ceux du côté correspondant en dépendent partiellement aussi : chaque hémisphère a une action bilatérale. Cette action est surtout nette pour les muscles des cordes vocales, de la nuque et du tronc; les observations de paralysie unilatérale du larynx en particulier par lésion corticale (Déjerine, Eisenlohr), demeurent des raretés.

Les muscles du squelette ne sont pas les seuls à avoir une représentation corticale; d'une façon générale, aucun organe n'est soustrait à l'influence cérébrale. Pitres, François-Franck, Bechterew et d'autres ont montré qu'il y avait dans la zone motrice corticale des centres pour le cœur et les vaisseaux, le tube digestif, les réservoirs, les glandes. On a parlé d'une influence trophique du cerveau.

Centres sensitifs. — C'est à Tripier (1880) que l'on doit la connaissance des centres sensitifs de l'écorce et de leur coïncidence topographique avec les centres moteurs. La zone motrice est donc une zone *sensitivo-motrice* et les paralysies motrices (hémiplégies), dues à une lésion de la zone rolandique ou motrice sont constamment accompagnées d'une diminution de la sensibilité (Tripier). La destruction expérimentale de la zone sensitivo-motrice chez l'animal produit également une altération marquée de la sensibilité. Seulement, la paralysie sensitive est habituellement moins évidente, moins facile à déceler que la paralysie motrice correspondante pour des lésions égales.

Cette opinion de Tripier, aujourd'hui presque universellement admise, n'a pas toujours été celle des anatomo-cliniciens les plus autorisés. Charcot pensa longtemps que le faisceau sensitif, après avoir occupé le tiers postérieur de la capsule interne, se maintenait toujours en arrière de la voie motrice descendante, et s'arborisait finalement en couronne rayonnante pour aboutir aux parties postérieures de l'écorce cérébrale. Il semble aujourd'hui démontré que le faisceau sensitif aboutit à la zone même qui sert de point de départ aux fibres motrices du faisceau pyramidal et du faisceau géniculé. La vaste zone périrolandique n'est donc pas à proprement parler une zone motrice. C'est le lieu où réside la mémoire du sens musculaire, aponévrotique, tendineux, articulaire d'une région déterminée de notre corps, c'est le souvenir de ce qu'il faut faire ponr obtenir tel mouvement en vue d'un but qu'on se propose. Les fibres sensitives y arrivent, les fibres motrices en repartent, formant ainsi les unes par rapport aux autres un angle aigu à sommet cortical. Ici encore le phénomène centripète commande au phénomène centrifuge, l'acte sensitif engendre l'acte moteur, et le réflexe cérébral, plus complexe sans doute que le réflexe médullaire, lui est cependant comparable.

Centres sensoriels. — Le centre visuel occupe les deux faces inférieure et interne du lobe occipital, en particulier les deux lèvres de la scissure calcarine (voy. les Signes de réaction locale de l'encéphale).

Le centre auditif se trouve situé sur la partie moyenne de la première circonvolution temporale. Le centre olfactif est situé sur la partie antérieure de la circonvolution de l'hippocampe. Quant au centre gustatif, il est placé immédiatement en arrière du précédent.

Centres du langage. — Zone du langage. Le centre des images motrices d'articulation ou centre de Broca occupe le pied de la troisième circonvolution frontale gauche, celui des images visuelles des mots siège dans le pli courbe. Le centre des images auditives des mots, centre de Wernicke, est localisé à la partie postérieure des première et deuxième circonvolutions temporales gauches. Quant au centre de l'écriture, centre de l'agraphie, il a été placé par Exner sur le pied de la deuxième circonvolution frontale gauche : l'existence de ce centre est contestée (voy. les aphasies).

Chez les droitiers, tous ces centres sont situés dans l'hémisphère gauche; ils sont situés au contraire à droite chez les gauchers. La figure 81, d'après Déjerine, représente la zone du langage, c'est-à-dire toute la portion de l'écorce cérébrale où sont localisés les centres des images du langage; ses diverses parties constituantes sont empruntées à l'écorce des lobes frontal, pariétal et temporal. « Sur cette zone du langage reposent trois centres; chacun d'eux est en rapport immédiat avec la zone générale de la corticalité correspondante. 1° Le centre des images motrices d'articulation, situé dans le pied de la troisième circonvolution frontale, est en rapport immédiat avec la zone psycho ou sensitivo-motrice

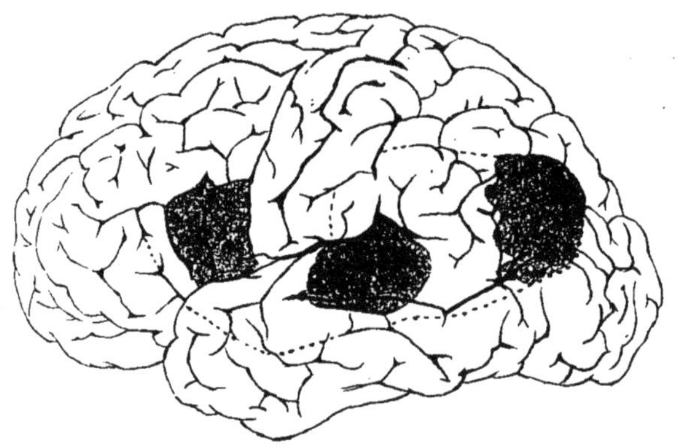

Fig. 81. — Centre du langage (d'après Déjerine).
Les parties bleu foncé indiquent en allant de gauche à droite.
1° circonvolution de Broca, centre des images motrices d'articulation. — 2° circonvolution de Wernicke, centre des images auditives des mots. — 3° centre des images visuelles des mots.

et plus spécialement avec cette partie de la corticalité — opercule rolandique — qui innerve l'appareil phonateur (hypoglosse, facial inférieur, etc.); 2° le centre des images visuelles verbales siégeant dans le pli courbe est en contact avec le centre de la vision générale du côté correspondant, lequel occupe le cunéus, les lobules lingual et fusiforme, et il entre également en rapport avec le centre visuel du côté opposé, par l'intermédiaire des fibres calleuses; 3° enfin le centre des images auditives verbales qui siège de la partie postérieure de la zone temporale, en arrière du centre de la fonction auditive générale, centre qui, comme celui de la vision générale, est également bilatéral » (Déjerine).

LE CERVELET

Morphologie. — Le cervelet occupe la partie postéro-inférieure du cerveau, la partie postérieure de la protubérance et du bulbe. Il est relié par des cordons blancs, les pédoncules cérébelleux (supérieurs, moyens, inférieurs) à ces différentes portions du névraxe (voy. fig. 82 et 83).

Il est constitué par trois lobes, un médian, le vermis, et deux

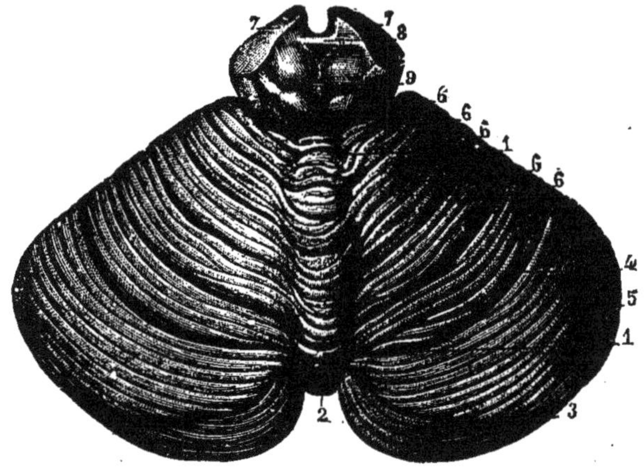

Fig. 82. — Face supérieure du cervelet.

1, 1, vermis supérieur (lobule moyen). — 2. extrémité postérieure des vermis supérieurs et inférieurs. — 3, grand sillon périphérique. — 4, scissure principale du lobe latéral. - 5, grand sillon supérieur. — 6, 6, segment antérieur quadrilatéral, composé de cinq segments secondaires. — 7. 7, coupe des pédoncules cérébraux. — 8, commissure postérieure du cerveau. — 9, tubercules quadrijumeaux.

latéraux, les hémisphères cérébelleux. La surface de ces trois lobes est parcourue par un nombre considérable de sillons qui la divisent en territoires d'étendue décroissante, appelés segments, lames, lamelles. — Considéré dans son ensemble, le cervelet présente à étudier deux faces et une circonférence. La face supérieure (voir la figure) est séparée des hémisphères cérébraux par la tente du cervelet, cloison fibreuse appartenant à la dure-mère. Le lobe médian est ici le vermis supérieur du cervelet ; il est flanqué

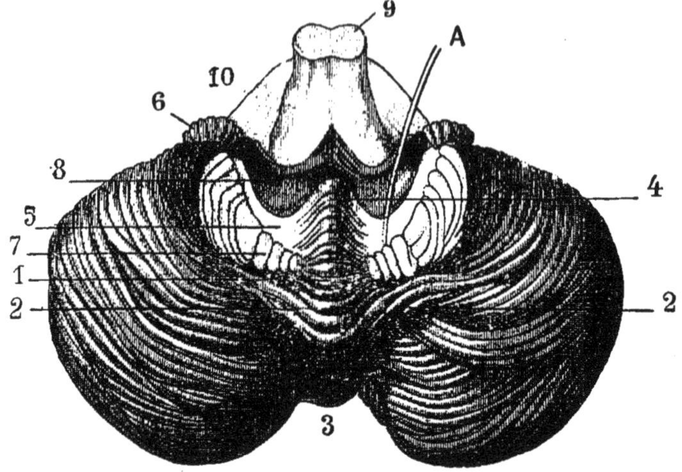

Fig. 83. — Face inférieure du cervelet, valvules de Tarin. Le bulbe est fortement relevé (Debierre).

1, vermis. — 2, aile du lobule digastrique. — 3, tubercule postérieur du vermis. — 4, luette du vermis — 5, valvule de Tarin. — 6, lobule du pneumogastrique. — 7, lobule de l'amygdale qui a été abrasé d'un coup de scalpel pour laisser voir les valvules de Tarin. — 8, plancher du quatrième ventricule. — 9, bulbe relevé. — *a*, barbes de calamus — 10, pont de Varole.

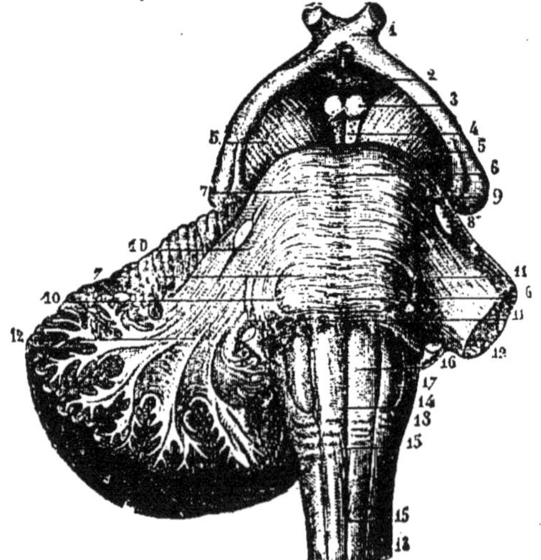

Fig. 84. — Isthme de l'encéphale et bulbe rachidien (face inférieure) arbre de vie du cervelet (Debierre).

1, chiasma des nerfs optiques. — 2, tuber cinereum et tige pituitaire. — 3, tubercules mamillaires. — 4, espace interpédonculaire. — 5, pédoncule cérébral. — 6, sillon basilaire de la protubérance. — 7, saillie latérale du même corps. — 8, origine du trijumeau. — 9, fibres supérieures de la protubérance. — 10, ses fibres médianes. — 11, ses fibres inférieures s'enfonçant sous les autres. — 12, 12, pédoncules cérébelleux moyens (le gauche est coupé) ; 13, moelle épinière. — 14, sillon médian antérieur du bulbe. — 15, décussation des pyramides. — 16, pyramides. — 17, olives. — 18, fibres arciformes.

latéralement des deux lobes latéraux. — La face inférieure (voy. la fig. 83) recouvre la face postérieure du bulbe et se moule, en dehors de cet organe, sur les fosses occipitales inférieures. On y retrouve les deux lobes latéraux, dont on aperçoit cette fois la face inférieure. Le lobule du pneumogastrique ou flocculus, placé au-dessus et en avant des racines des pneumogastriques, ainsi que le lobule tonsillaire ou amygdale qui recouvre la valvule de Tarin, leur donnent un aspect particulier. Quant au lobe moyen, c'est maintenant le vermis inférieur qui d'ailleurs se continue en avant et en arrière avec le supérieur. Ce vermis inférieur est subdivisé par les anatomistes en lobules secondaires. La luette, en avant, se termine par une extrémité mousse dans le quatrième ventricule; les valvules de Tarin, déjà nommées, unissent cette luette aux lobules tonsillaire et du pneumogastrique. La pyramide de Malacarne, en arrière, est constituée par une saillie cruciale, émettant quatre prolongements; les deux latéraux s'enfoncent dans les lobes latéraux du cervelet.

Deux échancrures, l'une antérieure, l'autre postérieure, sont découpées dans la circonférence du cervelet.

Structure. — Les coupes du cervelet montrent que la substance grise y forme, à la périphérie, un revêtement mince de deux à trois millimètres d'épaisseur, l'écorce cérébelleuse, et des noyaux centraux, substance grise centrale du cervelet. Ces noyaux centraux, multiples, sont pairs, disposés symétriquement à droite et à gauche de la ligne médiane : le *corps dentelé* (voy. fig. 85) ou olive cérébelleuse, est assez semblable à l'olive bulbaire par sa structure et ses dimensions; les *noyaux du toit* de Stilling sont situés tout près du toit du quatrième ventricule; entre l'olive cérébelleuse, enfin, et le noyau du toit correspondant, nous voyons les *noyaux dentelés accessoires* de Meynert, distingués d'après leur forme et leur situation en noyau dentelé accessoire externe ou noyau emboliforme

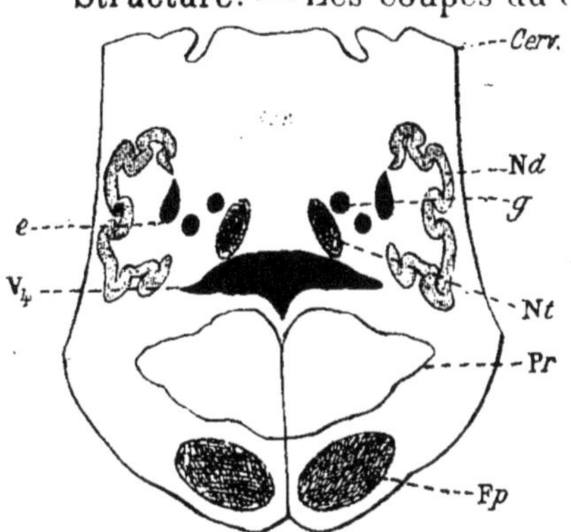

Fig. 85. — Coupe schématique du cervelet et de la protubérance montrant la substance grise cérébelleuse centrale.

E, embolus. — V4, quatrième ventricule. — *Cerv*, cervelet. — *Nd*, noyau dentelé ou olive cérébelleuse. — G, globule. — *Nt*, noyau du toit. — *Pr*, protubérance. — *Fp*, faisceau pyramidal.

et en noyau dentelé accessoire interne ou globule (nucleus globosus).

La substance blanche cérébelleuse, à peu près le tiers de la

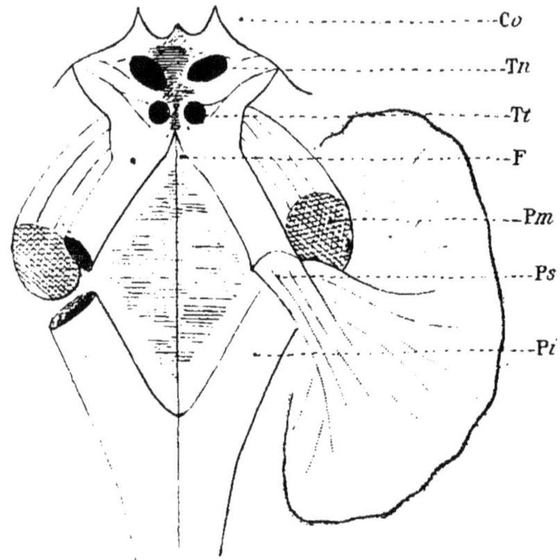

Fig. 86. — Pédoncules cérébelleux vus par derrière (d'après Charpy).

Co, couche optique. — Tn, tubercules quadrijumeaux en nates. — Tt, tubercules quadrijumeaux en testes. — F, frein de la valvule. — Pm, pédoncules cérébelleux moyens. — Ps, pédoncules cérébelleux supérieurs. — Pi, pédoncules cérébelleux inférieurs.

masse totale de l'organe (Debierre), est enveloppée au centre et à la périphérie de substance grise. Elle se prolonge à gauche et à droite, dans les pédoncules cérébelleux supérieurs, moyens et inférieurs. Les prolongements ramifiés qu'elle envoie dans la substance grise des segments cérébelleux constituent ce qu'on a appelé l'arbre de vie (voy. fig. 84).

Les connexions anatomiques du cervelet avec les autres parties du névraxe se font par les pédoncules cérébelleux (voy. fig. 86). C'est ainsi que les pédoncules cérébelleux inférieurs, qui se continuent plus bas avec les corps restiformes, contiennent des fibres qui proviennent :

1° De la *colonne de Clarke* par le faisceau cérébelleux direct (voy. les coupes de la moelle et du bulbe) ;

2° Des *noyaux de Goll et de Burdach*, du côté correspondant et du côté opposé.

Dans leur trajet bulbaire, ces fibres constituent un enchevêtrement d'éléments horizontaux assez complexe : ce sont les fibres arciformes du bulbe. On peut les diviser, avec TESTUT, en trois groupes. Le premier groupe est constitué par les fibres du faisceau olivaire cérébelleux ; les fibres parties de l'une des olives remontent, après entre-croisement, dans l'hémisphère cérébelleux opposé et s'y terminent, comme on le verra plus bas, dans le corps dentelé et dans l'écorce. Le deuxième groupe comprend les fibres qui unissent le cervelet au noyau de BURDACH et de GOLL et que nous venons de nommer. Ces fibres ne sont autre chose que les cylindraxes des cellules externes de ces noyaux et continuent, à ce titre, les fibres sensitives des cordons postérieurs médullaires. Le troisième groupe (voy. plus bas) est représenté par des fibres qui, naissant des noyaux terminaux des nerfs sensitifs bulbaires, vont au cervelet, au noyau du toit très probablement. Ces fibres constituent le *faisceau sensoriel cérébelleux d'Édinger.*

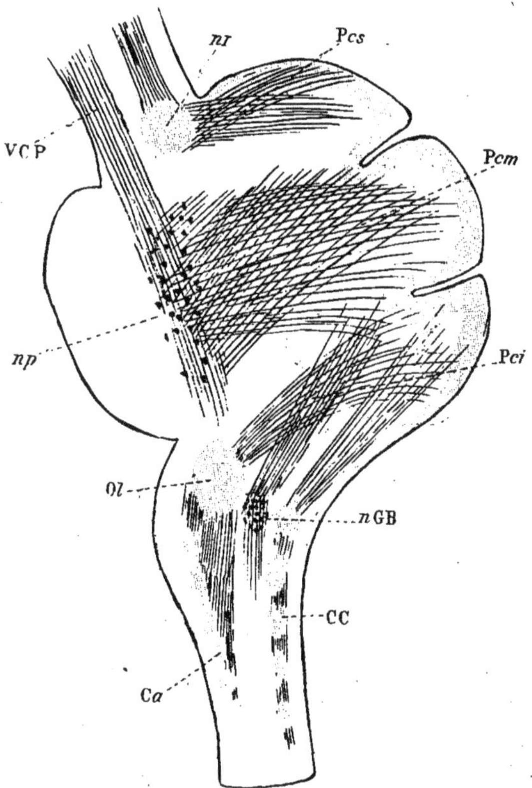

Fig. 87. — Connexions du cervelet avec le cerveau, la protubérance et la moelle (d'après Charpy).

Ol, olive. — *np*, noyaux protubérantiels. — VCP, voie cortico-protubérantielle. — *nr*, noyau rouge. — *Pcs*, pédoncules cérébelleux supérieurs. — *Pcm*, pédoncules cérébelleux moyens. — *Pci*, pédoncules cérébelleux inférieurs. — *n*GB, noyaux de Goll et de Burdach. — CC, colonne de Clarke. — *Ca*, corne antérieure.

3° De l'*olive bulbaire* qui les tire à son tour de la moelle, avec la substance grise de laquelle elle communique (voy. le bulbe).

4° Des noyaux de l'auditif, du trijumeau, du glosso-pharyngien et du pneumogastrique par le *faisceau sensoriel cérébelleux d'Édinger.*

Des fibres descendantes, motrices, vues d'abord par Marchi, descendent dans le cordon antéro-latéral de la moelle et s'arborisent autour des cellules motrices des cornes antérieures spinales. Elles nous expliquent, disons-le dès maintenant, que le cervelet puisse jouer un rôle dans la motricité et assurer le maintien de l'équilibre et la coordination des mouvements.

Les pédoncules cérébelleux moyens relient les noyaux du pont (voy. la protubérance) à l'écorce cérébelleuse et les relient dans les deux sens, c'est-à-dire que parmi les fibres d'union les unes descendantes, naissent dans l'écorce cérébelleuse et se terminent par des arborisations libres dans les noyaux du pont, tandis que les autres ascendantes naissent dans la protubérance et se terminent dans le cervelet. Nous savons que, par ailleurs, ces noyaux du pont sont reliés au cerveau par les deux faisceaux cortico-protubérantiels, antérieur et postérieur. — Les pédoncules cérébelleux moyens contiennent, en outre, des fibres commissurales reliant entre eux les deux hémisphères cérébelleux ; elles traversent, dans la protubérance, la ligne médiane sans y subir d'interruption.

Les pédoncules cérébelleux supérieurs enfin qui s'échappent du noyau dentelé et gagnent le noyau rouge après entre-croisement au-dessous des tubercules quadrijumeaux et parcours effectué dans le pédoncule cérébral (voy. le pédoncule cérébral), contiennent comme les deux autres pédoncules, des fibres afférentes et efférentes. — Les fibres efférentes, issues du noyau dentelé, des noyaux dentelés accessoires, du noyau du toit, de l'écorce cérébelleuse, s'interrompent complètement dans le noyau rouge et se dirigent vers la couche optique et l'écorce cérébrale. Les fibres afférentes suivraient le même tracé en sens inverse, reliant ainsi l'écorce grise cérébrale de la région rolandique (Flechzig, Hösel) et la couche optique (Mendel) avec l'écorce cérébelleuse, les noyaux dentelés et le noyau du toit. Il y aurait par cette double voie d'aller et de retour, influence réciproque du cervelet sur le cerveau, et du cerveau sur le cervelet.

Les connexions que, par l'intermédiaire de ses pédoncules, le cervelet affecte avec les autres segments du névraxe, nous permettent avec van Gehuchten, de considérer cet organe comme le lieu du passage d'une voie motrice et d'une voie sensitive secondaires. Ces voies secondaires relieraient indirectement l'axe spino-bulbaire au cerveau, et non plus directement comme les voies principales motrice et sensitive dont nous avons vu le trajet sur les coupes de la protubérance et du pédoncule. C'est ainsi que, à côté de la voie motrice principale, voie pyramidale, faisceau géniculé, existe une voie secondaire dont les fibres, issues également de la zone sensitivo-motrice de l'écorce, descendent dans la protubérance vers les cellules des noyaux du pont. Directes jusqu'ici, comme les fibres de la voie principale motrice, elles deviennent maintenant indirectes, traversent le pédoncule cérébelleux moyen, après entre-croisement, et se terminent dans l'écorce cérébelleuse. Du cervelet enfin, elles gagnent (fibres de Marchi) la moelle par les pédoncules cerébelleux inférieurs — c'est une voie cérébro-ponto-cérébello-spinale.

De même, les fibres sensitives, que nous avons vues dans les pédoncules cérébelleux inférieurs effectuer un trajet ascendant (faisceau cérébelleux direct, faisceau sensoriel d'Édinger, etc.), après passage dans le cervelet, se jettent dans les pédoncules cérébelleux supérieurs et gagnent la zone sensitivo-motrice de l'écorce cérébrale après interruption dans le noyau rouge et la couche optique, c'est une voie spino-cérébello-thalamo-corticale.

Physiologie. — Le cervelet préside principalement aux fonctions d'équilibration et de coordination des mouvements.

« Les conditions de l'équilibre, disent Morat et Doyon, ont été bien analysées par les auteurs qui ont étudié expérimentalement cette fonction, et en particulier par Thomas. Étant donnée l'attitude du corps humain et de celle des animaux, dans la station debout, l'équilibre est réalisé, comme on sait, quand la verticale du centre de gravité passe à l'intérieur du polygone qui représente la base de sustentation. Le corps est alors soumis à deux forces, égales et contraires, dont l'une, la pesanteur, est représentée par la verticale indiquée, l'autre (force résistante) par les appuis (membres de l'animal) portant sur le sol.

Dans l'attitude debout, ces appuis sont des systèmes articulés que l'animal rend rigides par la contraction de certains de ses muscles (extenseurs) et qu'il solidarise de plus avec le tronc par la contraction d'autres muscles.

Le tronc lui-même, avec son prolongement supérieur (tête), est un système formé de pièces mobiles, qui devient rigide par la contraction des muscles qui s'y insèrent. Cette rigidité relative est ainsi obtenue par l'action tonique d'un grand nombre de muscles, dont les efforts sont antagonistes dans de multiples directions. Cet antagonisme existe d'un côté à l'autre pour les muscles de même nom ; il existe encore d'avant en arrière, pour les membres postérieurs et antérieurs des animaux ; il existe également pour les muscles de chaque segment du squelette isolément considéré (extenseurs, fléchisseurs, adducteurs, abducteurs, rotateurs dans un sens ou dans l'autre). La conservation de l'équilibre, dans la station immobile, implique, comme on voit, une contraction, coordonnée en direction et en grandeur, de presque tous les muscles du corps.

Il en est de même dans la marche, où les appuis du corps sont constitués, chez l'homme, alternativement par un pied et par l'autre. « L'équilibre, à chaque instant menacé, se rétablit par des changements compensateurs dans l'attitude des autres parties du corps (oscillations inverses du bras et de la jambe du même côté, etc.) ». Des compensations analogues se font dans la course, dans le saut.

« Pour que les muscles du corps, par leurs contractions d'ensemble, aboutissent à ces compensations, il faut qu'à travers le système nerveux il se développe un cycle d'excitations, en vertu duquel les contractions statiques individuelles de tous ces muscles se règlent sur l'effet obtenu, prêtes à se renforcer dans le sens de la chute et à se modérer dans le sens opposé. »

La coordination des mouvements n'est pas une fonction spécifique d'un système déterminé, « mais l'équilibre de notre corps, dans la station et la progression, est un cas particulier de la coordination des mouvements et, comme tel, il a, dans le cervelet, sa représentation la plus différenciée ».

Pour réaliser l'effet moteur par lequel il assure l'équilibre, le cervelet puise des excitations dans plusieurs sens. Il lui en parvient d'un appareil spécial annexé au sens de l'ouïe, les canaux demi-circulaires, par l'intermédiaire du nerf vestibulaire. Il lui en parvient encore du sens visuel et du sens tactile ; ce dernier fournit les images de ses attitudes segmentaires.

Le cervelet joue encore un rôle considérable dans la coordination des mouvements volontaires en général.

Ces considérations expliquent les deux grands symptômes des affections cérébelleuses : le vertige et l'incoordination des mouvements. On pourrait peut-être y rattacher les troubles de la parole. Les mouvements forcés ou irrésistibles sont rares chez l'homme ; on les a surtout vus après les ablations des pédoncules cérébelleux chez l'animal ; ils consistent en chute, sur le côté, mouvements de manège, mouvements de rotation autour de l'axe vertical du corps.

On reconnaît enfin au cervelet une influence sur le tonus musculaire, ainsi que sur les réflexes en général. Ce serait une influence excitatrice.

TROISIÈME PARTIE

MALADIES DE LA MOELLE ÉPINIÈRE

MALADIES SYSTÉMATISÉES DE LA MOELLE

TROISIÈME PARTIE

MALADIES DE LA MOELLE ÉPINIÈRE

LE TABES

Voici la plus fréquente, la plus étudiée, la mieux connue, la plus importante des maladies de la moelle épinière. On la rencontre à chaque pas dans la pratique journalière, et tout médecin doit être à même de la reconnaître dès ses premières manifestations, d'en déceler les formes frustes.

On a coutume de redire que Romberg la décrivit le premier dans son célèbre *Manuel des maladies nerveuses*, paru en 1851. A vrai dire il n'en donna qu'une description clinique des plus vagues, étiquetée d'une appellation défectueuse, celle de *Tabes dorsalis*. Ce nom de tabes fut adopté par presque tous les neurologistes modernes, pour sa brièveté, en dépit de sa signification fort imprécise de « consomption ».

En vérité, c'est Duchenne de Boulogne qui nous donna la première description vraiment rigoureuse, vraiment complète, de cette maladie qui doit porter son nom. C'est lui qui distingua, parmi les nombreux malades étiquetés « paraplégiques », certains types cliniques offrant un contraste frappant entre les difficultés de la marche et la conservation, au moins relative, de la force musculaire. Le premier il mit en lumière la presque totalité des grands symptômes de la maladie, et ce fut lui qui proposa le terme excellent d'*ataxie locomotrice progressive*. Depuis son mémoire initial dont la date est à retenir (1858), les études cliniques, étiologiques et anatomopathologiques sur le tabes, n'ont pas cessé de se multiplier. Elles constituent aujourd'hui une des plus riches bibliographies de la neurologie. Les noms des principaux observateurs et l'énoncé de leurs travaux sont inséparables de la description clinique et anatomique de la maladie.

Symptômes et marche. — Le tableau symptomatique du tabes est variable d'un sujet à l'autre, au point que Pierre Marie a pu écrire avec raison : « Il n'y a pas cliniquement deux tabétiques qui se ressemblent. » Chez presque tous les malades pourtant, pour peu qu'on les examine avec soin, on retrouve un fond commun de signes cliniques, assez constant, assez précoce, assez caractéristique, pour permettre de faire un diagnostic assuré. C'est ce groupe de signes, ce syndrome tabétique, qu'il faut rechercher chez un malade suspecté d'être touché par l'ataxie.

Il y faut penser tout de suite quand un sujet se plaint de douleurs vives, aiguës comme des coups de couteau, traversant en éclair la masse musculaire des membres inférieurs, quand il raconte que le sol sous ses pas paraît dénivelé ou moelleux comme un tapis d'ouate ; quand il accuse des douleurs d'estomac revenant par crises et accompagnées de vomissements parfois teintés de sang ; quand il déclare que depuis quelques semaines sa démarche devient maladroite, mal assurée, et qu'il trébuche dans l'obscurité ; d'autres encore viennent au médecin en décrivant des accès de vertige suivis de chute, en se plaignant d'une altération de la voix pour laquelle ils ont consulté quelque spécialiste, lequel a découvert la paralysie d'une corde vocale ; ou bien encore c'est un mal perforant plantaire, une paralysie oculaire transitoire qui pour quelques jours fait voir double, ou la chute d'une paupière subitement rebelle à l'action de son releveur.

En présence de pareils signes recherchons avec soin le groupe de symptômes qui va permettre le diagnostic.

1° Signe de Westphal et signe du tendon d'Achille. — L'abolition du réflexe tendineux rotulien (signe de Westphal) est un symptôme de tout premier ordre, il apparaît souvent l'un des premiers. Habituellement bilatéral il peut pourtant ne s'observer que d'un côté ; exceptionnellement il fait défaut : il s'agit alors de malades chez lesquels la lésion siège au-dessus ou au-dessous du centre spinal du réflexe rotulien (3e et 4e segments lombaires). On s'entourera pour le rechercher de toutes les précautions possibles. On distraira le malade, on lui fera exécuter la manœuvre de Jendrassik — une main tire l'autre avec toute la vigueur possible. — pendant que le bord cubital de la main de l'observateur, percute d'un coup sec le tendon rotulien. Dans ces conditions, si le réflexe existe, on sera plus certain de ne pas le méconnaître.

Le réflexe du tendon d'Achille, qu'on recherchera après avoir fait agenouiller le malade sur une chaise, les cou-de-pied dépassant le rebord du siège, est aussi très fréquemment aboli. Babinski a bien montré l'importance de ce fait, en faisant remarquer qu'il pouvait y avoir abolition du réflexe achilléen dès le début du mal, longtemps avant la disparition du réflexe rotulien. Plus tardive est la disparition des réflexes du membre supérieur (réflexe des radiaux, réflexe olécranien).

Qu'elle porte sur le tendon rotulien ou sur tout autre tendon,

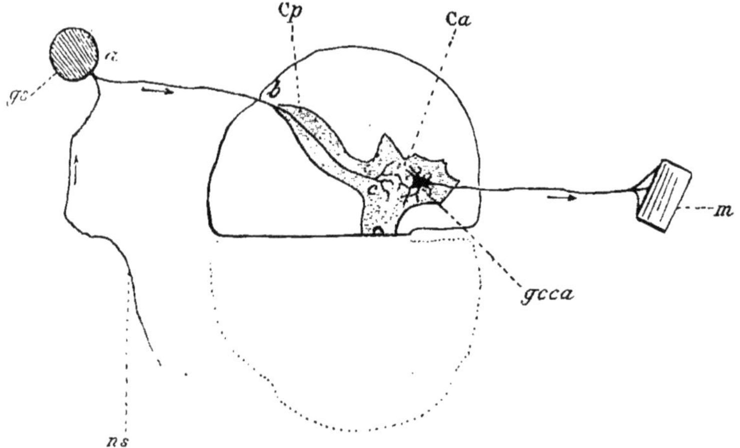

Fig. 88. — Coupe schématique au niveau du 3e ou 4e segment lombaire. La lésion, interrompant le circuit réflexe, porte sur le segment *bc*.

Ca, corne antérieure. — *m*, muscle. — *gcca*, grande cellule motrice de la corne antérieure. — *Cp*, corne postérieure. — *gs*, ganglion spinal. — *ns*, nerfs sensitifs spinaux, excités par la percussion du tendon rotulien.

la disparition du réflexe normal s'explique par la lésion des fibres radiculaires, des cordons postérieurs (voir l'Anat. pathol. du tabes), fibres émanées du ganglion spinal. L'arc sensitivo-moteur (voy. le schéma, fig. 88) que ces fibres contribuent à constituer avec le système moteur spinal se trouvant rompu, le réflexe ne peut plus avoir lieu.

2° Troubles vésicaux. — Les troubles vésicaux (Fournier, Guyon) sont souvent précoces et presque constants ; ils préoccupent le malade et l'amènent à consulter un médecin à une période où souvent l'incoordination et les douleurs sont peu marquées ou nulles. Le sujet se plaint surtout d'être obligé de pousser, de presser fortement et longtemps quand il veut uriner, et malgré le besoin intense qu'il en ressent, ce n'est qu'après quelques instants d'efforts pénibles que l'urine se décide à paraître au méat. D'autres malades racontent qu'ils peuvent rester une demi-journée ou une journée entière sans uriner; il en est, au contraire, qui voient leur urine s'échapper, sitôt le besoin ressenti; le temps leur manque pour atteindre un urinoir.

Contrairement à ces troubles, si fréquents, la rétention d'urine, l'incontinence complète avec insensibilité de l'urètre au passage de l'urine sont des manifestations bien plus rares et plus tardives. Mais précoces ou tardifs, il faut savoir que tous ces troubles sont susceptibles de régresser, en dépit de l'évolution progressive de la maladie. Ils dépendent du même mécanisme pathologique que le signe de Westphal ou l'abolition du réflexe du tendon d'Achille, car ce sont aussi des réflexes qui jouent un rôle capital dans la physiologie complexe de la vessie, et ces réflexes, comme ceux des tendons, ont leurs voies centripètes atteintes ou détruites.

3° L'ataxie et le signe de Romberg. — C'est l'importance de ce signe qui poussa Duchenne (de Boulogne) à donner à l'ensemble de la maladie le nom d'un de ses symptômes. Il se manifeste surtout aux membres inférieurs et au tronc, plus rarement et plus tardivement à la tête et aux membres supérieurs. Il consiste en une incoordination du mouvement et non point en une paralysie. La force musculaire peut être diminuée; toujours elle est largement suffisante pour donner un chiffre notable au dynamomètre et permettre l'exécution suffisamment rigoureuse de mouvements simples de flexion et d'extension. Ce qui est perdu, en réalité, c'est le pouvoir de proportionner la dépense de force à l'amplitude du mouvement à accomplir et de graduer la succession et la durée de la contraction des muscles dont l'ensemble constitue le mouvement total du membre. Il en résulte la perte de l'adaptation parfaite, sans détours ni gaspillage d'énergie, du mouvement à sa fin : perte qui peut aller de la maladresse simple à une véritable « folie » du mouvement.

C'est le plus automatique de tous les mouvements, la marche, qui est atteint en premier lieu. Les malades se plaignent au début de ne mouvoir leurs jambes qu'avec hésitation, même sur un sol parfaitement uni, sur un plancher. La difficulté augmente, s'il s'agit de monter ou de descendre un escalier, de sauter sur le marchepied d'une voiture. Elle est à son comble, si le malade ferme les yeux, s'il se trouve dans l'obscurité et il racontera qu'à sa grande surprise, il n'a pu monter l'escalier de sa maison la nuit, ni sortir de son lit pour satisfaire quelque besoin. Cette augmentation des troubles, due à l'obscurité, aux émotions, à une distraction, met en évidence le pouvoir correcteur de la vue, dont la surveillance donne encore un reste de tenue aux mouvements automatiques pervertis. Cette notion va nous permettre de comprendre la genèse d'un autre signe capital du tabes, le signe de Romberg, en nous révélant, en même temps, le mécanisme intime de l'ataxie. Nous y reviendrons tout à l'heure.

A la période d'état, l'ataxie des membres inférieurs devient tout à fait caractéristique : la démarche réalise l'incoordination même. Les cuisses, démesurément fléchies, portent follement en dehors et en avant les membres inférieurs qui retombent lourdement, de tout leur poids, souvent loin de la ligne droite ; par leur partie postérieure, les pieds frappent le sol avec bruit à chaque pas : on dit que les malades « talonnent ». La marche bientôt n'est plus possible qu'à l'aide de cannes ou de béquilles et, surtout, à l'aide du perpétuel contrôle de la vue. Les yeux, en effet, « véritables béquilles cérébrales », demeurent fixés sur les membres inférieurs en mouvement. Leur intervention consciente s'efforce de compenser l'insuffisance de l'activité instinctive, automatique, des centres spinaux. Ils y réussissent dans une certaine mesure, puisque très fréquemment il suffit de distraire ou de faire regarder en l'air le tabétique qui marche, pour déterminer une chute. Plus tard la marche devient tout à fait impossible et le malade est condamné au lit ou au fauteuil.

Dans certains cas, l'incoordination des membres inférieurs est à peine marquée ; elle n'en existe pas moins et pourra être mise en évidence par une série de manœuvres auxquelles le professeur Fournier conseille de recourir. Certains malades, en effet, à démarche normale en apparence, révèlent de l'hésitation, exécutent des mouvements inutiles et maladroits, menacent même de perdre l'équilibre quand brusquement on les fait marcher, ou s'arrêter, ou exécuter le mouvement de demi-tour au commandement, ou encore quand ils prennent l'attitude, dite à cloche-pied. On conçoit l'utilité diagnostique de ces « exercices à la Fournier ».

Si elle n'est pas évidente par tous ces procédés, l'incoordination doit être recherchée encore dans la position horizontale : le malade couché sur le dos s'efforcera d'élever son pied à la hauteur de la main de l'observateur ; il ne réussira que difficilement à la toucher, et seulement après avoir passé plusieurs fois à côté du but. Ce signe a son importance ; il peut exister seul, alors qu'il n'y a pas traces d'ataxie pendant la marche ; bien entendu il s'accuse plus nettement, si l'on maintient fermés les yeux du malade.

Les membres supérieurs sont rarement frappés au début. Leur atteinte révèle comme aux membres inférieurs la diminution ou la perte de l'activité automatique. On voit alors des tabétiques qui ne parviennent plus à saisir un objet sans l'écraser ou le jeter à terre; ou d'autres qui ne savent plus se raser, boutonner leur vêtement, rouler une cigarette. Quelques-uns n'arrivent pas à toucher du doigt le bout de leur nez. L'écriture, tremblée et irrégulière, témoigne de la même incoordination.

Les muscles de la face, de la langue, les muscles masticateurs peuvent — rarement il est vrai — donner des signes d'ataxie. La parole alors devient bredouillante, la face agitée de grimaces.

L'incoordination dont nous venons d'exposer les manifestations, ne porte que sur les mouvements (ataxie dynamique). Mais le maintien du corps dans une position quelconque est également un phénomène d'activité motrice ; il demande, lui aussi, un ensemble harmonieux de contractions et de relâchements musculaires. Comme les mouvements, il met à contribution l'activité automatique, à demi consciente, réflexe, de la moelle. Aussi ne faut-il pas s'étonner de rencontrer dans le tabes une incapacité souvent absolue de maintenir une attitude donnée. Cette ataxie de l'attitude « ataxie statique », se vérifie très nettement chez ces tabétiques qui, après avoir touché de leur main un point d'appui quelconque, ne peuvent empêcher cette main de décrire plusieurs oscillations d'amplitude croissante et de finir par quitter complètement l'objet saisi. D'autres, plus atteints, élèvent leurs mains au-dessus du plan du lit et l'y replacent sans le savoir, ou exécutent des mouvements choréiformes et athétosiformes (voy. Chorée et athétose).

Tous ces troubles de la coordination, ataxie statique et ataxie dynamique, révèlent — nous l'avons dit — une atteinte grave du fonctionnement automatique, réflexe de la moelle et des centres sus-jacents. Quel est maintenant le rouage, plus particulièrement faussé de cette fonction du tonus et de la coordination des mouvements? Pour les uns, avec Leyden et Vulpian, il faudrait incriminer surtout les altérations de la sensibilité profonde, la perte des sensations provoquées par l'activité musculaire et articulaire. Selon les autres, parmi lesquels il faut citer Poincarré, Jaccoud, Strümpell, les sensations périphériques conscientes peuvent fort bien être conservées ; l'ataxie ne dépendrait que de ces impressions périphériques inconscientes dont, seule, la perte compromet le tonus et la coordination des mouvements. En d'autres termes, « dans la conduction centripète intra-médullaire, les voies réflexes (impressions inconscientes) peuvent être supprimées, sans que les voies directes (sensations conscientes) vers le cerveau le soient, et alors l'ataxie apparaît sans que nécessairement le sens musculaire perçu ait disparu » (Grasset).

Chez le tabétique, pour compenser l'activité automatique spinale que le processus anatomique a anéantie, l'activité consciente, cérébrale, par l'intermédiaire des sens, des yeux surtout, devient prédominante. Nous avons vu comment marchent les ataxiques, le regard fixé sur leurs pieds ; on a noté que quelques-uns ressentaient comme premier symptôme l'impossibilité de monter un escalier, la nuit. Que l'on commande à l'un de ces malades, encore capable de se tenir debout parfaitement immobile, de rapprocher étroitement les bords internes de ses pieds et de fermer les yeux, qu'on le prive du secours de ses sensations visuelles, aussitôt nous le verrons osciller sur place quelques instants, au point qu'il faudra la retenir pour l'empêcher de choir. C'est là le *signe de Romberg*. Dans les cas, où ce symptôme capital et précoce est peu net, Oppenheim conseille de faire, tout d'abord, exécuter par le malade un mouvement de flexion du tronc tandis qu'il tient les yeux fermés.

4° SIGNES OCULAIRES. — Examinons l'appareil visuel d'un tabétique, et tout d'abord envisageons le *signe d'Argyll-Robertson*, caractérisé par le fait que les pupilles ne répondent plus à l'excitation lumineuse, ne se rétrécissent plus quand on les éclaire, alors que la réaction à l'accommodation et à la convergence est conservée. Quelquefois le symptôme n'est qu'ébauché ; les pupilles se rétrécissent encore à la lumière et se dilatent à l'obscurité, mais la réaction est lente, paresseuse. Alors même qu'il en est ainsi, la valeur diagnostique de ce symptôme, intégral ou atténué, demeure considérable.

Recherchons encore le myosis-bilatéral ou rétrécissement bilatéral des pupilles, l'inégalité des pupilles, l'abolition du réflexe de la pupille à la douleur.

Les *paralysies des muscles moteurs de l'œil* sont fréquentes ; elles présentent ces deux particularités remarquables : 1° participation très irrégulière des divers muscles oculaires à la paralysie (atteinte plus fréquente du releveur de la paupière supérieure) (voy. fig. 98) ; 2° caractère passager de ces paralysies. Incurables

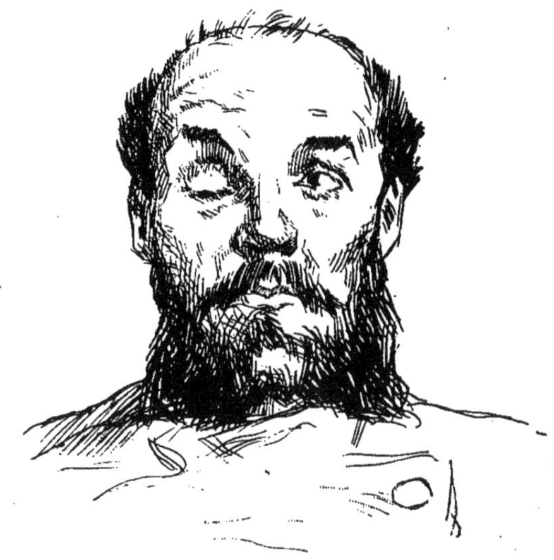

Fig. 89. — Paralysies des muscles moteurs des yeux dans le tabes. A droite, paralysie du releveur de la paupière supérieure ; à gauche, paralysie du droit externe.

seulement à une période tardive du tabes, les paralysies oculaires disparaissent, en effet, spontanément après quelques semaines ou quelques mois, puis reparaissent pour un temps variable. Elles se manifestent cliniquement, ici comme ailleurs, par du strabisme et de la diplopie ; c'est-à-dire que les malades louchent et voient les objets en double.

C'est, enfin, l'atrophie, toujours fatalement bilatérale, du nerf optique, avec cécité consécutive. A l'examen ophtalmoscopique, la papille se montre décolorée, d'un blanc bleuâtre (atrophie grise) et très plane. La cécité n'arrive que graduellement, précédée par la diminution progressive de l'acuité visuelle centrale, le rétrécissement du champ visuel qui présente, pour le blanc, de profondes échancrures et consiste, pour les couleurs, en un rétrécissement rapide portant d'abord sur le vert et sur le rouge.

Cette atrophie grise de la papille, quand elle est associée au signe d'Argyll-Robertson, permet presque d'affirmer le tabes, alors même que tous les éléments du syndrome clinique seraient encore peu marqués. Elle peut être, avec la cécité qu'elle provoque, l'unique symptôme de l'ataxie locomotrice progressive. Parfois sa survenue semble marquer un temps d'arrêt dans l'évolution progressive du mal, et provoquer une atténuation des autres symptômes, notamment de l'incoordination motrice.

5° Les douleurs fulgurantes. — Elles attirent l'attention du clinicien bien plus par leur intensité et par l'atteinte grave que porte leur répétition à l'état général, que par leur précocité et leur constance : elles peuvent, en effet, faire défaut. Même quand elles existent, elles peuvent n'apparaître que sous forme de crises, si espacées et si brèves, que le malade n'y prend garde, et incrimine le rhumatisme, un coup de froid. Dans certains cas malheureux, leur intensité et leur ténacité sont au contraire si désespérantes (formes douloureuses du tabes), qu'elles épuisent les malades et provoquent l'apparition de parésies ou de paralysies des membres inférieurs (paraplégies par inhibition).

Le type fulgurant est le plus souvent observé. Le tabétique accuse, par crises plus ou moins espacées — nous l'avons vu — des douleurs vives, mais horriblement intenses qui brusquement le font sursauter. Il a la sensation d'une brûlure aiguë ou d'une piqûre, traversant sa chair et disparaissant avec la soudaineté de l'éclair. La douleur lancinante, à long trajet, parcourant rapidement le membre, de haut en bas, est plus rare. On observe assez souvent la douleur térébrante, comparée par les malades à la sensation que donnerait un instrument pénétrant les tissus, ou bien encore des sensations de rongement. « Il me semble qu'un animal grignotte mon talon », disent parfois les tabétiques. La distribution de ces douleurs est variable ; le plus souvent, elles sont localisées aux membres inférieurs, mais elles peuvent envahir les membres supérieurs (particulièrement la sphère du cubital), ou quelquefois le tronc. Elles affectent souvent une forme spéciale, constrictive, dite douleur en ceinture, en broche, en corset, en cuirasse ; la sensation d'un étau étreignant les pieds constitue ce qu'on appelle la douleur en brodequin. Rarement, elles s'étendent à la tête, donnant lieu à une variété de névralgie faciale avec tic douloureux de la face.

Enfin elles gagnent fréquemment les viscères, réalisant un des symptômes les plus caractéristiques et les plus précoces du tabes: la crise gastrique (Topinard). Ce sont des paroxysmes douloureux, irradiant du creux épigastrique au dos et aux aines ; des vomissements, d'abord alimentaires, puis muqueux et bilieux, quelquefois sanglants, apparaissent ; l'état général s'altère, la tachycardie, la pâleur, l'angoisse peuvent aller jusqu'à la syncope. C'est la forme complète. Mais l'un des trois éléments de la crise, vomissements, douleurs gastriques, symptômes nerveux alarmants peut manquer. Leur durée, de quelques heures ou de quelques jours en général, s'est élevée à plusieurs semaines. J. Ch. Roux, qui les a de nouveau étudiées récemment, leur attribue, comme aux douleurs fulgurantes, une origine spinale.

Il peut y avoir quelquefois des crises entéralgiques, vésicales, rénales, testiculaires. Souvent très douloureuses, elles ont donné lieu à de fréquentes erreurs de diagnostic.

6° Notons enfin les TROUBLES OBJECTIFS DE LA SENSIBILITÉ. Un très grand nombre de tabétiques, et cela de façon précoce, présentent :

De l'*Analgésie*, en îlots ou en plaques. La plante du pied, la face interne des jambes et des cuisses, la face interne du bras et de l'avant-bras avec l'annulaire et le petit doigt, au tronc surtout les zones mammaires, deviennent tout à fait insensibles à la douleur. On pourra pincer fortement la peau de ces régions, y enfoncer des aiguilles, sans provoquer chez le malade la moindre réaction douloureuse. Dans d'autres cas, la sensation douloureuse sera perçue, et même insupportable (hyperesthésie tabétique), mais elle le sera avec un retard de quelques secondes sur la sensation tactile. Rarement, une seule piqûre provoque deux douleurs (rappel de sensation). Chose curieuse, cette analgésie, ou perte de la sensibilité à la douleur, coïncide parfois avec la conservation de la sensibilité au tact et à la température et le malade, que la piqûre profonde de l'épingle ne fait pas souffrir, la perçoit cependant en tant que sensation de contact.

Plus tard, avec les progrès du mal, les autres modes de la sensibilité s'altèrent à leur tour, et dans ces mêmes zones, déjà insensibles à la douleur, nous constatons :

De l'*anesthésie* proprement dite (perte de la sensibilité au contact). L'attouchement léger de l'aiguille exploratrice n'est plus que mal ou pas perçu. On note aussi des erreurs de localisation, le sujet se croyant effleuré par l'aiguille ou frôlé par le pinceau, loin du lieu où on l'a touché, voire sur l'autre membre (allochirie). La sensibilité à la pression est émoussée, la sensation du relief des objets perturbée. Le malade, alors que la plante de ses pieds repose sur un plancher ferme et uni, a la sensation de marcher sur du coton, sur une épaisse feuille de caoutchouc, et quelquefois le sol lui semble dénivelé. C'est là l'un des symptômes les plus fréquents, les plus précoces, les plus importants du tabes.

On observe enfin de la perte de la sensibilité cutanée et profonde au passage du courant faradique et de la thermanesthésie. Habituellement la sensibilité à la chaleur persiste la dernière, bien que, dans quelques cas — les exceptions ne sont pas rares en clinique neurologique — la thermanesthésie survienne avant la perte de la sensibilité tactile, chez un sujet déjà analgésique. Cette perte de la notion du chaud et du froid, avec conservation de la sensibilité tactile, c'est le phénomène communément désigné sous le nom de « dissociation syringomyélique » (voy. le chapitre Syringomyélie). Il est utile de retenir qu'on le peut observer dans le tabes et dans nombre de maladies de la moelle épinière, et qu'il n'a pas la valeur de signe pathognomonique que l'on tendait naguère à lui attribuer.

On a beaucoup discuté sur la topographie exacte de tous ces troubles sensitifs. Un grand nombre de neurologistes considèrent les plaques, les îlots d'analgésie ou d'anesthésie du tabes comme témoignant d'une distribution radiculaire, c'est-à-dire d'une distribution dans laquelle les régions insensibles s'étendent sur la totalité ou une partie des *bandes cutanées longitudinales et parallèles* à l'axe du membre innervé par une même racine spinale. Elle est l'analogue de celle qui s'observe dans la compression de la moelle (voir cette maladie) pour Hitzig, Laehr, Déjerine, Marinesco. Dans quelques cas, les zones anesthésiques et analgésiques n'occupent pas des bandes longitudinales et parallèles à l'axe du membre, mais des segments de ce membre, limités en haut et en bas par des lignes perpendiculaires à cet axe. C'est la distribution segmentaire, en gant, en bracelet, en mitaine, en gigot, de la sensibilité. Pour nombre de neurologistes, cette variété d'anesthésie devrait être mise au compte de l'hystérie surajoutée au tabes.

Tels sont les groupes de symptômes primordiaux qui constituent notre syndrome tabétique. Leur importance est capitale. Ils ne comprennent pas cependant toute la symptomatologie si riche du tabes, et il reste à décrire un certain nombre de signes de valeur secondaire. Classons-les selon les diverses fonctions nerveuses dont ils constituent une perversion.

Troubles moteurs. — Les troubles des réflexes tendineux font partie du grand syndrome tabétique. Les réflexes cutanés disparaissent aussi au cours de l'ataxie locomotrice progressive. Le fait se vérifie particulièrement à la plante du pied, où la flexion des orteils et le retrait du membre ne répond plus au chatouillement; de même au tiers supérieur de la face interne de la cuisse, dont le frôlement ne provoque plus l'ascension du testicule correspondant (réflexe crémastérien); en promenant d'arrière en avant l'index sur la face inférieure du gland, l'autre main appliquée sur le périnée, on constate que le muscle bulbo-caverneux ne se contracte plus. Disons pourtant que l'on signale l'exagération du réflexe cutané abdominal et du réflexe épigastrique au début du tabes.

Troubles de la sensibilité. — En dehors des douleurs fulgurantes et lancinantes des tabétiques, on peut observer des engourdissements et des fourmillements passagers, des crises de fatigue et de courbature musculaire (Pitres), des sensations subjectives de chaleur et surtout de froid : l'ataxique est en général un frileux et se couvre d'épais vêtements de laine, même en été. On peut observer surtout des troubles de la sensibilité profonde, en particulier de ce qu'on a appelé le sens musculaire. Commandons, en effet, au malade de fermer les yeux, fléchissons lui ensuite l'index ou le médius sur la main ou encore la main sur l'avant-bras et maintenons-les fléchis : il dira n'avoir pas conscience exacte de la position de ses doigts ou de sa main, ou même n'en avoir pas conscience du tout; beaucoup ajouteront que, couchés, ils « perdent leurs jambes dans leur lit ». La notion de position des membres est donc abolie. Disparaît encore la sensation qui chez l'homme normal est provoquée par la contraction musculaire, la notion du mouvement actif, ainsi que le pouvoir d'évaluer les poids divers qu'on place dans la main ou qu'on attache au pied. L'absence de ces trois notions constitue principalement ce qu'on a appelé la perte du sens musculaire. Il faut y joindre la perte de la sensibilité articulaire. L'application sur le tibia d'un diapason en vibration (Egger) n'est plus perçue (perte de la sensibilité osseuse) ; enfin il y a disparition du sens stéréognostique par lequel est apprécié le contour et le relief des objets : les yeux fermés, le malade ne distingue plus un sou d'une bille, par exemple, ou d'un bouton de chemise.

On a noté, dans quelques cas, l'analgésie des globes oculaires à la pression (Roche et Abadie), celle de la trachée (Sicard), du creux épigastrique, de la glande mammaire, du testicule (Pitres). La malaxation du cubital dans la gouttière épitrochléo-olécranienne peut également n'amener aucune réaction douloureuse.

Troubles des organes des sens. — Nous avons insisté sur l'importance de premier ordre des troubles visuels, nous ajoutons ici le larmoiement (épiphora). Du côté de l'appareil auditif, on note dans certains cas une hypo-acousie pouvant aller jusqu'à la surdité ; d'autres fois le malade est sujet à des bourdonnements d'oreille, il entend des sifflements, des sons aigus. On a signalé l'hyperacousie et des phénomènes vertigineux du type décrit par Ménière.

Les sens de l'odorat et du goût sont quelquefois notablement diminués ou pervertis.

Troubles trophiques. — Moins fréquents que les troubles moteurs, ils sont souvent très caractéristiques : ils portent sur les os, les articulations, les muscles, le tissu sous-cutané, les ongles et la peau.

En première ligne se placent les *arthropathies* du tabes. Charcot fut le premier à les étudier (1868). On les rencontrerait en moyenne 4 à 5 fois sur 100 cas d'ataxie locomotrice. D'une façon générale on peut dire qu'une femme atteinte de tabes a plus de chances de présenter des arthropathies qu'un sujet mâle placé dans les mêmes conditions. A quelle phase de l'évolution du tabes doit-on les situer ? On en voit de précoces, se manifestant avant l'incoordination, pendant la période préataxique de Duchenne; il semble toutefois que c'est plus tardivement, alors que les troubles moteurs existent depuis longtemps, qu'on les voit communément apparaître.

Le plus souvent, l'arthropathie atteint le coude, la hanche, le pied, plus particulièrement encore le genou. Rarement elle se localise aux articulations de la mâchoire, des doigts, de la main, des vertèbres. Voici quels sont les grands caractères de l'arthropathie tabétique . Un malade voit en quelques heures une de ses articulations augmenter rapidement de volume et souvent prendre, en une seule nuit, des dimensions considérables. A l'examen, on constate une déformation énorme, un gonflement très prononcé, étendu à l'article entier. S'il y a de l'œdème, il est très spécial, dur, ne laissant pas, après la pression digitale, l'empreinte en godet caractéristique des autres œdèmes. Mais ce qui est absolument particulier à cette lésion, c'est son indolence : on peut percuter l'articulation malade, la faire jouer rapidement et violemment, point de douleur appréciable. On voit généralement l'arthropathie évoluer vers l'un des termes suivants : ou bien il y a tendance nettement atrophique avec laxité ligamenteuse permettant un jeu très étendu de l'articulation dont les segments constitutifs sont d'une mobilité invraisemblable (membre de pantin, jambe de polichinelle), voire même de véritables luxations ; ou bien, et cela est moins fréquent, l'arthropathie évolue vers le type hypertrophique ; il y a formation de corps osseux articulaires, de bourrelets épiphysaires, le tout tendant vers la soudure, vers une ankylose parfois extrême. Ici, comme dans toutes les arthropathies, les muscles voisins de la jointure malade s'atrophient, et souvent d'une manière très marquée.

Ces caractères donnent une idée d'ensemble sur l'aspect clinique des arthropathies tabétiques : mais la localisation de ce trouble trophique peut amener des caractères très spéciaux : c'est ainsi qu'il nous faut faire une place à part au « pied tabétique » (Charcot). Il faut entendre par là, l'ensemble des lésions osseuses et articulaires qui, quand elles frappent le pied, caractérisent cette arthropathie. Le pied tabétique offre à l'examen une voûte plantaire affaissée, des métatarsiens déviés, un épaississement notable du bord interne du pied, un élargissement de la région du cou-de-pied par augmentation de volume des malléoles. L'indolence caractéristique, la brusquerie plus ou moins grande du début, s'observent ici comme dans les autres arthropathies (voy. fig. 90).

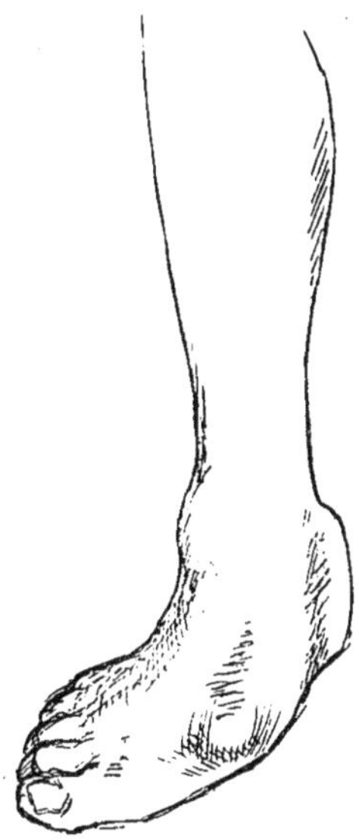

Fig. 90. — Pied tabétique.

Les *altérations des os* se manifestent surtout cliniquement par la friabilité de leur tissu et la facilité avec laquelle se produisent leurs fractures (fractures spontanées des tabétiques). Ces accidents sont indolents et guérissent souvent assez bien : la tendance aux gros cals et à la pseudarthrose n'est cependant pas exceptionnelle.

La *colonne vertébrale* est sujette à des déformations assez fréquentes dans lesquelles il faut faire la part, et des fractures spontanées qui peuvent se produire, et des arthropathies qui semblent fréquemment coexister.

On note assez souvent des *troubles musculaires* dans l'ataxie locomotrice, au premier rang se place l'*amyotrophie*. Son siège de prédilection est le membre inférieur, où la fréquente dégénérescence des extenseurs amène le pied bot, à type varus équin, décrit par Joffroy. L'amyotrophie peut frapper les membres supérieurs et y débute par les petits muscles de la main. C'est une atrophie musculaire sans secousses fibrillaires et habituellement sans réaction de dégénérescence ; son évolution est lente.

Quant aux couches tégumentaires superficielles, elles présentent les altérations les plus variées. Énumérons les épaississements épidermiques, les lipomes circonscrits, les éruptions diverses (zona, herpès, pseudo-ichtyose, etc.), les ecchymoses spontanées, la gangrène spontanée (Joffroy), l'hyperhydrose ou l'anhydrose, la chute des dents, les troubles unguéaux surtout, si variés, allant depuis la simple striation ou cannelure anormale, la disposition en crochets, l'aplatissement en écailles, jusqu'aux chutes récidivantes. Mais, dans cette catégorie, la grande place doit être réservée au *mal perforant* tabétique, ordinairement plantaire. Il se caractérise par son indolence, sa tendance à creuser en profondeur et à récidiver dès que le malade se met à marcher.

Quelle est la genèse de ces troubles trophiques, de ces arthropathies en particulier ? Joffroy et Charcot, Pierret, Liouville, mettent ces désordres sur le compte d'une lésion médullaire, localisée aux cornes antérieures. Selon d'autres neurologistes, en particulier Déjerine, les arthropathies, l'amyotrophie pourraient être attribuées à la névrite des filets nerveux qui se rendent aux os, aux articulations et aux muscles.

Troubles viscéraux. — Les troubles laryngés méritent de nous arrêter. A côté de paralysies des muscles du larynx, visibles au laryngoscope, et portant tantôt sur les constricteurs (voix bitonale) tantôt et plus souvent sur les dilatateurs de la glotte (dyspnée continue surtout marquée pendant l'effort) ; à côté de phénomènes de toux spasmodique (coqueluche tabétique de Fournier), il existe de véritables accès de suffocation, avec angoisse, tirage sus et sous-sternal, cyanose extrême. Ils sont exceptionnellement mortels. Pendant ces accès, le malade peut perdre connaissance et tomber comme foudroyé; c'est l'*ictus laryngé* de Charcot. Le *vertige laryngé*, enfin, comprend les cas où l'accès laryngé est suivi de vertige et d'attaques épileptiformes.

La *puissance génésique* est généralement très atteinte dans tout tabes confirmé. Tout à fait au début, on note souvent une fréquence anormale des érections et une exaltation du pouvoir génésique, parfois des pollutions nocturnes répétées. Mais avec les progrès de l'ataxie s'installe, en règle, une impuissance souvent absolue qu'accompagne une abolition totale des désirs sexuels. Chez la femme, les troubles génitaux marchent parallèlement : la phase d'excitation primitive est remarquable, assez souvent, par la survenue de crises clitoridiennes (Pitres) que constituent des spasmes érotiques absolument spontanés, et complets, avec sécrétion vulvo-vaginale.

Les vaisseaux sont fréquemment frappés de sclérose au cours du tabes : au cœur, on note des lésions parfois mitrales, beaucoup plus souvent aortiques. C'est probablement aux lésions d'athérome de l'appareil cardio-aortique, aux altérations du pneumogastrique, qu'on doit rapporter les crises, parfois signalées, d'angine de poitrine. La tachycardie des ataxiques paraît souvent liée au goitre exophtalmique qui s'associe quelquefois au tabes.

On a décrit des accès congestifs de la face, avec ou sans migraine de l'abaissement de la température centrale (Marie et Guillain).

L'*appareil cérébral* est loin d'être intact dans tous les cas de tabes. C'est ainsi que la marche chronique de l'affection peut être brusquement coupée d'attaques dites apoplectiformes ou d'accès épileptiformes. Quant à l'état mental, il peut être altéré vers la fin de l'affection, où la dépression psychique confine quelquefois au gâtisme. On a décrit des formes d'excitation cérébrale très accentuée.

Il n'est heureusement pas de tabétique qui présente au complet la série des symptômes précédemment exposés. Ce qu'on doit rechercher et ce que le plus souvent on trouve chez les malades — nous l'avons dit — c'est le syndrome tabétique, ce sont les six groupes de symptômes cardinaux du mal. Ils sont presque toujours constatables, dans la plupart des cas, à une certaine phase de l'ataxie locomotrice de Duchenne. Les autres troubles accompagneront ce syndrome, en nombre variable et toujours à titre de manifestations moins constantes. Il faut savoir cependant que les symptômes les plus fréquents du tabes, les troubles de la sensibilité, l'incoordination, peuvent, tout au moins au début, avoir une localisation inhabituelle, et il en résulte des variétés cliniques, parmi lesquelles il faut comprendre surtout :

Le tabes *supérieur* ou *cervical* qui se manifeste surtout par l'altération des fonctions motrices et sensitives des membres supérieurs alors que, parfois, les membres inférieurs restent absolument sains.

Le tabes *cérébro-bulbaire*, dans lequel le maximum des signes s'observe du côté des yeux, de l'ouïe. C'est dans ces cas qu'on observe une particulière fréquence des troubles laryngés, respiratoires et cardiaques.

Il est enfin une forme de tabes, simulant une *lésion du cône terminal* (cas de Déjerine). Pour la symptomatologie du cône terminal, voir le chapitre : Compression de la moelle.

Très fréquemment, l'ataxie confirmée coïncide avec l'hystérie qui enrichira le tableau clinique de manifestations particulières qu'il faudra savoir rapporter à leur véritable cause : paraplégies, troubles particuliers de la sensibilité (voy. l'hystérie). On a noté la coexistence du tabes avec la maladie de Basedow, la syringomyélie, la myélite transverse, la sclérose des cordons latéraux, diverses localisations de la syphilis sur les centres nerveux (myélite syphilitique, etc.). Quant à ses rapports avec la *paralysie générale progressive*, ils ont été maintes fois constatés, tant cliniquement qu'anatomiquement, à tel point que certains auteurs, avec Raymond, Nageotte, ont identifié les deux affections. Quand ils coexistent c'est, en général, le tabes qui précède, la paralysie générale progressive qui suit; sans doute est-ce à la paralysie générale qu'il faut attribuer la série des troubles mentaux, dits tabétiques.

Marche, durée, terminaison, pronostic. — La marche du tabes est essentiellement chronique. Duchenne (de Boulogne) et, avec lui, les classiques, y distinguaient une phase de début, période préataxique comprenant, groupés diversement, les éléments capitaux de la maladie, une phase d'incoordination motrice, et enfin une phase terminale de généralisation du processus morbide, phase de cachexie; tout cela durant, en moyenne, de dix à quinze ans. C'est bien là, en effet, la survie ordinaire des tabétiques; ce qui est moins exact, en revanche, c'est de schématiser ainsi la marche de la maladie en trois périodes par rapport à la date d'apparition de l'incoordination motrice. A côté des cas qui légitiment cette division — début du mal par des crises gastriques, avec signe d'Argyll-Robertson et abolition des réflexes sans incoordination, ou par des troubles vésicaux avec impuissance, douleurs fulgurantes, abolition des réflexes ou analgésie, encore sans incoordination — il en est d'autres où l'ataxie occupe véritablement la première place dans les préoccupations du malade et dans les observations du médecin.

Il faut tenir compte, enfin, de certaines variétés cliniques de moindre importance, réalisées par des malades qui demeurent amaurotiques pendant de longues années sans présenter d'autre manifestation nette de la myélopathie causale que leur atrophie papillaire, ou chez lesquels un symptôme plus rare, mais assez caractéristique et donnant l'éveil, crise laryngée, chute des ongles, ou de quelques dents, devance de longtemps la série tabétique.

La marche du tabes peut être extrêmement lente et le mal durer trente ans et davantage, soit que l'évolution en soit entrecoupée de temps d'arrêt extrêmement prolongés, soit qu'une atrophie papillaire, avec cécité consécutive, vienne atténuer les symptômes qui s'étaient installés déjà et empêcher la survenue des autres (Tabes enrayé par la cécité). Mais il y a, par contre, des tabes à marche rapide : dans le *tabes amyotrophique* de Chrétien et Thomas, l'incoordination motrice complète et surtout la paralysie avec amyotrophie évoluent de façon presque subaiguë, et, n'était le signe d'Argyll-Robertson, on méconnaîtrait la nature véritable de l'affection.

La *mort* est la terminaison, on peut dire fatale, de l'ataxie locomotrice progressive. Dans l'état actuel de nos connaissances, la littérature ne compte pas de cas de guérison incontestable. La mort survient dans la cachexie, à la période paralytique, alors que le malade affaibli, amaigri, totalement impotent, est depuis longtemps condamné au lit; elle est due maintes fois à une affection intercurrente, tuberculose ou pneumonie, qui achève de tuer un organisme où les forces vitales s'affaissent depuis longtemps. Plus rarement, l'issue fatale dépend d'une infection urinaire, par cystite et pyélo-néphrite, des escarres, du décubitus d'une syncope, de l'asphyxie. Ces considérations commandent le *pronostic*. L'incurabilité du processus, la fréquence des douleurs fulgurantes, gastriques et autres, la précocité de l'incoordination et des troubles vésicaux, la survenue éventuelle d'une atrophie papillaire avec cécité consécutive, la possibilité d'une complication telle que la myélite transverse[1] ou les attaques apoplectiformes, la terminaison par paralysie générale, tout concourt à l'assombrir. Seules, les observations où la maladie évolue lentement, avec temps d'arrêt prolongés ou avec incoordination très tardive, en sorte que le malade pouvait participer à la vie commune, en atténuent un peu la rigueur.

Diagnostic. — Il existe toute une série d'affections susceptibles de faire penser à l'ataxie locomotrice progressive, et leur ressemblance avec la maladie de Duchenne leur a fait donner le nom de « pseudo-tabes ».

Notons d'abord la série des pseudo-tabes infectieux ou toxiques (diphtérie, alcool, plomb, arsenic); ce sont en réalité des polynévrites. Ils présentent en commun avec la maladie de Duchenne des douleurs à caractère quelquefois fulgurant, de l'abolition des réflexes tendineux, de l'incoordination, du signe de Romberg (voy. les polynévrites). Mais, ils en diffèrent par l'absence du signe d'Argyll-Robertson, par la douleur à la pression des masses musculaires, par une distribution non radiculaire des troubles de la sensibilité, enfin et surtout par une marche beaucoup plus rapide et une étiologie non syphilitique (angine diphtérique dans les polynévrites post-diphtériques, alcoolisme, saturnisme dans les polynévrites toxiques). On verra, au chapitre Étiologie, l'importance étiologique de la syphilis dans le tabes et l'appoint qu'elle apporte au diagnostic.

Dans les cas, où le poison, chimique ou bactérien, a produit des ravages multiples (amyotrophie, paralysies limitées aux extenseurs du pied par exemple) et dont quelques-uns sont étrangers aux manifestations habituelles de l'ataxie, le diagnostic est singulièrement facilité.

Le *pseudo-tabes neurasthénique* n'a pas les symptômes objectifs de l'ataxie (troubles de la sensibilité, signe d'Argyll-Robertson, abolition totale des réflexes tendineux), et même les troubles qui

1. Voir le chapitre des myélites.

simulent le tabes, les vertiges, la pseudo-incoordination, y affectent une allure particulière qui ne prête guère à la confusion. Mais il est bon de ne pas oublier que parfois le tabes débute par un ensemble de signes neurasthéniques pouvant précéder de longtemps l'évolution de la maladie de Duchenne.

L'*ataxie*, dite *hystérique*, n'a que des rapports assez lointains avec la maladie de Duchenne. Il ne s'agit pas d'incoordination, mais d'un trouble particulier, l'*astasie-abasie* ou impossibilité de se tenir debout et de marcher (voy. Hystérie). Au lit, ces malades ont une motilité tout à fait normale, et ne présentent pas traces d'incoordination.

La *sclérose en plaques* se reconnaît à la présence du nystagmus, au tremblement, à l'embarras spécial de la parole, à l'exagération des réflexes; la démarche n'y est point ataxique mais cérébello-spasmodique ou spasmodique seulement (voy. Sclérose en plaques).

Quant à la *maladie de Friedreich*, à la *syringomyélie*, aux *lésions cérébelleuses*, elles peuvent, par quelque côté, prêter à confusion avec l'ataxie locomotrice progressive. Les éléments de leur diagnostic différentiel seront mieux à leur place quand nous traiterons de chacune de ces maladies. Il nous reste à signaler *le diabète* qui peut revêtir une symptomatologie nerveuse (douleurs, abolition des réflexes tendineux et cutanés), et faire penser au tabes ; mais il ne comporte, en revanche, ni les troubles radiculaires de la sensibilité, ni les troubles vésicaux, ni surtout le signe d'Argyll. « Je n'ai non plus jamais rencontré dans cette affection », dit le professeur Pitres, « l'analgésie épigastrique profonde et l'analgésie testiculaire qui s'observent si communément dans le tabes » (Société de biologie, 6 décembre 1902). On est, en outre, édifié par l'analyse des urines qu'il est toujours indispensable de pratiquer. L'*ergotisme* enfin, avec son tabes ergotique (Tuczeck) et l'*anémie pernicieuse* (Lichtheim, Minnich), dans lesquels, entre autres, manquent les signes pupillaires, ont pu prêter à confusion.

On voit, par ce qui précède, que la recherche systématique des signes cardinaux du tabes permet le plus souvent d'arriver au diagnostic. On ne négligera pas non plus l'importance étiologique des antécédents syphilitiques. Peut-être la lymphocytose du liquide céphalo-rachidien, constatée au cours de l'ataxie locomotrice progressive par Widal, Monod, Achard, Babinski et Nageotte, Joffroy et nombre d'observateurs, pourra-t-elle devenir un appoint diagnostique des plus précieux. On en peut dire autant de l'étude hématologique du tabes qui a montré à Giorgio Pardo (*Rivista mensile di Neuropath. e psych.*, 1er mai 1901), à Klippel et Lefas (*Archives générales de médecine*, 28 avril 1903) l'existence, dans cette maladie, comme dans la paralysie générale progressive, d'un déséquilibre de la formule leucocytaire normale « qui se traduit au début par une augmentation des polynucléaires et plus tard des lymphocytes. Au début, il existe une infection avec réaction de l'organisme se traduisant par la polynucléose et parfois l'apparition de globules rouges nucléés ; à la seconde et à la troisième période, l'organisme ne réagit plus et on a les signes d'une infection torpide (mononucléose lymphocytique) » (Klippel et Lefas).

Anatomie pathologique. — Alors que la multiplicité des manifestations symptomatiques du tabes se prête fort mal à une définition clinique de cette maladie, l'anatomie pathologique y est au contraire susceptible d'être ramenée à une formule : l'ataxie locomotrice progressive répond à la sclérose des cordons postérieurs et à l'atrophie des racines rachidiennes (Bourdon et Luys. *Archives générales de médecine*, 1861).

Mais la partie spinale du névraxe n'est pas exclusivement malade dans le tabes ; nous devons, en plus de ce qu'on trouve à l'examen de la moelle, considérer l'état du cerveau et du bulbe. Enumérons-les tout de suite pour n'en plus parler. Le *cerveau* présenterait assez fréquemment d'intéressantes lésions. Jendrassik a signalé l'altération des fibres tangentielles de l'écorce, Nageotte les lésions de la méningo-encéphalite diffuse. Elles font bien comprendre comment, lorsque la sclérose du tabes a retenti jusqu'en cette région, la symptomatologie ordinaire se complique de l'apparition des signes de la paralysie générale progressive. Jendrassik a décrit aussi des lésions cérébelleuses.

Après ce qui a été dit des signes bulbaires de la maladie de Duchenne, il est logique de rencontrer des altérations de la moelle allongée. On trouve, en effet, assez souvent les filets nerveux ou les noyaux des gros troncs bulbaires, noyau de l'hypoglosse (Raymond et Artaud, Marie et Koch), noyau moteur du trijumeau (Raymond et Artaud), profondément altérés. On a noté la lésion du quatrième ventricule ayant déterminé, à la fin de la vie du malade, de la glycosurie.

Arrivons aux lésions caractéristiques, capitales du tabes, aux désordres médullaires. A l'œil nu, on note parfois une rétraction, une atrophie postérieure du cordon médullaire, parfaitement perceptible; mais un caractère beaucoup plus important que révèle cet examen macroscopique, est une coloration grisâtre, localisée aux cordons postérieurs, coloration parfois tirant sur le jaune. Les méninges paraissent moins atteintes.

Si maintenant, grâce à des coupes pratiquées à diverses hauteurs, nous examinons de plus près la moelle malade en nous aidant du microscope, nous constatons dans la substance blanche postérieure des désordres caractéristiques. Il y a une diminution énorme ou une disparition complète des fibres nerveuses. Celles qui subsistent sont manifestement atrophiées, leurs deux éléments de constitution, cylindraxe et gaine de myéline ont notablement diminué de calibre. Les cordons postérieurs présentent, en revanche, une prolifération névroglique considérable au milieu de laquelle les tubes nerveux semblent étouffés. Les vaisseaux de la région ne sont pas toujours intacts; leur tunique est fréquemment épaissie, leur calibre diminué; mais jamais ces lésions vasculaires ne prennent une importance prédominante.

Le caractère systématique de ces lésions est rendu particulièrement apparent par leur évolution anatomique, suffisamment étudiée à diverses époques du mal pour qu'on en puisse établir les étapes successives. Supposons le cas le plus fréquent, un tabes à localisation dorso-lombaire initiale. A la partie externe du cordon postérieur, la partie périphérique, — le tiers environ — du faisceau de Burdach est précocement dégénéré. Le territoire atteint est représenté par une bandelette courbe (bandelette de Charcot et Pierret et zone cornu-radiculaire de Pierre Marie) orientée dans le sens antéro-postérieur, comme la corne postérieure qu'elle côtoie de près (voy. l'anatomie) et, comme elle, ouverte en dehors et un peu en arrière. C'est la lésion initiale et constante, en tout cas, du tabes. Elle répond à presque toute la zone d'entrée et à la première portion du trajet ascendant intraspinal des racines postérieures. Quand les fibres de la zone de Lissauer ont dégénéré à leur tour, la zone d'entrée des racines sensitives est prise en totalité.

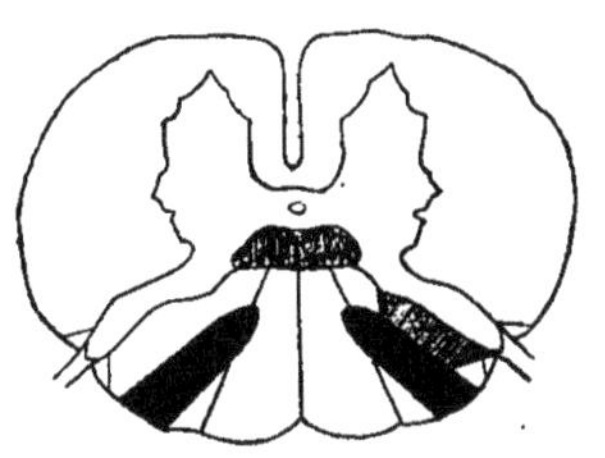

Fig. 91. — Bandelette externe de Pierret et zone cornu-radiculaire de Pierre Marie.

A cette phase de l'évolution du processus histo-pathologique, l'atteinte du faisceau de Goll, au niveau que nous considérons, c'est-à-dire dans la moelle dorso-lombaire, n'est pas encore accusée. Dans les parties plus élevées de la moelle, au contraire, il ne tarde pas à être le siège de la même altération que nous venons d'observer sur le cordon de Burdach de la moelle dorso-lombaire. C'est que les prolongements intra-spinaux des racines postérieures dorso-lombo-sacrées, celles que nous avons supposé atteintes d'abord et qui, dans la moelle dorso-lombo-sacrée, occupent la zone d'entrée et la bandelette externe de Charcot et Pierret, sont précisément ces fibres qui refoulées de plus en plus en dedans par les racines cervico-dorsales, rempliront plus haut l'aire du cordon de Goll. En d'autres termes, un même cylindraxe du protoneurone sensitif, un même prolongement radiculaire postérieur, suivi dans la moelle de bas en haut, c'est-à-dire de la région spinale dorso-lombo-sacrée à la région dorso-cervicale et cervicale, occupera successivement la bandelette externe ou partie la plus interne du cordon de Burdach ; plus haut, les parties moyenne puis interne de ce cordon, tout à fait en haut, au cou, le cordon de Goll (voy. l'anatomie de la moelle).

Plus tard, quand le mal s'est étendu, la dégénérescence frappe les deux cordons de Goll et de Burdach, de la moelle dorso-lombaire et tend à intéresser également le cordon de Burdach cervical, épargné jusqu'ici parce qu'il ne contient que les prolongements des racines cervicales qui n'en franchissent pas les limites.

Naturellement, dans le cas de tabes cervical, c'est-à-dire de tabes à début par les racines sensitives cervicales, ce serait semblablement par les bandelettes externes cervicales, autrement dit, par le cordon de Burdach cervical que débuteraient les lésions. Nous pouvons donc résumer les lésions spinales constantes de l'ataxie locomotrice dans cette formule : altération de la zone de pénétration des racines postérieures et des bandelettes externes qui sont la continuation de ces racines. De l'intensité et de la localisation de ces lésions dépendront l'intensité et la localisation de l'altération qui touchera les autres parties du cordon postérieur.

Certaines parties des cordons postérieurs sont le plus souvent respectées (Marie, Philippe) en dépit de l'intensité du processus, le fait doit être retenu. Ce sont les territoires des fibres endogènes, fibres qui ne font point partie du protoneurone sensitif (Voy. fig. 92). C'est ainsi qu'on note l'intégrité :

du triangle de *Gombault et Philippe* dans la moelle sacrée;

du *centre ovale de Flechsig*, dans la moelle lombaire ;

de la *bandelette périphérique de Souques-Marinesco* dans la moelle dorso-lombaire ;

du *faisceau en virgule de Schultze* dans la moelle cervico-dorsale.

Ces territoires sont composés de fibres endogènes descendantes, c'est-à-dire de fibres qui unissent les cellules des cornes postérieures d'un étage médullaire aux cellules des cornes postérieures d'un étage médullaire sous-jacent. Ce sont donc des fibres spino-spinales, prenant dans la moelle leur origine et leur terminaison et différant en cela des autres fibres du cordon postérieur (les plus importantes, celles qui sont frappées dans le tabes) dont l'origine est extra-médullaire, dans le ganglion spinal.

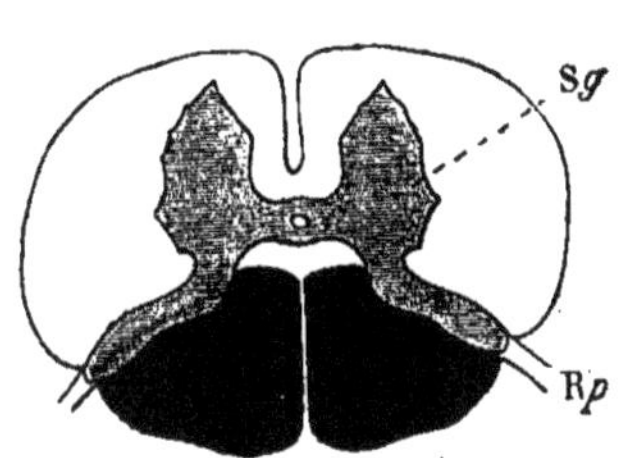

Fig. 92. — Tabes avancé. Intégrité de la zone des fibres endogènes (schéma).

sg, substance grise. — *rp*, racine postérieure.

Il y a aussi des fibres endogènes ascendantes et qui constituent, sur les coupes horizontales de la moelle, la zone cornu-commissurale de Pierre Marie ; elles sont atteintes quelquefois, mais très tardivement, plus tardivement encore que les fibres endogènes descendantes dont nous venons de voir l'intégrité habituelle.

On a décrit, dans l'ataxie locomotrice progressive, des lésions de la substance grise. Les cornes antérieures, même dans le cas de tabes avec amyotrophie, sont saines le plus souvent (Déjerine, Nonne, Goldscheider). Dans les cornes postérieures et les colonnes de Clarke, on trouve souvent une remarquable disparition des collatérales réflexes qui, issues des racines postérieures, gagnent la substance grise antérieure en passant par les cornes postérieures, ainsi que des fibres qui venant, elles aussi, des racines postérieures, s'anastomosent autour des cellules de la colonne de Clarke.

En coïncidence avec ces lésions de la moelle, il y a des altérations de ses enveloppes. La pie-mère et l'arachnoïde sont épaissies : mais cette lepto-méningite serait exclusivement postérieure (Marie et Guillain), c'est-à-dire s'étendrait entre les points de pénétration des racines postérieures dans la moelle. Ces altérations ont une importance particulière : certains neurologistes leur font jouer un rôle de premier ordre dans le processus anatomique de la maladie de Duchenne (Nageotte, Pierre Marie et Guillain).

Abandonnons maintenant le névraxe proprement dit et examinons l'état des *racines postérieures*. Il n'est pas rare d'y constater macroscopiquement la coloration grisâtre déjà signalée dans le cordon postérieur. Histologiquement, — et c'est là un point *absolument capital* — elles présentent, en règle, une profonde altération des fibres qui les constituent. Cette altération, dont le terme est la disparition totale de la fibre nerveuse radiculaire, réalise un type d'atrophie simple. C'est lentement, progressivement, que disparaissent, dans cette fibre nerveuse, le cylindraxe et la myéline. En raison de leur importance et de leur constance, certains auteurs ont voulu voir dans les altérations des racines postérieures le point de départ de tout le processus tabétique (Leyden, Redlich); ils considèrent l'atrophie des cordons de Burdach comme absolument proportionnelle à l'atrophie radiculaire (Déjerine) et commandée par elle. Quant aux racines sensitives des nerfs crâniens, racines sensitives du trijumeau et du glossopharyngien, elles sont loin d'être toujours intactes. On sait quelle est l'importance de l'atrophie du nerf optique dans la symptomatologie du tabes.

L'état des ganglions spinaux, centres trophiques du protoneurone sensitif, ainsi que du ganglion de Gasser est variable. Tantôt ils semblent absolument sains, tantôt fibres et cellules y sont en voie de destruction (Oppenheim et Siemerling). La façon dont se comporte le nerf périphérique sensitif, prolongement protoplasmique, cellulipète du protoneurone sensitif, est un point important de l'histoire anatomique du tabes et a servi de base à des conceptions fort intéressantes touchant la nature même de l'ataxie locomotrice. Un fait est certain : le nerf est souvent et très profondément atteint; mais ce qui est moins établi, c'est l'origine même du processus de dégénérescence. Déjerine admet un début tout à fait périphérique de la lésion en constatant que, chez un même sujet, on trouve des altérations indiscutables des petits troncules nerveux, alors que les grosses branches semblent en parfait état. Les nerfs périphériques sensitifs ne sont pas seuls atteints et nombre de cas d'amyotrophie chez les tabétiques semblent dépendre d'une lésion des fibres nerveuses centrifuges intra-musculaires.

L'atteinte de ces éléments nerveux moteurs contraste avec

l'intégrité, si fréquente, des racines antérieures. Les mêmes lésions frappent les nerfs des muscles des yeux (Déjerine et Petreen), du larynx (Schlesinger) de la langue.

L'état du système nerveux sympathique est assez mal précisé dans le tabes. On a noté (J. Ch. Roux) dans le sympathique cervical et le sympathique thoracique dans les splanchniques, l'altération des petites fibres amyéliniques.

Si nous venons à résumer toutes ces données de l'anatomie pathologique, nous voyons que, dans le tabes, les lésions importantes portent, dans la moelle, sur

la zone d'entrée des racines postérieures et la zone cornu-radiculaire;
sur les bandelettes externes ;
sur le cordon de Goll;
et, en dehors de la moelle, sur :
la racine postérieure surtout;
le ganglion spinal;
le nerf sensitif périphérique.

Mais qu'est-ce donc que l'ensemble de ces éléments atteints, si ce n'est précisément le protoneurone sensitif, neurone dont le prolongement cellulipète, protoplasmique, va de la périphérie au ganglion spinal, son centre trophique, et dont le prolongement cellulifuge, cylindraxile, constitue la racine postérieure en dehors de la moelle, et, quand il a pénétré la moelle, la zone d'entrée des racines, la bandelette externe, le cordon de Goll. Le tabes est donc une maladie du protoneurone sensitif (Brissaud).

Il reste à déterminer dans quel point précis de ce protoneurone sensitif débute le processus tabétique. Deux théories principales sont actuellement à considérer, l'une qui assigne au tabes une origine exogène, extra-spinale, et l'autre qui en fait une affection surtout médullaire.

La théorie exogène est celle qui compte le plus d'adhérents. Marie, Oppenheim, Babinski admettent que les racines postérieures et, par suite, les cordons postérieurs qui n'en sont que le prolongement dégénèrent consécutivement à une altération des ganglions spinaux. Cette manière de voir a contre elle ce fait que les altérations ganglionnaires sont inconstantes. Pour Déjerine et son école, l'ataxie locomotrice dériverait d'une névrite radiculaire; ce serait une maladie primitive des fibres radiculaires postérieures, tant extra qu'intra-médullaires. Quelques neurologistes ont précisé davantage. Obersteiner et Redlich localisent l'origine du processus dans un point nettement déterminé, au niveau de l'étranglement annulaire que la pie-mère fait subir aux racines postérieures, au moment de leur pénétration dans la moelle. S'il y a étranglement, c'est qu'il y a épaississement méningé au niveau même de la striction : on voit l'importance que prend ici la lepto-méningite. Nageotte n'admet pas cette localisation, et la déplace en dehors : pour lui, le point primitivement atteint serait situé entre le ganglion spinal et l'entrée de la racine postérieure dans l'arachnoïde.

Les théories purement médullaires du tabes (Charcot et Pierret), faisant de cette affection une sclérose des cordons postérieurs, semblaient avoir vécu, quand, tout récemment (Société médicale des hôpitaux, 16 janvier 1903), Marie et Guillain signalèrent leur nouvelle conception du processus anatomique de la maladie de Duchenne. Pour ces auteurs, certains faits, anatomiques et expérimentaux, prouvent que le système lymphatique de la méninge postérieure est autonome, c'est-à-dire sans communication avec le système lymphatique qui recouvre le cordon antéro-latéral. Ils en concluent que ce qui crée le tabes, ce n'est pas seulement la névrite radiculaire de Thomas et Hauser, la lésion de la racine à la traversée de la méninge décrite par Nageotte, c'est aussi et surtout l'altération de tout le système lymphatique postérieur de la moelle. Le tabes ne serait donc pas autre chose qu'une lésion syphilitique du système lymphatique postérieur de la moelle.

Étiologie. — La maladie de Duchenne se manifeste ordinairement entre trente et quarante ans ; elle ne survient guère avant vingt-cinq et après cinquante-cinq ans ; on observe pourtant des cas de tabes juvénile.

L'homme est plus souvent atteint que la femme. On a souvent écrit que les carrières libérales, donnant un plus grand nombre de victimes à la syphilis, sont plus particulièrement frappées par le tabes ; il n'en est pas moins vrai que, fréquente dans les grandes villes, l'ataxie locomotrice n'est pas rare dans les classes pauvres. Il est habituel de retrouver l'hérédité névropathique chez les ataxiques ; ils sont souvent issus de parents nerveux ; mais la transmission directe du tabes dans une famille est chose tout à fait exceptionnelle.

Les relations de cause à effet avec diverses diathèses, avec le traumatisme, avec les excès génitaux, sont établies sans grande précision, et demeurent dans le domaine des hypothèses mal vérifiées.

Le point capital est le rôle que joue la syphilis dans la genèse de la maladie de Duchenne : c'est Fournier qui l'a mis en pleine lumière (1876), inaugurant ainsi la conception si juste et si féconde de l'origine infectieuse ou toxique d'un grand nombre de lésions du système nerveux.

Il est à l'heure actuelle hors de conteste que les tabétiques sont en immense majorité syphilitiques (93 cas sur 100 d'après Fournier). Cette fréquence est telle que l'on a été conduit à envisager l'ataxie comme une manifestation lointaine de la syphilis [1].

L'école de Fournier enseigne que les accidents tabétiques reconnaissent pour cause lointaine l'infection syphilitique susceptible de produire, d'une part, la série de ses accidents spécifiques, et d'autre part des manifestations d'ordre particulier « parasyphilitiques », au premier rang desquelles la sclérose des cordons postérieurs de la moelle avec altération des racines rachidiennes afférentes. A ceux qu'étonnerait une semblable prédilection de l'infection syphilitique pour un système médullaire aussi déterminé que le protoneurone sensitif, on a coutume de répondre par l'exemple de l'ergotisme, maladie au cours de laquelle évolue une sclérose médullaire tout à fait comparable à celle du tabes. (Tuczek.)

Ce qui paraît certain, c'est que ce sont surtout les syphilis d'apparences bénignes et sans doute aussi les moins énergiquement traitées, qui déterminent le tabes. Les premières manifestations de la sclérose débutent généralement une dizaine d'années après l'infection.

Et voici que surgit une autre école pour soutenir que l'ataxie n'est point une maladie parasyphilitique conséquence éloignée de la syphilis, différente et soustraite à l'action du traitement spécifique, mais bel et bien une lésion directement syphilitique capable de rétrocéder sous l'influence du traitement mercuriel intensif [2].

1. Nous verrons plus tard qu'il en est de même de la paralysie générale progressive dont la parenté avec le tabes a été mise en pleine lumière dans toute une série de travaux récents.

2. On consultera utilement à ce propos l'ouvrage récemment paru du Dr L. E. Leredde intitulé *La nature syphilitique et la curabilité du tabes et de la paralysie générale*. On y trouvera résumées les observations les plus démonstratives, en même temps qu'une très ingénieuse et très séduisante mise au point de la question. Le même ouvrage donne des indications précieuses au point de vue du choix des préparations mercurielles et des règles à suivre pour la cure intensive.

Bien que ce ne soit pas là une vérité scientifique définitivement acquise, il est d'ores et déjà impossible de ne pas tenir compte de cette notion nouvelle, et de l'espoir inattendu qu'elle comporte.

Ajoutons, pour mémoire, que le chancre mou a été quelquefois noté dans les antécédents des ataxiques.

Traitement. — La prophylaxie du tabes tient tout entière dans cette formule : éviter la syphilis qui frappe volontiers les systèmes nerveux affaiblis et touchés de neuro-arthritisme.

Le véritable traitement rationnel serait un traitement pathogénique s'adressant à l'infection originelle. Jusqu'à présent, il faut en convenir, le traitement antisyphilitique ne paraît pas donner dans la maladie de Duchenne les résultats qu'on attend à bon droit de lui dans les affections purement syphilitiques de l'axe cérébro-spinal, dans l'artérite cérébrale et la méningo-myélite spécifiques, par exemple.

Tel qu'on a eu coutume de le pratiquer jusqu'à ce jour, le traitement antisyphilitique demeure presque toujours impuissant contre la sclérose des racines et des cordons postérieurs. « Dans l'ataxie, disait Charcot, le mercure ne donne rien si ce n'est des illusions quand la marche de l'affection est irrégulière et coupée de rémissions spontanées. »

Cette opinion est encore celle d'un grand nombre de neurologistes. Cependant on publie de temps à autre des cas de guérisons qui paraissent indiscutables, et il se trouve de bons esprits pour affirmer que le grand nombre d'insuccès n'est dû qu'à l'insuffisance du traitement.

Erb conseille d'avoir recours au traitement spécifique hormis les cas où il s'agit d'un tabes très ancien, où le malade est tombé dans la cachexie, ceux où il se trouve que le sujet vient déjà de subir une cure intensive, les cas enfin où il y a intolérance marquée de l'organisme pour les agents antisyphilitiques. M. Pierre Marie, encore qu'il soit convaincu de l'impuissance du traitement spécifique au point de vue du tabes proprement dit, conseille cependant d'y avoir recours « dans l'espoir de mettre les malades à l'abri des autres lésions de nature syphilitique qui viennent souvent compliquer le tabes, telles que l'artérite chronique, mère de l'hémorragie cérébrale, ou la paralysie générale, fille de la syphilis encéphalo-méningée ».

C'est le traitement mixte qu'on a surtout recommandé; mais à l'heure actuelle, la tendance générale est d'insister surtout sur le traitement mercuriel.

Il doit être pratiqué avec les précautions d'usage, c'est-à-dire après que le malade aura pris soin de faire mettre sa bouche et ses dents en état de propreté aussi complète que possible; il devra s'asservir après chaque repas, à un nettoyage soigneux de la denture et des gencives à l'aide d'une brosse à soies souples, d'un dentifrice aseptique et d'une poudre savonneuse. Il devra se soumettre encore à un régime alimentaire tel que la perméabilité rénale soit constamment assurée.

Le benzoate de mercure et le biiodure en solution aqueuse sont les préparations qui paraissent le mieux tolérées et les plus actives. La dose quotidienne est de 1 à 2 centigrammes, donnés en injections hypodermiques (fossette rétrochantérienne), ou intra-musculaire (masses musculaires de la fesse). Cette dose primitive de 1 à 2 centigrammes sera progressivement accrue, à condition que le sujet ne donne pas de signes d'intolérance (élévation de la température, sensations de malaise, de fatigue, de courbature, amaigrissement, etc.). Certains syphilitiques supportent sans réaction morbide des doses de 0,04, 0,05, 0,06 de benzoate ou de biiodure, et cela pendant plusieurs semaines consécutives. D'autres se montrent infiniment plus sensibles ; on procédera avec eux par accoutumance progressive, avec vingt-quatre ou quarante-huit heures de repos aussitôt que se manifestent les plus légers symptômes d'intoxication. La cure doit être prolongée pendant cinq à six semaines; vers la fin du traitement les doses seront peu à peu espacées et diminuées. Après trois ou quatre semaines de répit, la cure sera reprise pour un nouveau délai de six semaines, et reprise à 20 doses minimes progressivement accrues[1].

L'iodure de potassium à hautes doses (6 à 10 gr. en 24 heures) a donné parfois des résultats assez accusés pour qu'il puisse être utilisé chez les tabétiques qui le tolèrent bien.

Parmi les médicaments employés contre la sclérose des cordons postérieurs, il en est peu dont l'utilité pratique soit nettement démontrée. La strychnine, le chlorure d'or, le phosphore, l'atropine, l'arsenic, sont aujourd'hui fort délaissés ; le bleu de méthy-

[1] On observe, très exceptionnellement à vrai dire, des escarres fessières chez des tabétiques après injections mercurielles profondes ayant lésé un filet nerveux de quelque importance. Étant donnée la prédisposition aux escarres des ataxiques, il est prudent d'user d'une aiguille assez fine et point trop longue, afin d'éviter de pareils accidents dont la réparation est parfois assez longue.

lène, un moment prôné par Desnos et C. Paul n'a pas fait ses preuves. Le nitrate d'argent, longtemps ordonné par Charcot, Vulpian, Eulenburg, Erb, Rosenbaum, à la dose quotidienne d'un demi-centigramme à deux centigrammes, est aujourd'hui moins employé. Reste l'ergot de seigle, dont les propriétés antiphlogistiques et vaso-constrictives seraient de quelque efficacité dans tous les cas de maladies sclérosantes; il convient de ne l'employer qu'à faibles doses (10 centigrammes par 24 heures) et seulement pendant 8 à 10 jours par mois (Grasset), pour ce motif que l'usage inconsidéré de l'ergot peut déterminer à la longue une sclérose des cordons postérieurs tout à fait analogue à la lésion du tabes (Tuczek).

Les injections hypodermiques des liquides organiques (suc orchitique, suc nerveux) ou des solutions salines ou glycérinées) ont joui pendant quelques mois d'une vogue excessive; elles sont bientôt tombées en défaveur et peut-être les a-t-on trop complètement abandonnées, après leur avoir demandé ce qu'elles ne pouvaient pas donner. Les injections hypodermiques de glycéro-phosphates (A. Robin) ou de sérum artificiel concentré (J. Chéron) m'ont donné à plusieurs reprises des résultats appréciables. Sans influence aucune sur la lésion anatomique du tabes, elles améliorent l'état général, redonnent au malade plus d'appétit, facilitent la diurèse et contribuent à améliorer l'état mental, souvent affecté. Elles ont parfois — pas toujours — une heureuse influence sur les douleurs fulgurantes; combinées avec le massage, elles favorisent indiscutablement le retour du tonus dans les masses musculaires en voie de dénutrition. On peut avec avantage et sans inconvénients les faire alterner avec les injections hydrargyriques.

Les courants faradiques sont à délaisser absolument, les courants continus descendants et légers (pôle + à la nuque, pôle — au sacrum; durée de la séance quotidienne : cinq minutes) n'ont pas les mêmes inconvénients, et rendent parfois de sérieux services au point de vue des troubles oculaires, des douleurs en ceinture, des crises gastriques, de l'atonie des membres.

Je suis de ceux qui croient, avec Charcot, à l'efficacité, comme médication symptomatique, des pointes de feu superficielles et répétées de huitaine en huitaine; on les appliquera le long du rachis sur une largeur de 8 à 12 centimètres; il est rare que les malades n'en ressentent pas quelque soulagement et n'en redemandent pas d'eux-mêmes.

Imaginée par le médecin russe Motchoukowsky vers 1884, et importée en France par Raymond en 1889, la suspension, méthodiquement et soigneusement pratiquée à l'aide de l'appareil de Sayre, de celui de Dupont, de celui de Kouïndjy, ou du plan incliné de Bogroff, a donné des résultats assez importants pour mériter de demeurer en bon rang dans l'arsenal thérapeutique. Mais il importe qu'elle soit maniée par un spécialiste habile à discerner les cas où elle est opportune, et à en conduire l'application avec prudence.

On en peut dire autant de l'élongation de la moelle, préconisée par Bénédikt et pratiquée soit à l'aide du procédé de Blondel, soit à l'aide de l'appareil imaginé par Gilles de la Tourette et Chipault[1].

Contre les douleurs fulgurantes, il convient de prescrire la quinine, l'antipyrine et ses dérivés, le salicylate de soude et l'antipyrine, le pyramidon, l'exalgine, l'aconitine. Dans les crises suraiguës, on aura recours aux potions opiacées, et aux injections de morphine additionnée d'atropine.

En présence d'un malade affligé de crises gastriques — on sait quelle est parfois la cruelle importance de ce symptôme — le régime alimentaire (Huchard et Bovet) devra être soigneusement suivi : le malade sera mis au régime lacté (parfois difficilement supporté) à l'eau pure, aux viandes pulpées, aux œufs, aux purées passées au tamis, aux salades cuites, aux fruits cuits. Les pulvérisations d'éther sur la région de l'estomac, les vésicatoires morphinés, les courants galvaniques, les pointes de feu, l'eau chloroformée, la cocaïne seront d'un grand secours.

Quant à l'incordination motrice, il la faudra combattre à l'aide de la méthode dite de rééducation des mouvements, imaginée par Frenkel (de Heiden), et selon d'autres par le professeur V. Leyden (de Berlin). Sans action aucune sur l'évolution des lésions tabétiques, elle donne au point de vue de l'incoordination de l'ataxie, des résultats assez habituels pour qu'il convienne de l'employer systématiquement.

Disons en terminant que les cures thermales à Uriage, à Néris, à Balaruc, à Lamalou surtout complètent heureusement le traitement. Il est fréquent de voir coïncider avec un traitement à Lamalou une phase de rémission dans l'évolution de la maladie de Duchenne.

1. Pour plus amples détails, voir « Traitement du tabes », par Rozier, in *Dictionnaire de thérapeutique* de Robin. — Consulter encore : Blondel, *Société de Thérapeutique*, 15 mai 1895, et Gilles de la Tourette et Chipault, *Académie de médecine*, 27 avril, 7 décembre 1897.

SCLÉROSE LATÉRALE AMYOTROPHIQUE

(Maladie de Charcot.)

Historique. — C'est Charcot qui donna, en 1865, la première description de la sclérose latérale amyotrophique ; c'est donc à lui que revient le mérite d'avoir isolé ce type, tant au point de vue anatomique qu'au point de vue clinique ; de là, l'expression courante de « maladie de Charcot » employée pour désigner cette maladie.

Parmi les auteurs qui ont contribué à compléter la description de Charcot, citons : Joffroy, Marie, Achard, Brissaud, Debove, Kochewnikoff, Déjerine, A. Florand (thèse de Paris, 1886).

Définition. — Anatomiquement, la sclérose latérale amyotrophique se caractérise par l'atrophie des cellules des cornes antérieures de la moelle et par une sclérose des cordons latéraux. Comme équivalent clinique de ces lésions on y observe de l'atrophie musculaire à marche progressive et de la paralysie spasmodique.

Il est bon de faire observer que la lésion atteint couramment le bulbe, et que, dès lors, la symptomatologie médullaire se complique du tableau de la paralysie labio-glosso-laryngée.

Anatomie pathologique. — La moelle, le bulbe, la protubérance, le pédoncule, le cerveau lui-même peuvent présenter des lésions dans la maladie de Charcot ; examinons successivement l'état de ces parties diverses du névraxe.

Au niveau de la moelle nous avons à considérer l'état des cornes antérieures, celui des cordons latéraux.

Au niveau des cornes antérieures on constate l'atrophie des grandes cellules motrices et la présence de corps granuleux ; les fibres ont subi la même atteinte que les cellules, même disparition des fibrilles de la substance grise à l'exception des fibrilles venues des racines postérieures, dites collatérales réflexes.

Au niveau des cordons latéraux, on trouve des lésions de sclérose, nettement systématisées. Le faisceau pyramidal croisé, le faisceau pyramidal direct, les fibres des cellules cordonales, en un mot, tout le système moteur du cordon antéro-latéral de la moelle, est atteint. La dégénérescence des fibres est souvent complète, surtout à la région cervicale. Au niveau du faisceau de Goll, on ne note point de lésion aussi nette ; mais cette région, colorée à l'hématoxyline de Weigert, semble plus sombre qu'à l'état normal.

Au bulbe, les lésions de la substance blanche sont constituées par la sclérose des pyramides antérieures; les fibres y sont toutefois moins malades que dans la moelle ; il en est qui sont demeurées intactes.

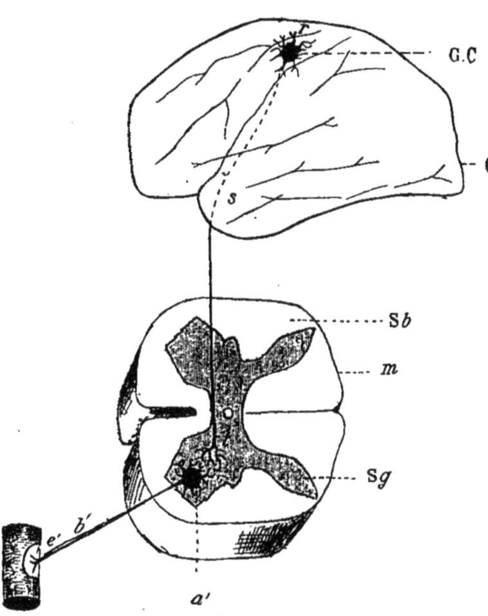

Fig. 93. — Neurone cortico-spina et spino-périphérique.

La lésion primitive, dans la maladie de Charcot, siège en *a'*, dans les cellules motrices de la corne antérieure de la moelle ; elle envahit ensuite, de bas en haut, le neurone cortico-bulbo-spinal, et dans le sens centrifuge le neurone spino-musculaire *a'*, *b'*, *c'*.

r. s. t, neurone cortico-spinal ou protoneurone moteur. — *a*, *b*, *c*, neurone spino-périphérique.

C, cerveau. — M, moelle. — Sb, substance blanche. — Sg, substance grise. — GC, grande cellule motrice de l'écorce grise cérébrale.

Au niveau des noyaux gris de cette région, on constate fréquemment l'atteinte des noyaux de l'hypoglosse, du facial, du trijumeau, du pneumogastrique. Les noyaux des muscles oculaires restent sains.

Au niveau de la protubérance, la sclérose du faisceau moteur est moins marquée ; elle peut faire défaut, et ne se manifester que très légèrement au niveau du pédoncule.

Au cerveau, on note non seulement, parfois, l'altération du faisceau moteur dans son trajet intra-capsulaire et dans le centre ovale, mais encore la dégénérescence des grandes cellules pyramidales de l'écorce (Marie-Kochschewnikoff).

Cela suffit à nous montrer la maladie de Charcot comme une

sclérose systématisée; mais quelle est exactement le trajet, l'origine, le sens de cette systématisation ? En un mot quelle est la nature précise de la sclérose latérale amyotrophique ?

La voie motrice est constituée essentiellement par trois espèces de neurones :

Un PREMIER NEURONE, cortico-spinal, naît des grandes cellules motrices de l'écorce cérébrale (G. C), descend par le centre ovale, la capsule interne, le pédoncule, la protubérance, pour se terminer autour des noyaux moteurs du bulbe, et surtout, autour des grandes cellules motrices *(a')* des cornes antérieures de la moelle, après un trajet médullaire d'autant plus long que l'étage médullaire où se termine ce neurone est plus bas situé. Ce premier

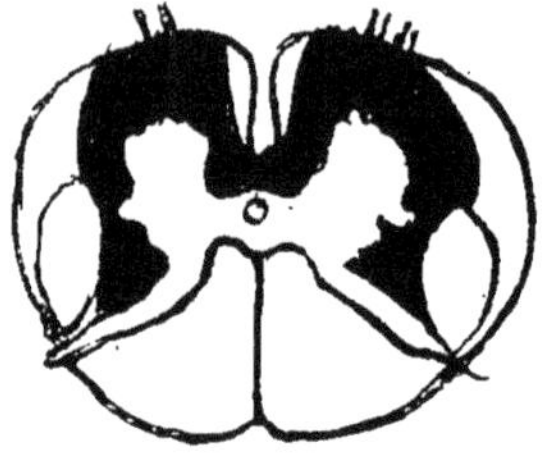

Fig. 94. — Zone des fibres cordonales motrices : elle dégénère dans la maladie de Charcot.

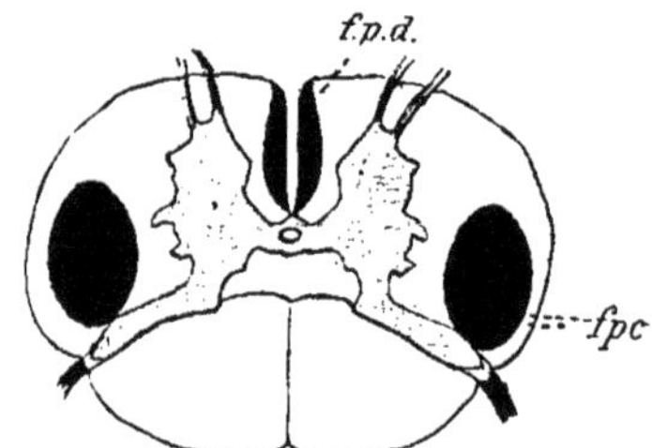

Fig. 95. — Coupe transversale de la moelle épinière, zones occupées par le faisceau pyramidal croisé et le faisceau pyramidal direct.

neurone moteur, cortico-bulbo-spinal constitue ce que l'on appelle la voie pyramidale. Étudiée sur des coupes transversales de la moelle, elle y occupe les champs *f.p.d*, et *f.p.c*.

Un DEUXIÈME NEURONE, neurone périphérique, constitué par les grandes cellules motrices de la corne antérieure de la moelle (ou leurs équivalents bulbaires, les noyaux moteurs du bulbe) et leur prolongement périphérique, racine antérieure, nerf moteur. Il se termine le plus souvent dans un muscle. Étudié sur des coupes transversales de la moelle, il y occupe — par ses cellules — les cornes antérieures de la moelle ; il occupe aussi le segment du cordon antérieur qui contient les racines antérieures.

Un TROISIÈME NEURONE, enfin neurone de relai, neurone spino-spinal, constituant les fibres cordonales qui relient entre eux les cornes antérieures de deux étages différents de la moelle et assurent leur synergie fonctionnelle (voy. fig. 96). Étudié sur des coupes transversales de la moelle, ce neurone, ou plutôt ce groupe de neurones, occupe les régions qui bordent le bord antéro-externe des cornes antérieures, zone supplémentaire de Pierre Marie, c'est-à-dire qu'il représente des coupes des faisceaux restant et latéral profond.

Supposons maintenant qu'un processus de dégénérescence frappe successivement :

Le *premier neurone moteur*, neurone cortico-spinal de façon tout à fait prédominante près de sa terminaison, à l'endroit de sa jonction avec le deuxième neurone ou neurone périphérique, dans son trajet spinal en un mot. Nous aurons, sur une coupe transversale, une zone dégénérée correspondant à la coupe des faisceaux pyramidaux (fig. 95).

Puis le *deuxième neurone moteur*, neurone spino-bulbo-périphérique, comprenant tout *a'.b'.c'* de la figure 93 et cela, non pas à la terminaison, comme tout à l'heure, mais à son origine même, constituée par les grandes cellules motrices des cornes antérieures, ou, plus haut dans le névraxe, leurs équivalents, les noyaux bulbaires moteurs. Nous aurons alors, sur une coupe transversale, la disparition des grandes cellules motrices de la corne antérieure, ainsi que l'atrophie du segment spinal des racines antérieures. Ce sont précisément les lésions caractéristiques de la maladie de Charcot.

Elles consistent, conformément à notre hypothèse, en un processus mobile qui touche les deux neurones moteurs, le central et le périphérique, et qui, selon l'expression de Raymond, les touche conjointement, à leur confluence c'est-à-dire dans la moelle. La sclérose latérale amyotrophique est un type de myélopathie systématique.

Il faut dire cependant que si les deux neurones moteurs, central et périphérique, sont atteints, c'est avec cette différence que, dans le premier neurone, neurone cortico-bulbo-spinal, la dégénérescence, tout en pouvant frapper le neurone en sa totalité, depuis les grandes cellules corticales jusqu'à la moelle, atteint son maximum vers l'extrémité terminale, médullaire, du neurone et se propage dans le sens centripète, de bas en haut, de la moelle vers le cerveau, tandis que sur le deuxième neurone, neurone périphérique, c'est au contraire de façon centrifuge, de la cellule des cornes antérieures vers les muscles, que s'étend le processus.

Remarquons aussi que, si le processus se bornait à ce deuxième neurone, en respectant les voies cortico-bulbo-spinales, les coupes ne nous montreraient, comme dans la polyomyélite antérieure chronique ou atrophie musculaire progressive de Duchenne-Aran, qu'une atrophie des cellules des cornes antérieures de la moelle (ou des noyaux bulbaires moteurs) et des racines antérieures qui les prolongent, avec intégrité des zones occupées par la voie pyramidale.

Ajoutons, pour être complets, qu'il n'y a pas que les deux neurones moteurs, le central et le périphérique, qui soient lésés dans la sclérose latérale amyotrophique. En effet, les fibres cordonales motrices, ces neurones spino-spinaux qui relient entre eux les différents étages de la moelle, dégénèrent aussi. Voilà pourquoi sur les coupes de la moelle, dans la sclérose latérale amyotrophique, il n'y a pas seulement atrophie des cellules des cornes antérieures et des fibres pyramidales, mais aussi extension du processus à la région qui borde le côté antéro-externe de la corne antérieure, zone supplémentaire de Pierre Marie, et qui comprend précisément ces neurones moteurs de relais, ces fibres cordonales. Les cellules nerveuses d'où émanent ces fibres disparaissent avec les autres éléments cellulaires de la corne antérieure où elles sont situées.

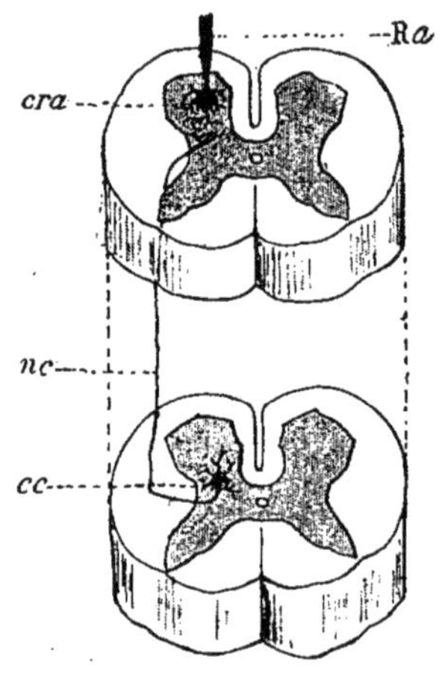

Fig. 96. — Neurones cordonaux qui dégénèrent dans la sclérose latérale amyotrophique.

Ra, racine antérieure. — *Cra*, cellule radiculaire antérieure. — *nc*, neurone cordonal. — *Cc*, cellule cordonale.

Telle est la conception actuelle du processus anatomique de la sclérose latérale amyotrophique. C'est celle de Raymond, c'est aussi celle de Déjerine. On voit qu'il s'agit d'une maladie des neurones moteurs, dans leur totalité. On a formulé d'autres hypothèses encore concernant la nature anatomique de la maladie, mais leur exposé sortirait du cadre de cet ouvrage.

Étiologie. Symptomatologie. — Le malade atteint de sclérose latérale amyotrophique est généralement dans la période des vingt-cinq années qui suivent la trentaine. Les antécédents héréditaires font généralement défaut chez lui.

Il appartient souvent au sexe masculin; pour certains auteurs cependant, les femmes seraient un peu plus souvent atteintes que les hommes.

Le mode de début n'offre aucun caractère constant : il est des cas où les phénomènes organiques sont précédés d'une phase de neurasthénie rappelant les accidents psychiques si fréquents au début de la sclérose en plaques : mais les signes caractéristiques de l'affection apparaissent dans un ordre variable.

Parfois, la première perturbation observée, est une paraplégie des membres inférieurs, précocement atteints de tendance à la contracture, avant l'apparition de toute atrophie musculaire.

Le plus souvent, le début se fait aux membres supérieurs, par une lente disparition des masses musculaires de la main, comme dans l'amyotrophie type Aran-Duchenne. Selon J. Blocq, les muscles de l'épaule et du bras seraient parfois les premiers atteints. Enfin, il faut signaler la possibilité d'une symptomatologie bulbaire d'emblée; Déjerine, Raymond ont montré qu'il fallait compter avec un mode semblable de début.

Quoi qu'il en soit, une maladie de Charcot confirmée, possède, comme nous l'avons vu, des altérations médullaires et bulbaires bien prononcées.

Logiquement, la sclérose des cordons latéraux doit nous donner des phénomènes de paralysie spasmodique ; la dégénérescence des cellules des cornes antérieures, amènera de l'atrophie musculaire progressive ; enfin, l'extension de ces désordres aux noyaux gris et aux fibres blanches des pyramides du bulbe se traduira par le syndrome labio-glosso-laryngé.

A. — Symptomes médullaires

I. *Signes leucomyéliques latéraux.* — Leur nom l'indique, ce sont ceux qui témoignent de la sclérose des cordons latéraux. Il se résument en deux mots : Impotence, et rigidité spasmodique. C'est aux membres inférieurs qu'ils se manifestent surtout, et c'est par une difficulté croissante de la marche que commence quelquefois la maladie. L'élévation des jambes est des plus pénibles : les pieds restent comme collés au sol, et quand le malade parvient à les en détacher, il racle la terre avec la pointe de sa chaussure.

Les réflexes tendineux sont manifestement exagérés. On constate le phénomène de la trépidation épileptoïde au pied et à la rotule : le clonus du pied est généralement très marqué ; il peut être absolument spontané ou apparaître à l'occasion d'un essai de mouvement des membres inférieurs; on note le phénomène des orteils de Babinski en extension.

Dans les cas les plus accentués, les membres prennent souvent une attitude spéciale : ils sont étendus, et dans une légère rotation interne : c'est la disposition la plus fréquente, sinon absolument constante.

L'impotence spasmodique implique, aux membres supérieurs, une position très spéciale que Charcot a étudiée le premier et très complètement décrite. Le bras est collé au corps ; l'avant-bras est en pronation, à demi fléchi sur le bras ; les mouvements provoqués de supination sont difficiles et pénibles ; le poignet est également en demi-flexion ; les doigts privés, comme nous allons le voir, de l'action des interosseux, se recroquevillent vers la région palmaire. Là aussi les réflexes tendineux (du poignet, du triceps) sont très exagérés.

II. *Signes poliomyéliques antérieurs.* — Cette nouvelle localisation de la dégénération amène une atrophie musculaire qui, par son intensité maxima et son début, appartient surtout aux membres supérieurs, constituant la forme clinique la plus fréquente de la sclérose latérale amyotrophique. Le malade s'aperçoit que, très lentement, sa main maigrit. La saillie normale des interosseux, celles des éminences thénar et hypothénar, tendent à disparaître et sont, à la longue, remplacées par des régions lisses, souples, facilement dépressibles sur les plans osseux sous-jacents. Lorsque l'atrophie est arrivée à son complet développement, la main offre un aspect caractéristique : elle se dispose en griffe. En effet, la région palmaire restant parfaitement plate et unie, les premières phalanges se maintiennent dans l'extension alors que les deuxièmes et troisièmes phalanges se fléchissent sur elles, la face palmaire de l'extrémité des doigts venant en contact avec le pôle périphérique des métacarpiens au niveau de leur partie antérieure. Dès lors, le malade ne peut plus se servir de ses mains.

L'amyotrophie envahit bientôt les avant-bras, qui maigrissent à leur tour, de façon notable, et finissent par se placer définitivement en pronation.

Les progrès de la dégénérescence musculaire peuvent amener l'amaigrissement par atrophie du bras et de l'épaule. Cela n'est pas constant et quand on le constate c'est généralement à un faible degré. Quand les muscles du cou sont atteints, les mouvements de la région sont difficiles et la tête se fléchit souvent légèrement sur le thorax.

Aux membres inférieurs, l'atrophie est plus tardive et reste souvent masquée par les phénomènes de paralysie spasmodique : l'extension des membres, la disposition du pied en équinisme, peuvent faire croire à une perte de la puissance contractile des muscles de la région antérieure : en fait, cette disposition est l'œuvre de la contracture permanente.

Nous avons analysé les détails de l'atrophie musculaire aux diverses régions qu'elle occupe : il faut maintenant énoncer les règles générales auxquelles elle obéit.

Dans la maladie de Charcot, l'atrophie, très fréquemment précédée de contractions fibrillaires, marche lentement, ne détruisant un muscle que peu à peu, faisceau par faisceau. Cette atrophie se manifeste à l'examen électrique par une diminution de l'excitation : la réaction de dégénérescence proprement dite est inconstante. Quand on l'observe, elle est peu marquée et limitée à certains muscles.

Tel est l'ensemble des signes médullaires observés dans la maladie de Charcot. Pour être complet, nous devons signaler comme de première importance, l'absence de troubles sensitifs et l'absence d'altérations des sphincters, ce qui est la règle très générale.

B. — Symptomes bulbaires

Nous avons vu qu'on pouvait les noter au début; il est juste de dire que, dans la majorité des cas, ce sont eux qui terminent le tableau morbide (voy. Paralysie labio glosso-laryngée).

Le visage a une expression de surprise assez particulière. Les muscles inférieurs de la face sont paralysés, la bouche est entr'ouverte, la salive s'écoule continuellement, les sillons naso-labiaux sont très fortement dessinés : au contraire, la partie supérieure du visage est généralement lisse et unie. On observe des secousses fibrillaires autour des lèvres et du menton.

La langue est manifestement atrophiée; elle est réduite et bosselée, animée de mouvements fibrillaires.

Le voile du palais est pendant, immobile; les actes de souffler, de siffler sont impossibles. La voix est nasonnée; la déglutition pénible, et les ingesta ont tendance à refluer vers l'ouverture postérieure des fosses nasales.

Les troubles respiratoires consistent en crises de dyspnée, souvent fort alarmantes. On observe également des irrégularités cardiaques, de la tachycardie, une tendance très prononcée aux syncopes. Le réflexe massétérin est très exagéré.

C'est au milieu de ces accidents cardio-respiratoires, et de leur fait, que survient la mort, très généralement; d'autres fois elle résulte d'une broncho-pneumonie ou d'une asphyxie par corps étranger dans les voies aériennes.

C. — Symptomes cérébraux

Les troubles psychiques du début, loin de s'atténuer avec l'évolution des lésions organiques, subissent en règle une augmentation notable. Vers la fin de l'affection le malade présente un état de déchéance parfois très accusé; ses facultés de compréhension s'émoussent de plus en plus, alors qu'il témoigne d'une émotivité croissante.

Diagnostic. — Quand on a eu soin de noter, dans leur ensemble, les signes de la sclérose latérale amyotrophique, on pose assez facilement le diagnostic exact.

C'est ainsi que l'on ne s'arrêtera pas à l'hypothèse d'une *polynévrite*, que suffit à caractériser l'abolition des réflexes tendineux. La syringomyélie, la pachyméningite cervicale hypertrophique, le tubes dorsal spasmodique, les myélites transverses, ne nous offriront pas, simultanément, les phénomènes si nets de paralysie spasmodique et d'atrophie musculaire avec intégrité des sphincters et de la sensibilité.

La sclérose en plaques pourrait prêter à confusion : il faudra par un examen détaillé grouper les nombreux signes qui feront reconnaître cette maladie.

Nous savons que la symptomatologie bulbaire peut prédominer, dans la maladie de Charcot, au point de masquer les autres phénomènes : c'est alors qu'il faudra éviter l'erreur avec les paralysies pseudo-bulbaires d'origine cérébrale. On notera le début souvent apoplectiforme, et surtout l'absence d'amyotrophie et de secousses fibrillaires.

Les accidents bulbaires chroniques ont une allure moins progressive, et leurs lésions étant rarement symétriques, les signes observés sont irrégulièrement distribués (voy. pour la légitimité de ce diagnostic la paralysie labio-glosso-laryngée).

Le point capital du diagnostic consiste à éviter l'erreur avec l'*atrophie musculaire progressive* du type Aran-Duchenne.

Mais on la reconnaîtra : à sa marche beaucoup plus lente, à la conservation relative de la puissance des muscles atteints et surtout à l'absence de tout élément spasmodique.

Durée. Pronostic. — La sclérose latérale amyotrophique évolue rapidement : quelques mois lui suffisent quelquefois à parcourir toutes ses étapes; sa durée ne dépasse pas quatre ans, en général.

La terminaison est fatale; c'est assez dire de quel intérêt pour le praticien est un diagnostic bien ferme, entraînant un pronostic susceptible de fixer l'entourage du malade sur la terminaison nécessaire.

Traitement. — Il ne saurait être que palliatif. En ayant soin d'augmenter les forces du malade, on évitera certaines prescriptions trop énergiques qui pourraient bien donner un coup de fouet à l'affection. Si l'on en croit Marie, il faudrait être circonspect dans l'emploi de l'électrisation qui serait souvent inutile et parfois nuisible. Le malade ne peut que bien se trouver de l'application de pointes de feu, le long de la colonne vertébrale.

MALADIE DE FRIEDREICH

Historique. — En 1861, Friedreich décrit pour la première fois, une « ataxie héréditaire infantile », sorte de variété de tabes, propre à l'enfance, et ne différant pas, en nature, de la maladie de Duchenne vulgaire.

Cette conception se modifia un peu dans la suite : il y eut une tendance à confondre la maladie de Friedreich, non plus avec le tabes, mais avec la sclérose en plaques.

Ce fut à partir de 1882 (Thèse de Brousse, de Montpellier) que l'autonomie de cette affection fut enfin reconnue.

Signalons parmi les auteurs qui se sont occupés de cette maladie Charcot, Seguin, Massalongo, Gilles de la Tourette, Blocq et Huet, Ladame, Soca (Thèse, 1888). Enfin nous verrons bientôt, que Marie (1893) a mis en avant d'importantes idées sur les rapports de la maladie de Friedreich et de l'hérédo-ataxie cérébelleuse.

Étiologie. — Les deux sexes sont atteints dans des proportions à peu près identiques : peut-être les hommes sont-ils un peu plus souvent frappés.

Les accidents débutent dans l'enfance, en règle, avant quatorze ans.

Les tares héréditaires (névropathique, syphilitique, alcoolique), n'exercent pas une influence particulièrement remarquable. Le rôle joué par les diverses maladies infectieuses est encore mal déterminé.

Ce qu'il faut retenir avant tout, c'est que la maladie de Friedreich est, au premier chef, une maladie familiale. En présence d'un cas de cette affection, il est de règle de trouver dans les antécédents du malade, chez ses frères ou sœurs en particulier, des manifestations de la même nature que ceux qu'il présente. Beaucoup plus rarement, la transmission se fait des père et mère aux enfants. Les sujets de la même génération sont souvent frappés au même âge, et, parfois, suivent dans l'évolution de leur mal, la même ligne symptomatique, le même type clinique.

Symptômes et marche. — Les symptômes de la maladie de Friedreich, n'étant pas toujours identiques, du fait des variations de leur nombre et de leur groupement, nous suivrons dans notre description un de ces cas typiques, vraiment caractéristiques, qu'il n'est pas exceptionnel de rencontrer dans la pratique.

En règle générale, nous le savons, il s'agit d'un enfant de moins de quatorze ans, ayant un ou plusieurs de ses collatéraux frappés des accidents qu'il présente. En général, lors du premier examen, il est déjà porteur d'une scoliose vulgaire à laquelle ses parents n'ont guère porté d'attention.

Si nous suivons, chez ce jeune sujet, la longue évolution du mal progressif qui se terminera par une mort tardive, mais sûre, nous le voyons traverser deux phases bien distinctes. C'est d'abord toute une série d'accidents, nettement caractérisés, mais compatibles encore avec une validité suffisante pour permettre au patient d'aller et venir sans obstacle absolu. Plus tard, c'est le séjour forcé au lit, et alors apparaissent les accidents terminaux.

Les troubles de la marche sont les premiers à s'accuser. Ils subissent une évolution graduelle vers le type parachevé de ces accidents moteurs qui réalisent la démarche tabéto-cérébelleuse. On note d'abord de la difficulté légère de la marche. Le malade se sent étonnamment faible sur ses jambes, de plus en plus lourdes et maladroites. Bientôt, la maladie constituée, la locomotion devient plus difficile. La démarche est pesante, les pieds ont comme de la difficulté à quitter le sol, et une fois le mouvement donné, l'équilibre se compromet. Le malade oscille : c'est alors que, pour remédier au déplacement de son centre de gravité, il fait des mouvements instinctifs, destinés à compenser les déplacements qui pourraient entraîner la chute ; c'est alors que, tout le corps s'agitant, d'une façon en apparence gauche et inutile, la démarche semble être celle d'un ivrogne : l'attitude est très comparable à celle d'un passager sur le pont d'un « navire par temps de houle ». Il n'y a pas incoordination vraie, comme dans l'ataxie locomotrice des tabétiques, il y a mise en jeu de mouvements supplémentaires en vue de remédier à l'instabilité. Si nous continuons à faire marcher notre sujet, nous voyons qu'il piétine avant chaque grand pas : nous constatons que les jambes avancent, écartées l'une de l'autre et sous le continuel regard du malade soucieux de régler, par sa manière de les poser, le jeu nécessaire de ses mouvements d'équilibration.

Un examen plus approfondi nous montrera deux bons caractères distinctifs de l'ataxie tabétique : la conservation du sens musculaire, et la possibilité pour le malade d'avancer, les genoux pliés.

Plaçons maintenant le malade dans la station verticale, en lui recommandant l'immobilité : il ne pourra nous obéir. Nous le verrons en effet osciller sur lui-même et pour éviter la chute, gesticuler, comme dans la marche, piétiner sur place, et incliner le tronc et la tête pour les relever bientôt. C'est l'ataxie statique de Friedreich.

L'examen de la série des réflexes nous donne cette importante constatation : les réflexes cutanés sont souvent intacts, mais les tendineux, y compris le réflexe rotulien, sont abolis. On a noté le signe de Babinski en extension.

Il existe dans la maladie de Friedreich un tremblement dont le caractère principal est de survenir à l'occasion des mouvements voulus, comme celui de la sclérose en plaques.

Même dans le décubitus dorsal, les malades ne restent pas en repos. Leur tête, les membres, le tronc sont généralement animés de petits mouvements assez limités rappelant, assez mal d'ailleurs, ce qui se passe dans la chorée. Chauffard a montré la possibilité de mouvements athétosiformes. Les membres supérieurs présentent couramment ces mouvements anormaux ; ils sont en plus affligés d'une grande faiblesse, d'une lourdeur maladroite, suffisant à rendre très difficiles les gestes un peu compliqués, et modifiant singulièrement l'écriture.

Une déformation à peu près constante dans la maladie de Friedreich, est le pied bot spécial à cette maladie. Il est du type équin, parfois compliqué de varus et consiste essentiellement en ceci : la région talonnière est cambrée de façon anormale, les dimensions antéro-postérieures du pied sont diminuées, il y a comme un tassement du squelette. Les orteils, le gros particulièrement, sont en extension forcée : dans les cas les plus accentués cette extension est telle que la phalange semble s'implanter directement sur la face dorsale des métatarsiens. Le pied bot est double en général : il existerait à la main une déformation analogue.

L'émission des sons articulés est souvent compromise. La parole est lente, embarrassée, maladroite : il existe des hésitations et des reprises ; mais rien ici ne rappelle le caractère spasmodique, les éclats subits, de la sclérose en plaques.

Les organes des sens sont peu touchés : l'ouïe, l'odorat, le goût, sont généralement intacts ; du côté des yeux, on ne note pas ordinairement d'hypo-acuité visuelle ; il est exceptionnel d'observer des paralysies de la 3e paire : quand elles existent, elles sont partielles. Le phénomène le plus important qu'on ait constaté dans cette série de signes est le nystagmus : quand on dit au malade de faire mouvoir son globe oculaire en suivant les mouvements du doigt, sans remuer la tête, on constate de petits mouvements brefs et répétés, véritables secousses agitant l'œil : c'est uniquement dans le sens latéral qu'on les voit se produire.

Les malades accusent parfois de la céphalalgie : ils se plaignent assez souvent de vertiges, parfois assez intenses et rapprochés pour créer un véritable état pathologique, à peu près continuel.

Les modifications subies par les urines sont nulles en général : le phénomène le plus important que l'on puisse observer dans ce sens, est l'incontinence. L'état général, est, en somme, longtemps satisfaisant : les muscles des membres ne s'atrophient que rarement.

L'intelligence est peut-être affaiblie vers la fin de l'affection, mais de façon peu accusée.

La plus grande infirmité du malade réside dans son instabilité locomotrice et statique. Il ne souffre pas : les douleurs fulgurantes ont bien été observées, mais exceptionnellement. Il est possible qu'à la maladie de Friedreich, se superpose parfois un certain degré d'hystérie : C'est sur le compte de cette névrose qu'il faudrait mettre les anesthésies cutanées, observées à plusieurs reprises.

Tous ces phénomènes s'accumulent pendant une première phase où le malade, encore debout, devient de plus en plus infirme du fait des progrès de son incoordination. Après de longues années de cette vie il est obligé de s'aliter, et nous le voyons en règle générale, être emporté par une maladie intercurrente.

Cette affection a donc une marche progressive, mais très lente : elle met plusieurs dizaines d'années à évoluer. Son allure habituelle est susceptible d'être modifiée de deux façons : parfois, on note de longues périodes de rémission, pendant lesquelles, la santé semble revenue ; parfois, au contraire, et en particulier si une maladie aiguë est intervenue, la marche est singulièrement activée, et les étapes sont rapidement parcourues.

Beaucoup des signes que nous venons d'énumérer peuvent faire défaut : on ne note assez souvent que de la titubation tabéto-cérébelleuse et un degré plus ou moins avancé de troubles de la parole. C'est dire qu'il existe des cas frustes; ils peuvent surtout prêter à des erreurs de diagnostic pour qui n'est pas prévenu de leur existence indéniable.

Anatomie pathologique. — Les lésions essentielles de la maladie de Friedreich, présentent, dans tous les cas véritables, un remarquable caractère d'identité : elles constituent une sclérose systématique des cordons postérieurs et latéraux.

Pour Letulle et Déjerine, dont l'opinion est d'ailleurs vivement combattue, cette sclérose présenterait ce caractère unique en neuropathologie, d'être au niveau des cordons postérieurs, une hypertrophie pure et primitive du tissu névroglique, une véritable gliose, alors que, dans le cordon latéral, elle serait d'origine vasculaire.

A l'ouverture du canal rachidien on est frappé au premier coup d'œil de l'amincissement subi par le cordon médullaire : la moelle est parfois diminuée d'un tiers de son volume.

Histologiquement, on constate des lésions multiples qu'il nous faut successivement examiner dans la substance blanche et dans la substance grise.

Au niveau de cette dernière, nous ne trouvons que peu de lésions. Cependant les cornes postérieures sont souvent atteintes, on y voit moins de cellules qu'à l'état normal, et celles qu'on y observe sont de volume diminué. Au niveau de la colonne de Clarke, on note une forte diminution du nombre des fibres nerveuses ; les cellules sont également rares et atrophiées.

La corne antérieure paraît généralement saine. On a noté des déformations du canal de l'épendyme, paraissant être d'ordre congénital ; il existerait parfois un peu de sclérose de la zone péri-épendymaire.

C'est dans la substance blanche que nous constatons les lésions les plus accentuées. Les faisceaux de Goll et de Burdach sont frappés de sclérose : le premier de ces faisceaux est plus complètement atteint ; il n'y a souvent que la partie la plus externe du cordon de Burdach qui soit dégénérée. En ces points, la lésion remonte souvent jusqu'au bulbe, atteignant toute la hauteur des faisceaux. Il est au contraire de règle, de trouver une sclérose limitée à une région médullaire, en ce qui concerne le faisceau de Gowers, et le faisceau cérébelleux direct. L'examen attentif de la zone de Lissauer, la montre altérée : l'atrophie des fibres nerveuses y est des plus nettes.

Dans la zone latérale de la substance blanche médullaire, ce qui frappe le plus est la sclérose de la région du faisceau pyramidal croisé : nous disons la région, car peut-être est-il nécessaire de n'être pas trop affirmatif au sujet de l'atteinte du faisceau moteur proprement dit. La lésion n'est pas en effet aussi rigoureusement limitée que dans les cas de dégénération secondaire d'origine hémisphérique, et, d'autre part, l'absence de l'élément clinique de la paralysie spasmodique dans la maladie de Friedreich, mérite réflexion.

Histologiquement, on rencontre le plus souvent dans les cordons postérieurs, rarement dans les faisceaux pyramidaux et cérébelleux, des *fibrilles névrogliques*, entre-croisées en différents sens et formant de véritables tourbillons. Entre ces faisceaux de fibrilles on peut trouver quelquefois des tubes nerveux épargnés par la sclérose. Les vaisseaux, les travées que la pie-mère envoie dans l'intérieur de la moelle, ne sont lésés que de façon inconstante, puisqu'on a pu bâtir, sur leur intégrité, la théorie de la sclérose névroglique pure, de la sclérose ectodermique.

Un point obscur, c'est la nature du processus histo-pathologique de la maladie de Friedreich. Les uns veulent y voir une sclérose névroglique primitive. Ils oublient que des formations scléreuses analogues se rencontrent dans d'autres myélopathies, où la lésion nerveuse est manifestement primitive. Les autres ont incriminé au contraire une anomalie de développement.

Les racines postérieures et les nerfs périphériques sont généralement considérés comme sains : il règne cependant une certaine incertitude à cet égard, certains auteurs ayant décrit des altérations de ces organes.

Quant aux méninges, elles présentent parfois de l'épaississement et des adhérences au niveau des faisceaux de Goll et de Burdach.

Les lésions se limitent très généralement à la moelle : trois ou quatre cas semblent cependant faire admettre la possibilité d'une diminution de volume du bulbe et du cervelet; au moins cela est-il exceptionnel dans la maladie de Friedreich vraie; c'est au contraire la règle dans le nouveau type morbide que Marie a eu le mérite d'isoler sous le nom d'hérédo-ataxie-cérébelleuse. Nous allons y revenir.

Diagnostic. — Il est nécessaire de savoir qu'il existe toute une catégorie de faits cliniques, rappelant singulièrement le type de Friedreich, mais très logiquement justiciables d'une description distincte : ces faits constitueraient, pour Marie, une maladie spéciale, l'*hérédo-ataxie cérébelleuse*.

Comment se distingue-t-elle de la maladie de Friedreich? Ce point de diagnostic est très spécialement important, car dans les deux affections nous trouverons : la même instabilité locomotrice et statique, les mêmes attitudes, les mouvements choréiformes, le nystagmus, la même marche progressive et le même caractère familial.

Les points de distinction sont cliniques et anatomiques.

Le malade vivant, on note, dans l'hérédo-ataxie cérébelleuse, un début plus tardif : l'affection, n'a plus le caractère congénital; elle apparaît chez l'homme fait, dans le voisinage de la vingtième année. De plus, les réflexes rotuliens sont notablement exagérés; l'appareil visuel est profondément lésé, puisqu'on y note de la diplopie, de la dyschromatopsie, l'abolition des réflexes pupillaires, le rétrécissement du champ visuel, de l'atrophie pupillaire. Enfin, la déformation classique de la maladie de Friedreich, le pied bot double, n'existe pas.

Au point de vue anatomique, la distinction n'est pas moins importante : nous n'avons plus affaire dans l'hérédo-ataxie cérébelleuse à une maladie manifestement médullaire : le bulbe et le cervelet sont couramment atrophiés et la sclérose médullaire paraît n'être que secondaire.

Il semble difficile de confondre la maladie de Friedreich, avec le *tabes*. Nous avons, au cours de la description clinique, montré combien la démarche était différente dans ces deux affections. Sous une apparence de ressemblance il y a entre les deux cas toute la distance qui sépare la véritable incoordination motrice, de la titubation cérébelleuse; si, d'autre part, on tient compte de l'âge habituel des tabétiques, de leurs troubles sensitifs, sensoriels et trophiques, l'erreur ne semble guère légitimée.

La *sclérose en plaques*, affecte, dans ses formes frustes, des allures si spéciales, que la confusion sur ce point est autrement facile. On aura soin d'attribuer au nystagmus, aux troubles de la parole, au tremblement, à la démarche, leurs véritables caractères, et l'on verra combien ils se présentent différemment dans les deux maladies.

Traitement. — Il est peu d'affections où la thérapeutique soit aussi impuissante. Les traitements employés ne pourront être purement symptomatiques : ils ne suffiront point à enrayer la marche progressive de l'affection. Cependant les troubles locomoteurs peuvent s'améliorer notablement du fait de l'emploi de la suspension.

POLIOMYÉLITES ANTÉRIEURES

PARALYSIE SPINALE INFANTILE

La paralysie infantile est une des plus fréquentes affections médullaires, une de celles dont on a le plus souvent occasion de faire le diagnostic, une de celles qu'il n'est pas impossible d'améliorer à un certain moment de leur évolution. Il importe donc de la bien connaître, et nous apporterons d'autant plus de soin à son étude que l'étiologie de la paralysie infantile soulève une intéressante question de pathologie générale, celle de la nature infectieuse de certaines maladies du système nerveux.

Les travaux de Heine (1840-1860), de Rilliet et Barthez (1855), les mémoires de Duchenne de Boulogne, père et fils, la thèse de M. Laborde, ont très complètement décrit l'évolution clinique de la *poliomyélite antérieure aiguë*, ou *téphromyélite antérieure de l'enfance*. Prévost et Vulpian, Clarke, Charcot et Joffroy en ont édifié l'anatomie pathologique. M. P. Marie, enfin, dans ses belles *Leçons sur les maladies de la moelle*, a excellement établi les arguments cliniques et anatomopathologiques qui font considérer maintenant la paralysie infantile comme une maladie toujours infectieuse, parfois épidémique.

Nous garderons le nom de *paralysie infantile*, qui est simple et classique. Il suffira de faire remarquer, une fois pour toutes, que le mot « paralysie infantile », ne comprend pas, tant s'en faut, toutes les paralysies du jeune âge, et que, d'autre part, la même maladie peut débuter et évoluer chez l'adulte. Elle se nomme alors *paralysie spinale de l'adulte* que rien ne différencie de la *paralysie spinale infantile*, si ce n'est son peu de fréquence, et l'absence fréquente du symptôme arrêt de développement des membres, d'autant plus marqué, on le conçoit, que la croissance était moins avancée.

Symptômes. — Vers le temps de la dentition, et souvent au décours d'une fièvre éruptive, de la diphtérie, de la coqueluche, des oreillons, un petit enfant de neuf mois à deux ans[1], est pris de fièvre vive (39° à 40° et plus), d'inappétence, de diarrhée, de vomissements, parfois de somnolence comateuse, assez souvent de convulsions. Ces symptômes, qui, bien souvent ne diffèrent guère, de ceux de l'*embarras gastrique fébrile*, se maintiennent pendant un ou deux jours, et le médecin consulté, ne peut, à ce moment, que réserver son diagnostic.

Puis, brusquement, apparaît la *paralysie*.

En un jour ordinairement elle atteint son acmé, immobilisant d'emblée, à l'état de flaccidité complète le plus souvent, tel ou tel membre isolément, ou bien encore les deux jambes (forme paraplégique, une moitié du corps (forme hémiplégique), un des deux bras et les deux jambes, la jambe droite en même temps que le bras gauche ou inversement. Tout est possible, les lésions se faisant par foyers à tel ou tel niveau de la moelle; parfois les quatre membres sont atteints et l'enfant ne peut faire alors aucun mouvement.

Les muscles sphincters restent presque toujours indemnes; localement, il y a abaissement rapide et marqué de la température.

Si nous exceptons les formes monoplégiques, de beaucoup les plus fréquentes (Duchenne, Seeligmüller), on voit que le territoire musculaire envahi d'emblée peut être quelquefois très considérable ; mais considérables ou non, ces désordres ne sont pas définitifs.

A cette période de *Paralysie* succède, en effet, une période de *Régression* et de *Fixation* des phénomènes paralytiques. On voit alors, au bout de quelques jours, la motilité reparaître dans une partie des muscles momentanément soustraits à l'action de la volonté : certains groupes demeurent seuls paralysés définitivement. Cette disparition partielle des phénomènes paralytiques est des plus caractéristique ; rarement on voit disparaître la paralysie en sa totalité, sans laisser de traces.

Autant la période de paralysie était courte, autant la phase de régression est traînante. Elle se fait progressivement, lentement, demandant, pour s'achever, quelques semaines ou plusieurs mois, même une année (Remak). Ce sont les muscles les moins atteints dès le début qui récupèrent le plus vite leurs fonctions. Plus spé-

[1] On a observé des cas où la paralysie infantile est survenue jusqu'à 4 et 5 ans.

cialement, ce sont ceux qui, dans le cours de la première semaine de maladie, n'ont pas perdu complètement leur contractilité au courant faradique, dont on devra attendre une réparation fonctionnelle rapide.

Les autres, au contraire, qui présentent à l'examen les signes de la réaction de dégénérescence (abolition de l'excitabilité faradique et galvanique des nerfs, de l'excitabilité faradique des muscles, inversion de la formule de fermeture au courant galvanique) peuvent dès ce moment être considérés comme perdus : ils demeureront définitivement flasques et subiront ultérieurement *la dégénération atrophique*. Cette répartition des altérations définitives se fait le plus souvent avec une certaine régularité. C'est ainsi que, dans la monoplégie du membre inférieur, la paralysie se concentre sur le long péronnier latéral, l'extenseur propre du gros orteil, l'extenseur commun des orteils et le jambier antérieur. Au bras, ce sont le deltoïde et en particulier sa portion antérieure ou claviculaire, le triceps, l'extenseur commun des doigts, l'extenseur propre du pouce, le court supinateur, les muscles de la main, dont l'atteinte est la plus fréquente. Les muscles à innervation cranienne (sphère du facial, oculomoteur externe, oculomoteur commun) ne sont pas toujours indemnes. On a dû quelquefois incriminer alors une polynévrite concomitante.

Quelle que soit sa localisation, la paralysie infantile présente les caractères d'une paralysie flasque, sans intervention aucune de l'élément spasmodique : les réflexes tendineux sont presque toujours abolis dans le membre atteint; il en serait de même des réflexes cutanés. Une autre de ses caractéristiques est d'aboutir à l'atrophie.

Cette atrophie détermine des *déformations* d'autant plus accentuées, cela se conçoit aisément, que le sujet était plus jeune au moment où il a été frappé.

Non seulement les masses musculaires disparaissent presque complètement, masquées ou non par du tissu adipeux ; non seulement cette disparition, donnant toute victoire aux muscles antagonistes, détermine souvent des *luxations* et des *déformations articulaires ;* mais les os mêmes — si leurs centres trophiques spéciaux sont détruits dans la moelle — les os demeurent à l'état nain; et c'est ainsi que l'on peut voir un homme de trente ans ayant gardé le bras minuscule de l'enfant de deux ans qu'il était au moment où il a été frappé de paralysie infantile ; il y a aussi une *fragilité osseuse plus grande* avec prédisposition aux *fractures*.

Voici, par ordre de fréquence, les déformations les plus habituelles : *le pied bot* (le plus souvent varus équin avec ou sans pied plat) ; la *main bote* (avec ou sans déformation des doigts). Le tronc est déformé de très diverses sortes, depuis la simple *scoliose* jusqu'aux modes les plus compliqués. On ne devient guère *cul-de-jatte* que consécutivement à la paralysie infantile, qui frappe alors la partie inférieure du tronc en même temps que les membres pelviens.

L'*adipose sous-cutanée* est un phénomène assez fréquent : elle est parfois assez développée (obésité locale de Landouzy) pour simuler de l'hypertrophie musculaire.

Des troubles trophiques de la *peau* se constatent ordinairement, callosités rudes par places, ou plus souvent minceur extrême du tégument exposant les enfants à s'ulcérer dans les appareils où la plupart des parents ne les maintiennent que trop longtemps ; la peau est souvent couverte de marbrures rouges, ou bien elle est uniformément cyanosée. Le *refroidissement* est la règle ; en dépit des doubles bas de laine et des chaussures fourrées, les petits malades ont constamment les pieds glacés.

Dans certains cas, les muscles sont à tel point dénués de tonicité que le pied ballotte, en tous sens, comme un fléau au bout de son manche, si l'on imprime des secousses à la jambe (pied de polichinelle).

La paralysie spinale infantile laisse intactes la *sensibilité* et l'*intelligence* de ceux qu'elle frappe. Les malades se montrent parfois un peu irritables et énervés ; mais cet état mental, d'ordinaire peu accusé, tient beaucoup plus à leur hérédité névropathique ou à la souffrance morale que leur inflige leurs difformités, qu'à leur maladie même, dont les lésions demeurent localisées à la moelle, et plus spécialement à la moelle motrice.

Variétés cliniques. — La paralysie spinale infantile ne correspond pas toujours de tous points au tableau type que nous venons d'en tracer. Le début — presque impossible à préciser quand le petit enfant revient malade de nourrice — est quelquefois insidieux, sans embarras gastrique fébrile (*paralysis in the morning* de West) ; d'autres fois, ce début affecte la forme douloureuse, au point de simuler une attaque de rhumatisme aigu ; quand la paralysie spinale débute en pleine évolution de scarlatine, de rougeole, de diphtérie, on conçoit que les phénomènes fébriles du début ne tranchent guère sur les symptômes généraux de la maladie initiale.

Dans d'autres cas, le mal est extrêmement bénin, et d'elle même, en peu de jours, l'impotence fonctionnelle s'évanouit complètement. Bien rarement, la mort survient, précoce, par phénomènes bulbaires. On peut enfin (Ballet et Dutil) observer des *reprises* du mal, à 15 ans, à 20 ans de distance, comme si l'élément pathogène, endormi dans la moelle et se réveillant tout à coup, complétait, à l'âge de 20 ou 30 ans, les ravages anatomiques commencés et interrompus à la première dentition. Le plus souvent c'est sous la forme de l'amyotrophie progressive type Aran-Duchenne, que le processus reprend.

Diagnostic. — En somme, dans la très grande majorité des cas, la paralysie infantile avec son début brusque et fébrile de maladie infectieuse, sa paralysie en masse d'emblée, ses rétrocessions partielles ; l'absence de toute contracture, la sensibilité intacte, l'abolition des réflexes, ses déformations atrophiques, est une maladie dont le diagnostic est assez facile.

La *polynévrite aiguë*, d'ailleurs peu fréquente dans l'enfance, peut être confondue avec la paralysie infantile. On se rappellera que dans la paralysie infantile, la paralysie s'établit subitement puis régresse *partiellement ;* dans la polynévrite, au contraire, le début est lent et progressif et tous les muscles atteints le sont au même degré. De plus, il y a dans cette dernière maladie des douleurs, spontanées ou réveillées par la pression, sur le trajet des nerfs ; les troubles de sensibilité objectifs ne font pas défaut. La paralysie infantile guérit en laissant une amyotrophie avec déformation, la polynévrite guérit le plus souvent sans laisser de traces.

Les *paralysies obstétricales du plexus brachial* sont très souvent accompagnées d'amyotrophie dégénérative. Néanmoins le diagnostic est facile dans les cas où la paralysie a suivi de très près un accouchement laborieux. S'il n'en est pas ainsi, on pourra cependant se tirer d'embarras, en se rappelant qu'il y a des troubles de la sensibilité objective à distribution radiculaire dans les paralysies obstétricales, et que ceux-ci font défaut dans la paralysie infantile (Déjerine et Thomas).

L'*hémiplégie cérébrale infantile*, à forme monoplégique surtout, peut donner le change ; mais elle s'accompagne de troubles intellectuels confinant à l'idiotie, d'attaques d'épilepsie, d'exagération des réflexes.

Quelques observations de M. A. Chauffard ont démontré que la *paralysie hystérique*, survenant à l'état chronique chez l'enfant, peut s'accompagner d'une atrophie musculaire et de déformations du membre capables de faire illusion.

La *paralysie pseudo-hypertrophique*, n'est guère une maladie de la première enfance ; elle respecte les muscles antéro-externes de la jambe, que semble frapper de préférence la paralysie infantile : évolution beaucoup plus lente ; jamais d'arrêt de développement du squelette.

L'*atrophie musculaire type Charcot-Marie* est une maladie symétrique à évolution lente, sans troubles trophiques du squelette.

La *paraplégie pottique* est spasmodique ; les réflexes sont exagérés, les sphincters sont pris.

La *pseudo-paralysie syphilitique de Parrot* (disjonction de la diaphyse et de l'épiphyse des os longs) présente tous les signes des fractures et surtout la paralysie, d'ailleurs relative, n'est due qu'aux douleurs, à la fracture ; il n'y a pas *paralysie proprement dite*. Nous en dirons autant de la *coxalgie* et de l'*ostéomyélite*, qui pourraient être confondues avec les *paralysies infantiles douloureuses*.

Anatomie pathologique. — Au tableau clinique si net de la paralysie infantile, correspond une lésion constante et bien définie, la destruction des grandes cellules de la corne antérieure de la moelle : c'est une *polio-myélite antérieure aiguë*. Mais là ne se borne pas tout le processus. La cellule nerveuse est, en effet, le centre trophique d'un neurone, ici du neurone moteur périphérique ; la lésion devra entraîner la dégénérescence de tous les éléments (racine antérieure, fibre nerveuse périphérique et mêmes muscles) qu'elle nourrit. Pour en donner quelque idée, je ne saurais mieux faire que de condenser la description magistrale qu'en a donné M. Pierre Marie.

Examinons d'abord le cas où l'autopsie est faite sur un sujet adulte, mort de tout autre mal, vingt ans, trente ans après l'invasion de la paralysie.

A. Lésions anciennes. — Les lésions que montre la moelle,

sont des cicatrices d'anciens foyers destructifs, occupant en hauteur un, deux, trois centimètres, quelquefois beaucoup plus, puisqu'on en a décrit qui tenaient toute la hauteur de la moelle, de l'origine du plexus brachial aux racines du plexus lombaire. Tantôt le foyer est unique, tantôt on en observe plusieurs, le plus ordinairement au niveau du renflement cervical ou du renflement lombaire.

Pris individuellement, chacun de ces foyers est unilatéral, situé à droite ou à gauche de l'axe de la moelle épinière ; mais des foyers multiples peuvent très bien siéger les uns à droite, les autres à gauche. Et l'on conçoit dès lors :

1° Que le bras droit puisse être pris en même temps que la jambe gauche ou réciproquement ;

2° Que la paralysie infantile puisse affecter le type hémiplégique, quand les foyers dévastent en même temps l'origine médullaire des nerfs du bras et l'origine des nerfs du membre inférieur ;

3° Que sa forme la plus habituelle soit la forme monoplégique, un foyer isolé ravageant la moelle cervico-dorsale ou dorso-lombaire.

Seul, le cas du « cul-de-jatte », suppose une lésion bilatérale à la partie inférieure de la moelle ; et peut-être cette lésion est-elle due à deux foyers symétriques et simultanés, siégeant l'un à droite, l'autre à gauche de l'axe de la moelle.

L'hémiplégie doit être et rester *flasque*, puisqu'elle ne provient pas d'une dégénération secondaire du faisceau pyramidal ; et les muscles enfin sont condamnés à l'atrophie, puisque les foyers destructifs occupent principalement la corne antérieure.

Sur des coupes de moelle, colorées selon la technique, on peut voir à l'œil nu, une zone translucide, comme raréfiée, occupant la corne motrice. Un grossissement moyen montre la disparition des grandes cellules de la corne antérieure, passées à l'état de petits blocs informes de protoplasma. Les fibres nerveuses qui, à l'état normal, sillonnent en tous sens la substance grise de la corne antérieure sont à peu près totalement supprimées et remplacées par des fibrilles de tissu névroglique, parmi lesquelles on voit *des vaisseaux* déformés, dilatés, aux parois inégalement épaissies.

Sur la coupe transversale de lésion ancienne, que nous représentons ici d'après M. Marie, remarquez que toute la partie droite de la moelle, substance blanche et substance grise, corne motrice et corne postérieure, est atrophiée en bloc. En réalité, la lésion initiale est au niveau des cellules pyramidales de la corne antérieure ; mais toute la moitié correspondante de la moelle a subi un véritable *arrêt de développement*, et il s'est organisé, comme après l'amputation d'un membre, une atrophie ascendante de la colonne de Clarke.

Les *racines antérieures* sont nettement diminuées de volume : (diminution de nombre des tubes nerveux ; sclérose périfasciculaire, d'intensité très variable d'un sujet à l'autre). De même pour les troncs *nerveux*.

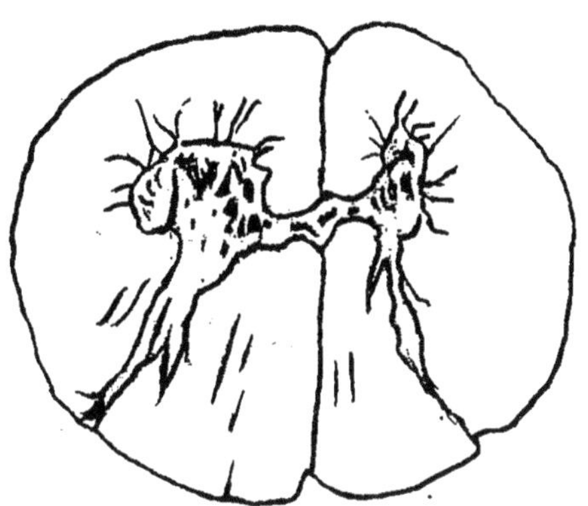

Fig. 97. — Atrophie en masse d'une moitié de la moelle dans la paralysie infantile (d'après P. MARIE).

L'*amyotrophie* peut aller jusqu'à la suppression totale d'un muscle, d'un certain nombre de fibres seulement, ou d'un groupe musculaire tout entier ; une lipomatose interstitielle abondante remplace très souvent les fibres musculaires disparues. Certaines fibres des muscles malades sont, tout à l'encontre des autres, hypertrophiées (Déjerine), soit par hyperactivité compensatrice, soit par arrêt, à sa première phase, d'un processus morbide débutant par de l'hypertrophie pour aboutir finalement à l'atrophie (Erb), soit par lésion incomplète de certaines cellules de la corne motrice (Joffroy et Achard).

Les *os*, n'ayant plus à obéir aux tractions musculaires, perdent leurs apophyses, n'ont plus de modelé ; l'épaisseur du tissu compact est partout uniforme, et les systèmes de Havers sont d'un diamètre très amoindri.

Les *vaisseaux* enfin, avec leurs parois minces, leur calibre diminué, présentent tous les caractères de l'atrophie ou du développement incomplet.

B. LÉSIONS RÉCENTES. — Quand l'autopsie est faite un mois ou six semaines au plus après l'invasion de la paralysie infantile, les documents que nous fournit l'anatomie pathologique sont de bien plus grande importance, au point de vue de la pathogénie et de la nature de cette affection, que nous avons vue débuter, soit au décours d'une maladie infectieuse, soit d'elle-même avec les allures d'une maladie infectieuse.

La lésion n'a plus, comme tout à l'heure, l'aspect d'une cicatrice ratatinée, mais bien l'aspect d'un foyer de ramollissement inflammatoire. Il semble qu'un épanchement ait dissocié, pour ainsi dire, les mailles du tissu nerveux, tout infiltrées de corps granuleux, que l'on retrouve encore dans la gaine lymphatique des vaisseaux.

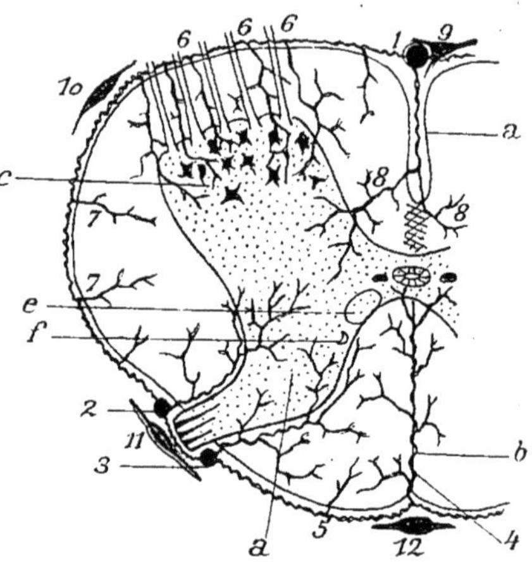

Fig. 98. — Coupe transversale schématique de la moelle pour montrer ses vaisseaux sanguins (d'après Debierre).

a, corne postérieure. — *b*, sillon postérieur. — *c*, corne antérieure. — *d*, sillon antérieur. — *e*, colonne de Clarke.

1, artère spinale antérieure. — 2, 3, artères radiculaires ou collatérales postérieures. — 4, artère médiane postérieure. — 5, pie-mère. — 6, a, radiculaires ou collatérales antérieures. — 7, 7, a. périphériques. — 8, a. médiane antérieure. — 9, veine spinale antérieure (médiane antérieure). — 10, v. radiculaire antérieure. — 11, v. radiculaire postérieure. — 12, v. spinale postérieure (médiane postérieure).

Les fibres nerveuses sont altérées ; les *grandes cellules* surtout sont atteintes, soit d'atrophie granulo-graisseuse, soit d'atrophie simple : leurs prolongements sont rompus, elles tendent à s'arrondir, à perdre leur forme typique, en attendant l'atrophie absolue.

Mais les altérations les plus intéressantes sont celles de l'appareil circulatoire médullaire.

Cet appareil, nous l'avons décrit à propos de l'anatomie normale de la moelle épinière. Contentons-nous de rappeler ce qui concerne le *système spinal antérieur*, et nous verrons que :

1° L'*artère spinale antérieure*, placée en avant du sillon longitudinal antérieur, donne à angle droit une série de branches qui se portent, d'avant en arrière, dans le sillon antérieur ;

2° Ces *artères du sillon antérieur* sont doubles : une pour la corne droite antérieure, une pour la corne gauche antérieure ; ce sont deux systèmes circulatoires distincts, que ne relie aucune anastomose. Et cela nous explique pourquoi les lésions de la paralysie infantile sont presque toujours unilatérales.

3° Les rameaux que l'*artère du sillon antérieur* envoie à la corne grise, se répandent souvent jusque dans la *substance blanche environnante*, ce qui nous fait comprendre pourquoi les lésions de la maladie qui nous occupe ne se limitent pas strictement à la corne motrice. D'ailleurs, rien n'empêche d'admettre que, dans un bon nombre de cas, le foyer de ramollissement se fait aux dépens d'une des artères radiculaires antérieures.

La paralysie infantile apparaît donc comme une maladie infectieuse, à lésions vasculaires. Pour ce qui est de la nature de cette lésion, M. P. Marie estime qu'il ne peut guère être question que d'une embolie infectieuse, ou d'une thrombose dans une ou plusieurs artères du sillon antérieur.

Mais pour quel mystérieux motif ce processus morbide de l'artérite infectieuse se localise-t-il si fréquemment — car enfin, la paralysie infantile n'est pas une maladie rare — à ces petites artères nourricières de la moelle antérieure ?

La coïncidence serait malaisément concevable, en effet, si des lésions de nature identique ne se retrouvaient fort souvent dans tel ou tel autre territoire de nos centres nerveux. Mais un grand nombre de maladies de l'enfance, que désigne encore l'appellation vague de méningites, ne sont vraisemblablement autre chose que des artérites infectieuses. L'hémiplégie cérébrale infantile, qui semblerait cliniquement être si différente de la paralysie infantile, ne s'en distingue, au demeurant, que par le siège, non par la nature de la lésion; un seul hémisphère étant atteint, on n'a que de l'hémiplégie, le foyer morbide se localisant aux parties supérieures du faisceau pyramidal, il survient de la dégénération secondaire de ce faisceau pyramidal, et par suite, la paralysie, au lieu d'être et de rester flasque comme dans la paralysie spinale infantile, s'accompagne de contracture. Mais, là et là, le processus morbide est de même nature, embolie ou artérite infectieuse.

L'étude anatomo-pathologique nous porte à considérer la paralysie infantile comme une maladie microbienne.

Nous trouverons d'autres bons arguments confirmant cette idée, dans l'étude de l'étiologie.

Étiologie. — Le plus souvent, la paralysie infantile débute à l'époque de la dentition, qui est, à proprement parler, le seul surmenage de la première enfance. Elle frappe, dit-on, de préférence les fils de névropathes, comme elle frappe, du reste, tous les enfants dont la vitalité est inférieure à la normale ; mais la poliomyélite antérieure ne peut pas trouver place parmi les maladies héréditaires.

Par contre elle revêt, dans la grande majorité des cas, les allures initiales des pyrexies infectieuses, soit qu'elle débute spontanément par une forte ascension de la température, de l'inappétence, de la diarrhée, des vomissements, du coma, soit qu'elle s'installe à l'abri d'une des infections cardinales de l'enfance, rougeole, scarlatine, diphtérie, coqueluche, variole.

D'ailleurs, à cinq ou six reprises différentes, en France, en Allemagne, en Norvège, en Amérique, en Angleterre, de bons observateurs ont noté et décrit d'indéniables épidémies de paralysie infantile, survenant de préférence pendant les mois d'été, et frappant dix ou quinze enfants dans un bourg de 1500 âmes.

Ce sont là des arguments qui ne laissent guère de doutes sur la nature infectieuse — spécifique ou banale — de la paralysie infantile.

Il nous faut dire encore un mot de l'influence étiologique de l'âge.

La paralysie spinale antérieure aiguë est, dans la grande majorité des cas, une maladie de la première enfance; mais il importe de savoir qu'on la retrouve pendant l'adolescence, pendant l'âge adulte et jusqu'à une période assez tardive de la vie. Elle se nomme alors *paralysie spinale aiguë de l'adulte*, mais c'est la même maladie, elle ne diffère de l'autre que par l'âge où elle survient. A l'âge adulte, la résistance de l'organisme est plus grande à ce microbe là, comme elle est plus grande aux microbes des fièvres éruptives : c'est pour cela que la paralysie spinale est beaucoup plus rare que dans la première enfance.

Traitement. — A la période initiale, fébrile, l'association de la quinine à la phénacétine paraît être le moyen thérapeutique le plus efficace contre l'élément infection et l'élément hyperthermie.

Dès que la paralysie fera son apparition, on pratiquera de la révulsion sur la colonne vertébrale, teinture d'iode, huile de croton mitigée, pointes de feu superficielles, et surtout on mettra le petit malade au repos le plus absolu.

L'électrothérapie est la grande ressource. Mais ici, les auteurs sont loin d'être d'accord. Plus d'un conseille d'attendre, pour intervenir, que la période de régression soit entièrement close, de crainte de soumettre à des excitations intempestives une moelle en plein état d'inflammation.

D'autres électriciens affirment, au contraire, qu'il importe d'entreprendre sans aucun retard la galvanisation de tout le groupe musculaire paralysé en masse, si l'on veut réduire au minimum la quantité des fibres musculaires qui resteront définitivement flaccides.

A la période de régression, le médecin aura recours au massage, à la gymnastique, aux transfusions hypodermiques, aux bains électriques, et notamment au courant alternatif sinusoïdal généralisé à toute la surface du corps par l'intermédiaire de l'eau (Larat et Gautier); cette dernière méthode nous paraît avoir l'avantage d'améliorer en même temps l'état local, en électrisant les muscles paralysés, et l'état général, en excitant puissamment la nutrition.

Les pratiques orthopédiques aideront à combattre les déformations consécutives à l'atrophie musculaire. M. P. Marie fait remarquer avec beaucoup de sens pratique qu'il est plus périlleux qu'utile d'enserrer de jeunes enfants dans de lourdes armures de fer qui s'opposent au libre développement de leur membre.

Plus récemment, la chirurgie a enrichi de moyens nouveaux la thérapeutique, en permettant de remédier, par une arthrodièse méthodiquement faite, à la trop grande laxité articulaire. Elle s'est attaquée surtout au symptôme capital, la paralysie, en essayant, par une suture d'un tendon sain voisin au tendon paralysé, de rendre le mouvement aux muscles qui l'ont perdu.

POLIOMYÉLITE ANTÉRIEURE AIGUE DE L'ADULTE

La paralysie spinale aiguë de l'adulte est une affection rare ; elle ne diffère guère de la forme infantile que nous venons de décrire.

Étiologie. — La maladie frappe les hommes, entre vingt-cinq et trente-cinq ans, et avec une prédilection toute particulière, ceux qui *ont déjà été atteints* de *paralysie infantile*.

Le traumatisme, le surmenage et surtout l'influence du froid ont été invoqués (?) Dans la majorité des cas, la *nature infectieuse* de la maladie est d'autant plus nette qu'on la voit souvent précédée d'une infection bien déterminée : rougeole, scarlatine, variole, fièvre puerpérale, paludisme, grippe, dothiénentérie, etc.

Symptomatologie. — Si nous en exceptons l'absence presque constante, chez l'adulte, des déformations consécutives à l'atrophie paralytique, tout le tableau clinique montre ici une grande ressemblance avec la paralysie infantile. *Même période préparalytique* — souvent longue cependant — marquée par des troubles généraux (nausées, vomissements, céphalée, délire, et une fièvre très vive). *Même période de paralysie* aussi, laquelle peut s'établir en quelques jours, parfois en quelques heures.

Les territoires musculaires atteints sont en général plus étendus que dans la forme infantile ; aussi observe-t-on ici des diplégies brachiales, des paralysies des quatre membres, plus fréquemment des paraplégies. Quand il y a, à côté de troubles sensitifs (douleurs violentes dans les membres, anesthésies, hyperesthésies) très nets, une participation des muscles de la face et des yeux, il est permis de penser plutôt à une polynévrite qu'à une poliomyélite antérieure ou, au moins, à la concomitance des deux processus. Comme dans la paralysie infantile, se manifeste le cinquième jour de cette période la réaction de dégénérescence, et par là la possibilité de prévoir l'étendue des paralysies amyotrophiques définitives. *Même période de régression et d'atrophie* enfin ; la *restitutio ad integrum* est aussi rare que pour la poliomyélite antérieure aiguë de l'enfance ; les masses musculaires qui demeurent paralysées sont, au contraire, très importantes, et comprennent souvent des segments entiers de membres. Ici aussi il ne faudra pas trop tôt désespérer, et l'on voit refonctionner des muscles après de longs mois d'immobilité. Il y a de la réaction de dégénérescence dans le domaine atteint, ainsi que de l'abolition des réflexes. On peut noter enfin des déformations, comme le pied bot; mais ce qui est tout à fait particulier à la forme adulte, c'est l'absence d'atrophie du membre avec raccourcissement et fragilité des os. Les raisons en sont évidentes.

Le plus souvent la maladie évolue vers la guérison, rarement vers la mort par infection ou accidents respiratoires. On a vu apparaître une *amyotrophie progressive spinale, type Aran-Duchenne*, à la suite de la poliomyélite aiguë de l'adulte.

Le diagnostic est à faire avec la *polynévrite* ; nous en avons déjà étudié les éléments à propos de la paralysie infantile. On éliminera la *myélite aiguë*, en se rappelant que cette dernière comporte l'atteinte de la substance blanche et qu'en plus de la paralysie amyotrophique, on a des troubles objectifs et subjectifs de la *sensibilité*, *des troubles sphinctériens*, *des escharres*, des phénomènes d'irritation (spasmodicite) fréquemment. La *maladie de Landry* a une marche progressivement envahisssante sans phénomènes de régression. *Anatomiquement*, les lésions sont celles de la paralysie infantile. Cependant dans nombre de cas on n'aurait trouvé que de la *polynévrite* (Déjerine) en dépit de l'allure myélitique du tableau clinique.

POLIOMYÉLITE ANTÉRIEURE SUBAIGUE OU PARALYSIE SPINALE ANTÉRIEURE SUBAIGUE DE DUCHENNE (DE BOULOGNE)

C'est une affection rare, d'autant plus qu'une partie des cas décrits sous ce nom ne sont que des polynévrites (Déjerine). — Étiologiquement, il faut attribuer un rôle important aux intoxications (plomb) et aux auto-intoxications (diabète).

En général, le début est assez lent et progressif ; peu à peu une jambe ou un bras se paralysent, puis le membre correspondant de l'autre côté. Il peut y avoir quadriplégie. Une fois établie, *la paralysie*, le plus souvent incomplète, s'accompagne d'abolition des réflexes tendineux, de réaction de dégénérescence plus ou moins marquée, de contractions fibrillaires et surtout *d'atrophie musculaire*. Mais ici il n'y a *pas de phénomènes de régression partielle de la paralysie une fois établie*, comme dans les deux formes précédentes.

L'évolution est variable. Dans les cas graves la paralysie amyotrophique se généralise lentement aux quatre membres, au tronc. La mort arrive par phénomènes bulbaires ou infection intercurrente.

Dans des cas plus bénins, le mal reste absolument stationnaire. Enfin elle peut guérir.

Anatomiquement, il s'agit surtout de polynévrites dans les formes curables (Déjerine et Sottas), de poliomyélite antérieure subaiguë dans les cas mortels (Nonne, Charcot, Oppenheim, Philippe et Cestan). Deux cas avec autopsie d'amyotrophie spinale antérieure subaiguë, *Congrès international de médecine de Paris* 1900).

LES AMYOTROPHIES PROGRESSIVES

On constate, en clinique, deux variétés bien distinctes « d'atrophies musculaires ». Tantôt la suppression, partielle ou totale de l'élément contractile des muscles avec paralysie consécutive survient au cours d'une affection confirmée et qui a attiré sur elle l'attention du médecin. Elle n'a que la valeur d'un signe surajouté, d'un épiphénomène. C'est ce qui arrive notamment chez certains syringomyéliques, chez certains vieux hémiplégiques avec dégénérescence descendante du faisceau pyramidal, dans le tabes quelquefois, la sclérose en plaques, la sclérose latérale, enfin au cours des arthropathies, des fractures, quelquefois des pleurésies. Tantôt, au contraire, l'atrophie musculaire est toute la maladie; elle précède les autres symptômes et les commande; c'est une véritable entité morbide ayant un début, une évolution, une étiologie propres. C'est cette amyotrophie « protopathique » et ses diverses formes que nous allons décrire dans ce chapitre.

Classification. — C'est Duchenne de Boulogne (1849) qui le premier a dégagé un type d'atrophie musculaire progressive, celui qui porte son nom ; mais cet auteur eut le tort de rapporter la maladie nouvelle à une altération organique primitive des muscles, d'en faire une myopathie. Les travaux ultérieurs de Hayem, de Charcot, de Joffroy et d'autres, montrèrent avec la plus grande rigueur scientifique que la pathogénie de cette affection était toute différente de ce que pensait Duchenne de Boulogne. Ce n'était plus désormais la lésion des muscles qui était primitive, importante, caractéristique, mais l'altération des grandes cellules motrices et trophiques des cornes antérieures de la moelle ; si les muscles étaient atteints, c'était secondairement aux centres nerveux spinaux ; la maladie n'était plus une myopathie, mais une myélopathie.

La conception de Duchenne de Boulogne n'était cependant pas

radicalement erronée. Dès l'année 1870, on dut reconnaître que certaines formes d'atrophies musculaires à début *par la racine des membres* décrites par lui sous le nom de « paralysies pseudo-hypertrophiques » n'étaient *pas accompagnées* de *lésions centrales ou nerveuses appréciables*. Elles paraissaient bien constituer une maladie primitive du muscle. Mais l'existence de la myopathie ne fut véritablement établie que le jour où Leyden (1876) dans son *Traité des maladies de la moelle*, puis Möbius (1879), identifièrent la paralysie pseudo-hypertrophique de Duchenne de Boulogne avec un type d'atrophie musculaire signalé par eux, ayant pour caractère d'être une affection familiale, à début par les membres inférieurs, le plus souvent dans la seconde enfance. L'existence de la myopathie était donc définitivement établie; des variétés, simples modalités cliniques, furent décrites ultérieurement et nous comptons à l'heure actuelle :

l'amyotrophie type Zimmerlin (1883);

l'amyotrophie type Landouzy-Déjerine (1884);

le type juvénile d'Erb, la même année.

Si nous considérons cet ensemble fonctionnel qu'est un système neuro-musculaire, constitué par la fibrille musculaire, la plaque terminale motrice, le cylindraxe, la cellule des cornes antérieures, nous voyons son extrémité toute périphérique, la fibrille musculaire, engendrer, par son altération, la myopathie; son extrémité centrale, la cellule ganglionnaire spinale révéler sa souffrance par la myélopathie. Il est dès lors permis de se demander si la lésion du segment intermédiaire du système neuro-musculaire, le nerf périphérique, ne retentirait pas de façon analogue sur les muscles pour créer une amyotrophie qui serait elle « neuropathique ». Déjà en 1889, Hoffmann avait fait paraître des observations d'amyotrophies progressives qu'il appela « atrophies neurotiques » mais il dut avouer lui-même, par la suite, que les lésions constatées ne portaient pas uniquement sur les nerfs périphériques. Ce n'est que tout récemment que Hoffmann et Verdnig publièrent un cas probant d'amyotrophie progressive d'origine névritique, héréditaire et familial comme les myopathies, établissant ainsi l'existence d'une atrophie musculaire « neuropathique ». Il faut ajouter, cependant, que notre classification des amyotrophies protopathiques en trois grandes classes distinctes, myélopathiques, neuropathiques, myopathiques, ne répond qu'à l'état actuel de nos connaissances en histologie pathologique du système nerveux. Il est fort probable que le neurone médullaire périphérique ne peut être lésé dans une de ces parties, sans que la lésion retentisse sur les autres ; seulement les lésions secondaires échappent encore à nos moyens d'investigation et nous sommes portés à admettre, avec MM. Landouzy et Marie, que c'est l'impossibilité où nous sommes actuellement d'affirmer l'absence certaine de lésions centrales dans tel ou tel cas qui nous impose toutes réserves en ce qui concerne l'amyotrophie dite myopathique. « Toute atrophie musculaire, a dit Charcot, est le résultat direct ou indirect d'une lésion des cornes antérieures de la moelle ».

AMYOTROPHIES MYÉLOPATHIQUES

I. — AMYOTROPHIE SPINALE PROGRESSIVE MYÉLOPATHIQUE

(Type Aran-Duchenne.)

L'amyotrophie progressive, type Aran-Duchenne, est liée à une altération inflammatoire des cornes antérieures de la moelle; c'est une poliomyélite antérieure chronique.

Étiologie. — L'étiologie de cette affection est obscure; peut-être s'agit-il de processus infectieux? Avec des cultures vieillies du streptocoque de l'érysipèle, Roger (1891) a pu reproduire chez 16 animaux une myélite systématique caractérisée, au point de vue anatomique, par une dégénérescence des cornes antérieures de la moelle; au point de vue symptomatique, par un ensemble de phénomènes comparables à l'atrophie musculaire progressive. Des résultats analogues ont été obtenus par Bourges (1893) avec l'érysipélocoque, Thoinot et Masselin avec le colibacille et le staphylocoque (1894). Rappelons aussi que l'on voit survenir fréquemment la maladie chez des sujets ayant eu antérieurement de la paralysie infantile, affection de nature très probablement infectieuse (Marie); il y aurait là comme un *réveil de foyers infectieux mal éteints*.

L'atrophie musculaire Aran-Duchenne frappe l'*âge mûr*, les *hommes plus que les femmes;* elle ne paraît pas héréditaire.

Le surmenage (Raymond), le traumatisme, la syphilis (Fournier) seraient des causes occasionnelles fréquentes.

Anatomie pathologique. — A l'œil nu, la moelle ne semble pas très altérée. Au contraire, les racines antérieures atteintes, cervicales le plus souvent, sont plus grises et surtout plus grêles qu'à l'état normal; les muscles altérés sont atrophiés, de couleur jaunâtre.

L'examen microscopique mérite plus de détails. On constate, par la méthode de Nissl, du côté des cornes antérieures de la moelle, les lésions de cellulite chronique : les cellules, qui, à un petit grossissement, se montrent, normalement, nombreuses, assez grandes, à prolongements bien développés, à gros noyau, sont devenues *plus rares* et *plus petites ;* le *noyau a diminué de volume* et l'*aspect étoilé de la cellule est perdu.*

A un fort grossissement, tous les degrés de la *chromatolyse* d'autant plus intense que la lésion est plus marquée ; le noyau a une position excentrique et surtout le pigment jaune occupe, dans la cellule, une place énorme.

D'ailleurs, sans recourir à la méthode de Nissl, dont les résultats sont d'une interprétation délicate et encore incertaine, on pourra mettre la lésion typique en évidence. La coloration par le carmin y suffira : toujours, s'il s'agit réellement de la maladie d'Aran-Duchenne ou poliomyélite chronique, on notera de l'atrophie dégénérative des grandes cellules des cornes antérieures de la moelle.

La lésion cellulaire entraîne, consécutivement, la destruction par dégénérescence descendante ou wallérienne, des fibres radiculaires qui en émanent. Les fibres courtes d'association, fibres commissurales courtes de Bouchard, sont atteintes également ; sur une coupe transversale ces lésions déterminent une bande scléreuse située dans le faisceau antéro-latéral descendant

La sclérose névroglique réactionnelle est d'intensité variable.

L'altération des *racines* est bien moins considérable que celle des cellules des cornes antérieures, il y a de la sclérose péritubulaire plus ou moins avancée ; les tubes altérés sont irrégulièrement disséminés parmi les tubes sains. On a signalé des lésions du grand sympathique, mais elles sont inconstantes et secondaires.

Les lésions *musculaires*, étudiées par M. Hayem, sont de nature inflammatoire : les fibres sont atrophiées, les noyaux prolifèrent, la dégénérescence granuleuse transforme les parties striées des fibres en masses troubles et granuleuses qui se résorbent ; il y a ici très peu de dégénérescence graisseuse ; le périmysium est manifestement altéré.

Symptômes. — Comme toute amyotropie progressive, cette affection débute par un amaigrissement qui frappe un muscle ou un groupe de muscles ; quand le muscle est suffisamment altéré, il se paralyse, et cela d'autant plus complètement qu'il y a plus de fibres atteintes, puis les muscles voisins se prennent lentement, « *progressivement* », enfin le *processus s'étend à tous les muscles striés du corps.*

C'est le plus souvent le muscle le plus superficiel de l'éminence thénar, le court abducteur du pouce, qui est pris le premier, surtout à droite ; il oppose normalement la pulpe du pouce à celle du médius et de l'index légèrement fléchis dans l'acte d'écrire, de tenir le crayon et le pinceau ; aussi son atrophie rend-elle ces mouvements rapidement impossibles. En même temps un méplat remplace la saillie habituelle de ce muscle. L'atrophie des muscles de la couche profonde s'accuse par l'aplatissement plus complet de l'éminence thénar et par ce fait que le long extenseur du pouce, devenu prédominant, *attire en arrière et en dehors* le premier métacarpien (main de singe) (fig. 99) ; celle des lombricaux et interosseux, par l'aspect excavé que prennent les gouttières inter-métacarpiennes et par l'attitude en griffe que prennent les doigts (prédominance des *fléchisseurs et extenseurs communs des doigts* qui fléchissent les deux dernières phalanges et étendent la première).

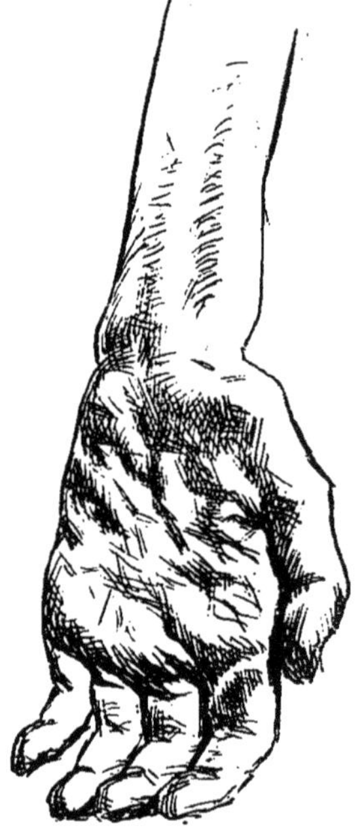

Fig. 99. — Main de singe dans l'atrophie musculaire du type Aran-Duchenne.

A une époque plus avancée la main est tellement décharnée et flasque (par atrophie des extenseurs qui maintenaient la griffe) que la comparaison avec la main d'un cadavre s'impose.

A l'avant-bras, la région antéro-interne est prise la première ; au bras, le triceps résiste le plus longtemps ; puis le deltoïde est pris ainsi que les autres muscles de l'épaule ; les mouvements de flexion de l'avant-bras, d'élévation du bras deviennent impossibles.

Les muscles du cou et du tronc maigrissent aussi. Le trapèze s'atrophie, sauf à sa partie claviculaire « l'ultimum moriens » : l'omoplate s'écarte de la colonne vertébrale. Les pectoraux, les grands dorsaux, les rhomboïdes, les angulaires, les extenseurs et fléchisseurs de la tête sont atteints successivement.

Enfin l'affection gagne les membres inférieurs et l'abdomen s'il n'y a pas eu de complication intercurrente mortelle telle que l'extension du processus au muscle diaphragme avec asphyxie consécutive.

Très rarement, le début se fait par les muscles de l'*épaule et du bras*, ou les *membres inférieurs*, ou encore le *syndrome labio-glosso-laryngé*, chose formellement contestée par Déjerine. On aperçoit souvent, dans les muscles en voie d'atrophie, de petites contractions très brèves, qui se dessinent sous la peau : ce sont des *contractions fibrillaires ;* leur mode de production, peu connu, semble due à des intermittences du tonus.

Les réactions électriques ne consistent pas seulement en simples troubles quantitatifs comme dans les amyotrophies myopathiques ; il y a, en plus, des modifications qualitatives, de la *réaction de dégénérescence* surtout dans les muscles où le nombre des fibres dégénérées l'emporte sur celui des fibres saines (Erb).

On a décrit encore une sorte d'agitation de la main, due à une interruption du courant faradique ou galvanique, traversant les muscles du membre supérieur : c'est le palmo-spasme de Walter.

Les réflexes persistent tant qu'il y a assez de muscle pour amener une contraction.

Les troubles de sensibilité, les troubles sphinctériens ne font pas partie du tableau clinique de la maladie d'Aran-Duchenne. On a signalé des atrophies osseuses et même des arthropathies.

Marche, durée, terminaison. — L'affection est lentement, mais fatalement progressive ; sauf quelques cas très rares de guérison, elle évolue vers la mort en quatre à six années. Celle-ci est quelquefois hâtée par une tuberculose intercurrente, une broncho-pneumonie, d'autant plus redoutables que les muscles de la respiration ont perdu leur intégrité. En l'absence de complications, le malade pourrait succomber aux accidents bulbaires de la paralysie glosso-labio-laryngée.

Pronostic. — Le pronostic découle de ce qui précède; quelques guérisons, contestables, en atténuent un peu la rigueur.

Diagnostic. — Beaucoup d'amyotrophies, dépendant des maladies suivantes, ont été longtemps considérées comme des types d'amyotrophie progressive d'Aran-Duchenne. Ces affections, médullaires ou non, capables d'égarer le clinicien par une amyotrophie très semblable à celle de la maladie d'Aran-Duchenne, sont si nombreuses, par rapport aux types avérés de la maladie pure, que Pierre Marie a pu écrire en 1897 : « *Il n'y a pas d'atrophie musculaire progressive de Duchenne de Boulogne.* »

On éliminera les *amyotrophies hystériques*, elles sont rares, peu étendues; il n'y a ni contractions fibrillaires, ni troubles des réactions électriques, constatation des stigmates de l'hystérie.

Polynévrite motrice à forme *amyotrophique :* elle se reconnaîtra le plus souvent à une période préparatoire de douleurs (fourmillements, élancements), par l'absence de contractions fibrillaires, par l'existence de rétractions tendineuses et surtout par ce fait que la paralysie a précédé l'amyotrophie. Les réflexes sont diminués ou abolis, la rétrocession est fréquente, enfin les troubles électriques ne sont pas adéquats à l'amyotrophie.

Syringomyélie. On l'éliminera par la constatation de la dissociation dite « syringomyélique » de la sensibilité et des troubles trophiques.

Pachyméningite cervicale hypertrophique. — Ici, y a une phase de douleurs par la compression qu'exercent les exsudats méningés sur les racines sensitives; les réflexes sont exagérés. Cette affection coïncide souvent avec la syringomyélie.

Sclérose latérale amyotrophique. — C'est une amyotrophie qui s'accompagne des signes de la dégénérescence scléreuse des cordons antéro-latéraux. Exaltation des réflexes tendineux, puis contractures. Le bulbe est précocement envahi.

Les luxations et traumatismes de l'épaule et du coude, les lésions traumatiques des nerfs cubital et médian peuvent donner lieu à des *paralysies atrophiques de la main.* Il en est de même de la *névrite ascendante* (Déjerine) par *traumatisme ou suppuration des mains.* Le diagnostic avec les amyotrophies myopathiques et neuropathiques sera fait quand nous traiterons de ces affections.

Traitement. — C'est une impuissance déguisée : il consiste en massages légers et surtout en faradisations des muscles atteints.

II. — MYÉLOPATHIE PROGRESSIVE

(Type Charcot-Marie.)

En 1896, Charcot et Marie décrivirent la forme spéciale d'amyotrophie que nous allons étudier; les auteurs, n'ayant pas eu l'occasion de faire un examen post-mortem, réservèrent leur opinion sur la nature de la maladie tout en admettant qu'il pourrait bien plutôt s'agir là d'une myélopathie que d'une myopathie ou d'une névrite périphérique. Trois ans plus tard, Hoffmann essaya d'établir la lésion fondamentale de la maladie; il la rapporta à une « névrite interstitielle des nerfs moteurs avec dégénération ascendante, même dégénération des nerfs sensitifs avec dégénération ascendante des cordons postérieurs de la moelle », bref à de la névrite. Cette interprétation fut très contestée en France comme à l'étranger, et les travaux successifs de Bernhardt (1893), de Marinesco (1895), de Sainton (1899) établirent sur des bases solides la théorie spinale de cette amyotrophie.

Étiologie. — La maladie de Charcot-Marie est une forme relativement fréquente d'amyotrophie; elle est essentiellement *héréditaire* et *familiale*, et le nombre d'individus qui peuvent être pris dans une même famille est considérable, de 13 dans un cas de Déjerine, le plus souvent de 3 ou 4. Comme dans les myopathies, il existe une véritable immunité des femmes vis-à-vis de la maladie; celles-ci cependant peuvent transmettre à leurs enfants mâles le germe de la maladie qu'elles tiennent de leur père (Sainton). Il semble qu'à côté des influences héréditaires, il faille encore tenir compte de certaines causes adjuvantes, telles que le froid humide (Egger), la scarlatine (Joffroy), la variole (Ganghofner), etc.

Anatomie pathologique. — Comme Charcot et Marie l'avaient soupçonné dans le mémoire dans lequel ils ont décrit la maladie qui porte leur nom, il s'agit avant tout de lésions des centres spinaux. Les lésions que l'on peut constater du côté des nerfs périphériques sont le plus souvent minimes et d'importance secondaire.

A l'œil nu, la moelle ne présente aucune altération; au microscope au contraire, on rencontre des lésions de la substance grise et des cordons, bien vues par Sainton.

Les cellules des cornes antérieures sont diminuées, non pas de nombre, mais de volume ; souvent elles ont perdu leurs prolongements. A un très fort grossissement, le procédé de Nissl révèle des cellules contenant très peu d'éléments chromatophiles ; en certains points on trouve des masses jaunâtres probablement de nature pigmentaire, composées de granulations et de gouttelettes ; le noyau et le nucléole sont atrophiés ou absents.

Les cellules des cornes postérieures sont diminuées et atrophiées ; il en est de même des fibrilles nerveuses qui les entourent. On constate, en même temps, une dégénération extrêmement intense (méthode de Weigert et de Pal) du cordon de Burdach, avec dégénération moins marquée du cordon de Goll. Les altérations des ganglions spinaux rappellent celles des cellules des cornes antérieures ; les nerfs périphériques sont plus ou moins atteints ; les lésions musculaires se réduisent à de l'atrophie simple sans caractères particuliers.

Symptômes. — Le début, insidieux et lent, survient d'une façon générale dans l'enfance et l'adolescence, quelquefois après. Il se fait d'abord par les membres inférieurs, rarement les membres supérieurs, quelquefois en même temps les quatre extrémités. Le premier muscle atteint est le long extenseur du gros orteil ou l'extenseur commun, quelquefois même les péroniers, peut-être (Charcot et Marie) les muscles propres du pied. Les malades s'aperçoivent qu'ils se *fatiguent facilement*, que leurs pieds prennent pendant la marche de *fausses positions ;* les jambes maigrissent, surtout à la région antéro-externe ; puis l'atrophie gagne les éminences thénar et hypothénar ou les muscles courts du pouce, et s'étend aux muscles antérieurs de l'avant-bras en respectant le bras.

A la période d'état l'aspect est caractéristique ; les muscles de la jambe et du pied sont pris symétriquement ; la jambe est mince, la saillie normale du mollet a disparu (jambe de coq) ; à la cuisse l'atrophie présente un aspect tout spécial ; le tiers inférieur, seul atteint, fait par sa minceur un contraste brusque avec les masses plus haut situées et intactes : c'est l'atrophie *en jarretière* de Charcot et Marie ; le pied retombe inerte, en varus équin ; il présente la déformation en griffe, analogue à la griffe de la main du type Aran-Duchenne ; les surfaces en contact avec le sol s'ulcèrent ; les malades steppent en écartant un peu les jambes ; mais la marche est en somme relativement facile. Aux membres supérieurs la maladie frappe la main et la partie inférieure de l'avant-bras; de même qu'au membre inférieur, il y a atrophie en jarretière; la main rappelle exactement celle de l'atrophie musculaire d'Aran-Duchenne; *l'intégrité des muscles des parties proximales du membre et du tronc* est à peu près complète (Charcot, Marie); il en est de même de ceux du visage.

Il n'existe le plus souvent pas de rétractions tendineuses, mais les *secousses musculaires* constantes sont souvent tellement violentes qu'elles donnent lieu à de véritables mouvements involontaires; les réflexes rotuliens sont presque toujours diminués ou abolis; les troubles de sensibilité sont exceptionnels et ne font pas partie du tableau de la maladie, en dépit des lésions du système sensitif; les troubles des réactions électriques sont la règle : ils consistent en une diminution de la contractilité galvanique et faradique des muscles et nerfs pouvant aller jusqu'à l'abolition ; on a signalé la réaction de dégénérescence, les troubles vaso-moteurs, la cyanose des extrémités ne sont pas rares; les organes des sens et l'intelligence sont intacts.

Marche. Durée. Terminaison. — L'affection a une durée *très longue*, et semble n'avoir jamais entraîné la mort.

La maladie de Charcot-Marie pourrait être confondue avec la *Maladie de Friedreich*, l'ataxie des mouvements rappelant assez bien l'instabilité musculaire du type Charcot-Marie; mais dans cette dernière, il y a de l'incoordination proprement dite, la démarche est différente, il existe du nystagmus et de l'embarras de la parole.

La névrite interstitielle hypertrophique et progressive de Déjerine et Sottas. Elle présente en commun avec l'amyotrophie Charcot-Marie le caractère familial, le début par les pieds, le varus équin, les troubles électriques; elle en diffère par l'hypertrophie sensible des tissus nerveux, le signe de Romberg, des phénomènes oculaires, des mouvements choréiformes.

Les polynévrites se localisent fréquemment aux muscles de la région antéro-externe de la jambe; mais leur évolution est rapide, la paralysie plus complète précède l'amyotrophie. L'étiologie est particulière et la rétrocession la règle.

Pronostic. — Le pronostic est assez sombre; car si cette affection ne menace pas les jours du malade, elle engendre en revanche une impotence fonctionnelle irréparable.

Traitement. — On conseillera les massages, les bains chauds, l'électrisation ; des appareils orthopédiques corrigeront la déformation des pieds et permettront la marche.

III. — AMYOTROPHIE NEUROPATHIQUE DE HOFFMANN ET WERDNIG

On ne connaît de cette affection que quelques cas, dont l'étude est due à Hoffmann qui la qualifia « d'amyotrophie chronique spinale infantile, de nature familiale » et à Werdnig.

Étiologie. — C'est une maladie héréditaire et familiale ; elle peut frapper un grand nombre d'enfants d'une même famille, jusqu'à six sur quinze. Elle appartient à la toute première enfance, et n'apparaît guère après la première année. La pathogénie en est complètement inconnue.

Anatomie pathologique. — On constate à l'examen histologique une dégénération très marquée des nerfs périphériques et des nerfs intramusculaires ; les racines antérieures sont très atrophiées, Ce sont là les lésions importantes, primitives, de la maladie, pour quelques auteurs.

En plus des altérations des nerfs périphériques, on peut constater une atrophie et quelquefois une destruction de la plus grande partie des cellules antérieures de l'axe spinal. Rien de spécial du côté des muscles. Il s'agit donc là d'une amyotrophie de nature « neuropathique », ou « myélopathique » selon qu'on attribue le rôle capital aux lésions nerveuses ou spinales.

Symptômes. — Le début est tantôt subaigu, tantôt chronique ; les jambes de l'enfant faiblissent, leurs mouvements deviennent lents et difficiles à exécuter. Les muscles du dos ne tardent pas à se prendre aussi ; l'enfant ne peut plus alors s'asseoir ou se tenir debout ; il reste désormais immobile dans son berceau. Puis l'atrophie gagne progressivement et symétriquement les membres supérieurs, le cou et la nuque.

A l'examen, les muscles atteints se montrent totalement atrophiés, sans hypertrophie ni pseudo-hypertrophie ; ils sont flasques et insensibles à la pression ; souvent les désordres sont masqués par un certain degré d'adipose sous-cutanée.

On constate des douleurs spontanées chez quelques sujets, mais jamais de troubles de la sensibilité objective.

Il n'y a *pas de contractions fibrillaires ;* pas de troubles sphinctériens ; les réflexes tendineux sont abolis ; il existe de la réaction de dégénérescence partielle ou totale.

Marche. Durée. Terminaison. — Cette affection dure de un à trois ans, quatre ans au maximum ; elle a donc une évolution notablement plus rapide que les autres amyotrophies myélopathiques et surtout myopathiques que nous étudions. La mort survient le plus souvent à la suite d'infection broncho-pulmonaire.

Diagnostic. — La maladie de Charcot-Marie, la *paralysie infantile* surtout, pourraient prêter à confusion ; mais nous avons vu plus haut qu'elles présentent des signes différentiels nombreux dont la lenteur de l'évolution, le développement chez des individus plus âgés sont les plus caractéristiques. Le diagnostic est à faire aussi avec l'amyotrophie myopathique, puisque cette affection partage avec les amyotrophies myopathiques le caractère familial. Mais dans la forme de Hoffmann et Werdnig la marche est assez rapide, il n'y a pas d'hypertrophie ou de lipomatose musculaire ; enfin et surtout on note la réaction de dégénérescence.

AMYOTROPHIES PROGRESSIVES MYOPATHIQUES

Nous décrirons la paralysie *pseudo-hypertrophique* de Duchenne de Boulogne et les amyotrophies type :

Leyden-Möbius ;

Landouzy-Déjerine ;

Zimmerlin ;

La forme juvénile d'Erb, qui n'en constituent que de simples modalités cliniques, marquées soit par un mode de début spécial, soit par quelques particularités dans l'aspect des muscles atrophiés.

LA PARALYSIE PSEUDO-HYPERTROPHIQUE DE DUCHENNE DE BOULOGNE

Charcot (1871), Cornil et Brault (1899) montrèrent que c'est une affection exclusivement musculaire ; ce fut la première forme d'amyotrophie myopathique anatomiquement établie.

Étiologie. — La paralysie pseudo-hypertrophique, de même que ses modalités cliniques que nous décrirons plus loin, est une affection essentiellement *familiale et héréditaire;* elle apparaît souvent chez plusieurs membres d'une même famille, appartenant à une ou plusieurs générations. Comme pour la maladie de Charcot-Marie, *les femmes ont une immunité presque complète* vis-à-vis d'elle ; elles en transmettent cependant parfaitement le germe à leurs descendants mâles. Elle frappe de préférence la *toute première enfance*, alors que la myopathie type Leyden-Möbius apparaît plutôt dans la deuxième enfance, le type Zimmerlin dans l'adolescence.

Symptômes. — Le début est marqué le plus souvent par des troubles de la marche. Le jeune enfant devient plus maladroit dans ses jeux ; il se fatigue vite, il tombe souvent. Cette faiblesse des membres inférieurs frappe bientôt l'attention des parents d'autant plus qu'un développement pseudo-hypertrophique ne tarde pas à apparaître d'abord aux mollets, puis aux fesses et à contraster avec les phénomènes parétiques.

A la période d'état, tous ces troubles s'accentuent; la station debout n'est possible que par des prodiges d'équilibre instinctif que les malades réalisent en écartant les jambes, en cambrant la taille ; il y a de l'ensellure lombaire. Ils marchent en se dandinant, avec un balancement latéral des hanches et du tronc (démarche du canard). Si l'on dit au malade couché de se relever, il n'y parvient qu'au prix des plus grands efforts et en *grimpant après ses jambes et ses cuisses*, en s'arc-boutant de ses bras sur ses membres inférieurs pour prendre des points d'appui de plus en plus élevés ; le ventre est gros et tombant, le thorax aplati.

A l'inspection, les muscles atteints paraissent énormes, les malades ont des jambes de colosse, des membres inférieurs athlétiques. A la palpation les muscles sont tantôt fermes et durs, tantôt mous et comme pâteux, selon que le processus scléreux ou adipeux a prédominé. En général la maladie envahit aussi le tronc et les membres supérieurs, quelquefois la face. Quand les masséters (Hammond) sont pris, le malade est obligé d'actionner avec sa main son maxillaire inférieur et aider ainsi à la mastication. Dans un cas le releveur de la paupière (3e paire), dans un autre l'orbiculaire (7e paire) furent atteints.

Le développement « pseudo-hypertrophique » des muscles, si caractéristique de la paralysie de Duchenne de Boulogne, n'est cependant pas absolument constant. Dans un cas de Charcot et Marie, les muscles n'avaient pas de modifications appréciables à la vue ; quand les muscles de la racine du membre supérieur sont touchés, les uns peuvent ne présenter qu'un aspect d'atrophie simple, tandis que les autres, le deltoïde surtout, participent seuls à l'hypertrophie.

Les paralysies consécutives à ces amyotrophies peuvent être totales ; mais elles offrent ce caractère capital de *ne jamais précéder l'atrophie, et de lui être rigoureusement adéquates*. Les réflexes ne manquent que lorsque les muscles sont fonctionnellement détruits.

On ne constate jamais, comme dans les amyotrophies myélopathiques, de secousses fibrillaires.

Il n'y a pas de troubles sensitifs.

Les troubles des réactions électriques sont purement *quantitatives;* jamais on ne note de réaction de dégénérescence.

La maladie enfin n'aboutit pas au syndrome labio-glosso-laryngé et à la mort par lésions bulbaires.

On a rapporté à des troubles trophiques osseux l'aplatissement dans le sens antéro-postérieur du thorax et celui de l'occipital. On a signalé l'hypertrophie (Pitres, Sacara) et l'atrophie (Marinesco) du corps thyroïde.

Anatomie pathologique. — Les muscles sont pâles, jaunâtres et souvent hypertrophiés ; à la coupe et avec un faible grossissement, on voit que les éléments musculaires sont dissociés par du tissu conjonctif *hyperplasié,* les fibres ont diminué de volume et affectent une forme piriforme ovoïde au lieu d'être arrondies. A un fort grossissement, nous voyons que les noyaux prolifèrent et que le sarcoplasma s'accumule autour d'eux, masquant la striation, amenant des divisions longitudinales, se collectant en cellules géantes ou musculaires avec ou sans vacuolisation. Ce processus aboutit à une individualisation cellulaire totale, à une disparition de l'élément strié.

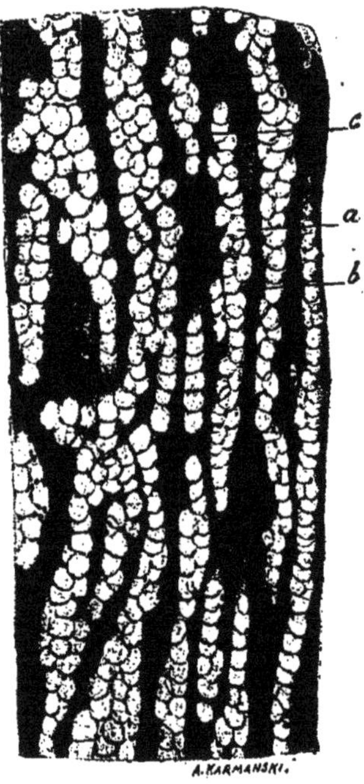

Fig. 100. — Myopathie pseudo-hypertrophique. Coupe longitudinale (d'après Durante).

a, traînée de cellules adipeuses remplaçant les fibres musculaires disparues. — Les éléments qui persistent montrent en plusieurs points une abondante multiplication de leurs noyaux.

Du côté du tissu conjonctif, on voit un fait capital, *son hypertrophie énorme,* sous forme de tissu conjonctif adulte, non inflammatoire, avec infiltration de cellules adipeuses (voy. fig. 100).

Il y a intégrité des vaisseaux, les lésions souvent constatées de péri-artérite devant être rangées avec les altérations conjonctives. Dans les cas moins avancés, on note, *à côté du tissu atrophié,* de nombreuses fibres musculaires *hypertrophiées.*

L'évolution de ces lésions est peu connue. Pour Babès, elles débuteraient par les plaques motrices terminales des nerfs périphériques ; mais la chose est loin d'être certaine. Ce que l'on sait, c'est que l'atrophie des fibres musculaires est contemporaine de la prolifération conjonctive et non subordonnée.

Les centres nerveux, les nerfs périphériques sont absolument indemnes.

Ces notions capitales étant établies, nous pouvons passer à l'étude des différents types de myopathies dont la description a suivi celle de Duchenne de Boulogne.

AMYOTROPHIE MYOPATHIQUE, TYPE LEYDEN-MÖBIUS

Elle reproduit exactement la symptomatologie de la paralysie pseudo-hypertrophique, sauf en cela que les muscles atteints ne présentent pas de pseudo-hypertrophie, mais sont simplement atrophiés.

Tantôt le début se fait comme dans la forme de Duchenne de Boulogne, puis la pseudo-hypertrophie s'efface, tantôt la myopathie est « atrophique » d'emblée.

Elle présente encore cette particularité de débuter plutôt dans la deuxième enfance.

AMYOTROPHIE MYOPATHIQUE, TYPE LANDOUZY-DÉJERINE OU TYPE FACIO-SCAPULO-HUMÉRAL

Ici le début a lieu par la face, le malade réalise le facies myopathique : l'orbiculaire des lèvres est le premier atteint, la bouche est augmentée de volume, les lèvres sont *éversées en dehors* « en bords de pot de chambre », le malade rit « en travers », la fente buccale s'élargit, l'atrophie gagne l'orbiculaire des yeux et le frontal (Landouzy), l'occlusion des paupières est alors incomplète, le facies atone, sans expression. Un degré de plus et le malade est incapable de souffler, de siffler, d'articuler les labiales.

Le processus s'étend à l'épaule et au bras, en respectant la langue et le voile du palais ; la *racine seule* du membre est atteinte ; il en est *de même aux membres inférieurs*. Les muscles sacro-spinaux et abdominaux sont susceptibles de s'atrophier tout comme dans la paralysie pseudo-hypertrophique, il y a alors de la lordose. Quand le rhomboïde est pris, l'omoplate se détache du thorax.

Comme dans les autres types, l'évolution est très longue

(40 ans et plus) et les malades succombent aux complications infectieuses.

AMYOTROPHIE MYOPATHIQUE, TYPE ZIMMERLIN

L'affection débute le plus souvent dans l'adolescence et par les muscles de la ceinture scapulaire, puis elle gagne le bras. Le plus souvent atrophique, cette affection est cependant, sauf le mode de début, entièrement semblable à la paralysie pseudo-hypertrophique de Duchenne ; elle a tous les caractères des amyotrophies myopathiques, et une observation de Zimmerlin montra, dans une même famille, la coexistence d'un type à début par les membres inférieurs et d'un type Zimmerlin.

AMYOTROPHIE MYOPATHIQUE TYPE ERB (FORME JUVÉNILE)

C'est une myopathie où certains muscles du *pourtour* de l'épaule sont intéressés, ainsi que des reins, du bassin, des cuisses et du dos ; le deltoïde, les muscles ronds, les sus et sous-épineux, l'angulaire de l'omoplate, le sterno-cléido-mastoïdien, ne sont pris que très tardivement ; quelquefois ils sont hypertrophiés ou pseudo-hypertrophiés.

Au contraire, les fléchisseurs de l'avant-bras sur le bras ; le grand pectoral, le trapèze, à l'exception de son chef claviculaire (ultimum moriens) sont pris de façon précoce ; le grand dorsal, le grand dentelé (taille de guêpe), les rhomboïdes, la masse sacro-lombaire ne sont pas respectés.

Mais la maladie n'en reste pas là ; et lentement progressivement, les muscles du tronc, de la racine des membres inférieurs se prennent.

Diagnostic. — Le diagnostic des amyotrophies myopathiques est à faire avec la *Maladie de Thomsen*, qui s'accompagne d'hypertrophie musculaire ; mais il y a en plus de la rigidité tétanique des muscles au début des mouvements volontaires et de la réaction myotonique ; et avec la *débilité des jeunes enfants;* mais c'est un état passager et il n'y a pas de pseudo-hypertrophie.

On éliminera la *luxation congénitale des hanches* par un examen local consciencieux et la constatation de l'intégrité des muscles.

L'*amyotrophie du blenno-rhumatisme* se révèlera par les aveux du malade, la constatation d'une blennorrhée.

Traitement. — Il consiste en électrisations et massages légers. Macalister ayant constaté l'absence ou l'atrophie du *corps thyroïde* chez beaucoup de petits myopathiques, conseille l'ingestion de corps thyroïde de mouton.

AMYOTROPHIES PROGRESSIVES NEUROPATHIQUES

Ce groupe comprend certaines formes d'atrophies musculaires à marche très lente, de nature névritique, débutant dans l'enfance ou l'adolescence, le plus souvent avec le caractère de maladies héréditaires et familiales.

I. — AMYOTROPHIE TYPE CHARCOT-MARIE

Il nous a paru plus logique d'étudier cette affection avec les amyotrophies myélopathiques auxquelles elle ressortit tant par la clinique que par l'anatomie pathologique.

II. — LA NÉVRITE INTERSTITIELLE HYPERTROPHIQUE DE DÉJERINE ET SOTTAS

Elle débute dans l'enfance ou l'adolescence ; elle est familiale. C'est une amyotrophie des extrémités des membres qui décroît progressivement en remontant vers leur racine. Il existe, en plus, toute une symptomatologie tabétiforme : douleurs fulgurantes parfois très intenses, troubles objectifs de la sensibilité, ataxie, signe d'Argyll-Robertson ; il y a surtout, enfin, de la cypho-scoliose et une hypertrophie très accusée avec augmentation de consistance de tous les nerfs accessibles à la palpation. « A part l'intégrité des sphincters que j'ai constatée chez tous mes malades, les symptômes ici sont ceux du tabes ordinaire, arrivé à une période assez avancée de son évolution, mais associés à une atrophie musculaire généralisée, une cypho-scoliose et un état hypertrophique des nerfs. Dans les cas un peu anciens, la face peut participer à l'atrophie dans le domaine du facial inférieur, lèvres grosses et saillantes ». (Déjerine.)

Dans l'amyotrophie, type Charcot-Marie, on ne trouve ni les symptômes de la série tabétique, ni surtout l'hypertrophie des nerfs avec cypho-scoliose. Quant aux amyotrophies myopathiques, nous avons assez insisté sur leur localisation à la racine des membres s'accompagnant de rétractions fibro-tendineuses qui immobilisent les membres dans des positions vicieuses, d'absence de réaction de dégénérescence, de troubles sensitifs et de contractions fibrillaires pour qu'une confusion avec la maladie de Déjerine et Sottas soit impossible.

Anatomiquement, il s'agit de névrite interstitielle chronique localisée aux extrémités et s'accompagnant d'un certain degré de sclérose des faisceaux de Goll et de Burdach au niveau des lombes. C'est donc bien une amyotrophie neuropathique.

SCLÉROSE LATÉRALE

Définition. — On entend communément sous le nom de *sclérose latérale ou paraplégie spasmodique spinale familiale*, la sclérose primitive et isolée des faisceaux pyramidaux ; son expression clinique consiste uniquement en une paralysie spasmodique des membres inférieurs. Ainsi comprise, cette affection est rarissime et son existence a été longtemps contestée. Il semble cependant d'après les travaux les plus récents, parmi lesquels nous citerons l'excellente thèse de Maurice Lorrain (1898), que l'autonomie anatomo-clinique en soit désormais établie sur des bases solides. Il apparaît surtout qu'un caractère nouveau, celui d'être une maladie familiale, doive venir compléter, sans en diminuer la rigueur, la définition que nous venons de donner. *Sclérose primitive, isolée et familiale* : c'est dire que nous éliminons d'emblée les paraplégies constituant le groupement clinique si important que nous étudierons dans un autre chapitre sous le nom de *syndrome* ou *maladie de Little;* ce sont là des paralysies d'origine cérébrale ou cérébro-spinale en effet, ce que révèle la *complexité du tableau clinique* et les *données de l'autopsie ;* surtout ce n'est *pas une maladie familiale;* elle est congénitale ou survient immédiatement après la naissance, ce qui n'a pas lieu pour la sclérose latérale.

A plus forte raison n'aurons-nous pas en vue, dans ce chapitre, ces paraplégies spasmodiques, phénomènes initiaux d'une maladie du système nerveux n'ayant *pas encore complété l'ensemble de ses manifestations cliniques* et qui se voient au cours ou mieux, au début, de *la sclérose en plaques, de la myélite chronique*, de la *sclérose combinée*, du *syndrome compression de la moelle*, de la *sclérose latérale amyotrophique*. On voit qu'une paraplégie survenant dans ces conditions ne peut ressortir à une sclérose isolée ou primitive des faisceaux pyramidaux.

Étiologie. — En qualité de familiale, cette affection mérite d'être rangée parmi *certaines myopathies*, parmi la *névrite interstitielle hypertrophique* de Déjerine et Sottas, l'*amyotrophie familiale des extrémités de Bosc*, etc., dans ce groupe pathologique récemment bien étudié et qui tend à s'élargir de plus en plus. Elle participe à ce titre des caractères de toute maladie familiale qui se peuvent résumer de la manière suivante : atteindre, sans changer de forme, plusieurs enfants d'une même génération ; début au même âge ou à peu près chez tous ces enfants ; indépendance d'une affection extérieure (acquise ou intra-utérine) (Pauly et Bonne) ; enfin, il faut bien le dire : incertitude très grande du processus pathogénique. Sur ce dernier point on est réduit à des hypothèses ; Raymond considère les affections familiales, la sclérose latérale en particulier, comme des malformations, de véritables cas tératologiques. Ajoutons qu'on a noté l'infection (surtout la syphilis), l'intoxication (saturnisme), le traumatisme, dans le passé de certains malades.

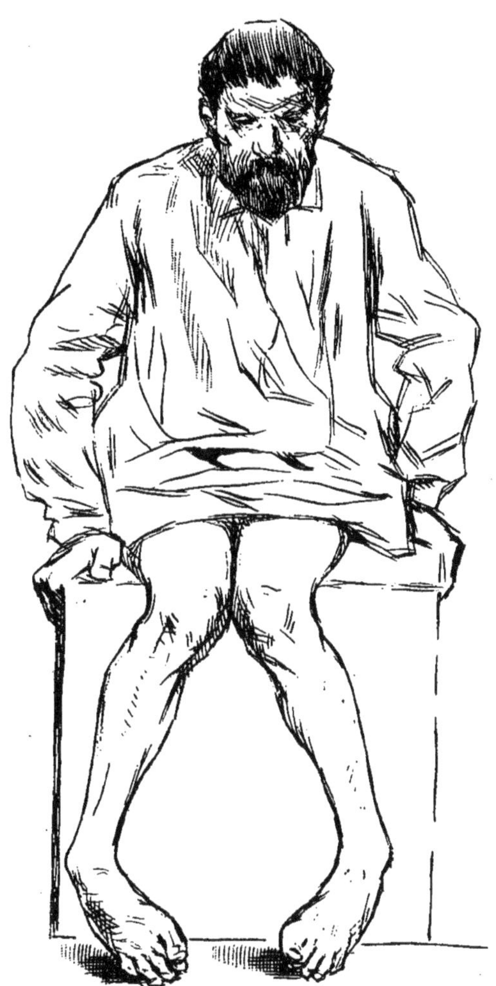

Fig. 101. — Attitude des membres inférieurs dans la paraplégie spasmodique (sclérose latérale).

Symptômes. — La maladie apparaît en général de 20 à 40 ans, différente en cela du syndrome de Little qui, comme on sait, se manifeste dès la naissance ou peu après. De deux malades de von

Strümpell, l'un avait 37 ans et l'autre 56 ; en revanche, un cas de Kojevnikoff concerne un enfant de 10 ans. On a alors le tableau complet, mais isolé, au moins au début, de la paralysie ou parésie spasmodique des membres inférieurs. La motilité est complètement abolie, ou au contraire quelques mouvements limités de flexion et d'extension des orteils, de la jambe, de la cuisse sont encore possibles. Les membres inférieurs sont raides comme des barres, les cuisses plus ou moins rapprochées, les jambes en extension sur celles-ci ; quant aux pieds, ils sont en équinisme avec un degré souvent très marqué de rotation de la plante du pied en dedans. En même temps on constate le clonus du pied, l'exagération des réflexes, le signe des orteils de Babinski. Tous ces signes cependant s'établissent fort lentement, graduellement ; et ce n'est qu'après plusieurs années qu'ils atteignent ce haut degré de netteté. Les membres supérieurs, les muscles d'innervation bulbaire, en général épargnés, peuvent être atteints quelquefois.

C'est donc là une paralysie spasmodique pure, sans symptômes accessoires trophiques ou sensitifs. Mais il s'en faut, que les choses demeurent en l'état. En général, la maladie se complique, de nouveaux signes sans rapport, cette fois, avec l'atteinte des faisceaux pyramidaux apparaissent, et la sclérose latérale ne tarde pas alors à « verser dans la symptomatologie de la sclérose en plaques » (Raymond). C'est ainsi qu'on a pu décrire, aux membres supérieurs, du tremblement intentionnel ; la parole est troublée : elle devient lente bien plutôt que scandée ; il y a quelquefois de l'atrophie optique (Jendrassik), de la décoloration de la papille (Lorrain), du nystagmus (Bernhardt), du strabisme divergent (Jendrassik) ; mais jamais de troubles intellectuels (Raymond et Souques) ; l'évolution de la maladie est très longue et entrecoupée de rémissions (Erb).

Diagnostic. — On s'efforcera surtout de ne pas confondre la sclérose latérale avec la *sclérose en plaques* qui n'est pas une affection familiale, succède souvent à une infection, se marque par une démarche plutôt cérébello-spasmodique (voir cette affection) que purement spasmodique, par un tremblement à très grandes oscillations et dont l'évolution peut être traversée d'ictus apoplectiformes, ce qui jusqu'à ce jour n'a pas été vu dans la sclérose latérale. Le *tabes dorsal spasmodique d'Erb-Charcot* ne diffère de la sclérose latérale que par l'absence du caractère familial.

Dans *l'hérédo-ataxie cérébelleuse* (P. Marie), il y a incoordination cérébelleuse avec démarche nettement ébrieuse, des secousses choréiformes, une parole explosive, pas de trépidation épileptoïde ni de pied bot. On éliminera plus facilement la *syphilis spinale héréditaire*, la *sclérose latérale amyotrophique* par les signes propres à ces affections.

Anatomie pathologique. — C'est un côté qui est demeuré dans l'obscurité, à cause de l'extrême rareté des autopsies (von Strümpell). Dans le cas de Strümpell, il s'agissait d'une sclérose combinée, mais d'essence héréditaire. Aussi la question se pose-t-elle de l'existence d'une sclérose primitive et vraiment isolée des faisceaux pyramidaux. Il semble qu'on soit autorisé à la résoudre par l'affirmative depuis la publication des cas de Déjerine et Sottas, de Minkowski et de Strümpell. Dans le cas de Déjerine et Sottas en particulier, ce fut un homme, âgé de 45 ans, chez lequel s'était manifestée à 42 ans une paraplégie spasmodique ; le début s'était fait par de la faiblesse des jambes. A l'autopsie, on trouva une sclérose systématique des faisceaux pyramidaux et une très légère et certainement tardive sclérose des cordons de Goll dans la région cervicale.

SCLÉROSES COMBINÉES DES FAISCEAUX POSTÉRIEURS ET LATÉRAUX

Ce sont bien plus les données des recherches anatomiques que celles de l'expérience clinique qui ont fait isoler cette affection. Les premiers travaux sont ceux de Westphal (1877), Kahler et Pick (1877), auxquels s'ajoutèrent ceux de Grasset, Raymond et Arthaud, Déjerine, Ballet et Minor, Babinski et Charrin, etc...

Anatomie pathologique. — Les lésions portent sur les cordons postérieurs et sur les cordons latéraux. Du côté des cordons postérieurs, nous trouvons dans l'immense majorité des cas, que le faisceau de Goll est le plus atteint; il est le plus souvent sclérosé sur toute sa hauteur. Le faisceau de Burdach, au contraire, est moins atteint (Marie) et seulement dans sa portion dorsale, tandis que c'est sa portion lombaire qui est prise dans le tabes.

Les altérations des cordons latéraux sont des plus variables. Ici la lésion porte surtout sur le faisceau pyramidal croisé et le faisceau cérébelleux direct; le faisceau pyramidal antérieur et le faisceau de Gowers sont très fréquemment épargnés. On peut en dire autant de la substance grise. L'interprétation de ces lésions n'est pas toujours aisée et c'est ici que commence le désaccord. Pour certains auteurs (Westphal, Kahler et Pick, Grasset), il s'agirait là d'une affection *systématique*, c'est-à-dire que deux systèmes de fibres spinales, ayant leur individualité embryologique, anatomique et physiologique seraient atteintes et seules atteintes. Ballet et Minor qui souscrivent partiellement à cette opinion font cependant observer qu'il est des cas où à la suite de sclérose systématique des cordons postérieurs surviennent des altérations méningées. Celles-ci se propagent aux cordons latéraux, ajoutant ainsi une myélite diffuse par lepto-méningite à une sclérose primitivement systématique. Pour les altérations de la substance grise il y a unanimité : elles ne sauraient être cause du processus (Thomsen, Gioli, etc.). D'autres neurologistes cherchent le substratum de cette affection dans une myélite (Leyden), dans des lésions pseudo-systématiques (Ballet et Minor). Ils font remarquer, non sans raison, que le faisceau pyramidal direct est épargné alors que le faisceau pyramidal croisé est le plus souvent atteint. Or comment une affection qui lèse le faisceau pyramidal croisé en épargnant l'autre pourrait-elle être systématique, les deux faisceaux pyramidaux, directs et croisés constituant précisément un système par leur union? Mais ce n'est pas tout : les altérations vasculaires sont ici bien plus prononcées que dans les scléroses systématiques, les lésions sont ici surtout marquées au voisinage des vaisseaux, enfin et surtout cette soi-disant sclérose systématique, dans la grande majorité des observations, se limite aux cordons postérieurs et cérébelleux directs, avec participation dans une proportion variable du faisceau de Gowers et du faisceau pyramidal croisé. Or ces faisceaux constituent justement le territoire des artères spinales postérieures (Marie) ; ils se distinguent ainsi des cordons antéro-latéraux dont la nutrition dépend de l'aorte lombaire. Ainsi déterminées, les lésions scléreuses se superposent à un territoire de distribution artérielle et en montrent bien la dépendance (Marie). A côté de ces deux théories exclusives, une opinion éclectique a trouvé place.

Étiologie. — La sclérose combinée frappe surtout des adultes entre vingt-cinq et quarante ans. La syphilis paraît être bien plus rarement en cause ici que dans le tabes ; pourtant il faut y penser dans une affection à point de départ fréquemment vasculaire. On l'a notée comme complication de la paralysie générale progressive.

Symptomatologie. — Les symptômes sont l'expression directe du tableau anatomique. Tantôt les cordons postérieurs sont surtout altérés et nous avons la série tabétique : une incoordination plus ou moins intense avec signe de Romberg (voir le tabes), et abolition du réflexe rotulien ou du réflexe du tendon d'Achille ; des douleurs fulgurantes, brèves et en général point trop intenses ; plus rarement des troubles oculaires et vésicaux ou génitaux, de l'anesthésie, de la paresthésie. A une époque plus ou moins éloignée, on y voit s'ajouter des symptômes révélant la participation du cordon latéral, et de nature nettement spasmodique ; de la parésie ou même de la paralysie viennent modifier l'ataxie, la force musculaire, demeurée jusqu'alors intacte, s'en va. Comme on le voit, ce sont surtout les lésions postérieures qui fournissent les éléments du tableau clinique ; c'est en somme un tabes avec parésie ou paralysie. On y peut ajouter une forme où les troubles sont plus généralisés (Oppenheim, Schultze, Nonne), portant sur les quatre membres, à évolution rapide, tout en restant de nature tabétique, au moins cliniquement. Elle serait due aux cachexies, à l'anémie pernicieuse. Mais il semble qu'il s'agisse là plutôt de myélite, étant donnée la participation constante de la substance grise au processus.

Dans d'autres cas, quand les lésions prédominent sur le faisceau latéral et que celles du faisceau postérieur sont de peu d'étendue et d'intensité, nous avons surtout de la raideur spasmodique des jambes ; les membres supérieurs peuvent être atteints également, encore que cela soit bien peu fréquent. En même temps, on note de l'exagération des réflexes, du clonus du pied, le réflexe plantaire en extension (Babinski), de la parésie ou un simple affaiblissement musculaire. Des symptômes ataxiques compliquent le tableau ; on a des troubles vésicaux, des douleurs fulgurantes, des signes oculaires quelquefois. La démarche tient du tabes à la fois et de la paralysie spasmodique. Elle est tabéto-spasmodique. C'est une ataxie avec réflexes exagérés. Naturellement, la série tabétique peut être fort peu représentée et ne se marquer que par des troubles de la sensibilité objective plus ou moins atténués. On peut voir quelquefois, au contraire, par atteinte de l'arc réflexe (voir l'anatomie de la moelle), disparaître peu à peu les symptômes spasmodiques et s'accentuer les manifestations tabétiques : sa raideur paraplégique se transforme en ataxie, l'exagération des réflexes en signe de Westphal.

Pronostic. — Il est plus sombre que celui de l'ataxie locomotrice progressive, car l'évolution est ici plus rapide.

Diagnostic. — La première forme ressemble au tabes ; mais il y a ici une phase de paralysie spasmodique en plus, qui manque dans la maladie de Duchenne, et les douleurs sont moins intenses (Marie). La deuxième forme, ou forme spasmodique, ressemble à toutes les paraplégies spasmodiques, en particulier à celle de la myélite diffuse transverse ; mais dans la sclérose combinée il n'y a pas d'amyotrophie, les cellules des cornes antérieures étant peu ou pas touchées; en revanche on peut noter le signe d'Argyll-Robertson, des douleurs fulgurantes, des troubles vésicaux spéciaux : ceux du tabes (voy. cette affection).

Traitement. — On combinera les deux traitements du tabes et de la paraplégie spasmodique; c'est dire qu'il faudra s'en tenir à une médication purement symptomatique.

B. — MALADIES NON SYSTÉMATISÉES DE LA MOELLE

MYÉLITES INFECTIEUSES

Il ne faut pas croire à l'existence d'une individualité anatomique et clinique, créée, *ne varietur*, par le fait d'une infection médullaire. Ici, les symptômes sont uniquement commandés par le siège de la lésion, et Grasset a bien montré qu'une même cause infectieuse pouvait engendrer des tableaux cliniques divers, qu'une même manifestation clinique pouvait, par contre, témoigner de lésions microbiennes de nature toute différente.

C'est donc surtout une analyse expérimentale et pathogénique que nous donnons ici : vouloir décrire en entier les signes des myélites infectieuses, nous forcerait à faire rentrer dans ce même chapitre, la longue description de la paralysie infantile, de la myélite transverse aiguë, pour ne citer que ces deux affections : nous n'en parlerons qu'à un point de vue tout à fait général.

Historique. — La notion de myélite infectieuse est relativement récente. Nous nous contenterons d'énumérer ici les auteurs qui ont fait faire les plus grands progrès à la connaissance de cette affection.

Dans le domaine expérimental il faut mentionner les travaux de Charrin (1887), Roux et Yersin (1888-1889), Grancher, Martin, Ledoux-Lebard (1891), Thoinot et Masselin (1894), Gilbert et Lion (1892), Roger (1892), Bourges (1893), Widal et Besançon (1895). Quant aux études d'ensemble faites sur la question, elles sont dues principalement à Westphal (1873-1874), Kœhler et Pick (1879), Landouzy (1880), Leyden (1893), Marie (1884-1892-1894), Grasset (1895), Vaillard, Claude (1895).

Étiologie. Pathogénie. — Après que Duchenne (de Boulogne), Charcot, Vulpian, Erb, Leyden eurent dégagé des types cliniques bien définis de l'ensemble assez peu précis, englobé avant eux sous le terme vague de myélite, les auteurs accusèrent une tendance marquée à compléter ces découvertes purement cliniques par des exposés pathogéniques. C'est ainsi que s'est dégagée la notion de myélite infectieuse.

Or, ce progrès s'est trouvé réalisé par deux catégories de moyens d'investigation : on a cliniquement constaté des myélites dans les maladies infectieuses, on les a vérifiées à l'autopsie : en second lieu on a produit expérimentalement des phénomènes de myélite, après inoculation de microbes ou de toxines microbiennes dans le canal rachidien d'animaux.

C'est là l'exposé d'une double méthode que nous allons suivre. Nous verrons d'abord quelle part prennent les diverses maladies infectieuses dans la production des myélites : nous verrons, en second lieu, ce que produit l'expérimentation.

Tout le monde est d'accord pour reconnaître la fréquence de la syphilis dans les antécédents des malades frappés de myélites. Ici la question est un peu spéciale, et semble s'écarter du cadre des myélites infectieuses proprement dites, au moins tant que ne sera pas démontrée la nature microbienne de la vérole. Toutefois, sans entrer dans les discussions que soulève journellement la question des rapports de cette maladie avec les affections nerveuses centrales, rappelons que tous les neurologistes lui accordent une grande importance : un fait est, en tout cas, acquis, c'est qu'il existe des myélites nettement syphilitiques, dans lesquelles, d'ailleurs, la gravité des accidents primitifs spécifiques n'influe vraisemblablement pas sur les localisations médullaires ultérieures.

Le rhumatisme articulaire aigu franc, soigneusement dégagé des pseudo-rhumatismes microbiens, mérite d'attirer l'attention chaque fois que l'on a à compter avec les maladies infectieuses dont son allure le fait si proche. On connaît un cas qui paraît indiscutable de myélite survenue au cours de cette affection (Chevreau. Thèse, Paris 1889).

La variole a une importance bien plus considérable. D'un bon nombre d'observations très concluantes, suivies de vérifications cadavériques, résulte très clairement que la variole grave peut fort bien créer des foyers de ramollissement médullaire, où l'on a trouvé le streptocoque et le colibacille. L'apparition des phénomènes engendrés par cette lésion est généralement tardive, vers la convalescence.

La rougeole et la scarlatine sont susceptibles de provoquer des désordres analogues : la démonstration de ce fait est cependant encore pauvre en documents.

Les myélites blennorrhagiques existent cliniquement, on l'a prouvé indiscutablement par l'examen post-mortem. Ici, les désordres marchent souvent avec rapidité : les microbes en seraient surtout ceux des infections secondaires, plutôt que le gonocoque lui-même.

Les myélites à pneumocoques ont été observées, soit comme seule manifestation de ce genre d'infection, soit à côté d'une pneumonie, qu'elles peuvent précéder, ou suivre.

La grippe peut également engendrer des foyers de myélite.

Quant à la fièvre typhoïde, il y a grande disproportion entre la fréquence des constatations purement cliniques de paralysies médullaires, faites si fréquemment au décours de l'affection, et la rareté des documents anatomiques, seuls absolument probants de l'existence d'une myélite dothiénentérique ; il semble toutefois difficile de mettre en doute cette variété (Ebstein, Hirschmann, Stone, Laveran, etc.).

La diphtérie engendre surtout des lésions périphériques : elle peut léser cependant la moelle elle-même, cela est reconnu. Ses manifestations médullaires sont tardives, ne se montrant que plusieurs semaines après la disparition de toute fausse membrane.

Le rôle du streptocoque a été très nettement établi par l'expérimentation. Bien que les myélites post-érisypélateuses, ou survenues dans le cours des streptococcies cliniques, soient rares on les a signalées (*myélite puerpérale*). La tuberculose, si fréquemment localisée aux méninges, n'engendre que très rarement des myélites tuberculeuses vraies. Contentons-nous de signaler, comme d'une importance beaucoup moindre, les retentissements médullaires de la furonculose et de la staphylococcie, du choléra, de la diarrhée infantile, de la coli-bacillose, de la dysenterie, des oreillons.

L'action de toutes ces maladies infectieuses est facilitée par les tares et l'hérédité névropathiques : l'influence du froid est très fréquemment constatée ; il semble difficile d'admettre qu'il agisse autrement qu'en créant une moindre résistance à une infection plus ou moins latente.

En plus de toutes ces données cliniques et anatomo-cliniques, l'étiologie des myélites infectieuses s'appuie sur de nombreux faits expérimentaux. Ces faits se résument en cette proposition hors de conteste aujourd'hui, qu'il est possible de provoquer des foyers de dégénérescence médullaire chez les animaux, en leur inoculant divers microbes ou même des toxines microbiennes filtrées sur porcelaine, comme cela a été démontré pour la diphtérie (Roux et Yersin).

Ces résultats ont été obtenus, avec le bacille pyocyanique (Charrin), le bacille tuberculeux (Grancher, Martin, Ledoux-Lebard), le bacillus endocarditis (Gilbert et Lion), le bacille d'Eberth (Vincent), le streptocoque (Manfredi et Traversa, Roger, Vincent Widal et Besançon).

Un dernier point nous reste à établir. Comment se produit la myélite infectieuse? Il semble difficile de savoir si l'agent destructif est le microbe lui-même, ou ses produits toxiques. Ce qui semble se dégager des faits cliniques et expérimentaux, c'est que probablement la maladie infectieuse primitive agit, dans beaucoup de cas, non par elle-même, mais par l'appel qu'elle crée aux germes ordinaires des infections banales.

Anatomie pathologique. — Les lésions observées varient beaucoup suivant les cas : cependant les autopsies pratiquées sur les sujets, morts dans le cours d'une maladie infectieuse à manifestations médullaires, ont le plus souvent montré qu'il s'agissait de foyers diffus, disséminés parfois sur toute l'étendue de l'axe médullaire, mais atteignant peut-être de préférence la moelle dorsale.

L'expérimentation a permis de préciser, à maintes reprises, les caractères anatomiques des myélites produites par inoculation de germes septiques aux animaux.

De cette étude s'est dégagée cette proposition :

« La lésion se localise presque exclusivement aux cellules ganglionnaires de l'axe gris et, de préférence, aux grandes cellules des cornes antérieures » (Taillard).

L'examen microscopique révèle, dans ces cas, des altérations cellulaires, caractéristiques du ramollissement : on trouve la dégénérescence granuleuse du contenu des cellulles, des vacuoles mettant, pour ainsi dire, à jour, la nappe du protoplasma; on note parfois un aspect vitreux, colloïde, de la cellule dont le noyau est très généralement altéré.

Chez l'homme, les lésions médullaires reconnues après un nombre déjà considérable d'observations sont du plus haut intérêt. Ici, comme chez l'animal, on peut trouver des lésions localisées aux cellules ganglionnaires des cornes antérieures; elles répondent aux tableaux cliniques de la *paralysie infantile*, de la *poliomyélite antérieure aiguë* de l'adulte et ont été décrites avec ces affections. Nous n'aurons en vue, dans ce chapitre, que les lésions qui forment le substratum histologique de la *myélite disséminée* ainsi que de la *myélite transverse aiguë*.

A l'examen nécropsique, la moelle est en général rougeâtre et congestionnée ; les *parties malades* se reconnaissent au *palper seul* par leur consistance remarquablement *molle;* à l'incision de la pie-mère s'écoule, dans quelques cas, une substance crémeuse qui n'est que ce même tissu malade arrivé au dernier degré du ramollissement.

Histologiquement, on établit au faible grossissement, sur des coupes transversales, la topographie de la lésion, son étendue en largeur et en hauteur. Au fort grossissement, après durcissement et coloration, on note généralement, si les altérations en sont à leur début, que la substance grise est *mal délimitée* et semble se confondre avec les cordons blancs ; à côté des foyers hémorragiques il y a surtout de la *tuméfaction des cellulles nerveuses* et des *cylindraxes*, avec lésions *vasculaires* si graves qu'il en peut résulter des *foyers de ramollissement ischémique*. C'est la phase de ramollissement rouge.

Plus tard, survient le ramollissement jaune ou blanc : on note alors, surtout, des *altérations nécrotiques et dégénératives* des cellules et des fibres ; les grandes cellules ganglionnaires, en particulier, sont incolores, tuméfiées, déformées, dénuées de prolongements protoplasmiques ; leur noyau est invisible. Quant aux fibres, elles sont quelquefois complètement détruites et des corps granuleux remplacent cylindraxe et myéline ; le plus souvent il y a seulement fragmentation de la myéline avec tuméfaction cylindraxile.

Dans les cas où la mort n'a pas été trop rapide, la *réaction sclérosante avec prolifération de la névroglie* peut s'observer. En fin de compte, il demeure une *véritable cicatrice*.

Symptomatologie. — Nous avons déjà affirmé que l'allure clinique des myélites infectieuses était complètement indépendante de leur cause : il est donc impossible de les diviser suivant l'espèce microbienne qui paraît les créer : seule, la topographie médullaire de la lésion leur attache un caractère distinctif.

Or, nous répétons que ces lésions n'ont rien de constant. Toutefois nous devons considérer ce fait, bien mis en évidence par la clinique comme par l'expérimentation, à savoir que le plus souvent l'infection se manifeste, dans la moelle, par les signes ordinaires de la myélite aiguë transverse. Nous la décrirons à propos de la syphilis spinale et nous insisterons ici surtout sur la *myélite aiguë disséminée.*

Celle-ci peut survenir à des époques variables de l'envahissement du sujet par le microbe : le plus souvent, son apparition est tardive, lors de la convalescence, par exemple, ou même plus tard.

Avec un frisson, parfois un peu de fièvre, de la rachialgie, s'installe, en un temps généralement court, une paralysie dont le siège indique le point prédominant de la lésion diffuse : c'est ainsi que la paraplégie est assez communément observée. Elle évolue vers la flaccidité le plus souvent; cependant les cas avec spasmodicité peuvent être rencontrés. En plus de cela, on peut noter de l'*ataxie* frappant les quatre membres ou seulement un côté (ataxie aiguë de Westphal), du *nystagmus*, du tremblement *intentionnel*, des *troubles de la parole*, bref, tout le tableau clinique de la sclérose en plaque dont la maladie ne diffère que par son allure aiguë; la sclérose multiple peut d'ailleurs quelquefois succéder à cette forme de myélite.

Dans certains cas, la symptomatologie ne demeure pas exclusivement spinale, et on peut voir de la dysarthrie, de l'aphasie, des troubles de la mémoire, du délire.

La parésie des sphincters est nécessairement liée à l'envahissement des centres spéciaux de la région lombaire et celle-ci est fréquemment atteinte. Ce qui caractérise en somme cette forme de myélite infectieuse, c'est la diffusibilité de la lésion, amenant des phénomènes paralytiques et ataxiques souvent largement distribués à plusieurs territoires du corps : mais il se passe ici souvent ce qu'on observe dans la paralysie spinale aiguë de l'adulte : l'impotence peut subir une notable régression, et, sous l'influence d'un traitement approprié, le malade peut assez souvent éviter l'infirmité définitive ou même guérir totalement. Telle est la myélite aiguë à forme disséminée. La malade de Landry semble être proche parente de cette variété : elle a en somme toutes les allures d'une myélite infectieuse aiguë compliquée d'une tendance à l'envahissement progressif.

L'infection, sous l'aspect de la syphilis, peut-elle créer des myélites essentiellement chroniques, localisées aux faisceaux blancs postérieurs ? Plus simplement le tabes est-il toujours, ou seulement très souvent, le résultat de cette maladie, sa véritable cause ? Nous ne pouvons trancher ici une question, qui divise encore les médecins les plus compétents : contentons-nous de signaler la conviction du professeur Fournier qui considère l'ataxie locomotrice progressive, non comme une lésion spécifique de nature proprement syphilitique, mais comme une affection produite à l'occasion de la diathèse vénérienne ; ce serait un accident non pas vraiment syphilitique, mais parasyphilitique.

Quant à l'origine infectieuse de la sclérose en plaques, de l'amyotrophie primitive progressive, de la sclérose latérale amyotrophique, elle constitue une doctrine encore trop hypothétique pour que nous puissions mieux faire que de la signaler.

Peut-être le processus de myélite cavitaire, qui semble pouvoir revêtir l'allure clinique de la syringomyélie, est-il justiciable d'une origine microbienne ? C'est là encore une simple présomption.

Mais pour ce qui est de la paralysie infantile et de la paralysie spinale aiguë de l'adulte, on peut être plus affirmatif. Il est probable que les véritables épidémies observées à plusieurs reprises dans ces deux maladies, la coïncidence fréquente avec des pyrexies infectieuses, le début rapide et fébrile qu'elles présentent, constituent de véritables preuves de leur nature infectieuse.

Aussi, croyons-nous pouvoir nous résumer ainsi : l'infection produit sur la moelle des lésions de plusieurs types ; peut-être arrive-t-elle quelquefois à réaliser la systématisation propre au tabes, à la sclérose en plaques, à la maladie de Charcot, à la syringomyélie par myélite cavitaire ; mais, on peut dire qu'à coup sûr elle est susceptible d'amener des lésions de myélite diffuse, évoluant d'une façon parfois aiguë, parfois plus lente, avec passage possible à la chronicité ; très probablement enfin, cette même infection semble pouvoir donner lieu à de la poliomyélite antérieure en foyers, c'est-à-dire, en somme, aux lésions classiques de la paralysie infantile, et de son homologue chez l'homme fait, la paralysie spinale aiguë de l'adulte.

Le diagnostic, se posera avec les éléments étiologiques et cliniques que nous avons passés en revue.

La symptomatologie fera rapporter à une lésion médullaire les signes observés. L'absence des stigmates fera éviter l'hystérie, comme l'absence de signes d'altération cérébrale exclura les lésions encéphaliques, comme l'absence de signes exclusivement périphériques fera négliger l'idée de névrite.

Tout cela nous conduisant à la conviction qu'il y a bien myélite, on diagnostiquera le siège de cette dernière et l'on fera la part des altérations poliomyéliques et leucomyéliques, on reconnaîtra, par des régions atteintes, les lésions respectives des renflements cervicaux et lombaires.

La myélite reconnue, son siège étant précisé, on se demandera si elle mérite l'épithète d'infectieuse. Pour cela on recherchera les maladies microbiennes dans les antécédents du malade, on notera des phénomènes généraux qui pourront permettre de soupçonner une infection.

Peut-être ce point spécial de diagnostic étiologique pourrait-il s'aider, du vivant du malade, de l'examen bactériologique du liquide céphalo-rachidien, obtenu par la ponction lombaire.

Le Pronostic n'est pas toujours désespéré. Nous avons déjà dit combien il était fréquent de voir certaines myélites aiguës ou subaiguës, très vraisemblablement infectieuses, guérir à peu près complètement.

Le Traitement consistera en révulsions le long de la colonne rachidienne, électricité et massage.

Une hygiène très sévère, le lavage du sang par le régime lacté l'administration de toniques tels que les glycéro-phosphates et l'arsenic, tendront à donner une poussée stimulante à l'organisme.

Il va de soi qu'en cas de myélite apparue au cours d'une maladie infectieuse, celle-ci doit être soigneusement traitée. Dans les formes envahissantes, Grasset conseille vivement, l'emploi du traitement antisyphilitique mixte iodure et sels de mercure.

PARALYSIE ASCENDANTE AIGUE (MALADIE DE LANDRY)

Il existe toute une classe de myélites aiguës, spécialement caractérisées par leur allure envahissante. Le type de cette classe de myélites, est fourni par la maladie de Landry, affection caractérisée cliniquement par une paralysie débutant aux membres inférieurs, puis envahissant le tronc et les membres supérieurs, pour atteindre, en définitive, et après une très rapide évolution, les muscles sous la dépendance du bulbe.

Landry décrivit pour la première fois ce type clinique en 1859. Leudet, Liedart, Westphal, Kussmaul, Vulpian, Ballet et Dutil, Pitres et Vaillard, Marinesco, Klebs, etc., publièrent différentes observations dans la suite. Parmi les travaux d'ensemble nous citerons la revue de Petit, le mémoire de Pellegrino-Levi et la thèse de Martinet, etc.

Étiologie. — La maladie frappe de préférence les hommes, et les atteint aux approches de l'âge mûr, avant 45 ans.

Les conditions habituelles de prédisposition nerveuse héréditaire ou acquise paraissent ici négligeables.

Ce qu'il faut retenir, c'est que la maladie de Landry apparaît, très souvent, au cours ou au déclin d'une maladie infectieuse. Dans cet ordre de causes il nous faut signaler surtout la variole, la fièvre typhoïde, la diphtérie et les maladies éruptives, la grippe, la pneumonie (Landry), les infections septicémiques, la rage (Rendu), enfin la syphilis. Cependant dans un cas qu'il nous a été donné d'observer, il a été impossible de relever le moindre antécédent pathologique.

Mais ce n'est pas seulement étiologiquement que le *caractère infectieux*, qu'il s'agisse d'hétéro- ou d'auto-infection, a été établi pour le plus grand nombre des cas de maladie de Landry. La clinique a reçu dans ces dernières années l'appoint des preuves bactériologiques et expérimentales, et les observations sont nombreuses où, à côté. de la lésion, on a pu déceler le microbe qui en a été l'agent causal. C'est ainsi que des *staphylocoques* ont été trouvés dans le système nerveux central (Eisenlohr); on y a découvert aussi une bactérie analogue à celle du *charbon* (Marie et Marinesco), *des streptocoques* (d'Œttinger et Marinesco, Remlinger), *le bacille d'Eberth* (Craschmann); puis une série de germes moins facilement déterminables (Chantemesse et Ramond, Baumgarten, Roger et Josué, etc)., se rapprochant de la bactérie charbonneuse, du pneumocoque ou d'autres germes.

Expérimentalement, les injections de cultures ou de toxines microbiennes ont pu reproduire d'une façon souvent très fidèle la paralysie ascendante aiguë. Citons, à cet égard, les expériences de Thoinot et Masselin qui injectèrent des cultures virulentes de colibacille et de staphylocoque doré dans la veine de l'oreille du lapin, celles de Vincent (bacille d'Eberth), celles enfin de Chantemesse et Ramond, de Sabrazès et Mongour (streptocoques), de Lebon, de Claude, etc.

Ces faits montrent suffisamment la nature *infectieuse* de la maladie de Landry; ils montrent aussi que cette affection ne saurait constituer un *type nosologiquement autonome*, mais qu'elle est l'aboutissant possible des infections les plus diverses. Nous verrons plus loin en étudiant l'anatomie pathologique de la paralysie ascendante, que ce ne sont pas les arguments histologiques qui plaideront contre cette manière de voir.

Symptomatologie. — La maladie de Landry ou du moins les cas cliniques rangés sous cette dénomination, n'évolue pas toujours suivant le même tableau. On peut décrire en effet trois types plus ou moins distincts cliniquement, et, comme nous le verrons, susceptibles d'une interprétation spéciale à chacun d'eux.

Le premier type, celui qu'il est essentiel de retenir, est le type pur de la maladie de Landry. En voici les principaux traits.

Un sujet, au cours ou au déclin d'une maladie infectieuse fébrile, ayant évoluée de façon plus ou moins grave, ou sans aucun antécédent, est pris brusquement de faiblesse des membres inférieurs. Ses jambes fléchissent sous lui : il tombe bientôt sur les genoux. Il s'alite et l'on constate qu'il est complètement paraplégique. Les muscles se sont pris (d'après Landry) dans l'ordre suivant : la paralysie les a gagnés, peu à peu mais rapidement, en commençant par les plus bas situés (muscles des orteils et des pieds) pour finir par les muscles postéro-internes de la cuisse, les muscles antérieurs et internes demeurant les derniers valides.

Avec une rapidité remarquable, c'est-à-dire en 3 ou 4 jours, les membres supérieurs et le tronc se prennent à leur tour. Les muscles des doigts, des mains, du bras, se paralysent, puis les muscles de l'avant-bras. Ceux du tronc perdent ensuite rapidement toute énergie.

Le malade essaie en vain de se servir de ses mains : à la maladresse du début, succède bientôt une impotence fonctionnelle absolue : les bras tombent inertes. A ce moment, si l'on examine le malade, on se rend compte que les réflexes tendineux sont abolis.

A leur tour les muscles de la langue et du pharynx se prennent. La parole devient pâteuse, la déglutition de plus en plus difficile. Les troubles respiratoires apparaissent, avec ou sans respiration de Cheyne-Stokes ; le pouls se ralentit, ou plus souvent s'accélère ; le visage se cyanose, le diaphragme espace de plus en plus ses contractions, et la mort survient par asphyxie, ou bien au milieu d'accidents septicémiques, plus rarement à la suite de *syncope* ou de *complication pulmonaire*.

Quelquefois on observe des troubles *oculaires :* paralysies des muscles de l'œil, inégalité pupillaire, amblyopie ; ou bien encore de la *paralysie faciale ;* des élévations de température très marquées, et surtout les troubles de l'intelligence, sont des phénomènes plus exceptionnels.

Le tout évolue avec une grande rapidité, en 7 ou 8 jours, le plus souvent. Pendant toute la durée de la maladie, on n'a observé que peu de troubles sensitifs, pas de troubles sphinctériens ni d'altérations trophiques ou de réaction de dégénérescence. La paralysie a été essentiellement massive, prenant d'un seul coup toute une région musculaire, elle a aussi été absolument *flasque* et s'est accompagnée *d'abolition des réflexes.*

A côté de cette forme si grave, il faut admettre des cas bien établis de guérison, la paralysie s'étant arrêtée dans sa marche progressive ; enfin il y a *des cas anormaux*, à *début bulbaire*, à marche descendante, dont le pronostic est des plus sombres.

Dans le second type, l'évolution est plus atténuée.

Il existe, tout d'abord, quelques prodromes, tels que fatigue musculaire, rachialgie, céphalalgie. Le malade a plusieurs grands frissons. Il éprouve parfois quelques douleurs. Progressivement les membres inférieurs et les sphincters vésicaux et rectaux, puis le tronc, les membres supérieurs se prennent et sont frappés d'impotence fonctionnelle.

Le bulbe se prend à son tour, il survient des escharres et le malade peut succomber en peu de temps. Mais la guérison survient aussi, ou, plus exactement, le passage à l'état chronique.

Comme on le voit, dans ce second type clinique, la maladie de Landry a évolué, comme l'accident initial d'une poliomyélite antérieure vulgaire.

Dans un troisième ordre de faits, la paralysie motrice suit la même évolution mais elle est plus diffuse, frappe des muscles isolés, au lieu d'en affecter un grand nombre d'un seul coup. De plus il existe ici des douleurs très vives dans les membres malades : l'examen de la sensibilité montre des troubles étendus, des anesthésies très marquées; de la *réaction de dégénérescence* est notée. C'est ici sous l'aspect général d'une polynévrite que la maladie de Landry a évolué.

Anatomie pathologique. — L'anatomie pathologique va nous donner les éléments d'une explication de ces variations symptomatiques : elle nous autorisera à une interprétation de la nature même de ces diverses formes.

Les diverses autopsies pratiquées ont fourni des résultats variables et qui peuvent se ranger tous sous un des trois chefs suivants:

1° Aucune lésion perceptible;

2° Lésion de myélite parenchymateuse; poliomyélite antérieure;

3° Lésions pures et simples de névrite périphérique.

Comment interpréter ces différents résultats ? Faut-il ranger les cas où aucune lésion perceptible ne fut rencontrée sous la rubrique de « paralysies essentielles »?

Faut-il affirmer, que suivant la lésion médullaire ou névritique, on a eu simplement affaire à une poliomyélite ou à une polynévrite vulgaire?

On peut, avec Raymond, envisager ainsi ces cas en apparence contradictoires.

L'infection médullaire, cause habituelle sinon constante de la maladie de Landry, se manifeste parfois avec une intensité spéciale. Elle agit sur les centres nerveux avec une grande puissance, et s'étend avec une telle rapidité de la moelle au bulbe que la lésion, toute en étendue, est suffisamment légère pour échapper, en un point donné, à nos moyens actuels d'investigation. Le malade est mort en peu de temps de cette lésion imperceptible, mais particulièrement grave par son rapide envahissement médullo-bulbaire. Ce serait là le type pur de la maladie de Landry.

Dans d'autres cas la lésion infectieuse, moins rapidement étendue, a le temps, pour ainsi dire, de faire des lésions perceptibles : elle détruit les cornes antérieures ou altère le système vasculaire spinal, les nerfs périphériques ou les trois à la fois, suivant qu'elle affecte telle ou telle localisation ; la vie du malade peut rester sauve. Le tableau morbide a été celui de la poliomyélite antérieure ou de la polynévrite, et le syndrome de Landry s'est manifesté en quelque sorte à titre de forme clinique spéciale de ces affections connues.

Diagnostic. — Les données cliniques que nous venons de fournir suffisent, dans la plupart des cas, à faire le diagnostic. L'allure envahissante, rapidement mortelle ou au moins très grave, des accidents médullo-bulbaires, fait tout de suite penser à la maladie de Landry.

Rappelons brièvement les éléments de différenciation avec la poliomyélite aiguë de l'enfant ou de l'adulte. Dans ces affections le début, après une maladie infectieuse, l'absence de troubles sensitifs et sphinctériens pourraient en imposer. Mais l'évolution est moins rapide, moins dramatique. Les muscles des membres sont pris en masse, d'un seul coup, pour un temps seulement, la rétrocession des phénomènes paralytiques ne tarde pas à se faire sentir. De plus, le bulbe reste le plus souvent sain, ce qui constitue une distinction importante des paralysies intermittentes des paludiques, compliquées de troubles sensitifs et sphinctériens qui ne durent que quelques heures, se terminent par une crise sudorale, enfin sont améliorées par la quinine.

Traitement. — Aux premiers symptômes de l'affection, il sera bon de lutter contre l'envahissement infectieux de l'organisme, en prescrivant la quinine à doses fractionnées, les diurétiques et surtout l'ergotine, en assurant l'antisepsie intestinale.

La thérapeutique reste sans armes en face de l'envahissement bulbaire. Les révulsifs le long de la moelle épinière donnent peu de résultats.

Si l'affection passe à l'état chronique, en s'accompagnant d'atrophies, on prescrira la strychnine et on pratiquera l'électrisation.

SCLÉROSE EN PLAQUES

Définition et Étiologie. — La sclérose en plaques, nous le verrons en étudiant l'anatomie pathologique de cette maladie, tire son nom de la lésion anatomique très particulière qui la constitue. Il s'agit, en effet, de foyers scléreux dont la dissémination sur tout le système nerveux central et même sur certaines paires nerveuses craniennes, est frappante ; on les trouve sur le cerveau, le cervelet, le mésocéphale aussi bien que sur l'axe médullaire. C'est donc, anatomiquement parlant, une maladie que l'on a fort bien dénommée, la « sclérose multiple ». Cliniquement, à cette multiplicité, à cette dissémination des lésions correspond un ensemble symptomatique très varié, dont les éléments sont empruntés à la séméiologie nerveuse dans sa totalité. Aussi est-ce d'une manière tout à fait arbitraire et seulement pour nous conformer à l'usage, que nous rangerons cette maladie parmi les myélopathies.

La sclérose en plaques apparaît le plus souvent entre vingt-cinq et trente-cinq ans; mais nous possédons un assez grand nombre de cas à début plus tardif, entre trente-cinq et quarante-cinq ans, ou bien encore à début très précoce. Ces derniers doivent être admis avec quelque réserve[1].

Une donnée étiologique, bien mise en lumière par Pierre Marie en 1884, c'est l'influence certaine des maladies infectieuses. La variole, la scarlatine, la rougeole, le typhus, la grippe, peut-être la syphilis héréditaire ou acquise, la coqueluche, l'érysipèle figu-

1. Beaucoup d'auteurs, en effet, abandonnant le terrain solide de la clinique et sur la foi d'observations anatomiques, parfois un peu sommaires, ont qualifié du nom de sclérose en plaques chez le jeune homme ou l'enfant, des processus scléreux qui paraissent plutôt dépendre tantôt de la méningo-encéphalite diffuse, tantôt des scléroses cérébrales proprement dites (Bourneville, Heubner). Nous en dirons autant de l'observation partout citée d'Eichhorst, concernant un cas de sclérose en plaques chez un enfant de *huit mois* dont la mère souffrait depuis quelque temps de la même affection. Cet auteur estime qu'il s'agissait vraiment là de sclérose en plaques.

rent dans nombre d'observations. Oppenheim a insisté sur le rôle des intoxications. Bien que l'influence des deux facteurs, infection et intoxication, soit admise par la plupart des neurologistes, Strümpell, s'autorisant de cas personnels, s'élève contre cette manière de voir, et leur dénie toute importance. Pour lui, la maladie se ramènerait toujours à un *processus congénital*, elle serait une anomalie de développement, absolument indépendante des accidents pathologiques qui peuvent survenir dans la vie du malade.

Anatomie pathologique. — A l'ouverture du canal vertébral et de la boîte cranienne on trouve le plus souvent les méninges saines. Plus rarement il y a de légers épaississements méningés. Mais sans aller plus loin on peut constater, dans le plus grand nombre des cas, visibles à travers la pie-mère, des taches circonscrites, bleuâtres ou rosées, disséminées sur toute la hauteur de l'axe cérébro-spinal et quelquefois sur les paires nerveuses craniennes (optique, olfactif, trijumeau, enfin sur les racines spinales antérieures et postérieures. Ce sont là les *foyers scléreux*, *les plaques*. Pour les bien étudier, pratiquons à leur niveau des coupes transversales intéressant le segment nerveux auquel elles appartiennent. On constate alors que ces foyers, que ces plaques scléreuses ont des dimensions extrêmement variables ; tantôt semblables à une tête d'épingle, tantôt aussi grandes qu'un noyau de cerise dans la moelle épinière, elles peuvent offrir des diamètres plus considérables encore dans la protubérance, le bulbe, le pédoncule cérébral. Leur forme est ronde ou angulaire ou fort irrégulièrement dessinée. Elles ont des bords parfaitement nets et se distinguent des tissus sains qui les entourent — substance blanche ou grise — par leur couleur saumonée et leur consistance plus ferme.

Au point de vue topographique, on peut dire qu'elles occupent n'importe quelle région des centres nerveux, sans prédilection pour aucun des systèmes de neurones, empiétant dans certains cas sur la substance grise. Leur caractéristique est d'être multiples et disséminées. L'étude des meilleures observations a permis de dégager un certain nombre d'endroits de prédilection plus ou moins constants pour chaque segment de l'axe cérébro-spinal, où se localisent les foyers. C'est ainsi que, par exemple, le cerveau, le cervelet sont surtout atteints dans leur substance blanche, la protubérance dans son étage antérieur, le bulbe dans ses pyramides et ses olives (Déjerine et Thomas).

L'examen histologique des foyers montre que les cylindraxes, situés dans l'aire de ces foyers ne sont pas détruits, comme cela aurait lieu par exemple dans un cordon médullaire atteint de dégénération secondaire ; ils sont, au contraire, remarquablement conservés ; le fait, très caractéristique, a une importance extrême. Nous savons en effet que dans toute lésion d'un système de neurones, toute la partie des neurones située au delà de la lésion, c'est-à-dire séparée par cette lésion de son centre trophique, à savoir les cellules de la substance grise spinale ou cérébrale, dégénère. C'est ce que nous aurons occasion d'étudier, dans différents chapitres sous le nom de dégénérescence secondaire (voy. maladie de Little et hémorragie cérébrale). Or dans le cas qui nous occupe, dans la sélérose en plaques, il n'y a *jamais ou presque jamais de dégénération secondaire*. Ce fait remarquable ne peut s'expliquer précisément que par la conservation de ces cylindraxes, par la non-interruption de la conductibilité et de la trophicité nerveuses dans toute l'étendue du neurone. C'est d'ailleurs, comme l'a montré Thomas, une conservation *relative*. Au niveau des plaques scléreuses, en effet, les cylindraxes présentent souvent des renflements fusiformes ou sphériques ; de plus on y constate, au niveau de ces renflements fusiformes, un aspect *fibrillaire* (Thomas) très remarquable, « une tendance à se désagréger, à se dissocier en fibrilles qui disparaissent partiellement ». Si le cylindraxe est conservé, en revanche la *myéline* est très atteinte et, dans les cas un peu anciens, elle a complètement disparu. A côté de ces deux caractères si importants, conservation du cylindraxe et disparition de la myéline, il faut en noter un autre : c'est la *prolifération des tissus de soutien*, de la névroglie qui prend un aspect fibrillaire touffu. Les cellules névrogliques sont en nombre variable. Les lésions vasculaires, auxquelles plusieurs auteurs ont voulu attacher une importance primordiale, paraissent être le plus souvent assez peu marquées ; elles font quelquefois défaut, en sorte que le rôle d'agent causal ne peut leur être attribué.

En somme, on voit que dans la plaque scléreuse elle-même, *tous les éléments des tissus nerveux* (fibres, cellules, tissus de soutènement) participent au processus. On voit aussi, qu'en deçà et au delà de cette plaque, il n'y a pas de lésions appréciables, qu'il n'y a pas de dégénération secondaire, qu'en un mot, le tissu nerveux n'est atteint, et d'une façon non destructive, qu'au niveau même de la plaque. En considérant donc un neurone dans sa totalité, on voit qu'il présente uniquement des lésions circonscrites, et que c'est à bon droit qu'on a comparé la sclérose de la sclérose en plaque à la névrite segmentaire péri-axile de Gombault. Une dernière question reste à poser, c'est celle de l'origine du processus. Naît-il dans le parenchyme, ou, au contraire, naît-il dans la névroglie? Actuellement, quelques auteurs attribuent le rôle initial, capital, à la névroglie et font de sa prolifération primitive la signature de la maladie qui serait proprement une sclérogliose. D'autres en font une lésion à point de départ dans les fibres nerveuses avec réaction secondaire de la névroglie : ce serait une myélite.

Symptômes. — Comme le faisaient prévoir la multiplicité et la dissémination des lésions, la sclérose en plaques ne présente pas un tableau clinique uniforme. Même il est peu d'affections, en neuropathologie, dont la symptomatologie soit aussi polymorphe et dont l'exposé didactique exige une classification aussi conventionnelle. Nous décrirons donc une forme commune, à demi-schématique, où se trouvent groupés le plus grand nombre des symptômes caractéristiques. C'est celle qui servit jadis à Vulpian et à Charcot pour tracer leur célèbre description clinique. Nous nous réservons d'étudier ensuite les principales formes cliniques subordonnées à la répartition topographique des lésions et aux anomalies de l'évolution.

Forme commune. — Le début peut se faire par quelques manifestations sans caractère, telles que faiblesse durable ou passagère dans les jambes, avec ou sans état spasmodique, puis s'établissent successivement les *signes cardinaux* de la maladie typique.

Tremblement. — La sclérose en plaque nous offre le type du tremblement dit intentionnel, c'est-à-dire qu'il s'agit ici d'un tremblement qui — caractère absolument capital — n'apparaît qu'à l'occasion de mouvements actifs. Il diffère donc de celui du goitre exophtalmique ou de celui de la maladie de Parkinson où les membres et le tronc du malade sont agités de mouvements même au repos. Ici rien de pareil ; le malade immobile ne présente rien d'anormal. Vient-il, au contraire, à faire un mouvement, à porter par exemple un verre à sa bouche, immédiatement on voit des oscillations apparaître dans le bras qui se meut, et augmenter très nettement d'amplitude à mesure que le mouvement approche de son but ; il ne fait d'ailleurs qu'en approcher dans les cas prononcés, si bien que le contenu du verre ne peut être bu. Le verre se heurte contre les lèvres ou les dents, son contenu est projeté à terre ou sur les vêtements du malade. Ces troubles sont plus manifestes, si le malade sent qu'on l'observe, s'il est ému. Aux membres inférieurs le tremblement s'observe aussi, mais d'une manière moins prononcée. La tête est souvent animée de tremblements, lorsque le malade vient à s'asseoir sur son lit, et que les muscles du cou entrent en activité ; elle est secouée alors de petits mouvements d'extension et de flexion, comme pour donner des approbations qui n'en finiraient pas. Le tremblement intentionnel est un tremblement lent (5 à 6 oscillations par seconde). Les secousses en sont d'une remarquable amplitude et on le voit quelquefois donner des oscillations de quarante à cinquante centimètres ; elles actionnent surtout les muscles de la racine des membres. On voit, par tous ces détails, combien ce tremblement a peu d'analogie avec celui de la paralysie générale progressive lequel, outre qu'il existe quelquefois au repos, est menu, rapide, prédomine sur la langue et les lèvres et gêne surtout les mouvements fins et délicats. Pour ce qui est de la genèse de ce symptôme, nous l'ignorons, et tout ce qu'on a avancé pour l'expliquer n'est qu'hypothèses.

Troubles de la parole. — Le tremblement de la langue, des lèvres de la tête se joignent à un certain degré de spasmodicité pour réaliser la dysarthrie très particulière de la sclérose en plaques. Le malade, tout d'abord, parle lentement, en scandant chaque syllabe. Plus tard les troubles s'accentuent ; les syllables ne sont plus seulement accentuées, un arrêt instable a lieu entre chacune d'elles ; elles paraissent nécessiter un effort d'émission considérable ; la fin de chaque phrase est lancée d'une façon brusque, haletante, « explosive ».

Troubles de la démarche. — Ils ont été magistralement décrits et analysés par Charcot. Ce ne sont d'abord que les troubles de la démarche spasmodique banale ; le malade se dandine, marche sur la pointe des pieds. A une époque plus tardive, le tremblement, et surtout la perte de l'équilibration plus ou moins considérable, viennent rendre le trouble beaucoup plus complexe, et nous avons alors la démarche *cérébello-spasmodique* dans laquelle le malade, les jambes toujours raidies par la contracture, se met à festonner, à décrire des zigzags pour élargir sa base de sustentation. On décrit aussi une démarche *cérébelleuse pure* (voy. les maladies du cervelet) où prédominent les troubles de l'équilibration.

Nystagmus. — Lorsque après avoir prié le malade de fixer un doigt, on fait parcourir aux globes oculaires toute leur excursion, on observe dans la position extrême du regard, à droite ou à gauche, en haut ou en bas, un tremblement associé des muscles des yeux qui communique aux globes oculaires des oscillations horizontales, quelquefois verticales, selon la position des yeux. Quand la maladie progresse, il n'est plus besoin de donner aux globes oculaires des mouvements d'extrême déviation, le phénomène s'observe alors rien qu'en fixant le regard du malade. Rarement, il y a du nystagmus rotatoire.

Pour peu qu'il soit marqué, le nystagmus a une grande valeur diagnostique. Cependant il s'observe aussi dans la maladie de Friedreich et dans certaines lésions oculaires. Il s'accompagne assez fréquemment de paralysies des muscles de l'œil, ayant souvent le caractère de paralysies associées (Parinaud).

Troubles visuels. — C'est une atrophie le plus souvent partielle du nerf optique ; à l'ophtalmoscope la papille est blanche et décolorée ; quelquefois elle a le même aspect que dans la névrite optique (Parinaud) ; c'est une lésion à prédominance unilatérale. Ces altérations expliquent suffisamment l'amblyopie, le rétrécissement concentrique du champ visuel, le scotome central pour le blanc et les couleurs. Heureusement, ce sont là des troubles susceptibles de régresser ; ils ne déterminent que rarement l'amaurose complète.

Réflexes tendineux et cutanés. — Les réflexes tendineux (rotulien, réflexe du tendon d'Achille, de l'olécrâne, etc.,) sont exagérés dans la très grande majorité des cas. Il en serait de même des réflexes cutanés (réflexe abdomidal de Babinski) pour nombre d'auteurs ; Byron-Brœmwell, Gowers les trouvent au contraire le plus souvent abolis (voy. pour l'interprétation du réflexe de Babinski les articles hémiplégie et hémorragie cérébrale). Le phénomène de la trépidation spinale s'observe aussi, évoluant presque toujours de pair avec l'exagération des réflexes tendineux.

Troubles de la sensibilité. — On en parlait toujours, dans les traités classiques, pour insister sur leur absence dans la sclérose en plaques. Bien que les plus récents travaux aient attiré l'attention sur l'existence de troubles *subjectifs*, tels que crampes, fourmillements, douleurs fulgurantes ou névralgiformes, et *objectifs* tels que hypoesthésies et hyperesthésies passagères, les manifestations sensitives au cours de la sclérose en plaques n'en sont pas moins au second plan, et les cas comme celui d'Oppenheim où une plaque de sclérose à l'émergence de la cinquième paire occasionna de violentes névralgies faciales, demeurent des exceptions. Quelques-uns des troubles sensitifs que l'on peut constater semblent devoir être attribués à de l'hystérie surajoutée.

Ainsi constituée, la maladie dure environ de 5 à 20 ans. En général, la marche en est entrecoupée de rémissions qui peuvent faire croire à un arrêt définitif du processus. Malheureusement, il n'en est rien, et à l'occasion d'une fatigue, d'une infection, les symptômes disparus reparaissent et le malade recommence une nouvelle période de manifestations morbides. La mort est le terme de cette série d'oscillations; elle survient par troubles bulbaires, par cachexie, quelquefois par ictus apoplectiforme. Comme dans la plupart des myélopathies chroniques, une affection intercurrente, broncho-pneumonie, pneumonie, tuberculose, peut précipiter le dénouement. Charcot, Pierre Marie, ont insisté sur la possibilité de guérisons.

Telle est dans son ensemble la symptomatologie et l'évolution clinique de la forme classique de la sclérose en plaques; elle ne répond pas malheureusement à la majorité des faits cliniques. Les observations sont là en nombre énorme, jointes aux constatations cliniques de tous les jours, pour mettre en relief l'extrême variabilité d'aspect de cette affection. Nous allons essayer de montrer comment notre type moyen de sclérose en plaques peut être modifié dans ses éléments selon la *localisation anatomique* des plaques et les *anomalies de l'évolution clinique*.

Nous décrirons :

DES FORMES ATYPIQUES. — 1° *Par effacement, formes frustes de Charcot.*

2° *Par prédominance d'un symptôme ou d'un groupe de symptômes insolites.*

3° *Par anomalies de l'évolution clinique.*

4° *Par simulation d'une maladie organique du système nerveux.*

5° *Par une complication : hystérie ou tabes associés.*

Les *formes atypiques par effacement*, ou formes *frustes de Charcot* s'observent fréquemment. Ici plusieurs des symptômes cardinaux viennent à manquer ; il n'y a, par exemple, ni nystagmus, ni tremblement, ni altérations de la parole ou ces troubles ne sont que peu marqués, la maladie est réduite à un ou deux signes. Citons à cet égard le malade d'Oppenheim, qui souffrit pendant vingt années consécutives de troubles visuels à l'exclusion de toute autre manifestation de sclérose en plaques. En général, l'évolution du mal ne tarde pas à enrichir le tableau clinique, et les autres symptômes cardinaux viennent souvent s'ajouter à celui ou à ceux qui existent déjà. L'embarras du clinicien n'en est pas moins grand quelquefois et le diagnostic hésitant. On peut s'en faire quelque idée en se rappelant que le nystagmus, surtout s'il s'y joint des troubles de la parole et un peu de perte du sentiment d'équilibration, doit forcément faire penser à la *maladie de Friedreich.* Mais dans l'ataxie héréditaire, il y a de l'incoordination des membres à l'occasion des mouvements volontaires, il y a de la scoliose, du pied bot; dans les cas vraiment difficiles, il est vrai, la maladie de Friedreich n'est elle-même pas représentée par tous ses signes; il faut alors faire une analyse soigneuse des symptômes que présente le malade et se guider sur des nuances. Les secouses nystagmiformes sont moins amples dans la maladie de Friedreich, la parole moins explosive, il n'y a pas de tremblement véritable. Dans les *atrophies cérébelleuses*, en particulier dans *l'hérédo-ataxie cérébelleuse*, décrite par Pierre Marie en 1893, on note un certain nombre de symptômes qui peuvent exister à titre isolé dans une sclérose en plaque fruste, parole scandée et explosive, exagération des réflexes, début après 20 ans. Mais ici il y a le côté familial de la maladie, la prédominance des symptômes cérébelleux, le peu d'importance du tremblement intentionnel.

Formes atypiques par prédominance d'un symptôme insolite. Dans ces formes, il y a lieu de distinguer *deux ordres de faits.* Dans un certain nombre de cas, tous les signes cardinaux de la maladie ou presque tous se trouvent réunis *avec, en plus, un symptôme tout à fait exceptionnel.* C'est ainsi qu'on peut rencontrer des scléroses en plaques avec *amyotrophie*, localisée aux extrémités avec plus ou moins de réaction de dégénérescence ou bien encore il y a des *troubles sphinctériens* (incontinence, rétention d'urine) transitoires ou des *troubles trophiques* (chute des cheveux, fragilité des ongles, éruptions bulbeuses, etc). La présence de ces manifestations insolites peut faire quelquefois hésiter ; mais à cause de la coexistence de symptômes tels que : tremblement, nystagmus, parole scandée, lésions du fond de l'œil, cette hésitation ne sera en général que de courte durée. Dans une autre série de faits il n'en est malheureusement plus ainsi, et le diagnostic est des plus épineux. Nous voulons parler de ces cas où le *symptôme insolite est le seul constaté;* il n'y a pas les signes cardinaux de la maladie ou il n'y en a qu'un. On est alors en présence de ces formes où on voit un malade souffrir longtemps *d'accès de vertiges* pendant lesquels il a l'impression que tous les objets qui l'environnent tournent avec une très grande rapidité et que lui-même il participe à ce mouvement de giration. Aussi essaye-t-il de se retenir et se cramponne-t-il où il peut, aux murs, aux bois de lit, etc., il peut y avoir aussi des sensations subjectives, lumineuses ou obscures (Déjerine), de la céphalée. Ces symptômes s'amendent le plus souvent quand surviennent les grands symptômes de la sclérose en plaque. On conçoit combien il est difficile, en l'absence des symptômes caractéristiques par leur groupement (tremblement, nystagmus, parole scandée, papille décolorée, troubles de la démarche), de rapporter la manifestation insolite à la cause véritable. Bien plus, des associations, d'ailleurs rares, de symptômes insolites, tels que le vertige, la céphalée, et surtout les attaques épileptiformes avec élévation de température, imposent l'idée d'un foyer d'encéphalite et surtout d'un début de tumeur cérébrale. L'absence d'œdème de la papille, bilatéral et persistant, de vomissements, d'obnubilation intellectuelle, etc., permettront d'éliminer cette dernière hypothèse.

Formes atypiques, par simulation d'une maladie organique du système nerveux. — A cet ordre de faits ressortissent :

La forme simulant la *sclérose latérale amyotrophique*, marquée par une paralysie amyotrophique typique (voy. cette maladie) et des symptômes bulbaires. Elle diffère de la maladie de Charcot par la marche plus oscillante et plus lente, le degré moindre de l'amyotrophie.

La forme simulant la myélite transverse, ou forme *paraplégique*, où seuls les membres inférieurs sont contracturés et paraplégiés; la trépidation épileptoïde, le signe de Babinski en extension, des troubles sphinctériens, achèvent de donner le change. Pourtant dans la *myélite transverse syphilitique* les troubles sensitifs et sphinctériens sont plus marqués, il n'y a pas, même à titre d'ébauche, l'un quelconque des symptômes cardinaux de la sclérose en plaques. Dans un cas qu'il nous a été donné d'observer, la *paraplégie spasmodique* s'accompagnait d'hémianesthésie, de signe de Babinski *en flexion* avec clonus du pied à oscillations irrégulières. Malgré l'absence des autres stigmates hystériques, nous fûmes conduits à diagnostiquer une paraplégie fonctionnelle, en nous basant sur le début brusque survenu à la suite d'une émotion, l'absence de signe de Babinski en extension, la nature du clonus, l'exagération de la contracture. La malade chez laquelle nous observâmes cet épisode avait la papille décolorée, du nystagmus, du tremblement intentionnel peu marqué, de la parole scandée.

Thomas et Long ont signalé la coexistence d'une méningo-myélite syphilitique et d'une sclérose en plaques légitime.

La forme *simulant l'hémiplégie* est une des plus importantes et va nous amener à parler des attaques apoplectiformes de la sclérose en plaques. Celles-ci surviennent au début ou au cours de la maladie et peuvent se répéter une, deux, trois et même cinq et six fois. Elles diffèrent des attaques d'apoplexie de l'hémorragie cérébrale par leur gravité moindre et par l'*hyperthermie* qui les accompagne. L'hémiplégie qu'elles laissent à leur suite le plus souvent est en général transitoire et peut disparaître complètement. Tantôt cette hémiplégie n'occupe que les membres, tantôt elle intéresse à la fois les membres et le facial inférieur : elle peut s'accompagner d'aphasie, de paralysie oculaire. Elle peut encore se manifester sous forme d'hémiplégie alterne. Quelquefois elle relève de l'hystérie associée. Nous avons vu les caractères un peu particuliers de cette hémiplégie de la sclérose en plaques ; dans les cas où on peut trouver du nystagmus, un peu de tremblement intentionnel, le diagnostic est singulièrement facilité. Nous n'insisterons pas sur la confusion possible entre une sclérose en plaques à forme hémiplégique et une tumeur cérébrale.

La forme *simulant la syringomyélie* avec pachyméningite cervicale hypertrophique, dans laquelle des douleurs vagues et surtout une paralysie avec contracture des quatre membres pourraient donner le change, est fort rare. Il n'y a ici ni dissociation syringomyélique de la sensibilité, ni amyotrophie, ni scoliose, ni troubles trophiques particuliers.

Notons, pour terminer la série des formes simulant une maladie organique du système nerveux, la sclérose en plaques à *forme bulbaire*, dans laquelle les troubles de la phonation, de la déglutition et de la mastication, le vertige, les états asphyxiques, quelquefois la glycosurie, la tachycardie, imposent l'idée d'une paralysie labio-glosso-laryngée. Qu'une amyotrophie vienne s'y joindre et nous avons la forme déjà décrite de sclérose latérale amyotrophique. Mentionnons enfin la sclérose en plaques à forme cérébrale. Ici, en plus des attaques épileptiformes déjà étudiées, alternant souvent avec des attaques apoplectiformes, nous avons une diminution notable de la mémoire et de l'intelligence, rarement du délire et des manifestations hallucinatoires ou des attaques *de rire spasmodique* et interminable sans accompagnement d'idées joyeuses. Ces formes peuvent quelquefois simuler les tumeurs cérébrales ; elles ont fait penser surtout à la *paralysie générale progressive*, quelquefois associée à la sclérose en plaques pour Schultze, surtout quand il y a embarras de la parole et troubles de la marche. Quand la plupart des signes cardinaux de la sclérose en plaques sont présents, l'hésitation est de courte durée. Dans le cas contraire, on n'oubliera pas que l'embarras de la parole chez les paralytiques généraux a des caractères particuliers. Il y a trouble passager, qu'augmentent les émotions et la fatigue ; les syllabes ne sont pas scandées mais prononcées d'une voix d'abord hésitante qui, avec les progrès du mal, devient véritablement bredouillante avec suppression d'une ou deux syllabes dans les mots un peu longs. Le tremblement est bien différent, les troubles mentaux, la déchéance physique et morale sont bien plus marqués. Enfin la marche est plus rapide.

Formes atypiques par anomalies d'évolution clinique. — Cette classe comprend tous les cas où le début de la maladie s'est fait par une *attaque apoplectiforme* ou *épileptiforme* survenant en pleine santé apparente. Elle comprend surtout les formes rares, mais intéressantes, de sclérose en plaques à évolution rapide, suraiguë quelquefois, menant le malade à la mort en six ou huit mois. Dans les cas où la maladie a, comme première manifestation clinique, un ictus apoplectiforme mortel, le diagnostic est littéralement impossible et ne présente plus alors qu'un intérêt rétrospectif puisqu'il ne peut être fait que sur la table d'autopsie.

Formes atypiques dues à une complication. — Elles comprennent les cas de sclérose en plaques associée au tabes, à la paralysie générale, et surtout à l'hystérie. Outre sa fréquence, cette dernière forme présente encore cette particularité : qu'on la peut confondre avec l'*hystérie* pure et simple. La névrose peut en effet simuler la plupart des signes cardinaux de la sclérose en plaques, en sorte qu'on peut hésiter entre l'hystérie à forme de sclérose en plaques et la sclérose en plaques avec hystérie associée. Outre le relevé des commémoratifs et la recherche des stigmates de la névrose (rétrécissement du champ visuel, anesthésie pharyngée, zones hystérogènes, hémianesthésie, etc.), on tiendra compte de certaines nuances que nous présentent les symptômes eux-mêmes. C'est ainsi que la parole n'est pas vraiment scandée dans l'hystérie, elle est plutôt irrégulière, certaines syllabes étant émises avec hésitation et d'autres, au contraire, avec précipitation. Le tremblement diffère aussi par quelques côtés de celui de la maladie organique; il est en particulier moins rigoureusement intentionnel. Les réflexes ont des caractères spéciaux (voy. à ce sujet le chapitre Hémiplégie) qui se retrouvent dans toutes les manifestations spasmodiques de l'hystérie. Il va sans dire que la constatation, à l'ophtalmoscope, d'une *papille décolorée*, emporterait le diagnostic, ce symptôme n'existant pas dans l'hystérie.

Diagnostic. — Nous avons passé en revue, à propos des formes cliniques de la sclérose en plaques, les principales difficultés de diagnostic. Nous n'insisterons ici que sur quelques erreurs qui pourraient être commises même à propos de la forme typique de la maladie.

La plupart des auteurs mentionnent en première ligne la *maladie de Parkinson*. Elle ne constitue pourtant, en aucun cas, une sérieuse cause de confusion. Le tremblement, signe capital de la maladie, diffère en tous points de celui de la sclérose multiple. Il est très manifeste au repos, au lieu d'être rigoureusement intentionnel; il a des oscillations petites et non grandes. Il est localisé, au début tout au moins, au pouce et à l'index, qui se regardent par leur pulpe, en sorte que le malade a l'air de filer de la laine ou d'émietter du pain. Les membres inférieurs, les lèvres sont atteintes ultérieurement. Il y a un tremblement très caractéristique dans l'émission des sons. La démarche, le facies du malade contribuent à rendre toute confusion impossible.

On a décrit un type clinique sans substratum anatomique (Westphal), mais où figurent, à l'exception du nystagmus, les signes cardinaux de la sclérose en plaques : c'est la pseudo-sclérose en plaques. Il s'agirait d'une névrose — peut-être de l'hystérie; c'est dire que la papille n'est jamais atteinte. Westphal insistait sur la fréquence des signes psychiques (apathie, délire).

Rappelons enfin que la sclérose en plaques est assez facilement simulée. Nous avons vu un pilier d'hôpital atteint de tremblement intentionnel avec parole scandée, troubles de la démarche, exagération fortuite des réflexes rotuliens et oléocraniens, le tout assez bien imité pour avoir pu tromper quelques cliniciens ; on aurait cherché en vain, naturellement, le nystagmus, la trépidation spinale et la papille décolorée.

Pronostic. — Si nous exceptons les formes à manifestations bulbaires, le pronostic de cette affection n'est pas trop sombre, puisqu'il s'agit d'une myélopathie à évolution très longue (20 à 30 ans dans quelques cas), et allégée par des rémissions souvent durables. Les cas de guérison (Charcot, Pierre Marie, etc.), sont malheureusement des raretés.

Traitement. — Si l'on soupçonne la syphilis — nous savons que son rôle étiologique est contesté — on pourra donner le traitement spécifique. En présence des autres cas, le rôle du médecin se bornera à prescrire un *repos* aussi absolu que possible, joint à une *alimentation substantielle*. On se méfiera de l'hydrothérapie, des électrisations, qui souvent ne font qu'augmenter les phénomènes de spasmodicité. S'il y a hystérie associée, la suggestion pourra rendre quelques services.

HÉMORRAGIE MÉDULLAIRE (HÉMATOMYÉLIE)

Tout épanchement de sang intra-médullaire crée l'hématomyélie. Ainsi définie, cette affection se sépare nettement de l'hématorachis, dont la lésion, bien qu'intrarachidienne, reste extra-médullaire.

Le premier cas d'hématomyélie fut publié par sir Ev. Home en 1814. Parmi les travaux les plus importants publiés par la suite, citons ceux d'Olivier (d'Angers), Hayem, Erb, Charcot, Leyden, Brissaud, Raymond, Pitres et Sabrazes, ceux de Minor, de Moscou et de Jean Lépine, etc.

Étiologie. — Les hommes adultes sont le plus souvent atteints d'hématomyélie.

Les enfants cependant présentent assez souvent des hémorragies médullaires, secondaires d'ailleurs, et liées soit aux traumatismes de manœuvres dystociques (nouveau-nés), soit à l'évolution d'une myélite latente (syringomyélie ou paralysie infantile).

Mais ce n'est pas *l'âge*, qui joue ici le rôle de facteur étiologique important. Ce que nous devrons toujours considérer, tant au point de vue du diagnostic que du traitement, ce sont les *antécédents pathologiques*.

Dans le détail des cas le plus communément observés, se trace en effet une délimitation bien nette entre ceux où l'hémorragie survient dans une moelle saine et ceux où elle survient dans une moelle déjà atteinte.

Dans la première catégorie, se placent les traumatismes divers (commotions, luxations, fractures du rachis), manœuvres obstétricales, etc. Ils constituent une des causes *essentielles de l'hématomyélie*, la plus importante selon certaines statistiques. Tantôt l'hémorragie médullaire dépend d'une trauma considérable, d'un écrasement de la moelle avec fracture vertébrale très étendue et ne constitue qu'une complication sans grand intérêt devant l'importance des lésions concomitantes, tantôt, et le plus souvent peut-être, elle paraît presque *spontanée* tant l'effort antécédent a été minime. A cet ordre de faits se rangent les hématomyélies survenues, par exemple, à la suite d'une course, de l'action de soulever un fardeau, d'un coït, d'une chute sur les ischions, etc. Il y a lieu également de compter avec les variations brusques de la tension atmosphérique, avec les variations rapides ou lentes de la pression sanguine dans la moelle. On a décrit aussi, à côté de ces hémorragies de cause mécanique, des hématomyélies liées aux maladies hémorragipares, telles que le purpura, l'anémie pernicieuse, etc.

Faut-il rattacher à cette catégorie les cas particulièrement intéressants où il survient une paraplégie subite, avee signes d'hémorrhagie médullaire, sans aucune cause appréciable ? Avant de cataloguer cette variété dans le cadre des hématomyélies primitives, il convient de faire quelques réserves, vue la possibilité d'une myélite antérieure latente et cliniquement inappréciable.

Quant aux hématomyélies survenant dans une moelle déjà malade, elles sont dues quelquefois à des lésions alcooliques ou syphilitiques. Plus souvent la cause en est une myélite aiguë (infectieuse parfois) ou chronique, ou bien encore une tumeur de la moelle. Mais la grande cause de ces hémorragies secondaires est certainement la gliomatose syringomyélique.

Il est fort possible (Brissaud) que les rapports de l'hématomyélie et de la syringomyélie soient de deux sortes : il y a en effet des hémorragies intra-médullaires au cours de l'évolution gliomateuse et, d'autre part, il se peut fort bien qu'une hémorragie primitive créant un vaste foyer de nécrose dans la moelle, cette lésion, primitivement hémorragique, laisse après elle le tableau classique de la syringomyélie.

Symptômes. — Il y a ici une distinction importante à établir entre les cas d'hématomyélie brusque, primitive au moins en apparence, et les cas où cette hémorragie n'est qu'un accident, plus ou moins éclatant, au cours d'une myélopathie quelconque.

Les premiers cas sont les plus importants. C'est leur ensemble, en somme, qui crée la véritable hématomyélie. Nous en ferons donc l'objet de notre première et principale description.

Dans certains cas le début se fait avec une soudaineté remarquable, et sans douleurs : c'est « le coup de sang médullaire », l'apoplexie spinale de Vulpian.

Quelquefois il existe certains prodromes tels que des fourmillements et des douleurs apophysaires, ou bien le début peut être tout à fait *dramatique*, s'accompagner de *perte de connaissance*, *d'hyperesthésie* extrême des membres inférieurs, comme dans l'observation de Raymond.

L'affection constituée, le malade est paralysé d'un ou plusieurs membres, parfois simplement parésié.

Les membres inférieurs sont surtout atteints. Mais suivant le siège et l'étendue de l'hémorragie, on peut avoir la paralysie des quatre membres avec phénomènes bulbaires graves ou, au contraire, une délimitation fort restreinte de la paralysie, comme dans le cas de Raymond par exemple, où la motricité resta partout intacte, les troubles observés se réduisant à de l'anesthésie des organes génitaux, du périnée, de la région fessière inférieure, et fémorale postérieure et supérieure avec des troubles sphinctériens (hématomyélie du cône terminal).

Le malade accuse, fréquemment, au niveau des zones paralysées, une sensation d'engourdissement très marquée, mais pas de douleurs, ni de fièvre bien marquée, ce qui permet provisoirement d'écarter le diagnostic de *myélite aiguë* (Jean Lépine).

Un phénomène capital et d'une grande valeur diagnostique, est la paralysie précoce et persistante des sphincters anal et vésical. Au début, les muscles des membres paralysés sont indemnes d'atrophie, et gardent leurs réactions électriques normales. La flaccidité est la règle, avec diminution des réflexes tendineux. L'examen de la sensibilité donne de précieux renseignements, en particulier sur le siège et l'étendue de l'hémorragie. L'anesthésie peut être complète à tous les modes. Mais l'hématomyélie centrale, telle que Minor l'a conçue en ses divers travaux, s'accompagne ordinairement de dissociation syringomyélique.

Dans les cas où l'hémorragie a produit une destruction latérale d'une moitié de la moelle, on peut avoir le syndrome de Brown-Séquard [1], en général assez imprécis ; il y a aussi de la *diminution* de la *température générale*.

L'évolution de ces divers troubles est importante à noter ; en général la paralysie s'amende en quelques mois ; elle peut même disparaître en grande partie.

1. Pour être fixé sur la signification et la valeur de ces deux expressions : « dissociation syringomyélique » et « syndrome de Brown-Séquard », consulter les articles : Syringomyélie et Compression de la moelle.

En tout cas, s'il n'y a *qu'amélioration*, et ce sera l'éventualité la plus fréquente, celle-ci sera *fixe* vers la quatrième, sixième ou dixième semaine à partir du début. La paralysie alors de flasque deviendra *spasmodique* avec clonus du pied et exagération des réflexes (destruction de la voie pyramidale). On notera de *l'atrophie musculaire* dans certains cas, les muscles atteints présenteront de la *réaction de dégénérescence*, surtout dans les hématomyélies centrales très étendues.

Les *troubles sensitifs* disparaissent le plus souvent (J. Lépine); dans certains cas cependant où l'hématomyélie paraît être la manifestation initiale d'un processus syringomyélique, on verra persister la *dissociation syringomyélique* de la sensibilité que compliqueront ultérieurement des troubles trophiques, des panaris analgéniques, etc. Les *troubles sphinctériens* guérisent très imparfaitement dans la majorité des cas, et les complications urinaires peuvent devenir très sérieuses. *La mort* peut même dépendre de *l'infection urinaire, de la cystite* qui résulte de la nécessité de sonder le malade. C'est peut-être là la cause de mort la plus fréquente; ce n'est pas la seule, et le pronostic de l'hématomyélie est encore assombri par la possibilité de phénomènes bulbaires (paralysie du diaphragme, etc.), si la lésion atteint la région cervicale, la fréquence des escharres et l'éventualité d'une syringomyélie. *La guérison* complète a été observée.

Dans la seconde catégorie des cas, l'H. atteint une moelle déjà malade, et les commémoratifs attestent une myélopathie antérieure dans le passé du malade.

Souvent il existe des prodromes, tels que courbatures et légère ascension thermique. La paralysie constituée est très étendue et suffisamment complète pour immobiliser le malade qui, pris de fièvre, présente bientôt des escharres. Souvent la paralysie suit, en peu de jours, une marche ascendante inquiétante, terminée par la mort au milieu d'accidents bulbaires graves.

Anatomie pathologique. — Rien de précis ne peut être posé sur le siège et l'étendue des foyers hémorragiques, ces deux données variant d'un cas à l'autre. Les petits foyers multiples semblent se localiser aux régions grises voisines de la commissure (Hématomyélie centrale de Minor); la substance grise est atteinte de préférence.

Le foyer est constitué par une poche hématique infiltrée de corps granuleux.

Le contenu révèle à l'examen des restes, plus ou moins altérés, de fibres ou de cellules nerveuses, et des globules rouges souvent diminués de volume et ayant perdu la régularité de leurs contours normaux.

L'anévrysme miliaire est exceptionnel.

Diagnostic. — L'apparition brusque des symptômes, l'absence habituelle de commémoratifs étiologiques (nuls généralement en dehors des cas traumatiques), rend difficile le diagnostic de l'hématomyélie.

La série des paraplégies subites peut, par chacun de ses éléments, prêter à confusion. Il convient de passer soigneusement en revue les cas susceptibles de faire dévier le diagnostic qui, bien souvent, se pose par élimination.

L'hématorachis, tout d'abord, peut prêter à confusion. Il faut songer que cette affection est exceptionnelle en dehors des plaies par armes à feu ou instruments tranchants. De plus, les douleurs prennent une importance telle, que, de leur fait, la compression des racines sensitives est au premier plan.

La syringomyélie sera d'autant plus délicate à différencier que, souvent, l'examen approfondi du malade montrera sa coexistence avec l'hématomyélie. Le début brusque, chez un sujet parfaitement sain, d'une paraplégie très accentuée, ne cadre guère avec l'hypothèse d'un accident hémorragique, au cours d'une gliose spinale. D'autre part, s'il y a syringomyélie, les troubles sensitifs seront d'une intensité et d'une fixité autrement accusée que dans l'hémorragie médullaire.

La paraplégie subite, hystérique, même apparaissant comme manifestation unique de la névrose (hystérie monosymptomatique) débute rapidement, mais point en coup de foudre : de plus les sphincters restent indemnes.

La myélite aiguë, dans ses paraplégies brusques, dans sa variété apoplectiforme (Hayem) s'accompagne de phénomènes fébriles et de troubles généraux. La marche en est le plus souvent envahissante.

L'hémorragie méningée, sous-dure-mérienne, est douloureuse toujours, et précédée d'un cortège habituel de prodromes très accusés.

Pronostic. — La gravité de l'affection est réelle dans beaucoup de cas, où la persistance de la paralysie sphinctérienne, la marche progressive de la dégénérescence musculaire, ont souvent la mort pour conséquence.

La rétrocession des phénomènes, au point de permettre au malade une existence d'infirme, mais supportable cependant, s'observe assez souvent.

Enfin, nous l'avons dit, on a signalé des retours à la guérison complète et définitive. Tout, en somme, est subordonné à l'étendue et au siège de l'épanchement sanguin, ou en un mot, à l'existence ou au défaut des meilleures conditions de résorption.

Traitement. — Brissaud résume la thérapeutique indiquée en deux formules.

1° Immobiliser, dès le début, le malade, aussi complètement que possible (gouttière de Bonnet) dans le but d'éviter par un mouvement ou une secousse, une nouvelle hémorragie.

2° Éviter les révulsions locales, qui pourraient avoir, comme fâcheux résultat, des escharres profondes et graves.

Les purgatifs drastiques, peuvent être employés, comme dans l'hémorragie cérébrale.

SYRINGOMYÉLIE

Historique et définition. — La maladie, dénommée par Olivier d'Angers en 1837, fut tout d'abord l'objet d'études anatomiques avec Hallopeau (1869), Simon (1875), Westphal (1875), Bæumler (1887). Puis on assista à une phase surtout clinique avec Schultze et Kahler (1888), Charcot, Déjerine, Joffroy, Hoffmann, Schlesinger. Ces derniers auteurs contribuèrent beaucoup à éclaircir l'histopathologie de la Syringomyélie.

L'étude des formes de cette myélopathie s'est enrichie de la description de la maladie de Morvan par son auteur (1883-1889).

Ce qui semble, à l'heure actuelle, devoir être considéré comme caractérisant la syringomyélie, c'est la formation, en plein tissu médullaire, d'une cavité pathologique, résultant soit de la formation d'une myélite cavitaire, soit de la fonte d'une néoplasie gliomateuse. La caractéristique clinique est moins nette, car suivant le siège et l'étendue de la lésion on a des signes fort divers et fort diversement combinés. Un symptôme fut longtemps réputé constant et pathognomonique : c'est la *dissociation syringomyélique;* on reconnut ensuite qu'il n'en était rien, que sa valeur n'était que relative, puisque un bon nombre de syringomyéliques ne la présentent pas et qu'on la peut rencontrer dans des affections autres que la syringomyélie. Nous croyons donc nécessaire d'envisager cette maladie moins comme une entité morbide toujours identique que comme l'ensemble assez variable des manifestations créées par une *lésion constante*, à savoir une cavité dans la moelle.

Symptomatologie. — Les symptômes de la syringomyélie méritent une attention particulière, car c'est une affection assez fréquente : si elle a été longtemps considérée comme rare, c'est très vraisemblablement parce que bon nombre de cas étaient confondus avec l'amyotrophie type Aran-Duchenne (Brühl) le plus souvent, quelquefois avec le tabes ou la maladie de Charcot. La clinique répondant ici à une lésion qui peut intéresser toutes les zones, sensitives, motrices, trophiques, de la moelle, nous étudierons avec Charcot des symptômes poliomyéliques antérieurs, postérieurs et médians, c'est-à-dire des symptômes de lésion de la substance grise (Charcot; Leçons 1889), puis des symptômes qui trahissent l'envahissement de la substance blanche ou leucomyéliques.

La syringomyélie peut débuter tardivement; elle apparaît en règle générale, de vingt-cinq à quarante-cinq ans. Bruhl pense que si on examinait de bonne heure la sensibilité, on la trouverait maintes fois atteinte dans l'enfance, chez des sujets au début de leur lésion. La maladie commencée, voici quelles sont les manifestations qui caractériseront un cas type où le diagnostic s'imposera par des signes classiques.

Signes poliomyéliques antérieurs. — Ces signes ne peuvent faire défaut que si les cornes antérieures de la moelle sont respectées. En général, le malade ressent de la fatigue musculaire dans les membres supérieurs ; une de ses mains devient maladroite, il y perçoit des engourdissements, des fourmillements. Il ne tarde pas à survenir de *l'amaigrissement* portant sur les petits muscles de cette main, les saillies musculaires des éminences thénar et hypothénar, des interrosseux, disparaissent; des positions vicieuses surviennent (main en griffe, main de singe), bref on a tout le tableau de l'amyotrophie type Aran-Duchenne à son début (voir amyotrophies progressives). L'impotence s'établit au prorata de la fonte des muscles. Quelquefois l'amyotrophie prédomine très nettement dans les domaines du cubital et du médian et nous avons la main dite « de prédicateur », par prédominance des muscles d'innervation radiale, comme dans la pachyméningite cervicale hypertrophique. L'avant-bras se prend à son tour. Puis tout semble s'arrêter, il y a un véritable répit de durée variable; mais tôt ou tard, survient la reprise de l'amyotrophie. Fréquemment c'est alors le membre dn côté opposé qui se prend. La symétrie des lésions peut donc être observée, mais le plus souvent alors cette lésion prédomine d'un côté. Plus tard, l'épaule se prend à son tour; quelquefois même le début de la maladie peut se faire par elle, et l'amyotrophie du deltoïde simule *le type scapulo-huméral* de la *myopathie atrophique* progressive (Déjerine). Les membres inférieurs sont parfois atteints, le plus souvent après le tronc : Wichmann avait posé cette affirmation assez étonnante que leur paralysie caractérisait la majorité des débuts. Sauf de rares cas tels qu'en ont signalé Grasset, Schultze, Westphal, *la face est indemne*. Quant aux muscles d'innervation bulbaire, ils sont fréquemment atteints de manière unilatérale; il y a des paralysies du voile du palais, d'une corde vocale, d'un récurrent avec ou sans crises laryngées, de l'hémiatrophie linguale.

Le tout aboutit à une *impotence locale* plus ou moins complète, d'autant que les phénomènes paralytiques sont souvent plus accusés que ne le ferait penser l'intensité de l'amyotrophie. Sur les muscles atteints s'observent des *contractions fibrillaires*.

Les *réflexes tendineux* (poignet, olécrâne etc.), sont normaux, affaiblis, souvent exagérés; les *réflexes cutanés* (réflexe cutané plantaire, réflexe cutané abdominal, réflexe crémastérien, considérés comme *exagérés* par beaucoup d'auteurs, nous ont plutôt paru *abolis* dans la majorité des cas et s'opposer par là aux réflexes tendineux.

La réaction de dégénérescence a été notée; souvent, elle est incomplète ou même absente dans des muscles en voie d'atrophie.

Signes poliomyéliques postérieurs. — Leur apparition est en général précoce, car la lésion progresse surtout en arrière du canal de l'épendyme, envahissant les cornes postérieures. Le syringomyélique classique, tout à fait typique,

ne sent pas la température ;
ne sent pas la piqûre ;
mais sent le contact.

Étudions chacun des termes de cette dissociation :

a) *Thermo-anesthésie*. — Généralement son territoire se limite aux membres supérieurs; elle peut envahir la nuque, le tronc, tout le corps, exceptionnellement la face: cependant elle a été constatée dans la sphère du trijumeau. Fréquemment elle a une distribution hémiplégique, monoplégique ou, comme disaient les anciens auteurs, segmentaire par rapport à un membre : la limite supérieure de ce territoire serait généralement constituée par une ligne circulaire dont le plan serait *perpendiculaire à l'axe du membre*. Cette manière de voir résulte, pour Déjerine, d'examens « grossiers et incomplets ». On a montré, en effet (Lähr, Déjerine,

Oppenheim), que la topographie de la thermo-anesthésie, comme d'ailleurs celle de l'analgésie, n'était nullement segmentaire, mais *nettement radiculaire*, c'est-à-dire constituée par des bandes *parallèles à l'axe du membre*. Ajoutons que Brissaud ne partage pas ces opinions et admet que les troubles sont effectivement disposés suivant un territoire médullaire, un métamère. Fréquemment les zones anesthésiques sont bilatérales et symétriques.

Si l'on pratique soigneusement l'examen du malade (à l'aide de tubes contenant soit un morceau de glace, soit de l'eau chaude) on constate que la thermo-anesthésie complète et typique est précédée d'une phase de simple thermo-hypoesthésie, d'une simple diminution du sens de perception de la température. Ce sont d'abord les températures moyennes, puis les températures élevées, qui ne sont pas perçues; le malade en arrive *à se brûler sans ressentir la moindre impression de chaleur* et, comme nous allons le dire tout à l'heure, sans en souffrir. Parfois, à l'encontre de tout cela, on note une véritable hyperesthésie au chaud et au froid si bien que certains syringomyéliques ne supportent que très péniblement le contact de l'eau à la température ordinaire. On peut enfin noter de la *perversion du sens de la perception thermique:* le malade sent du froid quand on le touche avec un objet chaud et inversement. Il peut y avoir *dissociation de la sensibilité thermique*, la perception du froid étant conservée, alors que celle de la chaleur est abolie (Déjerine et Tuilant).

Les zones des troubles sensitifs ne sont pas toujours absolument fixes; elles peuvent se déplacer d'un jour à l'autre. L'intensité des signes que l'on y observe peut également varier dans un assez court espace de temps.

La thermo-anesthésie des muqueuses est plus rare que celle de peau.

b) *Analgésie.* — Elle se révèle plus ou moins complète (piqûre, application du pinceau faradique). Cutanée et sous-cutanée, elle peut occuper la *profondeur* comme le témoignent l'indolence de plaies profondes chez les syringomyéliques. Il m'a été donné d'observer un malade qui portait 17 *cicatrices de brûlures profondes* dont il n'avait pas ressenti la douleur. Les viscères eux-mêmes sont quelquefois insensibles (analgésie trachéale, épigastrique, etc); il en est de même des os (on le recherchera en appliquant sur la surface osseuse examinée le pied d'un diapason; sa vibration sera perçue ou non). L'analgésie peut s'étendre à tout le tégument ; ordinairement sa localisation sera monoplégique, quelquefois hémiplégique. En tout cas, sa distribution sera aussi nettement radiculaire ou médullaire, ce qui revient au même, que celle de la thermo-anesthésie (Déjerine). Elle ne sera pas toujours superposée à cette dernière et pourra même *exister sans elle.* On a noté l'analgésie des muqueuses, du *retard dans la transmission des impressions douloureuses,* pouvant s'élever à quinze minutes ou une demi-heure (Egger), et même des zones d'hyperesthésie.

c) *Conservation de la sensibilité au contact.* — Il est manifeste que ce signe existe souvent dans toute sa pureté même avec de profondes altérations des autres modes de la sensibilité. Mais cela n'est pas constant, loin de là ; et Critzman a montré que le contact réalisé par un pinceau, par la pression tactile, par l'application de plusieurs pressions successives pouvait être perçu *moins nettement qu'à l'état normal,* ou même ne pas être perçu du tout. Quelquefois même, on note des *zones d'anesthésie* avec conservation de la sensibilité à la chaleur et à la douleur. Le même auteur a montré la fréquence relative de l'abolition du sens du relief des objets et de la perception des liquides (le malade auquel on fait toucher successivement de l'eau, de l'huile, du mercure, ne les reconnaît pas ou mal). On signale la *conservation habituelle du sens des attitudes segmentaires* (le malade reconnaît parfaitement, les yeux fermés, l'attitude imprimée à ses membres).

Comme les troubles moteurs ne se superposent pas aux troubles sensitifs et peuvent même occuper le membre opposé à celui qui est anesthésié, on conçoit la possibilité de rencontrer jusqu'au *syndrome de Brown-Séquard*[1] chez le syringomyélique.

SIGNES POLIOMYÉLIQUES MÉDIANS. — Nous rangerons sous ce titre, et pour la commodité de la description, les signes dépendant probablement, mais hypothétiquement en somme (vu l'état actuel de nos connaissances sur les localisations médullaires) de l'altération de la substance grise centrale de la moelle. Les troubles que nous allons exposer ne sont pas absolument caractéristiques de la syringomyélie et peuvent se rencontrer ailleurs. Les altérations du *système osseux* sont de première importance ; ils consistent en friabilité, usures, hypertrophies, fractures du corps des os avec difficulté de consolidation. Charcot et Brissaud ont mis en lumière, dans la syringomyélie, l'existence de déformations des extrémités

1. Voir compression de la moelle.

rappelant les troubles acromégaliques : c'est la chiromégalie. Ce phénomène, parfois précoce, s'observe en général sur le territoire qui est frappé de troubles sensitifs. Tout dernièrement, MM. Chauffard et Griffon en ont publié un exemple très intéressant (*Revue neurologique* de 1899-n° 9 p. 3181). Les troubles trophiques sont en général très marqués au niveau du *rachis*. La déviation la plus fréquente est la scoliose, ou mieux : la *cypho-scoliose ;* de degré variable depuis la simple asymétrie légère jusqu'aux grosses difformités, elle siège surtout à la région dorsale supérieure. Il n'y a pas de douleurs.

La pathogénie de cette cypho-scoliose est des plus discutée ; on a incriminé un trouble trophique osseux, l'atrophie musculaire, la polyarthrite vertébrale. Une déformation du thorax, dite « thorax en bateau » a été vue par Pierre Marie.

Les phénomènes *articulaires* consistent en arthropathies avec déviations et subluxations, très analogues à celles du tabes ; leur siège de prédilection est aux membres supérieurs.

Le *panaris*, *le mal perforant* doivent être rangés au nombre des troubles trophiques cutanés et sous-cutanés. L'importance des panaris, en particulier, crée une forme que nous étudierons bientôt en donnant tous les caractères de ses manifestations. Le mal perforant syringomyélique, plantaire ou palmaire, guérit difficilement.

Les phénomènes *du côté de la peau* sont divers et gradués depuis son état lisse dénommé par les Anglais du nom de *glossy-skin*, jusqu'à un état de momification qui fait penser à la sclérodermie. Comme degrés intermédiaires citons : les fendillures, les crevasses, la chute et la striation des ongles, leurs formes vicieuses, les bulles et phlyctènes laissant à leur suite des ulcérations qui guérissent lentement et par des cicatrices difformes, chléoïdiennes.

Le système *vaso-moteur* est atteint. On peut noter des colorations anormales du tégument, du dermographisme, la production rapide d'urticaire vésiculeux avec démangeaisons, et surtout ce que Marinesco a décrit sous le nom de *main succulente*. Elle est caractérisée par une *bouffissure dure du dos de la main*, pouvant s'étendre quelquefois jusqu'au coude ; les creux en sont effacés, d'autant plus que l'amyotrophie a contribué à faire disparaître les saillies musculaires, thénariennes et autres. Elle est, en outre, particulièrement sèche, froide et cyanosée. Marinesco qui pensait la « main succulente » caractéristique de la syringomyélie, l'attribuait à une hyperplasie du tissu conjonctif sous-cutané. Des altérations analogues du pied ont été dénommées *pieds succulents* par Crocq.

On note parfois de la production pileuse exagérée et de l' *hyperhydrose*, surtout dans les zones anesthésiées.

Généralement dans la syringomyélie les *sphincters* sont intacts, ce qui s'explique par la rareté de la localisation du processus dans la moelle sacrée. Parfois cependant il y a de la parésie vésicale ; de l'incontinence ou de la rétention plus rarement. La constipation est fréquente, la rétention fécale rare.

Les *troubles génitaux* sont l'exception. Chez l'homme on a noté, tantôt du priapisme, tantôt de l'impuissance ou des pollutions nocturnes douloureuses.

Quand la lésion s'étend plus haut dans l'axe nerveux, on pourra observer des *troubles oculaires* : nystagmus, paralysies oculaires, surtout de la sixième paire, avec diplopie passagère ou tenace et conservation du réflexe pupillaire à la lumière. L'atrophie du nerf optique avec désordres consécutifs a été signalée.

Le myosis unilatéral avec rétrécissement de la fente palpébrale semble dépendre d'une lésion du sympathique. On constatera, dans un bon nombre de cas, surtout vers la fin de l'affection, des *manifestations bulbaires :* troubles de la déglutition, nausées vomissements, hoquet, vertiges. On a pu décrire le syndrome bulbaire complètement réalisé, l'hémiatrophie de la langue (Chabanne, Déjerine et Mirallié), la paralysie faciale, la névralgie du trijumeau.

Signes leucomyéliques. — Le processus syringomyélique, cause habituelle des symptômes, peut envahir les différents cordons d'où la production de symptômes nouveaux dont l'importance est moindre. C'est ainsi qu'on peut noter, avec Charcot :

L'*allure spasmodique* de la paralysie, graduée depuis la parésie simple avec un peu de rigidité jusqu'à l'impotence absolue avec contractures. On comprend donc qu'une syringomyélie puisse éventuellement évoluer comme une sclérose latérale amyotrophique.

Quand ce sont les *cordons postérieurs* qui sont atteints, on a souvent l'abolition du sens tactile (déjà signalée) ou une symptomatologie quasi tabétique (incoordination, douleurs fulgurantes, abolition du réflexe rotulien, signe d'Argyll-Robertson).

Au milieu de toutes ces réactions morbides, l'*état psychique* demeure en général satisfaisant malgré une tendance marquée à l'hypocondrie.

Formes cliniques. — « Tout symptôme est fonction non pas d'une espèce pathologique mais d'une localisation morbide. Mon opinion est que l'état anatomique désigné sous le nom de syringomyélie ne se trouve pas toujours et nécessairement derrière le syndrome réalisé par la thermanesthésie et l'analgésie » (Grasset). Cette citation résume l'opinion actuelle, logique et cliniquement vraie, sur la syringomyélie ; elle explique que ce chapitre de formes soit aussi important que celui dit de symptomatologie, car il est destiné à montrer des *aspects symptomatiques nécessairement variés.*

Il faut distinguer d'abord des formes cliniques réalisées par des troubles de sensibilité autres que ceux que nous avons donnés comme typiques. C'est ainsi que :

La sensibilité peut rester normale ;

Le sens tactile être aboli (11 fois sur 18 cas ; Roth).

D'autres variétés résident dans une allure, tout autre que celle déjà signalée, des signes moteurs. C'est ainsi qu'on pourra noter : par défaut de troubles sensitifs le *type Aran-Duchenne* pur ou quelque chose de très analogue ; ou, s'il y a envahissement concomitant des faisceaux blancs latéraux, exactement le tableau *de la maladie de Charcot.*

Il y a lieu aussi de signaler *les formes latentes.* Il est arrivé, en effet, par des hasards d'autopsie, de trouver des lésions syringomyéliques, alors que jamais rien d'anormal — moteur ou sensitif — n'avait apparu dans le cours de la vie du sujet. Parfois aussi le diagnostic hésite en face de la légèreté de certains signes à peine marqués. Il faut, en somme, se souvenir « qu'une région très étendue de la moelle peut perdre presque en entier l'une ou les deux moitiés de sa substance grise, sans traduire cliniquement sa souffrance ».

La rapidité plus ou moins grande de l'évolution autorise une nouvelle distinction de forme, répondant à deux entités anatomiques isolées par Charcot, à savoir : une *forme gliomateuse* qui débuterait de bonne heure et avancerait rapidement vers la mort dans quelques cas, procéderait par longues étapes coupées de phases d'arrêt dans d'autres, et une forme *myélitique,* débutant plus tard et présentant des signes plus fixes et plus restreints. Philippe et Oberthür insistent sur la *forme pachyméningitique* de la syringomyélie dont les tendances dégénératives entraînent une évolution très rapide et grave (voy. Pachyméningite cervicale hypertrophique).

Disons enfin que la syringomyélie peut se rencontrer *associée à diverses maladies* telles que l'hystérie, le tabes, le goitre exophtalmique, la paralysie générale, le spina-bifida. Quant à la *maladie de Morvan*, elle est aujourd'hui envisagée comme *une des formes de la syringomyélie*. Ici les symptômes sensitifs, (analgésie, anesthésie) les symptômes moteurs (parésie, paralysie) se compliquent de l'apparition, souvent précoce, dans le cours de la maladie, de panaris multiples, indolents, profonds et successifs, se cicatrisant avec peine et allant jusqu'à l'élimination de parcelles osseuses sous-jacentes nécrosées. Cette affection est surtout fréquente en Bretagne. Morvan et Déjerine en font une maladie distincte de la syringomyélie.

Marche, durée, pronostic. — La marche de l'affection est en général chronique ; elle dure vingt ans et plus avec des périodes de rémission et des reprises. *La mort* est la règle, et survient, soit du fait d'une maladie intercurrente, soit par suite de l'aggravation des symptômes, des troubles trophiques en particulier. L'envahissement bulbaire l'amène très fréquemment aussi.

Diagnostic. — Facile dans les formes absolument typiques, il est délicat dans les variétés frustes si fréquentes.

L'hystérie peut en imposer comme dans toutes les maladies organiques du système nerveux.

La lèpre affecte quelquefois la forme syringomyélique (Pitres et Sabrazès, Gombault). On doit, si possible, rechercher le bacille de Hansen dans les nerfs. Zambaco admet l'identité de la lèpre et de la maladie de Morvan.

L'amyotrophie type Aran-Duchenne évolue plus lentement encore que la syringomyélie. Le diagnostic devient très épineux si on a affaire à une syringomyélie sans troubles sensitifs ; on recherchera les déviations du rachis.

La *sclérose latérale amyotrophique* a une marche rapide. Elle débute par des phénomènes parétiques alors que, dans la syringomyélie, le début est habituellement marqué par l'atrophie ; il n'y a jamais de troubles de la sensibilité.

L'acromégalie peut être soupçonnée quand la syringomyélie présente des déformations des extrémités. Mais dans la maladie de Marie il n'y a pas de troubles trophiques et, loin de se limiter aux extrémités, les déformations gagnent la tête.

L'hématomyélie centrale, d'origine traumatique, débute brusquement.

Dans les *névrites périphériques* on trouve des antécédents toxiques ou infectieux ; les troubles moteurs et sensitifs se distribuent suivant le trajet des nerfs périphériques.

Le *tabes*, enfin, présente des troubles sensitifs isolés, en placards ; de plus l'ataxie, le signe d'Argyll-Robertson, les troubles sphinctériens font faire le diagnostic.

Anatomie pathologique. — Au premier aspect, la moelle peut paraître saine ; mais le plus souvent les désordres sont appréciables.

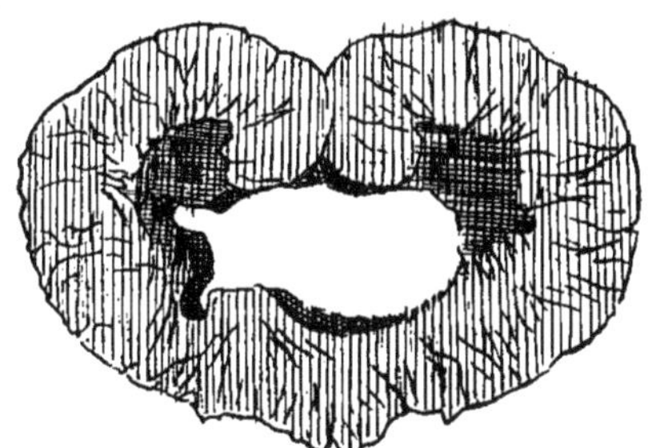

Fig. 102. — Coupe transversale d'une cavité syringomyélique.

La moelle est molle, quasi fluctuante ; en certains points, elle s'affaisse. Parfois on a l'aspect d'un cordon aplati, rubanné, avec exagération de volume du renflement cervical. La palpation permet quelquefois de sentir, comme un tuteur rigide, une tige métallique implantée le long de l'axe de l'organe (gliomes circonscrits centraux).

A la coupe on constate le plus souvent la présence d'une cavité. C'est généralement une fente elliptique transversale ou en sablier (voy. fig. 102). Son étendue est variable. Surtout limitée *au renflement cervical*, elle peut quelquefois occuper toute la moelle du renflement cervical au filum terminal. Elle siège en arrière de l'épendyme qu'elle laisse intact ou non, dans la commissure postérieure et dans les cornes postérieures. La substance blanche est assez rarement touchée : si elle l'est, c'est au niveau des faisceaux latéraux surtout. La cavité ouverte, on constate une paroi lisse et unie, assez résistante ; il s'écoule un liquide citrin, parfois louche ou hémorragique, en général très analogue au liquide céphalo-rachidien. On constate l'intégrité au moins apparente du bulbe : si la syringomyélie a tué le sujet après une longue évolution, celui-ci est cependant atteint.

Au microscope. Charcot et bon nombre d'auteurs, en opposition en cela avec Schultze, décrivent une forme de lésions très circonscrites, vraisemblablement dues à un processus inflammatoire banal : ce serait la variété par myélite cavitaire. Mais le plus souvent on a affaire à des lésions gliomateuses : elles peuvent être diffuses (c'est alors une sclérose en nappe de la substance grise) ou localisées (formant alors une véritable tumeur). Quoi qu'il en soit, le sarcome névroglique, ou gliome, est dû à une prolifération du tissu de soutien spécial de la moelle, de la névroglie : on retrouve en effet les fibres, les cellules en araignées caractéristiques de ce tissu. Les cellules contiennent une zone de protoplasma fort dense à leur centre. Les fibres, entre-croisées, mais non anastomosées, circonscrivent un réseau, au milieu des mailles duquel on retrouve les cellules nerveuses et les fibres nerveuses dégénérées : elles ont été étouffées.

Les vaisseaux sont souvent sains : leur abondance au sein du gliome a permis d'isoler une variété thélangiectiasique de cette tumeur ; de même la structure avec prédominance de fibres, crée le neuro-gliome, avec prédominance de cellules, le glio-sarcome. Il faut savoir que la lésion peut ne pas aboutir à l'évidement par élimination et à la formation d'une cavité.

Rappelons que, même avec des désordres très avancés, les fonctions normales peuvent subsister dans la moelle.

Voilà pour les lésions médullaires : le bulbe est généralement atteint vers la fin de l'affection.

En résumé, les désordres peuvent être le résultat de deux processus. Le premier, que tout le monde n'admet pas, se ramène à une lésion *inflammatoire* de la moelle amenant la nécrobiose par dévascularisation localisée; le second, le plus admis, le plus vraisemblable, est *constitué par ce fait qu'un gliome intra-médullaire, s'il fond, laissera une cavité.*

Étiologie. — Ce chapitre est mal documenté ; c'est le sexe masculin qui est surtout atteint, avec ou sans hérédité névropathique; l'influence du froid, des excès divers, du surmenage, de l'humidité est mal établie; celle du traumatisme paraît probable.

Parmi les maladies infectieuses, nous ne retiendrons ici que la dothiénentérie, la pneumonie, le rhumatisme, la syphilis.

Traitement. — Il est purement palliatif. On prescrira des *toniques*, le *repos*, *la révulsion* locale sur la colonne vertébrale. S'il y a des ulcérations cutanées, des panaris, une antisepsie parfaite sera de rigueur. On s'efforcera d'ailleurs de prévenir ces solutions de continuité des téguments, en conseillant au malade d'éviter tout ce qui pourrait le blesser ou le brûler à son insu.

COMPRESSION DE LA MOELLE

La compression de la moelle peut être *brusque*; on l'observe après les grands traumatismes du rachis, par déplacements osseux. Plus souvent, les phénomènes morbides ont une évolution traînante, s'accroissent très progressivement jusqu'à constituer le tableau clinique de la paralysie par mal de Pott ou cancer vertébral : c'est la compression *lente*.

I. — COMPRESSION LENTE

Étiologie. — Le corps comprimant peut naître :

1° Dans la moelle elle-même;

2° Dans les méninges rachidiennes ;

3° Dans le tissu cellulo-adipeux du rachis ;

4° Dans les vertèbres.

Ces quatre groupements étiologiques sont d'une importance très inégale. Les *tumeurs d'origine intra-spinale*, dites encore « tumeurs de la moelle », constituent une affection rare et qui, peu fréquemment, devient un véritable agent de la compression. Nous n'y insisterons donc pas ici et passerons immédiatement au deuxième groupe, beaucoup plus important, des tumeurs des méninges.

Les *tumeurs des méninges* ressortissent principalement au groupe des néoplasmes bénins. C'est surtout le *sarcome* qu'on rencontre, avec ses deux variétés globo-cellulaire et fuso-cellulaire; on a décrit aussi le sarcome angiolithique ou psammomie, spécial aux méninges cérébrale et médullaire, le sarcome névroglique (Martineau, Oustaniol), le fibrome, le fibro-sarcome, le myxome, le myxo-sarcome, enfin des lipomes. Les kystes hydatiques, la gomme syphilitique, le tubercule et surtout les tumeurs malignes (carcinome, épithéliome) constituent des trouvailles d'autopsie. A côté des néoplasmes méningés proprement dits, une place doit être faite à la pachyméningite interne hypertrophique, à la lepto-méningite et à l'arachnitis calcaire de Vulpian : ce sont là des causes possibles de compression de la moelle.

Les tumeurs du *tissu cellulaire péri-méningé* comprennent des productions *nées sur place* et assez rares, telles que carcinome, sarcome, lipome, chondrome, kyste hydatique, et des tumeurs dont l'origine est *hors du canal rachidien* et qui y pénétrèrent en suivant les trous de conjugaison (kystes hydatiques, abcès rétro-pharyngiens) ou en usant les corps vertébraux (anévrysme de l'aorte). Il y a aussi quelquefois des tumeurs nées aux dépens des racines rachidiennes et de leurs enveloppes.

Lésions de la colonne vertébrale. — Elles constituent les causes les plus importantes de la compression médullaire. C'est surtout le *mal de Pott* qui est le plus fréquemment observé en clinique. On sait que les altérations destructives de cette affection frappent, avec une intensité variable, les corps vertébraux dans l'immense majorité des cas; les autres parties constituantes de la vertèbre sont généralement intactes. Que maintenant le processus vienne à s'étendre, à détruire plus ou moins complètement un ou plusieurs corps vertébraux, et nous aurons les déformations caractéristiques du rachis, en particulier la gibbosité pottique. Le canal vertébral est rétréci, sa lumière réduite, les trous de conjugaison obstrués ou déplacés. On s'explique, dans ces conditions, que la moelle puisse être comprimée, voire même écrasée. Toutefois, et contrairement à l'opinion des anciens auteurs, ce n'est pas cette déviation angulaire qu'il faut le plus fréquemment incriminer dans la genèse de la paraplégie pottique et les cas sont nombreux, maintenant, de compression pottique de la moelle sans aucune déformation vertébrale concomitante ou de gibbosités énormes sans paraplégie consécutive. Ce ne sont pas non plus les rares observations où l'on trouva une esquille osseuse en saillie dans le canal vertébral, un abcès froid comprimant la moelle qu'il faut invoquer ici; ce sont des raretés. La cause véritable de la compression pottique réside dans la pachyméningite tuberculeuse végétante, et c'est à Charcot et Michaud que revient le mérite de l'avoir bien étudiée en 1871. Le processus destructif, né du corps vertébral, gagne le ligament vertébral postérieur; il le perfore en l'ulcérant plus ou moins rapidement. Le pus et les fongosités tuberculeuses sont alors immédiatement en rapport avec la dure-mère. Celle-ci est prise à son tour; elle s'enflamme et prolifère; sa surface externe se recouvre de pus bacillifère et de fongosités volumineuses, tantôt molles et tendant vers la fonte caséeuse, tantôt résistantes et dures et s'étageant en couches épaisses et fibreuses. La moelle et les racines se trouvent alors fortement comprimées par ces néoformations; elles sont prêtes à subir les altérations anatomiques que nous exposerons plus bas et le syndrome clinique ne tarde pas à apparaître. Comme il est aisé de le comprendre, la compression se fait dans tous ces cas d'avant en arrière.

Le *cancer vertébral*, bien rarement primitif, succède habituellement à un néoplasme du sein, de l'estomac, du testicule, etc. Il amène une infiltration du rachis avec un tel ramollissement que certaines vertèbres deviennent « molles comme du caoutchouc »; il s'affaisse en effaçant les trous de conjugaison et en comprimant, par suite, les racines qui les traversent. Des bourgeons cancéreux, issus des vertèbres envahies, viennent comprimer la moelle. (Paraplégie douloureuse des cancéreux.)

On a incriminé aussi dans quelques cas le mal de Pott syphilitique, l'arthrite sèche cervicale, l'enchondrome du rachis.

Anatomie pathologique. — A l'ouverture du canal vertébral et après incision des enveloppes, on trouve le plus souvent une moelle dont la surface extérieure porte tous les signes de la compression, tels qu'empreintes laissées par la tumeur méningée, amincissements variables, mais n'allant jamais jusqu'à la solution complète de continuité, coudures et dépressions. Au palper la portion comprimée est molle, rarement dure. Examinées au microscope, après préparation convenable, des coupes de moelle comprimée peuvent quelquefois ne présenter rien d'anormal à l'observateur. Ce sont des cas indiscutables de compression prolongée avec paralysie très nette sans dégénérescence de la moelle. Les tubes nerveux, morts physiologiquement, sont demeurés histologiquement indemnes. Il n'en n'est pas ainsi en général et ce qu'on observe, c'est un ensemble d'altérations assez importantes pour que quelques auteurs aient pu assimiler le processus à une myélite (myélite par compression). C'est la substance blanche qui est particulièrement atteinte; après une phase de gonflement, les cylindraxes se détruisent et disparaissent; la myéline, fragmentée en boules, se résorbe, les cellules ne sont pas épargnées et l'atrophie les prend une à une; la névroglie, en revanche, prolifère abondamment et prend la place des tissus nobles détruits. Les vaisseaux sont souvent altérés également, leurs parois épaissies et entourées de foyers de sclérose conjonctive péri-vasculaire. Les racines comprimées peuvent s'atrophier aussi. Le terme du processus est une sclérose médullaire en foyer avec, au-dessus et au-dessous, suivant les lois ordinaires, des dégénérescences secondaires ascendantes et descendantes. A ces transformations répondent l'induration et le ratatinement de la moelle que l'examen microscopique nous a montrée égale quelquefois en épaisseur à une plume d'oie. Fait très intéressant, il n'est pas exceptionnel de rencontrer en pleine lésion des tubes nerveux demeurés sains. C'est très vraisemblablement par eux que se produisent les retours de fonctionnement signalés maintes fois après des paralysies par compressien (Charcot). D'aucuns admettent que les tubes nerveux détruits peuvent se régénérer. Certain pour les racines, où des névromes de régénération ont été vus par Raymond, ce fait paraît établi aussi pour la moelle elle-même (Touche, Thomas et Lortat-Jacob).

Toutes ces lésions, la plupart des auteurs s'accordent sur ce point, sont bien le résultat de la compression, quelqu'en puisse être l'agent, opinion que ne font que confirmer d'ailleurs les données expérimentales de Kahler (1882); de Rosenbach et Stcherback (1890).

Ce qui est très discuté, au contraire, c'est leur nature. Les uns incriminent la compression, exercée sur les parenchymes ou sur les veines et voies lymphatiques, amenant de la stase sanguine et lymphatique ; d'autres veulent voir là un résultat de l'ischémie par compression artérielle et altération possible des vaisseaux. Pour la compression pottique, ces explications n'ont pas paru suffisantes dans tous les cas et c'est ainsi que l'œdème que l'on rapportait à la compression veineuse et lymphatique, ressortirait pour Schmaus à l'action des ptomaïnes bulbaires ; ce serait un véritable œdème septique dont la persistance entraînerait la sclérose médullaire, mais ce n'est pas tout. Des autopsies ont été faites de malades qui avaient présenté tout le tableau classique de la compression médullaire au cours du mal de Pott ; on ne trouva par de cause nette de compression, pas de pachyméningite en particulier. Force fut d'admettre alors une altération médullaire indépendante de toute compression, due seulement au voisinage d'un foyer bacillaire virulent, de reconnaître l'existence d'une myélite « au cours du mal de Pott ». L'examen microscopique confirma ces prévisions et l'on décrivit une myélite parenchymateuse

(Philippe et Cestan) des pottiques, caractérisée par des altérations cellulaires et cylindraxiles, une myélite mixte, enfin la transformation hyaline de la moelle (Thomas et Hauser) sur une hauteur variable.

Symptômes. — L'axe médullaire étant physiologiquement divisé en régions, définies chacune par des fonctions propres, on comprend que la compression se traduise par des signes divers, suivant le point d'action de l'agent comprimant. Nous diviserons donc la symptomatologie du syndrome compression de la moelle en suivant, comme fil conducteur, la topographie de la lésion par rapport à la moelle.

Nous étudierons d'abord la *compression de la région dorsale.*

Classiquement, le malade passe par trois étapes. Dans un premier temps, il éprouve des douleurs à type névralgique. Bientôt il perd l'usage de ses membres inférieurs encore souples et flasques. Dans un troisième temps enfin, la paralysie se complique de contractures.

Tel est le schéma que nous allons suivre, mais il faut savoir : que les douleurs du début peuvent manquer, que la paralysie, d'ordinaire spasmodique, peut au contraire demeurer indéfiniment flasque, et aussi que la contracture peut s'installer d'emblée sans avoir été précédée de phase de flaccidité.

La *première période*, dite encore période des *symptômes extrinsèques*, est constituée par des phénomènes purement périphériques, dus à la lésion ou à l'irritation des racines ou des nerfs rachidiens. Ils revêtent principalement le caractère de *pseudo-névralgies*, extrêmement douloureuses et étendues sur tout le domaine d'un nerf ou sur un seul point de son trajet. Parfois bilatérales, ces pseudo-névralgies témoignent, quand elles sont unilatérales, d'une compression s'exerçant sur la moitié correspondante de la moelle, ou mieux, de ses racines. Leur localisation, sciatique, crurale, intercostale, brachiale, varie avec le niveau même de la compression radiculaire ; dans le cas que nous décrivons, ce sont surtout des douleurs en ceinture que l'on observe, une sensation d'étau douloureux. Il peut y avoir, comme dans le tabes au début, des crises gastriques, hypogastriques, articulaires. Continues le plus souvent avec exaspérations surtout nocturnes ou provoquées par la marche et le mouvement, les pseudo-névralgies peuvent avoir un caractère fulgurant, pongitif, térébrant, ou ne consister qu'en fourmillements. Quelquefois elles se compliquent de douleurs d'origine *méningée*, localisées au dos et accompagnées d'un degré variable de raideur de la nuque (Oppenheim) ; on conçoit que ces derniers symptômes ne prennent d'intérêt qu'en dehors de la compression pottique.

A côté de ces manifestations douloureuses on note, témoins de la gravité de la compression radiculaire, une anesthésie à type radiculaire succédant ou non à de l'hyperesthésie dans le territoire des pseudo-névralgies et liée à la localisation de l'agent de compression ; des éruptions phlycténoïdes, des escharres, de l'amyotrophie ne sont pas non plus des symptômes exceptionnels. Enfin dans quelques cas la lésion des racines va jusqu'à rendre impossible ou imparfaite la conduction nerveuse centrifuge, et aux douleurs se joignent des phénomènes parétiques : c'est la « paralysie douloureuse des cancéreux » de Charcot qui en avait vu la fréquence au cours du cancer vertébral.

Cette période douloureuse de la maladie peut durer des mois, une année, quelquefois plusieurs années ; puis progressivement, avec l'accroissement des lésions causales, s'établit un certain répit et la deuxième période apparaît.

La *deuxième période*, dite encore période des symptômes *intrinsèques ou médullaires* peut débuter sans avoir été précédée des manifestations radiculaires ; le plus souvent cependant elle succède aux symptômes extrinsèques. Le malade est d'abord gêné pour marcher, ses membres inférieurs faiblissent ; puis il finit par s'aliter, la parésie devenant de plus en plus nette ; à ce moment, il peut encore remuer ses jambes dans son lit. A un degré de plus, les membres sont absolument impotents ; soulevés par la main de l'observateur, ils retombent lourdement sur le plan du lit : *la paraplégie* est complète.

A cette période, il ne peut s'agir que de paraplégie flasque; aussi les réflexes rotuliens et achilléens sont-ils normaux ou diminués pour s'exagérer plus tard, lorsque s'établira la contracture et qu'apparaîtront le signe de Babinski et la trépidation épileptoïde. Les *sphincters* sont touchés le plus souvent ; les mictions sont impérieuses, la défécation ne peut être différée ; plus tard il y aura de la rétention ou de l'incontinence de l'urine et des matières. Les troubles subjectifs de la sensibilité sont inconstants ; quand le malade accuse des douleurs, celles-ci sont bien moins vives que celles de la première période et consistent en engourdissements, picotements, fourmillements, sensations subjectives de chaud et de froid. Si l'on vient à examiner la sensibilité du malade, on constate :

Au contact : quelquefois une hyperesthésie remarquable, avec prolongement de la sensation après l'excitation, le plus souvent une anesthésie plus ou moins complète, comprenant la moitié inférieure du corps et dont la limite supérieure varie avec le niveau de la lésion.

A la piqûre : des retards de la perception, quelquefois des erreurs de localisation (on pique le malade après lui avoir fait fermer les yeux, on lui dit d'indiquer d'un doigt le point exact où il a été piqué : il se trompe plus ou moins, d'un centimètre, de plusieurs ; parfois il sent sur le membre gauche les piqûres faites sur le membre droit). En général, c'est le tact qui est atteint d'abord, puis la température ; en dernier lieu disparaît la sensibilité à la douleur ; on peut noter la dissociation syringomyélique de la sensibilité (van Gehuchten). La distribution de ces troubles est remarquable ; bien que commandée par l'altération spinale, elle se confond avec l'anesthésie par lésion des racines ; elle a une topographie nettement radiculaire. Aussi ne suit-elle point le trajet des nerfs, mais consiste-t-elle en plaques mal limitées, se continuant par transition douce avec les régions saines. Quant au siège de ces troubles sensitifs, on peut dire que dans la compression de la région dorsale, c'est le tronc qui les présente surtout. On se rappellera aussi le peu d'importance relative de ces troubles dans cette forme de compression : ils sont beaucoup plus caractéristiques des lésions des autres régions. Au bout d'un temps variable — deux mois en général — apparaissent les contractures.

La *période de contracture*, ou troisième phase de la compression médullaire, est annoncée par un état spasmodique passager consistant en crampes, exagération de plus en plus nette des réflexes rotuliens, signe de Babinski en extension. Lentement, progressivement, le tout s'exagère et la contracture définitive s'établit. Les membres inférieurs sont alors rigides et plus ou moins immobilisés en adduction, les genoux venant en contact l'un de l'autre. La station debout et la marche peuvent être impossibles alors ou s'exécutent avec des béquilles. Les mouvements passifs sont très limités, quelquefois impossibles. Des crampes surviennent à la moindre excitation cutanée, les réflexes rotuliens et achilléens sont très exagérés, il y a du clonus du pied, de la danse de la rotule.

Cette troisième période est aussi celle des troubles trophiques. D'abord légers, ils consistent en : aspect anormal de la peau qui est marbrée, froide, parfois cyanosée, en sueurs locales, chute des ongles, éruptions diverses, exagération de la production des poils. Plus tard ils s'accentuent et nous avons des arthrites, de l'hydarthrose, des atrophies musculaires avec réaction de dégénérescence, des escharres enfin, localisées au sacrum, aux trochanters, aux talons, aux maléolles, à tous les points de pression.

La mort peut survenir du fait d'une septicémie à point de départ sur les ulcérations dues aux troubles trophiques ou encore par méningo-myélite ascendante.

D'autre fois, le malade succombe à la cachexie progressive ou est emporté par une affection intercurrente (tuberculose pulmonaire, congestion pulmonaire, broncho-pneumonie septique). L'infection urinaire, presque infaillible quand les sphincters sont pris — le cathétérisme doit être rigoureusement aseptique — peut devenir une dernière cause de mort. Mais la guérison elle aussi est possible, même après l'apparition de troubles trophiques et un état en apparence désespéré ; elle peut être due à l'élimination spontanée de la cause comprimante ou à sa guérison à la suite d'une thérapeutique heureuse.

Formes cliniques. — Nous avons déjà signalé, en posant les trois phases évolutives de la compression de la région dorsale, les variétés qui souvent détruisent le type morbide classique ; il est nécessaire de revenir sur l'une de ces formes — paraplégie indéfiniment flasque avec abolition permanente des réflexes — à cause des intéressantes discussions pathogéniques qui l'ont eue pour objet. Conformément à l'opinion de Bastian, la plupart des auteurs admettent que dans une compression transversale de la moelle, progressant dans sa lésion, il y a d'abord paraplégie spasmodique quand la destruction de la moelle est légère ; ce n'est que plus tard, lors de la destruction complète des fibres des faisceaux blancs que la flaccidité peut apparaître ou bien cette flaccidité définitive apparaît d'emblée, si l'interruption de la moelle dorsale a été, elle aussi, complète d'emblée. Telle est absolument l'opinion de van Gehuchten, qui apporte cette notion nouvelle que la paraplégie flasque n'appartiendrait pas exclusivement à l'interruption complète de la moelle, mais se rencontrerait dans des cas de compression simple. Dans un travail récent sur la question (1899), cet auteur n'émet même pas l'hypothèse d'une paraplégie, flasque d'abord et spasmodique ensuite. Pour lui, suivant le degré d'altération de la moelle, suivant la profondeur de la lésion, on peut observer les nuances fondamentales suivantes :

1er degré : on note la paraplégie spasmodique, l'exagération des réflexes, l'absence de troubles sensitifs.

2e degré : on note la paraplégie flasque, l'abolition des réflexes, l'absence de troubles sensitifs.

3e degré : on note la paraplégie flasque, l'abolition des réflexes, la dissociation syringomyélique.

4e degré : on note la paraplégie flasque, l'abolition des réflexes, l'anesthésie complète.

En un mot, pour van Gehuchten on assiste le plus souvent à l'évolution clinique suivante :

Si la compression débute, légère encore, et n'ayant pas atteint les parties profondes, on a des troubles purement moteurs et du type spasmodique ; si les désordres sont plus avancés, les troubles demeurent purement moteurs, mais la destruction complète des fibres motrices amène la flaccidité ; si les lésions sont plus profondes encore, des troubles sensitifs, sous forme de dissociation syringomyélique accompagnent la paraplégie flasque ; enfin, si la destruction est complète, la paraplégie flasque se complique d'anesthésie absolue, de troubles trophiques divers et d'annihilation fonctionnelle des sphincters.

Ce serait là l'évolution typique de la paraplégie pottique ; celle que nous avons décrite comme type devrait être tenue comme exceptionnelle. C'est là une manière de voir absolument conforme à cette idée, bien personnelle à l'auteur, que la dégénérescence secondaire du faisceau pyramidal entraîne la paralysie flasque avec abolition des réflexes et non point la paralysie spasmodique.

B. Compression de la moelle cervicale. — Les signes en sont clairement dictés par les localisations fonctionnelles de cette région. Ainsi, de cette partie de la moelle émanent :

1° Des *nerfs sensitifs* qui innervent : le cou, la région claviculaire, l'épaule, la nuque (plexus cervical) et le reste du membre supérieur (plexus brachial) en respectant la face (trijumeau) ; donc les *pseudo-névralgies*, quand elles existent, occuperont ces divers territoires ; la sensibilité objective diminue, en général, jusqu'à disparaître sur l'étendue de ces mêmes territoires ; dans les cas graves, l'anesthésie peut occuper les membres supérieurs, le tronc, les membres inférieurs; quelquefois les troubles sensitifs sont nuls quand c'est surtout la partie antérieure de la moelle qui se trouve comprimée.

2° Des *nerfs moteurs* qui innervent les rotateurs, les extenseurs, les fléchisseurs de la tête, les muscles de l'épaule et du membre supérieur, au tronc, le grand dentelé, le grand pectoral, le grand dorsal; donc, nous aurons d'abord une paralysie des mouvements de la tête et surtout, si la lésion ne monte pas très haut, des membres supérieurs, une paraplégie cervicale. Mais ce n'est pas tout: les fibres pyramidales du cordon antéro-latéral qui se rendent aux membres supérieurs ne sont pas seules atteintes; celles, plus internes, qui se rendront aux membres inférieurs sont prises à leur tour et il est juste de dire que si la paraplégie cervicale est observée d'abord, on voit la paralysie devenir totale du fait de la prise des jambes (quadriplégie). D'une façon transitoire, il est vrai, mais dans un certain nombre de cas, la paralysie, peut être hémiplégique avant de devenir paraplégique totale. Quoi qu'il en soit, il s'agit en général de paraplégie spasmodique avec exagération des réflexes; la flaccidité peut apparaître tardivement, ici comme ailleurs, si la compression aboutit à une destruction transversale de la moelle; l'amyotrophie est très fréquemment signalée; les troubles sphinctériens sont inconstants.

3° Enfin la région cervicale est le siège de centres fonctionnels à réactions morbides caractéristiques; les crises de dyspnée témoigneront de l'altération du phrénique (paralysie du diaphragme); l'inégalité pupillaire, le myosis, la rétraction du globe oculaire, le rétrécissement de la fente palpébrale traduiront l'atteinte du centre cilio-spinal. Semblablement s'expliqueront la possibilité de rencontrer les hoquets, les vomissements, les troubles circulatoires périphériques (rougeurs et pâleurs de la face). Enfin, signalons comme particulièrement importants la lenteur du pouls, les tendances à la syncope, les convulsions épileptiformes généralisées.

Ce que nous venons de dire nous dispense de commentaires sur le pronostic de la compression cervicale : il est le plus souvent de haute gravité.

C. COMPRESSION DE LA MOELLE DORSO-LOMBAIRE. — Elle évolue comme la compression de la région dorsale qui nous a servi de prototype (troubles paralytiques et sensitifs des membres inférieurs surtout) ; mais, chose intéressante, les centres des sphincters sont atteints et les troubles vésicaux et rectaux sont ici plus précoces et plus graves. La région lombaire, la paroi abdominale antérieure dans sa portion sous-ombilicale, le trajet du crural et du sciatique surtout sont le siège des douleurs névralgiques du début. C'est sur ce même territoire que se disséminent irrégulièrement le plus souvent, les zones de troubles sensitifs objectifs, anesthésie complète vers la fin des affections à marche progressive, hyperesthésie seulement ou dissociation syringomyélique dans les compressions plus légères. On n'oubliera pas qu'ici, à cause de la direction *très oblique en bas* des racines qui émergent de la moelle (voy. fig. 103), obliquité qui les fait sortir du canal osseux bien au-dessous de leur niveau d'émergence spinale, le niveau de l'anesthésie ne correspondra pas toujours à celui du segment *médullaire* comprimé, mais plutôt au numéro de la racine atteinte.

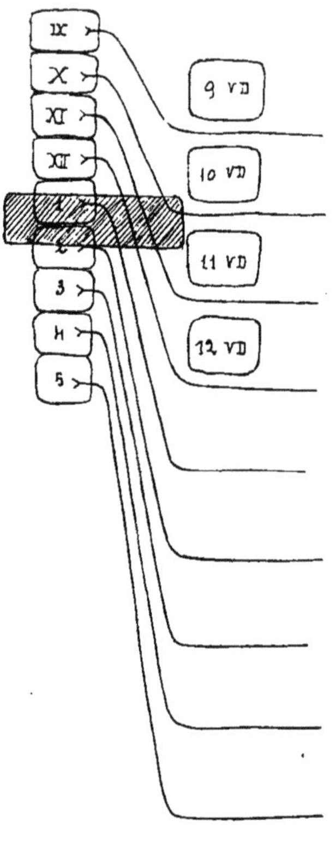

Fig. 103. — Mode d'émergence des racines dorsales et lombaires, pour éclairer la symptomatologie de certaines compressions de la moelle.

On assiste à une *paraplégie*, souvent définitivement flasque (suppression du tonus par destruction de l'arc réflexe nécessaire à sa production) ; les réflexes rotuliens (2-4ᵉ segments lombaires), le réflexe crémastérien (1ᵉʳ segment lombaire) sont abolis ; mais le réflexe du tendon d'Achille, dont le centre est plus bas situé (5ᵉ segment lombaire et 1ᵉʳ segment sacré) est conservé ou même souvent exagéré. Voici ce qui se passe pour les sphincters, pour la vessie en particulier qui est surtout atteinte : tantôt la destruction porte sur le centre vésico-spinal lui-même et il y a paralysie complète du sphincter et incontinence ; tantôt la lésion siège au-dessus de ce centre en se limitant à la moelle dorso-lombaire. La volonté ne peut plus exercer alors son pouvoir d'inhibition sur la tonicité du sphincter vésical et la rétention d'urine s'établit.

D. Compression de la moelle sacrée. — Ici les pseudo-névralgies occupent le domaine du sciatique, dont les racines sont comprimées en même temps que les segments spinaux dont elles tirent leur origine (les segments sacrés, à partir de la 3e sacrée à la 5e, ne font pas partie de ce qu'on qualifie cliniquement de

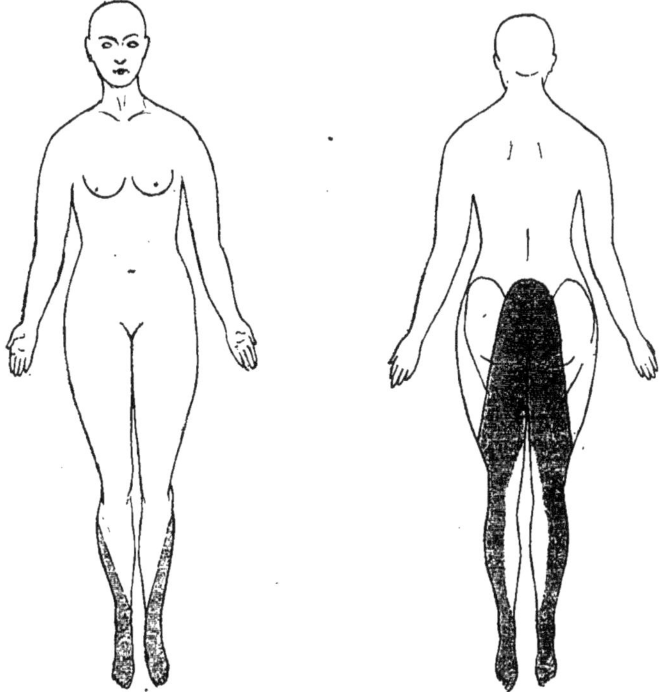

Fig. 104. — Anesthésie par compression de la moelle sacrée.

moelle sacrée). L'anesthésie occupe seulement aux membres inférieurs leur portion postéro-externe, la région sacrée et les fesses. Quand la paralysie survient, elle est bien plus limitée que dans la forme précédente et ne comprend que les muscles fessiers, les muscles postérieurs de la cuisse, ceux de la jambe et du pied, avec prédominance marquée sur ceux du groupe antéro-externe de la jambe. Tandis que le réflexe rotulien se montre conservé ou exagéré, il y a abolition du réflexe du tendon d'Achille; du côté des sphincters, la rétention de l'urine et des matières est de règle.

E. Compression du cône terminal. — Conformément à la proposition de Raymond, on entend par cône terminal ou médullaire les deux derniers segments sacrés et la région coccygienne. A l'état normal, le cône terminal « se trouve placé au centre d'un gros paquet de racines, d'autant plus externes qu'elles viennent d'un segment plus élevé de la moelle; et comme le cône terminal se trouve au niveau de la *première vertèbre lombaire* environ, les racines les plus externes sont par suite les racines du premier

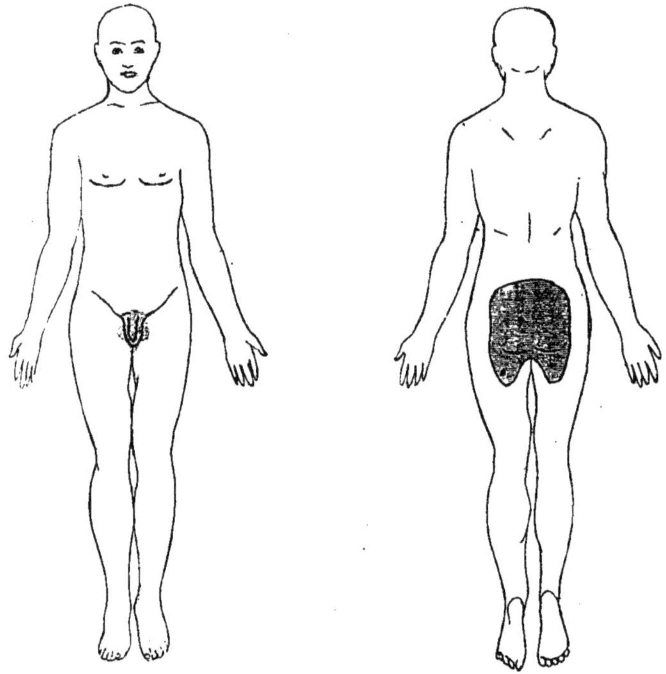

Fig. 105. — Anesthésie par compression du cône terminal.

segment lombaire et les plus internes les racines des quatrième et cinquième segments sacrés » (Raymond). On conçoit facilement dès lors que la compression du cône médullaire ne présente pas la symptomatologie proprement dite du segment spinal qu'il dénomme et que, le plus souvent, la compression simultanée de toutes les racines qui l'entourent depuis la deuxième vertèbre lombaire jusqu'à la dernière sacrée compliquent singulièrement le tableau clinique et le rapproche de celui de la compression de la queue de cheval. Quoiqu'il en soit, si les circonstances nous présentent une forme de compression du cône médullaire *seul*, forme pure, voici ce que nous constaterons :

Du côté des membres inférieurs rien d'anormal, la motilité est parfaite, il n'y a pas d'amyotrophie, les réflexes sont conservés, à l'exception du réflexe bulbo-caverneux dont on a signalé l'absence. Mais, en contraste avec cette intégrité des membres inférieurs, on note un ensemble caractéristique de troubles de la miction, de la défécation, de l'éjaculation, avec anesthésie de la peau de la région ano-scrotale et des muqueuses urétrale et rectale, véritable *syndrome génito-recto-urinaire* (Raymond). Voyons plus en détail ces divers symptômes : l'*anesthésie* présente une topographie, dite en garniture; elle occupe les fesses, le sacrum, le périnée, le scrotum et la verge chez l'homme, les grandes lèvres chez la femme; elle descend plus ou moins bas le long de la face postérieure et médiane de la cuisse (voy. fig. 105). Tantôt elle porte sur tous les modes de la sensibilité, tantôt, comme dans les autres régions, on pourra noter de la dissociation syringomyélique.

Les troubles de la miction sont caractéristiques (Raymond); ils consistent en envies impérieuses d'uriner toutes les demi-heures, l'urine s'écoulant alors sans force en jet d'environ 100 grammes, et à peu près sans incontinence dans l'intervalle de ces mictions impérieuses (Geister, Muller, Gabriel de Fleury); parfois il y a incontinence par paralysie du sphincter, mais les envies impérieuses ont une plus grande importance clinique. Quelle en est la physiologie pathologique? A l'état normal, le sphincter vésical à fibres lisses suffit à empêcher l'écoulement de l'urine si la distension de la vessie est faible; dans le cas contraire, avec une vessie pleine, l'action de la volonté sur le sphincter strié peut seul empêcher l'évacuation des urines. « Or ces deux sphincters ont une structure et une innervation différentes : l'un lisse, reçoit ses fibres du plexus hypogastrique du grand sympathique; l'autre, strié, reçoit ses fibres nerveuses du plexus sacré, des nerfs rachidiens sacrés et des quatrième et cinquième segments sacrés. On comprend donc facilement qu'une lésion du cône terminal, paralysant le sphincter strié, volontaire, laissant au contraire intacts et le muscle vésical et le sphincter lisse, doive se caractériser par des envies impérieuses d'uriner lorsque la vessie sera distendue, au moment où le sphincter volontaire devrait intervenir pour empêcher l'écoulement de l'urine d'une vessie trop distendue, mais ayant conservé sa tonicité. »

Semblablement, les troubles rectaux consistent en évacuations involontaires de matières; le passage de ces matières ne produit d'ailleurs aucune sensation, tant est complète l'anesthésie rectale.

Les troubles génitaux consistent en érections rares et incomplètes, suivies d'éjaculations, mais le malade n'a pas conscience de la sortie du sperme. Tandis que l'anesthésie scrotale est fort nette, la sensibilité testiculaire à la pression et le réflexe crémastériens sont conservés.

F. Compression de la queue de cheval. — On comprend sous le nom de queue de cheval, l'ensemble des racines sacrées, coccygiennes et les trois dernières racines lombaires; elles constituent un véritable éventail dont le sommet tronqué a pour limites le bord inférieur du cône terminal, ou encore, ce qui revient au même, le niveau d'émergence de la deuxième racine lombaire.

La symptomatologie de la compression de cette queue de cheval est assez variable, et nous aurons des tableaux cliniques assez différents selon le niveau même de la lésion. La queue de cheval est-elle, par exemple, atteinte dans sa totalité, nous aurons les symptômes suivants : tout d'abord on notera des douleurs analogues aux pseudo-névralgies décrites à propos des autres formes, mais affectant ici une ténacité, une intensité remarquables. Entrecoupées de paroxysmes épouvantables, variant de la douleur fulgurante à la sensation de torsion, de broiement, elles ne laissent au malade de répit ni le jour, ni la nuit. Bilatérales le plus souvent, à siège sacro-lombaire, elles ont des irradiations dans les deux sciatiques; on constate le signe de Lasègue comme dans la névralgie. Ces douleurs se compliquent, à échéance plus ou moins lointaine et si la compression est suffisamment étendue, d'une paraplégie flasque dès le début et qui demeurera telle. En même temps que ces phénomènes paralytiques, se dessinera une amyotrophie, particulièrement précoce et rapide; les muscles du mollet, de la cuisse, de la fesse se mettent à maigrir; leur consistance devient molle et pâteuse. Cette amyotrophie, jointe à la paralysie, donnera des positions vicieuses du pied; celui-ci est flasque, ballant, souvent en équinisme, position dans laquelle il pourra être fixé par des rétractions fibro-tendineuses.

Les réflexes tendineux, puisque nous avons supposé la queue de cheval lésée dans toute sa hauteur, sont abolis, le rotulien aussi bien que celui du tendon d'Achille. Le réflexe cutané plantaire est ordinairement supprimé; il n'en serait pas de même du réflexe crémastérien souvent conservé. (Cestan et Babonneix.) « Nous avons cru observer — écrivent ces auteurs — que dans le tabes sacré avec persistance du réflexe rotulien, le réflexe crémastérien était aussi conservé et ces deux faits viennent à l'appui de la théorie qui place dans la région lombaire supérieure le centre du

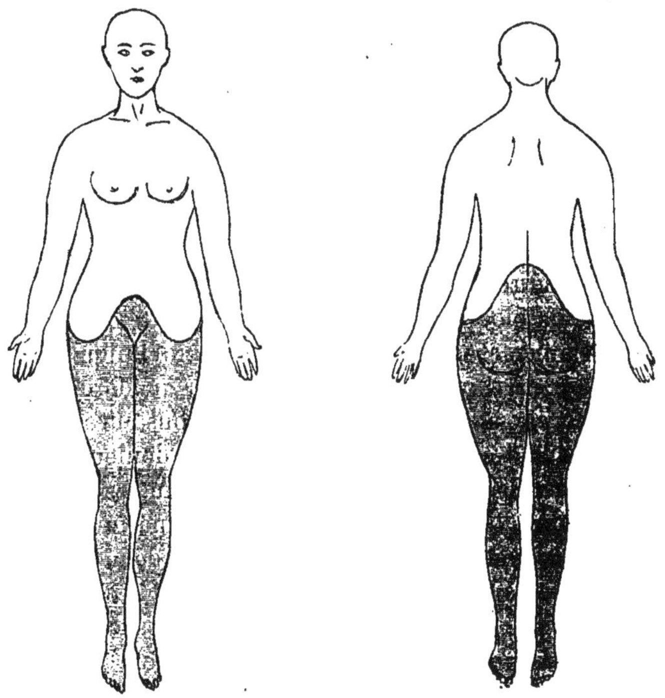

Fig. 106. — Anesthésie par compression de la queue de cheval.

réflexe crémastérien. D'ailleurs, le point de départ n'en est-il pas une région cutanée innervée par le plexus lombaire et n'est-ce pas par une descente du testicule que le muscle crémaster est venu se loger dans la région scrotale ? » Au surplus, la sensibilité testiculaire est conservée dans la lésion de la queue de cheval; on ne saurait donc conclure de l'anesthésie scrotale à la perte et du réflexe crémastérien et de la sensibilité testiculaire.

L'examen de la sensibilité montre une *anesthésie* plus ou moins marquée dont la limite supérieure est celle de la zone d'innervation radiculaire de la 3e lombaire (voy. la fig. 106). Comme on peut le voir sur notre figure, le périnée, l'anus, les organes génito-urinaires externes sont anesthésiés au même titre que les membres inférieurs. On note des troubles vaso-moteurs, de l'incontinence de l'urine et des matières; il y a de la réaction de dégénérescence. Comme dans les autres formes de compression, les eschares aux points de pression sont fréquentes.

Telle est la compression de la queue de cheval dans toute sa hauteur. Très souvent cependant certaines racines se trouvent épargnées par le processus compressif; l'étendue des lésions est moins considérable et nous avons un syndrome plus ou moins modifié et dont certains éléments sont absents. C'est ainsi que très souvent les altérations ne remontent pas au delà de la quatrième racine lombaire : le réflexe rotulien (3e segment lombaire) est alors conservé, la sensibilité de la face antérieure de la cuisse (même segment) intacte. — D'autres fois l'association des troubles sphinctériens (racines coccygiennes et dernier segment sacré) et des troubles du sciatique (racines sacrées et dernier segment lombaire) peut, elle aussi, se trouver rompue et l'on sera en présence soit de troubles sphinctériens avec anesthésie ano-scrotale sans participation du sciatique et avec conservation du réflexe du tendon d'Achille, syndrome analogue à celui du cône médullaire, soit de manifestations isolées dans la sphère du sciatique et de ses branches; le réflexe du tendon d'Achille est alors aboli.

Toutes ces manifestations, quelle qu'en soit l'allure clinique, peuvent quelquefois être unilatérales.

Ainsi compris, le syndrome compression de la queue de cheval prête à quelques remarques diagnostiques. Lorsqu'il est complet, c'est-à-dire que la lésion s'étend des racines coccygiennes jusqu'à la troisième lombaire inclusivement, la confusion avec une lésion médullaire au niveau du 3e segment lombaire est facile à faire. Le diagnostic de lésion radiculaire dans un cas semblable ne peut guère se faire que par la présence des douleurs (Déjerine), indiquant la compression des racines, et dont nous avons montré le caractère intense, térébrant ou constrictif et que l'on n'observe pas à la suite de lésions médullaires en foyer. Quant à la compression dorso-lombaire, elle s'en distingue par l'étendue considérable des troubles objectifs de la sensibilité qu'elle détermine (voir le chapitre et la figure qui y est jointe). S'il s'agit d'un syndrome de compression de la queue de cheval avec limitation relative des lésions, en particulier si celles-ci ne portent que sur les trois dernières paires sacrées et les paires coccygiennes, réalisant l'anesthésie en garniture avec troubles vésico-recto-génitaux et conservation du réflexe du tendon d'Achille, la distinction avec la compression du cône médullaire devient fort malaisée, d'autant que, dans ce dernier cas, il y a souvent participation des racines de la queue de cheval à la compression. En général, si la queue de cheval est seule atteinte, les troubles de la sensibilité et de la motilité s'amélioreront souvent, ce qui n'arrive guère dans la compression du cône médullaire. Quant aux lésions en foyer de ce même cône médullaire, on les éliminera plus facilement, parce qu'elles s'accompagnent en général de dissociation syringomyélique très nette de la sensibilité, d'absence de douleurs et de signe de Lasègue (voir la sciatique).

G) On a décrit enfin des HÉMI-COMPRESSIONS DE LA MOELLE AVEC SYNDROME DE BROWN-SÉQUARD [1].

Diagnostic. — Trois points sont à fixer dans l'étude diagnostique de la compression de la moelle.

1° Est-ce bien une compression?

2° Quelle est la nature de l'agent comprimant?

3° A quel niveau siège-t-il?

I. — La compression de la moelle, surtout au début, à la phase des pseudo-névralgies, pourra être confondue avec une névralgie simple, sciatique ou intercostale, avec du rhumatisme, avec un

1. Toutes les formes cliniques de compression de la moelle que nous venons d'étudier étaient déterminées par une lésion bilatérale de la moelle, c'est-à-dire une lésion ayant frappé les deux moitiés, droite et gauche, du segment spinal intéressé. Mais la lésion médullaire, qu'elle résulte ou non d'une compression, peut aussi être unilatérale, localisée à la moitié droite seulement ou à la moitié gauche de la moelle. Il en résulte alors une *paralysie* du membre correspondant au côté de la lésion spinale (paralysie gauche s'il y a lésion gauche, paralysie droite, s'il y a lésion droite) ou *paralysie directe* et une *anesthésie* localisée au membre du côté opposé à la lésion spinale, c'est-à-dire une *anesthésie croisée*. C'est le *syndrome de Brown-Séquard*.

Ajoutons que cette paralysie directe est une paralysie spasmodique avec exagération des réflexes et trépidation spinale (hémiparaplégie spasmodique). Le membre atteint devient *hyperesthésié;* cette hyperesthésie rend insupportable la piqûre d'une aiguille, quelquefois le frôlement du doigt; son niveau supérieur correspond, le plus souvent, à celui de la lésion. Il y a en outre, toujours du même côté, abolition du sens musculaire (voy. Tabes), et souvent élévation thermique de 0,5 à 1°.

L'anesthésie croisée indique, par sa limite supérieure, le niveau de la lésion du côté opposé de la moelle. Souvent complète, elle peut se réduire à de la dissociation syringomyélique.

Enfin on trouve du côté paralysé, c'est-à-dire du côté hypéresthésié, une mince bande d'anesthésie surmontant la zone hyperesthésiée, et, au contraire, une mince bande d'hyperesthésie surmontant l'anesthésie du côté opposé.

L'interprétation de ce syndrome de Brown-Séquard est assez malaisée; nous ne discuterons pas ici les diverses hypothèses émises pour en rendre compte.

lumbago. Il suffira, en général, de bien examiner son malade pour éviter de fâcheuses méprises et de se rappeler le conseil de Charcot qui engage à se méfier des névralgies bilatérales : elles sont souvent d'origine médullaire. Le tabes a pour lui la rareté relative de la paraplégie, le caractère des douleurs, l'incoordination, le signe d'Argyll-Robertson, de Romberg, les paralysies oculaires, etc. — Dans la myélite diffuse, tout marche plus vite et il y a peu ou pas de douleurs. — La sclérose en plaques dans sa forme paraplégique, se distingue par le tremblement, le nystagmus ; quand ceux-ci manquent, on tiendra grand compte de l'absence de troubles sensitifs. — La sclérose latérale amyotrophique frappe d'abord les membres supérieurs, en général, et souvent il y a de la paralysie labio-glosso-laryngée ; la sensibilité et les sphincters sont intacts. — Reste l'hystérie, dont la différenciation peut être malaisée. Il y a les stigmates hystériques, le début par une émotion, l'intégrité des sphincters et des réflexes.

II. — Deux causes de compression de la moelle sont ordinairement diagnostiquées : le cancer vertébral par ses douleurs atroces, parce qu'il donne lieu moins à une gibbosité qu'à un tassement du rachis avec raccourcissement de la taille, le mal de Pott par sa gibbosité classique, ses abcès par congestion et les signes concomitants de tuberculose.

Les autres causes sont bien délicates à reconnaître.

III. — Quant au niveau de la compression, on le déterminera d'après les signes propres aux compressions localisées que nous avons exposés.

Traitement. — Contre la compression pottique, on pratiquera la révulsion sur le rachis, l'immobilisation, on ordonnera le repos, les toniques généraux antiscrofuleux.

Contre les douleurs trop fortes de la paraplégie cancéreuse une ressource nous reste, c'est la morphine. On évitera autant que possible les escharres par les matelas d'eau et on veillera à l'asepsie rigoureuse des cathétérismes et des pansements des ulcérations.

Dans quelques cas où les indications auront été nettement posées, on pourra recourir à la chirurgie et tenter de supprimer par la trépanation du rachis et l'ablation du corps comprimant, la cause du mal.

II. — COMPRESSION BRUSQUE

Un traumatisme du rachis amène une luxation ou une fracture avec déplacement du fragment vers la lumière du canal neural, avec ou sans hémato-rachis ; un abcès, un anévrisme, un kyste hydatique s'ouvrent dans ce canal et voilà réalisées les causes ordinaires de la compression brusque de la moelle.

Signes. — Cliniquement, on constate les signes que nous avons étudiés de la compression lente, mais brusquement installés. On a d'emblée une paralysie, des troubles sensitifs et sphinctériens, souvent peu marqués, parfois absolus. Les distinctions de siège se basent sur les mêmes considérations que dans la compression lente ; la seule caractéristique est ici le retour, quelquefois facile et rapide, à la normale, après un traitement opportun.

Diagnostic. — Un peu d'attention permettra d'éviter la confusion avec le shock, la commotion de la moelle et la paralysie hystérique post-traumatique.

Traitement. — Il est essentiellement chirurgical.

SYPHILIS MÉDULLAIRE

La syphilis médullaire, affection fréquente, fut étudiée surtout dans la seconde moitié de ce siècle. Les travaux les plus appréciés sur la question sont dus à Lancereaux, Charcot et Gombault, Zambaco, Savard, Fournier. Dans l'ordre des publications les plus récentes, il nous faut signaler celles de Boulloche, Gilbert et Lion, P. Marie et Lamy, Sottas, ce dernier ayant étudié de la façon la plus heureuse les lésions vasculaires de la moelle syphilitique, Siemerling, Goldflam, Strümpell.

Anatomie pathologique. — A l'autopsie d'un sujet mort de syphilis médullaire ayant longuement évolué, il est de règle de rencontrer des altérations importantes des méninges. On constate alors que la dure-mère présente quelquefois de la pachyméningite externe et qu'elle adhère, par sa face interne, aux autres méninges, lesquelles sont plus constamment lésées. L'ensemble se présente sous forme d'une épaisse membrane opaque et lardacée. L'étendue des lésions méningées est variable ; elles peuvent se limiter à des plaques circonscrites et distinctes ou, au contraire, se poursuivre sur une assez longue étendue du cylindre médullaire, dont elles occupent de préférence la demi-circonférence postérieure. Elles sont d'autant plus marquées que l'affection a plus longuement évolué.

Dans les formes plus rapides, dans les formes aiguës de syphilis spinale surtout (méningo-myélite embryonnaire diffuse, méningo-myélite à lésions vasculaires prédominantes), les méninges peuvent paraître absolument saines, à l'œil nu, ou ne présenter que quelques traces d'exsudat blanchâtre, disposé sous forme de stries plus ou moins visibles (Gilbert et Lion).

La moelle participe à l'altération des méninges, et les cas où elle serait atteinte seule, en dehors de toute lésion de ses enveloppes, restent anatomiquement moins fréquents qu'on ne l'a dit.

Il est rare d'ailleurs, d'y rencontrer la seule lésion vraiment spécifique, que constitue la gomme. Celle-ci, sous forme de production isolée d'un certain volume ou de petites formations disséminées, n'a été rencontrée que dans un nombre restreint de cas.

En général, l'examen histologique montre dans les formes aiguës ou subaiguës, les deux types suivants, représentant l'un, l'infiltration gommeuse de la moelle, l'autre la myélomalacie syphilitique (Déjerine et Sottas).

Dans l'infiltration gommeuse, méningo-myélite embryonnaire diffuse de Gilbert et Lion, la pie-mère se montre épaissie, infiltrée de cellules rondes « qui se pressent en amas compacts les unes contre les autres, et remplissent les mailles du réseau fibreux constitutif de la méninge (Gilbert et Lion). « Cette infiltration forme un manchon dont l'épaisseur varie d'une région à l'autre. Les vaisseaux, inclus dans cette infiltration syphilitique, sont altérés ; les petits vaisseaux de la pie-mère, en particulier, forment « autant de centres de prolifération, d'où l'infiltration diffuse ». De la pie-mère spinale, l'infiltration spécifique se propage aux nombreux prolongements qui partent de la face interne de la méninge pour pénétrer dans la moelle, ainsi qu'à ceux qu'elle fournit aux nerfs rachidiens et qui en constituent le névrilème. Quant aux lésions de la moelle, elles sont à leur minimum à la périphérie de l'axe médullaire. Elles vont en diminuant à partir de ce point vers la substance grise, au sein de laquelle l'infiltration des parois vasculaires par les cellules rondes est à son maximum (Gilbert et Lion). La substance nerveuse proprement dite peut demeurer intacte : le plus souvent, et surtout à la périphérie, elle est refoulée, comprimée et finalement étouffée et détruite. On peut trouver, en outre de petits foyers de dégénérescence, des exsudats colloïdes et homogènes, quelquefois des foyers étendus de ramollissement.

La myélomalacie syphilitique, méningo-vascularite de Déjerine et Sottas, est caractérisée par l'existence d'un ou de plusieurs foyers de ramollissement médullaire. La syphilis, dont on connaît la prédilection pour les vaisseaux, s'attaque aux artères et aux veines spinales, à celles de petit calibre surtout. L'épaississement de la paroi du vaisseau est suivi de rétrécissement de sa lumière; le territoire médullaire que le vaisseau irriguait, se trouve privé de sang et se nécrose, nous avons les zones de ramollissement. « Le ramollissement ischémique, poussé à un degré plus ou moins avancé, est ici la lésion essentielle » (Gilbert et Lion). Quand l'autopsie porte sur une moelle déjà atteinte depuis longtemps, on se trouve en face d'un foyer de sclérose, sclérose diffuse, et l'on rencontre les dégénérescences fasciculaires secondaires, ascendantes ou descendantes, que commande le siège et l'importance de ce foyer. C'est la méningo-myélite scléreuse. Ici les lésions méningées arrivent à leur maximum de netteté ; la pie-mère et l'arachnoïde, tuméfiées, épaissies, enserrent les racines qui s'échappent du névraxe, rétrécissent et dépriment les contours de la moelle ; la dure-mère participe souvent au processus. Les lésions de la moelle portent sur la substance nerveuse proprement dite et sur les vaisseaux. Dans la substance blanche, les tubes nerveux sont plus ou moins complètement détruit. « Il faut arriver à la périphérie du territoire malade, au pourtour de la substance grise, par exemple, quand la sclérose affecte une disposition annulaire, pour trouver des tubes encore reconnaissables » (Gilbert et Lion). Les corps granuleux sont absents dans les lésions très anciennes, en nombre assez considérable, si la mort est survenue moins tardivement. Dans la substance grise, ce qui frappe c'est l'atrophie des cellules nerveuses, qui, se ratatinant de plus en plus, peuvent finir par disparaître.

Les altérations vasculaires ont une importance très grande.

On a beaucoup insisté, et longtemps d'une façon trop exclusive, sur l'artérite syphilitique. On a décrit avec exactitude d'ailleurs, l'infiltration considérable de la tunique périphérique de ces vaisseaux, et la prolifération de la couche interne, suffisant, dans beaucoup de cas, à oblitérer la lumière artérielle ; mais ces lésions, vu l'importance des systèmes de dérivation par les collatérales, restaient insuffisantes à expliquer, dans bien des cas, l'étendue et le nombre des phénomènes cliniquement constatés. C'est à M. Lamy (*Nouvelle Iconogr. de la Salpêt.*, 1893), que l'on doit la mise en lumière des oblitérations veineuses dont le rôle est considérable dans la genèse des accidents observés. Cet auteur a montré que les veines spinales (les spinales postérieures en particulier) étaient atteintes de phlébite oblitérante, lésion très accentuée, et au moins aussi importante ici que l'artérite signalée plus haut. On a décrit des scléroses systématisées, primitives, de certains cordons de la moelle (Nonne).

Tel est l'ensemble des connaissances actuelles sur les lésions de la syphilis médullaire. Il nous faut ajouter que la coïncidence de ces lésions avec une ostéite spécifique du rachis, longtemps considérée comme indispensable, est, au contraire, un fait parfaitement exceptionnel.

Symptomatologie. — Ce que nous venons d'exposer sur la pluralité et la diversité des lésions en dit assez sur la variété forcée des types cliniques et sur la difficulté de donner une symptomatologie unique et modèle de la syphilis médullaire.

Nous considérerons cependant une forme typique de cette affection, la méningomyélite syphilitique, dans laquelle on peut ordinairement distinguer deux phases : une phase de méningite à laquelle succède bientôt une phase de myélite.

Les symptômes de méningite pourraient, selon certains auteurs, constituer la seule et unique manifestation de la syphilis au niveau de la moelle, sans qu'on observe, ni à la même époque, ni dans la suite, aucune trace de myélite à proprement parler. Dans la grande majorité des cas, la méningite n'est pas une maladie, c'est la première étape d'un complexus clinique dont la myélite est le dernier et principal élément.

L'affection s'annonce par de violentes douleurs le long de la colonne vertébrale, douleurs qui s'irradient vers les membres et s'accompagnent de rigidité très accusée du rachis. Ces douleurs sont à maximum nocturne, ce qui a permis leur assimilation à la céphalée de même nature syphilitique. On observe en même temps de la parésie, parfois de la paralysie complète sensitivo-motrice, troubles moteurs que l'on reconnaît facilement être du type radiculaire.

Il ne semble pas impossible qu'un traitement énergique appliqué à cette période puisse amener la guérison complète et définitive; le plus souvent la moelle réagit à son tour.

Souvent au début de cette phase médullaire de l'affection, on observe des troubles oculaires, de la céphalée, certains signes de compression de la base du cerveau, phénomènes dont la constatation cadrerait assez bien avec la théorie de Jurgens, admettant l'existence de lésions syphilitiques primitives au niveau des parties supérieures du névraxe, lésions dont la marche descendante amènerait, en second lieu, une symptomatologie médullaire.

Celle-ci se constitue tout d'abord par des engourdissements, des fourmillements occupant les membres et leurs extrémités. Puis la paralysie apparaît souvent précédée des troubles sphinctériens.

La paralysie s'installe donc assez vite : elle occupe, de préférence, les deux membres inférieurs, avec une prédominance souvent marquée pour l'un d'eux. Elle s'accompagne rarement d'impotence complète de la partie atteinte : elle est flaccide d'abord, mais se complique bientôt d'une contracture très nette que l'exagération progressive des réflexes rotuliens fait facilement prévoir.

L'altération des sphincters se manifeste par de la dysurie et de la rétention fécale ; l'incontinence est plus rare.

L'impuissance génitale est la règle. Les troubles de la sensibilité sont divers ; on note souvent, du fait de la méningite concomitante, les topographies radiculaires d'une anesthésie très marquée. On peut noter la superposition pure et simple de cette anesthésie aux régions paralysées. Plusieurs observations relatent l'existence du syndrome de Brown-Séquard, typique, ou modifié de telle façon que l'anesthésie banale de la moitié du corps opposée à la lésion soit remplacée par de la thermo-analgésie syringomyélique.

L'examen des muscles au point de vue de leurs réactions électriques montre ordinairement l'intégrité de ces réactions.

Tout cela évolue de façon nettement chronique. A la longue, le malade, confiné au lit du fait de la contracture de ses membres paralysés, est atteint d'eschares profondes, il fait de l'infection urinaire et succombe à l'une ou l'autre de ces complications.

En somme, ce tableau est celui de la myélite transverse banale. Ce qui lui imprime quelque caractère personnel, c'est, en premier lieu, l'existence de symptômes méningitiques ; en second lieu, les variations fréquentes de l'intensité des phénomènes, variations que l'on constate facilement par l'examen répété des réflexes rotuliens. Il faut enfin savoir que le traitement spécifique modifie le plus souvent la marche de l'affection et c'est là une importante caractéristique de la nature syphilitique de la myélite en cause.

Cette description que nous avons tenté de rendre conforme à la majorité des cas observés, est loin de donner une idée suffisamment complète de l'allure d'ensemble de la syphilis médullaire. Il faut compter avec d'autres variétés de grande importance.

Formes cliniques. — Parmi les formes cliniques, il nous faut signaler la variété de syphilis médullaire qui est connue sous le nom de paralysie spinale syphilitique d'Erb.

Voici les caractéristiques de cette forme. Son début est précoce, suivant ordinairement d'assez près le chancre initial. Il n'y a point, au début, de douleurs à caractère névralgique, ni de raideur du rachis. La paralysie s'installe très lentement. Elle se caractérise par une apparence de spasmodisme à la marche, contrastant avec la flaccidité réelle observée sur les membres au repos. La sensibilité reste normale : on observe de la faiblesse vésicale plutôt que de la dysurie. Les eschares et les lésions atrophiques font ordinairement défaut.

Il existe, aussi, des formes aiguës, dont l'évolution rapide est quelquefois des plus promptement grave. Certains cas ont reproduit la marche de la paralysie aiguë ascendante de Landry.

Diagnostic. — La myélite transverse vulgaire, contestée par quelques auteurs, pourrait facilement se distinguer de la variété syphilitique par la constance et l'intensité de ses troubles moteurs, par sa persistance en dépit des essais de traitement mercuriel. Le tabes est d'autant plus délicat à différencier que, dans quelques cas, la syphilis réalise, avec une fidélité frappante, les grandes lignes de la maladie de Duchenne. Cependant ce pseudo-tabes évolue moins chroniquement que le tabes véritable, il s'accompagne de rachialgie, et peut subir l'influence du traitement antisyphilitique.

Certaines formes de sclérose en plaques se rapprochent beaucoup de ces cas, assez fréquents, de syphilis médullaire où l'ensemble des lésions isolées et circonscrites donnent lieu à une symptomatologie cérébro-spinale des plus complexes. On notera avec soin, en faveur de la sclérose en plaques, les altérations de la voix, l'intégrité des sphincters et de la sensibilité cutanée.

Étiologie. — Il s'agit, en règle, d'un homme et d'un adulte, ayant contracté la syphilis, et l'ayant mal soignée. Les cas de myélopathie spécifique, par transmission héréditaire de la vérole, sont tout à fait exceptionnels.

Cette manifestation de la syphilis apparaît le plus souvent lors de la période secondaire : elle est donc plus précoce que la syphilis cérébrale. Nous savons que certaines variétés apparaissent plus tôt encore, dans les semaines qui ont suivi l'apparition du chancre.

Quant au rôle de l'alcoolisme, des excès vénériens, de l'hérédité névropathique, il est assez obscur, et, en tout cas, d'importance évidemment accessoire.

Traitement. — Une indication domine toute la thérapeutique de cette affection. Aussitôt le diagnostic posé, en certitude ou même en vraisemblance, instituer le traitement antisyphilitique le plus rapidement et le plus énergiquement possible.

A l'ingestion des préparations hydrargyriques, on préférera la méthode des frictions, combinée à l'absorption de l'iodure de potassium par la voie digestive. La méthode des injections intra-musculaires de biiodure en solution dans l'eau ou l'huile stérilisée, est des plus efficace, et parfaitement supportable, si on a soin de mélanger à la solution une quantité convenable de gaiacol.

Les révulsions le long de la colonne vertébrale seront un excellent adjuvant de ce traitement.

SYPHILIS HÉRÉDITAIRE DE LA MOELLE

C'est une affection rare. Elle peut se produire pendant la vie intra-utérine (syphilis médullaire congénitale), dans les premiers mois qui suivent la naissance (syphilis précoce) ou dans l'âge adulte (syphilis tardive). Elle est accompagnée le plus souvent des manifestations concomitantes de la syphilis héréditaire (lésions oculaires, plantaires, auriculaires, cutanées, etc.) Les lésions histologiques sont à peu près celles de la syphilis spinale acquise; elles ressortissent à la méningo-myélite embryonnaire diffuse, à la pachyméningite scléreuse ou scléro-gommeuse. Cliniquement, il s'agit tantôt de cas, où la participation de l'encéphale est évidente et prépondérante (troubles intellectuels, épilepsie, paralysies faciales des membres, etc.), tantôt de syphilis spinale proprement dite (Gilles de la Tourette). A cette deuxième catégorie appartiennent la forme dite « cervicale supérieure » marquée par une quadriplégie avec troubles sensitifs et contractures, symptômes bulbaires; la forme dorso-lombaire (paraplégie spastique avec troubles sensitifs et sphinctériens); la forme avec lésion de la queue de cheval. (Gilles de la Tourette, Hénoch, le professeur Raymond ont noté des amyotrophies, Hammond des symptômes tabétiques).

MÉNINGITES SPINALES ET PACHYMÉNINGITE

Les altérations syphilitiques de l'axe spinal et de ses enveloppes ayant été l'objet d'une description unique, nous renvoyons au chapitre Syphilis spinale pour ce qui concerne les localisations spinales de la syphilis. Ici nous traiterons seulement :

Des méningites aiguës et chroniques;

De la pachyméningite cervicale hypertrophique.

MÉNINGITES SPINALES AIGUES

Étiologie. — C'est le plus souvent une affection secondaire (voir Méningite aiguë et Méningite cérébro-spinale). Les rares formes primitives et cliniquement intéressantes dépendent du traumatisme, ou d'eschares plus ou moins purulentes, ou encore il s'agit d'une forme spinale de méningite cérébro-spinale épidémique, de méningite aiguë d'origine surtout otique, de méningite tuberculeuse. On l'a vue compliquer la septicémie puerpérale, les pyrexies graves.

Anatomie pathologique. — La réaction anatomique des méninges aux processus pathogènes sera étudiée en détail à propos des méningites cérébrales.

Ici nous ne considérerons que ce qui est particulier aux méninges spinales.

Après ouverture du canal vertébral, si nous venons à inciser les enveloppes spinales, nous verrons s'écouler un peu d'exsudat séro-fibrineux, quelquefois purulent ; on constatera des fausses membranes sur les méninges, des adhérences unissant la pie-mère, l'arachnoïde et la dure-mère. L'extension de ces lésions est variable ; elles peuvent être localisées ou, au contraire, s'étendre à toute la longueur de l'axe médullaire ; en tout cas, elles prédominent très nettement à la face *postérieure* de la moelle. Les racines rachidiennes sont plus ou moins atteintes et recouvertes par l'exsudat ; la moelle elle-même est touchée et il y a, dans la plupart des cas, au moins de la *myélite marginale.*

Symptômes. — Les formes primitives, seules intéressantes, ont en général un début très brusque par des frissons, de la fièvre, du malaise, de la tochycardie. A la phase d'état qui ne se fait pas attendre, il convient de distinguer une période d'excitation à laquelle fait suite souvent, mais non toujours, une période de paralysie.

La phase d'excitation est marquée par une rachialgie intense, souvent intolérable et immobilisant le malade dans son lit. On la distinguera de la rachialgie varioleuse, de la douleur lombaire qui dans beaucoup de pyrexies, est l'indice d'une forme dite nerveuse de la pyrexie. Du reste, même dans ces cas, les méninges ne sont pas indemnes et trahissent les phénomènes congestifs dont elles sont le siège en déterminant de la douleur lombaire. A côté de cette douleur *localisée* et *permanente*, il y a des *irradiations* plus ou moins *paroxystiques* dans les extrémités, des douleurs en ceinture. La percussion de la colonne vertébrale augmentera la douleur localisée et ses irradiations ; on notera une hyperesthésie, souvent très intense du tronc et des extrémités. La raideur du dos et de la nuque, le signe de Kernig (impossibilité de vaincre la demi-flexion des jambes sur les cuisses chez le malade assis dans son lit), de l'opisthotonos, compléteront le tableau. Très souvent enfin il y aura exagération manifeste des réflexes, clonus du pied, signe de Babinski en extension, rétention d'urine.

Si la mort ne survient pas dès ce moment, on pourra assister à une période dite de paralysie : une paralysie totale et flaccide s'établit, les réflexes se suppriment, l'anesthésie remplace l'hyperesthésie, et l'incontinence d'urine la rétention. On pourra noter des symptômes oculo-pupillaires.

Pronostic. — Le pronostic est sombre ; pourtant des guérisons ont été constatées, ainsi que le passage à l'état chronique. La mort est malheureusement l'issue habituelle de la méningite spinale ; elle est due tantôt à l'intensité de la pyrexie causale, tantôt à l'asphyxie, indice elle-même de la participation de la moelle cervicale et du bulbe au processus pathogène.

Diagnostic. — Il repose sur la ponction lombaire (pour la technique et l'interprétation de ses résultats, voir plus loin Méningite cérébro-spinale épidémique et Méningite tuberculeuse). Cliniquement d'ailleurs, la méningite diffère de la *compression* par la rapidité de son évolution et par l'allure fébrile (voir aussi : *Syndrome de la queue de cheval*). *L'hémorragie méningée* spinale est apyrétique également.

Traitement. — Repos, pointes de feu le long de la colonne vertébrale, sangsues dans le dos.

On a préconisé la ponction lombaire.

MÉNINGITES CHRONIQUES

Étiologie. — Dans la très grande majorité des cas, les méningites chroniques sont secondaires et dépendent d'une myélopathie (tabes, myélite, sclérose en plaques, syphilis spinale et cérébro-spinale). Elles sont souvent latentes dans ces cas, d'un intérêt clinique médiocre, et constituent des faits d'une importance surtout anatomique. Mais même dans ces formes secondaires, la clinique ne perd pas toujours ses droits ; la méningite spinale, processus accessoire, est quelquefois *diagnostiquable* et il n'est pas exact de dire que les méninges ne révèlent leur souffrance par aucun symptôme caractéristique.

Sans parler des données de la ponction lombaire qui, bien interprétées, nous permettent en quelque sorte de suivre *de visu* les différentes phases de la réaction méningée aux processus pathogènes, il faut retenir un symptôme véritablement méningé, la rachialgie. Les méninges n'empruntent donc pas tous les éléments de leur séméiologie à la moelle sous-jacente, mais fournissent une contribution très précieuse, et nous pensons avec Déjerine que, d'une façon générale, l'existence de la rachialgie dans les affections spinales est « l'indice d'une participation des méninges au processus morbide ».

Très rares, les formes primitives sont fonction de la sénilité, de l'alcoolisme, de l'artério-sclérose comme il nous a été donné d'en voir un cas très net.

Anatomie pathologique. — Les méninges sont épaissies, soudées et calcifiées par endroit ; des lésions médullaires, plus ou moins intenses, sont fréquentes (pour plus de détails sur cette fibrose des méninges, voir Méningites cérébrales chroniques).

Symptomatologie. — Le début est insidieux : les malades, artério-scléreux ou vieillards, ont de la rachialgie plus ou moins durable, de la parésie passagère des membres inférieurs. La claudication intermittente de la moelle paraît plus spéciale aux processus syphilitiques. A un degré plus avancé, on note une *paraplégie* ou une *paraparésie*, durable, compliquée de douleurs vagues d'origine probablement radiculaire, d'hyperesthésie dans les membres ; les malades sont plus sensibles au froid, ressentent plus vivement les piqûres. Mais surtout en constatera de la *douleur* à la *percussion de la colonne vertébrale* et une *rachialgie*, le plus souvent modérée et s'exacerbant sous l'influence des mouvements.

Diagnostic. — Il est à faire avec la pachyméningite cervicale hypertrophique, la méningite tuberculeuse primitivement spinale de l'adulte (Raymond), fort rare d'ailleurs, et surtout la syphilis spinale où l'on peut observer la rachialgie à la période prodromique avant l'apparition des troubles moteurs ; elle y survient spontanément, surtout la nuit (Sottas) ; elle est plus vive que dans les méningites simples, mais rarement aussi intense que dans les formes aiguës.

PACHYMÉNINGITE CERVICALE HYPERTROPHIQUE

Définition. — « Cette paralysie avec contracture des quatre membres, raideur de la nuque et main de prédicateur, unie ou bilatérale, a été décrite par Charcot et Joffroy comme relevant de la pachyméningite cervicale hypertrophique. Les cas décrits par les auteurs précédents ont trait à des syringomyélies compliquées de pachyméningite cervicale. » Ces paroles de Déjerine montrent bien que l'existence d'une pachyméningite hypertrophique cervicale *autonome* est rien moins que démontrée ; et, en fait, nous voyons, en étudiant les observations parues jusqu'à ce jour, qu'il ne saurait s'agir ici d'une entité morbide, mais d'un syndrome anatomo-clinique ressortissant à la syphilis, à l'alcoolisme, à la tuberculose, peut-être au rhumatisme, et surtout à la *syringomyélie.* Or, si l'on examine avec soin le passé des individus atteints de pachyméningite, toujours on trouvera en cause un des facteurs importants que nous venons de nommer. Ce sont eux, bien plus que le froid (Vulpian), le séjour prolongé dans une habitation humide (Charcot), qu'il faudra incriminer. Il paraît en être de même du traumatisme et des excès génésiques ou autres. Encore le froid est-il peut-être à retenir, à titre de cause prédisposante dans l'étiologie de la forme rhumatismale.

Anatomie pathologique. — La forme la plus importante est la pachyméningite syringomyélique, ou syringomyélie pachyméningitique (Raymond, Déjerine, Philippe et Oberthür). Sur la table d'autopsie, dès l'ouverture du canal rachidien, on constate qu'à la région cervicale principalement le paquet méningo-médullaire est énorme ; il peut avoir triplé ou quadruplé de volume. En plus d'un point, il y a adhérence du périoste aux méninges et l'extraction de la moelle est malaisée. Sur la moelle et les méninges libérées, on note une hypertrophie énorme, un aspect fusiforme. Si on vient à les couper transversalement, la section révèle que l'hypertrophie dépend plus des méninges que de la moelle qui est entourée d'une véritable « virole » méningée fibreuse, de 3-4 millimètres d'épaisseur (Philippe et Oberthür). Il s'agit là d'une véritable pachyméningite interne hypertrophique à prédominance cervicale. Les méninges dures et les méninges molles ne font qu'un bloc et le couteau arrive sur la moelle sans faire de solution de continuité. Les racines rachidiennes, étouffées par le processus fibreux, sont le plus souvent aplaties et même atrophiées. Mais c'est la *moelle* surtout qui est atteinte, et ce sont ses lésions qui ont principalement attiré l'attention des auteurs à cause de leur importance au point de vue de l'interprétation des phases du processus.

Mais quelles sont ces lésions ? Macroscopiquement, disent MM. Philippe et Oberthür, dans un excellent mémoire (*Archives de méd. expérimentale et d'anatomie pathologique*, juillet 1900), au moment où l'on entame la moelle, il s'écoule un liquide lactescent ou jaunâtre, épais, granuleux, contenant des débris granuleux d'éléments nerveux, des corps granuleux, etc. Au milieu de la substance grise et des faisceaux blancs adjacents, on voit un vaste trou à parois déchiquetées, taillé à pic en pleine substance nerveuse. « C'est toujours dans la substance grise que la lésion est cantonnée au début, et au fur et à mesure qu'on s'éloigne de la région où le processus est au maximum, on ne trouve plus de perte de substance qu'au voisinage de la moelle ou dans les cornes postérieures. »

Histologiquement (voir Syringomyélie) il s'agit ici de lésions de gliose. Cette gliose est constituée par les cellules et les fibres névrogliques normales. Il survient rapidement une évolution régressive, une nécrose élémentaire ; les éléments névrogliques se colorent mal, se désintègrent. Ainsi toute la substance grise et une partie des cordons blancs sont détruits. En somme c'est une prolifération névroglique, rapidement dégénérative, infiltrée et diffuse.

Du côté de la dure-mère, on note, au microscope, de l'épaississement fibreux avec travées embryonnaires et vaisseaux néoformés.

Nature des lésions. — Un point très complexe et très discuté est l'interprétation de ces lésions, la détermination de leur importance réciproque et de leur ordre de succession. La pression, la stase veineuse occasionnée par cette dernière, seraient, selon

Brissaud, Rosenblath, etc., la cause des altérations particulières de la moelle, de la prolifération névroglique et de la formation des cavités. Ces dernières, en particulier, ne seraient nullement particulières à la syringomyélie (Brissaud) et se rencontreraient aussi dans le tabes, la syphilis médullaire, la myélite aiguë diffuse. Pour d'autres, il s'agirait d'une affection plutôt néoplasique (Hoffmann). Enfin on peut considérer la pachyméningite et la pachyméningomyélite syringomyélique, comme deux localisations d'un processus unique (Philippe et Oberthür), processus qui n'atteint les méninges que lorsque l'action pathogène est d'une certaine intensité. La syringomélie, lésion médullaire, est le fait primitif, la méningite le fait secondaire.

A côté de cette forme de syringomyélie pachyméningitique, on a décrit une pachyméningite tuberculeuse, une pachyméningite syphilitique, bien moins symphisaire que la syringomyélique et à localisation le plus souvent dorsale, des pachyméningites microbiennes, enfin une pachyméningite rhumatismale qui présente une grande importance à cause du caractère de *curabilité* qui lui a été assigné (Charcot, Hirtz, Brissaud, etc). Ce sont là les formes *pures* de pachyméningite cervicale hypertrophique, de pachyméningite sans syringomyélie. Ici aussi, il est vrai, on pourra rencontrer de la myélite, mais elle devra être considérée comme *secondaire au processus méningé* et non plus comme sa cause. Ces formes, encore que peu fréquentes, sont cependant admises par la plupart des auteurs, même par ceux qui subordonnent la majorité des cas à la syringomyélie.

Histologiquement, c'est une *fibrose lente :* la coque fibreuse, quelquefois dure comme de la corne, qui enveloppe la moelle est composée de dedans en dehors « par la pie-mère hypertrophiée, puis par deux couches également épaisses et assez distinctes. La plus externe paraît être la dure-mère hypertrophiée et l'autre résulte probablement de l'organisation, à sa surface interne, des produits inflammatoires » (Charcot et Joffroy). Cette symphise méningo-spinale, dit le professeur Brissaud, n'est pas sans analogie avec les synovites chroniques, les ténosites et autres scléroses mésodermiques d'ordre rhumatismal.

Symptomatologie. — La pachyméningite cervicale hypertrophique débute par une phase *douloureuse*, en général progressive : ce sont des douleurs vagues, localisées à l'occiput, à la face postérieure du cou, où elles font quelquefois penser au simple torticolis et à la plaque cervicale du neurasthénique, de la rachialgie. Elles s'exaspèrent par moment, et ce sont de vraies pseudo-névralgies qui finissent par s'établir; les impressions douloureuses ne siègent jamais ou presque jamais sur le trajet d'un tronc nerveux déterminé, comme ce serait le cas, s'il s'agissait de névralgies véritables, mais ce sont des paroxysmes diffus frappant la nuque et la racine des épaules. En somme, dès maintenant, se manifeste une séméiologie cervicale, bien faite pour frapper le clinicien. Plus tard, l'irritation porte sur des trajets nerveux plus déterminés, et se manifeste par des irradiations douloureuses brachiales, thoraciques, dorso-lombaires. En même temps que ces douleurs spontanées, on note de la *sensibilité* de la colonne vertébrale à la percussion, de la *raideur de la nuque.*

Après quelques mois ou même moins, s'il s'agit des formes syringomyéliques de la pachyméningite, on voit apparaître la phase *paralytique* et atrophique. La paralysie — et le fait est capital — commence toujours par les membres supérieurs. Au début de cette deuxième phase, la compression et la destruction des paires rachidiennes détermine une faiblesse lentement progressive du membre. Mais tous les muscles de ce membre ne sont pas atteints, c'est là un fait caractéristique de la forme bénigne de la pachyméningite cervicale hypertrophique ; dans cette paralysie partielle, on note surtout l'atteinte des muscles de la ceinture scapulaire, du groupe antéro-interne de l'avant-bras, des éminences thénar et hypothénar. Une conséquence assez fréquente de ces paralysies électives est la déformation de la main, dite *main de prédicateur* (voy. fig. 107). Elle dépend d'une paralysie ou d'une atrophie portant sur les muscles innervés par le cubital et le médian, dont l'atteinte plus fréquente dépend vraisemblablement du fait que le processus méningé débute et prédomine à la région cervicale inférieure, atteint les racines cervicales les moins élevées; et ce sont précisément ces racines qui fournissent les nerfs médian et cubital : le nerf radial, et par suite les extenseurs de la main

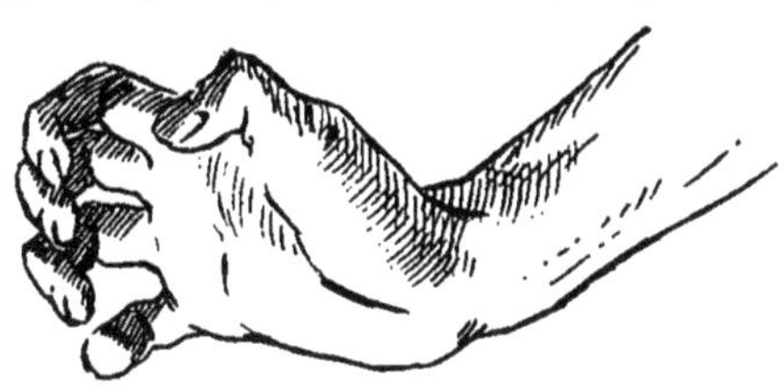

Fig. 107. — Main de prédicateur (par atrophie prédominante dans les domaines du cubital et du médian).

et de la première phalange des doigts innervés par lui, restent indemnes. Il en résulte une déformation de la main en griffe avec flexion des deux dernières phalanges des doigts sur la main, et extension plus ou moins complète de la première phalange sur le métacarpien et de la main sur l'avant-bras. Cette variété de déformation de la main a été rencontrée ailleurs que dans la pachyméningite cervicale hypertrophique, en particulier dans la syringomyélie, la poliomyélite aiguë de l'enfance (Déjerine, Seligmuller).

La paralysie des membres inférieurs, toujours postérieure en date à celle des membres supérieurs, au moins dans les formes non syringomyéliques, surtout méningées, de la pachyméningite, réalise plus ou moins complètement le tableau de la paralysie spasmodique (exagération des réflexes, clonus du pied, réflexe de Babinski en extension). Elle révèle l'extension centripète du processus, et l'atteinte de la moelle.

Les troubles de la sensibilité objective consistent en anesthésie, hypoesthésie, hyperesthésie de distribution le plus souvent radiculaire. Déjà marqués à la phase de douleur, ils s'accentuent surtout à la phase de paralysie. Il y a des troubles sphinctériens vésicorectaux, des eschares.

A titre de symptômes moins fréquents, citons des troubles oculopupillaires (diplopie, myosis, mydriase), du tremblement et de la contracture des extrémités supérieures, constatables naturellement quand les lésions médulaires ne sont pas encore trop intenses, des éruptions zostériformes, des bulles, du pemphigus, la fragilité des ongles.

La pachyméningite cervicale hypertrophique a une évolution très lente, pouvant s'étendre à plusieurs années ; elle peut même *guérir* (Charcot, Hirtz, etc.). Quand la *mort* survient, elle résulte d'une *propagation du processus au bulbe* (dysphagie, tachycardie, dyspnée, hoquet) ou d'une complication infectieuse, tuberculose pulmonaire, méningite purulente suite d'eschares, cysto-pyélo-néphrite ascendante.

Une forme plus *maligne*, correspondant au processus histologique de la syringomyélie pachyméningitique, est bien mise en lumière par Philippe et Oberthür. Ici les phénomènes douloureux sont terribles dans la nuque et dans l'épaule. Les muscles sont pris en bloc par la paralysie, l'impotence s'établit en quelques jours, frappant rapidement les quatre membres. L'amyotrophie, elle aussi, est précoce et intense, les sphincters sont pris de bonne heure ; il y a des troubles trophiques, des eschares. Du côté de la sensibilité, dissociation et plus souvent anesthésie totale pour tous les modes de la sensibilité, troubles du sens articulaire, enfin ataxie, signe d'Argyll-Robertson et surtout mort subite par ictus bulbaire. En somme, forme maligne et mort à brève échéance.

Diagnostic. — Il est à faire avec le *mal de Pott*, surtout le mal sous-occipital, quand tous ses symptômes ne sont pas au complet, et il ne laisse pas d'être assez embarrassant. Pourtant la douleur par pression ou percussion de la colonne vertébrale est particulièrement constante dans le mal sous-occipital ; on trouvera d'autres localisations viscérales ou ganglionnaires ou ostéo-articulaires de la tuberculose.

D'après tout ce que nous avons dit au chapitre Anatomie pathologique, le diagnostic avec la *syringomyélie* ne se pose pas.

L'*arthrite sèche vertébrale déformante*, est susceptible de comprimer les racines nerveuses et de provoquer l'apparition de pseudo-névralgies (Forestier). Mais ici la déformation est appréciable à la vue et au toucher ; les mouvements du rachis sont limités par la fibrose articulaire et provoquent des craquements perceptibles.

Quant au *cancer vertébral*, il est habituellement secondaire à un cancer viscéral ; d'ailleurs il n'a guère de localisation cervicale et s'accompagne d'un effondrement particulier de la colonne vertébrale.

Traitement. — En général, il y a peu de chose à faire. On donnera du mercure, s'il y a soupçon de syphilis, le salycilate de soude, l'iodure de potassium ou de sodium dans les formes rhumatismales. On a préconisé les pointes de feu le long du rachis, les bains chauds, l'électricité galvanique, certaines cures thermales (Aix, Lamalou).

QUATRIÈME PARTIE

LES MALADIES DU BULBE, DE LA PROTUBÉRANCE ET DU PÉDONCULE

QUATRIÈME PARTIE

LES MALADIES DU BULBE, DE LA PROTUBÉRANCE ET DU PÉDONCULE

MALADIES DU BULBE

Il sera indispensable, pour l'intelligence des symptômes par lesquels le bulbe et la protubérance marquent leur réaction particulière aux causes pathogènes, de se reporter à ce qui a été dit au chapitre « Anatomie médicale des centres nerveux ». On pourra y voir aussi qu'il n'y a point de différences essentielles au point de vue anatomique et physiologique, entre le bulbe et la protubérance. Ce sont les exigences de la description nosologique qui, dans ce chapitre, nous forceront à préciser une limite entre ces deux portions du névraxe, à prendre comme terminaison supérieure du bulbe l'endroit précis où les fibres transversales, dites stratum superficiale pontis, commencent à recouvrir la voie pyramidale.

Nous décrirons comme maladies du bulbe :

1° La paralysie labio-glosso-laryngée ;

2° L'hémorragie et le ramollissement du bulbe ;

3° La compression du bulbe et les tumeurs du bulbe ;

4° Les paralysies pseudo-bulbaires.

PARALYSIE LABIO-GLOSSO-LARYNGÉE

La paralysie labio-glosso-laryngée est un syndrome que constitue la paralysie des muscles des lèvres, de la langue, de la mâchoire, du pharynx et du larynx, le tout étant sous la dépendance de lésions anatomiques diverses.

Ce fut Duchenne de Boulogne qui donna, en 1860, la première description de cette maladie. Son œuvre fut le commencement d'une longue suite de travaux, dus principalement à Leyden, Charcot, Clarke, Joffroy, Lépine, Déjerine, Pierson, Remak, Senator, Oppenheim etc...

Cette série d'importantes publications est remarquable par les distinctions successivement opérées dans le siège de la lésion du syndrome primitivement considérée comme uniquement bulbaire. Les divers auteurs reconnurent, à mesure que progressait la connaissance de l'affection, que la lésion de la maladie décrite par Duchenne, pouvait être extra-bulbaire, cérébrale, basilaire ou périphérique. Une analyse plus poussée encore, divisa les lésions bulbaires elles-mêmes en supérieures et inférieures.

Aujourd'hui, il n'y a donc plus lieu de voir, dans la paralysie labio-glosso-laryngée, une affection spéciale, à lésions toujours identiques, mais un syndrome, manifestation clinique de désordres anatomiques divers.

Le type classique de la paralysie en question reste celui de la paralysie bulbaire, liée à une altération des parties inférieures de la moelle allongée : mais ce type n'est pas le seul, le syndrome qui le traduit se présente de la même façon, à de très petites nuances près, dans d'autres circonstances où le bulbe n'est point atteint.

Qu'on veuille bien se reporter à la conception schématique de l'appareil des muscles moteurs des lèvres, du larynx et du pharynx, commençant au niveau des zones cérébrales motrices, se continuant par des fibres d'union jusqu'aux noyaux du bulbe, d'où partent de nouvelles fibres qui ne sont autres que les origines des nerfs destinés à ces muscles : on pourra alors se rendre compte, par le tableau suivant, des états anatomo-pathologiques, pouvant créer le syndrome labio-glosso-laryngée.

1° Syndrome labio-glosso-laryngé avec lésions

A. Lésions nerveuses sus-jacentes au bulbe.	*Paralysies cérébrales.* . . .	Corticales ou fasciculaires.	
	Paralysies basilaires. . . .	Par tumeurs ou méningites de la base.	
B. Lésions bulbaires.	*Paralysies primitives* . . .	Paral. bulbaire inférieure. .	C'est la paralysie labio-glosso-laryngée typique.
		Paral. bulbaire supérieure. .	C'est la poliencéphalite supérieure de Wernicke.
	Paralysies secondaires. .	Dans le cours de	La syringomyélie. Le tabes. La sclérose en plaques. La maladie de Charcot.
C. Lésions situées entre le bulbe et la périphérie.	*Paralysies radiculaires.* . .	Par toute lésion isolée des racines des nerfs bulbaires.	
	Paralysies périphériques. .	Par névrites.	

2° Syndrome labio-glosso-laryngé sans lésions

| Dans les névroses.

Cette vue d'ensemble nous amène à la conception de paralysies labio-glosso-laryngées multiples : la question est donc forcément complexe.

Nous étudierons principalement le type de la paralysie bulbaire inférieure, qui est la plus fréquente et la plus classique, pour passer ensuite en revue les autres variétés.

Symptômes. — La maladie peut débuter brusquement avec une allure apoplectiforme (Küssmaul). Cela est exceptionnel. Le début est, en règle, progressif et insidieux. Le malade éprouve des douleurs dans la nuque, dans le cou, des vertiges. Il perd la sensibilité du larynx et du pharynx aux excitations tactiles. Peu à peu les lèvres, le larynx, la langue se paralysent : c'est ce dernier organe qui paraît le plus souvent, frappé en premier.

C'est d'abord une paresse croissante de la motilité de la langue, de plus en plus lourde, de plus en plus malhabile, arrivant bientôt à l'immobilité presque absolue.

Le malade ne peut plus projeter sa langue en avant, ni la mouvoir dans le sens vertical. Il éprouve une difficulté croissante à prononcer certaines consonnes telles que *r*, *l*, *d*, *t*, *s*, *g*, *k*. La voyelle *i* est également d'une émission pénible. La parole dans son ensemble est épaisse, lourde : on dirait que le malade parle la bouche pleine.

Tout cela dépend de l'inertie de la langue, laquelle, diminuée de volume, aplatie, reste collée sans bouger sur le plancher de la bouche, en contact latéralement avec les arcades dentaires. Elle est molle au toucher, et présente souvent des contractions vermiculaires.

L'état spécial d'impuissance dans lequel se trouve le malade vis-à-vis de toute émission de la parole constitue l'anarthrie.

La paralysie des muscles masticateurs se traduit par une gêne considérable dans le broiement du bol alimentaire. Les matières nutritives s'accumulent latéralement au voisinage de la face interne des joues; pour avaler, le malade, dont la déglutition est aussi défectueuse que la mastication, doit pousser avec le doigt vers le gosier, son bol alimentaire, et pour le faire tomber dans le pharynx inférieur renverser ensuite sa tête en arrière.

Les lèvres ne tardent pas à se paralyser à leur tour : l'orbiculaire est généralement le premier muscle atteint. Les lettres *o*, *u*, *b*, *p*, *m*, *f*, *v*, deviennent de plus en plus difficiles à émettre. La consonnance, *a*, reste la dernière émissible, et cela pendant longtemps. Tout mouvement des lèvres devient impossible. Les actes de siffler, faire la moue, envoyer un baiser deviennent rapidement impossibles. Si le malade vient à rire, sa bouche s'ouvre démesurément et reste dans cet état, donnant au visage une expression d'hébétude profonde, jusqu'à ce que le patient vienne à fermer lui-même avec les doigts son orifice buccal. Des lèvres immobiles, s'écoule continuellement une abondante salive. Les traits inférieurs du visage sont tirés au maximum, donnant de ce fait au visage, une expression pleurarde.

Le voile du palais est inerte : il pend sans mouvements, suspendu comme une membrane morte au plafond buccal. Il devient inexcitable. Sa paralysie entraîne, comme conséquence fonctionnelle, la résonnance nasillarde des sons émis. Il n'est pas rare de voir les aliments liquides refluer de la bouche dans les fosses nasales, lors des essais de déglutition.

Le toucher pharyngien ne provoque plus la réaction nauséeuse habituelle.

Au larynx, on constate, outre les modifications progressives de la voix (voix rauque, bitonale), appelée à disparaître, l'impossibilité pour le malade de produire le phénomène de l'effort, la glotte restant béante, en dépit de toutes les tentatives. Les aliments tombent souvent dans les voies respiratoires, grâce à la béance de leur orifice, et surviennent des crises de suffocation très pénibles.

Au laryngoscope, on constate l'écartement des cartilages aryténoïdes, la parésie ou la paralysie des cordes vocales et de tous les muscles innervés par le récurrent.

Sur tout le territoire paralysé on constate, à une période avancée, des traces d'atrophie musculaire ; il n'est pas rare d'observer la réaction de dégénérescence.

Aux maxillaires, on constate l'abolition des réflexes, et on se rend compte de la paralysie du masséter et du ptérygnoïdien qui laissent choir la mâchoire inférieure.

L'envahissement progressif du bulbe se fait bientôt sentir par l'apparition des troubles cardiaques et pulmonaires. Le pouls devient faible, petit, irrégulier : il bat plus de 100 à la minute. Les syncopes se répètent, et l'on voit survenir des crises d'oppression cardiaque extrêmement angoissantes et pénibles.

Les troubles pulmonaires consistent essentiellement en crises de dyspnée survenant au moindre effort respiratoire. L'énergie des muscles spéciaux faisant de plus en plus défaut, le malade n'arrive plus à chasser l'air inspiré ni les mucosités de ses bronches ; il est alors souvent la proie d'une broncho-pneumonie très grave, qui vient, dans beaucoup de cas, mettre un terme à l'évolution de la maladie.

Tous les malades ne meurent pas ainsi. Ils peuvent finir en syncope cardiaque, ou tomber dans une sorte de cachexie par inanition qui suffit souvent à les tuer.

La durée moyenne de la paralysie labio-glosso-laryngée est de deux à trois ans.

Formes et variétés cliniques. — Nous venons de décrire la paralysie labio-glosso-laryngée, telle que l'engendre une lésion des régions inférieures du bulbe. Nous savons qu'il existe d'autres localisations anatomiques, et ces dernières entraînant une symptomatologie légèrement modifiée pour chacune d'elles. Il importe d'en dire quelques mots.

La paralysie labio-glosso-laryngée *par lésion cérébrale* débute, non plus de façon lente et progressive, mais par un ou plusieurs ictus apoplectiformes. Le malade porte des signes de lésion cérébrale bilatérale : son intelligence est atteinte, ses membres sont souvent paralysés du même coup. Enfin, ces paralysies cérébrales se constituent en un seul coup et restent stationnaires, ce qui les distingue nettement de l'évolution lente, mais continuellement progressive, de la paralysie bulbaire inférieure (voy. Paralysies pseudo-bulbaires).

Les paralysies d'*origine bacillaire* se reconnaîtront plus difficilement. On y notera quelquefois de la céphalalgie, des vertiges, des troubles oculaires. On se trouvera vraisemblablement en présence d'une lésion syphilitique.

D'autres paralysies peuvent s'observer *par lésions des racines des nerfs bulbaires*, ou de leurs troncs périphériques.

Dans les paralysies radiculaires, on notera un début le plus souvent apoplectiforme, sans que d'autres signes puissent faire penser à une atteinte du cerveau.

Quant aux paralysies névritiques, elles s'accompagneront de troubles sensitifs et d'une atrophie musculaire si marquée que le diagnostic en sera souvent aisé.

Restent les *paralysies bulbaires proprement dites*, parmi lesquelles nous ne connaissons encore que le mode inférieur, pris pour type de notre description clinique.

La forme bulbaire supérieure, la poliencéphalite supérieure de Wernicke, s'accompagnera de troubles de la musculature extrinsèque des yeux. L'ophtalmoplégie externe y sera de règle.

Enfin il y a lieu de distinguer une forme bulbo-spinale, la plus importante de beaucoup. La moelle est atteinte avec le bulbe. Ici, le plus souvent, il s'agit d'une paralysie bulbaire secondaire, dernière étape d'une affection primitivement médullaire. Telle est la paralysie labio-glosso-laryngée dans la sclérose latérale amyotrophique. Mais il faut savoir, cependant, que ces formes bulbo-spinales peuvent être primitivement bulbaires : sclérose latérale amyotrophique à début bulbaire.

On doit à Fazio, Charcot, Londe, la description d'une forme infantile de paralysie labio-glosso-laryngée. C'est une maladie familiale, c'est-à-dire une maladie qui se reproduit identique chez plusieurs membres d'une même famille. Elle est l'analogue, par là, de la paraplégie spasmodique familiale, de la névrite interstitielle hypertrophique de l'enfance, etc. Elle reproduit le syndrome bulbaire avec, en plus, une participation très importante du facial supérieur au tableau clinique (lagophthalmie par insuffisance fonctionnelle des orbiculaires des paupières), voy. la Paralysie faciale.

Diagnostic. — Il faut éviter de confondre la paralysie, labio-glosso-laryngée avec une paralysie du voile du palais, par névrite infectieuse par exemple. Le tableau est plus complet dans la maladie décrite par Duchenne : la paralysie des lèvres et de la langue se surajoute aux autres symptômes et font reconnaître cette affection.

La paralysie faciale double s'attaquera aux muscles du facial supérieur, comme aux autres. C'est là un important moyen de diagnostic.

Dans la myopathie progressive, type Landouzy-Déjerine, le masque est bien spécial et ne peut guère prêter à confusion. Il y a de l'exophtalmie, une exagération de l'épaisseur des lèvres, un front lisse et uni, qui font reconnaître ce type.

Quand le malade ne peut plus articuler aucun son, on peut penser à l'aphasie. Un examen attentif fera vite constater que l'appareil moteur des muscles du langage est seul atteint.

Anatomie pathologique. — La lésion essentielle des cas-types consiste en l'altération des noyaux d'origine des 7e, 9e, 10e, 11e et 12e paires.

La lésion est systématiquement cantonnée dans ces formations grises. La substance blanche présente des altérations négligeables ; elles seraient très marquées (sclérose des pyramides bulbaires), au contraire, pour les neurologistes qui, à l'exemple de Déjerine (1883), tendent à faire rentrer la forme pure de paralysie labio-glosso-laryngée dans le cadre de la sclérose latérale amyotrophique à début par le bulbe (voy. la Sclérose latérale amyotrophique).

La cellule motrice tend à prendre une forme globuleuse : elle contient des amas abondants de substance pigmentaire, sa coloration est jaunâtre. Ses prolongements, altérés, tordus même, ne tardent pas à disparaître, en même temps que les granulations jaunes de la cellule prennent de plus en plus d'importance, au point d'arriver à en remplir toute la cavité, le noyau lui-même ayant disparu.

Étiologie. — La paralysie labio-glosso-laryngée est surtout l'apanage du sexe masculin et des adultes, entre trente et cinquante ans.

Plusieurs cas semblent témoigner du caractère héréditaire et familial constaté à plusieurs reprises.

On a invoqué l'influence possible de certaines maladies antérieures telles que la syphilis et le mal de Bright. Il paraîtrait que les fatigues musculaires, les émotions violentes auraient une action importante sur la formation de la paralysie labio-glosso-laryngée.

Ces quelques notions s'appliquent aux paralysies primitivement bulbaires. On ne saurait trop répéter que la paralysie que nous étudions peut apparaître à la suite de l'extension en hauteur de certains processus pathologiques de la moelle. C'est ainsi que l'on peut voir le syndrome glosso-labio-laryngé se manifester au cours d'une maladie de Charcot, d'une sclérose en plaques, d'un tabes, d'une syringomyélie (voy. le tableau ci-avant).

Traitement. — Il est impuissant à entraver la marche progressive de la maladie, et se réduit presque exclusivement à quelques indications symptomatiques, telles que l'emploi de la sonde œsophagienne, comme remède aux troubles de déglutition, et la trachéotomie, urgente parfois, pour prévenir l'asphyxie.

En dehors de ces expédients thérapeutiques, on peut prescrire les révulsifs sur la nuque et la galvanisation le long du rachis.

L'HÉMORRAGIE ET LE RAMOLLISSEMENT DU BULBE

Le tableau clinique que voici présente de nombreuses analogies avec celui que réalise la paralysie labio-glosso-laryngée. Il en diffère cependant par un caractère des plus importants : la rapidité de son évolution. Alors que la maladie décrite par Duchenne, la paralysie labio-glosso-laryngée, peu durer une année et plus, la survie ne dépasse guère quelques jours dans la plupart des hémorragies ou des ramollissements bulbaires.

Anatomie pathologique. — Les lésions ne présentent rien de particulier, qu'il s'agisse d'hémorragie ou de ramollissement (Leyden, Senator, Hayem, Oppenheim). Duret, qui a merveilleusement étudié l'irrigation artérielle du bulbe, estimait qu'à l'oblitération de chacun des territoires artériels bulbaires devait correspondre un ensemble symptomatique spécial. La détermination anatomique de ces territoires n'a malheureusement pas la portée que lui attribuait cet auteur, la vascularisation du bulbe étant soumise à des variations individuelles considérables.

Les *hémorragies* exclusivement localisées au bulbe sont rares. Elles résultent des mêmes causes que les hémorragies cérébrales ordinaires et en présentent les mêmes caractères anatomiques. Il y a cependant un point particulier à noter, c'est que le traumatisme cranien, surtout quand il s'exerce sur la région occipitale, peut jouer un rôle dans leur production. Le sang envahit presque toujours les méninges et le quatrième ventricule qui sont très proches.

Le *ramollissement* est bien plus fréquent. Tantôt on trouve à l'autopsie un foyer unique, tantôt les points ramollis sont au contraire nombreux, et de dimensions quelquefois microscopiques. Il s'agit le plus souvent de thrombose de l'artère basilaire, et surtout de l'artère vertébrale gauche, manifestations de l'athérome, ou de l'artérite syphilitique. L'embolie consécutive aux cardiopathies est bien plus rare ; elle frappe d'ailleurs avec prédilection la vertébrale gauche. Le foyer bulbaire qui résulte de l'obturation artérielle ne diffère pas du ramollissement ischémique du cerveau.

Symptomatologie. — Elle n'est point identique pour l'hémorragie et pour le ramollissement. Dans le *premier cas*, la paralysie bulbaire apparaît brusquement, brutalement : le malade perd connaissance et tombe et souvent la mort arrive en quelques instants. D'autres fois, le coma se prolonge un peu davantage, mais l'issue

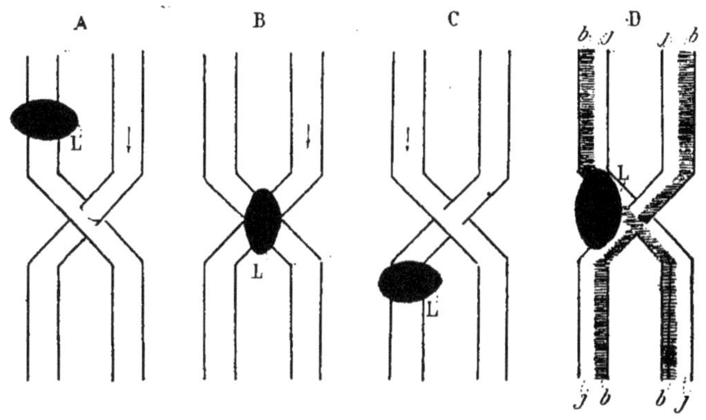

Fig. 108. — Les quatre types de paralysies pouvant être causés par une lésion de l'entre-croisement moteur.

A, paralysie du bras et de la jambe du côté opposé à celui de la lésion de la voie pyramidale. — B, paralysie des deux bras et des jambes par lésion simultanée des deux voies pyramidales, gauche et droite, au moment de leur entre-croisement. — C, paralysie du bras et de la jambe du même côté que la lésion (syndrome de Brown-Séquard). — D, paralysie croisée (rare). La jambe paralysée est du même côté que la lésion ; le bras paralysé est croisé par rapport à la lésion. — L, lésions. — *b*, bras. — *j*, jambe.

fatale n'en survient pas moins au bout de quelques heures. Ce n'est que dans les hémorragies bulbaires à marche moins rapide, alors que le malade peut sortir du coma, que l'on peut faire un diagnostic clinique et constater avec netteté quelques signes de localisation. On note alors, en général, le tableau plus ou moins complet de la paralysie labio-glosso-pharyngée : dysarthrie, impossibilité de déglutir, voix rauque, paralysie des masticateurs, salivation, etc. A ces symptômes se joignent le plus souvent des phénomènes sensitivo-moteurs du côté des membres, qui confirment le diagnostic topographique et dont les principaux sont :

a. Hémiplégie des membres du côté opposé à celui de la lésion, quadriplégie avec prédominance possible des troubles parétiques aux deux jambes ou aux deux bras, paralysie de la jambe du côté de la lésion avec paralysie du bras du côté opposé.

b. *Hémiplégie alterne.* — Paralysie des membres du côté opposé à celui de la lésion et paralysie des **XII, XI, X, IX, VIII** paires, ou de quelques-unes d'entre elles, du côté de la lésion. C'est le symptôme le plus fréquent.

c. *Hémiplégie des membres du côté opposé à celui de la lésion, hémianesthésie du côté de la lésion; le tout avec intégrité de la face.* — La lésion siège ici entre les deux entre-croisements, au-dessous de l'entre-croisement sensitif, au-dessus de l'entre-croisement moteur.

d. *Hémianesthésie croisée.* — Les membres sont anesthésiés du côté opposé à celui de la lésion, le trijumeau du côté de la lésion.

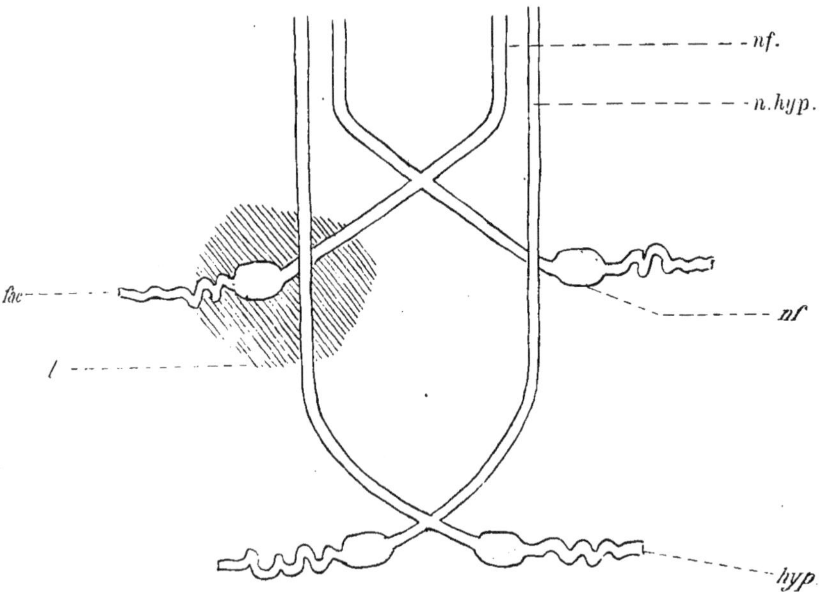

Fig. 109. — Paralysies alternes des nerfs bulbaires.
n. f. : n. facial ; *hyp.* : n. g. hypoglose ; *l.*, lésion.

e. *Hémiataxie bulbaire.* — Directe ou croisée, selon que la lésion siège au-dessous ou au-dessus de l'entre-croisement sensitif.

f. *Paralysies alternes des nerfs craniens entre eux.* — Le neurone périphérique, cellule d'origine ou racine, est atteint pour la paire dont la paralysie est du même côté que la lésion, le neurone cortico-bulbaire, avant son entre-croisement sur la ligne médiane, pour la paire dont la paralysie est du côté opposé à celui de la lésion (voy. fig. 109).

g. *Paralysie des deux douzièmes paires, ou des deux septièmes paires* (cas de Labadie-Lagrave et Boix). — Dans ces cas, la paralysie des nerfs craniens peut être plus marquée d'un côté.

h. *Troubles de l'équilibration, chute d'un côté par lésion du corps restiforme*. (Pour l'étude plus détaillée de tous ces symptômes de localisation bulbaire et pour leur physiologie pathologique, voir l'Anatomie médicale.)

Les malades atteints d'hémorragie bulbaire meurent souvent de mort subite ou rapide, nous l'avons vu, et le diagnostic ne peut être fait cliniquement. Dans les cas à marche moins rapide, l'issue fatale est annoncée par des troubles respiratoires, dyspnée, respiration de Cheyne-Stockes, par de la tachycardie, de l'élévation de la température à 40° ; cela peut aussi dépendre d'une pneumonie par déglutition dans le larynx.

Dans quelques cas, et cette éventualité est plus fréquente dans le ramollissement que dans l'hémorragie bulbaire, les phénomènes pathologiques régressent ; le malade peut guérir, et en être quitte pour une hémiplégie avec contracture banale, par exemple.

Le ramollissement bulbaire diffère de l'hémorragie par un début moins brusque et une évolution clinique moins rapide. C'est ainsi que les prodromes sont ici fréquents, en particulier chez les syphilitiques ; ils consistent en bourdonnements d'oreille, éblouissements, stupeur, somnolence, nausées, insomnies, et surtout vertiges. Puis les éléments du syndrome labio-glosso-laryngé s'installent progressivement et les troubles moteurs et sensitifs du côté des membres se dessinent. Tout ce qui a été dit sur les symptômes de localisation bulbaire à propos de l'hémorragie du bulbe peut être répété ici. C'est même dans le ramollissement bulbaire que ces symptômes sont le plus fréquemment constatés et de la manière la plus nette, le processus pathogène trop rapidement mortel des hémorragies bulbaires ne laissant pas aux signes de localisation le temps de s'établir.

La guérison est ici plus fréquente, surtout quand il s'agit de ramollissement syphilitique traité. Mais le plus souvent des ictus successifs se produisent, les troubles respiratoires et circulatoires s'établissent, et la mort arrive dans le coma.

Diagnostic. — On ne pourra distinguer un foyer bulbaire d'une hémorragie ou d'un ramollissement cérébral banal que s'il y a des signes de localisation (syndrome labio-glosso-laryngé, symptômes sensitivo moteurs particuliers, etc.). Encore faut-il savoir que les hémorragies abondantes du cerveau peuvent envahir le quatrième ventricule et provoquer l'apparition de symptômes bulbaires (Grasset)

Les foyers protubérantiels ont des signes de localisation propres (voy. plus loin). La paralysie labio-glosso-laryngée de Duchenne a un début insidieux, une marche lente, une distribution symétrique de paralysies compliquées d'amyotrophie. Les névrites bulbaires ne font que compliquer le tableau d'une polynévrite généralisée. Quant à la paralysie pseudo-bulbaire, elle a pour elle l'évolution par à-coups et l'affaiblissement intellectuel fréquent.

Traitement. — C'est celui de l'hémorragie et du ramollissement cérébral. On prescrira scrupuleusement le traitement mixte, s'il y a des soupçons d'infection syphilique antécédente. L'alimentation à la sonde œsophagienne peut prévenir la pneumonie de déglutition, si fréquente dans les affections bulbaires.

COMPRESSION DU BULBE

Comme pour la moelle, on peut distinguer ici cliniquement une compression brusque et une compression lente.

Étiologie. — Comme causes de *compression brusque*, citons les luxations de l'atlas et de l'axis, l'hémorragie consécutive à la rupture de la vertébrale ou de la basilaire. Il en résulte la mort subite ou, dans les cas moins sévères, la symptomatologie de la *compression lente*. Celle-ci s'observe :

1° Dans les tumeurs du bulbe, tubercules, gliomes, glio-sarcomes, fibromes, myxomes ; elles sont rares ;

2° Dans les tumeurs des régions qui avoisinent le bulbe, protubérance annulaire ou cervelet ;

3° Dans les maladies des os voisins du bulbe (carie et tumeur), dans les méningites (syphilitiques) de la base du cerveau, dans les pachyméningites ;

4° Enfin assez souvent comme conséquence d'anévrysmes de l'artère basilaire ou de l'artère vertébrale.

Symptômes. — Nous prendrons comme type de description l'anévrysme de l'artère vertébrale ou de l'artère basilaire. Le début est marqué quelquefois par des signes d'artério-sclérose cérébrale : céphalée occipitale, vertige, obnubilation, bourdonnements d'oreille, éblouissements, quelquefois des vomissements, du pouls lent permanent, même des attaques épileptiformes. Puis apparaissent — par accès — les signes bulbaires, dysarthrie, dysphagie, dyspnée, tachycartie avec ou sans arythmie.

Cette symptomatologie bulbaire s'affirme pendant quelque temps ; puis, contre toute prévision, les manifestations pathologiques s'atténuent et même disparaissent jusqu'au prochain accès.

Dans l'intervalle de ces accès, on note des douleurs névralgiques du côté de la face, des spasmes, des paralysies des nerfs bulbaires. Les membres ne sont pas intacts et l'on peut observer le plus souvent soit de la paralysie, soit de l'hémiplégie.

Quand c'est la vertébrale qui est le siège de l'anévrysme, on peut entendre quelquefois un souffle systolique en arrière de l'apophyse mastoïde (Gerhardt). Un autre fait très intéressant a été noté par Hallopeau et Giraudeau : leur malade tenait sa tête obstinément en extension forcée. Quand on la mettait en flexion, des troubles respiratoires graves éclataient, la respiration s'arrêtait en expiration.

Si l'on excepte les cas d'anévrysmes, et encore ceux où c'est d'un traumatisme ou d'une carie vertébrale qu'il s'agit, le diagnotic positif et étiologique de ce syndrome est malaisé. On devra cependant penser aux tumeurs bulbaires, quand aux signes de localisation bulbaire (voy. pour ces signes, le chapitre précédent et l'anatomie médicale des centres nerveux) s'ajouteront des phénomènes de compression cérébrale comme dans les tumeurs cérébrales (céphalée, vertiges, œdème de la papille). Les tumeurs de portions voisines du névraxe, protubérance ou cervelet, ont, en plus des signes bulbaires, — dus à leur action compressive, — des signes propres dont on trouvera l'exposé dans les chapitres consacrés à la pathologie de ces régions.

Dans la méningite syphylitique nous aurons pour nous guider la notion de l'infection syphilitique antécédente et des symptômes nerveux diffus, indices de la propagation disséminée du processus à toute la base du cerveau.

Le diagnostic est à faire avec la *paralysie labio-glosso-laryngée* dont l'évolution est progressive et où surtout on ne peut constater ni les signes d'excitation douloureuse du début, analogues aux pseudo-névralgies de la compression médullaire, ni l'hémiplégie, ou la paralysie, ni les troubles de la sensibilité.

Le pronostic est fatal dans la compression brusque. La mort arrive par ramollissement du bulbe ou rupture du sac, quand il s'agit d'un anévrysme.

Dans la plupart des cas de compression lente, des accidents cardiaques et respiratoires de nature bulbaire peuvent tuer subitement le malade. Seule la méningite basilaire syphilitique est susceptible de rétrocéder sous l'influence de la médication spécifique.

LES PARALYSIES PSEUDO-BULBAIRES

La paralysie pseudo-bulbaire a été particulièrement étudiée par Joffroy, par Lépine a qui nous devons la première description clinique, puis par Déjerine, Oppenheim et Siemerling, Brissaud, Hallipré, et tout récemment par Comte (1900), dans une excellente thèse. C'est le tableau clinique de la paralysie labio-glosso-laryngée, mais toujours aggravé d'ictus apoplectiformes répétés, auxquels il faut joindre, dans la grande majorité des cas, une hémiplégie double, quelquefois simple.

Étiologie. — Cette affection est due le plus souvent à des lésions multiples en foyer des centres nerveux, lésions de ramollissement en général. Elle aura par conséquent pour origine toutes les affections capables de faciliter la production, dans les artères cérébrales, d'embolies ou de thromboses : ce seront surtout l'artério-sclérose, la syphilis, certaines cardiopathies.

L'artério-sclérose est le facteur étiologique le plus important; d'où la fréquence de la maladie dans l'âge mûr ou la vieillesse. La thrombose des petits vaisseaux, plus souvent que la rupture des anévrysmes miliaires, provoque des foyers plus ou moins disséminés dans tout l'encéphale, mais se localisant surtout (Jacobsohn) aux noyaux gris centraux et à la protubérance. La *syphilis*, par ses lésions vasculaires, intervient surtout chez les sujets jeunes; il en est de même des embolies dans les *cardiopathies*. Enfin la paralysie pseudo-bulbaire peut apparaître dans *l'enfance*, comme il est relaté dans des observations dues à Oppenheim et à Bouchaud. Il s'agit alors — disons-le dès maintenant — d'enfants atteints d'un arrêt de développement des circonvolutions centrales, rarement d'atrophie ou de sclérose cérébrale, et le processus à incriminer est essentiellement cortical (voy. les Scléroses-cérébrales). Aussi cliniquement cette paralysie pseudo-bulbaire infantile est-elle une forme de diplégie cérébrale avec troubles de la déglutition et surtout de la parole que l'on attribuait autrefois à l'idiotie des malades. Ces paralysies chez l'enfant sont rares d'ailleurs.

Symptômes. — Le début peut être brusque, et la maladie définitive à la suite d'un seul ictus, ou, au contraire, se montrer progressif, sans attaque véritable. Il n'en est pas ainsi le plus souvent et ce que l'on constate d'ordinaire, c'est l'évolution morbide suivante. Le malade est frappé d'une première attaque d'apoplexie, suivie d'hémiplégie. Cette hémiplégie s'accompagne de quelques troubles de la déglutition et de la phonation. Mais bientôt les troubles surajoutés qui étaient passagers et légers disparaissent et l'hémiplégie persiste seule. Le malade paraît donc en voie d'amélioration, quand survient un nouvel ictus avec hémiplégie frappant cette fois le côté resté sain. En même temps — et c'est là le point essentiel — les signes bulbaires qui n'avaient fait que s'ébaucher s'établissent définitivement : la paralysie pseudo-bulbaire est constituée.

A la période d'état, le pseudo-bulbaire présente un aspect caractéristique. Le facies est immobile, la bouche entr'ouverte, l'expression stupide. La salive s'écoule continuellement, en sorte que le malade ne cesse de s'éponger ; on le voit contraint de porter une bavette. L'attitude soudée, la lenteur des mouvements, la démarche à petits pas, l'inclinaison en avant de la tête, tout concourt à simuler la maladie de Parkinson (Brissaud). Contrairement à ce qui a lieu dans la paralysie labio-glosso-laryngée, l'état mental est ici très atteint ; la mémoire est en général perdue, l'intelligence diminuée. A la plus petite occasion, le malade a des accès de *rire et de pleurer spasmodiques* (Oppenheim, Bechterew, Brissaud) ; ces accès surviennent aussi bien chez les malades demeurés intelligents que chez ceux qui ont subi des phénomènes de déficit intellectuel et la plupart ont nettement conscience du ridicule de leur émotivité exagérée. Pendant ces actes, les muscles du visage, bien que parésiés pour les mouvements volontaires (Lépine), se contractent avec force ; la face devient vultueuse, le pouls filiforme, la respiration se suspend en expiration. Tantôt ces accès de pleurs et de rire dépendent simplement d'une exagération de l'émotivité, tantôt ils sont nettement spasmodiques et semblent conditionnés par l'interruption des voies de conduction intra-cérébrales de l'inhibition (Brissaud, Bechterew). Brissaud, en particulier, met ce symptôme en relation avec une lésion du segment antérieur de la capsule interne (voy. l'Anatomie médicale), du faisceau qu'il nomme psychique.

Mais voici les signes vraiment pseudo-bulbaires. La *dysarthrie*, avec ou sans aphonie, est plus ou moins intense, la voix est traînante, monotone « ils ont perdu la chanson du langage » (Brissaud) elle est saccadée, semi-explosive (Déjerine) : on comprend à peine ce que veux dire le malade. Comme dans la paralysie labio-glosso-laryngée, ce sont les labiales qui sont les consonnes les plus mal prononcées. La voix est nasonnée, quand le voile du palais est atteint.

La paralysie des muscles des joues, des lèvres, de la langue fait que les aliments tendent à tomber hors de la bouche ou à s'accumuler dans les sillons gingivaux ; le malade est contraint de les pousser jusqu'à l'isthme du gosier. Dans quelques cas plus graves, ils peuvent passer dans les fosses nasales ou déterminer des accès de suffocation par pénétration dans le larynx. Cette *dysphagie* est souvent très peu marquée, et le malade est seulement obligé à manger lentement. Les malades ne peuvent ni souffler, ni siffler.

Recherchons maintenant les signes objectifs. On constate habituellement une *diplégie faciale*, se limitant quelquefois à l'orbiculaire des lèvres (Comte). Bien que le facial inférieur soit surtout atteint, le facial supérieur est loin d'être toujours indemne : les paupières qui ne pouvaient être fermées spontanément dans un cas d'Oppenheim, se fermaient par action réflexe. On note presque toujours la paralysie de la langue, celle du voile du palais avec conservation de la sensibilité pharyngienne contrastant avec l'abolition du réflexe pharyngien (signe particulier à la paralysie pseudo-bulbaire pour Hallipré), quelquefois des parésies des cordes vocales ou des muscles masticateurs. Mais trois signes objectifs ont ici une importance capitale. Ce sont :

L'*absence d'atrophie des muscles paralysés* (muscles d'innervation bulbaire).

L'*intégrité absolue des réactions électriques normales* et *l'intégrité des réflexes* dans le domaine des nerfs bulbaires. Ils constituent réellement la physionomie clinique spéciale de ce syndrome bulbaire.

Formes cliniques. — Nous venons de décrire un cas typique de paralysie pseudo-bulbaire ou pseudo-paralysie bulbaire (Brissaud) complète. Mais à côté de cette forme, il faut en admettre d'autres où prédominent les signes *fonctionnels*, surtout les troubles de la phonation ou encore les troubles intellectuels. On pourra avoir aussi une paralysie *isolée* du voile du palais, de la langue ou des lèvres. Hallipré et Brissaud, enfin, décrivent une forme de paralysie pseudo-bulbaire sans paralysie des extrémités, qu'ils font dépendre d'une lésion bilatérale du noyau lenticulaire (putamen).

Complications. — Parmi les manifestations nerveuses qui viennent de façon inconstante compliquer le syndrome pseudo-bulbaire, nous rappellerons :

Les *troubles de l'équilibre* qui consistent en une démarche chancelante, « une vacillation dans la station debout, les pieds rapprochés », troubles d'origine probablement cérébelleuse, en rapport peut être avec des lésions du pédoncule cérébelleux moyen (Comte).

L'*aphasie*, le plus souvent sous sa forme motrice, les centres corticaux laryngés, masticateur et facial étant tout proches du centre de Broca ou centre des images motrices d'articulation.

Les *troubles respiratoires* signalés surtout par Oppenheim et Siemerling (*Berliner Klin. Wochenschrift*, 15 nov. 1887) et consistant en accès de dyspnée avec ou sans respiration de Cheyne-Stokes avec ou sans ascension brusque de la température. On a signalé aussi l'atrophie plus ou moins intense du nerf optique (Oppenheim), le myosis (Hallipré).

La marche de la paralysie pseudo-bulbaire est le plus souvent progressive, aggravée tantôt par une *série de petits ictus*, tantôt marquée par une évolution lente et régulière. Elle aboutit au gâtisme et à la cachexie. Elle peut encore demeurer stationnaire ou même guérir quelquefois, s'il y a une étiologie syphilitique. D'une façon générale, le pronostic est sombre.

Anatomie pathologique. — La motricité des muscles à innervation bulbaire, tout comme celle des muscles des membres et du tronc, est assurée par un système de deux neurones : l'un, neurone cortico-bulbaire, ou neurone du faisceau géniculé, prend son origine dans l'opercule rolandique de l'écorce cérébrale (voy. l'Anatomie médicale) et se termine autour des noyaux moteurs du bulbe ; l'autre bulbo-périphérique, relie les noyaux bulbaires aux muscles qui en dépendent. Le premier de ces neurones, le neurone cortico-bulbaire transmet au bulbe les ordres du cerveau ; le second de ces neurones, neurone bulbo-périphérique, les exécute. Supposons qu'une lésion vienne à frapper le dernier neurone, neurone bulbo-périphérique, à en détruire en particulier les cellules d'origine incluses dans les noyaux moteurs du bulbe, comme c'est le cas dans la paralysie labio-glosso-laryngée de Duchenne : le cerveau aura beau donner des ordres, et la voie géniculée fonctionner parfaitement, ces ordres ne seront pas exécutés, et le système bulbo-musculaire n'entrera pas en activité.. Qu'une lésion, respectant au contraire ce neurone périphérique, se localise sur le neurone cortico-bulbaire, dans un point quelconque de son étendue, de l'écorce au bulbe : ce sont alors les ordres du cerveau eux-mêmes qui ne sont pas transmis au bulbe et, n'étant pas transmis, ne seront pas exécutés par lui : il y aura paralysie pseudo-bulbaire. On voit donc que si la maladie décrite par Duchenne est une affection du neurone bulbaire périphérique, la paralysie pseudo-bulbaire dépend, elle, d'une altération du neurone central. En d'autres termes, tandis que la paralysie labio-glosso-laryngée est une affection *nucléaire* et abolit les mouvements réflexes bulbaires nécessaires à des fonctions primordiales, la paralysie bulbaire cérébrale, au contraire, est une affection *sus-nucléaire* où sont perdus les mouvements volontaires.

Un point est absolument capital dans la physiologie pathologique de la paralysie pseudo-bulbaire : la nécessité de lésions *bilatérales* des voies cortico-bulbaires. C'est que les muscles à innervation bulbaire, en particulier les muscles pharyngés et laryngés, ont une représentation corticale double ; autrement dit, l'hémisphère d'un côté commandant également aux muscles des deux côtés, a une action bilatérale. Il en résulte qu'une lésion unilatérale de la voie cortico-bulbaire n'empêche pas l'hémisphère opposé d'envoyer des incitations motrices aux deux moitiés du bulbe et qu'il faut, pour suspendre le pouvoir moteur volitionnel du cerveau sur l'appareil bulbo-spinal, une interruption bilatérale des voies cérébro-bulbaires. Naturellement ces lésions bilatérales ne devront pas être nécessairement de même niveau ; il faut que les deux voies motrices cérébro-bulbaires soient interrompues, mais le siège respectif des deux interruptions importe peu.

Brissaud qui a bien étudié la paralysie pseudo-bulbaire, estime qu'elle est provoquée en général par les lésions suivantes :

1° Lésion bilatérale de la *troisième circonvolution frontale ;*

2° Lésion bilatérale de la masse *opto-striée.*

3° Lésion *corticale d'un hémisphère* associée à une lésion *opto-striée de l'autre hémisphère.*

On a signalé (Magnus, Edinger, Bamberger), des paralysies pseudo-bulbaires par lésion unilatérale. Ce sont des observations anciennes et incomplètes, ou des cas de coexistence de lésions multiples bulbaires et protubérantielles avec le foyer cérébral (forme cérébro-bulbaire de la paralysie pseudo-bulbaire d'Oppenheim). Brissaud admet cependant l'influence paralysante sur les muscles bulbaires d'une lésion unilatérale des masses opto-striées assez étendue pour détruire gravement celles-ci ou d'une lésion unilatérale de la substance blanche détruisant les fibres provenant du corps calleux qui se rendent dans les masses opto-striées.

Diagnostic. — On ne confondra pas la paralysie pseudo-bulbaire avec la *paralysie glosso-labio-laryngée* dont le début est insidieux et au cours de laquelle les paralysies se compliquent de secousses fibrillaires et d'atrophie musculaire. En outre les réflexes sont précocement abolis dans la maladie de Duchenne et la réaction de dégénérescence y est habituelle. La coexistence avec certaines myélopathies, le tabes, l'amyotrophie, type Aran-Duchenne, et surtout la sclérose latérale amyotrophique est fréquente.

La *paralysie bulbaire apoplectiforme* (hémorragie et ramollissement du bulbe) s'en distingue par les caractères suivants : l'ictus du début entraîne, outre le syndrome bulbaire, de l'hémiplégie alterne, de l'hémianesthésie, des troubles cardiaques et respiratoires, de l'albuminurie, des atrophies musculaires si l'affection a une durée suffisante, etc. (voy. hémorragie et ramollissement du bulbe). L'évolution ne se fait pas par à-coup ; il n'y a pas de troubles psychiques.

Dans la *compression du bulbe* nous avons noté la céphalée occipitale, les symptômes d'irritation, les signes de localisation bulbaire.

Les *névrites bulbaires* font partie du tableau clinique des polynévrites généralisées.

Quant à la *paralysie bulbaire asthénique* ou paralysie bulbaire sans lésions anatomiques, c'est un syndrome clinique qui se distingue des autres affections bulbaires par certains symptômes, par une évolution particulière et surtout par l'absence de lésions à l'examen anatomique. Les principaux symptômes consistent, au début, en céphalalgie occipitale avec ou sans névralgies, chute double de la paupière avec ou sans paralysie des muscles moteurs des globes oculaires, faiblesse croissante des membres, envahissement précoce des masticateurs par la paralysie. A la période d'état, la parésie de la langue, des lèvres, du pharynx et du larynx amène des troubles de la déglutition et de la phonation du syndrome bulbaire. Mais à ce syndrome s'ajoute, en outre, une parésie des muscles de la nuque, forçant souvent le malade à soutenir sa tête avec les mains, et quelquefois des parésies des muscles des membres et du tronc. Les paralysies de la nuque et des membres ne s'accompagnent pas d'altération des réflexes, ni d'atrophie musculaire ou de réaction de dégénérescence. L'épuisement musculaire permet quelquefois la production de la réaction myasthénique de Jolly qui désigne ainsi la diminution, en force et en durée, des contractions musculaires, au fur et à mesure qu'on prolonge leur excitation faradique. En somme, les troubles moteurs ont ici les caractères de l'épuisement musculaire précoce (Strümpell) et augmentent nettement par la fatigue. L'évolution des troubles parétiques est insidieuse dans la paralysie bulbaire asthénique; l'asthénie débute dans les muscles à émanation bulbaire et lentement se généralise à tout le corps; la mort arrive après deux, trois ou quatre années, par syncope ou accès de suffocation par corps étrangers des voies aériennes. A l'autopsie enfin on ne trouve, dans la grande majorité des cas, *pas de lésions appréciables*. La paralysie bulbaire asthénique est une affection *sine materia*.

Traitement. — La médication antisyphilitique sera instituée le plus vite possible, si l'on soupçonne la syphilis. Dans les autres cas, le malade, le plus souvent artério-scléreux, tirera un véritable bénéfice de la médication iodurée jointe aux précautions hygiéniques et diététiques usuelles.

MALADIES DE LA PROTUBÉRANCE

Nous décrirons, sous ce nom, les lésions protubérantielles en foyer.

LÉSIONS PROTUBÉRANTIELLES EN FOYER

Elles comprennent les lésions d'origine vasculaire (hémorragie, thrombose) et les tumeurs.

Étiologie. — Les *hémorragies* de la protubérance ne sont pas fréquentes ; leurs conditions de production ne diffèrent pas de celles qui causent l'hémorragie cérébrale et ne prêtent à aucune considération intéressante. La dimension du foyer, la hauteur qu'il occupe dans la protubérance, sont des plus variables.

La *thrombose* de l'artère basilaire est tantôt primitive et dépend de la syphilis ou de l'athérome ; tantôt secondaire, consécutive alors à la présence d'un caillot. Les foyers de ramollissement qui en résultent ne diffèrent en rien des foyers similaires du cerveau. Plus importante est la localisation de ces foyers ; la plus ou moins longue survie des malades en dépend comme l'ont montré les recherches consciencieuses de Duret et celles de Hallopeau. Si le tronc basilaire est totalement obturé, en effet, la mort rapide survient ; il en est de même si les artérioles nourricières des noyaux des pneumogastriques naissent en aval du foyer de thrombose. La survie est, au contraire, possible, quand le caillot ne fait que rétrécir la lumière du vaisseau, ou quand les artérioles des noyaux des pneumogastriques naissent en amont du caillot.

Les *tumeurs* de la protubérance sont assez fréquentes. Elles comprennent : les tubercules surtout, le gliome riche en vaisseaux friables, le cancer, la gomme syphilitique ; les kystes et les abcès sont rarissimes.

La protubérance peut encore être *comprimée* par des exostoses craniennes ou des anévrysmes.

Symptômes. — Nous prendrons comme type de description le cas d'une tumeur de la protubérance. Une pareille tumeur pourra réaliser tous les symptômes possibles de localisation protubérantielle. Nous avons déjà exposé ces symptômes (voy. Anatomie

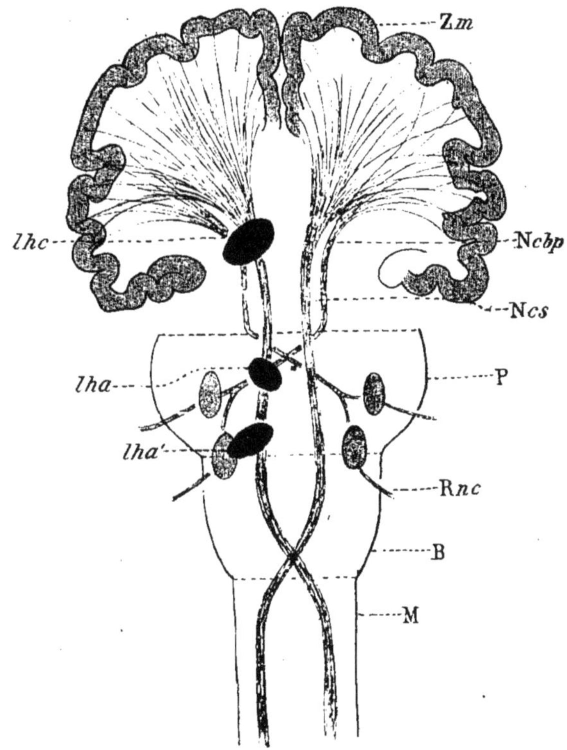

Fig. 110. — Schéma montrant l'entre-croisement superposé des deux faisceaux géniculé et pyramidal, et les conditions anatomiques des hémiplégies croisées et alternes.

Zm, zone motrice de l'écorce cérébrale. — P, protubérance. — B, bulbe. — M, moelle. — *Rnc*, racine des nerfs craniens. — *Ncbp*, neurone cortico-bulbo-protubérantiel. — *Ncs*, neurone cortico-spinal. — *lhc*, lésion de l'hémiplégie croisée. — *lha*, lésion de l'hémiplégie alterne. — *lha'* lésion d'un autre type d'hémiplégie alterne (dans ce cas, le noyau lui-même est atteint, et il peut y avoir atrophie musculaire dans le domaine du nerf cranien qui en émane).

médicale) et montré leur physiologie pathologique. Nous ne rappellerons ici que les plus importants.

Paralysie des membres (le bras et la jambe) du côté opposé à celui de la lésion ; intégrité de la face ;

Hémiplégie croisée comme dans les lésions cérébrales ;

Hémiplégie alterne, c'est-à-dire paralysie des membres du côté opposé à celui de la lésion, paralysie du facial et de l'oculo-moteur externe du côté de la lésion. C'est le syndrome de Gubler-Millard, syndrome protubérantiel inférieur. On a vu, en effet, qu'à la partie inférieure de la protubérance, une lésion peut frapper les neurones centraux du facial et de l'oculo-moteur externe au-dessous de leur entre-croisement ou même les neurones périphériques (noyau et racine) de ces nerfs, en atteignant, au contraire, la voie pyramidale au-dessus de son entre-croisement, lequel ne s'effectue qu'à la partie inférieure du bulbe.

Hémiplégie alterne ou syndrome de Gubler-Millard avec, en plus, parésie du facial du même côté que les membres, c'est-à-dire du côté opposé à celui de la lésion.

Paralysie des membres du côté opposé à celui de la lésion, paralysie de l'oculo-moteur externe du côté de la lésion (Raymond).

Paralysie des membres du côté opposé à celui de la lésion, paralysie de l'oculo-moteur externe, du facial, de l'hypoglosse du côté de la lésion (Raymond).

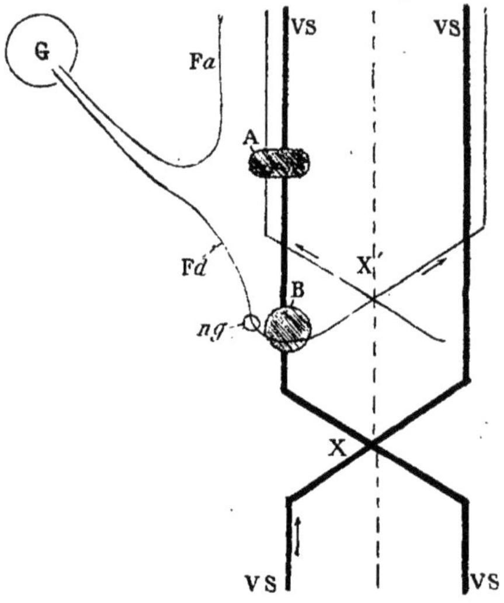

Fig. 111. — Schéma de l'entre-croisement des fibres sensitives (ascendantes) et des fibres du trijumeau sensitif (d'après Raymond).

VS, voie sensitive spinale formant le ruban de Reil et s'entre-croisant en X. — G, ganglion de Gasser, d'où partent les fibres du trijumeau qui forment un faisceau ascendant direct *Fa*, et surtout le faisceau descendant *Fd*, entre-croisé en X' après un premier relai dans le noyau gélatineux *ng*. — A, lésion déterminant l'hémianesthésie homolatérale de la face et des membres. — B, lésion déterminant l'hémianesthésie alterne de la face et des membres.

Paralysie des membres du côté opposé, à celui de la lésion, paralysie de l'oculo-moteur externe et du trijumeau moteur du côté de la lésion (Oppenheim).

Paralysies alternes des nerfs craniens entre eux.

Paralysie pseudo-bulbaire par lésions bilatérales des deux faisceaux géniculés au niveau de la protubérance. Un foyer médian étendu peut réaliser cette lésion bilatérale.

Anesthésie croisée avec ou sans ataxie croisée.

Hémianesthésie alterne, c'est-à-dire hémianesthésie des membres du côté opposé à celui de la lésion, anesthésie de la face (trijumeau) du côté de la lésion.

Paralysies des mouvements associés des globes oculaires (lésions nucléaires ou sus-nucléaires). Dans le cas de lésions du noyau de l'oculo-moteur externe droit, par exemple, les deux yeux ne peuvent se tourner à droite et restent déviés vers la gauche. Nystagmus.

Ces signes peuvent se combiner de façon variable.

Syndrome de Raymond ou syndrome protubérantiel supérieur. Il consiste en paralysie des mouvements de latéralité des globes oculaires, hémiplégie des bras et des jambes atteignant très légèrement la force motrice et se manifestant au contraire par des troubles de la fonction de motilité volontaire (tremblement, incoordination, mouvements athétosiformes, asynergie cérébelleuse), troubles très profonds de la sensibilité objective et subjective (fourmillements, anesthésie cutanée et articulaire des extrémités, perte du sens stéréognostique).

Les signes de localisation peuvent se compliquer de symptômes nerveux dus à l'extension du processus aux *pédoncules cérébelleux* (vertige, titubation) ou aux *tubercules quadrijumeaux* (paralysies des muscles moteurs des globes oculaires, signe d'Argyll-Robertson, mydriase). La diminution de l'acuité visuelle centrale dépendrait d'une lésion des *tubercules quadrijumeaux antérieurs*, la surdité d'une lésion des *tubercules quadrijumeaux postérieurs*.

Bien qu'il mette quelque temps à se compléter, un des symptômes les plus importants est certainement le syndrome de Millard-Gubler ou syndrome protubérantiel inférieur. Il est d'ordinaire annoncé par des sensations anormales (fourmillements, sensations de faiblesse, contractions spasmodiques, douleurs) dans les parties qui vont être frappées de paralysie ou par des signes de compression générale de l'encéphale (céphalée, vertiges, vomissements, accès épileptiformes). Quand il est constitué, on note la paralysie des membres d'un côté avec paralysie de la face et du moteur oculaire externe de l'autre côté. C'est, comme nous l'avons vu, une paralysie alterne (voy. fig. 110). Avec ces caractères, ce syndrome se distingue de l'hémiplégie cérébrale, où le facial inférieur seul est lésé, au moins cliniquement, et l'est du même côté que les membres. La paralysie faciale du syndrome de Gubler-Millard peut, en outre, être dégénérative, c'est-à-dire se compliquer d'atrophie musculaire et de réaction de dégénérescence quand c'est le noyau du facial ou les racines du nerf qui sont touchés. La paralysie du moteur oculaire externe, qui fait le plus souvent partie intégrante du syndrome, entraîne la paralysie du muscle droit externe du côté malade, c'est-à-dire du strabisme interne du côté de la lésion, avec diplopie consécutive. — Ce syndrome de Millard-Gubler, quand il a les caractères que nous lui décrivons, dénonce la localisation protubérantielle inférieure, parce que la partie inférieure de la protubérance est le seul endroit du névraxe où une lésion puisse frapper simultanément le faisceau moteur, non encore entre-croisé, — d'où l'hémiplégie du côté opposé à la lésion, — et les fibres déjà décussées, sous-nucléaires, du facial et de l'oculo-moteur externe, — d'où la paralysie faciale totale du côté de la lésion, et la paralysie du muscle oculo-moteur externe du même côté.

Cette hémiplégie alterne peut s'accompagner encore (voy. Anatomie médicale) d'hémianesthésie alterne si le ruban de Reil est compris dans la lésion, d'anesthésie de la moitié de la face du côté de la lésion ou quelquefois du côté opposé (voy. la fig. 111) par atteinte des filets radiculaires intra-protubérantiels de la grosse racine du trijumeau.

Le syndrome de Raymond ou syndrome protubérantiel supérieur, fréquemment réalisé par les tubercules de la protubérance (trois tubercules dans trois cas de Raymond), mérite d'être opposé au syndrome de Gubler-Millard ou syndrome protubérantiel inférieur. Il comprend : 1° La paralysie des mouvements de latéralité des globes oculaires; « cette paralysie atteint les deux mouvements vers la droite et vers la gauche, avec toutefois une prédominance fréquente sur l'un des côtés. Les globes oculaires ne peuvent atteindre l'angle externe, et, dans cette position, on constate des secousses de nystagmus paralytique, atteignant simultanément le droit externe d'un côté et le droit interne du côté opposé. Cependant le mouvement de convergence se fait normalement, sans nystagmus; la paralysie du droit interne est donc une paralysie du mouvement associé d'adduction d'un œil avec le mouvement simultané d'abduction de l'autre œil. L'élévation et l'abaissement des globes oculaires ont conservé leur amplitude, mais on aperçoit alors quelques secousses nystagmiformes » (Raymond et Cestan); 2° l'hémiplégie sensitivo-motrice du bras et de la jambe qui siège du côté opposé à l'œil le plus atteint dans son mouvement associé d'abduction, et intéresse très légèrement ou pas du tout la face. Elle est marquée par une bonne conservation de la force musculaire, et se complique, en revanche, d'un tremblement qui s'exagère dans les mouvements volontaires, de mouvements athétosiformes et d'incoordination motrice. « La démarche est caractéristique, car le malade est essentiellement un asynergique. Cette démarche est mal assurée, les pas inégaux, avec latéro-pulsion allant jusqu'au vertige. Parfois même, le malade peut présenter le tableau caractéristique décrit par M. Babinski sous le nom d'asynergie cérébelleuse. Il ne sait plus modifier son centre d'équilibre pour dégager dans la marche la jambe oscillante, et il est atteint soit de rétropulsion, soit de latéropulsion. Enfin la parole est saccadée, lente, légèrement bredouillée, très analogue à celle de la sclérose en plaques » Raymond et Cestan.

L'extension progressive de la tumeur détermine rapidement l'apparition de phénomènes nouveaux qui peuvent être d'origine *pédonculaire* (ptosis, immobilité des globes oculaires) ou *bulbaire* (troubles de la déglutition, troubles pulmonaires et cardiaques (glycosurie, etc.). Nous avons dit plus haut quels étaient les signes qui permettent de penser à une atteinte des *tubercules quadrijumeaux* et des *pédoncules cérébelleux*.

L'évolution de la maladie, dans le cas de tumeur protubérantielle, est rapide ; elle dure, en général, un an au plus, et son terme fatal est la mort; seule la gomme peut être améliorée par le traitement spécifique.

Diagnostic. — D'une manière générale, le début lent et l'évolution progressive des syndromes protubérantiels, dus aux tumeurs, permettent d'exclure l'hémorragie et le ramollissement. Mais ce n'est pas tout; chacune de ces deux affections possède quelques particularités qui accentuent encore leur physionomie clinique spéciale.

Les *hémorragies*, quand elles ne causent pas la mort très rapide, ce qui est fréquent (48/78, Bodet), ont une marche parfois *alarmante* avec coma et myosis, simulant l'intoxication par l'opium, convulsions épileptiformes généralisées, enfin troubles respiratoires et circulatoires entraînant la mort deux à quatre jours après l'ictus ou l'apparition de la paralysie ; parfois, au contraire, elles déterminent des troubles moteurs et sensitifs compatibles avec *une survie* prolongée. L'hémiplégie alterne se complique souvent ici, nous l'avons vu, de troubles sensitifs, importants à cause de la rareté de l'anesthésie intense dans l'hémiplégie cérébrale. En dehors de l'anesthésie, et quand les foyers sont récents, on peut constater de l'hyperesthésie et de l'hyperalgésie des membres paralysés. De même que l'hémiplégie cérébrale, l'hémiplégie protubérantielle s'accompagne de phénomènes spasmodiques (contracture, exagération des réflexes, signe des orteils en extension de Babinski) s'il survient une dégénérescence secondaire de la voie pyramidale. Enfin il y a un dernier signe qui est particulièrement fréquent dans l'hémorragie protubérantielle, c'est la *déviation conjuguée de la tête et des yeux* (Vulpian et Prévost, 1868). Landouzy, qui l'a bien étudié, est arrivé aux conclusions suivantes relativement à la valeur séméiologique de ce signe :

Un malade qui tourne ses yeux *vers ses membres paralysés*, est atteint d'une lésion protubérantielle de nature *paralytique;*

Un malade qui détourne les yeux *de ses membres convulsés*, est atteint d'une lésion protubérantielle de nature *convulsive*.

Au contraire, un malade qui *détourne ses yeux de ses membres paralysés* est atteint d'une lésion hémisphérique de nature *paralytique*.

Un malade qui tourne les yeux *vers ses membres convulsés*, est atteint d'une lésion hémisphérique de nature *irritative*.

La *thrombose du tronc basilaire*, cause capitale, sinon unique, de ramollissement protubérantiel, peut être marquée d'emblée par des accidents apoplectiques qui emportent le malade en moins de vingt-quatre heures sans donner lieu à aucun symptôme caractéristique. Le plus souvent le début est lent, précédé de prodromes révélant la mauvaise irrigation des centres nerveux ou l'élévation de la tension intra-cranienne (céphalée, vertige, somnolence, bourdonnements d'oreille, etc.); puis, sans que la connaissance soit perdue, apparaît la paralysie alterne typique, ou tout autre des symptômes de localisation protubérantielle que nous avons énumérés. Le malade survit ainsi pendant quelques jours, puis le bulbe se prend, de nouveaux foyers se forment, et la mort arrive du fait de l'asphyxie progressive ou d'une syncope. — Rarement la survie est de plusieurs mois.

Des *lésions du cerveau*, la *méningite basilaire* peuvent simuler les tumeurs de la protubérance. Mais on ne rencontrera pas, au cours de ces affections, le syndrome de Gubler-Millard ou le syndrome de Raymond véritables, avec les caractères que nous leurs avons assignés.

En dehors de la syphilis et de la tuberculose, on ne peut guère soupçonner la nature de la tumeur. On se rappellera que la constatation d'un bon état général ne suffit pas à faire rejeter la tuberculose et que des tubercules cérébraux furent trouvés à l'autopsie de sujets non entachés de signes de phtisie.

Traitement. — Dans le doute, on se conduira comme s'il s'agissait de syphilis; on prescrira le traitement mixte. On opposera une médication symptomatique aux tumeurs non spécifiques. Quant à l'hémorragie et au ramollissement de la protubérance, leur traitement ne comporte pas d'indication particulière.

MALADIES DU PÉDONCULE CÉRÉBRAL

LÉSIONS PÉDONCULAIRES EN FOYER

Peu fréquentes, ces lésions pédonculaires en foyer comprennent :

Les *tumeurs*, de structure histologique semblable à celles de la protubérance et du bulbe. Ici encore, le tubercule est particulièrement fréquent.

Les lésions d'origine vasculaire, *hémorragie* et *ramollissement*, d'ailleurs exceptionnelles.

Symptômes. — Le signe le plus fréquent et le plus caractéristique de lésion pédonculaire est le *syndrome de Weber*, syndrome

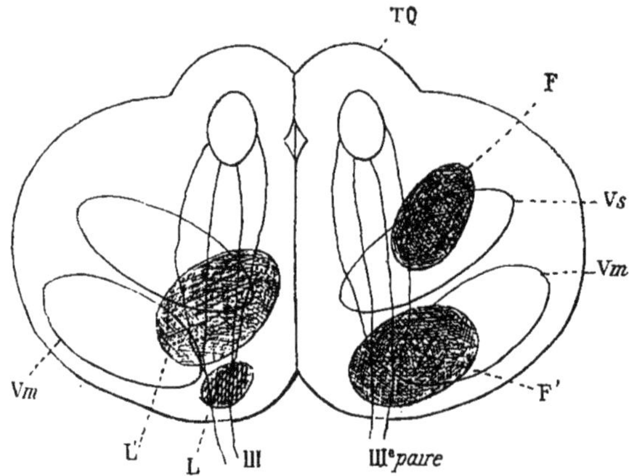

Fig. 112. — D'après Henry Claude, montrant les principales variétés de lésions pédonculaires.

TQ. tubercules quadrijumeaux. — *Vs*, voie sensitive. — *Vm*, voie motrice. — F, lésion de l'étage supérieur déterminant une hémiplégie motrice du côté opposé à la lésion et une paralysie incomplète à la 3e paire du côté correspondant à la lésion. — L, lésions causant une paralysie complète de la 3e paire seule. — L, lésion provoquant une hémiplégie motrice, une hémianesthésie du côté opposé et une paralysie directe de la 3e paire.

déjà décrit d'ailleurs avant cet auteur par Andral et par Gubler. D'un côté du corps existe une hémiplégie qui comprend les membres et la face, la paralysie faciale présentant ici les caractères de la paralysie faciale d'origine cérébrale ; du côté opposé, le moteur oculaire commun est paralysé. Cette paralysie du moteur oculaire commun peut être complète et frapper toute la musculature, interne et externe, de l'œil ; ou incomplète et se localiser soit à la musculature interne, soit à la musculature externe ou même seulement à quelques muscles de cette musculature externe. Ce syndrome s'explique facilement (voy. fig. 112 et l'Anatomie médicale). Dans le pied du pédoncule, en effet, la lésion peut frapper du même coup le faisceau moteur des membres et de la face non encore entre-croisé, hémiplégie totale du côté opposé à celui de la lésion, et les fibres de l'oculo-moteur commun déjà décussées, paralysie de l'œil du même côté que la lésion.

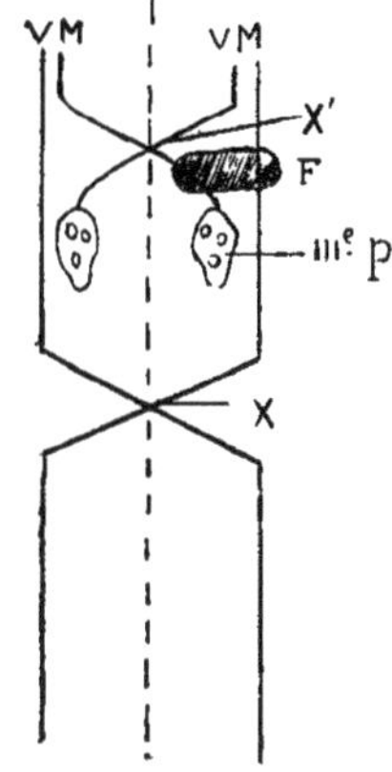

Fig. 113. — Schéma de la paralysie alterne supérieure (syndrome de Weber (d'après Henry Claude).

VM, voie motrice d'où se détachent les fibres se rendant au noyau de la 3e paire. — X, entre-croisement des fibres motrices. — X'. entre-croisement des fibres qui se rendent aux noyaux de la 3e paire. — F, lésion qui déterminerait une paralysie alterne de Weber ; paralysie de la 3e paire du côté de la lésion, hémiplégie motrice du côté opposé (la lésion intéresse généralement les fibres de la troisième paire au-dessous des noyaux. Nous avons placé le foyer F au-dessous du noyau pour la clarté du schéma).

La paralysie des membres peut quelquefois se compliquer de tremblement, analogue à celui de la sclérose en plaques ou de la maladie de Parkinson. Cette forme rare de syndrome pédonculaire ainsi modifié est ce qu'on appelle le syndrome de Benedikt. Au niveau du pédoncule cérébral (voir l'anatomie médicale) le faisceau moteur, placé dans le pied, est séparé par le locus niger du ruban de Reil ou faisceau sensitif qui occupe l'étage supérieur. Aussi dans la majorité des cas, l'hémiplégie est-elle uniquement motrice (Déjerine), et difficile à distinguer des autres hémiplégies cérébrales sans troubles de la sensibilité, si, ce qui arrive quelquefois, le syndrome de Weber est incomplet par absence de lésion marquée de l'oculo-moteur commun.

Si la lésion empiète sur l'autre pédoncule, elle peut déterminer une paralysie bilatérale de l'oculo-moteur commun. Si c'est la calotte protubérantielle qui est atteinte, on aura des troubles de la sensibilité du côté opposé à celui de la lésion (hémianesthésie plus ou moins complète, incoordination motrice, tremblement) avec une paralysie plus ou moins complète de la troisième paire du côté de la lésion.

Comme dans les hémiplégies banales d'origine capsulaire, la

contracture peut frapper les membres paralysés, par dégénérescence descendante de la voie pyramidale.

Telle est la symptomatologie générale des lésions pédonculaires en foyer. Dans l'*hémorragie*, le tableau clinique se dessine rapidement à la suite d'un ictus plus ou moins grave. Même début dramatique dans le *ramollissement* ou, au contraire, invasion plus lente après des prodromes variables (céphalée, somnolence, vertige). Ici la paralysie plus ou moins complète de la troisième paire peut précéder de quelque temps l'apparition de l'hémiplégie : on l'a observée surtout dans la syphilis cérébrale (Fournier). Les *tumeurs* ont rarement une symptomatologie pédonculaire pure ; de plus, elles se compliquent de symptômes de compression générale de l'encéphale, (céphalée, vertige, somnolence, vomissements).

Diagnostic. — Les affections de la base du cerveau sont susceptibles de prêter à confusion, car elles peuvent, par compression du pédoncule et du tronc de l'oculo-moteur commun réaliser le syndrome de Weber. Elles ont pour elles leur étiologie, alcool ou syphilis, la concomitance de symptômes d'irritation précédant la paralysie, la bilatéralité fréquente des symptômes, l'évolution par poussées, enfin la réaction méningée (vomissements, céphalée et constipation).

L'hystérie, elle aussi, peut simuler le syndrome de Weber, Charcot). On la reconnaîtra aux signes suivants : les muscles du globe de l'œil ne sont pas paralysés et le ptosis est de nature spasmodique. Le blépharospasme tonique d'origine hystérique s'accompagne d'anesthésie de la cornée ; un strabisme spasmodique de même nature pourrait le compliquer. A ces symptômes il faut encore ajouter les stigmates habituels de la névrose.

Traitement. — En dehors des cas de lésions syphilitiques, il n'y a rien à espérer du traitement.

OPHTALMOPLÉGIE NUCLÉAIRE PROGRESSIVE

L'ophtalmoplégie nucléaire progressive, appelée encore poliencéphalite supérieure chronique, est une maladie ayant pour cause l'altération progressive des noyaux des nerfs moteurs de l'œil. Sa première description d'ensemble est due à l'oculiste de Graefe (1868).

Étiologie. — C'est une affection tantôt primitive, tantôt secondaire. Quand elle est secondaire, elle complique le tabes, la poliomyélite antérieure, la sclérose combinée des cordons postérieurs et latéraux, la paralysie générale, la sclérose en plaques et surtout les psychoses. La syphilis, même héréditaire, joue un rôle étiologique bien établi ; il en est de même de certaines infections, intoxications et auto-intoxications.

L'ophtalmoplégie nucléaire est surtout une maladie de l'adulte ; il en existe cependant une forme congénitale, infantile, à symptomatologie plus ou moins nette, mais où le processus paralytique épargne toujours la musculature interne de l'œil. Cette forme infantile dépend probablement d'une malformation héréditaire (Dutil) ou d'un arrêt de développement.

Anatomie pathologique. — Il s'agit ici, selon les travaux récents, de lésions chroniques d'ordre inflammatoire ou dégénératif portant sur les cellules ganglionnaires des noyaux moteurs de la troisième paire (oculo-moteur commun), au voisinage du plancher du troisième ventricule et de l'aqueduc de Sylvius, et les détruisant. Les noyaux du pathétique et de l'oculo-moteur externe peuvent participer au processus. C'est en somme l'équivalent, pour le pédoncule, de ce qu'est la paralysie labio glosso-laryngée de Duchenne pour le bulbe et l'amyotrophie type Aran-Duchenne pour la moelle (Raymond).

L'altération des racines, des nerfs et des muscles oculaires est directement proportionnelle au degré d'atrophie des noyaux. A ces lésions se joignent, dans les formes secondaires, les altérations caractéristiques du tabes, de la paralysie générale, de la sclérose latérale amyotrophique, etc.

Symptômes. — Le début se fait par du ptosis; quelquefois aussi le malade accuse de la diplopie. Ce qu'il faut retenir, c'est que le début est des plus insidieux, et que ce n'est que progressivement, souvent après plusieurs années, que survient la période d'état.

La période d'état constituée, on observe une *paralysie bilatérale complète de la musculature externe de l'œil* dans les ophtalmoplégie, totales, interne et externe, la musculature interne ne se prend que consécutivement. C'est là une preuve clinique de l'origine nucléaire de cette affection : la succession des noyaux atteints reproduit en effet l'ordre selon lequel ils sont étagés dans le pédoncule et qui est le suivant :

D'arrière en avant :

- Musculature externe :
  - Centre du petit oblique ;
  - Centre du droit inférieur ;
  - Centre du droit supérieur et du releveur de la paupière supérieure.
  - Centre du droit interne;
- Musculature interne :
  - Centre photo-moteur ;
  - Centre accommodateur.

Cette paralysie de la musculature externe de l'œil imprime à la physionomie du malade des modifications typiques, détermine un véritable facies, le *facies d'Hutchinson*. Les paupières, demi tombantes, recouvrent de moitié la cornée ; les yeux sont fixes, le regard est vague, les axes visuels ne convergeant pas exactement. Le malade est forcé de tourner la tête quand il veut regarder de côté ; il ne peut non plus porter les regards en haut ou en bas : en dépit de ses efforts, les yeux demeurent d'une absolue immobilité, comme « figés dans de la cire ». Avec ces lésions si importantes contrastent l'absence de tout espèce de réaction cérébrale, ainsi que l'excellence de l'état général.

Très souvent les noyaux photo-moteurs et iriens participent au processus et l'ophtalmoplégie interne vient se surajouter à l'ophtalmoplégie externe. Alors apparaissent les paralysies du sphincter irien et du muscle accommodateur ; moyennement dilatée, la pupille ne réagit plus ni à la lumière, ni à la convergence, ni à l'accommodation.

Dans quelques cas peu fréquents, l'ophtalmoplégie interne précéda l'externe ou coïncida avec elle d'emblée.

L'ophtalmoplégie nucléaire progressive peut persister tantôt à l'état stationnaire, et cela pendant de longues années (25 ans dans un cas de Strümpell), tantôt évoluer plus rapidement et gagner le bulbe. Là les lésions pourront intéresser les centres sécrétoires et déterminer de la polyurie, de la glycosurie, de l'albuminurie, ou encore se propager aux noyaux des nerfs bulbaires et déterminer une paralysie labio-glosso-laryngée. Enfin elles pourront descendre encore davantage, dans la moelle, et donner lieu à une amyotrophie progressive. Nous avons vu qu'elle compliquait assez fréquemment le tabes, et quelquefois la sclérose en plaques ou la paralysie générale, etc.

Le pronostic est mauvais. La maladie ne rétrocède guère spontanément et la médication antisyphilitique n'agit même pas toujours dans les cas ou la syphilis est facteur étiologique. La mort survient du fait de la propagation des lésions au bulbe et à la moelle ou comme conséquence des myélopathies concomitantes.

Diagnostic. — Les *ophtalmoplégies sus-nucléaires* (Parinaud) et Sauvineau) ainsi que la *poliencéphalique hémorragite de Wernicke* appartiennent à la forme aiguë des ophtalmoplégies et sont étiologiquement et cliniquement des encéphalites. Elles diffèrent donc par là de la maladie que nous venons de décrire, et aussi par la concomitance de phénomènes cérébraux graves (vomisssements, céphalalgie, vertiges, tendance irrésistible au sommeil). La mort ici survient rapidement et succède parfois à des symptômes de paralysie bulbaire. Dans les ophtalmoplégies sus-nucléaires ce sont d'ailleurs les muscles qui servent aux *mouvements associés et conjugués*, c'est-à-dire à un même mouvement dans les deux yeux, qui sont atteints.

A côté de ces formes aiguës, on observe des ophtalmoplégies subaiguës, bornées aux muscles extrinsèques de l'œil et qui se développent rapidement à la suite de maladies infectieuses (diphtérie, pneumonie, scarlatine) ou d'intoxications (alcool, plomb, viandes). La paralysie du voile du palais, du nerf facial, des membres inférieurs peut accompagner cette forme subaiguë. Le pronostic, contrairement à ce qui a lieu pour l'ophtalmoplégie nucléaire progressive, est si bénin qu'on est porté à se demander si, dans beaucoup de cas, il ne s'est pas agi de névrites périphériques (Déjerine).

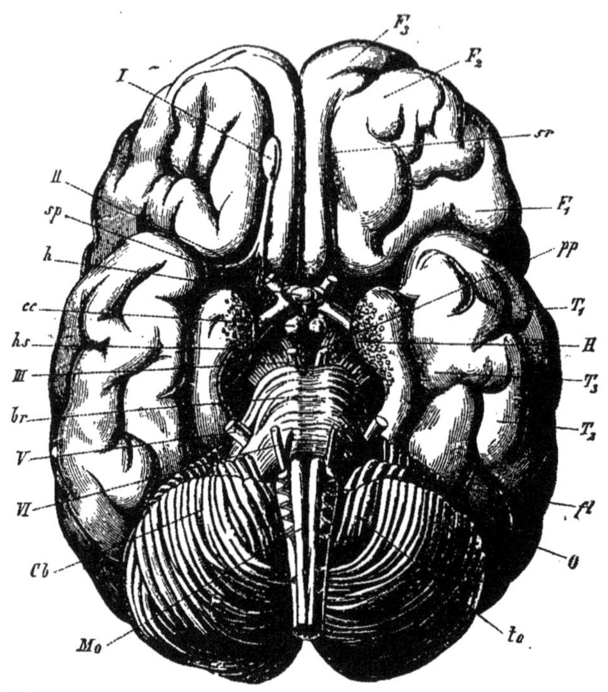

Fig. 114. — Face inférieure de la base de l'encéphale (d'après Debierre).

I, bulbe olfactif. — *sr*, sillon olfactif. — II, nerf optique. — *sp*, espace perforé latéral. — *h*, hypoglosse. — *cc*, tubercules mamillaires. — *pp*, espace perforé postérieur. — *hb*, pédoncules cérébraux. — III, nerf oculo-moteur commun. — H, circonvolution de l'hippocampe. — *br*, protubérance annulaire. — V, nerf trijumeau. — VI, nerf oculo-moteur externe. — *Cb*, cervelet. — *to*, lobule amygdalien. — Mo, pyramides antérieures du bulbe. — O, lobe occipital du cerveau. — *fl*, lobule du pneumogastrique du cervelet. — T_1, T_2, T_3, 1re, 2e et 3e circonvolutions sphénoïdales. — F_1, F_2, F_3, 1re, 2e, 3e circonvolutions frontales.

Les *ophtalmoplégies de cause basilaire*, unilatérales en général, seront souvent associées à des paralysies des autres nerfs voisins (voy. fig. 114) : nerf optique, trijumeau, nerf olfactif. Celles de cause *orbitaire*, unilatérales aussi, suivent des traumatismes et s'accompagnent fréquemment d'exophtalmie.

Traitement. — On aura recours au traitement antisyphilitique ; l'électrisation galvanique a été recommandée, mais semble d'une utilité bien problématique.

CINQUIÈME PARTIE

MALADIES DU CERVEAU ET DES MÉNINGES CÉRÉBRALES

CINQUIÈME PARTIE

MALADIES DU CERVEAU ET DES MÉNINGES CÉRÉBRALES

SYMPTOMES DE RÉACTION CÉRÉBRALE GÉNÉRALE

Nous décrirons, sous le nom de symptômes de réaction cérébrale générale, un ensemble de signes qui constituent un véritable *syndrome cérébral,* sans cependant nous permettre de porter un diagnostic de localisation de la cause pathogène. Tout ce que le clinicien aura le droit d'affirmer après les avoir constatés, c'est qu'il y a atteinte des centres encéphaliques, en quelque endroit de ces centres que ce soit; les signes décrits dans le suivant chapitre, sous le nom de symptômes de réaction cérébrale locale, permettront au contraire de faire un pas de plus; ils nous indiqueront, dans la majeure partie des cas, quelle est la partie du cerveau qui est atteinte : nous pourrons faire un diagnostic de localisation.

Les symptômes de réaction cérébrale générale peuvent être étudiés dans l'ordre suivant qui est celui de leur fréquence décroissante.

Ce sont :

1° La céphalée. — Par sa précocité et sa constance, la céphalée est le signe le plus important de la réaction générale du cerveau. Elle peut être totale, diffuse, s'étendre à toute la tête; ou partielle, c'est-à-dire frontale, occipitale, parfois pariétale, sans être en relation cependant avec le siège de la lésion (Charcot). Quelquefois paroxystique, simulant un accès de migraine, elle est le plus souvent sourde, profonde, tenace. Des exacerbations surviennent à la suite d'efforts (toux, éternuements), et surtout après les repas. Ces caractères sont assez particuliers et nets; leur importance clinique se trouve malheureusement diminuée de ce fait qu'on les trouve également dans certaines céphalées des neurasthéniques et dans le cerveau cardiaque. Enfin le mal de tête peut devenir aigu à la fois et persistant, intolérable ; les malades ne s'alimentent plus, perdent le sommeil.

En somme, la céphalée par lésion cérébrale présente une physionomie clinique assez particulière. Il sera prudent cependant de rechercher d'autres signes et de ne pas oublier que les troubles cérébraux dynamiques, ou toxiques, peuvent donner lieu à une céphalée qui simule parfois à s'y méprendre la céphalée par lésion cérébrale. On se rappellera aussi que des altérations graves de l'encéphale peuvent évoluer sans donner lieu à ce symptôme. C'est ainsi que l'*hémorragie* cérébrale, le *ramollissement* cérébral par thrombose sont quelquefois précédés de céphalée, liée à l'irrigation défectueuse de l'encéphale ; mais elle cesse lorsque la lésion s'est constituée.

Dans la *paralysie générale*, ce symptôme fait souvent défaut ; quand il existe, il faut le rattacher à des poussées inflammatoires (locales) ou à la pachyméningite.

Extrêmement fréquente dans les *méningites*, aiguës ou chroniques, dans la *pachyméningite hémorragique*, elle est développée surtout dans la *syphilis du cerveau*, qu'il s'agisse de lésions méningées, artérielles, ou de tumeurs gommeuses. C'est une douleur intense, gravative, profonde, légère dans la journée, mais s'exaspérant le soir et dans la première partie de la nuit (Fournier). Très rebelle aux médicaments analgésiques usuels, elle cède au contraire avec une facilité souvent manifeste au traitement antisyphilitique.

La céphalée est presque aussi fréquente dans les *tumeurs cérébrales* d'autre nature (tubercule, sarcome, etc.).

Dans certains cas, la céphalée, lancinante et aiguë, est circonscrite à une région précise de la paroi ; la percussion y est douloureuse. Elle indique alors le lieu de la lésion, l'endroit où le trépan peut être appliqué, et mérite le nom de symptôme de réaction cérébrale locale.

2° **Les convulsions.** — Il ne s'agit point ici de ces convulsions partielles, portant sur une moitié du corps ou sur un groupe musculaire déterminé, évoluant sans cri initial, sans perte de connaissance, et qui constituent le groupe, si important au point de vue séméiologique, des *épilepsies symptomatiques partielles* ou *Bravais-Jacksonniennes*. L'épilepsie que nous envisageons en ce moment n'a, au contraire, aucune valeur comme signe de localisation; c'est un symptôme de réaction générale. Cliniquement, elle ne diffère en rien de l'épilepsie-névrose (Brissaud) avec ses trois stades de convulsions cloniques, convulsions toniques et stertor. Seuls les signes concomitants, l'absence d'hérédité épileptique, l'âge le plus souvent avancé, permettraient de faire ce diagnostic.

L'encéphalite aiguë, qui est cause fréquente des convulsions chez l'enfant, ne se montre chez l'adulte qu'à la suite de lésions osseuses suppurées ou d'abcès traumatiques.

La sclérose cérébrale chronique (idiotie), affection qui frappe l'enfance, provoque des crises épileptiformes quelquefois constatables encore chez l'adulte.

On les a notées dans la paralysie générale, la sclérose en plaques, les méningites, aiguës ou chroniques; mais c'est surtout dans les tumeurs cérébrales qu'elles apparaissent avec une fréquence considérable (50 p. 100 Brissaud), en général après que la céphalée a été constatée, quelquefois cependant comme signe de début (Raymond); le diagnostic avec l'épilepsie-névrose donne alors d'insurmontables difficultés; il sera facile au contraire quand le malade présentera, en même temps, la céphalée, la parésie hémiplégique, des paralysies isolées des nerfs craniens, l'œdème de la papille, etc.

Enfin, l'hémorragie méningée peut se manifester par des convulsions épileptiformes, lesquelles se produisent au moment de l'ictus apoplectique.

3° **Les troubles psychiques.** — Les troubles psychiques ne sont pas rares dans les affections organiques de l'encéphale; ils se rencontrent surtout dans les cas où les lésions sont très étendues, à caractère diffus, ou donnant lieu à de la compression générale du cerveau.

Dans les formes peu intenses, il s'agit seulement d'*affaiblissement intellectuel*, en connexion, le plus souvent, avec d'autres symptômes cérébraux tels que la céphalée; le malade silencieux, morne, reste absorbé dans sa douleur, la tête dans ses mains. Il en vient quelquefois à oublier de prendre sa nourriture, ou bien, l'ayant mise dans sa bouche, à ne plus penser à la mâcher et à l'avaler; dans les cas plus graves, il souille le lit de ses matières et de son urine, sans que pourtant il soit atteint d'une incontinence véritable. On note aussi une *torpeur physiologique :* pouls lent, respiration courte et superficielle, diminution progressive des forces, si bien caractérisée par Brissaud sous le nom d'hibernation.

A un degré de plus c'est la *stupeur ;* seules des excitations périphériques violentes parviennent à réveiller le malade ; elle aboutit ou non au *coma véritable*, c'est-à-dire à l'abolition totale de la conscience et du mouvement. Le malade alors ne peut plus être réveillé. Il est couché dans le décubitus dorsal, la face rouge, turgescente, vultueuse, les paupières mi-closes, les pupilles dilatées et paresseuses. Les membres sont en résolution ; quand il y a de l'hémiplégie, celle-ci sera reconnue par ce fait que le membre paralysé retombe bien plus lourdement et plus rapidement sur le plan du lit que le membre sain, où n'est pas abolie la tonicité musculaire. La sensibilité générale et spéciale est éteinte ; le pincement des membres provoque des mouvements parfois, mais ce sont de simples réflexes. La respiration est souvent troublée : tantôt accélérée, tantôt ralentie ; d'autres fois, elle devient stertoreuse, avec ou sans rythme de Cheyne-Stokes. Enfin on note tantôt la rétention, tantôt l'incontinence de l'urine et des matières. Quand le coma est brusque, il est qualifié d'*apoplexie* et acquiert une haute valeur séméiologique. Jointe aux céphalées, aux vertiges, aux attaques d'épilepsie symptomatique, à l'œdème de la papille, l'apoplexie fera penser aux tumeurs cérébrales. On l'observe dans la paralysie générale, la sclérose en plaques, l'hémorragie méningée, les traumatismes cérébraux, mais surtout dans le ramollissement et l'hémorragie cérébraux.

On a noté enfin au cours des encéphalopathies, du *délire*, et de l'*amnésie*.

4° Le vertige. — Selon Guéneau de Mussy[1], le vertige serait « un trouble cérébral, une erreur de sensation, sous l'influence de laquelle le malade croit que sa propre personne ou les objets environnants sont animés d'un mouvement giratoire ou oscillatoire ». Il est fréquent au cours des encéphalopathies. Il caractérise surtout les lésions du cervelet et des pédoncules cérébelleux, et se montre alors très intense et persistant, s'exaspérant à chaque mouvement du malade. L'extrême banalité de ce symptôme, qui

1. Voir, à la fin de cet ouvrage, le chapitre spécial que nous consacrons au Vertige.

se rencontre dans les états pathologiques les plus variés, en diminue considérablement la valeur diagnostique.

5° Les **vomissements**. — Le vomissement s'associe le plus souvent à la céphalée pour en suivre toutes les variations. Il présente certains caractères spéciaux qui lui ont valu le nom de « vomissements cérébral ». Il est facile, brusque « en fusée » sans nausées ; il survient tantôt après le repas, tantôt à jeun, par un simple changement de position du malade ; il disparaît parfois pendant fort longtemps. Chaque période de vomissements correspond à une exagération concomitante des autres symptômes de compression totale de l'encéphale (Brissaud). D'ailleurs, cette association des vomissements et de la céphalée ne caractérise pas uniquement l'encéphalopathie ; on la note au cours des fièvres, des intoxications, de l'urémie, des états gastriques ; c'est l'élément essentiel de la migraine ; elle prend cependant une certaine valeur diagnostique, surtout quand il s'y joint une constipation opiniâtre avec rétraction du ventre en bateau.

6° **Troubles du pouls, de la respiration et de la température.** — Les troubles de l'innervation cardiaque se manifestent par trois symptômes : la bradycardie, la tachycardie et l'arythmie ; ils révèlent l'atteinte portée aux noyaux bulbaires du pneumogastrique, que cette atteinte soit directe, ou indirecte par compression générale. Le plus caractéristique des trois serait la bradycardie (Oppenheim). Pour qu'on puisse affirmer qu'elle existe, il faut que le pouls se maintienne vers 40, 50 pulsations ; il peut descendre exceptionnellement à 30, 25, 20 et moins encore. Il n'est guère influencé par les efforts (Déjerine), ni même par la fièvre ; dans certains cas, et ils sont loin d'êtres rares, il y a *fièvre dissociée*, c'est-à-dire que l'on constate une forte élévation de température qui contraste avec un ralentissement marqué du pouls. — La tachycardie, d'intensité variable, survient d'emblée ou succède à la bradycardie. — L'arythmie, importante dans les méningites, existe rarement seule, et s'associe le plus souvent aux autres modifications du pouls.

La respiration est souvent troublée consécutivement aux lésions de l'encéphale ; son rythme se ralentit, elle devient profonde, quelquefois stertoreuse. Dans le coma d'origine cérébrale, on observe souvent le type respiratoire, dit *respiration de Cheyne-Stockes*, caractérisé par des pauses respiratoires durant quelques secondes, suivies de reprises du rythme respiratoire qui augmente de force et de fréquence, pour diminuer ensuite et aboutir à un nouvel arrêt de la respiration. Les pauses respiratoires, de dix à quarante secondes, d'une minute quelquefois, alternent avec des périodes de polypnée d'une durée un peu plus considérable, et souvent coïncident avec des troubles cérébraux remarquables. Pendant l'apnée, le malade est en état de torpeur, les yeux mi-clos, les pupilles rétrécies ; il ne répond plus aux questions qu'on lui pose. Quand reviennent les mouvements respiratoires, l'agitation succède à la torpeur ; le malade retrouve souvent toute sa lucidité ; ses yeux sont largement ouverts et ses pupilles dilatées ; quelquefois il gesticule ou pousse des cris.

Traube avait attribué la respiration de Cheyne-Stockes à une diminution de l'excitabilité des centres respiratoires du bulbe ; mais il s'agit d'un phénomène *cérébral* (Fr. Franck), plutôt que d'un phénomène bulbaire ; il manifeste les alternatives d'épuisement et d'excitation des centres régulateurs de la respiration, qui ont leur siège dans l'écorce cérébrale : c'est un « délire respiratoire » ; son pronostic est des plus sérieux.

SYMPTOMES DE RÉACTION CÉRÉBRALE LOCALE

TROUBLES DE LA MOTILITÉ

HÉMIPLÉGIE

Considérations. Préliminaires. Définition. — Il existe, à la face externe de l'hémisphère cérébral, une région motrice occupant le lobule paracentral et les circonvolutions frontale et pariétale ascendantes. Cette région est le point de départ des incitations volontaires qui transmettent la motricité aux muscles du corps. Elle contient des cellules, dites pyramidales, dont les prolongements cylindraxiles se groupent en un faisceau, le faisceau moteur ou pyramidal, qui traverse le centre ovale, passe dans la capsule interne, et gagne, par le pédoncule et la protubérance, la pyramide antérieure du bulbe où il s'entre-croise avec son homonyme du côté opposé ; il descend ensuite dans la moelle et se met en rapport avec les cellules motrices des cornes antérieures, elles-mêmes unies, par leurs prolongements périphériques, aux divers muscles du corps.

Il existe donc, entre l'écorce cérébrale et les groupes musculaires, un système anatomique, schématiquement réductible à l'agencement de deux unités nerveuses ou neurones : un premier neurone, constitué par la cellule pyramidale de l'écorce et son prolongement cylindraxile ; un second, constitué par la cellule de la corne médullaire antérieure et le nerf moteur qui s'en détache.

Ces deux éléments, cortico-médullaire et médullo-périphérique, sont reliés entre eux de façon à constituer un système parfaitement lié, dont l'origine est au cerveau, et la terminaison dans le muscle.

Ce système est le système moteur qui commande au fonctionnement musculaire d'une moitié du corps. C'est son altération, en une quelconque de ses parties constituantes, qui réalise l'hémiplégie, ou abolition de la motilité volontaire dans une moitié du corps.

L'anatomie nous enseigne que cet appareil moteur contracte des rapports de voisinage avec d'autres appareils (appareil du langage, appareil sensitif) : par exemple une altération, dépassant les limites exactes du système moteur, peut, en empiétant sur ces systèmes voisins, amener l'adjonction, aux phénomènes hémiplégiques purs, de manifestations surajoutées (aphasie, troubles sensitifs).

Parmi les altérations susceptibles de produire l'hémiplégie, les unes sont du domaine de l'anatomie pathologique proprement dite, d'autres ne paraissent liées à aucune lésion constatable. Au mécanisme organique habituel semble donc s'opposer, parfois, un mécanisme d'altérations, portant non plus sur l'organe, mais sur sa fonction. C'est le cas de l'hémiplégie hystérique, des hémiplégies dites toxiques, que l'on rencontre au cours de certaines infections ou dyscrasies, des hémiplégies, dites réflexes, qui surviendraient au cours de la pleurésie (Lépine).

L'hémiplégie est uniquement la manifestation clinique d'une altération du système moteur. Elle doit donc être envisagée, non pas comme une maladie, mais comme un syndrome. Ce chapitre ne peut être qu'une étude de séméiologie. Nous décrirons d'abord le syndrome hemiplégie, considéré en lui-même, sans tenir compte de la cause qui le produit. Dans une seconde partie, nous essayerons de grouper les éléments d'un diagnostic étiologique.

Description. — Nous donnerons ici le tableau de l'hémiplégie cérébrale vulgaire prise comme base d'une description typique, nous réservant d'indiquer ultérieurement quelques-unes des particularités propres aux principales variétés étiologiques d'hémiplégie.

L'hémiplégie peut débuter brusquement, par un ictus apoplectique, avec perte de connaissance, résolution musculaire, incontinence des réservoirs, troubles trophiques précoces. D'autres fois il y a ictus léger, avec chute et vertige rapides, sans perte de connaissance. Enfin le début peut être véritablement progressif, sans traces d'apoplexie, la paralysie s'installant lentement et graduellement dans une moitié du corps.

La paralysie installée, trois évolutions immédiates peuvent s'observer : le malade peut ne pas se relever de l'ictus initial et mourir rapidement avec élévation de la température, stertor, contractures précoces (inondation ventriculaire probable), décubitus acutus. Il peut guérir en quelques jours, la compression du faisceau moteur n'ayant été qu'incomplète, indirecte ou passagère. Enfin le malade peut rester indéfiniment paralysé.

Supposons cette dernière éventualité, et continuons de suivre notre malade : sa paralysie passera généralement par une première *phase de flaccidité* à laquelle succédera, secondairement une *période de contracture*.

Nous le suivrons dans ces deux étapes de sa maladie, tout en reconnaissant que l'évolution de l'hémiplégie peut ne pas être telle, certains malades restant à jamais des paralytiques flasques, alors que d'autres sont, d'emblée, contracturés.

Cette réserve faite, examinons un hémiplégique à la période de flaccidité. Il importera, tout d'abord, de reconnaître l'étendue et le degré d'intensité de sa paralysie.

Une hémiplégie est dite *totale*, quand elle occupe toute une moitié du corps, par opposition à l'hémiplégie *partielle*, dans laquelle un ou plusieurs segments (face, membre supérieur, membre inférieur) sont respectés.

De même une hémiplégie sera *complète* quand les parties atteintes seront tout à fait impotentes ; elle restera *incomplète*, quand quelques ébauches de mouvements volontaires seront possibles.

Dans une description d'ensemble, comme celle que nous tentons ici, nous ne pouvons que supposer une paralysie totale et complète : tel sera donc le modèle de notre description.

A la face, la paralysie d'une moitié du visage sera facilement reconnue, le visage étant au repos. Elle sera particulièrement mise en lumière par un certain nombre de manœuvres, essais de mouvements volontaires, que nous allons passer en revue.

La joue du côté malade est affaissée, flasque, soulevée passivement par le passage de chaque bouffée d'air expiré. Les rides, plis et sillons normaux, sont effacés du côté paralysé, qui affecte, dans son ensemble, un aspect lisse et uni, et qui est particulièrement dénué d'expression. La bouche est asymétrique : la commissure labiale n'est plus rectiligne, mais oblique. Elle suit une direction descendante à partir de la commissure saine jusqu'à la commissure malade : les lèvres, minces du côté paralysé, semblent relativement épaisses, en quelque sorte éversées, du côté sain (bouche en point d'exclamation de Charcot). La langue, tirée hors des arcades dentaires, est, le plus souvent, déviée du côté malade par prédominance d'action du muscle génio-glosse sain.

Le moyen le plus démonstratif de mettre en évidence l'asymétrie buccale consiste à faire ouvrir au maximum la bouche du malade. Le pourtour de l'orifice buccal, au lieu d'être circonscrit comme à l'état normal, par une courbe ovale régulière, est obliquement ovalaire, et il existe entre les deux moitiés de l'orifice une disproportion et une asymétrie telles, qu'il est impossible de ne pas voir du premier coup l'existence et le degré de la déviation à ce niveau.

Les actes de siffler, de souffler, de faire la moue, de gonfler les joues par l'air expiré, sont à peine ébauchés, et mettent particulièrement en évidence l'asymétrie des parties inférieures du visage.

La paralysie peut, pour les classiques, atteindre le voile du palais et se traduire par une déviation de la luette. Le larynx est rarement touché.

Comme on le voit, ces troubles paralytiques de la face sont limités au facial inférieur, et de fait, il est d'usage, dans les descriptions classiques de l'hémiplégie, de considérer comme typique l'altération de cette branche inférieure seule, la branche supérieure étant considérée comme généralement intacte ou ne présentant que des troubles négligeables. De travaux récents, particulièrement dus à Miraillé, à Pugliese et Milla, semble ressortir la nécessité de revenir sur une pareille observation. Pour Miraillé, la paralysie ou parésie du facial supérieur serait la règle, dans toute hémiplégie faciale. Il est, en fait, extrêmement fréquent de noter une diminution de la contraction volontaire des sourcilliers, du frontal et de l'orbiculaire. La diminution de la fente palpébrale du côté malade est souvent notée, et semble bien en faveur de cette affirmation.

Au cou, la paralysie se manifeste, dans l'hémiplégie organique, par le signe du peaucier de Babinski, signe dont la valeur est indiscutable. On constate, en effet, que la contraction de ce muscle, visible sous la peau, est beaucoup plus marquée du côté sain que du côté paralysé; un des meilleurs moyens de mettre en relief cette inégalité de contraction consiste à imprimer à la tête un mouvement de rotation auquel le malade s'oppose par toute l'énergie qu'il peut déployer au niveau des muscles du cou.

Au tronc, la paralysie est moins nette, et il est d'usage d'affirmer qu'elle respecte les muscles à action couplée synergique. Sicard s'est récemment employé à prouver qu'il n'en était pas toujours ainsi : cet auteur a décrit, en particulier, un élargissement manifeste de l'orifice inguinal externe du côté paralysé, phénomène qui semble bien affirmer l'état parétique des muscles abdominaux inférieurs.

Aux membres supérieur et inférieur, toute motilité volontaire est supprimée. Les membres soulevés du plan du lit y retombent pesamment et sans vie, « comme du linge mouillé ».

Le relâchement musculaire de ces membres est bien mis en évidence par les manœuvres suivantes imaginées pâr M. Babinski. Si l'on fléchit l'avant-bras sur le bras, la main allant se reposer sur l'épaule, on constate que le contact de la face antérieure de l'avant-bras avec la face antérieure du bras est plus intime du côté paralysé que du côté sain : la main du côté hémiplégique repose plus directement sur l'épaule correspondante que ne le fait la main du côté sain. De même, le membre étant dans la position d'extension horizontale et maintenu au-dessus du plan du lit, le dernier segment, main ou pied, laissé inerte, fait avec la ligne droite du reste du membre un angle plus accusé du côté paralysé que du côté sain.

On doit encore à Babinski la mise en lumière d'un mouvement associé de réelle importance diagnostique. Le malade étant couché dans le décubitus horizontal, les bras croisés sur la poitrine, si on lui commande de se placer assis sur son séant, il fait dans ce but un effort qui amène, en même temps que le soulèvement du tronc, l'élévation au-dessus du plan du lit de la jambe paralysée.

L'examen de la série *des réflexes*, fait dans le cas d'hémiplégie récente, donne les résultats suivants.

Les réflexes tendineux du poignet, le réflexe rotulien, le réflexe achilléen sont normaux ou affaiblis. Le réflexe abdominal de Rosenbach, le réflexe plantaire de Brissaud (avec contraction du ascia lata) sont affaiblis et parfois nuls. L'excitabilité électrique des muscles est normale ; leur excitabilité à la percussion est normale ou diminuée.

Tel est l'état habituel des réflexes et de l'excitabilité musculaire, dans une hémiplégie flasque, récente. Ce qui donne à cette partie de l'examen du malade une importance considérable, ce qui fait la presque absolue nécessité d'examiner très fréquemment les réflexes chez un hémiplégique en observation c'est que leur modification progressive est la mise en évidence la plus précieuse, de la transition presqu'infaillible entre la phase de flaccidité et la période de contractures.

On peut affirmer que cette dernière période est imminente quand on constate :

1° La transformation des réflexes tendineux qui, de normaux ou faibles, deviennent vifs et exagérés;

2° L'apparition de la trépidation épileptoïde du pied ou de la rotule ;

3° La difficulté croissante d'imprimer aux membres malades des mouvements provoqués faciles et étendus.

4° L'hyperexcitabilité musculaire à la percussion.

Par l'exagération progressive de ces divers symptômes est constituée la phase de contracture définitive qui coïncide d'ailleurs souvent avec une rétrocession de la paralysie, qui a tendance à devenir partielle, laissant assez fréquemment un des segments du côté paralysé, reprendre, au moins en partie, sa motilité volontaire.

Il est un autre réflexe qui mérite l'attention, car il existerait dans 57 p. 100 des cas d'hémiplégie ancienne. C'est le réflexe contralatéral, signalé par Marie en 1894. Le malade étant couché dans le décubitus dorsal, on remonte à 20 centimètres environ du bassin les deux pieds rapprochés l'un de l'autre, les genoux déjetés naturellement à droite et à gauche. Dans cette position, si l'on percute, comme à l'ordinaire, le tendon rotulien du côté sain, on voit se produire un mouvement d'adduction de la cuisse du côté malade. Ce réflexe ne paraît point nécessairement lié à l'exagération du réflexe rotulien.

Babinski a signalé, sous le nom de « phénomène des orteils », un signe de grande valeur dans le diagnostic de l'hémiplégie organique. Ce signe consiste à obtenir, par excitation mécanique limitée de la face plantaire du bord interne du pied, un mouvement d'extension très marquée du gros orteil correspondant.

La contracture, une fois installée, détermine dans les membres paralysés des positions spéciales et des attitudes caractéristiques. Ces attitudes sont généralement réductibles à deux types : le *type d'extension* (propre surtout au membre inférieur) et le *type de flexion* (qui appartient surtout au membre supérieur). Cela n'a rien de fixe d'ailleurs, et rien n'est plus variable que les types présentés par les malades à cet égard.

Au membre supérieur, la flexion est surtout prononcée, et l'on peut voir les malades essayer de la combattre par des mouvements auxiliaires de l'épaule, de l'avant-bras et du bras.

Nous avons dit qu'à cette période la paralysie s'était souvent limitée en étendue et en intensité. Aussi la marche peut-elle être tentée et la façon dont cet acte se produit est des plus caractéristiques. Le malade avance péniblement, la jambe atteinte quittant lourdement le sol et décrivant une courbe avant de se reposer : c'est la démarche « en fauchant », la démarche hélicopode, caractéristique de l'hémiplégie organique.

La contracture est rare à la face, où elle détermine, quand elle existe, une inversion de l'asymétrie.

A côté de ces phénomènes de paralysie avec contracture, doivent prendre place, dans la description de l'hémiplégie, un certain nombre de phénomènes complémentaires dont quelques-uns ont une importance capitale.

Des études de Westphal, Déjerine, Brissaud, Marie, Pitres et Dignat se dégage cette conception de première importance que, chez les hémiplégiques, le côté sain n'est jamais complètement indemne.

On y observe en effet de façon courante :

a. La diminution sensible de la force musculaire ;

b. Une ébauche de clonus du pied, d'exagération des réflexes, traduisant la contracture (cela au membre inférieur seul).

Les troubles de la sensibilité, dans l'hémiplégie, sont d'un grand intérêt. Les troubles subjectifs consistent en fourmillements, engourdissements, douleurs du côté paralysé. Les douleurs seraient souvent dues à de l'arthrite, celle-ci causée et entretenue par l'immobilité et la contracture.

Les troubles objectifs ont fait l'objet de nombreuses discussions. Nous adopterons à cet égard les conclusions suivantes qui nous paraissent se dégager du remarquable travail de Verger, l'une des plus récentes monographies sur ce sujet [1].

1. Les troubles de la sensibilité tactile se caractérisent surtout par une modification qualitative de cette perception, la sensation perçue perdant de sa netteté au point de rendre défectueuse l'appréciation des qualités du contact, au point de créer un défaut de la localisation sur la surface tégumentaire.

1. Henri Verger. Sur les troubles de la sensibilité générale consécutifs aux lésions des hémisphères cérébraux chez l'homme. *Archives gén. de méd.*, déc. 1900.

2. La sensibilité douloureuse est imparfaitement perçue ; la piqûre est ressentie avec moins d'intensité qu'à l'état normal : elle est mal localisée, et la nature de la sensation douloureuse est mal appréciée.

3. La sensibilité thermique est rarement abolie ; on la trouve diminuée ; elle est surtout mal appréciée dans sa nature et sa localisation.

4. Le toucher actif manque ou est très imparfait.

5. Le point le plus caractéristique des troubles sensitifs des hémiplégiques est l'akinesthésie, ou abolition du sens musculaire.

La répartition de l'hémianesthésie a longtemps été envisagée suivant le schéma : répartition exacte par la ligne médiane du corps (type Türck-Charcot). On s'accorde aujourd'hui à reconnaître là, le type d'une hémianesthésie hystérique. L'hémianesthésie cérébrale typique est maxima aux membres, atténuée au tronc, diffuse à la face quand elle y existe. Elle est toujours plus marquée au membre supérieur qu'au membre inférieur, et, sur un membre donné, diminue d'intensité quand on chemine vers la racine, en partant de l'extrémité où l'anesthésie est toujours au maximum (Verger).

Pour en finir avec l'étude des troubles sensitifs nous signalerons la perte du sens du lieu, relevée dans un cas de Dum.

Les troubles moteurs, surajoutés à la symptomatologie ordinaire de l'hémiplégie, consistent surtout en mouvements anormaux post-hémiplégiques. Nous ne ferons que mention accidentelle des convulsions partielles et des contractures précoces, phénomènes qui ont surtout de l'intérêt au point de vue du diagnostic topographique de la lésion, les premiers étant une présomption en faveur d'une irritation méningo-corticale, les seconds en faveur d'une inondation ventriculaire.

Les mouvements anormaux post-hémiplégiques sont parfois irréguliers et assez vagues, rappelant plus ou moins le tremblement parkinsonien ou celui de la sclérose en plaques; ils sont souvent d'un type défini et classé, et peuvent rentrer dans le cadre de l'hémichorée, de l'hémiathétose ou de l'hémiataxie.

L'hémichorée suit généralement de plusieurs mois l'installation de l'hémiplégie ; elle paraît succéder surtout aux cas où il existe de la parésie, plutôt que de la paralysie vraie. Elle se caractérise par des mouvements involontaires, irréguliers, assez rapides, au début peu étendus, mais augmentant bientôt.

L'hémiathétose apparaît peu de temps après la paralysie : elle se caractérise par des mouvements lents, reptatoires, de grande amplitude, occupant la main et le pied hémiplégiques. Elle peut être un symptôme prémonitoire et précéder de quelque temps l'hémiplégie (Raymond).

L'hémiataxie se caractérise par des mouvements incoordonés à l'occasion d'exécutions motrices volontaires. L'occlusion des yeux est sans action sur elle.

On peut observer, dans l'hémiplégie, quelques modifications de la peau, d'ordre vaso-moteur. Tels seraient la cyanose cutanée, l'œdème, l'hypothermie locale du côté paralysé. La pression artérielle serait souvent abaissée ; le *sang* lui-même présenterait quelques altérations : d'après Sicard et Guillain, on noterait de l'hyperglobulie constante, avec parfois hyperleucocytose du côté paralysé.

Parmi les troubles trophiques nous signalerons la déformation possible des ongles, l'eschare, qui peut être l'ulcération fessière du début, laquelle est d'un pronostic si grave (decubitus acutus), ou se ranger dans la catégorie des accidents ultimes de l'hémiplégie : on peut voir ainsi survenir, à la phase terminale, des ulcérations des membres ou du sacrum, qui méritent bien le nom d'eschares.

MM. Gilbert et Garnier ont fait connaître un cas de « main succulente », chez un hémiplégique sans atrophie musculaire.

L'atrophie musculaire est une complication importante, et moins exceptionnelle, au cours de l'hémiplégie, qu'on n'était tenté de le croire jadis. Elle se localise de préférence au membre supérieur, où elle occupe les muscles des éminences de la main, les interosseux et le deltoïde. Elle serait plus fréquente à gauche qu'à droite, n'aurait pas de tendance à progresser et, une fois constituée, resterait définitivement stationnaire. Les réactions électriques sont celles d'une atrophie simple. La guérison survient lorsque la lésion cérébrale causale vient elle-même à guérir. La lésion, cause de ces atrophies, est fort discutée. On a mis en avant l'hypothèse d'une altération non organique. Babinski croit que l'origine de cette amyotrophie est dans une altération cérébrale. Charcot, Joffroy et Achard en font la conséquence d'une altération secondaire des cornes antérieures de la moelle ; pour Déjerine, il s'agit d'une atrophie par névrite périphérique ; pour Gilles de la Tourette d'une amyotrophie réflexe d'origine articulaire.

Les *arthropathies* des hémiplégiques apparaissent, en général, dans les trois semaines qui suivent l'ictus. Elles se montrent exclusivement du côté paralysé, et prennent surtout le membre supérieur, à l'épaule, au poignet ou au coude. Elles s'accompagnent de rougeur et d'œdème périarticulaire, de douleurs irradiées d'une grande intensité. Elles s'accompagnent souvent d'élévation de la température et sont d'un pronostic assez grave. La lésion est celle d'une synovite subaiguë avec peu d'épanchement et maximum de formations fibreuses.

MM. Déjerine et Théohari ont signalé, dans un cas d'hémiplégie, l'atrophie des os du côté paralysé.

Les troubles du langage ont une grande importance dans l'hémiplégie. L'*aphasie* s'observe couramment dans les paralysies du côté droit du corps. Il faut distinguer l'aphasie transitoire de l'ictus, de l'aphasie permanente. Nous donnerons au chapitre « Aphasie » les lois de la production de ce phénomène et nous en indiquerons les diverses formes. Contentons-nous de signaler ici le caractère moteur habituel de l'aphasie des hémiplégiques. Il faut, en tout cas, isoler avec soin de l'aphasie les manifestations dysarthriques dans lesquelles l'appareil périphérique articulateur est seul atteint, les centres supérieurs du langage restant parfaitement indemnes.

Les troubles intellectuels au cours de l'hémiplégie sont assez variables. On note souvent, chez les vieillards en particulier, de l'affaiblissement des facultés intellectuelles et en particulier de la mémoire.

On a noté des modifications de l'humeur, de l'irritabilité, des phobies et en particulier la phobie de la marche (Miraillé).

On a signalé, à plusieurs reprises, des phénomènes de rire et de pleurer spasmodiques, du rire inextinguible ; Rummo a noté, chez un même malade, des crises incoercibles de pleurer, de rire, de bêlements.

Marche, durée, terminaison. — L'évolution générale de l'hémiplégie a été déjà indiquée. Les malades peuvent guérir peu de temps après leur paralysie ; d'autres meurent rapidement, et il faut se souvenir, à cet égard, que l'élévation de la température, les contractures précoces, la formation du décubitus acutus, sont une présomption sérieuse en faveur d'une fin prochaine.

Mais le plus grand nombre des hémiplégiques ne meurt pas de la paralysie. Les malades restent indéfiniment infirmes, et si la mort survient à une période avancée de leur vie, c'est, la plupart du temps, du fait d'une affection intercurrente, affection pulmonaire principalement.

Diagnostic. — Pour faire un diagnostic aussi complet que possible de l'hémiplégie, nous répondrons successivement à ces trois questions :

1. Y a-t-il syndrome hémiplégie ?
2. Où siège la lésion qui lui donne naissance ?
3. A quelle variété étiologique ou clinique appartient l'hémiplégie en cause ?

Le fait de reconnaître, en lui-même, le syndrome hémiplégie, ne présente guère de difficultés. Il est toujours facile d'apprécier une impotence fonctionnelle des membres, au moins quand elle est très marquée. Dans les cas où il n'existera que de l'hémiparésie, l'évaluation dynamométrique des forces tranchera la question.

Au moment même de l'ictus, on peut avoir quelques difficultés à reconnaître l'hémiplégie. La constatation de la déviation conjuguée de la tête et des yeux, fera le diagnostic.

Le diagnostic du siège de la lésion est un travail plus compliqué. Le syndrome hémiplégie peut être réalisé par une altération cérébrale, pédonculaire, protubérantielle, bulbaire, médullaire et même par une lésion des nerfs périphériques. Il est nécessaire de passer en revue les lésions qui affectent ces diverses localisations pour donner quelques-uns des caractères des hémiplégies qu'elles constituent.

L'hémiplégie de cause cérébrale peut être due à une lésion de l'écorce, à une lésion de la capsule interne ou de son voisinage.

L'hémiplégie corticale est souvent prédominante ou exclusivement localisée sur un membre (monoplégie simple ou associée). Elle débute généralement de façon progressive, s'accompagne fréquemment d'épilepsie partielle et de troubles intellectuels. Elle est surtout caractérisée quand elle s'accompagne d'aphasie vraie et persistante (Lésion de l'hémisphère gauche. Hémiplégie droite).

L'hémiplégie par lésion de la capsule interne est souvent totale. Elle est habituellement persistante, avec contractures secondaires. Il s'y associe fréquemment des troubles de la parole (non plus aphasiques, mais anarthriques ou dysarthriques), des phénomènes choréiformes et des troubles de l'émotivité. Si l'on met à part certains cas d'inondation ventriculaire, les convulsions sont exceptionnelles dans l'hémiplégie capsulaire.

Il est à peu près impossible de distinguer une hémiplégie capsulaire interne d'une hémiplégie par lésion de son voisinage (avant-mur, capsule externe). L'évolution seule est ici caractéristique, car en général ces lésions de voisinage libèrent, au bout de quelque temps, le faisceau moteur de la compression indirecte qu'elles exerçaient sur lui : la guérison survient alors rapide et définitive.

L'hémiplégie pédonculaire peut ne point présenter de signes propres à la distinguer de la variété capsulaire. Le plus souvent cependant, cette localisation est reconnaissable à l'apparition de certains signes, trahissant une hémiplégie alterne et constituant le syndrome de Weber. Ce syndrome est réalisé par la paralysie d'un moteur oculaire commun (strabisme, ptosis, mydriase) d'un côté, et par la paralysie de la moitié opposée du corps (voir pathologie du pédoncule). La paralysie du moteur oculaire commun peut être plus ou moins complète : celle de la moitié opposée du corps est en tous points semblable à une hémiplégie cérébrale. Dans certains cas de lésions de la protubérance, la paralysie oculaire d'un côté est accompagnée, au côté opposé du corps, non plus par de l'hémiplégie, mais par de l'hémitremblement : c'est le syndrome de Bénédikt.

L'hémiplégie bulbo-protubérantielle se caractérise par le syndrome de Millard-Gubler, dans lequel la paralysie alterne affecte la moitié de la face d'un côté et la moitié opposée du corps. Elle se complique souvent de paralysie de la sixième paire et de troubles anarthriques.

Au niveau de la moelle le syndrome hémiplégie est réalisé par une lésion intéressant une moitié de la moelle au niveau de la région cervicale. Cette paralysie constitue le syndrome de Brown-Séquard dans lequel on rencontre :

a) Du même côté que la lésion, hémiplégie, hémihypéresthésie surmontée à sa partie supérieure d'une bande d'anesthésie, cette dernière étant elle-même surmontée d'une deuxième zone hyperesthésique, hyperthermie.

b) Du côté opposé à cette lésion, hémianesthésie complète ou dissociée, surmontée d'une zone hyperesthésique. Pas de paralysie motrice (voir le chapitre Compression de la moelle).

Enfin exceptionnellement, une affection simultanée de plusieurs nerfs périphériques, une *polynévrite*, peut réaliser l'hémiplégie. Cette variété se reconnaîtra aux douleurs des membres, à l'atrophie musculaire avec réaction de dégénérescence; l'affection aura débuté par la périphérie, sous l'influence habituelle d'une infection.

Lépine a décrit, sous le nom de *paralysie glosso-labiée cérébrale à forme pseudo-bulbaire*, certains cas d'hémiplégie double avec syndrome glosso-labié. Cette variété serait sous la dépendance habituelle d'une lésion symétrique double du cerveau (écorce ou centre ovale). La distinction avec la paralysie glosso-labiée de Duchenne se fait par la coexistence d'une hémiplégie double, par la prédominance unilatérale des lésions, enfin et surtout par l'absence complète d'amyotrophie.

Tels sont les principaux éléments du diagnostic du siège de la lésion dans l'hémiplégie. Il nous reste à passer en revue les principales variétés cliniques et étiologiques de cette hémiplégie. Nous examinerons pour cela les principales variétés d'hémiplégie que l'on rencontre chez l'enfant, l'adulte et le vieillard.

Chez l'enfant, le syndrome hémiplégie peut être réalisé dans des conditions bien différentes. Les hémiplégies cérébrales infantiles rentrent dans l'un des types suivants :

Hémiplégie dès la naissance par insuffisance de développement du faisceau pyramidal (naissance avant terme, paralysie spastique, pas de convulsions, troubles intellectuels) : c'est la maladie de Little dans sa manifestation hémiplégique, comme elle peut être paraplégique.

Hémiplégie après la naissance avec un faisceau moteur bien développé, par lésion d'encéphalite nodulaire atteignant la zone motrice. Ici l'on rencontre des phénomènes épileptiformes, des troubles intellectuels. La lésion est souvent double, l'hémiplégie aussi, par conséquent.

Enfin, l'enfant peut présenter une hémiplégie, du fait d'une altération médullaire appropriée (un foyer cervical, un foyer lombaire) au cours d'une *paralysie spinale*. Le diagnostic est ici facile : il se fera par la constatation de la flaccidité définitive des membres paralysés, par l'amyotrophie qui s'y développe.

Chez l'adulte, nous considérerons l'hémiplégie par lésions mécaniques, par maladies cérébro-spinales, par lésion cardiaque, par névroses, par diathèses et intoxications, par infections.

L'hémiplégie par lésion traumatique ou ostéopathique de la boîte cranienne ne prête guère à commentaires.

L'hémiplégie au cours des maladies chroniques du système nerveux, est à considérer dans le tabes, la sclérose en plaques et la paralysie générale progressive.

L'hémiplégie du *tabes* est assez fréquente. Elle peut être passagère, fugace avec récidives, et il n'est pas déraisonnable de la rapporter alors à l'hystérie qui coexiste si fréquemment avec l'ataxie : elle peut être durable, permanente, et se caractérise par l'abolition du réflexe rotulien du côté paralysé.

L'hémiplégie de *la sclérose en plaques* est plus fréquente. Son caractère principal est sa légèreté habituelle : elle est fugace dans la plupart des cas.

L'hémiplégie de la *paralysie générale* est un accident du début surtout. Elle s'accompagne d'accidents apoplectiformes et n'est que transitoire le plus souvent.

L'hémiplégie au cours des cardiopathies (embolies, maladies mitrales) n'a d'autres caractères propres que la brusquerie de son début.

L'hémiplégie se manifeste au cours des névroses : elle apparaît dans la maladie de Parkinson, dans la chorée. Le type de ces paralysies est l'*hémiplégie hystérique*. Cette dernière se reconnaîtra à l'absence habituelle d'ictus, à la coexistence d'hémianesthésie sensitivo-sensorielle et des stigmates habituels. Un des caractères de cette hémiplégie sera fourni par l'examen de la démarche : ce n'est plus la marche hélicopode, en fauchant : c'est la marche helcopode, dans laquelle la pointe du pied traîne et râcle le sol d'arrière en avant. Pour parfaire le diagnostic, on constatera enfin l'intégrité des réflexes, l'absence des signes sus-indiqués relatifs à la diminution de la tonicité musculaire (Babinski) et le signe des orteils (Babinski) qui se mettent en flexion, comme chez l'homme sain, quand on excite la plante du pied. Enfin, on saura que la contracture hystérique à forme hémiplégique disparaît dans le sommeil chloroformique.

L'hémiplégie se manifeste au cours de certaines intoxications et diathèses telles l'alcoolisme, le saturnisme, l'hydrargyrisme. La caractéristique générale de ces variétés est que l'hystérie doit y être bien souvent incriminée, la coexistence de la névrose avec ces intoxications étant à peu près la règle.

L'hémiplégie *urémique*, attribuée à un œdème cérébral localisé, est essentiellement transitoire : elle apparaît et disparaît généralement avec le coma. Il ne semble pas illogique, si l'on admet l'existence d'hémiplégies par action toxique inhibitrice des liquides dénaturés de l'organisme, de faire rentrer dans ce groupe l'hémiplégie urémique.

L'hémiplégie *diabétique* vraie est caractérisée par son instabilité et sa fugacité.

Le syndrome hémiplégie apparaît fréquemment au cours des *maladies infectieuses* : elle peut se manifester au cours de la rage, de la syphilis, du paludisme, de la variole, de la fièvre typhoïde, de la pneumonie, de la diphtérie, de la grippe, de la coqueluche, de la rougeole, de l'état puerpéral, de la blennorragie, etc.

Nous ne nous arrêterons que sur certains de ces types.

L'hémiplégie pneumonique des adultes n'est pas forcément mortelle comme celle des vieillards. Elle siège souvent du même côté que la pneumonie. A l'autopsie on ne trouve pas de lésion perceptible. On invoque des mécanismes réflexes ou l'ischémie cérébrale. Il semble assez logique, ici encore, d'admettre l'action exercée sur le cerveau par les toxines microbiennes du sang.

Au cours du *paludisme*, il y a lieu de distinguer l'hémiplégie de l'accès qui naît et disparaît avec lui, et l'hémiplégie organique banale créée par une lésion cérébrale commune chez un paludéen.

L'hémiplégie *syphilitique* est un accident de la période tertiaire. Elle apparaît sans ictus, reste incomplète et partielle. La guérison par le traitement spécifique est le critérium du diagnostic[1].

L'hémiplégie au cours de la *blennorragie* est possible. Quelques observations en font foi. Elle paraît surtout survenir dans les états gonococciques pelviens de la femme, et l'on a invoqué, pour l'expliquer, l'action d'une embolie, partie du foyer infectieux du petit bassin.

Lépine a décrit, comme hémiplégies d'ordre réflexe, certaines paralysies survenant au cours des pleurésies anciennes et des pleurésies purulentes opérées. On n'y rencontrerait aucune lésion à l'autopsie.

Chez le vieillard on peut rencontrer certains types d'hémiplégie assez spéciaux.

C'est à cet âge que survient souvent l'hémiplégie par hémorra-

1. Il ne s'agit point ici, bien entendu, de l'hémiplégie due à une rupture vasculaire chez un sujet atteint d'artérite syphilitique, qui se comporte exactement comme toutes les hémiplégies par hémorragie cérébrale.

gie cérébrale. Nous la connaissons, puisqu'elle a servi de modèle typique à notre description clinique.

L'hémiplégie par *ramollissement cérébral* survient fréquemment dans l'extrême vieillesse ; elle est à rapprocher de celle de l'hémorragie du cerveau.

L'*hémiplégie pneumonique* des vieillards est suivie d'une mort rapide. Elle survient en pleine période aiguë. Le coma est habituel.

MM. Brissaud et de Massary ont décrit sous le nom d'*hémiplégie progressive*, une variété propre aux vieillards, et liée, en général, à un ramollissement cérébral. Le début en est long, progressif. Les accidents se produisent de façon extrêmement graduée et s'ajoutent les uns aux autres par étapes successives. Cette variété paraît liée à une série de foyers nécrobiotiques successifs. Cependant les auteurs l'ont observée alors qu'il n'existait qu'un seul foyer.

Traitement. — Le traitement de l'hémiplégie est souvent celui de la maladie causale et nous ne pouvons en donner ici toutes les indications.

Nous nous contenterons de signaler comme pratiques générales de quelque utilité : les frictions, massages, bains et douches ; l'emploi de l'électrothérapie (courants continus très légers), et l'ingestion prolongée d'iodure de potassium.

ÉPILEPSIE BRAVAIS-JACKSONIENNE

On appelle ainsi des convulsions paroxystiques qui débutent, sans perte de connaissance le plus souvent, dans un groupe musculaire très circonscrit pour gagner ensuite une moitié du corps, capables d'ailleurs de se généraliser secondairement. Leur étude clinique est due à Bravais (1827), H. Jackson (1869-1873), Serres (1874) dont les conclusions devaient trouver une éclatante confirmation dans les travaux des physiologistes, en particulier dans les expériences fondamentales de Fritsch et Hitzig. Elles démontrèrent, en effet, que les crises d'épilepsie bravais-jacksonnienne sont liées à l'existence d'une cause irritante, portant son action « sur les centres corticaux moteurs du côté opposé à celui où débutent les convulsions ». Ces centres occupent une zone corticale très circonscrite, la zone psycho-motrice (voir l'anatomie) formée, pour les classiques, par les deux circonvolutions frontale et pariétale ascendantes et le lobule paracentral ; il faudrait y ajouter encore (Déjerine) la partie antérieure du lobe pariétal, la partie postérieure des première et deuxième circonvolutions frontales, une portion de la circonvolution frontale interne (Pluling) près du lobule paracentral. Le reste, c'est-à-dire la plus grande partie de la surface ou de la profondeur du cerveau ne provoque pas de réaction motrice directe. Il faut savoir, pourtant, qu'une cause irritante, corps étranger, abcès, tumeur, enclose dans la boîte cranienne inextensible, peut agir à distance, — même alors qu'elle touche une des régions dites silencieuses de l'écorce, — influencer ainsi la zone motrice, et déterminer, par excitation propagée, des crises d'épilepsie partielle.

C'est donc un symptôme de la plus haute importance topographique, un des plus précieux *signes de localisation*. C'est la région, face ou membres, par où débutent la première convulsion qui correspond au centre cortical lésé ; les convulsions qui suivent gagnent de plus en plus autour d'elles jusqu'à occuper souvent la moitié du corps et même se généraliser ; un diagnostic précis n'est plus possible alors.

La cause est toujours l'irritation de l'écorce, mais cette irritation peut ressortir aux processus les plus variés. En dehors des lésions cérébrales proprement dites, nous trouvons les convulsions partielles dans l'œdème localisé, l'anémie, la congestion circonscrite, les intoxications, les auto-intoxications, voire même les lésions organiques.

De récents travaux tendent à diminuer un peu la valeur diagnostique de ce symptôme par sa constatation dans des cas où la cause morbide siégeait *en dehors de la zone motrice :* ce seraient des convulsions partielles par action réflexe à long trajet, puisque la couche corticale seule serait épileptogène (Fr. Franck). Oppenheim pense que, même cliniquement, on ne saurait assimiler ces fausses convulsions bravais-jacksonniennes, en particulier celles qui dépendent d'une lésion sous-corticale, à la véritable convulsion partielle par lésion corticale.

Symptômes. — Les prodromes, signes de la lésion causale, tels que céphalée, vomissements, vertiges, douleurs, etc., peuvent manquer ; mais ce qui ne manque presque jamais, ce sont quelques manifestations qui précèdent immédiatement la crise ; c'est l'aura qui sera *motrice*, difficile alors à distinguer du début des convulsions elles-mêmes, ou *sensitive*, donnant lieu à des douleurs, des coliques, des palpitations, à des sensations de constriction pharyngée. Quelquefois l'aura est *sensorielle*, caractérisée par des sensations visuelles, auditives, gustatives, odorantes ; ou *psychique* quand il s'agit d'hallucinations, surtout visuelles et auditives et plus ou moins terrifiantes ; enfin des sensations de fraîcheur, de chaleur, etc., constitueront la forme *vaso-motrice*. Quelle qu'en soit la variété, elle est habituellement la même pour le même malade, ce qui permet à ce dernier de *prévoir sa crise*.

Puis apparaissent les convulsions, que caractérise essentiellement leur point de départ très limité, et le fait que, le plus souvent, elles évoluent sans perte de connaissance ; la conscience est tantôt pleine et entière d'un bout à l'autre de l'accès, tantôt elle finit par s'obnubiler après une longue phase d'intégrité. Parfois, quand les convulsions se généralisent à tout le corps, il peut y avoir inconscience absolue avec morsure de la langue, incontinence des sphincters, chute du sujet sur le côté convulsé. Il n'en est rien le plus souvent, et l'accès n'emprunte au tableau clinique de l'épilepsie vraie que ses trois stades de convulsions toniques, de convulsions cloniques, et de stertor; il n'est pas rare de voir le tétanisme et le stertor faire complètement défaut; tout se borne alors à de simples secousses convulsives. Le point de départ, nous l'avons dit, est au point de vue clinique ce qu'il y a de plus important, et l'on a distingué, d'après le mode de début, trois types d'épilepsie bravais-jacksonnienne.

1° Le type à début facial qui répond à une lésion de la partie inférieure des circonvolutions frontale et pariétale ascendantes. Il réalise un facies grimaçant, une attitude de la tête très particulière. Une des commissures labiales se porte en haut et en dehors, la langue se dévie du même côté, les yeux se convulsent, les dents grincent, la tête s'incline sur l'épaule du côté de la déviation de la face. Les convulsions envahissent, en général, les membres supérieur et inférieur correspondants.

2° Dans le type à début brachial, les mouvements convulsifs commencent par l'index et le pouce, qui se fléchissent, s'étendent, s'écartent ; le bras se prend à son tour, il s'écarte du tronc, se met en pronation, puis le plus souvent le membre inférieur et la face sont envahis de convulsions.

3° Le type à début crural est marqué par des convulsions qui s'étendent au membre inférieur tout entier après avoir débuté par le gros orteil.

On a décrit un type à début cervical.

Quand les convulsions doivent se généraliser aux deux côtés, le début se ferait, selon quelques auteurs, dans le même ordre du côté opposé que du côté qui a été primitivement atteint; d'autres estiment que l'extension aux membres opposés se fait dans l'ordre inverse. Les muscles à action bilatérale, c'est-à-dire les muscles du tronc, des mâchoires, du pharynx, du larynx, les orbiculaires des paupières peuvent être pris simultanément et symétriquement, même quand l'épilepsie n'a aucune tendance à se généraliser.

Des paralysies, le plus souvent partielles et passagères, durant quelques heures ou quelques jours, succèdent en général aux manifestations épileptiques : ce sont les *paralysies post-épileptoïdes transitoires*. On ne les confondra pas avec ces paralysies durables, s'accompagnant de contractures et d'exaltation des réflexes, qui surviennent souvent en même temps que l'accès convulsif ou même le précèdent et qui résultent de lésions aiguës, destructrices de l'écorce, de ramollissements ou d'hémorragies cérébrales. Les paralysies post-épileptoïdes sont considérées, le plus souvent, comme de simples phénomènes d'épuisement des centres nerveux. Des troubles sensitifs, douleurs, fourmillements, plus ou moins étendus, peuvent accompagner l'épilepsie bravais-jacksonienne ou la constituer à eux seuls, à titre d'*équivalents*. Les faits sont rares et d'interprétation difficile ; ils coïncident le plus souvent avec des lésions de la zone psycho-motrice, qui contient aussi les centres corticaux sensitifs (Tripier, 1877). On a noté de même les vertiges, la migraine ophtalmique, les absences. Le plus souvent les accès, tels que nous les avons décrits, se répètent à intervalles assez variables ; quelquefois il y en a plusieurs par jour ; on a décrit un véritable état de mal.

Le pronostic est lié essentiellement à la cause du symptôme.

Diagnostic. — La description qui précède montre que l'épilepsie bravais-jacksonienne avec ses secousses circonscrites, la conservation de la conscience ne ressemble guère à l'*épilepsie-névrose* qui a pour elle l'absence plus fréquente d'aura et de paralysies post-convulsives, le cri initial, la perte de connaissance dès le début, le jeune âge du sujet, l'incontinence de l'urine et des matières, l'absence de phénomènes concomitants de lésion cérébrale. Néanmoins certains cas peuvent se présenter dans la pratique, où il devient impossible de se décider, si bien que Féré a pu dire « que la distinction entre l'épilepsie idiopathique et l'épilepsie symptomatique est le plus souvent arbitraire ».

L'attaque d'*hystérie* à forme d'épilepsie partielle sera différenciée par l'existence des stigmates de la névrose, l'absence des signes de lésion cérébrale.

Dans l'*urémie* on trouvera de l'albumine dans les urines et le tableau clinique du brightisme.

Les accès *d'origine réflexe* seront rattachés à leurs conditions étiologiques par la découverte d'une irritation des nerfs périphériques ou viscéraux par cicatrice, d'une épilepsie pleurale, cardiaque, nasale, gastro-intestinale (tænia).

Cette élimination préalable nous permettra de rattacher l'épilepsie partielle à une *lésion cérébrale*.

On recherchera le traumatisme cranien, une lésion tuberculeuse, tubercule ou plaque méningée, que rendra probable une tuberculose viscérale ou cutanée coexistante, et surtout la syphilis cérébrale, cause la plus fréquente d'épilepsie partielle par les gommes, les exostoses et surtout la méningite. On pensera aussi aux tumeurs cérébrales qui réalisent de façon très complète le syndrome cérébral que nous avons décrit au chapitre Réaction générale de l'encéphale ; l'œdème de la papille, une douleur de tête violente, siégeant du côté opposé aux convulsions, changeront les soupçons en certitude.

Les paralysies durables, distinctes des paralysies post-épileptoïdes, jointes aux manifestations convulsives, indiqueront qu'au processus d'*irritation* de l'écorce s'est joint un processus de *destruction*. A cet ordre de faits ressortissent les convulsions partielles symptomatiques du ramollissement cérébral, de l'hémiplégie cérébrale infantile, des diplégies cérébrales, des méningites.

Traitement. — On traitera les affections extra-cérébrales, causes d'épilepsie bravais-jacksonienne, en remplissant les indications très particulières qu'elles commandent. Si l'affection causale a été reconnue cérébrale, on songera tout d'abord à la syphilis. Le traitement mixte : iodure de potassium 6-10 grammes, mercure sous la forme d'onguent napolitain, d'injections de calomel, malheureusement très douloureuses, d'injections d'huile grise ou de solutions de benzoate de mercure, de biiodure de mercure etc., plus recommandables, procurera des succès souvent surprenants. On continuera la médication assez longtemps pour être à l'abri d'une récidive éventuelle. — Ce traitement aura encore l'avantage d'être un élément de diagnostic et de porter le clinicien à abandonner l'idée de syphilis quand son inefficacité demeure absolue. — Dans les cas non influencés par la médication spécifique, quand il s'agit de convulsions traumatiques en particulier, ayant donné lieu à des enfoncements, à des esquilles comprimant, sans la léser véritablement, la zone psycho-motrice, la trépanation sera indiquée. On appliquera l'instrument après avoir déduit du territoire de la « première convulsion » la localisation de la cause irritante. Sur la boîte cranienne les points de repère seront établis par le procédé si ingénieux et si pratique de Poirier (voir l'Anatomie, fig. 75).

Si ces traitements échouent ou ne sont pas indiqués, quand il s'agit par exemple de sclérose infantile, on administrera les bromures.

LES TROUBLES DE LA SENSIBILITE

HÉMIANESTHÉSIE

On appelle *hémianesthésie* l'anesthésie totale ou partielle portant sur la moitié du corps ; elle n'est pas rare au cours des encéphalopathies, et présente, tant par sa valeur sémiologique que par les longues discussions qu'a soulevées son interprétation, un intérêt considérable.

Symptômes. — Lorsqu'elle est complète, l'hémianesthésie cérébrale intéresse tous les modes de la sensibilité d'un côté du corps; mais elle est souvent incomplète, dissociée ; il s'agit alors de paresthésies, d'hypoesthésies à peine marquées et portant surtout sur les extrémités. Chaque mode de la sensibilité peut être affecté isolément ou au moins de façon absolument prédominante ; quelquefois, par exemple, on constate une altération peu prononcée, parfois nulle, de la sensibilité cutanée — tact, douleur, température — coïncidant, au contraire, avec une diminution considérable ou une abolition des sensibilités profondes — sens des attitudes segmentaires, sens de la perception stéréognostique (Déjerine). On peut rencontrer aussi des erreurs de localisation plus ou moins marquées et, lorsque la sensibilité profonde est très altérée, un degré variable d'incoordination motrice.

Qu'elle soit partielle ou totale, l'hémianesthésie organique occupe toujours la moitié du corps opposée au côté de la lésion ; à l'encontre de l'hémianesthésie hystérique, elle ne s'arrête pas exactement sur la ligne médiane du corps, mais empiète souvent de 1 à 2 centimètres sur la moitié correspondante du côté sain. L'hémiplégie, en outre, l'accompagne toujours, et le membre le plus anesthésié est aussi celui qui est le plus paralysé ; autrement dit, les troubles sensitifs organiques, encore qu'ils intéressent la moitié du corps, ont, comme les troubles moteurs de même nature, une localisation prédominante. Il y a donc parallélisme, à ce point de vue, des troubles moteurs et sensitifs (Déjerine), et contrairement à ce qui se passe dans l'hémiplégie sensitivo-motrice d'origine hystérique « les troubles de la sensibilité superficielle et profonde sont ici plus marqués au membre supérieur qu'au membre inférieur, au tronc et à la face, et, au niveau de cette extrémité supérieure, ils sont d'autant plus accusés que l'on examine des régions plus éloignées de la racine du membre ; la main, par exemple, est plus anesthésiée que l'avant-bras, ce dernier est plus insensible que le bras, le pied que la jambe, etc. » (Déjerine).

Tantôt elle persiste pendant fort longtemps, tantôt elle diminue plus ou moins rapidement pour disparaître même quelquefois complètement ; le symptôme ne commande pas de pronostic spécial, il est lié à la cause même qui l'a produit et emprunte à celle-ci ses éléments de gravité ou de bénignité relative.

Diagnostic. — Le point capital sera de tenter d'éliminer l'*hystérie* quand nous constaterons une hémianesthésie présentant les caractères que nous venons de décrire. Les éléments de ce diagnostic ont été établis magistralement par Déjerine. Tout d'abord dans l'hémianesthésie cérébrale on ne constate pas une perte aussi complète, aussi absolue de la sensibilité que dans l'hémianesthésie hystérique ; surtout on y observe exclusivement une sorte de parallélisme entre l'état de la motilité et celui de la sensibilité dont nous avons parlé plus haut. La suggestion, qui n'a naturellement aucune influence sur la lésion cérébrale, modifie souvent de la façon la plus heureuse les accidents d'ordre névropathique. Enfin, si l'on vient à examiner la sensibilité dans l'hystérie, en ayant toutefois la précaution de détourner l'attention du malade, on constate souvent qu'à ce moment-là « l'anesthésie n'existe plus ou que son intensité est fortement diminuée. »

Mais ce n'est pas tout. Les relations de voisinage (voir l'Anatomie) qui unissent la voie sensitive et le faisceau visuel, dans la région thalamique inférieure, au niveau du segment rétro-lenticulaire de la capsule interne, rendent bien compte de la coexistence assez fréquente de l'*hémianopsie homonyme latérale* avec l'hémianesthésie au cours des lésions cérébrales. Il n'en est plus de même si l'on considère les observations, rapportées par Türck et d'autres, où l'hémianesthésie par lésion capsulaire s'accompagnait de troubles des sensibilités spéciales (ouïe, goût, odorat) et de rétrécissement du champ visuel avec amblyopie du côté anesthésié, c'est-à-dire réalisait une véritable hémianesthésie sensitivo-sensorielle analogue aux hémianesthésies hystériques. Cette forme d'hémianesthésie était malaisée à expliquer et c'est pour en rendre compte que Charcot émit l'hypothèse de son « carrefour sensitif » situé dans la partie postérieure du segment postérieur de la capsule interne; pour lui, la voie sensitive contiendrait là des fibres qui, émanées des nerfs sensoriels, se dirigeraient vers l'écorce, des fibres visuelles en particulier, qui gagneraient un centre visuel hypothétique, centre correspondant à la *totalité* de la rétine du même côté que celui de l'anesthésie. La lésion de ces fibres visuelles entraînait donc de l'amblyopie et non plus de l'hémianospie.

On sait maintenant que quand les voies sensitives et visuelles sont touchées simultanément, dans la région rétro-lenticulaire de Déjerine, l'hémianesthésie s'accompagne d'hémianopsie et non d'amblyopie. Les cas d'hémianesthésie avec amblyopie rapportés par Turck et par Charcot appartiennent très probablement à l'hystérie ou à des associations hystéro-organiques. On pourrait peut-être en expliquer quelques-uns cependant en s'appuyant sur les données fournies par Lannegrâce bien avant Bechterew : l'amblyopie aurait alors pour cause, quand elle accompagne l'hémianesthésie, des troubles trophiques de l'œil, portant surtout sur la rétine et qu'on pourrait rattacher à une *lésion du trijumeau* au niveau du carrefour sensitif. Un spasme vasculaire en résulterait qui, passager dans l'hystérie, serait durable dans les lésions organiques et provoquerait alors les troubles trophiques en question (pour plus de détails sur le siège des lésions dans l'hémianesthésie organique, voir l'*Anatomie médicale*).

L'hémianesthésie d'origine spinale, le syndrome de Brown-Séquard, sera plus facile à éliminer. Le trijumeau sensitif est toujours respecté en cas de lésion médullaire; de plus on observe du côté correspondant à la lésion une hémiplégie sans participation du facial, compliquée d'hyperesthésie avec une lame d'anesthésie placée en bande transversale de peu d'étendue au-dessus de la limite supérieure de l'hyperesthésie (voy. Syndrome de Brown-Séquard à l'article Compression de la moelle).

Nous avons pris pour type de notre description des hémianesthésies organiques la plus importante d'entre elles, l'hémianesthésie d'origine capsulaire ou mieux thalamique. Il en existe d'autres formes (voy. l'*Anatomie*) : ce sont les hémianesthésies d'origine bulbo-protubérantielle ou pédonculaire, décrites à propos des maladies de ces régions, l'hémianesthésie par lésion de la couronne rayonnante, peu marquée si les lésions causales ne sont pas très étendues, l'hémianesthésie par lésion corticale enfin, qui accompagne plus ordinairement une monoplégie qu'une hémiplégie et se complique d'épilepsie bravais-jacksonienne ; elle est d'ailleurs beaucoup moins marquée que l'hémianesthésie par lésion centrale et ne constitue jamais une anesthésie complète. C'est souvent une manifestation très passagère.

LES TROUBLES OCULAIRES

L'examen du fond de l'œil par l'ophtalmoscope, l'étude de la vision du malade nous révèlent des symptômes qui comptent parmi les plus importants de la séméiologie cérébrale. Le nerf optique, en effet, en dépit de son nom, ne saurait être assimilé aux *autres nerfs* craniens. Embryologiquement et phylogénétiquement, il a la *signification d'une portion du cerveau* ; c'est l'organe malade lui-même que nous voyons à l'aide du miroir, et l'on comprend que, bien constatés, les symptômes visuels puissent emporter souvent le diagnostic en matière d'encéphalopathie.

Les *voies optiques* présentent à étudier au point de vue anatomique et surtout clinique, qui est le nôtre, 4 portions (voy. fig. 115).

1° Un trajet extra-cérébral comprenant lui-même :

α) Le nerf optique,

β) Le chiasma,

γ) La bandelette optique y compris la portion de son trajet intracérébral;

2° Leurs connexions avec leurs centres ganglionnaires;

3° Leur trajet intra-cérébral;

4° Le centre cortical de la vision ou sphère visuelle ; chacun de ces segments manifeste la lésion qui l'a atteint par des symptômes particuliers, dont quelques-uns acquièrent, par leur fréquence et leur signification topographique, une importance diagnostique de premier ordre.

1° Etudions d'abord les lésions de la voie optique extra-cérébrale.

α) La lésion la plus importante du nerf optique est certainement la *stase papillaire* ou papille étranglée; des différences d'intensité, l'absence de phénomènes inflammatoires, la différencient seules d'avec la *névrite optique*. La pathogénie de ce symptôme est encore discutée ; elle a fait l'objet d'une thèse excellente de M. Dupuy-Dutemps. Sous l'influence de la pression cérébrale qui se trouve augmentée, le liquide céphalo-rachidien, disent certains auteurs (Manz, Schmidt-Rimpler), pénétrerait dans la gaine du nerf optique, y comprimerait les veines en réalisant de l'œdème compliqué

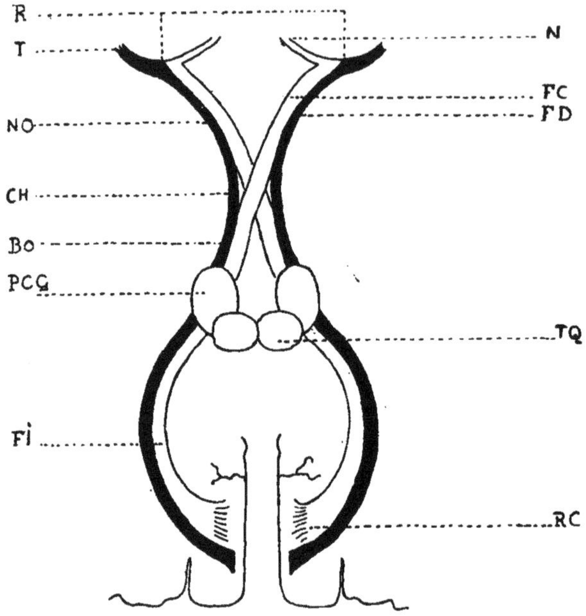

Fig. 115. — Les voies optiques (schéma).

R, rétine. — NO. nerf optique. — CH, chiasma. — BO, bandelettes optiques. — PCG, pulvinar et corps genouillé externe. — TI, faisceau intra-cérébral. — FD, faisceau direct. — TQ, tubercules quadrijumeaux antérieurs. — RC, rétine cérébrale. — T, côté temporal du champ visuel. — N, côté nasal du champ visuel.

quelquefois de processus inflammatoires. D'autres ophtalmologistes, dont Deutschmann, Leber, rapportent la lésion à une véritable inflammation ; il s'agirait toujours de névrite optique. D'autres théories ont été émises par Parinaud, Deyl, Jackson, Adamkiewicz, etc.

Symptômes. — Les signes fonctionnels sont fréquemment très peu marqués ou même nuls ; la vision peut être remarquablement conservée pendant longtemps. Dans les cas plus intenses il n'en est plus de même et l'on peut voir survenir un rétrécissement variable du champ visuel et une *diminution de l'acuité* visuelle centrale ; quelquefois la vision est plus fortement atteinte.

A l'ophtalmoscope, on note que les lésions, presque constamment *bilatérales*, caractère des plus importants, offrent les particularités suivantes : les artères émergeant de la papille sont rétrécies, il y a un état tortueux spécial des veines, la papille elle-même devient grisâtre et opaque, avec autour d'elle une striation ; ses limites s'effacent, elle devient *saillante* jusqu'à former fréquemment un véritable « champignon » très proéminent. Ces lésions peuvent guérir, s'améliorer en particulier par la trépanation qui soustrait une notable quantité de liquide céphalo-rachidien ; elles peuvent s'aggraver et évoluer vers l'*atrophie blanche* et l'*amaurose* consécutive.

Diagnostic. — On ne confondra pas cette lésion avec la rétinite albuminurique qui survient au cours du mal de Bright, ni avec certaines anomalies congénitales de la papille. — On se rappellera, au point de vue étiologique, qu'elle survient avec une fréquence très considérable dans les cas de *tumeurs cérébrales*, quelle que soit d'ailleurs la localisation de ces dernières. Nous répétons que, dans la grande majorité des cas, elle est alors bilatérale. — On l'a signalée dans l'hydrocéphalie, dans les abcès, les kystes hydatiques du cerveau, la pachyméningite hémorragique, la méningite tuberculeuse, surtout dans sa forme basale, les tumeurs du bulbe et de la protubérance, le rhumatisme; mais il n'en reste pas moins exact que c'est surtout un élément capital du diagnostic des tumeurs cérébrales, qu'on en constate peu sans papillite.

Le tabes, la sclérose en plaques, la paralysie générale, peut-être directement la syphilis, déterminent une *atrophie* du nerf optique, le plus souvent bilatérale. Le diagnostic ophtalmoscopique, très difficile au début et ne devant être posé alors qu'avec réserves, repose à la période d'état sur les signes suivants : la papille est blanche, décolorée, terne; sa périphérie tranche, avec une grande netteté, sur les portions voisines de la rétine. En plus de cela, on note, au point de vue fonctionnel, la diminution plus ou moins considérable de l'acuité visuelle centrale, et un rétrécissement du champ visuel portant surtout sur le rouge et le vert. La cécité, lorsqu'il s'agit de tabes ou de syphilis seule, survient lentement, mais fatalement.

Cette atrophie peut être unilatérale et entraîner l'amblyopie de l'œil lésé ; elle ressortit alors fréquemment à la compression ou à la destruction du nerf optique par de petites tumeurs de l'orbite, de la base du crâne, des fractures aussi de la base du crâne, etc. Des troubles fonctionnels précèdent les symptômes ophtalmoscopiques.

Enfin la *névrite optique*, à localisation rétrobulbaire, a été signalée au cours des polynévrites ou même survient à la suite des pyrexies susceptibles d'engendrer des polynévrites ; il y en a aussi des variétés toxiques, consécutives à l'abus du tabac et de l'alcool, dépendant d'une *névrite interstitielle* portant sur la portion *papillaire* du nerf optique où les gaines névrogliques péri-fasciculaires sont peu développées. Celle-ci étant « le siège d'une circulation interstitielle active, la région qui nous occupe doit se trouver dans des conditions circulatoires relativement défectueuses, et peut-être faut-il voir là la raison d'un certain nombre de localisations pathologiques en ce point » (Rochon-Duvigneaud).

Au point de vue symptomatologique, on note surtout une diminution de l'acuité visuelle centrale, et du *scotome* central.

β) Pour étudier les lésions qui frappent les autres portions des voies optiques, il sera indispensable de se reporter à la figure.

En présence d'une lésion du *chiasma* — et à fortiori en sera-t-il ainsi quand il s'agira de la bandelette optique — on ne devra compter, pour le diagnostic, que sur les seuls signes fonctionnels ; l'ophtalmoscope ne nous révélerait qu'une atrophie du nerf optique, qui est rare, secondaire et tardive. Disons d'une façon sommaire : toute lésion qui atteint l'*angle* antérieur ou postérieur du chiasma entraîne la cécité des *deux* moitiés nasales des *deux* rétines, c'est-à-dire un rétrécissement des parties temporales des deux champs visuels, mais pas d'hémianopsie véritable, comme le démontrerait un examen soigneux au campimètre ; les autres localisations sur le chiasma sont rarissismes et peuvent être négligées, telles que l'hémianopsie binasale. Ce sont les *tumeurs*, surtout *syphilitiques*, à point de départ hypophysaire, l'hydrocéphalie, l'*acromégalie*, qui atteignent le plus fréquemment le chiasma.

γ) Les lésions de la *bandelette* optique déterminent un symptôme de la plus haute importance, l'*hémianopsie*. « C'est l'obnubilation plus ou moins complète des moitiés homonymes de chacun des deux champs visuels » (Déjerine). *Homonyme* voulant dire : de même côté, hémianopsie droite veut donc dire que c'est la moitié droite des deux champs visuels qui est obnubilée. Comme chaque champ visuel peut être divisé en deux *segments* (voy. le schéma), temporal et nasal, on évitera toute erreur en appelant hémianopsie temporale *droite* la perte du segment temporal du champ visuel droit à laquelle se joint naturellement la perte du segment nasal ou droit du champ visuel gauche, et hémianopsie temporale *gauche* la perte du segment temporal gauche du champ visuel gauche qui entraîne avec elle, fatalement, celle du segment nasal ou gauche du champ visuel droit. Bien entendu le terme d'hémianopsie caractérise un *symptôme* et non une *lésion ;* s'il en était autrement, il faudrait adopter une nomenclature exactement inverse, car des théorèmes élémentaires d'optique nous enseignent que la perte de la moitié gauche, par exemple, du champ visuel de l'œil gauche est due au non-fonctionnement, dans cet œil gauche, de la portion droite de la rétine.

Cliniquement, la macula, le point de fixation de la rétine, n'est pas atteinte en général et l'acuité visuelle demeure intacte ; les malades constatent le plus souvent le trouble dont ils sont atteints *en lisant* : une tranche verticale de la page imprimée se trouve en dehors du champ visuel conservé et, pour l'y faire rentrer, les malades doivent faire glisser cette page légèrement *vers le côté sain.*

Cette hémianopsie peut être partielle, porter seulement sur les couleurs, nous aurons alors de l'hémiachromatopsie ; elle a été signalée par Henschen, Oppenheim, Vialet, etc. Théoriquement, au moins, l'hémianopsie par lésion de la bandelette devrait se distinguer des autres hémianopsies que nous allons étudier plus loin par la *réaction hémiopique* de Wernicke, c'est-à-dire par la production du signe d'Argyll-Robertson lorsqu'on vient à éclairer subitement la *demi-rétine* amblyopique. L'arc réflexe pour les fonctions pupillaires, lequel a pour centre les tubercules quadrijumaux antérieurs, est en effet interrompu dans ce cas, alors qu'il est intact si la lésion siège en *arrière de ces tubercules,* entre eux et l'écorce. Grasset accorde encore une grande importance à ce signe, Oppenheim, au contraire, conteste sa valeur pratique.

La bandelette optique est surtout atteinte dans les affections qui se localisent à la base de l'encéphale ; d'autres nerfs participent alors au processus de destruction ou de compression. Les altérations strictement limitées à la bandelette sont rares.

2° Les hémianopsies par lésions des ganglions (pulvinar, corps genouillé externe) s'accompagnent en général d'hémiplégie et d'hémianesthésie par atteinte simultanée de la capsule interne.

3°, 4° Si la voie optique est touchée dans son trajet intra-cérébral, au-dessus des noyaux gris centraux, entre ceux-ci et l'écorce, nous aurons encore de l'hémianopsie croisée. Tantôt c'est le centre cortical de la vision scissure calcarine (cunéus, lobe lingual), qui est atteint, tantôt la lésion siège dans l'épaisseur du lobe occipital. Dans les deux cas, si la lésion siège à gauche, nous noterons des associations symptomatiques, telles que la cécité verbale pure, l'aphasie sensorielle (Déjerine) (voy. les Aphasies). Quand il y a de la cécité verbale avec agraphie, c'est que la lésion a atteint aussi le pli courbe. L'hémianopsie corticale peut être très limitée, très partielle, parce que la rétine corticale dont l'atteinte commande l'hémianopsie corticale, est étendue et que les fibres des voies optiques peuvent être prises, à son niveau, de façon seulement partielle. Quand la lésion empiète symétriquement sur le lobe occipital opposé, c'est-à-dire quand les deux rétines cérébrales sont lésées, ce qui malheureusement n'est pas rare à cause de leur voisinage étroit, il y a double hémianopsie, d'où *cécité dite corticale*. L'issue, heureusement, est loin d'être fatale.

A côté de l'hémianopsie corticale doit être rangée l'hémianopsie qui apparaît ou cours d'un accès de *migraine accompagnée* ; il s'agirait là d'un spasme vasculaire abolissant momentanément les fonctions du centre visuel cortical.

On rencontre quelquefois dans les cas de lésions bilatérales du lobe occipital, un phénomène singulier, la *cécité psychique*, dont la découverte est due à Munck ; le malade a conservé la perception visuelle, il voit ; mais il est incapable d'interpréter ce qu'il voit; les objets les plus familiers lui paraissent choses entièrement *nouvelles*. Souvent on note en même temps de l'hémianopsie, de l'aphasie sensorielle ; une *diminution très marquée* de la *mémoire visuelle*. Pour expliquer ce symptôme, Wilbrand admet l'existence d'un *centre* particulier des *souvenirs* des images visuelles qui s'oppose au centre des perceptions, mieux vaudrait dire sensations visuelles. La destruction de ce centre de Wilbrand, son isolement par lésion des fibres d'association qui l'unissent au centre de perception visuelle, entraînerait la *cécité psychique*.

LES TROUBLES DU LANGAGE

LES APHASIES

Il n'est pas dans toute la neurologie de question plus importante, plus relevée, plus attrayante, ni plus complexe que celle des aphasies. Elle appartient autant à la psychologie qu'à la médecine; c'est une de celles où les neurologistes, armés de la méthode anatomo-clinique ont apporté le plus de lumière. Avant eux, les philosophes, munis de la seule méthode d'introspection, s'étaient heurtés à des difficultés insurmontables et n'avaient guère émis que d'ingénieuses hypothèses; la question du langage se traitait en métaphysique : c'est à présent un des meilleurs chapitres de la psychologie physiologique.

Un manuel comme celui-ci n'en saurait comporter le développement intégral; il nous faut nous borner ici à le résumer clairement, de manière à en rendre aisément accessible les parties que l'on peut considérer dès maintenant comme scientifiquement acquises. Nous verrons qu'il en est d'autres sur lesquelles on est loin de s'être mis d'accord.

Définition. — Essayons tout d'abord de donner de l'aphasie une définition suffisante, et de limiter le sujet.

Charcot disait : « l'aphasie est la perte de la faculté que possède l'homme d'exprimer sa pensée par des signes, par des symboles. » C'est la perte de la *facultas signatrix* de Kant, de la faculté symbolique de Finkelburg.

M. Gilbert Ballet donne la définition suivante : « on désigne aujourd'hui sous le nom d'aphasie la perte complète ou incomplète, ou la perversion de la faculté que l'homme possède d'exprimer sa pensée par des signes ou de comprendre ces signes »; il prend soin d'ajouter que le mot *faculté* exprime ici « une fonction ou l'aptitude à une fonction; il ne signifie pas autre chose et il ne saurait être question de revenir aux conceptions ontologiques de l'ancienne psychologie. »

Dans son article du *Traité de Pathologie Générale* M. Déjerine donne jusqu'à trois définitions de l'aphasie; il nous dit tout d'abord : « l'aphasie est la perte de la mémoire des signes au moyen desquels l'homme civilisé échange ses idées avec ses semblables »; un peu plus loin il ajoute : « l'aphasie est la perte d'une ou de plusieurs modalités du langage, avec intégrité des appareils de réception et d'extériorisation des mots », et il conclut en dernière analyse : « l'aphasie peut se définir tout trouble des fonctions d'un point quelconque de la zone du langage ou des fibres qui la relient aux centres généraux sensoriels ou moteurs voisins.

Avant d'aller plus loin quelques mots d'explication sont nécessaires.

Tout homme normalement développé, et pourvu d'une éducation suffisante possède, à l'exclusion de tous les autres êtres vivants, le pouvoir d'exprimer sa pensée par des signes convenus, parole articulée, écriture, et de comprendre la pensée d'autrui manifestée de même sorte. L'exercice de cette faculté implique nécessairement l'intégrité de trois grands facteurs, à savoir :

1° Une intelligence suffisante pour émettre une idée et pour comprendre les idées d'autrui;

2° Un ensemble d'organes sensoriels et moteurs capables d'enregistrer fidèlement et d'exprimer correctement les signes convenus, reçus ou extériorisés;

3° Une fonction toute spéciale enfin, dite fonction du langage, dont l'intégrité assure l'élaboration du mot venant de l'extérieur ou exprimé par le sujet.

Ces trois conditions sont indispensables à l'existence du langage, mais à des titres bien différents.

Que le défaut de fonctionnement provienne d'un trouble intellectuel, comme il arrive chez les idiots et les déments, la parole est supprimée ou altérée, mais ce n'est pas de l'aphasie; que les appareils périphériques servant à modeler le mot soient détruits ou endommagés, la parole devient impossible, pour une raison en quelque sorte mécanique, et ce n'est point encore de l'aphasie; c'est seulement de l'anarthrie ou de la dysarthrie; mais si le langage est compromis par troubles de la fonction propre d'élaboration du mot, par arrêt dans cette faculté que possède notre écorce cérébrale de recevoir et d'émettre les signes du langage, c'est bien alors de l'aphasie.

Un idiot qui ne parle pas, un malade paralysé de la langue, des lèvres et du larynx ne sont pas des aphasiques. Dans l'aphasie, la fonction propre du langage est seule atteinte, le fonctionnement des idées et les fonctions mécaniques de l'élocution demeurent intègres. Nous voilà donc conduits à une définition fort analogue à celles des auteurs que nous avons cités. Nous dirons avec eux : l'aphasique est celui chez lequel la faculté de comprendre la pensée d'autrui et d'exprimer sa propre pensée par des signes convenus, est abolie, diminuée ou pervertie. Nous verrons par la suite, que ces troubles, dus à l'altération propre des fonctions du langage, consistent à tout prendre en un défaut d'adaptation des idées aux mots ou des mots aux idées, l'intelligence et les appareils périphériques de réception et d'émission demeurant sains et saufs.

Historique. — Il faut lire dans le magnifique ouvrage, consacré par M. Jules Soury au *Système nerveux central*, l'histoire des tâtonnements des premiers chercheurs qui, de Gall à Broca s'efforcèrent de trouver dans un point du cerveau de l'homme la localisation de la faculté de parler. On y verra comment Dax et Bouillaud approchèrent, sans y toucher, de la solution du problème, et comment Paul Broca, en 1861, établit par des arguments que rien depuis ne put infirmer, qu'il existe, dans l'hémisphère gauche de tous les hommes, au pied de la troisième circonvolution frontale, une zone dont l'intégrité est indipensable à la production du langage articulé. A ce moment l'aphasie tout entière se limitait à la perte de cette fonction, elle correspondait à la variété que nous appelons maintenant aphémie ou aphasie verbale motrice.

Ce fut d'abord une ardente lutte pour l'attaque et pour la défense de cette vérité nouvelle; Trousseau, Charcot, Duval, Jaccoud apportaient chaque jour des faits nouveaux à l'appui de l'affirmation de Broca. Trousseau notamment consacrait à l'aphasie une étude véritablement magistrale, où sa perspicacité de grand clinicien entrevoyait les troubles de la lecture et de l'écriture. Vers le même temps Armand de Fleury distinguait de l'aphasie vraie de Broca, ces troubles de la parole où le malade articule les mots, mais les emploie hors de leur sens. En 1868 Ogle créait le mot d'agraphie pour désigner les troubles du langage écrit; un an plus tard, Charlton Bastian reconnaît les troubles de l'audition verbale et montre que certains malades qui entendent bien toutes choses, ont une surdité spéciale, limitée à la compréhension du langage parlé. Peu à peu l'aphémie simple de Broca prenait de l'extension; à mesure que se complétait notre connaissance de la faculté complexe du langage, un nouveau type d'aphasie, aphasie sensorielle, constituée par la perte de la compréhension des mots lus et des mots entendus, se dégageait, et Wernicke (1874), Küssmaul (1876) pouvaient opposer, à l'aphasie motrice de Broca, ou aphasie d'émission, la surdité verbale avec cécité verbale, ou aphasie de réception. Les bases anatomiques ne manquaient pas d'ailleurs au travail synthétique de ces auteurs. Déjà Wernicke avait montré que la surdité verbale ou impossibilité de comprendre les mots entendus avec intégrité de l'appareil auditif et des centres de l'audition générale dépendait d'une lésion de la partie postérieure de la première circonvolution temporale gauche. Déjerine put localiser, en 1881, le centre de la cécité verbale, ou impossibilité de comprendre les mots lus, dans le pli courbe du côté gauche. Cette même année, Exner ajoutait aux trois centres du langage connus, centre des images motrices d'articulation ou centre de Broca (pied de la troisième circonvolution frontale gauche), centre des images auditives du langage ou centre de Wernicke (partie postérieure de la première circonvolution temporale gauche), centre des images visuelles du langage dû à Déjerine (pli courbe gauche), un quatrième centre, hypothétique, sur le pied de la deuxième circonvolution frontale gauche, où seraient localisés les mouvements de l'écriture (centre de l'agraphie). A partir de 1884, l'analyse anatomique et clinique des diverses formes d'aphasie se précise davantage encore. Charcot et son école, Bernard, Ballet, Marie, etc., appliquent les données de la psychologie à la pathologie du langage; ils distinguent les individus en visuels, auditifs, moteurs d'articulation et moteurs graphiques, selon qu'il font intervenir, dans leur langage intérieur à l'état normal, surtout les images visuelles, auditives, motrices d'articulation et motrices graphiques; ils proclament la variabilité du tableau clinique d'aphasie suivant le type psychique de l'individu atteint, autrement dit suivant que le centre du langage, moteur ou visuel, auditif ou graphique, ordinairement prédominant chez cet individu, est ou n'est pas lésé. Magnan, dans diverses publications, met au-premier rang, dans la physiologie du langage, le centre moteur d'articulation. Puis Lichtheim et Wernicke attirent l'attention sur les aphasies de conductibilité, c'est-à-dire sur les troubles du langage, liés non plus à l'atteinte des centres, dits centres du langage dont nous avons parlé, mais dépendant de la lésion des voies de communication qui relient ces centres aux centres d'images sensorielles communes (centres de l'audition, de la vision en général) ou à la périphérie. En 1892, Déjerine montre, par la méthode anatomo-clinique, l'existence de deux espèces de cécité verbale à symptomatologie et à localisation différentes, la cécité verbale avec agraphie, variété d'aphasie sensorielle, la cécité verbale pure avec intégrité de l'écriture. Lichtheim, Pick, Sérieux et Déjerine, Siehl, etc., établissent l'existence de la surdité verbale pure. Enfin, d'autres travaux plus récents, parmi lesquels nous citerons ceux de Freund, de Bastian, de Déjerine et de ses élèves, de Wysman, de Pitres, de Raymond et Javal viennent heureusement compléter ce que nous savons de l'anatomie pathologique, de la clinique, de la psychologie pathologique de l'aphasie.

Notions psychologiques relatives à la fonction du langage. — Le langage est formé d'un ensemble de signes qui sont les mots. Le mot, tel que nous le possédons aujourd'hui, est acquis par l'individu grâce à l'éducation; c'est dans le milieu où il grandit que l'enfant puise les éléments constitutifs du langage, par l'effet d'une prédisposition particulière, d'une aptitude actuellement caractéristique de l'espèce humaine. Mais cette acquisition ne se fait pas d'emblée; elle est le terme dernier d'un processus mental lent et complexe. Ce sont les images auditives des objets qui commencent par s'implanter dans le cerveau de l'enfant; c'est par l'oreille que nous apprenons à associer à un groupe de sons déterminés, toujours le même, à un *mot*, le complexus de sensations tactiles, visuelles, quelquefois aussi gustatives et olfactives qui constituent les corps. Les divers éléments du monde extérieur, à la portée des sens de l'enfant, reçoivent ainsi, dans sa pensée, un équivalent sonore, une désignation. Naturellement cette association des images sensorielles des corps avec les images auditives des mots ne va pas sans processus psychologiques de généralisation, dans le détail desquels nous ne pouvons entrer ici.

A ce moment l'enfant ne parle pas encore. Bientôt cependant, on le voit s'efforcer d'imiter la sonorité des mots qu'il entend prononcer autour de lui; il apprend à associer certains mouvements de phonation aux images auditives des mots qu'il possède déjà; il prononce les premières paroles. Dès lors, les relations entre les idées et les mots se compliquent, les perceptions ne sont plus liées uniquement à des images auditives, mais aussi à des images motrices : nous devenons auditivo-moteurs.

Par la lecture et l'écriture, des associations nouvelles s'établissent encore. Par la lecture, aux images auditivo-motrices des mots nous lions les images visuelles de certains traits et de certaines lignes qui constituent les lettres manuscrites et les caractères imprimés; par l'écriture, des mouvements coordonnés de la main, retenus par la mémoire, achèvent le complexus de quatre espèces d'images, auditives, motrices verbales, visuelles et graphiques qu'est un mot.

Naturellement la mémoire intervient pour conserver le souvenir du mot susceptible d'être articulé ou transmis par l'écriture, le souvenir du mot entendu ou lu, de telle façon que ce mot articulé ou écrit traduise la pensée concrète que l'individu veut exprimer, de telle façon aussi qu'à la réception du mot prononcé à son oreille ou écrit sous ses yeux, la pensée exprimée par autrui soit reconnue et interprétée.

Chez un individu normal, la fonction du langage est donc le résultat du jeu de quatre mémoires : la mémoire du mot articulé, celle du mot écrit, celle du mot entendu, celle du mot lu.

Pour arriver à posséder la notion complète du mot, il faut que l'individu dispose du jeu complet et normal de ces quatre mémoires. Toutefois pour Charcot et son école, l'habitude, évoluant suivant des tendances personnelles spéciales, met au premier rang, chez la plupart des sujets, l'une de ces quatre mémoires qui devient prédominante. Tel individu, évoquant un mot par le langage intérieur, l'entendra prononcer en dedans de lui-même. Tel autre le verra écrit, etc. Le premier sera un auditif, le second un visuel ; il y a lieu, de même, de distinguer des moteurs articulaires et des moteurs graphiques. Il semble enfin nécessaire de faire une place au type des indifférents, lesquels se servent également des quatre mémoires.

Pour Déjerine, au contraire, tous les individus seraient auditivo-moteurs. « Nous pensons tous de la même manière, dit cet auteur, en mettant en jeu nos trois images du langage — auditives, motrices, visuelles — et ce sont les images auditivo-motrices qui prennent toujours le premier rang. Evoquons une idée abstraite, et immédiatement nous entendons les mots résonner à notre oreille, en même temps que nous avons la notion des mouvements nécessaires pour les prononcer.

Ces quelques notions nous serons, plus loin, d'un grand secours dans la compréhension des divers types d'aphasie.

Classification. — Un sujet, suffisamment intelligent et pourvu d'appareils sensoriels et moteurs normaux, sera dit atteint d'aphasie motrice pure, lorsqu'il lui sera impossible d'émettre des mots articulés, alors qu'il pourra les écrire à sa guise, alors qu'il comprendra les mots lus et entendus.

Le même sujet sera atteint d'agraphie lorsque, pouvant articuler des mots, pouvant en saisir le sens quand il les lit ou les entend, il demeure dans l'impossibilité d'exercer la faculté d'écrire ces mots. Disons tout de suite que l'existence de cette variété d'aphasie, en tant que type bien individualisé, est chose contestable, plus schématique que réelle.

Lorsqu'un individu parlant et écrivant de façon normale, comprenant les mots qu'il lit, a perdu la compréhension des mots qu'il entend, il est dit atteint de surdité verbale.

Si, également à même d'écrire et de parler, saisissant le sens des mots entendus, il a perdu la faculté de comprendre ce qu'il lit, il est dit atteint de cécité verbale.

On décrit couramment des centres cérébraux, où se localisent ces diverses types d'aphasie ; certaines régions corticales sont douées de propriétés telles que leur lésion respective amène l'une des variétés d'aphasie sus-indiquées : en chacune d'elle s'élabore la faculté de revêtir le concept — issu des régions indéterminées de l'idéation — de la forme concrète du mot, où la faculté de faire naître, au reçu du mot lu ou entendu, l'idée qu'il représente. Dans ces centres s'effectuent les opérations nécessaires pour exprimer, d'un mot articulé ou écrit, la pensée destinée à l'extériorisation, pour donner le sens convenable au mot communiqué par l'extérieur aux appareils sensoriels.

Puisque la lésion de ces centres amène diverses variétés d'aphasie, ces dernières seront justement appelées « *aphasies nucléaires* ». On les divise de façon générale en *aphasies motrices* ou d'émission et *aphasies sensorielles* ou de réception; les premières étant représentées par l'aphasie verbale motrice et l'agraphie, les secondes par la surdité et la cécité verbales.

Mais, si les centres dont nous venons de parler constituent l'élément essentiel du langage, si leur lésion amène ce que l'on entend le plus ordinairement sous le nom d'aphasie, il est d'autres éléments qui servent à la fonction d'élocution, et qui sont liés par des connexions anatomiques aux régions corticales en question : le fonctionnement de l'intelligence d'une part, des appareils périphériques du langage d'autre part, intéressent au plus haut point, car si la destruction de ces éléments détermine *des troubles distincts de l'aphasie*, mutisme des idiots, dysarthrie, les relations anatomiques établies entre ces éléments et les centres du langage eux-mêmes doivent conserver leur intégrité, sous peine d'amener des troubles très proches parents des aphasies et qu'il convient d'étudier en même temps.

Et de même, il existe, entre les divers centres, des connexions qui doivent demeurer intactes pour assurer le bon fonctionnement de certains actes du langage.

A côté des aphasies nucléaires, il faut donc reconnaître des aphasies *de conductibilité*[1], dues aux lésions extra-nucléaires des fibres unissant les centres du langage :

a) Aux régions inconnues où siège l'élaboration des idées (*aphasies psycho-nucléaires*).

b) Aux régions sous-jacentes à l'écorce (*aphasie sous-corticale*) ou aux centres communs visuels et auditifs (*aphasies sensorielles transcorticales*).

c) Ou encore aux lésions des fibres qui unissent entre eux les divers centres corticaux du langage (*aphasies inter-nucléaires*.

Dans les aphasies psycho-nucléaires, l'altération du langage provient vraisemblablement d'une lésion plus ou moins complète des fibres qui unissent les centres de la parole aux régions indéterminées où s'élabore la pensée[2]. Ces aphasies se manifestent

1. L'énumération et la classification qui vont suivre mentionnent des variétés d'aphasie dont l'existence est parfois discutée (aphasie amnésique, aphasie sous-corticale) et certaines sont rapportées pathogéniquement à des lésions plus probables que démontrées. La légitimité des types hypothétiques sera discutée plus loin. Mais comme il nous en faut parler, ne serait-ce que pour les discuter, nous les groupons suivant cette classification qui a l'avantage de réunir, synoptiquement, les types certains, ou douteux qu'il faut bien connaître aujourd'hui.

2. Nous ne considérons point qu'il y ait, dans l'écorce cérébrale, un point strictement limité où se localise l'intelligence. L'intelligence ne peut guère être considérée

par une aberration du langage exprimé, l'intelligence étant saine, le façonnement du mot impeccable ; mais, en chemin, l'idée rejoignant le centre d'élaboration du mot par des voies altérées, ne lui correspond plus : un mot est dit ou écrit pour un autre. Alors que l'intelligence évoque le concept de « chapeau », par exemple, le centre moteur en fait le mot « soldat ». Ce n'est plus, comme dans l'aphasie motrice nucléaire, un trouble quantitatif du langage détruit ou amoindri : c'est une altération qualitative. L'adaption de l'idée au mot n'est plus détruite, elle est pervertie.

Ce trouble spécial psycho-nucléaire porte le nom de *paraphasie :* il peut exister soit de la *paraphémie* ou perversion du langage articulé, soit de la *paragraphie* ou perversion de l'écriture.

Parfois le désordre psycho-nucléaire se traduit différemment. La lésion paraît ici devoir porter sur les fibres qui unissent les régions d'élaboration psychique aux centres de réception du langage. Dans ce nouveau type, le malade enregistre avec ses appareils sensoriels des notions exactes. Au contraire de ce qui se passe dans la cécité verbale, ces notions ont un sens pour lui : il les comprend, parce que son centre compétent fonctionne bien, parce qu'il n'a pas d'aphasie sensorielle nucléaire. Mais aussitôt le mot lu et compris, l'idée qu'il représente étant transmise à son intelligence par des connexions lésées, il en perd le souvenir. Il a gardé la mémoire de ce que signifie le mot lu, il l'a reconnu, mais il ne l'a pu fixer, il ne peut plus l'évoquer, et que la nécessité de prononcer ce mot se présente plus tard, le malade qui a tout à l'heure entendu ce mot, qui l'a compris, est impuissant à le rappeler. Il s'en tire le plus souvent par une périphrase.

Il s'agit ici d'*aphasie psycho-nucléo-sensorielle* si nous osons dire, par opposition avec la paraphasie qui serait un trouble psycho-nucléo-moteur : c'est de l'*aphasie amnésique.* Nous verrons plus loin combien cette variété paraît solidement établie, encore que fort discutée par certains auteurs.

que comme le résultat de l'activité corticale tout entière, dont les différentes parties sont synergiquement associées, grâce aux innombrables neurones d'association qui les unissent et se croisent en tous sens, à la manière d'un feutrage, dans toute l'étendue du manteau cérébral. L'intelligence, c'est la condition des images apportées au cerveau par les nerfs de sensibilité, conservées en lui par cette propriété de la cellule cérébrale qu'on nomme la mémoire ; c'est la possibilité pour les images, de s'associer, de se comparer, de s'ajouter, de se systématiser, et de devenir ainsi des idées, qui sont à nos images ce que l'algèbre est à l'arithmétique. Existe-t-il un centre où se localisent ces synthèses d'images qui sont les idées, voilà ce que l'état actuel de nos connaissances ne nous permet pas d'affirmer. Nous n'en formulons ici la supposition que pour les commodités de notre description.

Dans une nouvelle série de types de conductibilité, la lésion porte sur les fibres issues d'un centre cortical du langage et se dirigeant vers la substance blanche. Le centre lui-même est intact, mais les fibres qui s'en détachent et qui lui sont immédiatement sous-jacentes sont altérées : c'est la forme très discutée que l'on désigne sous le nom d'*aphasie sous-corticale*.

Dans le même ordre de faits, il nous faut signaler les troubles du langage liés à l'altération des fibres qui unissent les centres de la cécité et de la surdité verbales aux centres des réceptions visuelles et auditives communes. Le type clinique ainsi engendré est désigné sous le nom de *cécité ou surdité verbales pures*, cécité ou surdité verbales transcorticales.

Enfin que la lésion porte sur les connexions qui unissent nécessairement les divers centres du langage les uns aux autres, on aura une série de troubles nouveaux qu'il est aisé de faire comprendre.

Que le centre moteur articulaire soit amputé de ses relations avec le centre du langage auditif verbal, la parole articulée, privée des renseignements venus de ce centre, ne peut plus se modeler sur les impressions qu'il enregistre : l'acte de répéter à haute voix des phrases entendues devient impossible.

Si ce même centre de l'aphémie n'a plus de communications avec le centre de la vision verbale du langage, l'acte de lire à haute voix devient impossible.

Pour de semblables lésions des fibres qui unissent le centre de l'agraphie aux centres de la cécité et surdité verbales, on peut avoir, respectivement, la suppression des actes de copier et d'écrire sous la dictée.

Les variétés différentes d'aphasie nous paraissent donc pouvoir être groupées dans le tableau suivant. Nous ferons remarquer une fois de plus que ce tableau n'a pas la prétention de n'exposer que des types définitivement connus, prouvés et admis, liés indiscutablement aux lésions dont nous les supposons dépendre. Nous tentons simplement de grouper logiquement et de façon tout à fait schématique les variétés d'aphasie qui ont été décrites.

DIVISION DES APHASIES

A. APHASIES NUCLÉAIRES. . .	*Motrices*. . . .	Aphémie ou aphasie motrice pure.
		Agraphie.
	Sensorielles . .	Cécité verbale.
		Surdité verbale.

B. Aphasies de conductibilité ou d'association. . .	*Aphasies psycho-nucléaires.*	Psycho-motrices . .	Paraphasie. Paragraphie.
		Psycho-sensorielles.	Aphasie amnésique.
	Aphasies cortico-nucléaires.	Sous-corticale . . .	Aphasie motrice dite sous-corticale.
		Transcorticales (sensorielles)	Surdité et cécité verbales pures.
	Aphasies inter-nucléaires. . .	Trouble apporté exclusivement aux actes de lire à haute voix, répéter, copier, écrire sous dictée.	

Pour être complets nous devons mentionner encore l'amimie, ou trouble de la mimique, et l'amusie, trouble du langage musical sur lequel nous aurons occasion de revenir.

Topographie des centres du langage, leur anatomie pathologique. — Une première notion domine toute l'étude des localisations cérébrales des centres du langage : ils sont tous, au moins chez

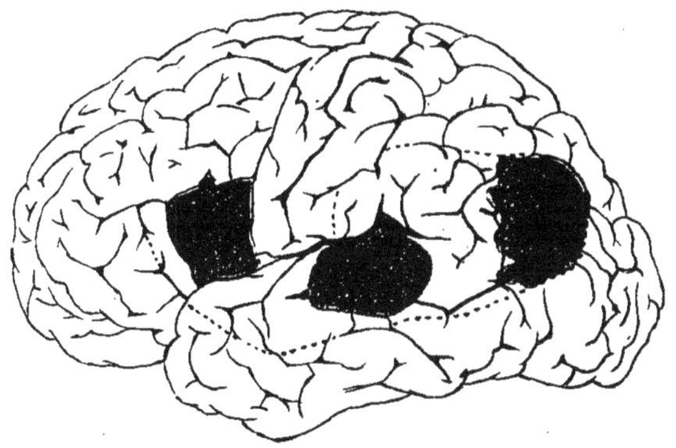

Fig. 116. — Centre du langage (d'après Déjerine).

Ce sont de gauche à droite : la circonvolution de Broca, centre des images motrices d'articulation ; la circonvolution de Wernicke, centre des images auditives des mots ; le centre des images visuelles des mots.

les droitiers, groupés sur l'écorce de l'hémisphère gauche (voy. fig. 116). La raison de cette localisation exclusive n'est pas complètement élucidée. Peut-être faut-il la chercher avec Armand de Fleury dans l'irrigation vasculaire plus abondante assurée à l'hémisphère gauche par la disposition de ses artères.

Le centre de l'aphémie, ou aphasie motrice pure, a été depuis longtemps déterminé par Broca. Il correspond au pied de la troisième circonvolution frontale gauche. L'exactitude de cette localisation n'est pas discutable aujourd'hui. Des observations innombrables et absolument démonstratives l'établissent de la façon la plus précise.

Ce n'est pas avec moins de précision et de certitude qu'on a pu localiser la *surdité verbale* au tiers postérieur de la première circonvolution temporale gauche; la partie antérieure de cette même circonvolution réagit aussi peut-être quand elle est détruite, par des phénomènes de surdité verbale; cela n'est pas encore bien établi.

La *cécité verbale* indique, disait Charcot, une lésion du lobule pariétal inférieur, principalement dans sa partie postérieure. Il est acquis aujourd'hui que le pli courbe est le siège de cette localisation (Déjerine).

Quant à l'*agraphie*, l'existence d'un centre qui lui serait propre est fortement discutée. En fait, on ne connaît point d'observations d'agraphie pure et isolée ; cela se comprend, car le pied de la deuxième frontale qui serait le siège cortical de l'agraphie, est tout voisin des centres rolandiques des mouvements de la main. Pour peu que la lésion empiète sur ces centres, la paralysie corticale de la main vient en quelque sorte masquer les phénomènes d'agraphie proprement dite.

Les faits manquent donc, de telle sorte qu'il n'est pas possible d'affirmer que l'agraphie ait son centre propre au pied de la deuxième frontale gauche. Pour Déjerine, ce centre n'aurait pas sa raison d'exister : les phénomènes d'agraphie seraient, pour cet auteur, une dépendance en quelque sorte réflexe des phénomènes sensoriels, l'acte d'écrire n'étant que la copie des images visuelles des mots. Pour entraîner l'agraphie, il faudrait donc, non pas une lésion de la deuxième frontale, mais la destruction de la mémoire optique des lettres.

Quant à la nature de la lésion productrice de l'aphasie par destruction d'un de ces centres, elle varie de telle façon que nous ne saurions en faire une étude complète. Remarquons tout d'abord que, de par l'irrigation commune (sylvienne) des divers centres, il est très fréquent de voir plusieurs d'entre eux être simultanément atteints.

De même, nous verrons plus loin que la lésion peut respecter le centre et ne détruire que les fibres de projection sous-corticale qui en émanent. Ce mode d'altération existe indubitablement ; mais il n'est pas prouvé que les troubles du langage qui en résultent soient bien ce qu'on appelle de l'aphasie sous-corticale.

Les principales conditions pathogéniques qui frappent les centres du langage sont destructives ou amènent des troubles seulement dynamiques. Parmi les premières, citons : les ramollissements, que ses altérations dépendent de la syphilis, d'une cardiopathie, de l'artériosclérose, de la goutte, du saturnisme, du diabète ; puis les hémorragies, les encéphalites, les néoplasmes cérébraux, les méningites.

Le tabagisme, la migraine ophtalmique provoquent de l'ischémie transitoire, au même titre que la paralysie générale, bon nombre de maladies infectieuses, la goutte, le diabète quelquefois. On a décrit une aphasie hystérique.

Étude clinique. — Nous allons, dans cette étude, passer en revue la séméiologie des divers types d'aphasies que nous avons énumérés ci-dessus.

I. — APHASIES NUCLÉAIRES

Aphasie motrice pure, aphémie. — (*Synonymes* : Aphasie ataxique de Kussmaul. — Logoplégie de Jaccoud et Magnan. — Aphasie type Bouillaud-Broca, etc.).

Nous savons comment elle se caractérise, théoriquement au moins. Un malade, suffisamment intelligent, en possession du jeu complet et normal de ses appareils périphériques du langage, ayant la notion psychique intacte d'une idée, capable de comprendre le sens des mots lus et entendus, peut écrire le mot qui représente l'idée conçue, mais ne peut pas articuler ce même mot. Ce qu'il a perdu, c'est le souvenir de ce qu'il faut faire pour imprimer aux organes du langage l'ébranlement nerveux coordonné qui donne lieu à l'émission de la parole : en ce sens l'aphémie est une amnésie, comme d'ailleurs toutes les autres variétés d'aphasie. L'aphémique est un individu qui se trouve « dans la situation d'un enfant qui n'a pas encore appris à parler ; seulement, chez lui, les souvenirs moteurs ont été accidentellement détruits (par trouble ou lésion de l'organe où ils étaient emmagasinés), tandis que chez le jeune enfant, ils ne sont pas encore organisés » (Ballet). Chez l'aphémique, le dépôt où sont logés les souvenirs des mouvements nécessaires à l'articulation des mots a subi des dégâts ou est détruit ; chez l'enfant ce dépôt est vide.

De l'importance et de l'étendue de la lésion du centre moteur d'articulation dépend vraisemblablement le degré de l'aphémie. Dans les cas les plus nets, les plus graves aussi, fonctionnellement parlant, le malade ne peut articuler aucune syllabe; il est véritablement muet. A un degré moins avancé, le patient possède à son service une syllabe quelconque, un cri plus ou moins articulé, qu'il emploie à tout propos. Cette dernière manière d'être est fréquente. Parfois l'aphasique est dans la possibilité d'émettre un mot entier, parfois deux : il articule assez souvent un juron, ou un membre de phrase unique.

Dans les cas d'aphémie incomplète, le malade possède tout une série de mots correctement émis : la perte de mémoire est partielle, et ne porte que sur un certain ordre de mots, généralement les mêmes pour tous les aphasiques incomplets.

Les signes qui traduisent des qualités sont souvent seuls conservés. Les adjectifs et les verbes, les substantifs désignant des qualités, substantifs adjectivés, viennent immédiatement après. Ce sont donc les mots à signification particulièrement précise, les noms propres, les désignations les plus concrètes qui sont le substratum principal des troubles aphémiques. Ces mots disparaissent les premiers dans une évolution progressive des symptômes : ils sont les derniers à réapparaître dans un retour à l'état normal.

Il est de psychologie aisée de reconnaître dans ce choix que fait, en quelque sorte, l'aphémie des mots les plus spéciaux, un fait en rapport avec l'éducation reçue par la mémoire. Si les mots les plus généraux sont plutôt conservés, c'est que leur introduction dans la mémoire à titre de notion acquise est plus ancienne. Les mots spéciaux les termes techniques ou professionnels sont toujours d'acquisition plus récente. Aussi dans le curieux phénomène des aphasies survenant chez les polyglottes, si le malade devient, du fait de son aphémie, oublieux d'une ou plusieurs des langues préalablement possédées, il est à remarquer que la langue maternelle, plus familière, revient très généralement la première après une phase de mutisme complet, ou bien demeure seule intacte, ou la moins atteinte, s'il s'agit de mutisme partiel.

L'état mental des aphasiques mérite qu'on s'y arrête. Rarement indifférents en face de leur infirmité (à moins de lésion cérébrale grave et étendue, amenant un certain degré de stupeur), ils sont le plus souvent désolés et impatientés de leur impuissance. Comme chez beaucoup d'hémiplégiques, l'émotivité est chez eux chose commune. Une impression morale vive est d'ailleurs susceptible de faire prononcer à l'aphémique des mots qu'il ne peut évoquer dans les conditions ordinaires.

On peut observer ce retour momentané à l'articulation normale, quand le centre auditif verbal est appelé au secours du centre moteur articulaire. Il suffit alors de prononcer à l'oreille du malade des mots qu'il arrive à répéter, mais qu'il ne saurait forger tout seul.

Beaucoup d'aphasiques ont conservé le souvenir des mouvements à effectuer pour fredonner un chant gardé par leur mémoire auditive. Dans quelques cas, l'entraînement produit par le chant suffit à faire revivre le souvenir du morceau entier, et certains aphémiques, incapables de prononcer des mots courants, articulent, en chantant, les paroles d'un couplet familier.

D'une façon analogue, le centre de la mémoire visuelle des mots peut venir au secours du centre moteur articulaire. On a vu des aphémiques, incapables de répéter les mots prononcés à côté d'eux, articuler tout à coup les mots écrits qu'on leur plaçait sous les yeux.

Nous avons montré comment les centres moteurs du langage, anatomiquement voisins et vascularisés d'une même source artérielle, pouvaient être simultanément lésés. Aussi n'est-il pas rare de voir l'aphémie coïncider avec l'agraphie, la cécité verbale, parfois aussi, avec un certain degré de surdité verbale.

Déjerine donne de ces divers troubles du langage, associés à l'aphémie dans la plupart des cas, une interprétation différente. Pour lui, l'intégrité de toutes les images du langage, images motrices, auditives et visuelles est absolument nécessaire pour que le langage intérieur fonctionne normalement : « La lésion de l'un de ces centres, dit cet auteur, retentit à la fois sur tous les autres, avec prédominance des troubles sur le groupe d'images directement lésées. Dans tous les cas, l'agraphie existe toujours. La destruction du centre de Broca entraîne, outre la perte du langage articulé sous tous ses modes, les troubles latents de la lecture et de l'audition et l'agraphie » ; et ailleurs « tant au point de vue clinique qu'au point de vue théorique, si dans l'aphasie motrice corticale, les troubles sont manifestement plus accentués du côté de la parole parlée et du langage écrit, *toutes les modalités du langage sont atteintes* ».

Agraphie. — « L'aphasie de la main » (Charcot). A propos des localisations des centres du langage, nous avons dit combien l'existence autonome de l'agraphie pure était chose discutée, douteuse même. Nous connaissons l'opinion de Déjerine à cet égard.

Théoriquement, l'agraphique pur, intelligent et en possession de tous les mouvements de sa main, capable d'interpréter les mots lus et entendus, capable même d'articuler les mots forgés par son intelligence, serait dans l'impossibilité d'écrire, ayant perdu le souvenir des mouvements nécessaires à cet acte.

On a cependant observé quelques cas d'agraphie presque pure, mais transitoire il est vrai, et faisant rapidement place à des formes complexes d'aphasie.

Cela a suffi cependant pour reconnaître que, comme il arrive pour l'aphémie, il existe des degrés d'agraphie. Depuis l'impossibilité complète de tracer une seule lettre jusqu'au tracé machinal et obsédant d'un mot toujours le même, d'une phrase type, la seule possible, jusqu'au tracé de phrases compréhensibles, mais faisant partie d'un choix restreint, on a observé, en effet, toutes les nuances.

On a considéré comme pathologique l'écriture en miroir ou écriture renversée, telle qu'on l'aperçoit en plaçant une écriture normale devant un miroir. C'est, en fait, l'écriture normale de la main gauche (Vogt).

En somme, tant qu'une preuve anatomo-pathologique sûre et définitive, ne sera venue démontrer de façon inattaquable l'existence de l'agraphie pure, il n'est pas illogique d'admettre, avec Déjerine, que ce trouble est sous la dépendance de la cécité verbale, condition qui oppose un obstacle sans appel à la copie des images visuelles.

Cécité verbale. — Cette variété d'aphasie est bien établie. Elle consiste en l'impossibilité où se trouve le malade de donner un sens aux images visuelles que l'on met sous ses yeux, bien que ce malade ait appris à lire, bien que sa vision et son intelligence fonctionnent bien, bien qu'il puisse parler et comprendre les mots entendus.

Au premier degré, le mot écrit mis sous les yeux du malade n'éveille en lui aucune signification. Il sait que ce qu'on lui donne est un papier imprimé, mais il a perdu le don d'évoquer les images mentales correspondant aux caractères tracés devant lui ; les caractères de la langue maternelle lui semblent des hiéroglyphes. On remarquera que là où le malade est en défaut, c'est uniquement dans le sens à attribuer au mot, dans l'impossibilité de passer du mot écrit ou supprimé à l'idée qu'il exprime. La perception de la sensation lumineuse (vision corticale) et la reconnaissance des objets (vision psychique) n'est pas abolie chez lui. Cette forme d'aphasie est totale ou partielle.

Dans la cécité verbale totale, on note l'impossibilité absolue de donner un sens à un mot écrit. Le malade reconnaît qu'il s'agit de caractères d'écriture, tracés sur du papier. Là s'arrête ce qu'il peut faire.

Dans la cécité partielle, le malade ne reconnaît plus, soit les lettres (cécité littérale), soit les syllabes (asyllabie). Parfois la lecture de quelques mots, de quelques lambeaux de phrases est encore possible.

Pour remédier à la cécité verbale, le malade peut appeler à son secours le jeu des images graphiques. Si on lui fait exécuter avec la main le tracé des mots qu'il ne peut lire, il le comprend et bon nombre de ces aphasiques, en faisant le geste de copier les caractères écrits que leur cerveau ne reconnaît plus, arrivent à en saisir le sens. Pour quelques auteurs, la réussite de ce moyen détourné caractériserait la cécité verbale pure (Déjerine).

Généralement ces malades ne peuvent écrire, car ne lisant pas ce qu'ils viennent de tracer, ils ne peuvent continuer, dans le même sens, un écrit qu'ils auraient commencé.

Il est un fait important, particulièrement intéressant au point de vue psychologique. Beaucoup de malades, atteints de cécité verbale, ont conservé la notion du sens des chiffres et de symboles divers tels que la valeur conventionnnellement attribuée à des cartes à jouer, à des pièces d'échec. La lecture de la musique, plus souvent abolie, peut cependant subsister. L'explication de ce phénomène n'est pas impossible si l'on se souvient de la distinction posée au début de ce paragraphe entre la cécité verbale proprement dite et la cécité psychique ou perte de la signification non plus des mots, mais des objets. C'est à ce dernier titre que l'aphasique reconnaît les signes conventionnels sus-indiqués.

Surdité verbale. — La surdité verbale se caractérise par l'impossibilité de comprendre le sens des mots entendus, alors que l'oreille fonctionne bien, que les idées sont nettement conçues, alors que la compréhension des mots lus est intacte ainsi que les facultés de parler et d'écrire.

Le malade atteint de surdité verbale possède la notion du son venu jusqu'à lui. Souvent même il fait preuve d'une remarquable acuité auditive; il n'a pas de surdité corticale. De même, il rapporte le son perçu à l'objet qui l'a produit; il n'a pas de surdité psychique. La surdité est bien exactement verbale, car c'est le mot seul dont il ne comprend pas le sens. La dénomination la plus familière frappe son oreille sans être saluée comme une vieille connaissance ; elle reste entendue, mais point interprétée, comme s'il s'agissait du mot inconnu d'une langue étrangère.

Il existe une surdité verbale complète, totale, dans laquelle aucun mot n'est compris. Elle peut être partielle, et dans ce cas, le malade conserve la compréhension de quelques mots. Ces mots, les seuls revêtus d'un sens pour le malade, ne sont point indifféremment tels ou tels du vocabulaire ; en général ce sont les mots désignant des choses dès longtemps connues de lui : les dénominations récemment acquises, les mots spécialement concrets sont les premiers disparus, les derniers à réapparaître.

Il existe entre la surdité verbale et le jeu des autres langages, deux sortes de rapports. Ces divers centres peuvent, par leur fonctionnement, venir en aide au centre de la mémoire auditive des mots et permettre, par suppléance, la compréhension des sons entendus; inversement, la perte de cette mémoire auditive peut entraver le fonctionnement des autres mémoires.

Dans une première série de faits, les centres non altérés du langage viennent au secours de l'audition verbale. L'image visuelle de l'objet que désigne le mot entendu et non compris peut réveiller la signification de ce mot (Le mot « crayon » non compris, est saisi dès que l'on montre au malade l'objet lui-même). De même, l'image visuelle d'un mot écrit peut réveiller le sens de ce mot, non compris quand il n'est que prononcé à l'oreille du malade. (Le mot « crayon » n'éveillant aucun sens à l'audition est compris si l'on met sous les yeux du malade le tracé calligraphique ou imprimé de ce mot.) Enfin certains sujets peuvent prononcer à haute voix ou écrire le mot qui n'éveille aucun sens à leur oreille et en comprendre dès lors la signification. D'autres arrivent au même résultat en suivant attentivement le mouvement des lèvres qui articulent sous leurs yeux.

Nous avons supposé dans notre définition de la surdité verbale le fonctionnement parfait de la lecture, de l'écriture, de la parole. En fait, ces actes du langage sont habituellement altérés en même temps que l'audition verbale.

Chez presque tous les sujets en effet, l'audition mentale joue un rôle capital, sinon prépondérant. Même chez ceux qui ne sont pas des « auditifs » purs, elle intervient comme puissant adjuvant du langage, par l'intermédiaire du langage intérieur.

Aussi les malades atteints de surdité verbale parlent-ils et écrivent-ils avec difficulté, parfois pas du tout. Beaucoup sont atteints d'une perversion de ces actes : ce seraient de vrais paraphémiques ou paragraphiques [1], par mécanisme d'action inhibitrice à point de départ sensoriel.

La lecture est également susceptible de s'altérer. Le mot lu est cependant souvent compris, car son ensemble évoque moins une image auditive qu'un ensemble d'images gustatives, olfactives, tactiles, etc., qui en éveillent la signification : aussi y a-t-il peu d'alexies verbales proprement dites. Mais une lettre, une voyelle surtout, existe et se manifeste à l'esprit principalement par la résonnance qu'elle éveille intérieurement. Aussi remarque-t-on souvent de l'alexie littérale.

II. — APHASIES DE CONDUCTIBILITÉ OU D'ASSOCIATION

Les paraphasies [2]. — « La paraphasie est une perturbation de l'émission du langage, par laquelle certains malades, d'ailleurs intelligents et sachant parfaitement ce qu'ils voudraient exprimer, emploient involontairement, pour revêtir leur pensée, des signes inappropriés ; de telle sorte que, leurs idées restant justes, leur langage est cependant incorrect ou incohérent au point de devenir parfois absolument inintelligible. » (Pitres, Étude sur les paraphasies. *Rev. de méd.*, 10 mai 1899, p. 337.)

Il nous faut donc analyser au cours de ce paragraphe des phénomènes de paraphémie, de paralexie et de paragraphie.

Paraphémie. — Dans la conversation courante le paraphémique

1. Voici une conception de la paraphasie bien différente de celle que nous avons adoptée en classant cette forme d'aphasie dans les variétés psycho-nucléaires. On le voit, la question de la pathogénie des paraphasies est encore pendante. Nous en exposerons les éléments au paragraphe réservé plus loin à ce sujet.

2. *Paraphasie,* mot créé par le professeur Armand de Fleury. (*Essai sur la pathogénie du langage articulé,* Paris, 1865.) *Synonymes :* Paralalie. Paramnésie. Aphasie choréique, incohérente. Jargonaphasie, etc.

articule nettement, d'une intonation juste, donne à son visage l'expression qui convient, mais les mots qu'il prononce sont en désaccord avec ses idées, manifestement normales ; le mot, isolément considéré, est souvent correct, mais un membre de phase suffit à montrer l'illogisme engendré par la juxtaposition d'expressions, qui, unies entre elles, sont manifestement absurdes. Souvent, ces phrases incohérentes sont coupées d'interjections correctes, exprimant le dépit ou l'impuissance.

C'est là le tableau remarquable et bien spécial présenté par le paraphémique. Notons que, comme dans l'aphémie motrice vulgaire, la phrase prononcée est émaillée de préfixes, syllabes ou noms étrangers aux mots qu'ils suivent ou précèdent. Un corps étranger verbal de cette sorte s'impose souvent au malade dans toutes ses phrases. Tel paraphasique ne peut prononcer un mot sans y joindre la syllabe « tif ». Cette véritable petite infirmité surajoutée a été nommée par Gairdner « l'intoxication par le mot ».

Mais ici encore, il y a des degrés légers, des formes atténuées et le paraphémique prononce correctement, ou presque, des suites de mots. Dans ces cas-là, on risque de méconnaître l'affection, si l'on n'a soin de montrer au malade quelques objets et de lui en demander le nom. C'est alors que la fonction apparaît nettement compromise. Le sujet dit un mot pour un autre ; on lui montre une « poire », et il annonce une « salière », par exemple.

Si l'on invite le malade à répéter des mots prononcés à son oreille, il ne peut le plus souvent y parvenir, ou bien il émet des désignations erronées.

On peut provoquer chez le paraphémique l'émission de mots corrects, en lui imposant la récitation d'une suite de phrases courantes (énumération des jours de la semaine, prière). Il se produit alors une sorte d'entraînement, favorable à la correction des phrases émises : la même cause explique sans doute l'intégrité du chant, chez beaucoup de malades.

Paralexie. — Très généralement, les paraphasiques, mis en présence d'un texte à lire, émettent des mots absurdes, sans rapports aucuns avec le sens véritable ou ne s'en approchant que de loin. La difficulté porte ou bien sur le mot, dans son ensemble, ou bien sur les lettres qui le composent. La lecture des chiffres est très souvent défectueuse.

Paragraphie. — Les phénomènes sont ici très superposables à ceux de la paraphémie. La calligraphie est correcte, l'orthographe bonne, mais le sens des mots tracés est nul. Souvent la syllabe obsédante, le préfixe entêté qui défigure la fin ou le début de chaque mot articulé par l'aphémique, se retrouve ici.

Très généralement paraphémie, paralexie, paragraphie sont associées. Mais on connaît des cas de paraphémie sans paragraphie, et inversement.

Interprétation des paraphasies. — Nous avons rangé la paraphasie parmi les aphasies de conductibilité par lésion psycho-nucléaire. Nous nous rallions en cela à l'opinion de Pitres, qui considère que le substratum anatomique de la paraphasie est représenté par l'altération, plus ou moins complète, plus ou moins étendue, des connexions reliant les zones indéterminées de l'idéation, aux centres moteurs du langage.

Sans nous arrêter aux théories pathogéniques de Lordat et de Kussmaul, dont la réfutation est chose aisée, nous considérerons l'explication de Wernicke, laquelle constitue la seule théorie importante que l'on puisse opposer aujourd'hui à la manière de voir de Pitres.

Wernicke a, du langage articulé, la conception suivante : l'idée une fois engendrée dans une région inconnue de l'encéphale, au lieu de gagner directement les centres moteurs du langage par des voies psycho-nucléo-motrices, suit un chemin détourné. Elle gagne de prime abord, le centre des images auditives verbales, et là, s'enrichit du souvenir de ces images. Forte de cette adjonction, elle gagne secondairement le centre moteur d'articulation : la transmission psycho-motrice se fait donc, d'après Wernicke, suivant une voie psycho-sensorielle, puis sensorio-motrice.

Dans ces conditions, le trouble paraphasique de langage n'a d'autre substratum que la lésion du centre de la surdité verbale, ou des connexions de ce centre avec les régions motrices. Si le malade prononce bien, c'est que son centre moteur est intact, mais s'il dit des mots absurdes c'est que, l'influx verbal, si l'on peut dire, est privé du contrôle sensoriel qui l'enrichit du souvenir auditif verbal. Toute lésion du centre de l'audition verbale, ou des connexions qui unissent ce centre au centre moteur, se traduira donc par de la paraphasie.

Il ne nous appartient pas de trancher le débat; mais toutefois nous ferons remarquer, à l'encontre de la théorie de Wernicke, que :

1. Il est des cas d'aphasie sensorielle, par lésion vérifiée du centre spécial, au cours desquels on n'a point noté traces de paraphasie.

2. Inversement, à l'autopsie de paraphasiques, les centres sensoriels étaient intacts.

3. Au cas de lésion des fibres de connexion unissant le centre auditif verbal au centre moteur articulaire, on comprend comment cette lésion peut produire des troubles moteurs articulaires purs : mais pourquoi des troubles paraphasiques ?

Ces objections nous ont paru suffisamment sérieuses pour nous autoriser à adopter la conception préconisée par Pitres.

L'aphasie amnésique. — L'aphasie amnésique, beaucoup mieux appelée aphasie d'évocation, consiste en ceci : un sujet est, à même de comprendre ce qu'il lit, ce qu'il entend : il peut écrire couramment, il peut forger librement dans son cerveau et articuler les mots conçus par son esprit; il n'est donc ni aphasique moteur articulaire, ni agraphique, ni aveugle verbal, ni sourd verbal. Cependant, dans le cours d'une conversation, au moment de prononcer un mot, il s'arrête : l'expression immédiatement adéquate à sa pensée actuelle lui fait brusquement défaut, il doit prendre un synonyme ou une périphrase.

Cependant que l'on prononce ce mot à son oreille il l'entend, le comprend à merveille mais il l'oublie immédiatement, il ne peut le fixer dans son dépôt spécial d'images auditives et, l'heure venue de l'employer, les efforts d'évocation sont inutiles, l'expression ne vient pas.

Il nous semble rationnel d'admettre avec Pitres que c'est là une aphasie par lésion psycho-nucléo-sensorielle. Cependant une sérieuse objection se pose. Si les voies de connexion entre les neurones de l'idéation et les neurones sensoriels sont compromis dans l'aphasie d'évocation, comment expliquer que la reviviscence du mot par l'idée soit seule abolie, alors que persiste la faculté de faire renaître l'idée au reçu de l'image sensorielle ? La question n'est donc pas aussi simple qu'on le croirait tout d'abord.

Aphasies cortico-nucléaires. Aphasie sous-corticale. — (Wernicke et Lichtheim en Allemagne. Déjerine en France.)

Wernicke et Lichtheim ont cherché les premiers à isoler un type d'aphasie, dite sous-corticale, bien distincte, à leurs yeux, de l'aphasie motrice commune. En France, Déjerine a produit un certain nombre d'observations tendant à donner une assise anatomo-clinique aux exposés, un peu théoriques, des auteurs allemands.

Tous les neurologistes ont connaissance du type sous-cortical : les traités classiques nouveaux l'étudient consciensieusement ; nous verrons bientôt que l'autonomie de cette variété n'est pas à l'abri de toute discussion.

Le syndrome aphasie sous-corticale serait distinct de l'aphasie motrice banale par l'intégrité de la notion psychique et de l'image phonétique motrice des mots ; le trouble du langage consiste en un bredouillement verbal, obscur, parfois inintelligible.

Dans la conception de ce type, le centre moteur verbal est intact ; non seulement l'intelligence du malade fournit l'idée qu'il veut exprimer, mais encore son cerveau lui a conservé la notion des mouvements à accomplir pour articuler : le malade sait forger un mot, il comprend, sous la forme auditive convenable, la signification du mot révélé par la présentation d'un objet ou par les sons émis à son oreille.

On s'en assure par une manœuvre pratiquée pour la première fois par Proust. On la connaît, en clinique neurologique, sous le nom d'expérience de Proust-Lichtheim. Elle consiste à présenter au malade un objet, de lui connu, en le priant d'indiquer, par des gestes ou des pressions de main répétées, le nombre de syllabes qui forment le mot désignant l'objet. Dans l'aphasie sous-corticale, ce signe est positif et semble bien indiquer que le malade possède l'image auditive du mot.

La valeur démonstrative du signe de Proust-Lichtheim n'est pas définitivement établie.

Quand on examine avec grand soin les observations d'aphasie répondant exactement à la variété sous-corticale, observations vérifiées et complétées par l'examen post-mortem, la lésion constatée n'occupe point exactement le cône de fibres sous-corticales qui se détachent en rayonnant des parties profondes du centre de Broca. Pareille lésion amène, et de sérieuses observations l'établissent, de l'aphémie vulgaire, en tout point semblable à l'aphasie motrice par lésion corticale. Dans les cas correspondant cliniquement au type dit sous-cortical, la lésion occupe la capsule interne, ou la région capsulaire, principalement le genou ou partie moyenne de la capsule (Passage des fibres motrices destinées aux organes de la phonation. Faisceau géniculé).

C'est là, non plus la lésion de fibres propres dépendant du centre du langage, au point de représenter partie différenciée de son fonctionnement, mais la lésion purement motrice d'une partie du faisceau pyramidal. Que l'on songe en effet que rien n'est plus semblable au tableau des anarthries ou dysarthries que le tableau, partout reproduit, de l'aphasie sous-corticale, et l'on arrivera logiquement à cette conclusion : le syndrome sous-cortical n'exprime pas une aphasie, mais une paralysie motrice capsulaire, du type pseudo-bulbaire, dont l'expression clinique est en tout point analogue au tableau des troubles du langage qu'engendre la lésion des noyaux bulbaires ou des organes périphériques du langage.

A cela M. Déjerine répond que l'aphasie motrice sous-corticale constitue un type clinique nettement individualisé, dont les caractères principaux sont la pureté absolue du trouble moteur, pureté qui n'existerait pas dans les cas d'aphasie de Broca, toujours compliquée d'un peu de surdité et de cécité verbales. D'autre part, le siège de la lésion serait, non pas dans la capsule interne, mais dans la région du centre ovale immédiatement sous-jacente à l'écorce, au point précis où une anse de fibres blanches réunit le centre de Broca au centre cortical des mouvements du larynx, des lèvres et de la langue.

Aphasies transcorticales sensorielles. Surdité et cécité verbales pures. — Nous entendrons sous cette dénomination deux types d'aphasies sensorielles de conductibilité liées à la rupture des communications entre les centres communs sensoriels et les centres sensoriels verbaux. Les types cliniques qui résultent de cette lésion sont connus sous le nom de cécité et surdité verbales pures.

Cécité verbale pure (Déjerine). — Dans cette variété, le malade a perdu la faculté de lecture en conservant toutes les autres fonctions du langage : audition verbale, parole, écriture. Il peut arriver à copier, mais il se livre alors à un travail d'imitation irraisonnée, reproduisant les mots modèles comme un dessin, un hiéroglyphe quelconque, de façon mécanique en quelque sorte ; mais souvent les mouvements de la main éveillent en lui le sens du mot qu'il ne peut lire, l'image visuelle se reconstituant ainsi. Dans tous

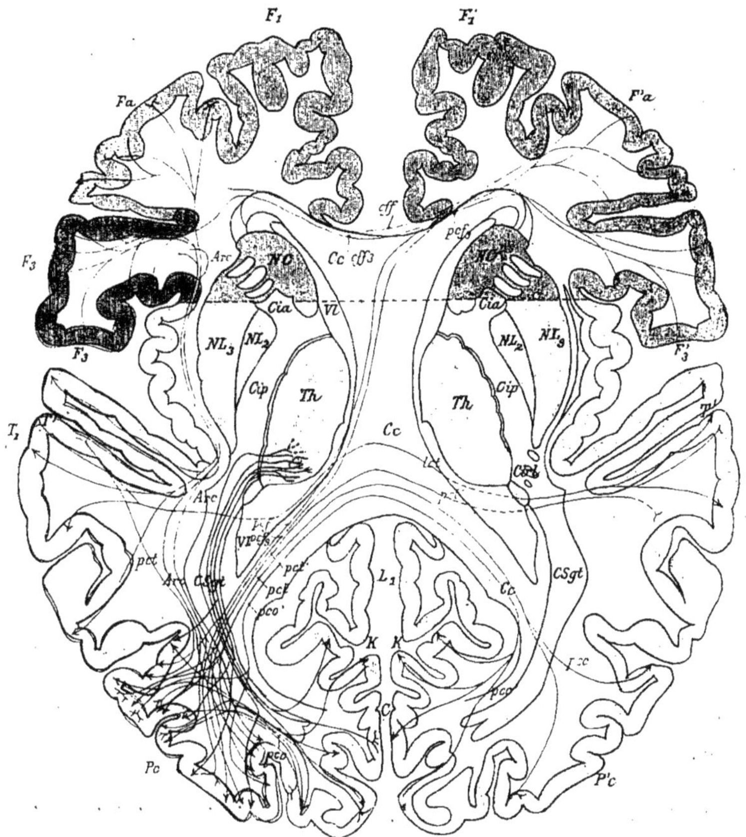

Fig. 117. — Les connexions de la zone du langage, en particulier du pli courbe. 1° avec les centres de Wernicke (T_1) et de Broca (F_3) ; 2° avec la zone corticale de la vision générale : 3° avec les zones motrices des deux côtés. La partie antérieure (teintée en gris) de cette figure appartient à une coupe vertico-transversale: les deux tiers postérieurs à une coupe horizontale. La zone du langage et ses fibres sont colorées en rouge (Déjerine).

Arc, faisceau arqué, réunissant le pli courbe et la première circonvolution temporale au centre de Broca (Fz et à la zone motrice corticale du membre supérieur (*Fa*). Un certain nombre de ces fibres passent probablement par le faisceau occipito-frontal. — C, cuneus. — Cc, corps calleux. — *cff*, fibres calleuses reliant entre elles les deux circonvolutions frontales ascendantes. — cff_3, fibres calleuses reliant entre elles les deux circonvolutions troisièmes frontales. — *Cia*. *Cip*, *Cirl*, segments antérieur, postérieur et rétro-lenticulaire de la capsule interne. — C*Sgt*, les couches sagittales du segment postérieur de la couronne rayonnante. — F_1, F'_1, première circonvolution frontale gauche et droite. — F_3, circonvolution de Broca. — *Fa*, *F'a*, circonvolutions frontales ascendantes gauche et droite. — NC, noyau caudé. — NL_2, les segments externe et moyen du noyau lenticulaire. — Pc, $P'c$, plis courbes gauche et droit. — *pcc*. fibres commissurales reliant entre eux les deux plis courbes. — *Pcf*, fibres reliant le pli courbe gauche à la zone motrice du côté opposé. — cpf_3, fibres reliant le pli courbe gauche à la troisième circonvolution frontale droite. — *pco*, fibres reliant le pli courbe gauche à la zone corticale visuelle du même côté. — *pco*, fibres reliant le pli courbe gauche à la zone corticale visuelle du côté opposé et passant par le corps calleux. — *pc'*, fibre reliant le pli courbe à la première circonvolution temporale du côté correspondant. — *pct'*, fibres reliant le pli courbe à la première circonvolution temporale du côté opposé et passant par le corps calleux. — T_1, première circonvolution temporale. — *tct*, fibres calleuses reliant entre elles les deux circonvolutions première temporale. — *Th*, couche optique. — *Vl*, ventricule latéral.

les cas publiés jusqu'ici, on observe, en même temps que la cécité verbale pure, de l'hémianopsie homonyme latérale droite (voy. Hémianopsie). C'est que dans le cas fondamental de Déjerine, ainsi que dans les observations ultérieures, la lésion était située en pleine zone visuelle, dans le lobe occipital (voy. l'Anatomie médicale). Il en résultait une destruction des fibres d'association qui relient le centre commun de la vision, centre bilatéral, avec le pli courbe gauche, centre des images visuelles des mots. En même temps la voie optique gauche, dans son trajet entre les ganglions centraux et la rétine corticale, était interrompue, ce qui privait le cerveau gauche de toutes les impressions optiques en général et de celles des lettres en particulier.

Surdité verbale pure. (Lichtheim, Ziehl, Pick, Déjerine et Sérieux). — Dans cette variété, le malade a perdu uniquement la faculté de comprendre les mots entendus. Aucune autre modification du langage ne l'affecte.

La lésion causale est représentée par une altération plus ou moins étendue de l'écorce temporale, et il se peut que cette localisation pathologique interrompe les relations entre le centre auditif commun et le centre auditif verbal.

Aphasies internucléaires. — L'étude de ces formes se rattache à la paraphasie, car c'est surtout chez des paraphasiques que s'observent les troubles en question, surajoutés en totalité ou en détail aux signes d'altération idéo-phonétique.

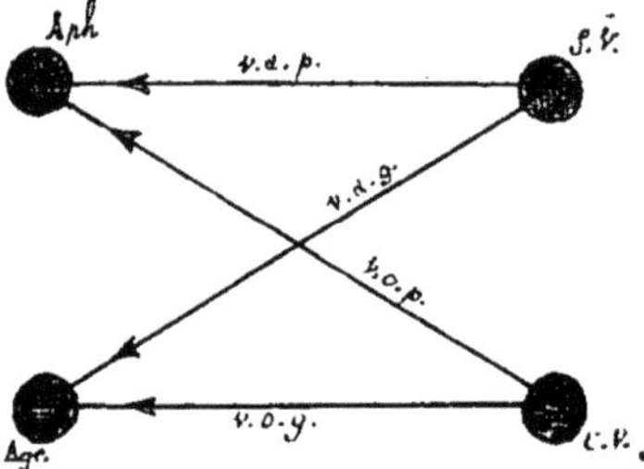

Fig. 118. — Aphasies internucléaires.

Aph., centre de l'aphémie. — *Agr.*, centre de l'agraphie. — S. V., centre de la surdité verbale. — C.V., centre de la cécité verbale. — *v.a.p.*, voie acoustico-phonétique (répétition à haute voix des mots entendus). — *v.o.g.*, voie opto-graphique (copie des mots lus). — *v.o.p.*, voie opto-phonétique (lecture à haute voix). — *v.a.g.*, voie acoustico-graphique (écriture sous dictée).

Certains malades ne peuvent répéter les mots qu'ils entendent; d'autres ne peuvent lire à haute voix ; d'autres sont incapables d'écrire sous dictée, certains enfin ne peuvent arriver à copier.

L'étude de ces faits est loin d'être négligeable : si en effet, l'anatomie est impuissante à nous indiquer la disposition, l'union ou l'indépendance réciproque des connexions qui existent nécessairement entre les centres différenciés du langage, le fait de constater chez divers malades, successivement, les diverses infirmités que nous venons d'énumérer est beaucoup plus significatif.

Pour qu'un sujet puisse répéter les mots entendus, il faut qu'il existe une voie accoustico-phonétique ; de même les actes de la lecture à haute voix, de l'écriture sous dictée, de la copie, sont liés nécessairement à l'existence de voies opto-phonétique, accoustico-graphique et opto-graphique. La suppression de ces actes dans les variétés d'aphasie que nous étudions, implique la lésion des conducteurs internucléaires qui constituent ces voies, et cela sans lésion connexe des centres, puisqu'il n'y a traces, dans le tableau clinique, d'aphasie nucléaire d'aucune sorte.

De plus, le fait de constater ces lésions successivement, une à une, chez différents malades, porteurs chacun d'un seul des types énumérés plus haut, permet de conclure qu'il existe au cerveau des voies de connexion internucléaire, distinctes les unes des autres et indiquées dans le schéma ci-dessous.

De l'amimie. — Un sujet, privé pour une cause quelconque du pouvoir d'exprimer sa pensée par les moyens ordinaires, a recours à des mouvements, assez peu explicites, d'ailleurs, des muscles du visage : il joue de la mimique. Cette faculté est cependant susceptible de se cultiver, au point de devenir un genre de jeu scénique, fort en honneur dans l'ancienne Rome, et au point de représenter de nos jours tout le langage du classique Pierrot. La paralysie de cette faculté est l'amimie, variété assez mal connue de trouble du langage. Ce que l'on en peut dire, c'est qu'elle coexiste, en règle, avec l'aphémie et appartient aux manifestations des cas particulièrement complexes.

De l'amusie. — C'est la perte de la faculté musicale. Elle coexiste souvent avec l'aphasie motrice, mais peut se montrer indépendamment de tout autre trouble du langage, et l'on compte bien des cas d'aphasie sans amusie. (C'est ainsi que certains aphémiques caractérisés conservent la faculté de chanter.)

Quand elle existe seule, l'amusie peut se présenter sous autant de variétés que l'aphasie. On est ainsi amené à distinguer :

Des *amusies sensorielles ou de réception.*

Amusie auditive ;

Alexie musicale.

Des *amusies motrices ou d'expression.*

Amusie motrice d'articulation (impossibilité du chant) ;

Amusie musicale (oubli du jeu d'un instrument);
Agraphie musicale.

Diagnostic de l'aphasie. — En présence d'un malade porteur d'un trouble du langage, on est en droit de se demander successivement :

Y a-t-il aphasie ?
Si oui, quelle est sa variété ;
Quel est le siège de la lésion qui l'engendre ?
Quelle est la nature de cette lésion ?
Dans quel type doit-elle être classée ?
Est-elle simple ou complexe ?

I. — Nous ne nous arrêterons pas à isoler de l'aphasie les troubles du langage de la sclérose en plaques, de la maladie de Friedreich, de la paralysie générale. Un examen attentif écarte vite cette cause d'erreur.

Le mutisme hystérique, parfois très délicat à reconnaître, est cependant diagnosticable par les particularités du début, généralement subit et lié à une émotion, par le caractère toujours moteur et moteur pur de l'aphasie (ce qui est très rare dans les cas d'aphasie organique). Dans les cas délicats, on pourra tirer partie de l'anesthésie chloroformique incomplète, car dans la période d'intoxication pré-hypnotique, le malade hystérique aura tendance à recouvrer la parole.

Ce qu'il faut particulièrement distinguer, c'est le mutisme des aliénés : il faut aussi éviter de confondre leur incohérence et leurs divagations avec des troubles paraphasiques. Ce diagnostic, particulièrement difficile et capital, est entièrement basé sur la reconnaissance des troubles profonds de l'intelligence, qu'établiront les commémoratifs, l'examen de l'état et de l'habitus général.

Nous avons, au cours des pages précédentes, opposé l'aphasie vraie, aux troubles anarthriques ou dysarthriques des bulbaires ou pseudo-bulbaires, c'est-à-dire aux altérations du langage, liées à une lésion motrice de l'appareil périphérique d'articulation, des noyaux correspondants au bulbe, ou des fibres pyramidales cérébro-bulbaires, différenciées sous le nom de faisceau géniculé. On reconnaît assez facilement d'ordinaire, que le bredouillement confus, inintelligible parfois, qui remplace le langage est bien distinct d'un trouble verbal par perte de la fonction centrale d'élaboration des mots : ici, les mots sont normalement construits par le centre moteur articulaire, mais leur émission à l'extérieur est défectueuse par troubles de la mécanique articulatoire.

Cette triple élimination effectuée, on sera généralement en droit de croire à de l'aphasie. Mais l'œuvre du clinicien ne sera complète qu'autant qu'il emploiera la technique d'un examen raisonné, qui affirmera le diagnostic d'aphasie et, de plus, permettra d'en noter la variété, en reconnaissant les formes complexes et les types purs. Voici les principales lignes de cet examen.

II. — On devra pour recueillir l'observation clinique consciencieuse d'un aphasique :

1° *Faire parler le malade.* — Recherche de l'aphémie, et s'il parle mal, s'assurer :

a) que son intelligence est normale ;

b) qu'il n'a pas de paralysie des organes moteurs de la phonation.

Constater en plus si le trouble verbal porte sur la quantité (amoindrie ou nulle) des paroles émises, ou sur leur qualité. Il sera bon de se rendre compte si l'on n'a pas affaire à un polyglotte, et dans le cas où ce serait, se rendre compte de l'état comparé des diverses langues que possédait le malade avant de devenir aphasique.

2° *Le faire écrire spontanément.* — Recherche de l'agraphie, de la paragraphie. Chercher l'écriture de la main gauche (écriture en miroir). S'assurer qu'il a appris à écrire et qu'il n'est pas porteur d'une paralysie cérébrale, médullaire ou radiculaire du membre inférieur.

3° *S'assurer de la façon dont il comprend les mots prononcés devant lui.* — Pour cela multiplier les expériences, changer d'injonctions à plusieurs reprises afin d'être sûr que l'on n'est pas tombé primitivement sur une des phrases conservées à l'audition verbale d'un aphasique incomplet. Il faut, en outre, s'assurer que le malade n'est pas un vulgaire sourd, qu'il entend un son et même se rend compte de ce qui le produit. S'assurer enfin qu'il est inapte à saisir le sens du mot sans qu'un défaut d'intelligence soit la cause de cette surdité.

4° *S'assurer de la compréhension des mots lus.* — Ici aussi l'on variera les textes d'expérience : on constatera le caractère total ou partiel de la cécité verbale. On s'assurera si le trouble de compréhension porte sur le mot ou sur les lettres qui le composent (cécité verbale ou littérale). Mais, auparavant, il importe de vérifier avec grand soin l'intégrité de la vision corticale et psychique, par opposition avec l'atteinte de la vision verbale. Pour ce faire, on se rendra compte que l'œil reçoit bien une impression lumineuse en face du texte lu, qu'il voit le mot en tant que tracé aux contours perceptibles, mais que cette sensation n'éveille en lui aucune signification verbale.

5° *S'assurer du bon fonctionnement des actes de la lecture à haute voix, de la répétition, de l'écriture sous la dictée, de la copie.* — On fera soigneusement l'examen de ces actes. Pour que le trouble de l'un d'eux possède sa véritable signification, il est nécessaire de constater que les centres du langage sont intacts, mais que, simplement, certaines ou toutes leurs communications transcorticales sont altérées. Pour ce faire on constatera que les divers actes du langage sont possibles dans les conditions ordinaires et que le trouble n'apparaît que lorsqu'on introduit dans l'expérience les conditions spéciales de la répétition, de la lecture à haute voix, de la copie, de la dictée. On s'assurera facilement, le langage ordinaire étant conservé, que les troubles apportés à l'exécution de ces divers actes ne sont pas le fait d'une insuffisance intellectuelle, mais d'un trouble localisé de certaines formes du langage.

6° *Faire chanter le malade, constater l'état de ses facultés musicales s'il y a lieu.* — Un aphasique, un aphémique par exemple, invité à chanter un air de lui familier, pourra le faire dans deux conditions : ou bien on le verra fredonner l'air, sans articuler les paroles en employant toujours la syllabe, plus ou moins nette, qui est sa seule façon de parler ; ce qui prouvera simplement qu'il a de l'aphémie sans amusie d'expression, ou bien l'entraînement du chant sera suffisant à éveiller les images motrices des mots, et le malade retrouvera la parole pour la durée du morceau chanté. Dans ce dernier cas l'évocation du souvenir intact des images motrices articulaires musicales a suffi pour provoquer l'entraînement des images motrices verbales que le cerveau de l'aphasique avait coutume de leur associer.

En outre, il faut, avec soin, noter l'état de l'articulation des mots adaptés à la musique choisie.

Quant à l'examen des facultés musicales, il consistera à vérifier successivement :

la qualité du chant exprimé ;

l'état de l'écriture des signes musicaux ;

l'état de la compréhension :

des signes musicaux écrits;
des notes musicales entendues.

Enfin l'état de la mimique musicale, c'est-à-dire de l'ensemble des gestes d'expression nécessaires pour faire fonctionner un instrument de musique, autrefois familier.

Nous prenons l'examen de la faculté musicale comme type des examens nombreux que l'on pourra pratiquer en vue de vérifier comment le malade se comporte vis-à-vis des divers signes conventionnels dont la valeur lui était connue avant sa maladie (valeur des cartes à jouer, des chiffres arabes et romains, des indications barométriques, etc.)

6° *S'assurer du type visuel, auditif, moteur articulaire ou graphique* prédominant chez le sujet, par la préférence qu'il accorde à l'une de ces mémoires dans le jeu du langage intérieur. Cela est capital pour expliquer certaines suppléances heureuses permettant au malade de tromper en quelque sorte son infirmité. Tel aphémique, habitué à se servir presqu'exclusivement de la mémoire visuelle, pourra retrouver l'articulation si l'on met sous ses yeux l'image visuelle, le tracé écrit des mots que l'on veut lui faire dire.

III. A la suite de cet examen il sera facile de se rendre compte de la variété de l'aphasie. On se rendra compte des différences qui permettront d'affirmer une aphasie nucléaire ou une aphasie de conductibilité.

On se demandera si l'on a affaire à une forme pure ou complexe de l'aphasie. Très généralement les variétés typiques isolées ne s'observent guère, surtout en ce qui concerne l'agraphie. On aura le plus souvent des associations d'aphasies motrices entre elles, ou d'aphasies motrices avec des types sensoriels.

En règle générale, il convient d'accorder la plus grande attention à l'examen des fonctions sensorielles, leur lésion étant fréquemment associée aux lésions motrices, pures en apparence. La tendance actuelle à faire des centres moteurs les dépendants des centres sensoriels, donne un intérêt d'actualité scientifique aux observations de cette nature.

IV. Des considérations longuement développées au chapitre des symptômes, on déduira le moyen de diagnostiquer le siège de la lésion causale de l'aphasie. La topographie connue de la plupart des centres du langage, permet de rapporter à des points fixes de l'écorce la lésion traduite par l'altération des fonctions de ces centres.

Ce qu'il faut surtout tenter de déterminer, c'est le siège cortical, sous-cortical ou transcortical de la lésion nerveuse. Pour cela, les signes connexes d'hémiplégie, de monoplégie, les troubles sensitifs, les paralysies périphériques motrices ou sensorielles, seront d'un grand secours : par la topographie que ces troubles surajoutés occuperont sur le corps, on sera singulièrement aidé dans la détermination de la région altérée de l'encéphale.

V. Quant à *la nature de la lésion*, il est souvent bien difficile de la préciser : cependant les débuts brusques apoplectiques feront songer aux hémorragies; les débuts lents, progressifs, avec variations intermittentes des symptômes, seraient en faveur des ramollissements. Enfin, au cours des maladies pyrétiques ou à leur déclin, au cours de certaines intoxications, on pourra présumer une lésion dynamique, plutôt que destructive, bientôt vérifiée par le caractère éphémère des troubles observés.

L'état de la crosse et de la valvule aortique, celui des artères des membres, fera soupçonner, au cours de certaines aphasies persistantes, de l'endartérite et de la sclérose de la sylvienne. Enfin, on cherchera toujours à établir avec grand soin l'existence possible d'une lésion syphilitique, d'autant plus importante à noter, qu'ici un diagnostic ferme et précoce équivaut souvent à une assurance de guérison.

Traitement. — Le traitement de la lésion causale ne saurait trouver ici sa place. Il est étudié avec les hémorragies, ramollissements et les diverses affections qui peuvent provoquer l'aphasie.

Ce que nous devons indiquer ici, c'est que, dans certains cas curables ou modifiables, les méthodes de l'éducation raisonnée de la parole (Féré-Roux) pourront rendre les mêmes services que des procédés appropriés rendent aux enfants arriérés. Les variations individuelles ne permettent pas de donner ici des indications générales. Beaucoup de douceur, de patience, et surtout pas de surmenage, seront les conditions essentielles de la réussite.

ANÉMIE ET CONGESTION CÉRÉBRALE

ANÉMIE CÉRÉBRALE

Nous étudierons sous ce nom la diminution de l'afflux sanguin dans les deux hémisphères, l'*anémie généralisée*, et non pas l'*ischémie d'un territoire* quelconque du cerveau, qui rentre dans l'histoire de la thrombose ou de l'embolie cérébrale, et qui sera décrite à propos de ces affections.

Étiologie et pathogénie. — C'est aux deux extrêmes de la vie humaine, enfance et vieillesse, que cette affection est le plus fréquente; dans l'enfance, à cause de la tendance au spasme qui la caractérise; dans la vieillesse, par suite de la fréquence extrême des altérations vasculaires. Plus importantes à retenir est la série des causes déterminantes. Les unes, hémorragies abondantes, évacuation trop rapide d'épanchements ascitiques ou pleurétiques, applications de ventouses Junod, asystolie aiguë, déterminent une anémie brusque par soustraction d'une trop grande quantité de sang à l'organisme, ou par dérivation du sang de l'encéphale vers les autres viscères. Le spasme des artères cérébrales n'est pas étranger au malaise de l'intoxication par la nicotine, qui est un poison vaso-constricteur. Les autres ont un mode d'action plus lent : ce sont des anémies chroniques du cerveau, consécutives à la *chlorose*, l'*anémie pernicieuse*, la *leucémie*, les *pertes de sang* répétées, la lactation, l'inanition; il s'agit là autant d'altérations qualitatives que quantitatives du sang. On le voit, spasme artériel du cerveau, hyposystolie, altérations qualitatives du liquide sanguin, résument la physiologie pathologique de l'anémie cérébrale. C'est surtout la diminution de l'activité du cœur qui est à incriminer dans cette forme d'anémie cérébrale aiguë que l'on appelle *syncope*, qu'elle dépende d'émotions violentes ou de la simple vue du sang, de la perception d'une odeur, d'une douleur légère, d'un dérangement intestinal, etc. Il s'agit alors de sujets *névropathiques* chez lesquels l'une quelconque de ces causes détermine une inhibition des centres nerveux cardiaques avec ischémie cérébrale consécutive.

L'anémie cérébrale a été étudiée expérimentalement dans ces dernières années. Déjà Piorry démontra expérimentalement l'influence de la pesanteur sur la production de la syncope : celle-ci survient si l'on tient élevée la tête d'un chien qui a perdu beaucoup de sang; elle cesse si on met la tête dans une position déclive. Kussmaul et Tenner firent chez l'animal la ligature simultanée des carotides et des vertébrales; ils notèrent des convulsions généralisées et du coma; chez l'homme, Naunyn détermina des convulsions, du ralentissement du pouls, de la mydriase et même la perte de la conscience, en comprimant les carotides de malades artéro-scléreux. Ces faits semblent confirmer ce que nous avait révélé la clinique.

Symptomatologie. — En clinique on se trouvera en présence, tantôt d'une anémie *aiguë*, tantôt d'une anémie *lente*.

Dans le premier cas, s'il y a par exemple une hémorragie abondante, les malades présentent avant tout un *obscurcissement de la conscience*; ils se sentent défaillir, les jambes fléchissent sous eux, ils voient passer devant leurs yeux des flammèches, des barres rouges, des raies de feu; puis, si les choses doivent s'aggraver, le *vertige* se joint aux éblouissements; les oreilles bourdonnent, des nausées, des vomissements surviennent; les convulsions même ne sont pas une rareté dans ces formes-là. En même temps s'installe une *somnolence* invincible, qui peut aboutir à un véritable *coma;* le myosis succède alors à la mydriase, les réflexes s'abolissent, la respiration se ralentit, devient profonde quelquefois stertoreuse. La *pâleur* intense du visage, le refroidissement des extrémités, des sueurs froides accompagnent l'ischémie cérébrale. Tous ces symptômes peuvent aboutir à la mort, si l'on n'intervient pas, dans les formes très aiguës, de façon prompte et appropriée. En général, la diminution d'intensité de la *mydriase*, du signe d'Argyll-Robertson, la cessation des convulsions, quand celles-ci existent, marquent le rétablissement de la circulation cérébrale et le retour à la santé. Dans certains cas, heureusement exceptionnels, on a noté l'atrophie du nerf optique avec *amaurose* consécutive (Leube).

Dans les formes moins graves, il n'y a pas de convulsions, pas de vomissements ; le malade ressent du malaise, il a des éblouissements, des bourdonnements d'oreille ; il pâlit, son corps se couvre de sueurs froides; la conscience est plus ou moins abolie, sans l'être jamais en totalité : c'est la *syncope* des névropathes. Sa durée ne dépasse pas en général quelques minutes.

Les formes *lentes*, chroniques, de l'anémie cérébrale réalisent un tableau clinique sensiblement différent. La *céphalée* est ici très fréquente, d'intensité variable; on l'observe surtout chez les *chlorotiques*. Les fonctions intellectuelles, elles aussi, sont atteintes ; on observe de la somnolence, quelquefois de l'hébétude; le travail intellectuel demande des efforts extrêmes, l'amnésie est souvent très marquée. A ces signes se joignent souvent comme dans les formes aiguës, du vertige, des éblouissements, des bourdonnements d'oreille; une *insomnie* souvent tenace, une tendance marquée aux *lipothymies*, du délire, très rare et consécutif surtout à l'inanition, complètent le tableau clinique.

A côté de ces deux formes principales, on décrit en outre, depuis Potain, une *anémie cérébrale infantile,* que caractérise une première phase d'*excitation* (insomnie, inquiétude, délire quelquefois), bientôt suivie d'une phase de *dépression*; la face du petit malade est pâle, les pupilles sont immobiles, les yeux demi-clos. Dans les formes graves, à la suite de diarrhées rebelles, on note de l'irrégularité du poids et de la respiration, de l'apathie; la mort ne tarde pas à survenir dans le coma : c'est la maladie *hydrencéphaloïde* de Marshall Hall.

Chez le vieillard, l'anémie cérébrale révèle l'athérome : on note du vertige, des bourdonnements d'oreille, des éblouissements, de la céphalalgie, quelquefois des troubles de la marche.

Diagnostic. — Les signes de la congestion cérébrale simulent à s'y méprendre ceux de l'anémie cérébrale et cela se conçoit, puisque ces deux processus aboutissent par des moyens tout opposés à un résultat identique, l'irritation de l'encéphale. Les *antécédents* du malade, les *conditions étiologiques* feront seules faire le diagnostic.

Pronostic. — Le pronostic de l'anémie cérébrale est assez variable; bénin dans les lipothymies des névropathes, il est plus sérieux dans les hémorragies graves; nous avons vu l'importance qu'il fallait attacher à la constatation des signes *oculaires* et des convulsions.

Traitement. — On traitera l'anémie aiguë en imposant au malade le *décubitus horizontal* avec position *déclive de la tête ;* on y joindra, s'il le faut, la ligature des membres inférieurs qui est parfaitement rationnelle, la faradisation, le *nitrite d'amyle* que l'on fera respirer après en avoir versé quelques gouttes sur un mouchoir. S'il y a asystolie aiguë, les toni-cardiaques, la caféine, le camphre rendront des services. On a tenté, dans les cas désespérés, la respiration artificielle et surtout les injections de sérum artificiel à doses massives.

CONGESTION CÉRÉBRALE

Étiologie. — La congestion du cerveau, comme celle des poumons ou du foie, peut être *active* ou *passive*. La congestion active doit à son tour être divisée en :

1° Congestion dite idiopathique.

2° Congestion survenant comme épiphénomène au cours d'une maladie de l'axe cérébro-spinal.

3° Congestion compliquant une intoxication ou une infection ; à ce processus, en effet, ressortissent les phénomènes cérébraux de l'ivresse, ceux qui sont consécutifs à l'ingestion d'opium, de trinitrine, à l'absorption par les voies respiratoires de nitrite d'amyle. Il s'agit dans tous ces cas de *vaso-dilatation* plus ou moins aiguë des capillaires du cerveau. La pneumonie, la dothiénentérie, l'érysipèle, le tétanos, la fièvre pernicieuse réalisent l'hyperhémie cérébrale *infectieuse*.

4° Pour certains cliniciens enfin, l'*insolation* ne serait rien autre qu'une véritable congestion active de l'encéphale.

La congestion passive survient surtout au cours des *cardiopathies* à la phase d'hyposystolie ; dans les maladies chroniques du poumon, en particulier dans l'*emphysème* ; lorsque des tumeurs cervicales ou médiastines, suffisamment volumineuses, arrivant à comprimer les veines jugulaires et cave inférieure. La compression de l'aorte abdominale (Würtz) par des tumeurs volumineuses produirait un résultat semblable. Quelle que soit d'ailleurs la cause de cette forme passive de congestion du cerveau, toujours elle reconnaît un mécanisme univoque, la *rétrostase veineuse* cérébrale, due tantôt à l'insuffisance cardiaque, tantôt à la compression des veines qui ramènent au cœur le sang du segment céphalique.

La physiologie pathologique de la congestion active est plus complexe. On a incriminé la vaso-dilatation des capillaires cérébraux dans la forme idiopathique, vaso-dilatation qu'il faudrait rapporter à un *déséquilibre* héréditaire ou acquis des *centres nerveux vasculaires* de l'encéphale. Si l'on vient à considérer cependant les circonstances qui favorisent cette congestion idiopathique, telles que l'exposition subite à la chaleur ou au froid, la suppression des règles, du flux hémorroïdaire, le coït, la masturbation, etc., il semble que le facteur précité ne soit pas le seul qui doive entrer en ligne de compte, et qu'il faille admettre qu'une partie du liquide sanguin est simplement *dérivée vers le cerveau*, soit qu'il y ait ischémie des parties périphériques de l'organisme (bain froid, repas trop abondant) (Huchard), soit qu'il y ait rétention d'une quantité anormale du sang (suppression des règles, du flux hémorroïdaire).

Anatomie pathologique. — Il importe de ne pas attacher une importance trop grande à l'état du cerveau après le décès, au point de vue qui nous occupe, car la richesse plus ou moins grande de cet organe en liquide sanguin peut dépendre des circonstances les plus banales : position du cadavre, manière dont est survenue la mort (Oppenheim). Certains auteurs insistent néanmoins sur la teinte ecchymotique de l'écorce et surtout sur la couleur *hortensia* de la substance blanche, avec ou sans *piqueté* hémorragique. Au microscope, les gaines lympathiques des vaisseaux se montrent gorgées de globules sanguins, les capillaires ont souvent de fines déchirures. Le *substratum anatomique du cerveau cardiaque* est un peu différent ; on note un mélange de *stase sanguine et d'œdème* (Corvisart) : sinus et veines sont gorgées de sang ; il y a de l'hydropisie ventriculaire et sous-arachnoïdienne. Il faut y joindre souvent les lésions de l'athérome cérébral.

Symptomatologie. — Nous prendrons comme type de congestion active la forme que nous avons appelée idiopathique. Elle survient chez des sujets arthritiques, obèses ou goutteux, à face habituellement congestionnée, à cou court, à large carrure, à l'occasion d'un effort, d'un repas trop abondant ou de l'une quelconque des nombreuses causes que nous avons énumérées au chapitre de l'étiologie. Ils ont d'abord une sensation inusitée de *chaleur à la face*, ils sentent « le sang leur monter à la tête » ; ils voient des flammèches, des raies de feu, des barres rouges. Puis leurs tempes battent, leur tête leur semble prise comme dans un étau, ils ont de la céphalalgie, du vertige, des bourdonnements d'oreille. Contrairement à ce qui se passe dans la congestion passive où le pouls est *petit* et la face *cyanosée*, il y a ici une *rougeur marquée* de la face avec injection des conjonctives, des battements des carotides, de la dureté et de la plénitude du pouls. Dans les formes plus graves on a noté de la stupeur des vomissements et surtout des *attaques*. Celles-ci consistent en véritables *ictus congestifs*, simulant l'attaque de l'hémorragie cérébrale. La conscience est plus ou moins complètement abolie, la respiration se ralentit, devient stertoreuse, le myosis apparaît. Heureusement ces symptômes s'amendent assez rapidement, souvent après une demi-heure, laissant à leur suite dans certains cas de l'*aphasie* ou de l'*hémiplégie* transitoires, sans lésions définitives des centres nerveux correspondants. L'attaque peut être aussi épileptiforme, se marquer par des secousses musculaires siégeant à la face ou aux membres ou par des *accès* de *convulsions généralisées*, avec ou sans perte de connaissance. Chez certains sujets on a constaté de véritables accès d'*excitation maniaque*, les troubles psychiques occupant alors la première place. Dans la congestion survenant comme épiphénomène au cours d'une maladie de l'axe cérébrospinal, tabes, paralysie générale, sclérose en plaques, ces attaques sont particulièrement fréquentes et peuvent constituer, il importe de le savoir, leur manifestation *initiale*.

La congestion *passive* a une allure essentiellement chronique ; elle se révélera surtout par une torpeur assez marquée avec somnolence ou, au contraire, insomnie tenace ; la céphalalgie, le vertige n'y sont pas rares, et s'il s'agit de formes suffisamment intenses et prolongées, comme celles qui accompagnent l'asystolie, on aura des cauchemars, des hallucinations de la vue et de l'ouïe, des idées hypocondriaques, mélancoliques et de persécution et, caractère important, tout cela survenant surtout *la nuit* : c'est la *folie cardiaque*. Il faut ajouter que l'*urémie*, l'*athérome cérébral* ne sont pas entièrement à négliger dans l'explication pathogénique de ces accidents.

Diagnostic. — L'évolution, les antécédents héréditaires, les signes concomitants permettront de ne pas confondre l'épilepsie franche avec les attaques épileptiformes ; l'hémorragie et le ramollissement cérébral avec les attaques apoplectiformes.

Pronostic. — Le pronostic de la congestion idiopathique est assez bénin ; nous n'en dirons pas autant de la forme liée à une maladie des centres nerveux ou de la congestion passive dont le pronostic est celui de l'affection causale. Il faut savoir aussi que la congestion cérébrale peut précéder les hémorragies cérébrales.

Traitement. — Les malades suivront une thérapeutique *préventive :* ils éviteront les excès, l'usage du café et des spiritueux, etc. Les courants continus décongestionnants les bains de pieds sinapisés fréquemment répétés, pourront rendre de vrais services. On a beaucoup préconisé, ces temps derniers, les injections de 1 à 2 ou 3 cc. de sérum de Trünececk, lequel aurait la propriété de faire baisser la pression sanguine, et d'atténuer la force impulsive du myocarde.

Si l'*accès s'est déclaré,* on mettra des sangsues derrière les oreilles, on pratiquera au besoin une saignée copieuse ; on administrera des purgatifs tels que le calomel, l'eau-de-vie allemande, en vue d'une dérivation vers l'intestin ; on placera le malade la tête soulevée sur des coussins ou bien encore on le fera s'asseoir. Le traitement de la congestion passive est celui de ses causes : intervention chirurgicale s'il s'agit d'une tumeur cervicale, médication toni-cardiaque si c'est le cœur qui faiblit.

HÉMORRAGIE ET RAMOLLISSEMENT DU CERVEAU

L'étude de l'hémorragie et du ramollissement du cerveau doit être précédée de quelques considérations sur la circulation de l'encéphale. Ces considérations, que nous avons différées alors que nous traitions de l'anatomie médicale des centres nerveux, trouvent ici leur place naturelle. Les voici, réduites à ce qu'il est indispensable d'en connaître pour l'intelligence de la question qui nous occupe.

A la base de l'encéphale, entourant les tubercules mamillaires et le tuber cinéreum, se trouve l'hexagone de Willis, circuit artériel à la constitution duquel concourent : en avant, les deux cérébrales antérieures, branches de la carotide interne, unies l'une à l'autre par une anastomose horizontale de deux millimètres, la communicante antérieure ; en arrière, les deux cérébrales postérieures, branches terminales du tronc basilaire, issu lui-même des deux vertébrales ; latéralement, les deux communicantes latérales qui unissent la cérébrale postérieure au système de la carotide interne. C'est de cet hexagone de Willis qu'émanent les rameaux artériels qui assurent l'irrigation artérielle du cerveau ; on les divise en artères des noyaux centraux et en artères des circonvolutions. Ils constituent donc deux systèmes, l'un central, l'autre périphérique. Ces deux systèmes distincts présentent cette particularité importante qu'ils ne communiquent point par des anastomoses véritables mais seulement par des capillaires ; ils possèdent donc une indépendance relative.

Les *artères des noyaux centraux* naissent des trois artères cérébrales, antérieure, moyenne et postérieure, émanées du polygone de Willis, tout près de ce polygone. Elles gagnent les masses centrales auxquelles elles sont destinées en pénétrant les trous de l'espace perforé antérieur et de l'espace perforé postérieur à la base de l'encéphale.

La plupart d'entre elles proviennent de la cérébrale moyenne. Les unes, artères striées externes, gagnent le segment externe, ou putamen, du noyau lenticulaire, le traversent ensuite ou le contournent pour traverser, les unes le segment antérieur de la capsule interne et venir se terminer dans le noyau caudé (art. lenticulo-striées), les autres le segment postérieur de cette même

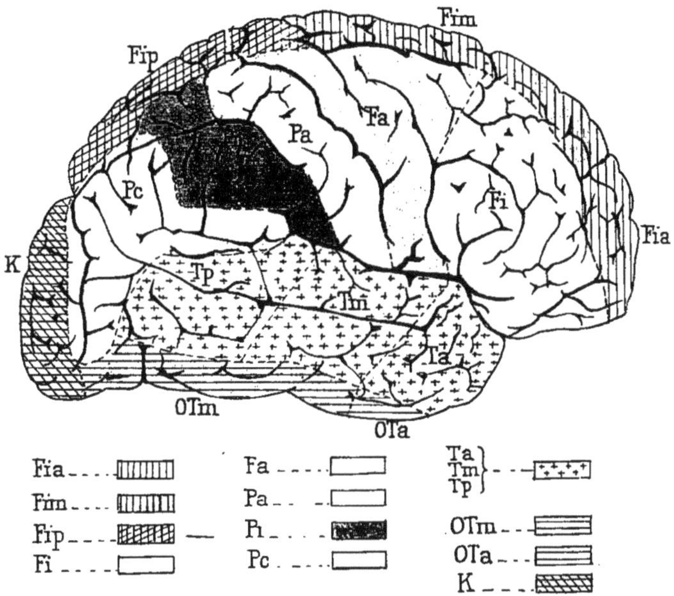

Fig. 119. — Irrigation vasculaire des circonvolutions de la face externe de l'hémisphère cérébral ; figure pouvant servir à la topographie vasculaire des foyers de ramollissements localisés de la convexité cérébrale (d'après Déjerine).

Branches de l'artère cérébrale antérieure : artère frontale interne et antérieure (*Fia*), artère frontale interne et moyenne (*Fim*), artère frontale interne et postérieure (*Fip*). — Branches de l'artère sylvienne ou cérébrale moyenne : artère frontale inférieure (*Fi*), artère frontale ascendante (*Fa*), artère pariétale ascendante (*Pa*), artère pariétale inférieure (*Pi*), artère du pli courbe (*Pc*), artères temporales antérieures (*Ta*), moyenne (*Tm*) et postérieure (*Tp*). — Branches de l'artère cérébrale-postérieure : artère occipito-temporale antérieure (*OTa*), artère occipito-temporale moyenne (*OTm*), artère calcarine (*k*).

capsule interne et gagner la couche optique (art. lenticulo-optiques). L'artère de l'hémorragie cérébrale de Charcot appartient au groupe des lenticulo-striées ; c'en est ordinairement la plus volumineuse ; elle contourne la face externe du putamen.

Les autres, artères striées internes, se rendent au globus pallidus du noyau lenticulaire et se terminent dans le noyau caudé, après avoir traversé la capsule interne.

Les branches centrales de la cérébrale postérieure sont destinées à la couche optique. Elles ont été divisées par Duret en optiques inférieures, optique postérieure et interne, optique postérieure et externe.

Le noyau caudé reçoit encore les artères striées antérieures, issues de la cérébrale antérieure.

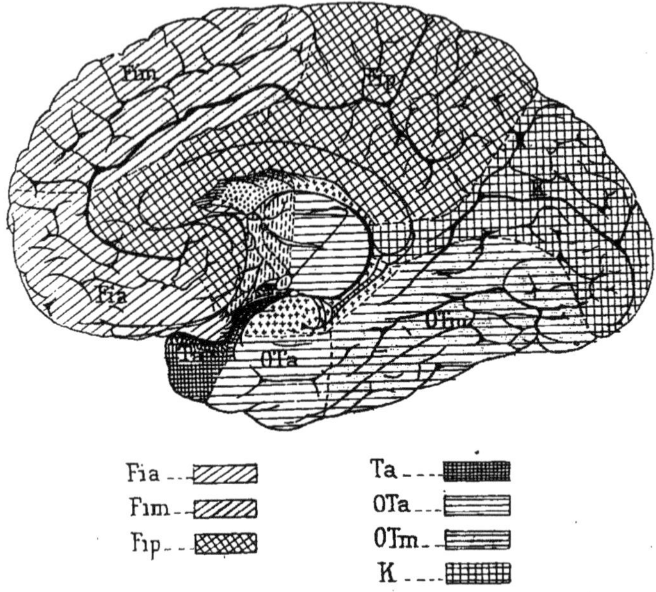

Fig. 120. — Irrigation des circonvolutions de la face interne de l'hémisphère cérébral et des masses centrales. — Figure pouvant servir à la topographie vasculaire des foyers de ramollissement siégeant à la face interne de l'hémisphère et dans les masses centrales (d'après Déjerine).

Branches de l'artère cérébrale antérieure : artère frontale interne et antérieure (*Fia*), artère frontale interne et moyenne (*Fim*), artère frontale interne et postérieure (*Fip*). — Branches de l'artère cérébrale postérieure : artère temporo-occipitale antérieure (OT*a*), artère temporo-occipitale moyenne (OT*m*), artère calcarine (K), ou temporo-occipitale postérieure.

Le tronc de l'artère cérébrale antérieure irrigue la tête du noyau caudé et l'espace perforé antérieur (artères striées antérieures), le tronc de l'artère sylvienne irrigue le tronc du noyau caudé (artères lenticulo-striées et lenticulo-optiques), le tronc de l'artère cérébrale postérieure irrigue l'espace perforé postérieur, la paroi du IIIe ventricule, le pédoncule cérébral et la partie postérieure du thalamus (artères optiques). L'artère choroïdienne antérieure irrigue la circonvolution du crochet, la circonvolution godronnée, le pilier postérieur du trigone et la queue du noyau caudé. L'artère communicante postérieure irrigue l'extrémité antérieure de la couche optique et de la région sous-optique.

Les *artères des circonvolutions* proviennent des cérébrales antérieures, moyennes et postérieures. Les territoires de distribution de ces trois artères ont été figurés ci-contre (voy. fig. 119 et 120).

L'artère cérébrale moyenne ou sylvienne fournit (Testut) : des branches ascendantes, artères frontales et pariétales, qui se ramifient dans la plus grande partie de la deuxième circonvolution frontale, la troisième circonvolution frontale, les trois quarts inférieurs des deux circonvolutions frontale ascendante et pariétale ascendante, la partie du lobule pariétal supérieur qui avoisine le sillon interpariétal, le lobule pariétal, la circonvolution de l'insula; des branches descendantes qui gagnent les deux premières temporales et la pointe du lobe temporo-occipital; une branche terminale, l'artère du pli courbe, pour le pli courbe et la partie antérieure du lobe occipital.

La cérébrale antérieure irrigue toute la face interne de l'hémisphère jusqu'au cunéus ; sur la face externe elle fournit des branches à la première frontale, à la partie antérieure de la deuxième frontale, à l'extrémité supérieure des deux circonvolutions frontales et pariétales ascendantes. La moitié interne du lobe orbitaire en dépend aussi.

La cérébrale postérieure irrigue tout le reste de la surface corticale, c'est-à-dire la partie postérieure des trois circonvolutions occipitales, une partie de la troisième temporale, tout le lobe temporo-occipital. C'est elle qui fournit au cunéus.

Signalons encore les artères choroïdiennes, au nombre de trois, issues la première de la carotide interne, les deux autres de la cérébrale postérieure ; elles sont destinées aux ventricules. La cérébrale antérieure, la cérébrale postérieure, les deux communicantes fournissent des branches à la base de l'encéphale.

HÉMORRAGIE CÉRÉBRALE

L'hémorragie cérébrale est une affection qui par sa fréquence considérable mérite d'être mise en première place dans l'exposé de la pathologie de l'encéphale. La cause prédisposante, — car elle est unique, si l'on excepte les hémorragies cérébrales dans les fièvres hémorragiques, simples épisodes dans un tableau clinique où elles sont au dernier plan — la cause prédisposante, c'est l'anévrysme miliaire (Charcot et Bouchard). Celui-ci, ou mieux encore *ceux-ci*, leur nombre pouvant être considérable, sont visibles à l'œil nu, sous la forme de petits points rouges ou noirs, de la grosseur d'une tête d'épingle (1/10e de millimètre), disséminés le long des artères cérébrales. Leur siège de prédilection est la région opto-striée : couche optique, noyau caudé, corps strié, capsule interne et externe; c'est, en particulier, une artère du groupe des lenticulo-striées, qui traversent le segment antérieur de la capsule interne pour venir se terminer dans le noyau caudé, qui est habituellement atteinte. Cette artère qui contourne le segment externe du noyau caudé a été appelée « artère de l'hémorragie cérébrale » par Charcot. On rencontre cependant assez souvent des anévrysmes miliaires dans le centre ovale, l'écorce, la protubérance, voire même le cervelet.

Leur structure est celle de tous les anévrysmes : atrophie initiale de la couche moyenne, musculeuse, participation ultérieure des couches internes et externes.

La constance de l'anévrysme miliaire explique, dans le cas d'hémorragie cérébrale, l'importance de facteurs étiologiques tels que l'*âge* (surtout après 40 ans) et les *causes* de *sclérose artérielle* ; rhumatisme, goutte, intoxication saturnine, syphilis, diabète, sénilité. — L'homme est plus que la femme exposé à subir les atteintes de ces affections, d'où la plus grande fréquence, chez lui, de l'hémorragie cérébrale ; quelques-unes de ces diathèses, en particulier celles qui forment le groupe arthritique, sont héréditaires, d'où la possibilité d'affirmer avec M. Dieulafoy « que l'hémorragie cérébrale est essentiellement héréditaire, plus héréditaire même que le cancer et la phtisie ». La syphilis mérite une mention spéciale : affection de l'âge adulte et de la jeunesse, elle provoque des lésions artérielles cérébrales très précoces et réalise un type d'hémorragie cérébrale de l'homme jeune encore.

Nous connaissons la cause prédisposante unique, l'anévrysme miliaire; il faut maintenant, pour réaliser l'hémorragie cérébrale, que cet anévrysme se rompe, l'intervention d'une cause déterminante est nécessaire. Au premier rang nous citerons la néphrite artérielle avec hypertrophie cardiaque concomitante. La tension artérielle très élevée qui accompagne cette affection, la violence de l'impulsion cardiaque, dont les effets se font sentir surtout dans les artères des noyaux ganglionnaires, artères à type terminal, ne possédant pas, comme celles de l'écorce, un riche réseau anastomotique pour amortir le choc systolique, tout concourt à amener ici la rupture de l'anévrysme miliaire. Les efforts de toux, en particulier dans la coqueluche, l'éternûment, le vomissement, le coït et surtout l'accouchement, agissent également en surélevant la pression sanguine encéphalique ; d'autres causes, telles que l'action brusque du froid, les accès d'épilepsie et d'éclampsie, méritent d'être signalées.

Anatomie pathologique. — Nous avons dit plus haut, en quelles régions il convient de chercher le foyer d'hémorragie. Ce foyer, bien mis en évidence par la coupe de Flechsig modifiée par Brissaud, est de dimensions très variables, pouvant aller du volume d'une noisette à celle d'une mandarine ou même davantage, s'il y a inondation ventriculaire. Les auteurs décrivent avec force détails son aspect aux différentes phases de son évolution. En l'examinant quelques jours après sa formation, on voit qu'il est composé d'un caillot logé dans une excavation formée au dépens de la matière encéphalique ; les parois de cette cavité sont déchiquetées, anfractueuses ; le caillot lui-même n'est que mélange de sang et de fragments de tissus nerveux. Après quelques semaines, le caillot prend une teinte jaune, puis ocreuse ; en dernier lieu, il ne reste plus qu'une petite masse de pigments sanguins cristallisés où domine l'hématoïdine, résultat de la transformation de l'hémoglobine. C'est que la matière cérébrale, ainsi que les éléments figurés du sang, ont subi la dégénérescence granulo-graisseuse et se sont résorbés. A la périphérie du foyer hémorragique, et en coïncidence avec les altérations déjà décrites, on note un travail de prolifération névroglique et conjonctive (aboutissant à un véritable encapsulement du caillot). S'il est grand, sa résorption laissera à sa place une vésicule pleine de liquide séreux, s'il est au contraire de petite dimension, les parois de la petite excavation s'accoleront, un nodule cicatriciel se formera.

A côté de ces lésions capitales on notera, dans la plupart des cas, les lésions concomitantes de l'athérome cérébral ; elles sont primitives et même causales. Ce qui nous retiendra davantage, à cause de son importance capitale, c'est une lésion secondaire, la dégénérescence descendante du faisceau pyramidal. Nous avons vu, en étudiant le siège des anévrysmes miliaires, qu'ils ont leurs sièges de prédilection, en particulier le trajet des artères lenticulo-striées, le centre ovale, etc. D'autre part, comme il a été dit dans un précédent chapitre (voir l'*Anatomie médicale*), le neurone moteur cortico-médullaire présente les rapports les plus intimes avec ces régions ; on en doit conclure qu'une lésion quelconque qui siège dans ces régions a les plus grandes chances de toucher la voie motrice ; elle la touche, en effet, le plus souvent dans le cas qui nous intéresse, s'il s'agit d'un foyer hémorragique. Les fibres blanches cortico-bulbo-protubérantielles et surtout cortico-médullaires seront plus ou moins détruites, divisées en deux segments, l'un supérieur, allant de l'écorce des grandes cellules motrices et trophiques au foyer, l'autre inférieur, reliant le foyer aux cellules des cornes antérieures de la moelle ou à leurs équivalents bulbo-protubérantiels, les noyaux d'origine des paires nerveuses craniennes. Alors surviendra dans le proto-neurone moteur ce qui survient dans tout neurone lésé ; le segment séparé de son centre trophique, la cellule nerveuse — dans le cas actuel le segment situé au-dessous du point lésé, du foyer hémorragique — dégénérera dans toute sa hauteur. C'est pour cela qu'à l'autopsie d'un individu ayant succombé par exemple à une hémorragie dans la capsule interne, nous verrons à l'œil nu, sur des coupes transversales du pédoncule, de la protubérance, du bulbe, de la moelle, un tractus gris opaque, tractus de sclérose, occuper la place de la voie pyramidale ; celle-ci se montrera saine au contraire sur des coupes de fibres intéressant le trajet moteur depuis l'écorce jusqu'à la capsule interne. Au microscope, on note des altérations typiques à savoir la dégénérescence wallérienne : disparition des tubes nerveux que remplace la trame névroglique hyperplasiée.

Symptomatologie. — 1° Le début peut être d'une extrême brusquerie, *foudroyant ;* le malade perd connaissance et tombe ; plus souvent peut-être il y a quelques *prodromes*, céphalalgie, vertige, bourdonnements d'oreilles, éblouissements : cela dure quelques minutes et le coma survient. L'individu atteint est alors dans le décubitus dorsal, immobile, en complète résolution musculaire : la face est rouge, turgescente, vultueuse, le regard plus ou moins hébété. Les paupières sont mi-closes ; les pupilles, le plus souvent en mydriase, ne réagissent plus à la lumière ; les joues flasques sont soulevées comme un voile à chaque expiration du malade, la salive s'écoule hors de la bouche. Si, en présence de cet état de choses, on vient à adresser la parole au malade, à essayer de le pincer pour l'exciter un peu vivement, on note la perte plus ou moins totale de l'intelligence, de la sensibilité, de la motilité. Plus de mouvements volontaires, plus de perception du monde extérieur. Dans les cas moins graves le malade répond aux questions du médecin par quelques grognements inintelligibles. En même temps on constatera du relâchement des sphincters, le plus souvent l'abolition des réflexes tendineux [1] et cutanés, à l'exception du réflexe cutané plantaire, qui, dès ce moment, révèle l'extension du gros orteil (Babinski).

La respiration sera ralentie, bruyante; le voile du palais, les cordes vocales paralysées vibreront à chaque inspiration : c'est la respiration stertoreuse; le pouls sera souvent ralenti, mais dur et plein; enfin la température, toujours abaissée, pourra descendre à 35°, au début tout au moins, pour remonter ensuite à 37°5, et demeurer stationnaire. Disons dès maintenant que si l'issue doit être favorable, la température ne montera plus à partir de ce moment; une élévation rapide, à 39°, 40°, 41° est du plus mauvais pronostic. L'abaissement initial de la température servira à distinguer l'apoplexie par hémorragie cérébrale des attaques apoplectiformes au cours des encéphalopathies chroniques (paralysie générale, sclérose en plaques, etc.) qui s'accompagnent d'hyperthermie immédiate. Il y a parfois de l'albumine, voire du sucre dans les urines.

A côté de ces symptômes constants, nous pouvons en noter d'autres, à la période de coma, dont l'importance est assez considérable, tels que des vomissements, des convulsions, dont nous verrons plus loin la signification, des contractures précoces, une eschare fessière du (décubitus acutus), qui se manifeste habituellement du deuxième au quatrième jour de l'attaque (Charcot); enfin et surtout la déviation conjuguée de la tête et des yeux; le malade détourne sa tête et ses yeux du côté opposé à celui de la paralysie (Landouzy et Grasset); vient-on à redresser la tête du sujet, la tête et les yeux reprennent immédiatement leur position première. Dans le cas où ce ne serait pas dans l'hémisphère qu'aurait lieu l'hémorragie, mais dans le mésocéphale, le malade regarderait non plus sa lésion, mais son côté paralysé. Tels sont les symptômes qui marquent la première période ou période de coma. Sa durée ne dépasse guère trois jours s'il doit y avoir survie, au moins temporaire. Quant à la physiologie pathologique du coma apoplectique, elle est attribuée par les uns à l'anémie corticale (Mendel) produite par l'abaissement de pression artérielle après la

1. Les observations sont pourtant nombreuses où l'exagération des réflexes tendineux s'est montrée dès les premiers jours, voire dès les premières heures après l'attaque, alors qu'il ne pouvait être encore vraisemblablement question de dégénérescence du faisceau pyramidal.

rupture ; d'autres incriminent un phénomène de *shock* (Moret) dû à l'augmentation de pression du liquide céphalo-rachidien, ou une commotion moléculaire amenant une vaso-constriction corticale soudaine (Monakow).

Il arrive quelquefois que cette première période de coma manque totalement ; le malade se réveille paralysé d'un côté, les accidents ayant évolué pendant le sommeil sans provoquer d'apoplexie ; d'autres fois la paralysie s'établit brusquement, en plein jour ; le malade lâche l'objet qu'il tenait à la main, il tombe de son haut sur son côté paralysé ; mais là aussi la conscience reste intacte et le tableau clinique que nous venons de décrire fait défaut.

2° La deuxième phase clinique de l'hémorragie cérébrale est caractérisée par l'hémiplégie ou paralysie de la jambe, du bras, du facial et de l'hypoglosse d'un côté du corps. Ce symptôme a été décrit en détail au chapitre de la séméïologie cérébrale, aussi nous bornerons-nous à en rappeler les éléments principaux et les caractères un peu particuliers qu'il revêt quand il dépend d'une hémorragie cérébrale.

Un fait à noter, tout d'abord, c'est la précocité de l'hémiplégie ; presque toujours on la peut soupçonner dès la période de coma ; à la face, en effet, on constate le plus souvent, dès cette époque, une déviation des traits, qui sont tirés vers le côté sain par prédominance d'action des muscles non paralysés ; la commissure des lèvres est soulevée du même côté. Du côté paralysé, le front est lisse, la joue gonflée à chaque expiration : le malade « fume la pipe ». Lorsqu'on les soulève, les membres retombent sur le lit sous l'influence de la pesanteur ; mais le membre paralysé retombe plus lourdement que celui qui est sain et retenu par la tonicité musculaire demeurée relativement intacte. A mesure que la conscience renaît, que la motilité volontaire reparaît, l'hémiplégie devient de plus en plus aisément constatable ; le malade qui commence à remuer le côté sain, laisse tout à fait immobiles sur le plan du lit, le bras et la jambe paralysés.

Quand il a tout à fait repris ses sens, on peut l'examiner plus complètement ; on constate alors, plus nettement qu'à la période de coma, l'asymétrie faciale, surtout si l'on a soin de faire rire le malade ; celui-ci ne peut ni souffler, ni siffler. Souvent aussi il y a des troubles du langage, de la dysarthrie passagère, simple, trouble dans l'articulation des mots, qui se fait très mal, la langue, les lèvres se mouvant avec difficulté ; on ne la confondra pas avec l'aphasie où la notion du mot n'est plus intacte (voir l'Aphasie). La langue, tirée hors de la bouche, se dévie vers le côté paralysé par l'action du génio-glosse sain ; il en serait de même, pour les classiques, de la luette que l'on verrait abaissée du côté malade. Ce fait est contesté par beaucoup d'auteurs; la déviation de la luette, quand elle existe, doit être rapportée à une hypertrophie amygdalienne concomitante (Lermoyez) ; la physiologie, l'anatomie pathologique ont d'ailleurs démontré que le facial reste étranger à l'innervation du voile du palais (H. Jackson, Gowers, Avellis, Lermoyez).

Plus importante est la paralysie faciale. On a longtemps répété que dans la paralysie centrale du facial, en particulier dans celle qui caractérise l'hémorragie cérébrale, le facial inférieur était pris seul ; le facial supérieur resterait intact et le malade fermerait également bien les deux yeux (intégrité des deux orbiculaires des paupières). A l'appui de ce fait on ne fournissait guère que l'hypothèse d'un trajet particulier des fibres destinées à l'orbiculaire des paupières, fibres qui ne suivraient pas la capsule interne comme celles du facial inférieur. Nos constatations personnelles nous permettent de dire que le facial supérieur n'est jamais tout à fait indemne, et nous nous associons entièrement à l'opinion de Déjerine et de Mirallié qui déclarent que, du côté malade, « l'œil, au début surtout, est plus ouvert que du côté sain, le sourcil plus abaissé. Si l'on commande au sujet d'élever les sourcils, on observe que le mouvement commence plus vite du côté sain que du côté paralysé et qu'il remonte plus haut » ; l'intégrité du facial supérieur n'est donc que relative, et provient de ce que « dans toute hémiplégie les muscles des mouvements associés, larynx, abdomen, thorax sont affectés à un degré beaucoup moindre que les muscles à mouvements asynergiques ».

Le plus souvent, la paralysie faciale siège du même côté que celle du bras et de la jambe. Quelquefois il y a paralysie alterne, c'est-à-dire que la paralysie faciale siège du côté opposé à la paralysie des membres. Il ne s'agit plus alors d'une hémorragie dans les hémisphères ; c'est le mésocéphale qui est atteint (voir lésions vasculaires de la protubérance et du pédoncule).

Si la lésion a été peu destructive, surtout si le foyer hémorragique n'a fait que comprimer la voie pyramidale, le malade peut guérir à cette seconde période, recouvrer l'usage de sa jambe d'abord, de son bras ensuite. Il n'en est rien le plus souvent, et l'on s'achemine après quelques semaines vers la troisième période. Celle-ci est annoncée, quelques semaines, souvent quelques jours après que s'est installée l'hémiplégie, par deux symptômes importants.

1° *L'exagération des réflexes tendineux* du côté malade, exagération d'autant plus marquée qu'ils ont pu être abolis ou au moins diminués depuis la phase d'apoplexie;

2° La *trépidation spinale*, ou clonus du pied[1].

Le réflexe de la plante du pied, *réflexe de Babinski*, se fait en extension, le gros orteil se relevant quand on vient à exciter la plante du pied avec le doigt, ou mieux avec une forte épingle.

Quand ces phénomènes ont acquis quelque netteté, la troisième phase ou phase de contracture est proche.

3° *Phase de contracture.* — Elle survient lentement, progressivement, après six semaines en moyenne, frappant un malade qui voyait déjà sa paralysie s'améliorer, les mouvements revenir un peu plus amples et plus sûrs, à la jambe surtout, permettant les mouvements d'extension de la jambe sur la cuisse, et l'asymétrie faciale s'amender.

Les membres deviennent raides, difficiles à mouvoir, surtout à certaines heures de la journée; puis la raideur devient définitive, frappant le bras, la jambe, plus rarement la face. Vient-on à mouvoir les membres du malade, on sent une résistance comparable à celle qu'offrirait une bande de caoutchouc quand on tente de l'étirer. Les membres déplacés reprennent leur attitude primitive. Par suite de la contracture s'établissent des attitudes vicieuses. Au bras, l'attitude en flexion est de beaucoup la plus fréquente; elle tient à la contracture des muscles fléchisseurs superficiels et profonds. L'épaule est plus élevée que du côté sain, le bras collé au corps, l'avant-bras fléchi à angle droit sur le bras, la main en pronation et légèrement fléchie, les doigts sont repliés dans la paume de la main, au point que les ongles quelquefois s'incrustent dans la peau. Dans le type d'extension, qui est beaucoup plus rare, l'avant-bras est en extension sur le bras. Les réflexes sont naturellement très exagérés; le clonus de la main peut s'observer.

La contracture de la jambe se fait en extension. La jambe est

1. Voir la description de ce phénomène de trépidation spinale à la première partie de cet ouvrage, page 45.

en extension sur la cuisse, la contracture du tendon d'Achille met le pied en varus équin. Il en résulte une modification de la marche ; le malade ne pouvant fléchir ni le cou-de-pied, ni le genou, soulève le bassin du côté malade et fait décrire au pied paralysé, d'arrière en avant, un arc de cercle, à convexité externe : le pied ne quitte pas le sol pendant le mouvement. Le malade marche « en fauchant » (Todd) et use sa chaussure, de façon caractéristique, au niveau de son extrémité antéro-interne.

La face est en général épargnée ; quand elle est atteinte, les traits, qui étaient d'abord tirés du côté sain, se tendent du côté malade ; le pli naso-labial aussi s'accentue du côté malade.

Pendant cette période de contracture on peut observer quelquefois de l'irritation médullaire du côté sain, irritation marquée par de l'exagération des réflexes, de la trépidation spinale, voire même un certain degré de contracture. Oppenheim cite un cas où il nota le clonus de la mâchoire, comme manifestation de participation du côté sain au processus. Nous verrons quelle interprétation peut être donnée de ces faits. Enfin quand le malade fait effort avec ses membres sains, on peut noter, surtout chez les enfants ou les sujets très jeunes, des mouvements involontaires dans le membre symétrique et malade; par exemple si l'on commande au sujet de fermer la main du côté sain, la main malade fera au même instant un mouvement analogue à celui de la main saine. Ce sont là les syncinésies ou mouvements associés (Pitres et Dignat).

Dans certains cas, très rares d'ailleurs, la contracture n'apparaît pas, et l'hémiplégie reste flasque, l'évolution ne se faisant qu'en deux phases. La cause de ce singulier phénomène échappe encore.

Marche, durée, terminaison. — Nous avons vu comment évoluait l'hémorragie à la première période ou période de coma dans les cas de gravité moyenne. Dans les cas plus graves, il peut arriver que le malade succombe dès cette période ; la mort arrivera alors par asphyxie, dans le coma, annoncée par le décubitus acutus et surtout par l'élévation de la température jusqu'à 40° et au delà; la respiration de Cheyne-Stockes. L'inondation ventriculaire, marquée par de la contracture précoce et des convulsions, la pneumonie pourront souvent amener l'issue finale de façon très rapide. — A la deuxième période, la gravité de l'hémiplégie sera fonction directe de l'intensité de la lésion du faisceau pyramidal. Celui-ci est-il simplement comprimé, le foyer occupant seulement le corps strié, l'avant-mur, la capsule externe ou encore la couche optique, le noyau caudé, il n'y aura pas de lésion de la voie motrice, la capsule interne étant intacte, et par suite pas de dégénérescence descendante. Les phénomènes de paralysie s'amenderont alors dès les premiers jours, la première semaine ; il n'y aura pas exagération trop marquée des réflexes et pas de contracture, le malade guérira. Si la voie motrice, au contraire, est lésée, et nous avons vu quels symptômes permettent de l'affirmer (exaltation des réflexes, clonus du pied) la maladie évoluera fatalement vers la contracture, c'est-à-dire vers *l'incurabilité*, les améliorations étant toujours minimes.

Le pronostic dépendra alors du degré de cette contracture, de la possibilité pour le malade de marcher. De plus l'hémiplégique sera en état de moindre résistance vis-à vis des différents agents pathogènes. Les maladies aiguës trouveront en lui un terrain tout préparé, et s'il réussit à éviter pneumonie, broncho-pneumonie, etc.. il faudra encore qu'il soit défendu par l'antisepsie la plus minutieuse contre le streptocoque, qui trouvera dans l'escarre fessière une porte d'entrée largement ouverte ; dans ces conditions il est possible de voir survenir la méningo-myélite, la gangrène pulmonaire, l'infection septique généralisée. Enfin une dernière éventualité des plus menaçantes subsiste, c'est la possibilité d'une nouvelle hémorragie.

Formes cliniques et complications. — L'extension plus ou moins variable du foyer hémorragique amènera quelques modifications au tableau clinique que nous avons retracé. Un coup d'œil jeté sur le schéma ci-après fera comprendre la genèse des formes cliniques suivantes.

1° L'hémiplégie avec hémianesthésie sera réalisée, selon les classiques, si le foyer hémorragique s'étend au tiers postérieur du segment postérieur de la capsule interne. — Les recherches modernes de Déjerine semblent avoir montré que l'hémianesthésie capsulaire ne se rencontre que lorsque la couche optique est lésée (voir la séméiologie cérébrale, art. Hémianesthésie). On aura, en outre, de l'hémianopsie hononyme latérale, si le faisceau visuel est sectionné à ce niveau. C'est une hémianesthésie incomplète, marquée surtout aux extrémités, où elle peut se limiter. Elle s'observe seule, sans hémiplégie nette, dans certains cas extrêmement rares.

2° L'inondation ventriculaire n'est pas très fréquente : elle se caractérise par un coma profond ; des contractures, qui peuvent être bilatérales, s'établissent ; il y a des convulsions ; la mort par asphyxie ne tarde pas à survenir.

3° Si la région de la capsule interne gauche est atteinte, c'est-à-dire, s'il y a hémiplégie droite, on pourra noter de l'aphasie motrice, rarement de l'aphasie sensorielle. Ces troubles, dus à la compression ou à une lésion concomitante de la circonvolution de Broca, sont heureusement fugaces dans bon nombre de cas (voir l'Aphasie). Les paralysies pseudo-bulbaires, l'hémorragie protubérantielle ont été décrites ailleurs.

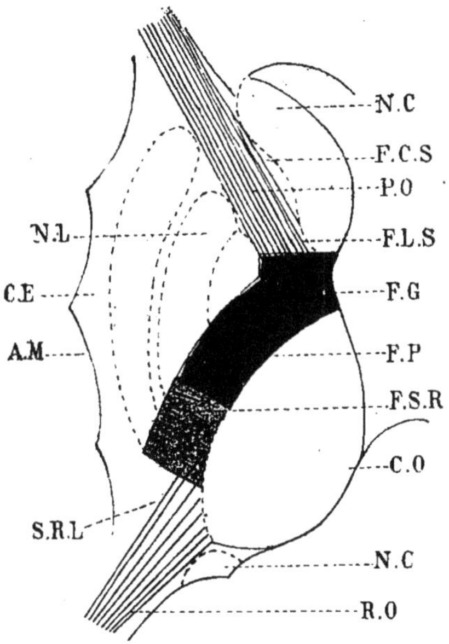

Fig. 121. — Coupe horizontale du cerveau, montrant la systématisation de la capsule interne (d'après Charpy).

NL, noyau lenticulaire. — CE, capsule externe. — AM, avant-mur. — SRL, segment rétro-lenticulaire. — NC, noyau caudé. — FCS, fibres cortico-striées, — FG, faisceau géniculé. — FP, faisceau pyramidal. — FSR, faisceau sensitif (Reil). — CO, couche optique. — NC, noyau caudé. — RO, radiations optiques. — FLS, fibres lenticulo-striées. — PO, pédoncule optique.

Complications. Les plus fréquentes sont certainement constituées par un groupe de troubles moteurs que leur époque d'apparition a fait qualifier de post-hémiplégiques. Elles compliquent surtout la forme avec hémianesthésie, et exigent, pour leur réalisation, une hémiplégie et une contracture peu accentuées. A cet ordre de faits ressortissent l'hémi-tremblement, l'hémiataxie, l'hémiathétose, l'hémichorée qui se produit au repos ; elle est caractérisée par une agitation incessante, une exagération à l'occasion des mouvements volontaires, et des émotions (Raymond).

Parmi les troubles trophiques, le décubitus a été étudié déjà ; les arthropathies méritent une mention spéciale. Celles-ci occupent surtout le membre supérieur et apparaissent à la période de contracture. La douleur, la tuméfaction, la rougeur, une température élevée, tout concourt à réaliser le tableau du rhumatisme articulaire aigu. Anatomiquement, c'est une synovite dont l'origine doit être rapportée à une infection selon les uns, à un trouble trophique selon les autres. Enfin, l'amyotrophie a été constatée quelquefois, frappant avec prédilection le membre supérieur contracturé et surtout les muscles de la main ; l'immobilisation du membre paralysé, les névrites périphériques, une lésion des cornes antérieures ont été incriminées tour à tour.

Diagnostic. — Le diagnostic de l'hémorragie cérébrale doit être fait aux trois périodes de coma, de paralysie, de contracture.

A. *Période du coma.* — L'apoplexie peut être confondue avec un certain nombre d'états comateux.

1° La *syncope* sera marquée par un affaiblissement des plus nets de l'activité du cœur, par la petitesse du pouls et la diminution de l'ampleur respiratoire, la pâleur de la face, le coma seulement partiel. Dans l'*hémorragie* cérébrale, dans l'apoplexie en général, le cœur est normal, le pouls lent et plein, la face congestionnée et vultueuse : on peut souvent dès cette période, nous l'avons vu, déceler l'hémiplégie.

2° La phase de stertor qui suit les convulsions toniques et cloniques de l'*épilepsie* ne ressemble guère à l'apoplexie. On note des antécédents de convulsions répétées, on trouve des ecchymoses sur le visage, vestiges des chutes antérieures du malade. Quand on soupçonne une apoplexie avec convulsions, on verra si le jeune âge du malade, l'absence d'hémiplégie constatable ne doivent pas plutôt faire pencher le diagnostic vers le mal comitial.

3° L'*apoplexie hystérique* est rare ; le pouls, la respiration, la température, les réflexes y sont normaux, contrairement à ce qui se passe quand il y a lésion organique de l'encéphale ; de plus, l'hémiplégie est alors peu fréquente. C'est une maladie du jeune âge et du sexe féminin ; la pression des zones hystérogènes (ovaires, etc.) peut amener la guérison, ou déterminer une attaque révélatrice.

4° L'état de l'*urémique* comateux diffère de celui de l'apoplectique : le facies est pâle, bouffi, œdématié, inerte, non vultueux et congestif comme dans l'hémorragie. On ne note *jamais la déviation conjuguée* de la tête et des yeux, bien qu'une hémiplégie urémique puisse être constatée. La température est le plus souvent inférieure à la normale, et surtout il y a des symptômes antécédents (convulsions, rétinite albuminurique, œdèmes, urémie digestive, faux asthme urémique, bronchite albuminurique, etc.) qui révèlent l'insuffisance de la dépuration urinaire. On ne comptera pas sur la présence de l'albumine dans les urines, car nous avons vu qu'elles peuvent être albumineuses dans l'apoplexie.

5° Le sucre urinaire, l'odeur d'acétone de l'haleine, la réaction de l'acétone urinaire révéleront le *coma diabétique*.

6° L'ivresse aiguë, l'empoisonnement par les narcotiques peuvent occasionner du coma, mais compliqué de myosis pour la *morphine*, d'agitation, de vomissements, d'haleine caractéristique pour l'*alcool*.

B. — A la phase d'*hémiplégie flasque*, le grand diagnostic à faire est celui de l'hémorragie et du ramollissement cérébral. Son étude sera mieux placée au chapitre suivant, où nous traiterons la séméiologie du ramollissement. Dans certaines maladies encéphaliques et médullaires : tumeurs cérébrales, sclérose en plaques, paralysie générale, tabes, anciennes lésions cérébrales en foyer, on constate l'hémiplégie précédée de coma comme dans l'hémorragie et le ramollissement. Mais ici les accidents sont survenus chez un sujet ayant déjà présenté les signes d'une maladie de l'axe cérébro-spinal ; de plus l'hémiplégie elle-même qui suit les attaques apoplectiformes a des particularités qui lui sont propres, elle est, entre autres, souvent curable. Dans la paralysie générale, où elle peut être symptôme initial, on l'a vue durer quelques jours seulement.

C. — Le diagnostic différentiel de l'hémiplégie par hémorragie cérébrale, par lésion cérébrale en général et de l'hémiplégie *hystérique* se pose surtout à la troisième période de la maladie. Ce diagnostic a été étudié et exposé magistralement par Babinski, dans un travail d'une analyse clinique et d'une conscience scientifique remarquables. En voici les éléments principaux. Dans l'hémiplégie organique la paralysie est limitée à un côté du corps et elle est systématique, c'est-à-dire que « si à la face, par exemple, les mouvements unilatéraux sont très affaiblis, l'impotence apparaît aussi avec netteté du côté de l'hémiplégie pendant l'exécution des mouvements bilatéraux synergiques » ; dans l'hémiplégie hystérique, la paralysie n'est pas toujours limitée à un côté du corps et elle est souvent systématique, le côté hémiplégique fonctionnant normalement pendant l'exécution des mouvements bilatéraux. Dans la lésion organique, les réflexes tendineux et osseux sont souvent troublés, nous l'avons vu, dès le début ; en particulier ils sont exagérés *plus tard* et s'accompagnent de clonus du pied. Ils restent normaux dans la névrose. Si l'on excite la plante du pied, le gros orteil, au lieu de se fléchir, s'étend sur le métatarse dans l'hémiplégie organique, et cela à toutes les périodes de l'hémiplégie ; la contracture y a une allure régulière, elle succède à la paralysie flasque, elle peut être vaincue par les efforts musculaires du médecin. Dans l'hystérie, le phénomène des orteils fait défaut, la contracture peut survenir d'emblée, elle est absolument invincible, excessive.

Traitement. — Nous avons vu, au chapitre de l'étiologie, quelles étaient les conditions favorisant l'hémorragie cérébrale : essayer de les éloigner, d'en retarder tout au moins les effets, fera l'objet de la médication préventive. Le traitement de l'apoplexie constituée se ramène à peu de choses. On pratiquera la saignée ; on mettra des ventouses scarifiées derrière les oreilles, si l'on constate un facies vultueux congestionné, un pouls plein et dur. On évitera de faire tousser ou vomir le malade en lui faisant avaler des aliments ou des liquides ; une propreté minutieuse permettra d'éviter souvent l'eschare sacrée. Quand l'hémiplégie se sera établie, on procédera, après quelques jours de repos, au massage et à la mobilisation des membres atteints : les ankyloses seront ainsi évitées et dans certains cas l'amyotrophie, selon Gilles de la Tourette ; les courants continus descendants peuvent être utiles s'ils sont employés avec modération et prudence. On a vanté les eaux chlorurées sodiques.

Le traitement ioduré à doses modérées, le traitement mixte, si l'on soupçonne la syphilis, préviendront dans une certaine mesure les récidives.

LE RAMOLLISSEMENT CÉRÉBRAL

Deux processus pathologiques différents peuvent venir frapper les artères encéphaliques : l'embolie et la thrombose ; leur conséquence, l'ischémie d'un territoire limité de l'encéphale, est identique dans les deux cas : c'est l'ischémie qui engendre la *nécrobiose cérébrale*, le ramollissement.

Étiologie. — Nous étudierons successivement les causes de l'embolie et celles de la thrombose.

I. *Embolie cérébrale.* — Le *cœur* est le point de départ habituel de l'embolus. Il se forme, dans le cœur gauche, au cours des affections valvulaires, du *rétrécissement mitral* en particulier, des coagulations dont un fragment peut être lancé dans le torrent circulatoire et pénétrer dans le cerveau. Le même fait s'observe lorsque le cœur vient à faiblir pour quelle cause que ce puisse être. Dans l'endocardite aiguë végétante, c'est tantôt la coagulation sanguine qu'il faut incriminer, tantôt un fragment de valvule nécrosé qui se détache et va causer le mal.

Les maladies de l'aorte (athérome, anévrysmes), celles des poumons (tuberculose, cancer, gangrène, abcès) par l'intermédiaire des veines pulmonaires peuvent se compliquer de ramollissement cérébral ischémique. Si l'on considère les causes importantes d'embolie (rétrécissement mitral pur, endocardite rhumatismale) on peut s'expliquer que cette affection soit prédominante dans la jeunesse.

Parti du cœur, le caillot s'engage de préférence dans la carotide gauche, la carotide interne pour gagner la sylvienne, quelquefois la vertébrale, la cérébrale postérieure. La carotide interne même peut être obturée. L'embolus s'arrête en général au niveau de l'éperon de bifurcation d'une de ces artères.

Comme les artères nourricières de la couche optique, du noyau lenticulaire et du noyau caudé se détachent de leurs troncs d'origine (carotidé, vertébrale) dans le voisinage du polygone de Willis, on conçoit aisément que les dégâts causés par l'obturation embolique, — ou thrombosique d'ailleurs — dans le domaine des cérébrales antérieures, moyennes ou postérieures, seront d'autant plus étendus que cette obturation siégera plus près de l'origine de ces troncs, et que l'intégrité des noyaux centraux dépendra de la position du caillot en aval de la naissance des branches basales.

II. *Thrombose cérébrale.* — La formation d'un caillot obturateur dans l'une des artères du cerveau ne peut guère survenir que dans deux circonstances. Nous distinguerons donc deux sortes de thrombose cérébrale :

La thrombose des *jeunes gens ;* elle est *syphilitique.*

Celle des individus *âgés ;* il s'agit alors d'*athérome.*

Le mécanisme de la première est simple. On connaît la prédilection de la syphilis pour les artères ; l'artérite, une fois formée, détermine la thrombose comme toute autre artérite de cause quelconque. Elle est susceptible de régression sous l'influence de la médication spécifique. La sylvienne est atteinte dans le plus grand nombre des cas.

La seconde dépend de l'artério-sclérose, nous l'avons dit. C'est par son intermédiaire, comme poisons des artères, qu'agissent les intoxications alcooliques et saturnines, les auto-intoxications de la goutte, du rhumatisme, de la chlorose, de la sénilité. Pour Oppenheim, il faut ranger, dans le nombre des causes qui hâtent le processus, les émotions violentes, la neurasthénie, les névroses traumatiques.

On a décrit des thromboses par compression, parmi lesquelles nous rangerons celles qu'on voit compliquer les tumeurs cérébrales, les gommes cérébro-méningées, la méningite tuberculeuse, les traumatismes craniens.

L'embolie et la thrombose, une fois constituées, ont pour effet d'amener l'ischémie d'un territoire déterminé de l'encéphale, les artères cérébrales étant des artères à type terminal. C'est surtout la substance blanche, sous-corticale, ou encore la tête du noyau caudé qui cessent rapidement d'être irriguées; dans l'écorce au contraire, la circulation collatérale atténue ou empêche les dégâts; mais si étendus qu'ils puissent être, toujours ils dépendent de processus purement mécaniques d'occlusion vasculaire, et surviennent de un à deux jours après qu'elle a eu lieu. Les expériences de Prévôt et Cotard, qui réalisèrent du ramollissement expérimental en introduisant des grains de tabac dans la carotide d'un animal, le montrèrent jusqu'à l'évidence; contrairement à l'opinion des anciens auteurs, l'inflammation n'a pas besoin d'être invoquée dans la pathogénie de l'affection qui nous occupe.

Anatomie pathologique. — Les dimensions du foyer de ramollissement sont des plus variables; on a pu noter la nécrobiose de la plus grande partie d'un hémisphère après obstruction thrombosique ou embolique de la carotide interne. Son aspect change avec le temps. D'abord rouge, gorgé de sang, plus ou moins gonflé, il ne tarde pas à jaunir; l'hémoglobine est alors transformée en hématoïdine; la dégénérescence graisseuse survient; on note des corps granuleux, des gouttelettes de myéline; la consistance est celle d'une bouillie épaisse. Quelquefois le foyer est plus dur, cicatrisé, surtout s'il s'agit de ramollissement cortical; on a alors ce qui a été décrit sous le nom de plaques jaunes. Une troisième phase est caractérisée par la teinte blanche que prend la lésion. Comme dans l'hémorragie cérébrale, l'évolution se fait vers la cicatrisation du foyer ou son encapsulement par les tissus environnants irrités.

La lésion secondaire est ici, comme dans l'hémorragie cérébrale, constituée par la dégénérescence descendante du faisceau pyramidal. Cette lésion a été étudiée au chapitre précédent.

Symptomatologie. — Rien n'est plus variable que l'aspect clinique sous lequel peut se présenter le ramollissement cérébral; symptômes et évolution diffèrent pour chaque cas et, à tout prendre, on pourrait décrire, au sujet de cette lésion, presque toute la séméiologie cérébrale. Un examen attentif des divers cas montre cependant que souvent les différences qui les séparent sont minimes, et qu'à côté de dissemblances souvent négligeables se trouvent des traits communs de grande importance. Nous pensons que sans forcer les faits et en tenant compte du mode pathogénique, de l'étiologie, de la physionomie clinique du ramollissement cérébral, il est légitime d'en scinder la description en trois chapitres spéciaux : le ramollissement par *embolie*, le ramollissement par *thrombo-artérite syphilitique*, enfin le ramollissement *sénile*.

A) La première variété se rencontre chez les jeunes gens cardiaques, en particulier chez les jeunes femmes atteintes de rétrécissement mitral pur, sans que cependant, comme nous l'avons vu au chapitre de l'étiologie, ces causes capitales d'embolie soient les seules dont il faille tenir compte. Le début est en général subit, quelquefois précédé par des troubles dus à la présence d'embolies dans le rein, la rate, l'artère centrale de la rétine. Il se fait, comme dans l'hémorragie cérébrale, par de l'*apoplexie*. On pourra noter alors, ainsi que dans cette affection, de la déviation conjuguée de la tête et des yeux, du décubitus acutus, etc. ; en général cependant, on ne constatera pas les mêmes troubles du pouls et de la respiration; la température en particulier ne subira pas d'abaissement initial; elle demeurera normale, ou, plus souvent encore, il y aura élévation momentanée à 39°, puis chute progressive jusqu'à 37° les jours suivants. Le coma ici relève du shock, de l'ébranlement apporté à la substance cérébrale par le vide subit de ses artères privées de sang et qui doit être comblé par l'affaissement des parties environnantes, des troubles circulatoires aussi. L'ictus apoplectique manque souvent et les accidents s'installent pendant le sommeil ou en plein jour, à la vue du malade. Quelquefois on constate des vomissements. Quoi qu'il en soit, une hémiplégie ne tarde pas à s'établir, hémiplégie qui présente ce caractère important d'être le plus souvent droite et de s'accompagner d'aphasie ; l'hémianesthésie, plus rarement l'hémianopsie, peuvent s'y associer. L'évolution de cette hémiplégie sera, en tous points, celle de l'hémiplégie par hémorragie cérébrale; nous prions le lecteur de bien vouloir s'y reporter.

Quant à la cause qui détermine son siège si fréquent dans l'hémisphère gauche, elle est à chercher dans ce fait que l'embolus (au dire des classiques) s'engage plus souvent dans la carotide primitive gauche que dans le tronc brachio-céphalique. Thévenet cependant admet que l'hémisphère droit est aussi souvent atteint que le gauche. A titre exceptionnel dans l'embolie cérébrale, l'aphasie, l'hémianesthésie, etc., peuvent s'observer isolément, sans accompagnement d'hémiplégie motrice ; il s'agit alors de foyers corticaux très limités.

B) Le ramollissement par thrombo-artérite syphilitique détermine une *hémiplégie*, qui, tantôt succède à un ictus comme dans la forme précédente, tantôt s'établit sans causer de perte de connaissance. Cette hémiplégie est progressive, précédée d'hémiparésie, frappant souvent, l'un après l'autre, les membres du côté malade. Quelquefois elle est transitoire, sujette à des récidives (hémiplégie variable de Cruveilhier); c'est que, dans ces cas, l'ischémie du territoire atteint n'est que passagère elle aussi, la circulation se refaisant par les collatérales. Quelquefois encore il n'y a pas vraiment occlusion du vaisseau, mais seulement rétrécissement, dont le calibre peut varier d'un jour à l'autre. Dans certains cas, les cinq branches terminales de la sylvienne ne sont pas atteintes en totalité, il n'y en a qu'une ou deux de prises, et l'on peut alors observer des monoplégies, crurales ou brachiales, selon les rameaux atteints. Fréquemment, on peut constater de l'épilepsie bravais-jacksonienne, signe de localisation des plus précieux (voir la Séméiologie cérébrale) ; les malades atteints sont des syphilitiques encore jeunes (voir la Syphilis cérébrale).

C) Dans le ramollissement sénile, il s'agit de malades qui depuis longtemps déjà sont atteints de miopragie viscérale, en particulier de fonctionnement défectueux du cerveau plus ou moins athéromateux. La paralysie peut être cependant le premier accident; elle précède alors la perte de connaissance au lieu de la suivre et procède par à-coups, un membre étant pris avant l'autre, comme quand il s'agit de thrombo-artérite syphilitique. Le plus souvent il y a des prodromes qui précèdent souvent de plusieurs années la paralysie; ils constituent « la claudication intermittente du cerveau » de Grasset. Le facies est hébété, souvent pleurard, l'intelligence affaiblie. La lecture amène une lassitude rapide qui disparaît par le repos. Il existe de l'amnésie, portant surtout sur les événements récents. « Dans la conversation le malade oublie ce qui vient de se dire; il demandera vingt fois la même chose à trois minutes de distance, et il répétera longuement de vieilles histoires qu'il se rappelle dans tous leurs détails » (Grasset). Parfois les choses vont plus loin, on note du subdélirium nocturne, un besoin incessant d'agitation, quelquefois on aurait constaté des hallucinations. Mais c'est surtout la céphalée et le vertige qui sont constants dans cette forme. C'est tantôt un vertige simple, se produisant chaque fois que le malade passe du décubitus à la station debout; tantôt il s'accompagne de crises *épileptiformes*, il n'est qu'un des éléments du syndrome : *pouls lent permanent avec crises vertigineuses, syncopales, épileptiformes ou apoplectiformes* (Charcot). On les attribue à l'artério-sclérose du bulbe. On a noté des vomissements. Le gâtisme est fréquent.

L'hémiplégie aboutit, ici comme ailleurs, à la contracture annoncée par l'exagération des réflexes.

C'est dans cette forme surtout que l'on voit survenir les *complications :* pneumonie, broncho-pneumonie, gangrène pulmonaire, tuberculose pulmonaire, urémie, décubitus acutus, etc.

Quelques auteurs ont tenté de décrire des formes cliniques basées sur le siège topographique de l'obstruction vasculaire. La détermination des territoires vasculaires atteints permettrait de localiser la *lésion, cause de l'ischémie.* Malheureusement les autopsies n'ont pas toujours confirmé les diagnostics topographiques faits pendant la vie, à cause de la multiplicité possible des foyers, et quant à l'utilité clinique ou thérapeutique d'une semblable classification, elle nous paraît contestable.

Pronostic. — Le pronostic dépend de l'extension du foyer de ramollissement, de la durée du coma, de la gravité de l'affection causale. Il est en général moins grave que dans l'hémorragie cérébrale, la forme syphilitique est même dans une certaine mesure accessible à nos moyens thérapeutiques.

Diagnostic. — Le ramollissement cérébral, surtout dans ses formes brusques, accompagnées de coma, peut simuler à s'y méprendre l'hémorragie cérébrale. Les antécédents de syphilis, de cardiopathie, le jeune âge ou au contraire l'extrême vieillesse, appartiennent au ramollissement. Cliniquement le coma de l'hémorragie est plus profond que celui du ramollissement; les altérations de la température y sont nettes, il y a des prodromes cérébraux dans la forme sénile du ramollissement; on y note aussi la multiplicité des ictus, les troubles psychiques. Tous ces signes différentiels sont souvent effacés, et la différenciation peut être impossible. Si l'hémiplégie est constituée, toutes les éventualités exposées déjà au sujet de l'hémorragie cérébrale peuvent être discutées ici; nous y ajouterons la possibilité de confondre la lésion avec une tumeur cérébrale, dans les formes d'encéphalomalacie à longs prodromes (céphalée, vertiges, épilepsie bravais-jacksonienne, vomissements quelquefois). Mais dans les tumeurs cérébrales, il y a de l'œdème de la papille, de la torpeur; de plus la céphalée et le vertige ont des caractères particuliers (voir Tumeurs cérébrales et Symptômes de réaction cérébrale générale).

Le diagnostic entre une lésion organique et l'hémiplégie hystérique qui se pose surtout à la phase de contracture de cette hémiplégie, a été exposé au chapitre de l'hémorragie cérébrale.

Traitement. — On soignera le malade apoplectique selon les principes exposés au chapitre précédent.

On s'efforcera aussi de traiter les affections *causales* (cardiopathie, asystolie, artério-sclérose) par les moyens appropriés. S'il s'agit de syphilis on aura recours, au plus vite, au traitement spécifique.

TUMEURS CÉRÉBRALES

Définition. — Nous entendrons par « tumeur cérébrale » toute formation néoplasique, inflammatoire, kystique ou anévrysmale qui se développe dans la cavité cranienne. Le cadre de notre sujet s'étendra donc, non seulement à l'étude des tumeurs directement adhérentes à la substance cérébrale, mais encore à l'étude des tumeurs du voisinage dont l'action retentit, à titre secondaire, sur cette substance.

Symptômes et diagnostic. — Ils comprennent l'étude :

Des signes généraux, communs à toutes les tumeurs cérébrales et qui traduisent la compression du cerveau;

Des groupements symptomatiques principaux qui permettent de déterminer le siège probable d'une tumeur déterminée.

Des considérations cliniques par lesquelles on peut chercher à se renseigner sur la nature probable d'une tumeur déterminée.

I. — SIGNES GÉNÉRAUX COMMUNS A TOUTES LES TUMEURS CÉRÉBRALES

Les signes ne sont autres que ceux que nous avons décrits sous le nom de *symptômes de réaction cérébrale générale ;* ils traduisent la compresion générale du cerveau. Tout ce qui en a été dit dans ce chapitre (voyez les Symptômes de réaction cérébrale générale) pourrait être répété ici. Nous n'y insisterons donc pas, et nous nous bornerons à les rappeler. Ce sont la céphalalgie, signe le plus constant et le plus précoce, le plus douloureux aussi, les vertiges, les vomissements cérébraux, les ictus apoplectiformes et épileptiformes, la torpeur, la somnolence, les modifications du pouls, de la respiration. L'examen ophtalmoscopique nous fournit un symptôme capital, l'œdème de la papille, avec ou sans atrophie optique consécutive. On y a ajouté enfin, dans ces derniers temps, les résultats de l'examen par les rayons X.

Ces symptômes dépendent, au point de vue pathogénique, de la compression générale du cerveau par hypertension intracranienne : la tumeur, véritable corps étranger, logé dans la boîte cranienne inextensible, baignant directement ou indirectement dans le liquide céphalo-rachidien naturellement incompressible, exercera, outre sa compression locale au niveau de son point d'implantation, une compression générale par l'intermédiaire de ce liquide. Ainsi pressé de toutes parts, le cerveau manifestera sa souffrance par le syndrome dont nous venons d'énumérer les éléments. Cette compression générale par hypertension intracranienne n'est pas cependant seule à agir, et elle s'accompagne très vraisemblablement « d'un état subinflammatoire, de phlogose, d'exsudation au niveau des méninges et même de granulations ventriculaires » (Klippel). Quoi qu'il en soit de ces causes adjuvantes, le tableau clinique précédent, on le voit, ne pourra nous fournir que cette seule notion : il y a tumeur cérébrale, sans autoriser à aucune induction concernant son siège. Encore faudra-t-il, pour affirmer l'existence de la tumeur, différencier le syndrome de compression générale du cerveau des états pathologiques à localisation cérébrale ou extracérébrale, qui peuvent prêter, dans la pratique, à des confusions. C'est ainsi qu'il faudra éliminer :

Les *abcès du cerveau* qui peuvent quelquefois, quand leur évolution est traînante, leur début insidieux, ressembler beaucoup aux tumeurs cérébrales. Les circonstances particulières dans lesquelles ils se produisent (infection généralisée, suppuration auriculaire, etc.), l'élévation de la température du corps, les frissons, l'absence ou tout au moins le développement très tardif de l'œdème de la papille mettent en général sur la voie du diagnostic. Pourtant il est bon de savoir qu'on signale des élévations de température dans des cas authentiques de tumeurs cérébrales, où manquait, en outre, l'œdème de la papille.

L'*encéphalopathie saturnine*. Ici on sera éclairé par les signes spéciaux de l'intoxication tels que le liséré gingival, les coliques, l'amnésie, la paralysie des extenseurs, ainsi que par les antécédents professionnels.

Les *méningites aiguës et subaiguës*, qui se distinguent par la rapidité relative de leur évolution, et par les données de la ponction lombaire.

L'*hémorragie méningée* qui, dans ses formes lentes, ressemble beaucoup aux tumeurs cérébrales, et n'a pour elle que sa prédilection pour l'enfance et la vieillesse, signe différentiel très incertain.

La *paralysie générale progressive*, où l'on notera avec soin les commémoratifs initiaux, les troubles de l'intelligence qui donnent le tableau de la démence progressive et non pas la torpeur des tumeurs cérébrales, l'intégrité de la papille optique, les troubles caractéristiques de la parole, le tremblement de la langue et des lèvres, enfin ce fait que les ictus apoplectiformes et épileptiformes, très passagers, ne déterminent pas des paralysies durables, mais entraînent plutôt un affaissement encore plus marqué des phénomènes intellectuels et affectifs.

La *syphilis cérébrale*, dont nous excluons naturellement les tumeurs syphilitiques. Elle est, en général, très améliorée par le traitement spécifique, pierre de touche, signe diagnostique d'une valeur incomparable en pareille matière.

La *sclérose en plaques*. Ici il y a le tremblement intentionnel, pas de vomissements, pas de torpeur. Les lésions du fond de l'œil diffèrent de l'œdème de la papille des tumeurs cérébrales. Malgré ces signes différentiels, la confusion avec une tumeur cérébelleuse, en particulier, est souvent difficile à éviter.

La *neurasthénie* ne présente pas de ressemblance véritable avec les tumeurs, pour le clinicien quelque peu exercé.

L'*urémie*, enfin, où s'observent la céphalée, les convulsions, l'œdème de la papille, les vertiges, c'est-à-dire plusieurs des éléments du syndrome cérébral. On évitera les erreurs en recherchant les signes ordinaires des néphrites.

Ces diverses affections éliminées, on est autorisé, en face des signes décrits plus haut, à poser le diagnostic de tumeur cérébrale. Il faut maintenant étudier les principes grâce auxquels on peut arriver à déterminer le siège probable à cette compression.

II. — GROUPEMENTS SYMPTOMATIQUES PRINCIPAUX QUI PERMETTENT DE DÉTERMINER LE SIÈGE PROBABLE D'UNE TUMEUR DONNÉE

Le diagnostic topographique des tumeurs cérébrales est chose assez délicate en pratique : il peut être inexact ou impossible. Tout d'abord, en effet, la possibilité de signes de compression à distance, c'est-à-dire de phénomènes traduisant la réaction d'une partie du cerveau plus ou moins éloignée du siège même de la lésion compressive, doit nous rendre très circonspects dans la localisation de certaines tumeurs cérébrales. D'autre part, nous rappellerons qu'il y a des tumeurs parfaitement latentes, occupant des zones *tolérantes* de l'encéphale, qui non seulement ne provoquent pas de réaction cérébrale locale, mais qui souvent ne sont même pas révélées par des signes de compression générale. Il n'en reste pas moins acquis que certaines manifestations cliniques ont une signification topographique très précieuse et autorisent un diagnostic de localisation; diagnostic d'autant plus important qu'il a permis, dans quelques cas assez particuliers, il est vrai, d'instituer un traitement opératoire dont les résultats furent inespérés.

Au point de vue pathogénique, on peut diviser les signes de localisation en symptômes de compression cérébrale locale et en symptômes de destruction cérébrale locale : les premiers sont passagers et irritatifs, les seconds, au contraire, définitifs et paralytiques. Cliniquement nous les distinguerons : 1° en signes appréciables à l'examen direct; 2° en modifications que subissent, du fait du siège de la lésion, les symptômes généraux que nous avons précédemment exposés; 3° enfin et surtout en tableaux symptomatiques produits par la compression de telle ou telle région du cerveau.

1° *Dans la première catégorie* se rangent des symptômes très rares, tels que la chute des cheveux ou leur grisonnement du côté de la tumeur, et surtout tels que la saillie au dehors de cette tumeur qui le plus souvent alors a son point de départ dans les os du crâne. Il peut y avoir aussi chez les jeunes sujets une augmentation de volume du crâne, par hydrocéphalie, laquelle est due elle-même à la présence du néoplasme. Voici pour l'inspection. Quant à la percussion, outre qu'elle peut indiquer le siège précis de la douleur, elle donnerait, selon quelques auteurs, ou bien un bruit de pot fêlé, ou bien encore une matité plus ou moins nette.

2° Les modifications symptomatiques suivantes constituent la *deuxième catégorie :*

Le siège de la céphalée, c'est-à-dire la céphalée localisée et non plus générale, est un indice important. Si, chose rare en vérité, la douleur occupe toujours un point très précis et très constant de la boîte cranienne, si la percussion légère ou la pression digitale de ce point et de ce point seul, ramène constamment la céphalalgie, il y a beaucoup de chances pour que la tumeur occupe, à l'intérieur du crâne, une région sensiblement correspondante.

L'épilepsie vraie, générale, du syndrome de compression générale ne permet pas de formuler, nous l'avons vu, un diagnostic de topographie : peut-être cependant la nature sensitive, motrice ou sensorielle de l'aura peut-elle fournir un indice. En réalité l'épilepsie bravais-jacksonienne seule (encore faut-il qu'elle constitue un symptôme d'une netteté toute particulière) peut permettre de localiser à la région rolandique une compression ou une irritation de tissu cérébral dont la symptomatologie établit le siège et l'étendue.

Si, dans le cortège des troubles intellectuels, on vient à relever des signes nets d'aphasie motrice ou sensorielle, il deviendra possible d'admettre qu'une compression, d'ailleurs plus ou moins immédiate, s'exerce sur les régions de l'écorce où siègent les centres du langage : il sera sage d'ailleurs de n'affirmer cette localisation que sous toutes réserves, l'action des phénomènes à distance et les phénomènes d'inhibition de voisinage pouvant en être la cause.

La seule indication topographique que puisse fournir le phénomène vertige se réduit aux cas bien rares où les phénomènes nettement labyrinthiques peuvent faire supposer une tumeur plus ou moins voisine du rocher.

Disons enfin que la névrite optique, sur laquelle nous nous sommes étendus plus haut, siège très généralement du même côté que la lésion.

3° Nous allons maintenant envisager, dans une troisième catégorie, les groupements de signes cliniques, tels qu'ils se disposent en ensemble dans les cas, parfaitement définis, où ils sont en rapport avec la compression d'une région déterminée du cerveau.

α) *Compression de la région rolandique.* — Nous avons montré déjà (voy. Symptômes de réaction cérébrale locale) comment l'épilepsie bravais-jacksonienne peut devenir une manifestation des plus importantes de lésion rolandique. Mais nous avons vu aussi que le phénomène pouvait être dû à une action de voisinage et qu'il était prudent de n'affirmer la localisation qu'en face de cas particulièrement précis. Dire comment réagit, en phénomènes d'épilepsie partielle, cette zone si importante de l'écorce, serait refaire l'énumération des fonctions qui lui sont attribuées par la doctrine des localisations cérébrales. Nous renvoyons pour cela au chapitre anatomo-physiologique sur le cerveau (voy. l'*Anatomie médicale*). Ici nous rappellerons seulement que c'est le territoire musculaire des premières secousses convulsives qui fait présumer le siège de la lésion d'une manière plus précise ; c'est-à-dire que, dans les cas où l'accès débute par la face, ou par le bras, ou par la jambe, c'est respectivement dans la partie inférieure des circonvolutions motrices (face), ou dans leur partie moyenne (bras), ou dans leur lobe paracentral (membre inférieur) que doit siéger l'agent irritant.

Des contractures, des crampes accompagnent, en général, l'épilepsie bravais-jacksonienne et dépendent du même mécanisme pathologique.

Un des meilleurs signes de la compression et surtout de la destruction de tout ou partie de la région rolandique est la présence de *paralysies*, disposées sur le malade du côté opposé à celui de la lésion. Ces paralysies, monoplégies simples ou associées, hémiplégie, auront les caractères connus des paralysies d'origine cérébrale, c'est-à-dire qu'elles seront généralement flasques d'emblée, sans modifications des réflexes (sauf l'apparition du signe de Babinski souvent très précoce), pour devenir plus tard du type spasmodique, avec exagération des réflexes et clonus du pied. On a observé aussi des troubles de la sensibilité superficielle et profonde (zone sensitivo-motrice de Tripier).

β) *Compression de la région frontale antéro-supérieure.* — Les symptômes de localisation sont ici beaucoup moins nets [1]. Ils consisteraient, pour la plupart des auteurs, en :

Troubles intellectuels importants pouvant aller jusqu'à la démence, changements du caractère qui avaient conduit à penser, par une généralisation quelque peu hâtive, que le lobe frontal était le siège des facultés psychiques ; aphémie parfois, avec ou sans agraphie, par compression du centre de Broca ou pied de la troisième circonvolution frontale.

Symptômes, vraisemblablement surajoutés, d'hystérie coorganique.

Disons enfin qu'une tumeur du lobe frontal peut parfaitement se compliquer d'épilepsie bravais-jacksonienne, phénomène à distance (Dieulafoy, Raymond, Pitres, Lucas-Championnière) et cette apparente anomalie est un exemple des faits nombreux qui rendent l'interprétation topographique de l'épilepsie partielle si délicate.

γ) *Compression de la région temporale.* — On peut observer dans le cas de lésion gauche :

[1] Voir J. Soury. *Le système nerveux central*, t. II, p. 908, le lobe frontal.

1. Une diminution plus ou moins nette de l'acuité auditive.

2. De la surdité verbale, c'est-à-dire de l'altération du pouvoir d'attribuer leur sens et leur signification aux paroles entendues.

3. De la paraphasie, ou perversion qualitative de la faculté de langage, perversion d'après laquelle le malade dit un mot pour un autre, articulant d'ailleurs parfaitement un mot inadéquat à sa pensée [1]. La zone temporale droite n'a pas de symptomatologie.

δ) *Compression de la région pariétale.* — Ici encore l'interprétation des signes propres aux lésions de l'écorce est dictée par la connaissance des localisations qui s'y cantonnent.

Aussi faut-il noter :

1. La cécité verbale, c'est-à-dire l'abolition fonctionnelle de la faculté de donner leur sens propre aux mots lus (lésion du pli courbe gauche). Cette cécité verbale se complique souvent d'hémianopsie (lésion de l'hémisphère gauche) par extension en profondeur et section de la voie optique sous-jacente.

2. De l'hémianopsie pure et simple, sans cécité verbale, par lésion des faces interne et inférieure du lobe occipital. On a noté la cécité corticale.

ε) *Compression de la base du cerveau.* — Quand la compression s'exerce sur la base on note :

Des troubles olfactifs (rares) ;

Des troubles de l'acuité visuelle, intenses et précoces avec névrite optique, de l'hémianopsie (voir le chapitre Hémianopsie aux signes de réaction cérébrale locale) ; des lésions des nerfs moteurs de l'œil, de la névralgie faciale par atteinte du trijumeau ;

De la paralysie faciale ;

Des troubles du côté du nerf acoustique, glosso-pharyngien et pneumogastrique.

φ) *Compression de la glande pituitaire.* — Nous savons qu'on a attribué aux dégénérescences néoplasiques ou autres de cette glande la production des phénomènes acromégaliques. En fait, une tumeur de cette région donne lieu surtout à des troubles oculaires, tels que : amaurose double, hémianopsie bitemporale, ophtalmoplégies doubles avec inertie du sphincter pupillaire, etc. On a signalé encore une cachexie particulière.

1. Le fait d'observer au cours des lésions de la région temporale (siège du centre de la surdité verbale) des phénomènes de paraphasie est un des arguments de l'hypothèse émise par M. Déjerine, d'après laquelle la paraphasie serait subordonnée à une altération des centres de réception du langage retentissant sur les centres d'expression sous forme de paraphémie ou de paragraphie.

η) *Compression du corps calleux.* — Cette compression a pour caractères :

Un maximum de troubles intellectuels contrastant avec l'insignifiance de la céphalée et des convulsions. Il existe parfois de l'hémiparésie, de la somnolence.

θ) *Compression des noyaux gris et de la capsule interne.* — Beaucoup d'auteurs localisent, en ces régions, des phénomènes d'hémiathétose, d'hémianesthésie.

En fait, s'il est acquis qu'une lésion de la partie immédiatement postérieure de la capsule interne (segment rétro-lenticulaire de Déjerine) entraîne des lésions sensitives étendues, s'il ne fait plus de doute aujourd'hui qu'une lésion du genou et des deux tiers antérieurs du bras postérieur de la capsule interne donne lieu à de l'hémiplégie motrice du type capsulaire, il est au moins douteux qu'il existe en ces régions des faisceaux de l'hémichorée, de l'hémiathétose, etc.[1]. Aussi considérons-nous, comme seuls démonstratifs d'une lésion de la capsule interne, les phénomènes d'hémiplégie ou de monoplégie dits du type capsulaire (voir l'article Hémiplégie), que l'on observe assez couramment. L'atteinte consécutive de la zone rolandique ou l'effet à distance peut donner lieu à des crises d'épilepsie bravais-jacksonienne.

ι) *Compression des pédoncules cérébraux.* — La caractéristique d'une semblable compression est réalisée par la constatation clinique du syndrome de Weber. Il consiste en l'association symptomatique suivante : paralysie directe (du même côté que la lésion) du moteur oculaire commun, paralysie croisée de la face et des membres (voy. les Maladies du pédoncule).

κ) *Compression de la protubérance.* — Cette compression est évidente, sa localisation tout à fait certaine, quand on constate les symptômes suivants : paralysie directe du facial, paralysie croisée des membres (Syndrome de Gubler).

La névralgie trifaciale, les troubles de la déglutition, la dysarthrie peuvent faire partie du cortège symptomatique (voy. les Maladies de la protubérance).

λ) *Compression du cervelet.* — Voir pour cet important chapitre, l'article *Tumeurs du cervelet.*

1. Voir : *La capsule interne*, par le Dr Jean Abadie. Thèse Bordeaux, 1900.

III. — CONSIDÉRATIONS CLINIQUES PAR LESQUELLES ON PEUT CHERCHER A SE RENSEIGNER SUR LA NATURE PROBABLE D'UNE TUMEUR DONNÉE

Nous renvoyons aux traités techniques pour l'étude histologique des diverses tumeurs cérébrales et énumérerons simplement, parmi les néoplasmes le plus souvent observés, le gliome, le gliosarcome, le sarcome, le myxome, le fibrome, le lipome, le carcinome, l'ostéome, le psammome; sans oublier le tubercule, la gomme, les tumeurs parasitaires, etc., etc.

Nous maintenant au point de vue exclusivement clinique, nous dirons seulement comment on peut, au chevet d'un malade, pressentir la nature probable de la tumeur dont il paraît atteint.

S'il s'agit d'une lésion cancéreuse, la rapidité du développement, la précocité de la cachexie, l'existence d'une autre localisation cancéreuse en dehors du cerveau, tout cela constituera de sérieuses probabilités d'une tumeur maligne.

Une lésion syphilitique se pressentira par les caractères spéciaux de la céphalée, par la connaissance des commémoratifs, la constatation d'accidents spécifiques en évolution; elle s'affirmera par le traitement d'épreuve.

Une lésion tuberculeuse sera vraisemblable chez les sujets jeunes, portant des lésions ou ayant des antécédents bacillaires. On n'oubliera pas que le siège de prédilection des tubercules est au lobule paracentral.

L'existence d'une tumeur parasitaire (hydatides) coïncidera parfois avec le tænia intestinal ou toute autre tumeur de même nature (kyste hépatique, pulmonaire, splénique).

L'existence d'un anévrysme cérébral se caractérisera par une évolution spéciale, en poussées successives. Parfois les malades auront la sensation intérieure d'un souffle, parfois le médecin le percevra à l'auscultation du crâne, du globe oculaire.

Disons enfin que les hématomes sont surtout post-traumatiques ou consécutifs à des états infectieux spéciaux (variole hémorragique, purpura).

Marche, durée, terminaison. Pronostic. — La marche est tantôt lentement progressive, tantôt très irrégulière et marquée par des accès que séparent des intervalles assez variables de santé apparente. Le premier symptôme qui apparaît en général est la céphalalgie; il se complique bientôt de vomissements et de vertiges;

puis les autres signes de compression locale et générale se dessinent. Klippel a attiré l'attention sur la possibilité de véritables paroxysmes, caractérisés par de la céphalalgie, des vomissements, de la prostration, des élévations de température avec tachycardie ou ralentissement du pouls, et dans la genèse desquels il faudrait incriminer des affections cérébrales secondaires, développées autour de la tumeur notamment les auto-intoxications par la tumeur elle-même.

La mort arrive en deux à quatre années en général ; il y a cependant des observations de survie plus prolongée. Elle survient à la suite d'ictus apoplectiformes ou épileptiformes, de compression bulbaire, par hydrocéphalie ou encore par infection intercurrente.

Le pronostic est tout à fait fâcheux, sauf dans les cas où l'on peut croire à une origine syphilitique du mal.

Étiologie. — On n'évoque guère que des probabilités à cet égard sauf pour les tumeurs, en quelque sorte spécifiques, où le développement d'infections telles que la vérole, la tuberculose, le cancer, est à signaler. L'artério-sclérose et ses nombreuses causes est à invoquer dans le cas spécial d'anévrysmes. On a mis en avant l'influence prédisposante du jeune âge, l'hérédité, les contusions, l'infection.

Traitement. — Beaucoup de cas, la forte majorité, ne sont malheureusement passibles que d'un traitement symptomatique. On tente généralement l'action dite résolutive de l'iodure de potassium ; on doit se borner souvent à traiter de façon empirique la douleur, la constipation, les convulsions, etc.

Les résultats exceptionnellement heureux qu'on est en droit d'espérer quand la tumeur est d'origine syphilitique constituent en quelque sorte la véritable obligation morale d'instituer un traitement précoce et énergique (injections de sels hydrargyriques, frictions, sirop de Gibert, iodure), dans tous les cas de tumeurs seulement soupçonnées d'origine spécifique.

Enfin, dans les cas malheureusement trop rares où l'on est en droit de diagnostiquer une tumeur en foyer, unique, superficielle, nettement localisée en un point défini des zones à réactions connues, l'intervention chirurgicale (ablation par trépanation ou craniotomie) est non seulement autorisée mais tout à fait indiquée, (voir à ce sujet les publications de M. Chipault).

ENCÉPHALITES AIGUES ET CHRONIQUES

ENCÉPHALITES AIGUES

On appelle encéphalites aiguës des inflammations autonomes, non suppurées, au moins anatomiquement primitives, des centres encéphaliquès. Cette définition élimine du cadre de cette étude les dégénérescences scléreuses des voies motrices et sensitives qui surviennent à la suite d'une hémorragie cérébrale, d'un ramollissement, d'une tumeur ou encore l'encéphalite hyperplastique de Hayem qui, soit diffuse, soit circonscrite, accompagne les foyers d'ostéite, les méningites, la méningite tuberculeuse en particulier, la paralysie générale, les lésions vasculaires du cerveau : ce sont des altérations évidemment secondaires. Nous renverrons aux chapitres sur les myélopathies pour la description des lésions encéphaliques qui peuvent accompagner la sclérose en plaques, la sclérose latérale amyotrophique, le tabes: ces lésions ne constituent naturellement pas une affection autonome. Quant à l'abcès cérébral, il réalise de l'encéphalite aiguë suppurée.

Aucune de ces affections ne cadrerait avec la définition que nous venons de donner.

Ainsi comprise, l'encéphalite aiguë ne présente à étudier que deux types cliniques importants.

a) L'encéphalite aiguë hémorragique, qui est surtout une maladie de l'enfance ;

b) La poliencéphalite aiguë hémorragique, maladie des adultes.

I. — ENCÉPHALITE AIGUE HÉMORRAGIQUE

Étiologie. — Dans certains cas, comme l'a montré pour la première fois Strümpell, l'encéphalite aiguë hémorragique se déclare en dehors de toute épidémicité, indépendamment d'une infection antérieure ; l'allure de la maladie ne laisse pas cependant le moindre doute sur sa nature infectieuse, encore que dans ces cas les bactériologistes n'aient pu mettre en évidence l'action d'une bactérie spécifique. Le plus souvent on doit incriminer un traumatisme cranien ou une infection, la première de ces deux causes pouvant peut-être être ramenée à la deuxième. Parmi les infections nous devons citer en première ligne la grippe (épidémie de 1889-1890) ; son importance étiologique est certaine, depuis que, en dehors de la notion d'épidémicité, il a été possible de trouver le bacille de Pfeiffer dans les foyers d'encéphalite (Pfühl, Nauwerck). On l'a vue survenir également à la suite de la scarlatine, de la rougeole, de la pneumonie, de la diphtérie, de l'érysipèle, dans l'endocardite ulcéreuse, au cours d'une épidémie de méningite cérébro-spinale.

Les causes prédisposantes, *jeune âge*, *sexe féminin*, ont une influence incontestable. Quant à la fréquence même de cette affection, elle a été fort diversement appréciée ; elle serait considérable selon Raymond, qui voit dans l'encéphalite aiguë une des causes les plus importantes de la sclérose cérébrale infantile. Cette opinion, comme on le verra au chapitre suivant, nous paraît basée sur de solides constatations anatomiques et cliniques.

Anatomie pathologique. — Des coupes macroscopiques du cerveau, examinées à l'œil nu, révèlent un ou plusieurs foyers hémorragiques dont l'aspect est plus ou moins « piqueté » par les hémorragies punctiformes ; ils siègent surtout dans les ganglions centraux ; mais on les constate aussi dans la protubérance, le bulbe, l'aqueduc de Sylvius et surtout dans l'écorce. Ils sont fréquemment symétriques. Microscopiquement, les lésions présentent ce caractère capital d'être absolument diffuses; cellules nerveuses, vaisseaux, tissu conjonctif, tout est atteint. Dans les cas légers, les vaisseaux sont seulement dilatés ; les extravasations se font dans les gaines vasculaires sans cependant diffuser encore tout autour d'elles ; les altérations parenchymateuses sont minimes et permettent une guérison radicale. — Dans les cas graves, les hémorragies sont moins limitées ; les leucocytes envahissent alors les territoires atteints, la cellule nerveuse est gravement touchée, partout se voient des corps granuleux. A ce degré, il n'y a plus de régression du processus, mais très probablement passage à l'état chronique, à l'encéphalite chronique diffuse infantile.

Symptômes. — Le début est tout à fait brusque et d'emblée nous entrons dans la première phase de l'affection. Le petit malade est en proie à une céphalée violente, il a des vomissements, rarement des convulsions généralisées ou de la raideur de la nuque. Fait intéressant, il n'y a pas de température dans la grande majorité des cas ; l'hypothermie initiale non plus n'est pas constatée ici. Le pouls est souvent rapide, mais jamais inégal comme dans les méningites. Dès cette période enfin on peut noter un certain degré de stupeur, de prostration. Les symptômes persistent en général deux à trois jours et sans doute à ce moment le clinicien aurait quelque hésitation à se prononcer en présence de signes aussi diffus. Mais la deuxième phase, ou phase de coma, survient, et avec elle les symptômes de localisation ; l'abolition de la conscience est alors plus ou moins profonde, la température s'élève, surtout si l'issue doit être fatale ; on note alors tantôt de l'hémiplégie, tantôt une monoplégie. Dans certains cas, la localisation du foyer est telle que l'on a de l'aphasie, de la névrite optique (Oppenheim). L'hémiplégie qui est le symptôme le plus important présente le plus souvent les caractères d'une hémiplégie corticale ou centrale ; quelquefois elle est alterne et révèle par cette modalité clinique une altération bulbo-protubérantielle. L'hémiplégie alterne elle-même peut revêtir toutes les formes décrites à l'article Hémiplégie.

Le pronostic de cette affection est sombre ; en général le coma devient de plus en plus profond, la température atteint 39°,4 et la mort survient plus ou moins vite, quelquefois après dix, douze jours. — On a relaté cependant des cas de guérison après une longue convalescence. — Comme complications, les auteurs signalent la thrombose des sinus et surtout la poliomyélite antérieure aiguë (Lamy) qui s'associe, assez fréquemment, à l'encéphalite.

Diagnostic. — Cette affection a été confondue avec la méningite tuberculeuse, les pyrexies à forme cérébrale. On s'appuiera, pour les éliminer, sur la marche très particulière de l'encéphalite, marquée par une première phase de signes diffus à laquelle ne tarde pas à succéder une deuxième phase de symptômes de localisation, et sur les signes propres de ces différentes affections.

II. — POLIENCÉPHALITE AIGUE HÉMORRAGIQUE DITE DE WERNICKE

Cette affection a été vue et décrite pour la première fois par Gayet, en 1875. — Elle frappe surtout des alcooliques, en particulier ceux qui abusent des spiritueux; elle a donc une origine toxique en général, quelquefois elle ressortit à l'infection, comme la forme précédente. On l'a notée à la suite de la grippe.

Anatomie pathologique. — Au point de vue anatomique, il s'agit ici de lésions non pas diffuses comme dans la forme précédente, mais d'altérations surtout parenchymateuse, nucléaires. De plus la maladie se caractérise encore par sa localisation ; c'est la substance grise tapissant les parois des 3e et 4e ventricules et de l'aqueduc de Sylvius qui est atteinte. Pour Perlia, il n'y aurait pas contact entre cette substance et les noyaux de la 3e paire (voir l'Anatomie) mais celle-ci en serait séparée par une mince couche de fibres nerveuses.

Aussi Parinaud et Sauvineau qualifient-ils de sus-nucléaire la paralysie oculaire qui en résulte, les noyaux d'origine de la 3e paire étant indemnes, et la terminaison des neurones centraux, cortico-pédonculaires, seule atteinte. L'extension possible des lésions à la substance blanche pédonculaire, au bulbe, à la protubérance se vérifie souvent anatomiquement. On observe, au microscope, de petites hémorragies capillaires, comme dans la forme précédente.

Symptômes. — Le début se fait par des phénomènes cérébraux diffus, mais graves ; céphalée très intense, vomissements, vertiges, et, ce qui ne surprendra pas, puisque l'étiologie nous montre la fréquence de l'alcoolisme chronique, par du délirium tremens. Après quelques jours apparaissent la somnolence, le coma plus ou moins profond ; le plus souvent il n'y a pas d'élévation de la température, mais quelquefois on note de la fièvre. C'est au milieu de ces phénomènes que l'on constate alors les accidents oculaires, consistant en paralysies de la musculature externe de l'œil atteignant tous les muscles ou seulement quelques-uns.

Quelquefois c'est la musculature interne qui est atteinte : d'une façon générale, rien n'est systématiquement épargné dans la musculature oculaire.

Marche. Durée. Terminaison. — Les accidents évoluent souvent vers la mort en l'espace de huit à quatorze jours ; d'autrefois la marche est subaiguë et l'issue plus favorable. Il y a des cas de guérison. Ce qui assombrit le pronostic, c'est l'extension possible des lésions aux régions avoisinantes, extension le plus souvent descendante : la protubérance se prend et nous avons une paralysie alterne hémiplégique. L'extension au bulbe et à la moelle se révèle par l'atteinte de noyaux bulbaires, la paralysie des membres. Raymond, qui a bien vu ces formes, en fait des paralysies infantiles avec localisation concomitante dans le mésocéphale, localisation si prédominante qu'elle fait méconnaitre la poliomyélite causale.

Diagnostic. — Nous avons insisté sur le diagnostic de ces affections quand nous avons étudié les altérations bulbaires, protubérantielles et pédonculaires (voir ces chapitres). Ici nous nous bornerons à nous demander, avec Déjerine, si dans bon nombre de cas favorables, il ne s'agit pas de névrites périphériques. « Cette dernière éventualité est certaine dans les cas où les paralysies oculaires évoluent au cours d'une polynévrite, ainsi qu'on en a observé un certain nombre d'exemples, tous terminés par la guérison. »

Traitement. — Le traitement des encéphalites aiguës est une impuissance déguisée ; saignées, sangsues derrière les oreilles, antipyrétiques. Dans certains cas, il serait peut-être indiqué d'éliminer si possible les toxines par la médication diurétique et diaphorétique (injection de pilocarpine).

ENCÉPHALITES CHRONIQUES INFANTILES

(PARALYSIES INFANTILES D'ORIGINE CÉRÉBRALE)

Si l'on en croit les descriptions classiques, il serait indispensable de scinder l'étude des encéphalites chroniques infantiles ; à côté des scléroses lobaires, des scléroses hypertrophiques, conséquences de processus pathogènes frappant l'enfant après la naissance, dans les premières années, il faudrait faire une place à part à la porencéphalie, altération congénitale des hémisphères cérébraux. A notre avis, rien ne justifie une semblable classification ; si nous nous appuyons sur la clinique, nous voyons qu'il n'y a pas un seul symptôme de la porencéphalie qui ne se retrouve avec tous ces caractères dans les formes survenues après la naissance. Paralysie, rigidité, convulsions, troubles intellectuels, accès épileptiformes, arrêt de développement des membres, athétose, chorée : tout cela est commun aux deux formes. L'un quelconque de ces signes pourra faire défaut, il pourra y avoir, tantôt état stationnaire tantôt amélioration, mais jamais ils ne seront groupés de manière à autoriser la description de deux syndromes, l'un étant congénital et l'autre ne l'étant pas.

Envisageons ensuite les critériums anatomiques et pathogéniques. Ceux-là non plus ne cadrent guère avec une description dualiste des scléroses encéphalites infantiles. Ce que nous en dirons à l'anatomie pathologique le démontrera suffisamment, nous l'espérons.

Reste alors la circonstanee étiologique du début intra-utérin ou non de l'affection. Elle nous paraît d'importance trop minime pour servir de base à une classification, et d'ailleurs l'expérience nous montre que, dans certains cas, les altérations encéphaliques du fœtus ne se révèlent cliniquement que bien après la naissance, et qu'il y a un nombre considérable de paralysies infantiles d'origine cérébrale qui se produisent au moment de l'accouchement. Faudrait-il alors pour ces derniers faits, créer une troisième catégorie d'altérations encéphaliques chroniques et infantiles? Enfin certains facteurs étiologiques, tels que l'alcoolisme des parents, sont communs aux deux formes. C'est en nous appuyant sur ces considérations que nous réunirons en un seul chapitre la description des paralysies infantiles d'origine cérébrale.

Étiologie. — On trouve quelquefois dans les antécédents héréditaires des sujets affectés de paralysies infantiles d'origine cérébrale, la dégénérescence, les vésanies, les névroses, l'alcoolisme; mais cela est bien loin d'être fréquent. Quant à la maladie elle-même, on l'observe bien plus rarement encore dans une même famille chez deux générations successives, sans doute parce que les troubles graves, intellectuels et autres, qui lui succèdent trop souvent, ne mettent guère l'individu en état de se reproduire, et en font une non-valeur sociale.

Si le facteur hérédité ne joue qu'un rôle effacé dans la genèse de cette affection, en revanche le traumatisme, l'intoxication, l'infection ont une importance pathogénique de tout premier ordre, qui demande à être précisée aux trois principales périodes pendant lesquelles l'enfant est atteint, c'est-à-dire, pendant la vie fœtale, pendant l'accouchement, après la naissance.

Pendant la vie fœtale, on incrimine habituellement les traumatismes utérins, les émotions vives de la mère. Dans nombre de cas l'alcoolisme de la mère, la syphilis, dont il ne faut d'ailleurs pas s'exagérer l'importance, déterminent, ensemble ou isolément, des lésions plus ou moins graves. Quand ces facteurs manquent il semble qu'il faille penser à des toxi-infections, de nature encore indéterminée, frappant l'enfant *in utero*. L'accouchement est au premier chef une cause déterminante de paralysies infantiles cérébrales, et en particulier l'accouchement laborieux ou prématuré, ce dernier agissant peut-être moins par lui-même que par les causes qui l'ont provoqué. On incrimine également et à bon droit les accidents asphyxiques du nouveau-né. Après la naissance, les petits enfants peuvent encore être frappés par la maladie, mais cela pendant deux à trois ans seulement; car ultérieurement le cerveau semble lui devenir réfractaire. C'est qu'en effet leur âge les expose à toutes les infections parmi lesquelles il faut surtout signaler : la rougeole, la dothiénentérie, la coqueluche, la scarlatine, la variole, la pneumonie, la broncho-pneumonie, les encéphalites primitives (voir le précédent chapitre), enfin les traumatismes craniens ; à ce moment le traumatisme n'a pas cependant l'importance que tout le monde lui reconnaît avec raison pendant l'accouchement, à la deuxième phase étiologique.

Anatomie pathologique. — Sur la table d'autopsie, avant l'ouverture du crâne, il est quelquefois possible de constater qu'il est plus ou moins déformé : on note de la rétraction des parois osseuses, un aplatissement des bosses frontales et occipitales, d'ailleurs très inconstants. Plus importantes sont les lésions des méninges ; il n'est pas rare de les trouver changées d'aspect, notablement épaissies, témoignant, par là, de l'existence d'une méningo-encéphalite initiale et cause de tout le mal ; le plus souvent elles sont intactes et se laissent aisément détacher, permettant de mettre à nu les hémisphères. Ceux-ci présentent les lésions les plus importantes. Elles sont très variables. La porencéphalie, qui s'observe principalement, mais non exclusivement, chez les sujets atteints *in utero*, est caractérisée par des *cavités*, unilatérales ou bilatérales, siégeant au niveau des hémisphères ; ces *pertes de substances* communiquent avec le ventricule latéral, par un orifice infundibuliforme, autour duquel les circonvolutions affectent une disposition radiée. Quelquefois l'orifice est vaste et irrégulier, les circonvolutions ne rayonnent pas autour de lui, mais sont coupées irrégulièrement. Il s'agirait alors de pseudo-porencéphalie (Bourneville et Sollier).

Comme nous le verrons plus loin, tantôt ces lésions ressortissent à des processus de destruction, inflammatoires ou autres, de la substance cérébrale, tantôt ils représentent une véritable agénésie corticale, le tissu nerveux ayant subi un arrêt de développement sous l'influence des causes pathogènes mentionnées au chapitre de l'étiologie. Elles entraînent à leur suite des altérations secondaires que leur nature, le plus souvent congénitale, rend tout particulièrement intéressantes. On sait en effet que le neurone cortico-médullaire, la voie motrice pyramidale, est, entre tous les faisceaux blancs, le dernier à acquérir son entier développement. C'est ainsi que chez le fœtus de sept mois (van Gehuchten) les fibres pyramidales sont absentes sur toute la longueur de la moelle épinière. Au huitième mois, on les trouve dans la capsule interne, le pédoncule, la protubérance. Elles descendent alors dans la moelle, et, à la naissance, elles sont dans la région lombaire. Mais la moelle du nouveau-né n'a pas cependant l'aspect de la moelle de l'adulte ; il y manque un élément essentiel, le manchon de myéline, qui normalement entoure le cylindraxe. Celui-ci ne se constitue que dans les premiers mois de la vie extra-utérine, et par suite, à la naissance, entre les fibres pyramidales clairsemées et encore sans myéline, on voit de larges plans où prédomine la névroglie. Que survienne maintenant une lésion de la zone motrice — nous avons vu la fréquence de la paralysie infantile cérébrale d'origine intra-utérine — et il n'y aura pas, comme dans l'hémiplégie de l'adulte, dégénérescence secondaire descendante de la voie pyramidale, du protoneurone moteur cortico-médullaire, marquée par la fragmentation de la myéline, la disparition des cylindraxes, la formation des corps granuleux avec prolifération de la trame névroglique. La voie pyramidale n'existant pas dans les premiers mois, n'ayant pas encore de myéline à la naissance, ne pourra pas subir la dégénérescence descendante. Les cellules d'origine, centres trophiques du neurone, étant détruites dans l'écorce par le processus pathogène, leurs prolongements, les fibres motrices, ne pourront se développer. Il y aura, non pas destruction d'un faisceau, lequel n'existe pas encore ou est rudimentaire, mais arrêt de développement, agénésie. Au microscope, les territoires médullaires, que normalement devrait occuper la voie pyramidale, auront alors, toute proportion gardée, l'aspect qu'ils avaient chez le fœtus au septième ou au huitième mois. Quelquefois même, il n'y aura pas de cylindraxes du tout. On le voit, c'est la date d'apparition de la lésion cérébrale, qui commandera la nature des altérations secondaires. Nous devons ajouter que tous les neurologistes n'admettent pas cette division. Pour eux il serait souvent malaisé de différencier l'agénésie et la sclérose descendante, celle-ci pouvant exister déjà quelques mois à un an après la naissance, bien que fort atténuée.

A côté de la porencéphalie, et plus fréquemment que cette dernière, on trouve, surtout chez les malades atteints pendant l'accouchement ou après la naissance, les altérations scléreuses proprement dites, la sclérose lobaire atrophique. Ici ce qui domine, c'est la diminution de volume de l'encéphale ; celle-ci comprend en général tout un hémisphère, plus rarement elle n'en frappe qu'une partie, et en particulier la zone motrice, sans s'y limiter cependant, et en empiétant plus ou moins sur le lobe frontal et le lobe occipital. Elle peut être unilatérale ou bilatérale, souvent symétrique. Dans quelques cas plus rares, ce n'est pas l'écorce qui est atteinte, mais les noyaux gris centraux, le cervelet, le pédoncule, la protubérance, le bulbe.

Si nous venons à couper ces foyers scléreux, nous verrons qu'ils offrent une coloration blanchâtre, qui tranche sur la teinte grise du tissu des circonvolutions saines. La résistance de ces masses indurées est considérable, pouvant atteindre parfois à celle qu'offrirait le cartilage. Même atrophie dans la substance blanche sous-jacente à l'écorce. Si l'on veut bien considérer que tout autour de l'îlot scléreux, le tissu cérébral voisin peut être souvent très atrophié aussi, les circonvolutions demeurer morphologiquement mal différenciées, l'hémisphère entier avoir subi une diminution de volume, on sera conduit à penser qu'à côté du processus scléreux, détruisant des tissus déjà formés, une place doit être donnée à l'agénésie, à l'arrêt de développement des tissus en voie de formation. Cette manière de voir, tout à fait légitime quand il s'agit d'altérations congénitales, garde sa valeur en ce qui concerne les lésions acquises plus ou moins longtemps après la naissance, puisque nous savons que le nouveau-né a besoin de plusieurs mois pour voir s'achever le développement de ses centres nerveux.

Quand la zone motrice sera atteinte (et c'est le cas le plus souvent) on notera, comme toujours, une sclérose descendante du faisceau pyramidal. A côté de la sclérose atrophique, les auteurs ont décrit encore une forme hypertrophique ou tubéreuse dans laquelle le cerveau est parsemé de nodosités blanchâtres variant du volume d'un « pois à celui d'une pièce de cinq francs » (Bourges).

Au microscope, l'examen des régions atteintes décèle les lésions banales de sclérose, la prolifération névroglique étouffant les tissus nobles, amenant l'atrophie et la disparition des grandes cellules nerveuses corticales. C'est du moins ainsi que la plupart des auteurs se représentent l'évolution des lésions. Pour d'autres, au contraire, l'altération primitive, causale, serait la lésion de la cellule nerveuse (Strümpell) n'amenant qu'ultérieurement l'irritation des masses interstitielles. Cette conception établirait une analogie histologique entre la paralysie infantile d'origine cérébrale et celle de nature médullaire. Quoi qu'il en soit, cette sclérose n'est qu'un aboutissant, le dernier terme d'une évolution anatomique, dont les moments initiaux sont des plus variables.

Quelles sont maintenant les *lésions initiales* ayant eu comme résultat commun la sclérose cérébrale ou l'arrêt de développement? Le problème n'est pas entièrement résolu, car les examens anatomiques ont le plus souvent été trop tardifs. Il reste acquis cependant que si, chez le fœtus, il faut incriminer les encéphalites, la stéatose, l'obstruction vasculaire comme point de départ de la paralysie cérébrale, c'est au contraire l'hémorragie méningée (Mac Nutt) qui jouerait le principal rôle pendant l'accouchement. Chez le nouveau-né, la variabilité des lésions initiales est encore plus considérable, et l'on a noté la fréquence de la méningo-encéphalite, des hémorragies, des ramollissements par thrombose ou embolie, des encéphalites aiguës enfin.

Symptomatologie. — Dans la grande majorité des cas, l'enfant est pris en pleine santé; il a de la fièvre, des vomissements, une perte de connaissance plus ou moins totale. En même temps, et le fait est capital, apparaissent les *convulsions*. Précédées ou non d'une phase d'agitation cérébrale très marquée (F. Simon), celles-ci sont quelquefois généralisées et simulent l'épilepsie, bien que le cri initial, la morsure de la langue, les évacuations involontaires puissent faire défaut. D'autres fois les secousses convulsives affectent plutôt le type de l'épilepsie bravais-jacksonienne, et se localisent avec une prédominance marquée sur le côté qui va être paralysé. En tous cas, cette phase de début ne se prolonge guère plus de quelques jours, et la période d'état, que caractérise l'*hémiplégie*, ne tarde pas à apparaître. Nous faisons remarquer que cette description ne saurait convenir qu'aux cas types, à ceux où l'enfant est frappé *après sa naissance*, dans les trois premières années de la vie. Plus rarement l'affection est *congénitale;* le début des accidents, on le conçoit, nous échappera alors constamment, et l'on se trouvera en présence du fait accompli, de l'hémiplégie constituée. Encore cette hémiplégie n'est-elle pas toujours constatée dès ce moment, parce que l'enfant remue peu et que la différence fonctionnelle entre le membre sain et celui qui ne l'est pas, n'est pas très frappante. Il suffira d'attendre quelques semaines pour que la paralysie de l'un des côtés acquière de la netteté et soit reconnue même par les parents.

Cette *hémiplégie*, toujours flasque à cette période initiale de la maladie, diffère par certains points de l'hémiplégie de l'adulte. Ici aussi on constate l'impotence du bras et de la jambe avec prédominance des troubles au membre supérieur, l'atteinte du facial et de l'hypoglosse; mais contrairement à ce qui a lieu chez l'adulte, la paralysie de la face est très peu prononcée, surtout dans les cas un peu anciens : c'est plutôt une parésie qu'une paralysie; on ne la constate bien que dans les mouvements de la mimique, en essayant de faire sourire le petit malade, et la déviation de la langue est bien exceptionnelle. Dans quelques cas, la paralysie se localise à un seul membre, ou frappe les deux côtés symétriquement, donnant lieu à une diplégie. Quel que puisse être le degré de leur extension, les troubles paralytiques affectent encore à cette époque les caractères très nets de la flaccidité : les mouvements passifs s'exécutent sans la moindre résistance; les réflexes tendineux ne sont pas encore exagérés; il n'y a pas de clonus du pied; seul le signe de Babinski, l'inversion du réflexe cutané planaire, peut être noté de façon très précoce, avant la phase de contracture; la sensibilité demeure le plus souvent intacte; quelquefois cependant il y a de l'hypoesthésie (Raymond), de l'hémianesthésie de nature peut-être hystérique (Gowers); ces troubles sont d'ailleurs bien difficiles à mettre en évidence chez des sujets en si bas âge. Des troubles vaso-moteurs, tels qu'un abaissement de la température d'un demi-degré, une diminution de la pression sphygmométrique du côté malade sont chose courante. Il est un dernier caractère qui appartient à ces troubles paralytiques; c'est leur tendance évidente à s'améliorer. Quelques semaines sont à peine écoulées depuis le début bruyant de l'hémiplégie, que la motilité reparaît presque intégralement au bras et que la marche devient possible si l'enfant est suffisamment âgé. Tout porterait alors le clinicien à se prononcer en faveur de la guérison, si cinq, six, huit mois plus tard n'apparaissait presque fatalement la 3e phase de la maladie, la phase de *contracture*. Par elle, une entrave durable sera apportée au fonctionnement des membres; c'est de son intensité aussi que le médecin tirera un des principaux éléments du pronostic.

La contracture peut être quelquefois momentanée et n'apparaître qu'à l'occasion des mouvements volontaires, les rendant lents et pénibles à exécuter, ou même en immobilisant le membre dans une attitude fixe. Le plus souvent elle est permanente. Le bras est alors fixé contre le thorax, l'avant-bras fléchi sur le bras en pronation; la main, fortement fléchie sur l'avant-bras, a sa face palmaire tournée vers la face correspondante de l'avant-bras, plus ou moins déviée vers son bord cubital, en affectant quelquefois la forme d'une gouttière par suite du relèvement de ses bords internes et externes avec arrondissement de la face dorsale. Les doigts fléchis sur la paume de la main recouvrent le pouce qui se trouve en adduction.

En examinant le membre inférieur, on voit la cuisse et la jambe en extension forcée, le pied en flexion plantaire, et incliné tantôt en dedans (varus équin) tantôt en dehors.

Ces déformations sont plus prononcées ici que dans l'hémiplégie de l'adulte, et peuvent déterminer à la longue des rétractions musculaires et fibreuses. Quelquefois on note de la contracture dans la sphère du facial. — La marche est presque toujours difficile dans les cas sérieux ; tantôt le petit malade marche en fauchant, comme l'hémiplégique adulte, tantôt il a une démarche plus ou moins sautillante, quand l'atrophie du membre atteint est très marquée. Enfin quand l'équinisme coïncide avec une flexion plantaire des orteils, la marche peut être rendue complètement impossible. Cette contracture infantile est d'intensité assez variable : augmentée par les émotions, l'exposition brusque à l'air, l'attouchement du membre, l'absorption de strychnine, elle est diminuée par l'application de la bande d'Esmarch (Brissaud) et la narcose chloroformique. Son intensité très variable n'est pas en rapport avec celle des troubles paralytiques; sa distribution sur le côté atteint peut être irrégulière, segmentaire, frapper l'épaule et le bras et respecter l'avant-bras et la main.

En coïncidence avec la contracture et la précédant parfois de quelque temps, comme dans l'hémiplégie de l'adulte, on note l'exagération des réflexes tendineux, surtout du réflexe rotulien, et la trépidation spinale (voir l'article Hémorragie cérébrale). Les réflexes du radius, du cubitus, du tibia sont très exagérés aussi, et se manifestent par des mouvements généralisés à tout le membre. Les réflexes cutanés sont en général abolis, sauf le réflexe cutané plantaire (Babinski, Cestan) qui se manifeste par un mouvement d'extension, souvent athétosiforme de la première phalange du gros orteil, quand on chatouille la plante du pied. Cette recherche est délicate, parce qu'une piqûre trop intense ou un frottement trop énergique de la région plantaire déterminent des mouvements de défense avec flexion forcée (Cestan) des orteils et de tous les segments du membre inférieur. Ce signe de Babinski est très constant.

La période de contracture est en général compliquée par un certain nombre de symptômes, les uns précoces, les autres tardifs, tellement fréquents qu'ils donnent à la paralysie cérébrale infantile sa physionomie clinique si particulière et ne sauraient être considérés comme des complications seulement. Nous nommerons ainsi les mouvements associés ou syncinésiés, les troubles trophiques, l'hémiathétose et l'hémichorée, contemporains de la contracture et la précédant quelquefois, et aussi les troubles intellectuels et convulsifs dont la date d'apparition est plus éloignée.

Les mouvements associés ou syncinésiés, déjà décrits à propos de l'hémiplégie de l'adulte, consistent en mouvements involontaires du membre, bras ou jambe, paralysé à l'occasion de mouvements volontaires exécutés par le côté sain ; les mouvements passifs les provoquent aussi quelquefois. Ils sont singulièrement fréquents dans les paralysies infantiles d'origine cérébrale, en particulier dans les cas de gravité moyenne avec contracture modérée. L'amplitude de ces mouvements associés est nettement proportionnelle à l'amplitude des mouvements volontaires ; elle est toujours plus grande aux membres supérieurs qu'aux membres inférieurs (Déjerine). Lorsque l'affection n'est pas trop ancienne et l'hémiplégie pas trop accusée, on peut aussi constater quelquefois des mouvements associés du côté sain lorsqu'on commande au petit malade de mouvoir son membre malade.

Les troubles *trophiques*, qui peuvent être précoces et survenir quelques semaines après le début des troubles moteurs, ont une importance considérable. En général, il s'agit d'un arrêt de développement de toute la moitié du corps paralysé, lequel loin de s'atténuer avec l'âge, ne fait que s'accroître. Le membre paralysé est frappé dans son entier ; il cesse de croître et demeure court et grêle, sans que cependant la différence entre les deux membres sain et malade atteigne ordinairement une longueur de 5-6 centimètres comme l'a vu Bourneville. Il ne saurait être question ici d'atrophie musculaire seulement, car le squelette est atteint aussi bien que les parties molles, et à l'amaigrissement musculaire s'ajoute la diminution d'épaisseur de l'os. Ces troubles prédominent en général bien plus au membre supérieur qu'au membre inférieur. L'asymétrie de la cage thoracique, assez souvent constatée, dépend des mêmes processus. Le bassin aussi n'est pas épargné et l'on peut noter la déformation, dite bassin oblique ovalaire, avec diminution du diamètre transversal. Enfin la colonne vertébrale n'est plus rectiligne et trop souvent il y a une scoliose dorso-lombaire dont la convexité est dirigée du côté de l'hémiplégie. La face est en général plus ou moins asymétrique. A titre de troubles bien moins fréquents, signalons ici : lividité et refroidissements des membres paralysés avec ou sans sueurs visqueuses, atrophie d'un testicule ou de l'une des glandes mammaires, absence du petit doigt et de l'auriculaire (Féré), diminution de la courbe sphygmographique (Féré), tout cela du côté malade. Des altérations de la forme du crâne, consistant en aplatissement (Bréchet) et diminution de volume ou même dépression de la voute cranienne, ainsi que bien d'autres anomalies de développements, stigmates de dégénérescences, ont été notées.

L'hémichorée et l'hémiathétose qui n'est qu'une forme d'hémichorée lente et localisée aux extrémités ont ici une importance capitale ; nous les avons définies à l'article Hémiplégie. Elles diminuent ou disparaissent par le repos et le sommeil ; aussi les malades essayent-ils d'immobiliser la main ou le bras qui remuent en les fixant avec la main saine, en les plaçant derrière le dos, l'avant-bras en flexion sur le bras. Quand c'est la main seule qui remue, ils peuvent en atténuer les mouvements en l'enfouissant dans leur poche. Les excitations de toute sorte augmentent les troubles moteurs. Quelquefois il y a du tremblement assez analogue au tremblement intentionnel de la sclérose en plaques. Tous ces troubles sont assez variables ; ils augmentent ou diminuent d'intensité à de certains jours sans raison connue ; ils peuvent être remplacés les uns par les autres. Aussi chez un même malade, suivant le moment, pourra-t-on quelquefois observer de la contracture vraie, du tremblement intentionnel, de l'hémiathétose, de l'hémichorée. C'est une raison, en dehors de celles que nous fournissent les examens anatomiques, de ne pas rechercher comme cause de ces troubles une lésion déterminée, nettement localisée de l'encéphale, mais de n'y voir, avec Kahler et Pick, qu'une irritation des fibres pyramidales sur un point quelconque de leur trajet, de l'écorce à la moelle, irritation qui fait pendant à la destruction, laquelle engendre la paralysie. Cette manière de voir nous explique aussi que ces troubles moteurs soient plus fréquents dans les hémiplégies légères avec contracture modérée, relevant de lésions moins graves de l'encéphale, et où les processus d'irritation sont au moins aussi importants que les processus de destruction.

Dans quelques cas, l'hémiathétose détermine une hypertrophie musculaire marquée.

A titre de complications moins précises, mais d'une grande fréquence, il faut retenir les troubles intellectuels et les manifestations convulsives. Les troubles intellectuels ou mieux psychiques, car la volonté et la sensibilité ne sont pas épargnées, s'observent à tous les degrés. Quelquefois l'intelligence est presque normale, le malade est seulement anormalement émotif et irascible ; ses instincts sont plus ou moins pervertis. Dans les cas les plus graves, le malade est presque un imbécile ; s'il n'est pas soumis à une surveillance étroite, à une éducation soignée, il pourra — tant par son incapacité à s'élever aux idées abstraites de bien, propriété, loi, etc., que par la perversion des instincts dont la dissolution se fait par un ordre toujours identique, frappant d'abord les émotions désintéressées, puis les émotions altruistes et égo-altruistes, — il pourra, disons-nous, entrer en conflit avec le code pénal, ou au moins être insuffisant dans la plupart des professions mêmes manuelles, puisque du fait de l'hémiplégie, même lorsqu'elle s'est assez améliorée, les mouvements restent très imparfaits dans le membre supérieur. Dans les cas plus graves la mémoire est insuffisante, les opérations d'arithmétique les plus simples ne peuvent être faites. Enfin on peut constater jusqu'à l'imbécillité complète. Le malade grimaçant, se balançant perpétuellement, est réduit à une vie toute animale. Il ne parvient pas à former les concepts les plus élémentaires, et le langage se borne chez lui à quelques interjections pour exprimer la douleur ou le plaisir physiques. Les seules tendances qui demeurent intactes chez ces malades sont l'instinct de la nutrition et l'instinct sexuel sous sa forme tout à fait inférieure : aussi se nourrissent-ils gloutonnement et se livrent-ils à la masturbation. Le gâtisme est souvent noté.

A côté de ces troubles psychiques, on observe exceptionnellement de l'aphasie, qui d'ailleurs a une grande tendance à s'améliorer ou à guérir, et quelquefois de la dysarthrie ; celle-ci persiste souvent jusqu'à un âge avancé, donnant au malade une articulation lente et pâteuse. Il y a souvent du retard dans l'apparition de la parole chez certains enfants, qui ne commencent à parler que vers quatre ans, ou encore du bégaiement, du zézaiement, du bredouillement. Enfin, en connexion avec ces faits, on a signalé des troubles du côté des organes des sens : nystagmus, strabisme, hémianopsie, lésions oculaires. Oppenheim incrimine un foyer de sclérose cérébrale infantile comme cause de certaines formes de cécité, de surdité, d'incoordination cérébelleuse congénitales.

Les convulsions épileptiformes sont très fréquentes, puisque 50 p. 100 au moins des hémiplégiques infantiles sont en même temps épileptiques. Souvent elles se sont établies dès le début de l'affection et ont continué à se reproduire sans trêve aucune par accès plus ou moins espacé. Dans d'autres cas, les plus fréquents peut-être, un intervalle plus ou moins grand et que nous avons vu être d'une vingtaine d'années, sépare l'apparition de ces convulsions, que l'on peut appeler post-hémiplégiques, des convulsions qui marquèrent le début de la maladie. Elles sont souvent généralisées et ressemblent à l'épilepsie vraie, bien que l'accès soit en général moins brusque, le coma moins complet, le cri initial absent et les évacuations involontaires bien inconstantes.

D'autres fois, elles sont partielles et affectent le type de l'épilepsie symptomatique bravais-jacksonnienne. Les convulsions se localisent alors au côté paralysé ou prédominent sur celui-ci; les malades n'ont pas de cri initial, pas de morsure de la langue, la connaissance n'est pas perdue. Généralisées ou partielles, les convulsions ne sont pas toujours, au point de vue de leur intensité, en rapport avec le degré de l'hémiplégie et constituent quelquefois le symptôme prédominant de l'affection. Quelquefois elles disparaissent; d'autres fois elles deviennent plus fréquentes et plus intenses malgré le traitement; l'état de mal peut être observé alors comme dans l'épilepsie vraie. Quand elles persistent, les convulsions épileptiformes aboutissent à la démence et à la mort.

Formes cliniques. — La paralysie infantile cérébrale ne réalise pas toujours le tableau clinique que nous venons de décrire et à côté de la forme typique, hémiplégique, une place doit être faite à certaines modalités cliniques importantes. C'est ainsi que les lésions cérébrales, le plus souvent unilatérales, peuvent être doubles et symétriques, réalisant ainsi une double hémiplégie ou *diplégie cérébrale infantile*. Contrairement à ce qui a lieu dans l'hémiplégie simple, et sans doute par une localisation du processus à la région rolandique supérieure, les membres inférieurs seuls peuvent être atteints, les bras étant indemnes ou presque. Ces formes cliniques constituent ce que l'on appelle le syndrome de Little, le nom de maladie de Little étant réservé par beaucoup d'auteurs à la forme paraplégique ; elles dépendent en général de conditions étiologiques assez constantes : naissance avant terme, accouchement laborieux avec ou sans asphyxie ; la forme paraplégique reconnaissant comme cause surtout la naissance avant terme. On doit ajouter qu'il existe nombre d'observations de syndrome de Little, survenu plus ou moins longtemps après la naissance, et la naissance à terme (Cestan), et que d'ailleurs la naissance avant terme ne saurait à elle seule expliquer la formation de la maladie de Little, attendu que beaucoup de prématurés n'ont pas trace de spasticité. Le cas, partout cité de Déjerine, montre que le syndrome de Little peut ressortir également à un processus purement spinal, et qu'en tout cas il n'est que l'expression clinique de l'atteinte bilatérale du neurone cortico-spinal sur quelle partie que ce soit de son trajet. L'existence ou l'absence de troubles intellectuels et de secousses épileptiformes, la possibilité certaine ou improbable d'une évolution vers la guérison sont autant de caractères pouvant servir à constituer des sous-variétés mais ne permettant pas de scinder en une dualité clinique (Cestan) le syndrome de Little.

Quoi qu'il en soit, on constate le plus souvent (dans les formes congénitales), que, dès la naissance, l'enfant ne peut rester dans son lit, qu'il roule de tous les côtés ; en le lavant ou en l'habillant, les parents remarquent que ses membres sont raides et qu'il ne les remue guère ; dans certains cas, la raideur est telle qu'on peut le soulever par les pieds comme une barre. S'il s'agit de formes acquises après la naissance, des convulsions peuvent être constatées ici comme dans l'hémiplégie infantile ordinaire. Dans les cas très graves les enfants ne peuvent marcher et ne le pourront jamais ; si la paralysie et surtout la contracture sont moins accusées, on les verra progresser à petits pas, les jambes serrées l'une contre l'autre, en extension forcée, la plante des pieds frottant le sol ; il en résulte un dandinement très particulier. Dans la forme diplégique, les bras participent à la raideur ; ils sont appliqués contre le thorax, à demi fléchis comme « les ailerons d'une volaille ». Les muscles de la nuque ne sont pas toujours indemnes, aussi voit-on la tête et le tronc immobilisés par la contracture et inclinés en avant, le domaine du facial est souvent contracturé. Toutes les complications que nous avons étudiées à propos de l'hémiplégie infantile, troubles trophiques, troubles intellectuels, secousses convulsives, se retrouvent ici et, avec une fréquence plus grande que dans celle-ci, les troubles des organes des sens, nystagmus, strabisme et aphasie ; le syndrome de la paralysie labio-glosso-laryngée, réalisant une forme infantile de paralysie pseudo-bulbaire, a été noté (Oppenheim).

Dans quelques cas plus rares, on observe la paraplégie spastique des membres inférieurs coïncidant avec des mouvements athétosiformes occupant les membres supérieurs. Enfin l'athétose peut constituer presque à elle seule toute la maladie, elle atteint alors non seulement les bras, mais aussi les jambes et la face ; des troubles intellectuels, un certain degré de contracture sont la règle. Cliniquement le malade a un facies grimaçant, exprimant successivement et contradictoirement les émotions les plus variées : joie, crainte, tristesse, arrogance, découragement. Les membres supérieurs, surtout les mains, sont incessamment agités de mouvements extraordinaires de reptation que l'on a comparés à des mouvements de tentacules de poulpe. Aux membres inférieurs ces troubles sont bien moins accentués.

Pronostic. — Le pronostic des paralysies infantiles d'origine cérébrale est assez variable. Dans les formes acquises, à grosses lésions cérébrales, il est tout à fait mauvais. Des symptômes comme la contracture ou l'athétose, quand ils se sont constitués, ne cèdent jamais. Seule la paralysie peut s'amender avec les années ; mais elle ne le fait que dans les cas légers ; au surplus le malade ne saurait tirer aucun profit de cette amélioration, si elle ne coïncide pas avec une absence plus ou moins totale de la contracture, celle-ci rendant stériles par la raideur qu'elle détermine, les efforts que la volonté pourrait faire pour mouvoir le membre atteint. Dans certaines formes congénitales de paraplégie cérébrale, dite maladies de Little, l'amélioration des symptômes peut être assez considérable et surtout assez fréquente, pour que certains auteurs, dont tout récemment van Gehuchten, aient voulu leur donner une place à part dans le cadre nosologique. On n'oubliera pas enfin, avant de formuler son pronostic, la fréquence et la gravité des troubles intellectuels et des convulsions épileptiformes.

Diagnostic. — Le diagnostic demande à être étudié dans la forme avec hémiplégie, dans la forme diplégique, dans l'athétose double.

1° L'hémiplégie cérébrale infantile pourrait être confondue avec les *formes hémiplégiques de la poliomyélite antérieure aiguë de l'enfant* ou paralysie spinale infantile. Mais ici la paralysie frappe d'abord la totalité d'un membre pour se localiser, après rétrocession, à certains groupes musculaires; il n'y a pas de contracture, pas d'exagération des réflexes, pas de signe de Babinski, l'intégrité de l'intelligence, l'absence de l'hémichorée et de l'hémiathétose ainsi que de la paralysie faciale, l'existence de la réaction de dégénérescence sont la règle.

Quand les troubles sont peu accusés au membre inférieur, on pourrait confondre l'affection avec la monoplégie résultant d'une *paralysie obstétricale* du nouveau-né qui est une paralysie radiculaire du plexus brachial. Mais ici, les troubles paralytiques se limiteront au deltoïde, au sous-épineux, etc. Il n'y aura pas trace de spasticité et d'exagération des réflexes. On notera la réaction de dégénérescence.

Si la contracture est encore peu marquée, on pourrait penser à la *pseudo-paralysie syphilitique* de Parrot, due à une ostéo-chondrite juxta-épiphysaire que cet auteur rapporte à la syphilis. Elle survient dans les tout premiers mois de la vie, comme c'est le cas pour nombre de paralysies infantiles cérébrales ; mais elle s'accompagne d'un gonflement douloureux juxta-épiphysaire, avec ou sans crépitation et mobilité de l'épiphyse. Il y a des signes de syphilis héréditaire. L'hémiplégie choréïque simule assez bien l'hémiplégie infantile avec hémichorée. Mais c'est une affection rapidement curable frappant la deuxième enfance ou l'adolescence, ne s'accompagnant ni de spasticité, ni d'exagération des réflexes, ni de troubles trophiques.

2° La diplégie cérébrale ou mieux la paraplégie cérébrale non congénitale — car de la forme commune, congénitale, il ne saurait être question ici, les circonstances étiologiques rendant toute confusion impossible — ressemble à certaines formes, d'ailleurs voisines, de *paraplégie spasmodique familiale* lorsqu'elle survient chez l'enfant. La rareté de cette affection, que nombre d'auteurs voudraient voir rayée du cadre nosologique, son caractère familial, l'extrême lenteur du début, la marche progressive sont autant de caractères différentiels.

3° On évitera de confondre la *chorée chronique* avec les formes de paralysies infantiles accompagnées d'athétose double. Dans la chorée chronique, il n'y a pas de spasmodicité et les mouvements sont à la fois plus rapides et plus étendus.

Traitement. — A la phase du début, pendant les manifestations éclamptiques, on pourra ordonner des émissions sanguines locales, la vessie de glace sur la tête, de grands bains tièdes, la médication calmante surtout.

La thérapeutique se trouve bien impuissante à la période d'état; la paralysie, la contracture sont toutes deux des symptômes rebelles. Les massages, la mobilisation, les courants continus compteraient à leur actif quelques demi-succès. On traitera les manifestations convulsives comme l'épilepsie, c'est-à-dire par la médication bromurée et des soins hygiéniques sévères.

Rappelons enfin que les chirurgiens sont intervenus de deux manières, avec un succès contestable d'ailleurs, dans les paralysies infantiles cérébrales : en pratiquant la transplantation des tendons contre la contracture, et en tentant d'agir sur le foyer encéphalique lui-même par la trépanation.

PARALYSIE GÉNÉRALE PROGRESSIVE

(DÉMENCE PARALYTIQUE)

Cette affection si grave, et qui tend à devenir de plus en plus fréquente, a été entrevue au commencement du XIXe siècle par les aliénistes français Esquirol, Royer-Collard, Georget qui en firent une complication de la folie. Ce n'est qu'en 1822 que parut le travail admirable de Bayle dans lequel cet auteur sépara la paralysie générale des autres maladies mentales et en fit une affection autonome. « Ce fut, dit Baillarger, le plus grand progrès qu'on ait à signaler dans l'histoire des maladies mentales. » Ces travaux fondamentaux de Bayle furent complétés ultérieurement, dans une large mesure, par des aliénistes et neurologistes français et étrangers, dont nous ne pourrons citer ici que les principaux : Calmeil, Baillarger, Falret, Magnan, Tuczek, Westphal, Régis, Mendel, Kraepelin, Raymond, Sérieux, Klippel, Fournier, etc.

Étiologie. — La maladie frappe, avec une prédilection marquée, des hommes de 30 à 50 ans, dans la pleine force de l'âge ; il y a cependant des cas de paralysies générales juvéniles, survenant chez des enfants, voire chez de petits enfants (Régis, Bury, Strümpell, etc.). Les femmes sont plus rarement atteintes que les hommes, surtout dans les classes aisées. L'influence de l'hérédité est diversement appréciée (Sérieux).

A côté de ces considérations d'âge et de sexe, il faut tenir grand compte de l'influence du milieu social sur la production de la maladie et sur sa multiplication croissante à notre époque (Régis, Thomsen). Toutes les statistiques s'accordent, en effet, sur ce point que c'est dans les villes, dans les grandes villes en particulier, que s'observe principalement la démence paralytique. Et, au fait, tout concourt, dans nos grands centres modernes, à faire du système nerveux un lieu de moindre résistance et à le préparer aux injures graves. Le surmenage, commandé par l'âpreté de la lutte pour la vie, les émotions incessantes, les excès génésiques, exercent là, sur la cellule nerveuse, leur action nocive, encore accrue, dans une proportion certainement considérable, par les intoxications professionnelles, telles que le saturnisme, et surtout par les excès alcooliques (Magnan, Garnier). L'intoxication éthylique expliquerait ainsi la fréquence de la démence paralytique dans quelques professions (marchands de vins, filles publiques), de même que le surmenage intellectuel et émotionnel serait la raison du tribut payé à la maladie par les artistes, les financiers, et plus généralement par les personnes vouées aux carrières libérales. Mais ce qui domine toutes les causes pathogènes, ce qui les relègue toutes au rang de conditions secondaires, c'est, — ainsi que l'ont montré les recherches modernes, issues des travaux de Fournier sur le tabes, — l'importance étiologique de la syphilis. « Civilisation et Syphilisation » (Krafft-Ebing), voilà les causes de la paralysie générale; elles préparent le terrain et apportent le germe, et c'est ce dernier surtout qui importe. Sa nocivité — syphilis acquise ou héréditaire — est démontrée par des considérations statistiques et par l'expérimentation ; par la statistique qui accuse 80 p. 100 au moins de paralytiques généraux à antécédents syphilitiques certains, une fréquence beaucoup plus grande de la syphilis chez les aliénés paralytiques que chez les aliénés non paralytiques, une rareté très grande de la maladie chez les religieux, les femmes des classes aisées, les enfants, peu exposés à l'infection spécifique; par l'expérimentation, puisque les neuf sujets dont parle Krafft-Ebing n'ont pu être infectés par des inoculations de produits de chancres syphilitiques et de plaques muqueuses, preuve évidente qu'une syphilis antérieure leur conférait l'immunité. Mais la démence paralytique ne pourrait pas cependant être qualifiée de maladie véritablement syphilitique : elle rentrerait dans le grand cadre de la parasyphilis de Fournier, c'est-à-dire dans le groupement nosologique des affections à étiologie syphilitique, non modifiées cependant par le traitement mercuriel. Pour Kraepelin même, l'infection syphilitique bornerait son rôle à engendrer des troubles des échanges nutritifs, qui deviendraient alors les agents pathogènes directs de la maladie. Quoi qu'il en soit, la démence paralytique survient en général dix ou quinze ans après l'accident initial.

Quelques auteurs ont insisté sur l'influence fâcheuse des traumatismes craniens.

Anatomie pathologique. — Les lésions macroscopiques sont visibles, sitôt le cerveau extrait de la boîte cranienne. L'arachnoïde et la pie-mère, en effet, ont perdu leur transparence normale ; on y voit des taches rosées ou des épaississements blanchâtres. Les circonvolutions sous-jacentes sont plus ou moins masquées ; elles sont atrophiées surtout dans les régions fronto-pariétales ; les sillons sont plus profonds qu'à l'état normal ; il y a d'ailleurs une perte de poids du cerveau souvent énorme. Vient-on maintenant à décortiquer le cerveau, on constate un signe de première importance : la pie-mère, par endroits, adhère intimement au cerveau ; il n'est pas possible de la retirer sans arracher avec elle des lambeaux de substance grise. En même temps qu'on détermine ces ulcérations corticales, on voit s'écouler une notable quantité de liquide céphalo-rachidien : elle provient d'une hydrocéphalie externe, en général accompagnée d'hydrocéphalie ventriculaire.

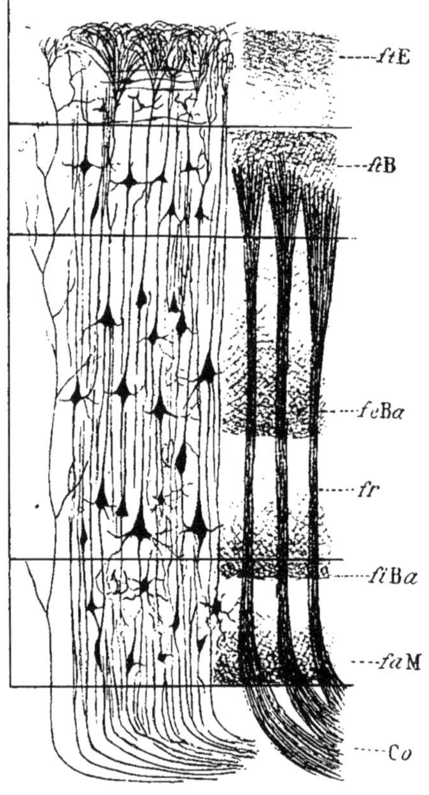

Fig. 122. — Structure de l'écorce cérébrale (à droite les systèmes de fibres, à gauche les couches cellulaires).

ftE, fibres tangentielles du réseau d'Exner. — *ftB*. fibres tangentielles de la strie de Bechterew. — *feBa*, fibres tangentielles de la strie externe de Baillarger — *fiBa*, fibres tangentielles de la strie interne de Baillarger. — *fr*, fibres radiées. — *faM*, faisceau d'association intracorticale de Meynert. — *Co*, centre ovale.

A l'examen microscopique, les méninges présentent des lésions de méningite fibro-plastique banale (Raymond et Sérieux, Cl. Philippe) ; des faisceaux de tissus fibreux entourent des cellules rondes et conjonctives. Les lésions vasculaires intéressent surtout la tunique externe et l'adventice, avec intégrité habituelle de la tunique interne des artères et des veines.

L'extrême diffusion des lésions, voilà le grand caractère histologique de l'encéphalite de la démence paralytique : tissus nerveux, névroglique, vaisseaux, tout participe au processus, et la structure

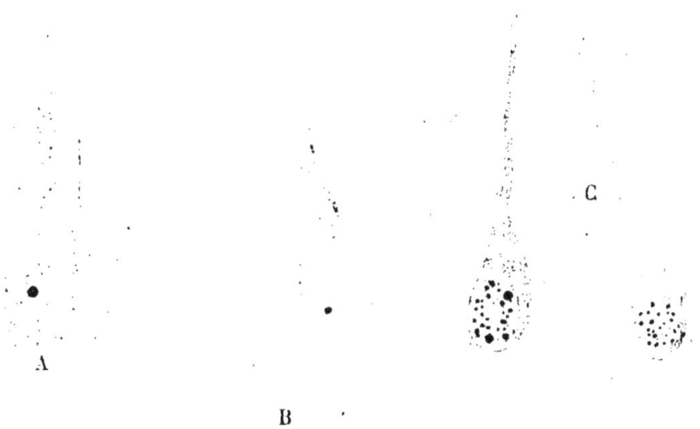

A B C

Fig. 123. — Cellules pyramidales moyennes de l'écorce cérébrale chez l'homme. Paralysie générale (Méthode de Nissl). Grossissement de 700 diamètres.

Désintégration moléculaire avec ses principales phases. En A, cellule granuleuse et craquelée, chromatophiles indistincts, coloration pâle uniforme, noyau déplacé avec granulations colorables. — En B, éléments plus malades, plus pâles, membrane nucléaire peu distincte. — En C, cellules à la dernière phase de la désintégration moléculaire : nucléole fragmenté ; corps protoplasmique arrondi et atrophié, prolongements grêles, etc.

normale de l'écorce (voy. fig. 123) est bouleversée en totalité. Du côté du tissu nerveux, cellules nerveuses et fibres sont prises au même degré et semble-t-il simultanément. Les lésions cellulaires, étudiées par la méthode de coloration de Golgi et de Nissl, aboutissent à l'atrophie plus ou moins complète des grandes cellules corticales (corps de la cellule, prolongements neuraux, dendrites) par désintégration graduelle. Les fibres nerveuses myéliniques de l'écorce, en particulier les fibres tangentielles (Tuczek), se démyélinisent d'abord, puis disparaissent. Les fibres radiées sont prises à leur tour, et cela jusque dans le centre ovale. Cependant cette démyélinisation des fibres est toujours à son maximum « dans les portions externes de l'écorce» (Cl. Philippe); elle aboutit à l'atrophie totale. Les lésions névrogliques et vasculaires ont une importance considérable. La névroglie subit une hypertrophie très nette, très précoce aussi pour beaucoup d'auteurs, et on en voit les divers éléments, cellules névrogliques, fibrilles, noyaux, remplacer le tissu nerveux sur les coupes de l'écorce cérébrale, en quelque région du cerveau qu'on les ait pratiquées. Les vaisseaux, artères et veines, révèlent leur souffrance par la périvascularite, d'abord nettement inflammatoire, puis hyaline et vitreuse ; elle peut aboutir à l'oblitération complète de leur lumière avec toutes ses conséquences. En même temps se fait une néoformation capillaire considérable.

« Les lésions élémentaires, dit Cl. Philippe, s'associent les unes aux autres, sans avoir toutes la même intensité, au moins si l'on s'en rapporte aux figures données par nos techniques actuelles. Ainsi, la démyélinisation et l'atrophie des tubes nerveux constituent certainement la lésion la plus précoce et la plus intense durant toute la maladie, ainsi que l'a bien vu Tuczek; au fur et à mesure que l'affection progresse, les couches de fibres myéliniques se décolorent facilement, depuis la périphérie de l'écorce jusqu'au centre ovale. Par contre, les cellules nerveuses, quoique sérieusement atteintes par des processus dégénératifs variés, résistent bien plus longtemps à l'atrophie totale; et nous avons pu voir assez souvent des écorces de paralytiques généraux qui, vidées complètement de leurs fibres nerveuses, conservaient encore de nombreuses cellules disposées en traînées régulières. De même, les lésions vasculaires ou névrogliques se montrent, elles aussi, au début du processus pathologique, mais sans frapper peut-être l'observateur aussi vivement que la démyélinisation, avec atrophie, des fibres nerveuses. »

La paralysie générale est donc une méningo-encéphalite diffuse, et l'on peut dire, avec la plupart des contemporains, que le processus morbide dont elle dépend sè fixe primitivement à la fois sur les éléments nerveux et sur les vaisseaux. Rappelons que ce ne fut pas là toujours l'opinion régnante et que certains auteurs se demandèrent s'il n'y avait pas lieu d'accorder une importance primordiale à l'une ou l'autre des lésions élémentaires considérée comme primitive. C'est ainsi que Tuczek, Kronthal, Pierret, Joffroy édifièrent une théorie parenchymateuse de la paralysie générale (encéphalite parenchymateuse) tandis que d'autres (Magnan, Mendel, Raynaud, Ballet) virent dans la démence paralytique le résultat d'une encéphalite interstitielle.

La paralysie générale est non seulement une méningo-encéphalite diffuse, mais encore une méningo-encéphalite spécifique (Raymond et Sérieux, Cl. Philippe) pour les uns, banale pour les autres (Klippel) [1] et dont les lésions, dépourvues de tout caractère spécifique, ne « différeraient pas au fond de celles qui sont à l'origine des inflammations de mêmes caractères histologiques, observées dans les autres tissus » (Klippel).

A côté des lésions essentielles, constantes, de la paralysie générale, il faut décrire, à titre d'altérations accessoires, surajoutées, l'atteinte possible des noyaux gris centraux, du bulbe, de la moelle surtout, où l'on a décrit la sclérose combinée des cordons antérolatéraux et postérieurs (voy. les Scléroses combinées) ainsi que la sclérose isolée du cordon postérieur dont Raymond et Nageotte ont fait une lésion tabétique : tabes associé à la paralysie générale. Les lésions des noyaux gris centraux et du bulbe consistent en foyers locaux de ramollissement ou de dégénération ou en sclérose diffuse, mais superficielle (sclérose névroglique de Magnan). Pierre Marie a décrit dans les cordons postérieurs spinaux, au niveau des zones endogènes de ce cordon (voy. l'Anatomie de la moelle), des foyers scléreux, liés à la destruction des cellules cordonales de la substance grise adjacente. Les nerfs périphériques, le sympathique abdominal (Laignel-Lavastine) peuvent être touchés. Les altératious viscérales, d'origine circulatoire, ont été bien vues par Klippel.

Symptômes. — Les signes cardinaux de la paralysie générale progressive sont l'affaiblissement intellectuel, les troubles de la parole et de l'écriture, les troubles pupillaires, les ictus cérébraux.

L'*affaiblissement psychique*, est progressif et généralisé, c'est dire qu'il atteint tout l'être pensant, sentant et voulant : c'est une *démence* progressive. Il est ainsi très précoce et doit être reconnu par le médecin dès les premières phases du mal. Les troubles intellectuels sont d'abord à peine marqués et appréciables seulement chez les personnes cultivées ; ils consistent en une fatigue cérébrale rapide, en une diminution sensible de l'attention : les malades répugnent à tout effort intellectuel, ne comprennent pas

1. Congrès de Bruxelles, 1903.

ou comprennent mal les lectures un peu difficiles, ne suivent plus les conversations un peu longues. Plus tard, l'attention faiblit davantage et une véritable torpeur intellectuelle s'établit. C'est alors que les malades sont obligés de quitter leur profession surtout si elle exigeait d'eux beaucoup d'intelligence et d'initiative, d'autant que les troubles de la mémoire viennent à se faire sentir à leur tour. Ils sont d'abord légers ; les événements récents s'effacent presque complètement, mais les souvenirs anciens demeurent. Puis l'amnésie s'aggrave et en interrogeant le malade sur son enfance, ses relations, ses opinions, on trouve des lacunes énormes s'étendant aux événements reculés. Même, avec l'évolution du mal, le paralytique en vient à oublier la date de sa naissance, le nombre de ses enfants, son âge, ne peut préciser le quantième du mois et l'année. Il se perd dans les rues de sa ville natale ou en rase campagne, et se fait arrêter pour vagabondage. — Les troubles de la mémoire et de l'attention réunis rendront impossibles de très bonne heure des opérations mathématiques très simples, telles que de petites additions ou multiplications que le malade ne peut plus exécuter de tête. Il arrivera par exemple qu'il réponde parfaitement à la question : combien font 4×6, et demeure tout interdit quand on lui demandera, quelques instants après, combien font 6×4. Les mêmes troubles nous rendront compte de la perte progressive des idées générales, et de l'incapacité croissante pour les paralytiques de comprendre des notions telles que droit, devoir, liberté, etc.

Naturellement on tiendra toujours compte dans l'appréciation de ces troubles, de l'instruction antérieure du malade, de son degré de culture préalable. On remarquera aussi, fait important en clinique, que le plus souvent il n'a pas conscience de sa déchéance intellectuelle ; les paralytiques qui se plaignent de leur affaiblissement cérébral, à la façon des neurasthéniques, sont assez rares. En même temps que l'atteinte de l'attention et de la mémoire, s'observe la déchéance progressive des facultés d'observation, de réflexion, de critique. « Le jugement du malade n'est plus ce qu'il était auparavant : l'intelligence baisse en un mot. L'initiative fait défaut, ou bien, si le sujet se lance dans des entreprises nouvelles, c'est d'une façon inconsidérée, maladroite. Il ne saisit plus la valeur des arguments qu'on lui oppose, ne se laisse point convaincre par les raisonnements les plus judicieux, ou, s'il obéit à une influence étrangère, c'est par faiblesse d'esprit, par crédulité, par naïve confiance; pareil à l'homme ivre qui a perdu la maîtrise de soi-même, tel paralytique, jadis plein de réserve, se lie d'amitié avec le premier venu, se confie étourdiment à chacun et se laisse aisément duper. La faculté d'association des idées est disséminée ou déviée, l'activité mentale amoindrie ou déréglée : il en résulte un état d'apathie, d'indifférence profonde, ou, au contraire, une activité désordonnée, stérile » (Magnan et Sérieux).

L'être sentant est aussi touché que l'être pensant, et la dissolution progressive s'empare aussi bien des émotions que des idées, les détruisant une à une, les moins élevées après les plus hautes, en rétrécissant peu à peu le champ de la vie affective. Les sentiments les plus complexes, les plus tardivement développés dans l'évolution humaine, les émotions morales et sociales, par exemple, sont atteintes les premières. Les hommes les plus raffinés, les plus délicats autrefois, étonnent leur entourage par leur sans-gêne, le cynisme de leurs propos et de leurs manières, leur manque de tenue, leur insouciance complète de ce qui, naguère, leur importait le plus. Il en est qui perdent toute pudeur, vont satisfaire leurs besoins au beau milieu d'une avenue fréquentée ou exhibent leur organes génitaux aux abords d'un urinoir, en plein boulevard. Les sentiments de famille, d'amitié s'affaiblissent bientôt aussi. Les affaires de famille et d'intérêts les plus graves ne peuvent plus émouvoir le paralytique; sa femme, ses enfants lui deviennent comme étrangers et indifférents. « Par un contraste singulier, cet homme dont les sentiments les plus délicats s'émoussent si rapidement, fait preuve de sensiblerie : il est attendri jusqu'aux larmes par le récit d'une infortune quelconque; il se lamente pour un rien comme un enfant. Les émotions apparaissent brusquement pour s'évanouir aussi vite ; le paralytique pleure et rit avec facilité, parfois presque simultanément, et son sourire mêlé de larmes témoigne de la fugacité de ses émotions (Raymond et Sérieux).

Voici une observation empruntée à Ribot et Georges Dumas; elle montre bien la dissolution progressive des sentiments dans la paralysie générale.

« Le 20 décembre 1889, F... entre à l'asile, atteint de paralysie générale à forme démente. C'est un homme intelligent, bien élevé, capable de tenir dans le monde une place brillante. Musicien de talent, il s'est fait connaître comme violoncelliste, et a été longtemps le charme des concerts les plus courus. Ce qui frappe surtout chez ce malade, à son entrée, c'est une indifférence profonde pour tous ceux qui l'entourent, médecins, gardiens, malades. Devant un vieux dément qui se meurt et qu'on lui montre, il ne s'émeut ni ne se trouble et déclare simplement : « En voilà un qui va claquer. » A toute proposition de sortir de l'asile et de se mêler au monde, on n'obtient jamais que cette réponse : « J'aime trop mon bien-être ; qu'on me laisse la paix ». Les sentiments altruistes paraissent donc avoir disparu à cette date ; mais l'amour de la famille, l'amour filial surtout, est encore intact. F... parle sans cesse de son père, veut lui écrire, le voir. On lui montre son portrait, il se met à fondre en larmes. Les sentiments personnels sont encore intacts : amour de la liberté, instinct de la conservation sous toutes ses formes.

« Le 15 janvier 1891 (au bout d'un an et demi), F... est maintenant dans la salle des gâteux. Les sentiments déjà ruinés ou détruits n'ont pas réapparu. La régression a continué presque sans interruption. F... ne parle plus de son père, et, si on lui en parle, il répond avec indifférence. Un jour toute sa famille est réunie au pied de son lit ; il reconnaît chacun de ses parents, les nomme et ne manifeste aucune émotion : le moment de la séparation le laisse aussi froid que celui de l'arrivée.

« Les sentiments égoïstes sont même atteints : il ne demande plus la liberté de ses mouvements. Manger est la seule chose qui l'intéresse ; il dévore, et, son repas terminé, il ramasse les miettes de pain qui courent sur les draps. L'instinct de nutrition est le dernier qui subsiste en lui. »

L'affaiblissement intellectuel et émotionnel paraissent se combiner dans la production d'actions bizarres, fréquentes chez les paralytiques avancés. Il en est qui, tout le jour, se livrent à des enfantillages. L'un d'eux, que nous avons soigné, picotait à table dans l'assiette de ses voisins, de ses voisines surtout ; il y choisissait les meilleurs morceaux, et remettait ceux qui ne lui convenaient pas dans l'assiette, voire même la poche de la personne la plus proche. Un autre, parent du directeur d'une maison d'objets d'art, dérobait les bibelots les plus précieux, les verreries les mieux réussies, et les portait dans une maison publique quelconque, où on le retrouvait fort avant dans la nuit. D'autres font des achats inconsidérés, ridicules, énormes (deux douzaines de parapluies, mille montres, etc.).

Avec une pareille atteinte de l'intelligence et un tel affaissement de la vie affective, il ne saurait plus être question de volonté chez le paralytique. Son activité devient impulsive, il est incapable désormais d'un contrôle quelconque sur ses instincts les plus bas. Aussi les excès vénériens, les excès alcooliques, les accès de colère furieuse, suivie ou non de violence, deviennent-ils chose fréquente à une certaine phase de la démence paralytique et rentrent-ils dans le cadre général des manifestations démentielles.

L'état démentiel est d'ailleurs empreint dans la physionomie du malade, et se laisse diagnostiquer facilement. Le paralytique arrive à la consultation, l'air indifférent ou hébété ; il écoute sans sourciller ou en les accompagnant de hochements de tête approbatifs, les explications de la personne qui l'accompagne, et qui raconte au médecin les différentes manifestations de sa déchéance intellectuelle. Très souvent l'expression du visage est celle de la béatitude ou de la satisfaction la plus vive. Quelquefois aussi les malades sont grognons, irritables, ont des accès de pleurs niais.

« A la période ultime, toute vie psychique a cessé. Complètement inconscient de son sort lamentable, incapable d'exécuter un mouvement coordonné, la physionomie béate et satisfaite, tantôt le paralytique sourit silencieusement quand on s'approche de lui, ou marmotte d'une façon incompréhensible ; tantôt il semble ne plus percevoir aucune sensation, grince continuellement des dents, ne prononce plus une parole, pousse des cris inarticulés. Il mourrait de faim si l'on ne prenait soin d'introduire les aliments dans sa bouche. Enfin la mort vient » (Magnan et Sérieux).

Les *troubles de la parole et de l'écriture* ont une importance diagnostique capitale ; ils ne manquent pour ainsi dire jamais et apparaissent souvent dès le début de l'affection. Ils consistent, pour la parole, en une sorte d'hésitation avant la prononciation de certains mots ou de certaines syllabes, hésitation qui aboutit très rapidement à un achoppement très caractéristique des syllabes.

A ces troubles de l'articulation, qui relèvent bien plus de l'incoordination motrice que de l'état démentiel, s'ajoute, dès que le malade veut parler, un tremblement de la langue, des lèvres et des muscles de la face qui contribue beaucoup à les rendre plus marqués. Tremblement et incoordination motrice finissent par rendre le paralytique inintelligible : son verbe se réduit à un bredouillement guttural.

Même au début de la maladie, il suffira de faire causer un peu longuement le malade pour mettre en évidence l'embarras de la parole. Si l'on n'y réussit pas par la simple conversation, il sera bon de suivre le conseil des classiques et de faire prononcer à plusieurs reprises des mots longs et difficiles, tels que artilleur d'artillerie, principe d'exterritorialité : l'achoppement des syllabes ne tardera pas à se manifester (atrilleur d'artrillerie, altrilleur d'atrillerie, etc.). Quant au tremblement, on le constatera facilement en faisant tirer la langue au malade : on la verra trembler en masse ou être agitée de secousses vermiculaires plus localisées. Souvent le paralytique ne pourra pas la tirer franchement, des mouvements convulsifs la faisant alternativement rentrer dans la bouche et en ressortir. En même temps que la langue et les lèvres, les mains et le tronc pourront être agités d'un tremblement vibratoire.

Les troubles de l'écriture reproduisent ceux de la parole; ils sont notablement moins précoces cependant. L'écriture devient tremblée, irrégulière, surtout quand le malade a écrit pendant quelque temps; des lettres, des syllabes entières sont omises ou répétées ; les lignes de l'écriture tendent à s'enchevêtrer, à décrire des zigzags : le tout se réduit à un véritable barbouillage incompréhensible dans les phases ultimes du mot.

Les *symptômes pupillaires* intéressent le clinicien autant par leur précocité que par leur fréquence. L'inégalité des pupilles (Baillarger), le myosis et la mydriase double, la mydriase intermittente, l'irrégularité de l'orifice pupillaire ont été signalés par tous les auteurs. Le signe d'Argyll-Robertson — abolition de la contraction de la pupille à la lumière, conservation de la réaction pupillaire à l'accommodation — est beaucoup plus important encore. Il peut précéder de plusieurs années l'éclosion des autres symptômes de la démence paralytique et constituer, au même titre que les embarras de la parole, un « signe mortel » (Esquirol). On le recherchera avec soin, d'autant qu'un myosis intense pourra rendre, dans quelques cas, l'examen plus délicat. L'abolition du réflexe à la convergence pourra venir compliquer la perte de la réaction pupillaire à la lumière. Raymond et Sérieux exigent que les modifications des réflexes pupillaires soient constantes, fixes ou progressives, pour avoir une grande valeur, car on observerait des altérations du même genre, mais inconstantes et variables, dans d'autres psychoses (mélancolie, démence précoce, etc).

On a vu l'atrophie du nerf optique marquer le début de la paralysie générale ; les paralysies des muscles moteurs de l'œil, le nystagmus même ont été signalés. On connaît la valeur pronostique de la migraine ophtalmique, avec scotome scintillant (voy. Migraine).

Les *ictus cérébraux* sont très fréquents, surtout à la phase d'état de la paralysie générale, où on les observe dans plus de la moitié des cas; ils consistent en attaques apoplectiformes et épileptiformes.

Les attaques apoplectiformes ont une gravité et une durée variables : tantôt la perte de connaissance est légère, de quelques minutes à une demi-heure, et tout rentre dans l'ordre, ou bien il ne s'agit même quelquefois que d'un vertige passager; tantôt l'accès est plus sérieux, et le coma s'accompagne d'élévation de température, d'eschare fessière, laisse à sa suite une hémiplégie, une monoplégie, une aphasie, de la cécité psychique, en général transitoires, quelquefois persistantes. Dans certains cas, les attaques apoplectiformes marquent le début de la paralysie générale.

Les attaques épileptiformes se réduisent souvent à des manifestations de petit mal (voy. l'Épilepsie), à des vertiges accompagnés de quelques grimaces. D'autres fois, l'accès convulsif simule très parfaitement une attaque d'épilepsie généralisée, dont il différerait cependant, ainsi que l'a bien montré Magnan, par la longueur de la période comateuse consécutive et la contracture qu'il laisse; il y a aussi des convulsions à type bravais-jacksonien. La plupart des auteurs admettent la possibilité d'un « état de mal » épileptique, généralement mortel, au cours de la démence paralytique.

Qu'ils soient apoplectiformes ou épileptiformes, les ictus aggravent visiblement les autres manifestations de la maladie, l'affaiblissement psychique en particulier, et comportent un pronostic fâcheux.

Tels sont les quatre symptômes cardinaux de la maladie; il nous en reste d'autres à signaler qui, moins constants et moins caractéristiques, n'en relèvent pas moins du même processus de destruction progressive.

Les *troubles moteurs* sont des plus variables. Quelques-uns témoignent de la même incoordination motrice que l'embarras de la parole ou l'irrégularité de l'écriture. Le malade ne réussit plus à exécuter certains mouvements délicats, souvent indispensables dans la profession qu'il exerce, et sa maladresse le fait renvoyer de l'atelier (horlogers, bijoutiers, etc.). Plus tard il ne parvient plus à s'habiller, à s'alimenter, et a besoin d'une surveillance de tous les instants. Comme dans l'incoordination tabétique, la force musculaire est à peu près intacte. La marche se ressent bientôt des mêmes altérations ; elle devient lourde et maladroite, hésitante. D'autres troubles moteurs dépendent nettement de lésions médullaires surajoutées. C'est ainsi que le tabes associé est particulièrement fréquent, et qu'on voit apparaître les douleurs fulgurantes, l'abolition des réflexes tendineux, le signe de Romberg, les troubles objectifs de la sensibilité, les troubles vésicaux, les troubles trophiques. Raymond a particulièrement insisté sur la fréquence de l'association de la paralysie générale et du tabes ; pour lui ce sont bien les symptômes spinaux du tabes que l'on observait dans ces cas ; pour lui aussi, l'étiologie des deux maladies est dominée par la syphilis agissant sur un organisme congénitalement prédisposé ; de plus les symptômes oculaires présentent, dans les deux maladies, une analogie parfaite ; il en est de même de l'évolution et de l'incurabilité. « Il s'agit donc bien de deux maladies sœurs, de deux branches issues d'un même tronc » (Raymond).

Les symptômes qui témoignent d'une sclérose combinée de la moelle, associée à la démence paralytique, ne sont pas moins fréquents. Les membres inférieurs deviennent raides, la démarche prend le caractère spasmodique ; on note l'exagération des réflexes rotuliens, le clonus du pied.

Quelquefois apparaissent une parésie véritable des membres inférieurs ou bien encore des paralysies du type périphérique, paralysie des péroniers (Moëli, Pick), des nerfs moteurs de l'œil, paralysie faciale ; l'impotence musculaire généralisée caractérise la troisième période de la maladie (paralysie générale).

Magnan a signalé des attaques spinales épileptiformes et apoplectiformes, dues à des poussées congestives dans la moelle. On a décrit le grincement des dents, le mâchonnement, les tics convulsifs, les mouvements choréiformes et athétosiformes, à titre de symptômes épisodiques de la paralysie générale progressive. Ajoutons-y les troubles génitaux (excitation puis dépression), les troubles sécrétoires (polyurie, sialorrhée), les troubles trophiques (escharres, gangrène, zona, fractures spontanées, chute des dents et des ongles). Les troubles circulatoires ont beaucoup attiré l'attention des aliénistes et des neurologistes. « Les paralysies vaso-motrices du sympathique cervical seraient, par les oscillations de pression qu'elles déterminent, la cause provocatrice des ictus apoplectiques et des bouffées d'agitation maniaque » (Raymond et Sérieux). On doit leur attribuer le dermographisme, la raie méningitique, les diarrhées profuses, l'exophtalmie. On signale aussi une véritable incoordination (Klippel) des mouvements respiratoires, de l'élévation de la température (Bayle, Calmeil, Meyer, Magnan) même dans les états dépressifs, de l'hypothermie (Schüle, Hitzig).

Sans être constants, les *états délirants* compliquent assez fréquemment la démence paralytique pour que certains auteurs aient voulu les ranger à côté de l'affaiblissement psychique, de l'embarras de la parole et de l'écriture, etc., parmi les signes essentiels de la maladie. Leur caractère commun, c'est d'évoluer sur un cerveau atteint de démence généralisée (Falret, Magnan), de se greffer sur de l'affaiblissement intellectuel. Aussi les délires des paralytiques sont-ils absurdes, mobiles, incohérents.

Les conceptions ambitieuses, qui, généralement se montrent les premières, sont le plus souvent extravagantes, absurdes, et le malade ne fait aucun effort de logique pour les soutenir. « Les idées de richesse, de grandeur, de puissance, disent Magnan et Sérieux, se succèdent plus hyperboliques les unes que les autres ; ce ne sont que châteaux, millions, milliards, titres sonores, projets surhumains, conceptions gigantesques, comme il convient à un être dont le pouvoir est sans bornes et qui se joue du temps et de l'espace. La suractivité de l'imagination, jointe à l'affaiblissement intellectuel, fait que le paralytique accumule les idées délirantes sans souci de les coordonner; la conception émise un instant auparavant est déjà oubliée, ou bien il veut quelque chose de plus grandiose encore. Son délire est à la merci des moindres incidents, il s'étend, se métamorphose, se contredit au gré d'influences multiples : souvenirs, lectures quelconques, idée venue d'un interlocuteur. Les pensées les plus contradictoires sont simultanément émises : l'un se déclare supérieur à Dieu, puis limitant son ambition, il se dit préfet ; un autre se proclame, tout simplement, roi, amiral et chef de la Sûreté ; une malade se dit marquise ; son mari est comte et « chef du patron » ; une autre « fait des ménages » de ducs et possède des milliards. Le paralytique se plaît dans l'absurde : il prétend avoir une dizaine de millions et mettre 150 francs de côté par an ; il affirme qu'il vient de ressusciter, qu'il à 350 mètres de hauteur, qu'il est âgé de cent ans, de mille ans, qu'il est éternel, qu'il a créé le ciel et la terre, qu'il est le père de tout le monde, qu'il peut regarder le soleil en face ; qu'il a des organes en or et des fesses en diamant, en bois incrusté d'or. « Je suis Tout! » s'écrie-t-il. « J'ai vécu seize mille ans, disait une de nos malades... je suis du xe siècle, du Ier siècle. L'absurdité des idées délirantes dépasse toutes les bornes : un malade se place devant une locomotive, persuadé qu'il va l'arrêter ; un autre fait des projets de fortifications en fer soutenues dans l'espace ; une de nos paralytiques déclare savoir toutes les langues et ajoute qu'elle possède un chien qui parle anglais, etc. »

Les formes dépressives sont moins fréquentes que les conceptions ambitieuses. Les idées hypocondriaques frappent par leur contenu absurde et niais : le malade refuse de manger parce qu'il n'a plus d'estomac, plus d'intestin, parce qu'il sent passer les aliments dans son cerveau, ou sous ses vêtements ; sa langue est « de colle », il ne peut plus avaler. « Parfois se montrent des idées de négation, tantôt localisées à tel organe (il n'a plus de langue, plus de nez), tantôt généralisées : le malade ne sait qui il est et parle de soi-même à la troisième personne : il n'est pas marié, n'a pas d'enfants, pas de nom, pas de pays, il n'a plus rien, il est mort » (Raymond et Sérieux). On a signalé aussi au cours de la démence paralytique, la dépression mélancolique simple, les accès de mélancolie avec idées de culpabilité, de ruine, de suicide, des états catatoniques marqués par de la catalepsie, de l'écholalie, de l'échopraxie, du négativisme, des attitudes stéréotypées, du mutisme, de la rétention volontaire des urines et des matières fécales.

Les états maniaques peuvent éclater tout au début de la maladie et simuler la manie aiguë d'origine non paralytique. Les idées du malade se pressent, il parle, il gesticule sans se lasser, chante, rit et pleure. Cette même agitation persiste la nuit et empêche le sommeil. Quelquefois on observe une agitation maniaque suraiguë, « le malade se dépouille de ses vêtements, se traîne sur les mains et sur les genoux, se roule à terre, détruit tout ce qui est à sa portée, dévore ses excréments. Des complications mortelles peuvent survenir » (Magnan et Sérieux).

Marche, durée, terminaison, pronostic. — La marche de l'affection est presque toujours fatalement progressive ; elle est habituellement activée par les attaques apoplectiformes ou épileptiformes. Les prodromes rappellent le tableau clinique de la neurasthénie, ou bien il y a de la migraine ophtalmique, du zona, des accès délirants. Bientôt s'établissent l'affaiblissement psychique et les troubles moteurs ; le facies du malade exprime l'hébétude ou la satisfaction ; sa conduite, ses paroles, quelquefois des actes délictueux (période médico-légale) révèlent le déficit cortical croissant. Des ictus cérébraux, des manifestations délirantes surviennent. A la fin, la marche devient impossible, la parole n'est plus qu'un bredouillement inintelligible, le malade gâteux souille tout ce qui l'entoure et sa propre personne de ses excréments ; toute vie psychique s'éteint. La mort survient alors, en général après trois ou quatre années de manifestations démentielles et paralytiques. Quelquefois l'évolution est beaucoup plus rapide (paralysie générale galopante de Trélat), ou plus lente, dépassant alors dix ans et plus.

Sa terminaison dépend surtout de la cachexie et des attaques apoplectiformes. Les attaques épileptiformes (état de mal), la pneumonie, les infections terminales (eschares de décubitus, cystite purulente), l'entérite chronique doivent être souvent incriminées.

Le pronostic est des plus sombres. Il faut cependant admettre la possibilité de rémissions durables et même de guérisons, malheureusement rarissimes. Les ictus fréquents, le refus de nourriture ou l'impossibilité d'alimenter un malade trop agité, l'aggravent beaucoup.

Diagnostic. — La *neurasthénie*, par certain de ses signes, peut simuler la paralysie générale à son début. Certains neurasthéniques, en effet, ont de la torpeur intellectuelle, une émotivité anormale, une diminution de l'attention et de la mémoire. Souvent il s'y joint de l'inégalité pupillaire, de l'exagération des réflexes, de l'impuissance, voire même un peu d'embarras de la parole et de l'écriture, des troubles de la démarche. On recherchera les symptômes cardinaux de la démence paralytique qui sont, dans cette maladie, progressifs et fixes. On se rappellera, en outre, que le neurasthénique n'a pas l'indifférence sereine du paralytique vis-à-vis de ses manifestations pathologiques : il les observe, les analyse judicieusement et longuement. Le récit détaillé, inépuisable qu'il en fait au médecin montre bien qu'il n'est pas atteint d'affaiblissement intellectuel véritable, et qu'il a une mémoire seulement imprécise. Des ictus cérébraux, un tremblement net de la langue et des lèvres, éliminent immédiatement la neurasthénie. Le repos, le régime, le traitement tonique améliorent en général visiblement les neurasthéniques, même ceux qui se disent atteints de paralysie générale. Il est bon de savoir que la neurasthénie complique souvent la paralysie générale, et l'on observera plus attentivement les neurasthéniques dont les premiers troubles ont commencé tardivement, à l'âge adulte (Régis) : ce sont parfois des neurasthéniques préparalytiques.

La *sclérose en plaques*, à lésions très disséminées, est quelquefois malaisée à éliminer ; il suffira, pour le comprendre, de songer à l'embarras de la parole, aux troubles intellectuels et affectifs, au tremblement de la langue, à la parésie des membres inférieurs, aux attaques apoplectiformes, à l'amblyopie, aux vertiges qui surviennent dans cette maladie. Mais la parole est surtout scandée, dans la sclérose en plaques, le tremblement ne survient qu'à l'occasion des mouvements intentionnels, le nystagmus est très marqué ; la marche est lente ; les femmes jeunes sont particulièrement atteintes.

Les *tumeurs cérébrales* ont pour elles les symptômes de compression cérébrale générale, l'œdème de la pupille, les alternatives brusques de torpeur et de lucidité.

La *syphilis cérébrale* se marque par une rapidité plus grande du début, souvent aigu (voy. Syphilis cérébrale), la localisation des lésions entraînant non pas de l'incoordination motrice, mais des hémiplégies, des monoplégies, des aphasies sensorielles ou motrices, de l'épilepsie bravais-jacksonienne. L'embarras de la parole est différent et révèle la paralysie, non l'incoordination ; le tremblement de la langue, des lèvres, des doigts est rare. Il y a de la céphalée à exaspération nocturne, des douleurs ostéocopes. L'évolution est beaucoup plus longue et la curabilité fréquente. Klippel admet d'ailleurs la possibilité de paralysie générale associée, venant se greffer sur des altérations syphilitiques préalables de l'encéphale. Enfin Fournier a décrit une pseudo-paralysie générale syphilitique dans laquelle le tremblement serait moins commun, l'incoordination remplacée par la paralysie, les phénomènes de déficit très localisés.

La *pseudo-paralysie générale arthritique* de Klippel frappe des individus âgés de soixante ans et plus. Elle a pour elle un affaiblissement moindre et non progressif des facultés intellectuelles, une parole empâtée, des signes d'artério-sclérose concomitantes.

La *démence sénile* apparaît après soixante-cinq ans et entraîne une déchéance intellectuelle moins complète ; elle ne comporte ni l'embarras de la parole, ni le signe d'Argyll-Robertson, ni le tremblement particulier des lèvres et de la langue. Son évolution est lente.

Les relations de l'*alcoolisme chronique* avec la paralysie générale ont été bien étudiées par Magnan. D'après cet auteur, il faudrait distinguer trois groupes de faits : 1° Les sujets qui, à la suite d'excès alcooliques prolongés, sont devenus paralytiques généraux ; 2° les alcooliques tombés dans la démence ; 3° les prédisposés qui, sous l'influence d'excès de boissons, peuvent, en l'absence de renseignements, et à ne les considérer qu'à un moment de leur évolution, paraître atteints de paralysie générale, mais qui guérissent rapidement. Dans le premier groupe, l'action de l'alcool sur le tissu nerveux produit les lésions caractéristiques de la paralysie générale progressive. Dans le deuxième groupe rentrent les cas de démence, plus ou moins complète, et imputables à l'intoxication éthylique, mais la marche ici est lente, la démence moins accusée, les malades peuvent encore « montrer quelque habileté quand il s'agit de satisfaire leur appétit pour la boisson » ; il n'y a pas l'hésitation caractéristique de la parole. Le troisième groupe enfin comprend les dégénérés, chez lesquels l'alcool a une action spécialement nocive sur le système nerveux central, et détermine, outre des troubles délirants, les accrocs de la parole, le tremblement de la langue et des lèvres, les troubles pupillaires. Mais les malades guérissent, et peuvent revenir dix ou quinze fois à l'asile avec de nouveaux accès. Il s'agit de dégénérescence mentale, mise en activité par un agent toxique.

La *démence précoce* comporte des gesticulations bizarres, de l'excitation périodique, une négativisme obstiné ; on ne rencontre pas les signes physiques de la démence paralytique.

Dans les délires systématisés, l'intelligence et la mémoire sont conservées, les malades tentent de justifier leur délire par des arguments logiques ; l'évolution est longue et la guérison possible.

Traitement. — Dès que le diagnostic de la démence paralytique est établi, certains auteurs conseillent un traitement mercuriel intensif, seul capable d'amener une guérison ou tout au moins un arrêt du processus. D'autres, au contraire, proclament hautement l'inutilité de la médication spécifique et ses dangers éventuels.

Les douches, chaudes ou froides, les cures thermales, paraissent plus nuisibles qu'utiles.

Un point important, dans le traitement de la démence paralytique, sera de décider la famille à un internement du malade, même au début du mal. Les troubles intellectuels et émotionnels le conduisent, en effet, rapidement à des acte délictueux, vols, outrages à la pudeur, spéculations désastreuses, achats insensés, violences qui peuvent le mener devant les tribunaux ou compromettre gravement la réputation et la fortune de sa famille. Un internement rapide, conséquence d'un diagnostic précoce, rendra alors de sérieux services. Plus tard, la surveillance du malade dans un établissement deviendra absolument indispensable. Seuls des soins spéciaux (hachage de la viande, gavage) le protégeront contre l'inanition; une propreté minutieuse sera de rigueur, à l'asile, pour empêcher la production d'eschares et, si celles-ci se produisent néanmoins, pour retarder les phénomènes d'infection. On ne négligera pas de sonder le malade, de stimuler ses fonctions intestinales par l'emploi de purgatifs appropriés. L'excitation sera combattue par le repos au lit, associé aux bains prolongés ; on évitera de recourir à la camisole de force. Quant aux accès apoplectiformes, ils indiqueront l'application d'une vessie de glace sur la tête, l'administration de chloral en lavements.

SYPHILIS CÉRÉBRALE

L'infection syphilitique retentit de deux façons sur le système nerveux. D'une part, elle y produit des accidents directement syphilitiques, dus à des lésions vraiment spécifiques et susceptibles d'être améliorés, au moins au début, par un traitement approprié. D'autre part, elle détermine des manifestations telles que le tabes et la paralysie générale, où la syphilis paraît jouer un rôle indiscutable, mais simplement provocateur : ici la lésion nerveuse n'est plus influencée par le traitement spécifique; ce n'est plus une maladie proprement syphilitique, mais une maladie à l'occasion de la syphilis, une affection parasyphilitique (Fournier).

Nous étudierons ici, uniquement, la localisation sur le cerveau des lésions syphilitiques proprement dites. Nous aurons spécialement en vue les complications cérébrales de la période tertiaire de la syphilis acquise, nous réservant de dire quelques mots, en cours de description, des accidents de l'infection héréditaire, et des rares manifestations cérébrales de la période secondaire.

Étiologie. — La syphilis cérébrale est particulièrement fréquente chez l'homme, et apparaît au cours de la période tertiaire de l'infection, de la première à la dix-huitième année après les accidents initiaux, mais surtout de la première à la troisième année. Elle peut donc être un accident très précoce. Des travaux remarquables de Fournier sur cette question, résulte la possibilité de formuler le proposition suivante : « La gravité des accidents tertiaires et des complications cérébrales de la vérole, ne sont aucunement liées à la gravité des accidents infectieux primitifs : il semblerait même que les accidents cérébraux soient plus fréquents au cours des syphilis primitivement légères et d'évolution bénigne (peut-être parce que ces formes légères sont particulièrement méconnues ou négligées) ».

Certaines conditions semblent avoir une influence préparatoire et aggravante sur la syphilis cérébrale : c'est ainsi que les maladies antérieures du système nerveux, les traumatismes craniens, le surmenage intellectuel et physique (intellectuel surtout), l'alcoolisme, semblent particulièrement préparer la localisation cérébrale de la vérole, et, une fois cette localisation effectuée, constituent un élément capital de gravité.

Anatomie pathologique. — Mettant de côté les cas exceptionnels, où la lésion cérébrale est secondaire à une altération syphilitique de la boite cranienne, nous avons à considérer les lésions méningées et les lésions de la substance cérébrale elle-même.

A. — LÉSIONS DES MÉNINGES

Les méninges peuvent présenter : une lésion gommeuse circonscrite, une lésion gommeuse diffuse, une lésion scléreuse.

1. La méningite scléreuse, très fréquente au cours de la syphilis, n'est pas une lésion spécifique, et rien ne la distingue des méningites chroniques vulgaires. Elle consiste en pachyméningite externe avec adhérence au périoste cranien ou pachyméningite interne avec symphyse méningo-cérébrale. Le siège de prédilection en est l'espace interpédonculaire de la base.

2. La gomme circonscrite est une formation spécifique, qui trouve son point de départ habituel dans la dure-mère ou la pie-mère. Il en existe une ou plusieurs suivant les cas. Leurs dimensions varient : il en est qui ont à peine le volume d'un grain de chènevis, alors que d'autres atteignent la grosseur d'une noisette. Elles siègent parfois à la convexité, souvent à la base, où elles compriment les nerfs craniens. Autour de ces formations gommeuses se constitue rapidement l'adhérence des méninges voisines et le ramollissement de la pulpe encéphalique la plus proche. Une des lésions péri-gommeuses des plus fréquentes et des mieux caractérisées est la sclérose méningée : forme scléro-gommeuse de Fournier, dans laquelle d'ailleurs les amas gommeux sont fort petits, constitués pas des nodules de cellules embryonnaires. La gomme elle-même peut se présenter sous forme d'un semis de granulations miliaires, très comparables aux granulations tuberculeuses. Rappelons que les gommes peuvent atteindre des dimensions considérables : elles rentrent alors dans le cadre des tumeurs cérébrales et ont été décrites avec ces dernières (voy. le chapitre : Tumeurs cérébrales).

3. Les gommes en nappes, la méningite gommeuse diffuse, constituent une autre variété très importante de lésion spécifique. Les membranes sont recouvertes d'un exsudat superficiel, étalé en surface, d'aspect gélatineux. Histologiquement on y retrouve les caractères du syphilome : masses de cellules rondes à noyaux bien colorés. Il n'y a pas de globules de pus.

B. — LÉSIONS DE L'ENCÉPHALE

Nous signalerons, en premier lieu, les *gommes circonscrites*, néoplasies spécifiques, affectant le volume d'une noisette ou même d'une noix. Elles sont assez facilement reconnaissables macroscopiquement, grâce à une coque grisâtre, fibreuse, qui les sépare nettement du tissu voisin. Ces tumeurs sont assez rares. Elles occupent diverses régions, très variables, de la substance blanche hémisphérique : elles se localisent parfois à l'écorce grise et sont alors en connexions avec les méninges (gommes cortico-méningées) (voy. Tumeurs cérébrales).

On peut rencontrer également une infiltration en nappe du tissu cérébral par des îlots de tissu pathologique où se retrouvent les caractères histologiques de la gomme. C'est l'encéphalite gommeuse diffuse.

L'encéphalite syphilitique peut affecter la forme scléreuse. Elle se présente alors sous forme de foyers d'induration, occupant surtout les circonvolutions de l'écorce.

Parmi les localisations cérébrales de la syphilis tertiaire, il n'en est pas de plus importante que celle qui frappe les artères. L'*artérite syphilitique* est une lésion tantôt indirectement syphilitique, point spécifique en elle-même, tantôt spécifique au contraire, d'une fréquence remarquable et d'une importance unique, eu égard aux troubles fonctionnels qu'elle entraîne. On peut la diviser, cette artérite spécifique, en artérite gommeuse, dans laquelle des dépôts gommeux sous forme de petits grains circonscrits ou de petites masses plus diffuses occupent l'épaisseur des tuniques, et en artérite scléro-gommeuse, marquée par des petites plaques atteignant l'ensemble des tuniques d'un segment artériel et pouvant aboutir à la transformation fibreuse complète. Spécifiques ou non, les lésions artérielles ont une prédilection marquée pour la base de l'encéphale. Les conséquences de l'artérite syphilitique sont faciles à pressentir : elle prédispose aux ramollissements diffus ou en foyer, elle prépare des hémorragies, plus souvent méningées, il est vrai, qu'intra-cérébrales, ainsi que l'anévrysme et les phénomènes de compression et de rupture qu'il détermine.

Il faut savoir enfin que la syphilis cérébrale peut retentir sur les nerfs craniens. Elle s'y manifeste de deux façons différentes. Dans quelques cas, il y a névrite gommeuse véritable, avec infiltration du tronc nerveux par les éléments histologiques, caractéristiques du syphilome. Mais, dans la grande majorité des cas, il s'agit de névrite par compression méningée (méningites de la base) et la lésion n'a plus rien de spécifique. Les nerfs le plus souvent atteints, sont le nerf optique, les oculo-moteurs, le trijumeau, le facial et l'acoustique. Les nerfs craniens peuvent être atteints de névrite gommeuse de façon primitive et isolée sans participation méningée ou vasculaire.

Symptomatologie. — La syphilis du cerveau ne se présente pas toujours sous le même aspect clinique. Cela s'explique aisément par la variété même des lésions anatomiques que nous venons d'exposer.

La connaissance des faits anatomo-pathologiques qui précèdent suffit à faire concevoir comme logiques, les propositions suivantes qui commandent à l'étude clinique de toute la syphilis cérébrale.

1. Il est des syphilis cérébrales caractérisées anatomiquement par des lésions vasculaires ; ces syphilis évoluent comme tous les états cérébraux où il existe des troubles circulatoires graves : il s'agit surtout de phénomènes de déficit.

2. Il est des syphilis cérébrales, où la symptomatologie circulatoire tient peu de place, la lésion caractéristique étant de nature non-vasculaire, et les symptômes qu'elle entraîne étant avant tout de nature irritative.

Nous voyons donc la nécessité de décrire séparément deux formes cliniques de syphilis cérébrale : une forme artérielle, dont les manifestations sont sous la dépendance de l'artérite syphilitique, et une forme non-vasculaire, méningée et encéphalique, répondant à des formations pathologiques du cerveau, lesquelles entraînent une symptomatologie de compression ou d'irritation, variable suivant la région hémisphérique intéressée.

Mais, avant que la syphilis cérébrale définitivement constituée, affecte, dans sa période d'état, l'une des deux formes précitées, elle se traduit par un ensemble de signes prémonitoires, avertisseurs, que nous devons signaler.

MANIFESTATIONS PRÉMONITOIRES

Dans la majorité des cas, la période d'état est précédée des phénomènes avertisseurs suivants :

La céphalée syphilitique, si bien caractérisée. Elle consiste en une douleur intense de siège profond, localisée le plus souvent à une partie du crâne. Légère ou nulle pendant la journée, cette douleur apparaît ou s'exaspère à la nuit, et jusqu'au jour se manifeste de la façon la plus intense. Elle disparaît ou diminue notablement au matin dans la grande majorité des cas. Cette céphalée disparaît avec une remarquable promptitude, sous l'influence du traitement antisyphilitique.

L'état général subit souvent des modifications significatives : la diminution des forces, de l'appétit, la pâleur, l'amaigrissement s'accentuent de jour en jour.

Les membres sont le siège de fourmillements et de douleurs à type névralgique ou rhumatoïde. La faiblesse intellectuelle, en général la diminution des facultés psychiques, l'abattement général, les changements imprévus du caractère compliquent ce tableau.

L'ensemble de ces phénomènes prémonitoires constitue un tableau qu'il est indispensable de retenir. Pratiquement la constatation de ces signes avertisseurs fait prévoir ou présumer la syphilis cérébrale déclarée, et de cette considération découle l'application d'un traitement précoce, si remarquablement efficace quand il vient à son heure.

SYPHILIS CÉRÉBRALE CONSTITUÉE

Forme artérielle. — La distinction de cette forme et sa description particulière sont légitimes, car de même que la lésion cérébrale peut être uniquement de l'artérite syphilitique, de même le tableau clinique que cette lésion entraîne peut et doit n'être qu'un ensemble de troubles circulatoires encéphaliques.

Parmi ces troubles, très analogues à ceux de l'artério-sclérose cérébrale, nous décrirons l'hémiplégie, l'aphasie, et les accidents de rupture ou d'oblitération vasculaire d'un gros tronc artériel.

L'hémiplégie syphilitique, d'origine artérielle, est généralement précédée de céphalée, et ce sont les prodromes qui contribuent surtout à la caractériser. Elle s'installe le plus souvent avec un ictus léger sans perte de connaissance, voire même sans traces d'ictus, de façon graduelle et insensible.

La paralysie est généralement étendue à toute une moitié du corps. Elle subit l'évolution ordinaire des hémiplégies par ramollissement : l'impotence qu'elle entraîne est susceptible d'une notable amélioration, mais cela de façon lente, graduelle, nullement ou peu hâtée par le traitement spécifique.

Il existe cependant quelques observations d'hémiplégies artérielles (par ischémie encéphalique, probablement) radicalement et rapidement guéries par ce traitement. Le ramollissement d'origine vasculaire peut être double et symétrique, ce qui entraîne une hémiplégie double, de durée et d'intensité généralement distinctes suivant le côté considéré. Passagers ou définitifs, les troubles syphilitiques artériels s'accompagnent souvent de phénomènes très caractéristiques, tels que l'affaiblissement psychique et le signe d'Argyll.

Une hémiplégie syphilitique droite, correspondant par conséquent à une lésion de l'hémisphère gauche, se complique le plus souvent d'aphasie. Il s'agit habituellement d'aphasie motrice, avec ou sans agraphie, évoluant de pair avec l'hémiplégie et rétrocédant avec elle.

Mais à côté de cette forme ordinaire, nullement caractéristique en somme de la syphilis, si ce n'est par la phase prodromique, il est une variété d'aphasie beaucoup plus remarquable. Il s'agit de pertes brusques de la parole, parfois de la faculté de lire et d'écrire, survenant indépendamment de toute paralysie du corps, disparaissant soudainement et complètement, soit spontanément, soit à la suite du traitement spécifique. Ces aphasies transitoires et curables sont attribuées à de l'ischémie cérébrale temporaire.

Nous noterons enfin, comme manifestations cliniques de l'artérite syphilitique, la formation et la rupture d'anévrysmes cérébraux et l'oblitération des artères volumineuses hémisphériques. Les anévrysmes siègent surtout à la base et l'hémorragie mortelle qui suit leur rupture produit l'inondation de l'espace sous-arachnoïdien de la face inférieure du cerveau. Les accidents d'oblitération aboutissent au coma et à la mort. Ils sont précédés de phénomènes prémonitoires, tels qu'hémiparésies, vertiges, etc., qui peuvent faire pressentir leur apparition (apoplexie syphilitique). Il s'agit presque toujours de sujets jeunes.

Forme méningée. — Ce que nous connaissons déjà des fonctions respectives de la convexité des hémisphères et de la base du cerveau, et des réactions spinales à ces deux régions, nous conduit à penser qu'il y a lieu de distinguer les manifestations des lésions de la base et celles des lésions de la convexité.

1° *Lésions syphilitiques de la base.* — Dans certains cas, la méningite basilaire syphilitique est annoncée par des phénomènes inquiétants. Il s'agit de symptômes aigus, évoluant suivant deux types, le type de dépression et le type d'excitation.

Le type de dépression est de beaucoup le plus fréquent. Il se caractérise par un état de torpeur croissante dont le malade sort quelquefois pour prononcer des paroles ou exécuter des actes qui semblent d'un homme ivre. Cet état de torpeur peut aboutir à la résolution du coma, d'ailleurs passager.

La forme d'excitation est caractérisée par l'apparition d'un délire violent avec accès d'excitation furieuse. On a signalé les convulsions généralisées, les vomissements, le vertige, comme dans le syndrome de compression cérébrale générale. Il y a, en général, apyrexie.

Mais qu'il y ait ou non de ces phénomènes généraux, les lésions se manifesteront surtout par la paralysie des nerfs craniens. Les phénomènes convulsifs sont ici réduits au minimum.

La lésion des nerfs craniens intéresse particulièrement les moteurs-oculaires; ils peuvent être pris à l'exclusion des autres.

La paralysie de l'oculo-moteur commun est des plus fréquentes: elle peut être aussi souvent bilatérale qu'unilatérale, partielle que complète. Elle devra toujours faire penser à la syphilis cérébrale. Le ptosis est souvent seul à la révéler; d'autres fois le strabisme externe s'associe à la paralysie du releveur de la paupière supérieure. La musculature interne participe très souvent à la paralysie; même, on a vu le signe d'Argyll-Robertson persister seul, après disparition des autres troubles dans le domaine de la troisième paire. Les troubles de l'accommodation peuvent encore survenir à titre isolé, sans trace d'ophtalmoplégie externe; on voit donc l'importance considérable qu'ils prennent dans le diagnostic de l'encéphalopathie syphilitique, importance qu'accroît encore leur caractère spécial de fugacité, de variabilité (signe d'Argyll à bascule).

Les autres nerfs moteurs de l'œil peuvent être paralysés, mais cela est plus rare.

Les paralysies du nerf facial sont assez fréquentes; elles possèdent tous les caractères habituels de la paralysie faciale périphérique. Certaines sont accompagnées de vives céphalalgies et d'états prolongés de somnolence, susceptibles d'attirer l'attention sur leur origine spécifique. On a signalé la diplégie faciale.

La lésion du trijumeau peut se traduire par des phénomènes d'anesthésie ou des paresthésies occupant la moitié de la face; la névralgie faciale est le symptôme le plus fréquent, elle peut entraîner, du côté de l'œil, les graves accidents de la kératite neuro-paralytique.

Les troubles oculaires, par atteinte du nerf optique, ont une grande importance; leur évolution est capricieuse, par à-coups; ils sont parfois très fugaces. Assez souvent l'acuité visuelle est diminuée, et l'on peut même rencontrer de l'amblyopie, de la cécité, de l'amblyopie d'un œil avec hémianopsie temporale de l'autre œil; ces accidents sont curables.

Le champ visuel est souvent modifié : il est irrégulièrement rétréci, échancré inégalement et asymétriquement. Il peut exister de l'hémianopsie bitemporale (lésion du chiasma) et même de l'hémianopsie homonyme (lésion de la bandelette).

L'examen du fond de l'œil reste souvent sans résultats : cependant, dans les cas de troubles visuels anciens, nullement ou insuffisamment traités, on peut rencontrer de la stase papillaire ou de l'atrophie blanche, uni ou bilatérales. L'atteinte de l'olfactif entraîne de l'anosmie simple ou double.

Enfin, les lésions diffuses de la base peuvent étendre leur action destructive au delà des nerfs craniens. Il n'est pas exceptionnel de voir le pédoncule intéressé par ces formations en même temps que les nerfs craniens et, comme conséquence clinique de cette localisation, se manifeste le syndrome de Weber (paralysie alterne de l'oculo-moteur d'un côté et du corps de l'autre côté).

Très exceptionnellement, la localisation du processus syphilitique sur la région bulbo-protubérantielle amène le syndrome de Millard-Gubler, ou le tableau de la paralysie glosso-labio-laryngée. Celui-ci dépend plutôt de l'atteinte des nerfs glossopharyngien, pneumogastrique, spinal et grand hypoglosse à leur émergence du névraxe. C'est alors une paralysie bulbaire unilatérale et qui ne présente pas de réaction de dégénérescence.

2. *Lésions syphilitiques de la convexité du cerveau.* — Ces lésions se traduisent par un ensemble symptomatique dont les éléments principaux sont fournis par l'épilepsie et les troubles psychiques.

L'épilepsie syphilitique peut affecter toutes les formes du mal sacré, depuis les grandes crises jusqu'aux vertiges et absences passagers. Ordinairement elle affecte la forme d'épilepsie partielle. Sa caractéristique est l'évolution des accidents convulsifs, qui au lieu de s'espacer plus ou moins capricieusement comme dans l'épilepsie vulgaire, se succèdent en progression toujours accélérée, au point que l'intervalle interparoxystique diminue avec le temps, jusqu'à disparaître complètement. Il en résulte l'état de mal et le coma pré-agonique. On trouvera enfin un moyen de reconnaître l'épilepsie syphilitique dans la coexistence à peu près constante de manifestations syphilitiques concomitantes, telles que les troubles intellectuels que nous allons décrire.

En effet, en plus des accidents intellectuels de la déchéance psychique, si communs dans l'évolution de toute épilepsie, il existe, au cours de la syphilis cérébrale, une véritable aliénation mentale syphilitique, indubitablement reconnue et individualisée dans l'état actuel de nos connaissances.

Les troubles intellectuels peuvent se manifester par de la stupeur intellectuelle allant jusqu'à l'anéantissement de toutes les fonctions psychiques. L'état dépressif peut être isolé, ou compliqué de mélancolie.

Il peut aussi exister des phénomènes d'excitation maniaque simple, ou avec idées délirantes. Quoi qu'il en soit, le délire, quand il existe, est toujours général, jamais systématisé.

Les hallucinations sont fréquentes.

Ces diverses formes de troubles psychiques évoluent toujours avec une baisse rapide et précoce de l'intelligence qui marche à la démence.

Pour en finir avec les symptômes caractéristiques des lésions de l'écorce et de la convexité, nous signalerons les paralysies corticales de la face et des membres, ainsi que l'aphasie. Elles n'ont pas ici le caractère des lésions vasculaires irrémédiables, et sont souvent partielles, incomplètes et mobiles.

Formes cliniques. — Il suffit qu'un des nombreux symptômes ci-dessus énumérés prenne une importance spéciale, crée une note dominante, pour que l'on puisse, à la rigueur, distinguer autant de formes spéciales de la syphilis cérébrale. Fournier a pu ainsi distinguer six variétés cliniques principales : les formes épileptique, mentale, paralytique, aphasique, congestive, céphalalgique.

Mais nous devons quelques lignes de description spéciale à cette forme de syphilis cérébrale qui constitue la pseudo-paralysie générale syphilitique. Elle est à distinguer de la vraie paralysie générale, évoluant chez un syphilitique.

Certains malades paraissent subir l'évolution d'une paralysie générale vulgaire : mais le tremblement, chez eux, est peu marqué ou absent, ils sont plutôt abrutis et stupides que mégalomaniaques et lypémaniaques ; leur état de santé générale est moins bon que d'habitude ; la marche d'ensemble de leur affection est moins périodique, moins définie en stades que chez la plupart des paralytiques généraux ordinaires. Chez de semblables sujets, le traitement anti-syphilitique, intense et persévérant, s'impose ; en fait, la guérison peut survenir, et ce serait là la preuve définitive qu'ils étaient atteints de pseudo-paralysie générale de nature syphilitique.

Cette pseudo-paralysie générale syphilitique peut être encore considérée, avec Klippel, comme la forme encéphalique de la syphilis cérébrale. Ce même auteur décrit encore une paralysie générale vraie, associée à la syphilis, par méningo-encéphalite diffuse d'origine infectieuse secondaire.

Rappelons qu'on doit à Kahler la description d'une névrite radiculaire multiple syphilitique dans laquelle se manifesteraient des paralysies des nerfs craniens, atteints en nombre variable, paralysies de type nettement périphérique. Le processus suivrait bientôt une évolution descendante et gagnerait les racines spinales (douleurs fulgurantes, douleurs en ceinture, paralysies) ; quant aux autres signes de syphilis cérébrale — et c'est là le point intéressant — ils peuvent faire complètement défaut.

La syphilis cérébrale peut assez souvent se compliquer de syphilis spinale et réaliser le tableau clinique de la syphilis cérébro-spinale.

Diagnostic. — La distinction avec la paralysie générale est le gros point du diagnostic. Nous avons établi les caractéristiques de la forme de syphilis cérébrale qui simulent cette maladie.

Il faut savoir, en outre, que certaines manifestations cérébro-spinales de la syphilis peuvent simuler l'ataxie locomotrice. Mais, dans ce pseudo-tabes syphilitique, on trouve généralement des paralysies spasmodiques ou quelquefois flasques, graduelles et persistantes, des membres, etc., qui suffisent à éloigner l'idée du tabes.

Comme règle très générale de diagnostic on peut établir les notions suivantes :

Toute manifestation encéphalique, de nature indéfinie, de cause obscure, apparue brusquement chez un sujet d'apparence saine, est une présomption en faveur de la syphilis cérébrale.

L'existence d'accidents antérieurs de nature spécifique est un encouragement de plus dans cette orientation diagnostique.

L'absence de ces accidents et de tout commémoratif approprié, n'est pas une raison d'abandonner l'hypothèse de la syphilis cérébrale.

Le traitement mercuriel ou ioduré, souverain dans beaucoup des formes cliniques ci-dessus énumérées, reste le critérium définitif.

Il importe de distinguer la syphilis cérébrale acquise, et manifestée à la période tertiaire, des accidents encéphaliques secondaires, et de ceux de la syphilis héréditaire.

Les accidents cérébraux secondaires sont rares. Lancereaux en rapporte quelques exemples, et leur reconnaît le caractère des lésions diffuses et superficielles (méningites surtout).

Quant aux complications cérébrales de la syphilis héréditaire, elles sont précoces et frappent souvent un sujet en voie de développement. L'hydrocéphalie ou l'atrophie corticale en sont souvent la conséquence. La lésion se manifeste fréquemment par des accès convulsifs répétés, voire même par des paralysies très analogues à celles de l'adulte.

Traitement. — Il est aujourd'hui acquis que tout accident cérébral, soupçonné ou reconnu syphilitique, doit être traité précocement et énergiquement.

Le traitement mixte sera donc prescrit le plus tôt possible et à doses intensives.

L'iodure de potassium sera administré par la voie buccale, le mercure sous forme de frictions ou d'injections.

Une médication tonique et une hygiène rigoureuse seront instituées en même temps.

MÉNINGITES CÉRÉBRALES AIGUËS

On sait que le cerveau est enveloppé de trois membranes, la dure-mère, l'arachnoïde et la pie-mère, dont l'ensemble constitue les méninges. Ces membranes sont susceptibles de s'enflammer de façon aiguë, créant ainsi la maladie qui nous occupe, maladie que sa fréquence et sa gravité placent au premier rang des affections méningées.

Théoriquement la dure-mère, l'arachnoïde, la pie-mère peuvent s'enflammer isolément, et l'on distingue, suivant que telle ou telle de ces enveloppes est lésée, une pachyméningite, une arachnitis, une leptoméningite.

Mais, en pratique, la question se simplifie. L'arachnoïde et la pie-mère ne s'enflamment point isolément, et l'étude de leur envahissement aigu est une et identique. Quant à la pachyméningite, elle est, en règle, d'évolution chronique, et mérite une description isolée.

Les méningites aiguës sont, au premier chef, des processus infectieux. Les microbes les plus divers peuvent leur donner naissance. Il en résulte quelque complexité dans leur étude et la nécessité de certaines distinctions, dans l'exposé de leurs tableaux symptomatiques.

L'infection des méninges par le bacille de Koch crée une affection spéciale, la méningite tuberculeuse, que son allure subaiguë et ses caractères tout à fait spéciaux désignent pour une description particulière (voy. Méningite tuberculeuse).

Notre étude portera donc, ici, sur toutes les méningites aiguës, infectieuses, dues à d'autres agents microbiens que le bacille de la tuberculose.

Historique. — Longtemps confondues avec l'ensemble des états cérébraux aigus, accompagnés de délire, les méningites aiguës n'ont été isolées que tardivement.

La distinction essentielle avec la méningite tuberculeuse est un fait relativement récent.

Ce point établi, commença la série des recherches anatomiques, lesquelles précisèrent plus parfaitement l'autonomie des méningites aiguës.

Dans une dernière phase, l'étude de cette maladie bénéficia de recherches pathogéniques et bactériologiques de première importance.

Dans ce sens, les travaux de Fränkel, Weichselbaum, Netter, Vaillard et Vincent, Chantemesse et Widal, méritent une mention particulière.

Étiologie, pathogénie, microbiologie. — Nous signalerons tout d'abord un certain nombre de conditions étiologiques, auxquelles on accordait jadis une grande influence, mais qui sont passées au rang de facteurs secondaires, depuis l'avènement des données micro-biologiques actuelles.

Il est bon, cependant, de faire remarquer que la méningite aiguë frappe surtout le sexe masculin, et apparaît de préférence à l'âge moyen de la vie, entre dix-huit et quarante ans ; les méningites aiguës, non tuberculeuses, des jeunes enfants ne sont pas rares.

On accorde une influence préparatrice au froid, au traumatisme, aux fatigues cérébrales. L'intoxication éthylique et la névropathie héréditaire ou acquise ont une importance réelle.

Les causes déterminantes de la méningite aiguë se résument en une seule donnée : l'infection. Il s'agit donc de rechercher l'origine, le mode d'envahissement et la nature même de cette infection pour reconnaître les conditions étiologiques et pathogéniques.

De la situation anatomique des méninges cérébrales découle la conception générale des causes essentielles de l'infection méningée. Etant donné, en effet, cette position intra-cranienne des méninges, on comprendra que leur infection puisse s'effectuer de quatre façons.

1° Les méninges peuvent s'infecter de source intra-cranienne, par tout foyer purulent encéphalique.

Ou, le plus souvent, l'infection est d'origine extra-cranienne, et alors :

2° Il s'agit d'une solution de continuité directe et anormale des os du crâne, ayant ouvert une voie fortuite aux infections extérieures.

Ou bien :

3° Il s'agit d'une infection de voisinage transmise par inflammation de contiguité, ou véhiculée par les voies circulatoires.

Ou bien, enfin :

4° Il s'agit d'une infection éloignée, mais dont le germe passé dans le sang, se fixe sur les méninges. Nous allons passer en revue chacune de ces catégories.

I. — Les méningites, d'origine intrinsèque, sont consécutives aux abcès encéphaliques. L'infection peut avoir lieu par contact direct, ou par invasion, sanguine ou lymphatique, de proximité.

II. — Toute plaie du crâne, toute fracture ouverte de cette région, peut produire une méningite. La pathogénie est, ici, des plus simples, les microbes de l'extérieur trouvant une voie directe pour atteindre les méninges.

III. — Dans la catégorie des infections méningées, par transmission de voisinage, il faut citer celles qui trouvent leur origine dans les téguments ou les cavités naturelles à proximité.

Les fosses nasales peuvent être le point de départ de ces infections. Cela s'est vu au cours des divers coryzas, de l'ozène, de la morve, des lésions locales tuberculeuses ou syphilitiques.

Le point de départ est fréquemment auriculaire (oto-méningite de Gintrac). Les otites externes, internes, surtout les otites moyennes en sont l'occasion la plus habituelle. Il en est de même des mastoïdites et des caries fibreuses.

Les infections orbitaires entrent également en ligne de compte Telles sont le phlegmon de l'orbite, la panophtalmie, l'ostéo périostite.

Enfin, l'origine de l'infection peut être à la face (abcès, furoncles, érysipèle), au cuir chevelu (anthrax, phlegmon), aux os du crâne (ostéites tuberculeuse et syphilitique, ostéomyélite).

La pathogénie de ces infections de voisinage est basée sur le fait de la pullulation, à l'état normal, dans les cavités naturelles de la face, des germes infectieux des plus divers, tout prêts à acquérir une virulence momentanée. Le transport se fait toujours de façon analogue, qu'il s'agisse d'inflammation transmise par contiguité, ou par l'intermédiaire des vaisseaux sanguins (veines du diploé, veines émissaires), par les lymphatiques, voire même par la gaine des troncs nerveux.

IV. — Les méningites consécutives à des causes d'infection éloignée se rencontrent au cours ou au déclin de la plupart des maladies infectieuses. Parmi celles-ci nous citerons : la pneumonie, la dothiénentérie, le choléra, le typhus, le rhumatisme articulaire aigu, l'infection puerpérale, les endocardites infectantes, les suppurations rénales, bronchiques ou hépatiques.

Comment, dans ces cas où le foyer microbien est distant des méninges, l'infection de ces enveloppes peut-elle se produire?

Dans une catégorie de cas, il est facile de répondre. Le microbe ou les microbes ont passé, de leur foyer primitif, dans le sang, et les méninges, vascularisées de façon particulièrement riche et délicate, deviennent volontiers le lieu d'une localisation secondaire. La réalité de ce fait a été vérifiée expérimentalement, l'inoculation de virus pneumonique ayant suffi à produire, sur des méninges préalablement lésées, une infection typique. Cette explication est donc parfaitement plausible, mais reste applicable aux seuls cas où l'autopsie révèle les lésions habituelles de la méningite aiguë.

Or, il existe un certain nombre de cas où l'on n'a trouvé aucune lésion méningée, en explication de signes, non douteux, de méningite.

On a mis de semblables faits sur le compte du mécanisme réflexe. Il paraît plus conforme aux données actuelles d'admettre le rôle des toxines microbiennes, seules à passer dans le sang, à l'exclusion du micro-organisme qui les sécrète, et venant produire, au niveau des méninges, des phénomènes d'irritation toxique. Cela est admis pour certaines néphrites dites toxi-microbiennes; il ne semble pas illogique d'en faire, sous toutes réserves, l'application aux méninges.

L'infection méningée, par les divers processus que nous venons de passer en revue, se rencontre couramment à l'état sporadique. Sous la forme épidémique, elle constitue surtout la méningite cérébro-spinale épidémique, qui sera l'objet d'une étude particulière.

Nous en venons à l'étude des diverses espèces microbiennes, qui sont directement, ou du fait de leurs toxines, la cause véritable des méningites aiguës.

Plus de la moitié des méningites suppurées sont dues au pneumocoque (Netter). Cette fréquence est en rapport direct avec le séjour habituel de ce microbe dans les cavités naturelles de la face. Un cas de pneumonie, sur 200, s'accompagne de méningite. D'une façon générale, la méningite pneumococcique peut se reconnaître, à l'autopsie, aux caractères du pus, particulièrement visqueux, épais, verdâtre. On trouve le microbe dans les exsudats cérébraux (autopsie) et spinaux (ponction lombaire). Il se présente sous forme de longues chaînettes.

Le streptocoque se rencontre moins fréquemment. Il donne lieu moins à une formation purulente qu'à un exsudat fibrineux, légèrement louche.

Le staphylocoque n'intervient que très rarement, surtout à l'état isolé.

Les méningites aiguës de la première enfance seraient surtout dues au méningococcus intracellularis méningitidis de Weichselbaum. On y rencontrerait également le diplocoque lancéolé de Talamon-Frankel.

Le bacille typhique paraît, d'après les travaux les plus récents, pouvoir faire des méningites éberthiennes, parfois même par localisation primitive et isolée. Cela est probable aussi pour le colibacille.

Mentionnons enfin les méningites mixtes, par associations microbiennes. Les plus habituelles de ces associations sont celles du pneumocoque et du staphylocoque, du pneumocoque avec le streptocoque et le staphylocoque, du staphylocoque avec divers cocci innommés.

Anatomie pathologique. — En règle générale, la méningite aiguë non tuberculeuse présente des lésions localisées, et c'est de préférence la portion des méninges qui recouvre la convexité cérébrale, qui est atteinte.

Ces lésions sont surtout pie-mériennes et sous pie-mériennes.

La vascularisation anormale de la région malade est le premier fait qui saute aux yeux. La pie-mère viscérale est littéralement couverte de vaisseaux injectés et turgescents.

Si on soulève l'arachnoïde, on trouve, dans le tissu cellulaire sous-jacent, des membranes recouvertes de fibrine coagulée, une sérosité, parfois laiteuse, parfois d'un jaune sale, enfin, mais de façon inconstante, du pus.

Ce pus peut exister en minces flocons nageant dans l'exsudat. Parfois, il se présente sous forme de plaques verdâtres. Dans la méningite à pneumocoque, l'exsudat entier est pris en une sorte de gélatine molle, verdâtre et particulièrement épaisse.

Histologiquement, on trouve des lésions de congestion, et

de l'infiltration purulente de toutes les gaines de la région.

Le cerveau est souvent le siège d'altérations secondaires. Les ventricules sont remplis d'une sérosité louche, les plexus choroïdes congestionnés; l'écorce présente des désordres variables, depuis la simple survascularisation jusqu'au ramollissement inflammatoire et à l'abcès cérébral.

Symptomatologie. — Ce que nous avons dit de l'étiologie des méningites aiguës suffit à faire pressentir la diversité des cas cliniques par la diversité même des causes qui les engendre.

Cependant, s'il est indispensable de distinguer suivant la nature de l'infection, l'état antérieur de l'organisme, l'âge du sujet, la région anatomique affectée, des formes cliniques méritant une mention spéciale, la majorité des cas de méningite aiguë peuvent rentrer dans la même description générale. Quelque soit l'espèce microbienne causale et son mode d'envahissement, les symptômes et l'évolution sont habituellement, conformes à la description suivante.

Dans quelques cas le malade présente, pendant quelques jours, des vertiges, des vomissements, des maux de tête, une fatigue générale très marquée. Ces signes s'exagèrent progressivement de façon à effectuer la transition de cette phase prodromique à la phase aiguë.

Mais souvent le début est beaucoup plus brusque. Il se produit un frisson violent, une ascension brusque de température aux environs de 40° et l'affection est ainsi brutalement constituée.

Chez les enfants on peut observer un début convulsif.

Quoi qu'il en soit, la fièvre déclarée et rendue manifeste par l'ascension thermique (40°) se maintient pendant toute la durée de l'affection. Les rémissions matutinales sont insignifiantes. Parfois il survient de nouveaux frissons, bientôt suivis d'exacerbations fébriles. La fièvre s'élève pendant l'agonie et le thermomètre marque souvent 40° et 42°. Il n'est pas rare, paraît-il, de le voir continuer à monter après la mort.

La fièvre entraîne avec elle son cortège habituel. Le pouls plein, régulier, bat 100 pulsations et plus à la minute. La respiration s'accélère : il y a 40 appels d'air par minute. La soif est ardente, la langue sèche. Les urines se font rares et peuvent être légèrement albumineuses.

L'aspect du malade est caractéristique. La face est congestionnée, vultueuse; les yeux brillants, les traits contractés. Il existe une photophobie intense. Les malades tournent le dos à la lumière, cachent leur tête sous leurs draps. Ils répondent brusquement, sèchement, ou, au contraire, d'une voix dolente aux questions qui leur sont posées. Le bruit fait à l'entour paraît leur être particulièrement pénible.

La peau est chaude et sèche. On y remarque des alternatives de rougeur et de pâleur. L'excitation de la peau avec l'ongle laisse une trace colorée et persistante (raie méningitique de Trousseau).

Tout le long de l'évolution, on observe les trois phénomènes capitaux, dont l'ensemble réalise le trépied méningitique. Ce sont les vomissements, la constipation, la céphalée.

La céphalée est intense, parfois suffisamment atroce pour arracher des cris au patient; les enfants l'accusent en portant leurs mains à leur front. Elle peut être diffuse ou avoir une localisation frontale, occipitale ou hémi-cranienne. Les secousses, les mouvements, les bruits ambiants l'exagèrent manifestement.

Les vomissements bilieux ou alimentaires sont constants, bien que de fréquence variable. Ils ont le caractère des vomissements dits cérébraux, c'est-à-dire qu'ils s'effectuent sans efforts.

La constipation ne fait jamais défaut. Elle est intense, particulièrement tenace.

S'il y a lieu, comme le font la plupart des auteurs, de distinguer deux périodes dans l'évolution des méningites aiguës, cette distinction repose assurément sur l'état de réaction motrice, aussi exagérée au début que réduite au minimum à la fin de la maladie.

Nous assistons d'abord à des phénomènes d'excitation.

C'est le délire qui éclate avec les premiers accidents. Son allure rappelle souvent de façon frappante le tableau de l'accès maniaque aigu. Le malade, en proie à une agitation violente, laisse échapper un flux de paroles, des cris violents : il tente de se lever du lit et de courir devant lui. Il a des hallucinations visuelles, parfois de véritables accès du furie.

Ce délire, d'autant plus violent que le cerveau du malade présente quelque prédisposition du fait d'une tare névropathique ou alcoolique, peut faire défaut dans les méningites circonscrites à la base.

Les contractures sont un phénomène de première importance, mais particulièrement difficile à exposer didactiquement, vu la variété des types possibles. Leur caractère général est la fugacité, l'irrégularité de leur apparition, le caprice de leur localisation. Elles demandent quelquefois à être recherchées, et aux membres, par exemple, n'apparaissent qu'après trois ou quatre mouvements de flexion et d'extension successifs.

La contracture la plus fréquente est celle de la nuque, portée en extension maxima. On la mettra en évidence en soulevant doucement, du plat de la main, l'occiput du malade. On peut avoir du trismus ou de l'opisthotonos comme dans le tétanos, des contractures du tronc en extension, des membres en flexion. La face est souvent le siège de grimaces et de contractions fugitives. Il peut exister du strabisme, du myosis. La dysphagie et la dysphonie ne sont point rares. On observe de la rétention d'urine. Ce qui domine dans ce tableau de contracture c'est une raideur généralisée qui doit souvent être mise en évidence. C'est en ce sens que le signe de Kernig est précieux.

Il consiste à faire asseoir le malade sur son séant, et à essayer de ramener au contact du lit ses deux genoux soulevés au-dessus de ce plan de soutien. Dans cette manœuvre on rencontre, de la part des membres inférieurs, une résistance invincible, quand le signe est positif. Une autre manière de le rechercher consiste à fléchir le cuisse sur le tronc : la jambe ne peut plus alors être étendue sur la cuisse (Netter). Ainsi que la raideur du cou et du tronc, ce signe est dû vraisemblablement à l'extension de l'inflammation aux méninges spinales et aux racines nerveuses. « On a voulu en faire un signe presque pathognomonique, ce qui n'est pas. On le rencontre parfois dans la fièvre typhoïde, dans les infections intestinales, dans les pneumonies. Il ne manque guère dans la méningite cérébro-spinale, mais il fait assez souvent défaut dans la méningite tuberculeuse, peut-être parce que les méninges spinales ne sont pas constamment lésées » (Hutinel).

Les convulsions sont particulièrement variables et disparates. On les observe surtout chez les enfants. Elles frappent la tête, un membre, un segment de membre, ou un seul groupe musculaire. Elles peuvent être rythmiques.

Ces divers phénomènes d'excitation n'existent, avec toute leur intensité, que pendant les quatre ou cinq premiers jours de la méningite. Dans la suite, ils ne tardent pas à devenir de moins en moins accusés, et c'est ainsi que, graduellement, survient la phase de dépression.

Au délire fait place, peu à peu, un état de torpeur, survenant d'abord pendant les intervalles de plus en plus long des crises d'excitations, puis ne cessant plus.

Les convulsions et les contractures disparaissent. Les paralysies surviennent. Leur distribution est assez souvent hémiplégique, d'autres fois il y a une monoplégie, de l'aphasie, une paralysie faciale. Les spincters vésicaux et rectaux se paralysent : l'urine et les matières fécales ne sont plus retenues volontairement; la mydriase remplace le myosis.

La fièvre augmente : elle atteint 40 et 41°. Le pouls peut au contraire se ralentir (fièvre dissociée).

Les troubles bulbaires apparaissent. La respiration devient légère et inégale. Il y a plusieurs secondes d'arrêt respiratoire absolu, par intervalles : c'est le rythme de Cheyne-Stokes. Le coma s'accentue, l'obnubilation atteint son maximum. Les extrémités se refroidissent, la face se cyanose, et la mort survient en asphyxie.

Cette évolution ne dure généralement pas plus d'une semaine, souvent moins.

La mort est la terminaison presque constante. Il existe cependant quelques cas de guérison indiscutable. Il est à remarquer que, dans ces cas, le sujet guéri reste profondément amoindri au point de vue mental, souvent idiot. Cette considération assombrit singulièrement le pronostic de ces cas non mortels, exceptionnels d'ailleurs.

Formes cliniques. — Il y a lieu de distinguer des formes cliniques de méningite aiguë, suivant que l'on considère :

1° La nature de l'infection :

Méningite des rhumatisants ;

Méningite à pneumocoque.

2° L'état antérieur de l'organisme :

Méningite primitive ;

Méningite secondaire;

Méningite des alcooliques.

3° L'âge du sujet :

Méningite des enfants ;

Méningite des vieillards.

4° Le siège de la lésion :

Méningites circonscrites ;

Méningites unilatérales ;

Méningite de la convexité ;

Méningite de la base.

Nous passerons en revue chacune de ces variétés.

La méningite des rhumatisants se confond probablement avec la forme délirante du rhumatisme cérébral.

La méningite à pneumocoques n'est pas forcément toute méningite survenant au cours d'une pneumonie. Elle peut exister consécutivement à une suppuration à pneumocoques d'une cavité de la face, comme aussi il peut se déclarer, au cours d'une pneumonie, une méningite par infection secondaire non pneumococcique. Au cours de la pneumonie, la lésion cérébrale peut rester silencieuse et se découvrir à l'autopsie. Quand elle a une existence clinique, elle rentre dans le cadre de notre description générale.

Les méningites primitives sont celles qui surviennent chez un sujet sain, indépendamment de toute infection à siège extraméningé. C'est le cas des méningites consécutives à des suppurations de voisinage, souvent à peine soupçonnées ou même inconnues. L'évolution est, en général, franchement aiguë, très voisine du type que nous avons exposé.

Les méningites secondaires survenant chez des sujets déjà en proie à une localisation infectieuse (pneumonie, grippe, fièvre typhoïde), se caractérisent par un début plus silencieux, une réaction fonctionnelle moins accusée.

La méningite des alcooliques peut être latente. En général une méningite, chez un alcoolique, se traduit par une symptomatologie très accusée, dans laquelle les signes d'excitation sont au maximum.

La méningite des nouveau-nés et des jeunes enfants présente, comme caractère particulier, une intensité spéciale des convulsions et de la fièvre (Forme convulsive de Rilliet et Barthez).

La méningite des vieillards, d'ailleurs rare, se caractérise par son caractère torpide et le peu d'intensité des réactions de l'organisme.

Enfin les méningites circonscrites ont une symptomatologie en rapport avec la zone de la topographie cérébrale, qui est atteinte : les méningites unilatérales se caractérisent par la disposition hémiplégique des phénomènes moteurs : les méningites de la convexité présentent le tableau complet des signes moteurs et du délire au maximum : les méningites de la base retentissent spécialement et précocement sur le bulbe et sur les nerfs craniens.

Diagnostic. — Le diagnostic de la méningite aiguë est le plus souvent facile. Le point le plus délicat est la distinction avec la *méningite tuberculeuse*. Celle-ci, d'allure nettement subaiguë, évolue avec des périodes, fort nettement tranchées. Il existe souvent quelque trace antérieure du tuberculose.

Les *abcès du cerveau* sont surtout consécutifs à une otorrhée. Le diagnostic, souvent fort délicat, se fera grâce au caractère localisé de la lésion, qui entraîne une symptomatologie régionale.

Nous entendrons par *méningisme* l'ensemble des accidents qui traduisent la souffrance de l'organe méningo-cérébral, sans qu'il y ait localement de lésion suppurative, de trouble vasculaire, ni même d'action toxique. Ces cas, sous l'influence d'un trouble probablement fonctionnel, peuvent se reconnaître, chez les hystériques, à quelques variabilités dans le siège des symptômes et surtout de la douleur qui se déplace assez capricieusement, et occupe des régions anormales.

De toute façon, il est une manœuvre, aujourd'hui répandue, qui permet dans certains cas de faire un diagnostic certain : nous voulons parler de la *ponction lombaire* qui fournit un excellent moyen de se renseigner sur la nature physique, chimique et bactériologique du liquide céphalo-rachidien.

C'est une opération facile à exécuter. On couche le malade sur le côté et on lui fait fléchir aussi fortement que possible les jambes, les cuisses et le tronc : les lames vertébrales atteignent alors leur écartement maximum. Pour trouver l'endroit où enfoncer l'aiguille aspiratrice, on réunira par une ligne horizontale les épines iliaques postéro-inférieures. Cette ligne passe au niveau de l'apophyse épineuse de la cinquième vertèbre lombaire. C'est à un demi-centimètre en dehors de cette apophyse qu'on fera la ponction. Si l'opération réussit, si l'instrument, après avoir évité la lame vertébrale, a bien traversé le ligament jaune et la dure-mère, on recueillera une quantité de liquide céphalo-rachidien, suffisante pour pouvoir en faire une analyse (voy. méningite tuberculeuse).

A l'inspection on le trouvera, s'il s'agit de méningite aiguë, louche, quelquefois purulent. La recherche du point de congélation donnera des résultats variables (Hutinel) : il pourra osciller entre — 0°,49 et — 0°,56 (Hutinel), ou entre — 0°,46 et — 0°,64 (Achard, Lœper et Laubry). Il en est de même de l'étude de son pouvoir hémolytique et de sa constitution chimique. Plus importants sont les examens cytologique et bactériologique du liquide céphalo-rachidien dans les méningites aiguës. Le premier démontre que, dans les processus méningés aigus, ce sont les leucocytes polynucléaires qui y dominent, tandis que dans la méningite tuberculeuse on trouve en très grand nombre des lymphocytes. Quant à l'examen bactériologique il permet, au moins dans les premières phases de l'affection, de déceler soit le pneumocoque, soit le diplocoque, soit encore le bacille d'Eberth, le streptocoque, le staphylocoque, le méningocoque, etc. Nous parlerons, à propos de la méningite tuberculeuse, de l'intérêt qu'il y a à rechercher la perméabilité méningée à certaines substances chimiques (iodure de potassium, bleu de méthylène).

Traitement. — Ce que nous avons dit de la fréquence de la terminaison mortelle suffit à démontrer l'impuissance curative de la thérapeutique. La médication sera donc purement symptomatique, et l'on administrera les antithermiques, les narcotiques et les laxatifs usuels. L'application de glace sur la tête sera utilisée en vue de diminuer la céphalalgie.

MÉNINGITE CÉRÉBRO-SPINALE ÉPIDEMIQUE

Grâce aux travaux récents de Netter, Weichselbaum, Frankel, Bonome, etc., qui ont particulièrement approfondi le côté bactériologique et expérimental de l'affection, nous séparerons la description de la méningite cérébro-spinale épidémique de la description générale des méningites aiguës.

Nous serons guidés, dans notre étude, par l'excellente revue d'ensemble de Marcel Labbé (*Gaz. des Hôp.*, septembre 1900).

La méningite cérébro-spinale est surtout une affection de l'enfance et de l'âge adulte. Les vieillards sont bien plus rarement atteints.

La notion d'épidémicité est capitale. Elle a longtemps suffi à faire distinguer l'affection qui nous occupe des autres méningites aiguës.

Les épidémies ont, en effet, été surabondamment constatées. On a noté, ces temps derniers, une tendance de l'état sporadique à se manifester par endroits : on voit encore la méningite cérébro-spinale se perpétuer dans les régions d'anciennes épidémies par de petites épidémies restreintes dans un assez court rayon. En temps d'épidémies, l'infection se développe surtout dans les endroits où vivent en commun un certain nombre de sujets jeunes (casernes, collèges, couvents, etc.).

La contagiosité est un fait à peu près généralement admis aujourd'hui. L'affection peut coïncider avec des cas particulièrement nombreux de manifestations pneumococciques, pulmonaires ou autres.

Les recherches de ces dernières années ont beaucoup porté sur les microbes de la méningite cérébro-spinale. On est arrivé à cette conclusion qu'il n'existe pas un microbe spécifique de cette affection.

Les germes microbiens capables de donner naissance à la méningite épidémique sont de deux sortes.

Ou bien il s'agit des agents habituellement rencontrés en pathologie infectieuse (streptocoque, staphylocoque, pneumocoque, bacille de la tuberculose, bacille d'Ëberth) ; ou bien il s'agit de germes, qui sans être pathognomoniques de la méningite cérébro-spinale, lui appartiennent plus spécialement. Tels sont : le diplocoque intra-cellulaire de Weichselbaum (organisme encapsulé, se rapprochant du gonocoque, se décolorant par le Gram) et le méningocoque de Bonome (bacille encapsulé voisin du pneumocoque, prend le Gram).

Les symptômes de la méningite cérébro-spinale épidémique débutent de façons assez diverses suivant les cas.

Le plus souvent ils apparaissent en pleine santé, de façon particulièrement soudaine et brusque ; parfois, les premiers symptômes, encore qu'ils apparaissent brutalement, ont été précédés d'une phase prodromique (céphalée, rachialgie, abattement).

Quoi qu'il en soit, le tableau est toujours le même au début : il est constitué par des frissons, de la courbature, des douleurs le long du rachis ; la fièvre arrive rapidement, les traits s'altèrent, et la période d'état ne se fait point attendre.

Les vomissements apparaissent. Ils sont du type cérébral, c'est-à-dire faciles, sans état nauséeux, en fusée.

La douleur est au maximum à la nuque et au dos. La tête et le front sont le siège d'une céphalalgie violente. Il existe, le long de la colonne vertébrale, un état d'extrême sensibilité, que trahit, en déterminant une exaspération de la douleur, la pression des apophyses épineuses, ou même, le moindre mouvement.

La contracture des muscles de la nuque et du cou renverse la tête en arrière et l'y maintient. Les muscles du dos qui sont également souvent atteints, tendent alors, en opistothonos, le corps arqué en arrière.

Les membres participent à la contracture. Il suffit de leur imprimer des mouvements provoqués pour se rendre compte de la résistance qu'y constitue la raideur musculaire. Cela est bien mis en évidence par la recherche du signe de Kernig (voir Méningites aiguës).

Chez l'enfant on peut observer des convulsions généralisées : il est fréquent, même chez l'adulte, de voir le malade présenter des secousses musculaires convulsives.

L'hyperesthésie des téguments est fréquente : la raie méningitique est souvent décelable.

Les symptômes oculaires consistent en dilatation, inégalité, paresse contractile des pupilles. Il peut exister du strabisme surtout convergent. Le nystagmus, le ptosis, les ophtalmoplégies sont rares.

Les paralysies affectent des localisations diverses (hémiplégie, paraplégie). Elles sont précoces, incomplètes et fugaces.

La peau peut présenter des éruptions diverses, particulièrement de l'herpès dont les vésicules paraissent, d'après des travaux récents, avoir une signification trophique : il s'agirait donc là de véritable zona.

La température atteint généralement 40° et plus dès que l'affection est nettement constituée. Elle se maintiendrait à ce chiffre élevé jusqu'à la phase terminale (Wunderlich).

Le pouls, rapide chez les enfants, est en général ralenti chez l'adulte. Il est surtout remarquable par sa variabilité d'un instant à l'autre. On trouve, entre deux minutes différentes de numération, des écarts de 30 à 40 pulsations.

On observe souvent dans la méningite cérébro-spinale épidémique une agitation psychique intense et un délire violent, qui fait place, dans les cas à terminaison fatale, à une phase terminale d'apathie comateuse. En général, l'intelligence, quelque peu ralentie, reste longtemps sans présenter de modifications sérieuses.

Ces divers symptômes dont le groupement constitue la période d'état, évoluent différemment suivant la terminaison de la maladie.

Dans les cas qui doivent se terminer par la mort, on voit les phénomènes d'excitation faire progressivement place à des phénomènes de dépression. La respiration se ralentit et devient entrecoupée, le pouls faiblit, le visage se cyanose et la températnre subit une ascension terminale (42°, 43°,7), au point de s'élever après la mort jusqu'à 44°,1.

Dans les cas heureux, on assiste à une rémission progressive des divers signes, tout cela avec une marche lente qui est une présomption favorable dès qu'elle est un fait établi.

Quelques observations font foi de curieuses variations dans la marche. Il s'est rencontré des méningites spinales épidémiques, à forme latente, qui conduisent le malade à la mort sans qu'il ait présenté autre chose qu'un minimum de symptômes. Au contraire, il est certaines formes foudroyantes qui tuent en quelques heures.

Des complications infectieuses peuvent changer quelque peu le tableau clinique habituel : telles sont les pneumonies secondaires, les otites moyennes, les arthrites infectieuses. L'atteinte de la base du cerveau peut se traduire par de la névrite optique double, avec amaurose et étranglement de la papille.

Diagnostic. — Le diagnostic de la méningite cérébro-spinale épidémique, facile dans les cas simples, présente une réelle difficulté dans les formes frustes ou latentes.

Deux manœuvres ont une importance capitale : ce sont la recherche du signe de Kernig, et la ponction lombaire.

Le signe de Kernig met admirablement en évidence ce symptôme de première valeur qu'est la contracture.

Quant à la ponction lombaire, elle permet, par les caractères physiques (limpidité ou purulence) du liquide retiré, par ses caractères cytologiques et bactériologiques, de porter un diagnostic étiologique ferme, en même temps qu'elle est une présomption de la gravité ou de la bénignité du pronostic.

La pneumonie peut se compliquer de phénomènes d'excitation nerveuse très marquée, en face desquels on est en droit de supposer une altération définitive des méninges cérébro-spinales. Ces accidents de méningisme pneumonique ne s'accompagneront pas de graves altérations du pouls et de la température, le liquide céphalo-rachidien y sera limpide et aseptique. Il faut savoir cependant qu'on peut se trouver en face d'une des trois éventualités suivantes : soit une pneumonie avec méningisme, soit une pneumonie compliquée de méningite vraie, soit une méningite cérébro-spinale compliquée secondairement de pneumonie.

Le tétanos présente dès le début une contraction de là mâchoire qui n'est qu'au second plan, quand elle existe dans la méningite épidémique. Il n'y a pas d'irrégularités du pouls ; le signe de Kernig est négatif.

Les formes nerveuses de la grippe et de la fièvre typhoïde peuvent prêter à confusion. On se basera sur l'examen approfondi des signes propres à chacune de ces affections : il faut savoir que la grippe peut créer de véritables méningites cérébro-spinales avec bacille de Pfeifter dans le liquide sous-dure-mérien.

Traitement. — La thérapeutique est à peu près inefficace dans la méningite cérébro-spinale. On se bornera à une médication symptomatique dirigée contre la fièvre (bains froids), et contre l'excitation musculaire et psychique (hypnotiques).

La révulsion le long du rachis pourrait se montrer efficace. Les injections de sérum artificiel isotonique à hautes doses sont particulièrement recommandées. Qnicke et Netter ont obtenu des résultats satisfaisants, par les ponctions lombaires répétées.

MÉNINGITE TUBERCULEUSE

Étiologie. — La méningite tuberculeuse résulte de l'infection des méninges molles par le bacille de Koch ; c'est la plus fréquente de toutes les méningites. Mais cette fréquence est très variable selon l'âge. Dans l'immense majorité des cas, c'est l'enfance qui est atteinte, entre la 2e et la 10e année surtout ; nous reviendrons d'ailleurs sur cette prédisposition des méninges infantiles ; on sait maintenant que l'adulte n'est pas épargné non plus. — Après trente ans et avant deux ans, en revanche, la maladie est rarissime. Le sexe ne paraît pas constituer un élément étiologique dont il faille tenir compte.

A côté de l'âge et du sexe d'autres causes prédisposantes, expliquant partiellement l'immunité relative de la vieillesse, méritent d'être étudiées. Notons parmi ces causes, en premier lieu, l'*activité nutritive* considérable dont les méninges de l'enfant, en pleine croissance, sont le siège et qui constitue ici comme dans les autres séreuses ou dans les os un point d'appel pour le bacille de Koch par l'état congestif qu'elle entretient. Puis les *traumatismes* céphaliques particulièrement fréquents dans l'enfance. Enfin la *convalescence des pyrexies* infantiles (diphtérie, coqueluche, scarlatine, rougeole), quand ce sont de petits tuberculeux qui ont été atteints.

L'hérédité névropathique, l'alcoolisme des parents, en amoindrissant la force de résistance du système cérébro-spinal, justifient dans une certaine mesure la localisation méningée du bacille de Koch. Les autres causes prédisposantes, telles que l'hérédité tuberculeuse, le surmenage, la vie confinée, ont un intérêt moindre : ce sont des circonstances qui favorisent l'éclosion de la tuberculose en général.

La cause déterminante, c'est le *bacille de Koch*. Celui-ci provient toujours d'un foyer tuberculeux quelconque de l'organisme, si minime soit-il d'ailleurs ; (tuberculose pleuro-pulmonaire, osseuse, articulaire, péritonéale ; micro-polyadénopathie tuberculeuse ; tuberculose médiastine, otique, nasale); toujours il faudra le rechercher à l'autopsie et toujours on le trouvera. Il s'agit donc constamment, on le voit, d'une affection *secondaire* ; l'existence de formes primitives est bien contestable et les plus récentes investigations anatomiques et cliniques (Grancher, Hudelo, etc.) ne permettent plus guère de les admettre. Ainsi latente ou avérée, une localisation quelconqne de la tuberculose dans notre organisme peut s'accompagner de méningite, si les conditions prédisposantes énumérées plus haut se trouvent réalisées.

Mais comment le germe pathogène, issu de ces localisations tuberculeuses, parvient-il jusqu'à la pie-mère pour y exercer ses ravages? Par *deux voies* différentes, répondent les auteurs : la voie *lymphatique* quand il s'agit de tuberculose céphalique (otite moyenne etc.), la voie *sanguine* dans les localisations pleuro-pulmonaires, médiastinales ou péritonéales. Il semble qu'il faille admettre aussi que, dans certains cas, le bacille de Koch chemine, de la périphérie vers le centre, dans les gaines lymphatiques des nerfs encéphaliques (VIIe paire par exemple) et atteigne ainsi les méninges ; il semble surtout qu'il faille concevoir quelque méfiance à l'égard de cette propagation lympathique trop facilement admise, et tenir grand compte des propositions établies récemment par Sicard dans une remarquable thèse : « l'opinion classique veut que, tout autour des artérioles qui s'enfoncent dans le parenchyme nerveux, existent des gaines spéciales (gaines péri-vasculaires) dans lesquelles chemine la lymphe. En dehors des centres nerveux, les gaines viendraient s'ouvrir dans les espaces sous-arachnoïdiens, c'est-à-dire en plein liquide céphalo-rachidien. » L'auteur ne croit pas à la justesse de cette conception. Pour lui, le liquide céphalo-rachidien entourerait bien les vaisseaux artériels ; mais « il les entoure à l'aide d'une seconde gaine plus externe, qui, à l'état physiologique, ne communique pas avec la gaine lymphatique ». Et plus loin « Ces considérations nous montrent qu'il ne saurait exister dans les centres nerveux de véritable système lymphatique organisé et aboutissant à des ganglions spéciaux ; elles nous indiquent combien il faut peu compter et même ne pas compter du tout sur l'infection *directe* des centres nerveux par une voie canaliculaire lymphatique. Dans le mécanisme pathogénique de la méningite tuberculeuse il est bien difficile de s'expliquer comment le bacille de Koch a pu, parti d'un ganglion médiastinal ou cervical, cheminer d'une façon rétrograde jusqu'au niveau des gaines lymphatiques cérébrales. Les voies directes d'aller ne sont pas assez sûres et assez larges, il existe trop de relais en chemin. » Sicard (*loc. cit.*) Aussi faut-il admettre *uniquement la voie sanguine* comme voie d'apport, et, dans certains cas, un ensemencement *direct* du liquide céphalo-rachidien, et par conséquent de la pie-mère, par les leucocytes isolés, « vecteurs d'éléments microbiens » issus d'une des cavités nasale, auriculaire, etc., contiguë aux méninges.

Anatomie pathologique. — A l'ouverture du crâne, après avoir incisé la dure-mère, on ne voit pas d'emblée les altérations typiques des méninges molles ; la convexité du cerveau, en effet, est le plus souvent indemne, c'est rarement que l'on note une infiltration, une opacité de la pie-mère, situées surtout le long des vaisseaux ou formant des foyers qui se localisent principalement au niveau de la zone rolandique, du lobule paracentral (J.-B. Charcot, Souques), de la circonvolution fronto-pariétale ascendante (C. Brouardel et J. Charcot). Ce sont là des méningites strictement *localisées* et fort *rares*, mais sitôt le cerveau extrait de la boîte cranienne, on constate de suite, quand on vient à examiner *la base* de l'encéphale, les altérations caractéristiques de la méningite tuberculeuse.

Dans l'espace sous-arachnoïdien, en effet, entre le chiasma des nerfs optiques et les pédoncules cérébraux, se voit un *exsudat séro-fibrineux*, rarement purulent, qui d'ailleurs ne se limite pas toujours à cette région et peut envahir la scissure de Sylvius, le cervelet, les méninges spinales ; la *pie-mère* elle, est épaissie, plus ou moins opaque, dépolie ; des adhérences souvent très étendues, mais toujours molles, compriment fréquemment les nerfs craniens qui se montrent alors rouges et tuméfiés. Mais cet exsudat séro-fibrineux, ces fausses membranes, constitueraient certainement des altérations inflammatoires bien banales, ne différant des lésions étudiées à propos des méningites aiguës que par leur évolution moins rapide, leur moindre tendance à la suppuration, s'il n'y avait, pour venir les compliquer et les individualiser, un autre élément, nous voulons parler des *altérations tuberculeuses spécifiques*.

Détachons en effet un petit lambeau de cette pie-mère poisseuse et épaissie et examinons-le par transparence. Nous verrons alors le long des vaisseaux, surtout au niveau des bifurcations vasculaires (Dupré), de petites taches punctiformes, grisâtres, plus ou moins opaques et assez inégalement réparties. Ce sont les *granulations tuberculeuses*. On en trouvera aussi quelquefois sur la dure-mère et les plexus choroïdes examinées au microscope, après leur avoir fait subir les préparations convenables. Elles ont la structure habituelle de l'élément tuberculeux fondamental, et recèlent l'*agent pathogène spécifique*, le *bacille de Koch*, en très grande quantité souvent. Mais sans même recourir à l'examen histologique, on pourra affirmer la nature de la méningite par la seule présence de ces granulations situées au milieu d'altérations inflammatoires, par leur localisation aussi, par l'évolution subaiguë enfin de tout le processus.

Des fausses membranes, un exsudat séro-fibrineux, avant toute chose les granulations tuberculeuses spécifiques, voilà dans la méningite tuberculeuse les lésions *constantes*, *caractéristiques* ; il en est d'autres d'importance secondaire ; nous voulons parler de l'*encéphalite interstitielle hyperplastique* (Hayem) qui révèle une extension du processus méningé aux couches toutes superficielles de l'écorce, et qui constitue une altération en général très légère ; des *foyers de ramollissement*, très disséminés, et dus à des thrombo-artérites tuberculeuses, et surtout de l'*hydrocéphalie* ventriculaire, assez importante souvent pour qu'on ait pu y voir jadis la lésion fondamentale de la méningite tuberculeuse. En résumé, il s'agit ici de processus plutôt diffus que circonscrits, plutôt subaigus que rapides ; et l'on conçoit qu'il en doive résulter un tableau clinique particulier, différent du syndrome que déterminent les gros tubercules encéphaliques, véritables tumeurs cérébrales, et de ce qu'on a appelé la granulie méningée, au cours de laquelle la localisation méningée passe inaperçue, perdue qu'elle est dans l'ensemble des symptômes généraux de l'affection granulique. Ils constituent la forme la plus importante de la tuberculose méningée, celle à qui appartient une physionomie clinique propre.

Symptomatologie. — Les caractères cliniques très diffus, souvent mobiles et instables, reflètent exactement la forme, le siège, la nature des lésions que nous avons constatées à l'étude anatomique et pathogénique.

C'est ainsi qu'à la phase d'invasion de l'organisme par le bacille de Koch répond cliniquement une *période prodromique* très constante et de la plus grande valeur diagnostique. L'atteinte ultérieure des méninges et souvent de l'écorce sous-jacente par le processus irritatif se manifeste, elle, par des symptômes de réaction cérébrale générale, compliqués de signes de localisation. Ces derniers prennent souvent une importance telle, leur localisation à la base de l'encéphale est si fréquente que l'on a pu distinguer dans l'évolution des phénomènes irritatifs une période *basilaire* (Marfan). Enfin après une période de rémission plus ou moins constante, de durée plus ou moins considérable, apparaît la phase terminale, paralytique : à l'irritation a succédé anatomiquement la destruction.

Les *prodromes* forment un des caractères essentiels de l'évolution clinique de la méningite tuberculeuse, qui est la plus fréquente de beaucoup, celle de l'enfant. Ils sont surtout très frappants quand le foyer tuberculeux initial, source de l'infection ultérieure des méninges, est latent cliniquement ou n'a pas sensiblement altéré l'état général du patient. Leur variabilité est extrême; tantôt il y a surtout des troubles nerveux : les petits malades deviennent silencieux, tristes, ne portent plus à leur jeux le même entrain; ils sont irritables et s'isolent volontiers. Leur caractère peut changer totalement; ceux qui étaient affectueux, patients, deviennent insupportables, emportés ou grincheux; d'autres, au contraire, qui n'avaient point cette tournure d'esprit deviennent d'une émotivité extraordinaire, montrent une tendresse inaccoutumée. Tantôt, et bien fréquemment, les *troubles du sommeil* dominent. Il y a de l'insomnie complète, ou bien seulement un sommeil agité de cauchemars, de délire passager. On note des secousses musculaires, du mâchonnement, des grincements de dents dont la signification n'est réellement grave que lorsqu'ils se trouvent associés à d'autres troubles, car on peut les observer, le mâchonnement en particulier, à l'état normal, chez l'enfant et même chez l'adulte. Les troubles digestifs, perte de l'appétit, constipation, vomissements que rien n'explique, sont souvent constatés; mais surtout on sera frappé par une perte des forces, un peu de température vespérale, de la céphalée, de l'amaigrissement et dans quelques cas par un signe de la plus haute valeur pronostique : quelques *inégalités du pouls*.

Cette période prodromique dure quelques semaines, souvent quelques mois, presque un an dans un cas qu'il nous fut donné d'observer récemment, et nous mène insensiblement à la phase d'*excitation*. Alors, les signes se précisent, la physionomie clinique de l'affection se dégage et les présomptions se changent en cruelle certitude.

Le début proprement dit, surtout chez l'adulte, peut être brusque (Chantemesse, Jaccoud, Bone) et nous avons les formes *apoplectiques*, *épileptiques*, *délirantes*, *maniaques* de la méningite tuberculeuse. Les médecins légistes rapportent aussi des cas de malades qui, devenus impulsifs ou exhibitionnistes, furent considérés comme de simples délinquants ou comme des candidats à la vésanie, et qui présentèrent ultérieurement des signes de *tuberculose méningée*, confirmée par l'autopsie.

Dans la très grande majorité des cas, le *début* est insidieux : lentement, progressivement, certains symptômes capitaux viennent à dominer la scène. Nous les avons déjà étudiés en détail à propos de la réaction générale de l'encéphale aux processus pathogènes (voir la Séméiologie cérébrale). C'est ainsi que la *céphalalgie*, continue avec exacerbations, ne manque jamais. On note des *vomissements en « fusées »*, non nauséeux, faciles, imprévus, survenant à l'occasion d'un mouvement, d'un changement d'attitude du patient. La *constipation*, compliquée le plus souvent de rétraction du ventre en bâteau, est précoce (Dupré) et opiniâtre; elle est probablement la première manifestation de la contracture. Les caractères de la *température*, du *pouls* et de la *respiration*, ont ici une importance de tout premier ordre. Dans la première periode, la température est rémittente, à exaspérations vespérales; elle s'élève souvent à 38°, 38°,5, 39°. Le pouls, lui aussi, est augmenté de fréquence. Mais déjà à ce moment on est frappé par l'extrême irrégularité d'allure des deux courbes, par ses brusques variations qui, survenant dans l'espace d'un même jour, sont précieuses pour le diagnostic. Plus tard le pouls se ralentit, devient arythmique parfois; la température, elle, baisse un peu sans cependant devenir inférieure à 39°. Cet abaissement de la courbe du pouls, s'opposant à l'élévation notable du thermomètre, constitue ce qu'on a appelé la *fièvre dissociée* des méningites. La *respiration* est toujours ralentie, suspirieuse, inégale; quand le rythme de Cheyne-Stockes s'établit, la fin est proche.

Les signes de *localisation*, nous ne saurions trop y insister, sont d'une *mobilité extrême*, apparaissant un jour pour disparaître le lendemain de façon souvent définitive. Leur variabilité est fonction de la nature et de la distribution des lésions anatomiques, exsudat pseudo-membraneux, œdème inflammatoire. Ils évoluent parallèlement à elles. Leur *ensemble* constitue la période *basilaire* de certains auteurs. A leur occasion, toute la séméiologie cérébrale pourrait être passée en revue, les symptômes correspondant aux lésions, selon les lois bien établies aujourd'hui des localisations encéphaliques. En fait, c'est surtout un *groupement* de signes aussi diffus que mobiles qui est constaté. On trouve le malade blotti dans son lit, couché sur le côté, les cuisses fléchies sur le tronc dans la position dite en « chien de fusil » qui est peut-être une manifestation de contracture (Chauffard), analogue au signe de Kernig des méningites aiguës; il a de l'*hyperesthésie auditive*; le moindre rayon lumineux le fait souffrir, tant est vive la *photophobie*. Vient-on à l'examiner de plus près, on se trouve le plus souvent en présence d'un patient grincheux, au regard agressif, se débattant à l'approche du médecin, et ne voulant pas qu'on le touche; quelquefois le petit malade est somnolent, semi comateux; le regard est fixe, sans expression. Une observation plus minutieuse montre alors qu'il y a du strabisme unilatéral, le plus souvent convergent, quelquefois divergent, ou de la diplopie, du myosis, de l'inégalité pupillaire, du nystagmus. A l'ophtalmoscope, il peut se présenter de l'œdème de la papille comme dans les tumeurs cérébrales, et surtout de la *tuberculose choroïdienne*, peu fréquente, mais absolument pathognomonique. Les globes oculaires sont plus ou moins douloureux à la pression; il s'y joint souvent de l'hyperesthésie cutanée généralisée, sensible surtout au thorax.

Les troubles *moteurs* si fréquents de la méningite tuberculeuse ne font pas toujours partie de la séméiologie basilaire, les troubles intellectuels n'en font pas partie du tout; cependant ils sont absolument contemporains des signes précédents et ne peuvent en être séparés cliniquement. Dans cet ordre de faits se rangent les *convulsions*. Elles peuvent être limitées, circonscrites, et réaliser le symptôme de localisation par excellence, l'*épilepsie bravais-jacksonienne*; quelquefois elles sont généralisées, surtout chez l'enfant, rarement chez l'adulte. En outre de ces convulsions plus étendues, on peut noter de brusques secousses des membres et de la face, de la carphologie, des grimaces. La *contracture* n'est que rarement généralisée; il s'agit ordinairement d'*accès* de contracture portant sur la face, un membre, ou la moitié du corps. La *raideur de la nuque* est quelquefois telle, que l'on peut soulever le malade tout entier en le prenant par la tête; ordinairement elle est moins intense et l'on constate seulement que la tête creuse l'oreiller. Il peut y avoir du trismus; dans un cas nous constatâmes des troubles de déglutition assez persistants par contracture du pharynx. Le *signe de Kernig n'appartiendrait pas à la méningite tuberculeuse* (Netter). Les perturbations de la marche, souvent précoces, nous paraissent plutôt liées au *vertige*, que nous avons quelquefois constaté, qu'à des troubles moteurs proprement dits. Les réflexes sont le plus souvent augmentés; le signe de Babinski (voir l'hémorragie cérébrale) peut être noté. Les *troubles intellectuels*, nous l'avons vu, peuvent être précoces; les petits malades sont grincheux, irritables. On les entend pousser par intermittence un *cri* bref, plaintif, automatique, aigu, le cri « *hydrencéphalique* » de Coindet, et surtout ils poussent de perpétuels *soupirs* assez particuliers pour que dans nos hôpitaux les surveillantes fassent un diagnostic, le plus souvent juste, sur ce seul signe. Le *délire*, surtout chez l'adulte, n'est pas rare, et peut simuler, quand il prédomine, le délirium tremens ou la manie aiguë (formes délirantes de Chantemesse). On a jadis beaucoup insisté sur la *raie méningitique* de Trousseau, c'est-à-dire, la rougeur *persistante* de traits dessinés par exemple sur la peau du ventre avec l'ongle ou la pointe d'un crayon. Elle est sans grande valeur diagnostique et se retrouve dans l'hystérie, la maladie de Basedow, certaines pyrexies.

Après un temps plus ou moins long, dix à quinze jours en moyenne, la *destruction*, par thrombo-artérite ou méningo-encéphalite, remplace l'irritation, et nous voilà à la période *paralytique* de l'affection. Ici il peut y avoir une localisation *unique*, aphasie, ptosis, monoplégie crurale sans phénomènes très marqués de réaction cérébrale générale et sans concomitance des symptômes basilaire : ce sont les méningites *partielles* (J.-B. Charcot, Souques). Le plus souvent de beaucoup, on voit des *paralysies*, hémiplégie, paralysie de la VIIe et de la IIIe paires, succéder à la phase irritative telle que nous l'avons décrite. Il y a abolition des réflexes, rétention d'urine. En même temps l'enfant se laisse approcher; à l'agitation de la première période succède la torpeur, la somnolence, qui peu à peu s'aggravera pour aboutir au coma terminal. On se gardera de voir une amélioration dans cette sédation des symptômes bruyants; cette accalmie est habituelle et n'atténue en rien la rigueur du pronostic. Bien au contraire la maladie est arrivée au terme ultime de son évolution; après une ou deux alternatives d'aggravation ou d'atténuation des symptômes, le coma survient. Le pouls devient petit, fréquent, filiforme, la température s'élève à 41° et au delà, le rythme respiratoire prend une allure de plus en plus irrégulière; quelquefois il y a respiration de Cheyne-Stockes (Voir la séméiologie cérébrale). Cela dure un temps variable, plusieurs jours quelquefois, et la mort vient par asphyxie.

Marche, durée, terminaison, pronostic. — La maladie évolue, dans les cas typiques, en l'espace de *trois semaines;* nous ne tenons pas compte des prodromes, ce qui étendrait ce temps à plusieurs mois. Quelquefois elle ne dure qu'une semaine; enfin il y a des cas plus rapides encore. Le trait caractéristique de son évolution, c'est la possibilité de *rémissions*, le plus souvent courtes, quelquefois longues, qui éloignent parfois notablement l'échéance fatale. Mais au total la *mort*, nous venons de le dire, survient toujours, ou peu s'en faut. On a observé quelques cas de méningite tuberculeuse certaine *suivie de guérison.* Ce sont des exceptions sur lesquelles il ne faut pas compter. Il ne faudra pas non plus en revanche trop se hâter de prononcer un verdict sans appel, car comme nous le verrons à propos du diagnostic, le méningisme hystérique simule à s'y méprendre la méningite tuberculeuse, et l'on voit apparaître souvent des phénomènes *méningitiques* au cours d'une tuberculose viscérale, phénomènes curables qu'il faut sans doute rapporter (Oppenheim) à une action exercée à distance sur les méninges par les toxines de bacille de Koch. L'absolue *certitude* n'appartient qu'à la méthode *objective* de la ponction lombaire, méthode sur les progrès de laquelle nous nous étendrons au chapitre du diagnostic.

Diagnostic. — La première question que le clinicien ait à se poser en face de symptômes encéphaliques tels que ceux que nous venons de constater, surtout quand il s'agit d'un enfant, est la suivante : s'agit-il, en gros, d'une méningite?

Les raisons qui doivent nous faire croire à un processus méningé ont déjà été vues à propos des méningites aiguës et nous ne pouvons y revenir ici. Aussi nous bornerons-nous à discuter quelques hypothèses qu'on pourra être tenté de discuter dans certains cas de méningites un peu anormales. Chez l'enfant, les accidents cérébraux (*méningisme*, Dupré) des maladies *infectieuses* simulent le plus souvent les méningites aiguës, mais quelquefois c'est à la tuberculose de la pie-mère qu'on est conduit à penser. Les signes propres à ces infections (signes pulmonaires dans la pneumonie, séro-diagnostic dans la dothiénenterie) permettront le plus souvent de sortir d'embarras. C'est surtout dans le *méningisme hystérique* qu'on pourra trouver tout le tableau clinique que nous avons décrit, y compris la fièvre; on se basera, pour éliminer l'hystérie, sur l'absence des stigmates de la névrose, sur l'étude soigneuse des anamnestiques et de la forme des accidents; les prodromes si typiques de la méningite tuberculeuse ne sont pas notés dans la plupart des observations.

Chez le tout petit enfant, avant deux ans, la méningite tuberculeuse débute souvent brusquement, l'évolution est rapide, le coma asphyxique précoce. La confusion avec les *encéphalites chroniques* qui sont anatomo-cliniquement des processus très lents, à début plus ou moins bruyant, est dans ces conditions bien rarement faite. On pensera bien plutôt à ces *pseudo-méningites* (Dupré) provoquées par le rachitisme et quelquefois l'athrepsie. On recherchera ici les troubles gastro-intestinaux, l'état du squelette et de la santé générale.

Rien n'est plus malaisé que le diagnostic des méningites tuberculeuses de l'*adulte* dont le polymorphisme est extrême, et la liste est longue des affections qui furent confondues avec elle par les cliniciens les plus éprouvés. On reconnaîtra le *méningo-typhus* par la courbe thermique et surtout par la séro-réaction de Widal, la *grippe* par la notion d'épidémicité et la prédominance des signes thoraciques, l'*urémie* par l'état des urines, les antécédents, l'évolution, l'hypothermie, le *delirium tremens* enfin par les antécédents d'alcoolisme.

Mais malgré ces signes différentiels donnés ici et tant d'autres que nous passons sous silence, le diagnostic resterait souvent en défaut si nous ne possédions depuis quelque temps, le moyen de constater, sinon directement les lésions des méninges, du moins une de leurs manifestations objective, immédiate. Ce moyen, c'est la ponction lombaire que nous devons aux recherches heureuses de Widal, Sicard, Ravaut, Monod, Griffon, etc. Par elle, nous pourrons non seulement essayer de différencier une méningite proprement dite des états pseudo-méningitiques et du méningisme, mais même affirmer la nature tuberculeuse ou non d'un processus méningé.

Nous ne traiterons pas ici la technique de la ponction lombaire, que nous avons déjà décrite. Ce qui nous retiendra, en revanche, c'est la description des *cinq* épreuves principales qui devront être tentées sur le liquide céphalo-rachidien une fois recueilli, avec les précautions aseptiques d'usage. Elles peuvent être faites dans l'ordre suivant :

1° La recherche de la pression du liquide céphalo-rachidien ;

2° Le cyto-diagnostic du liquide céphalo-rachidien ;

3° La perméabilité méningée ;

4° La cryoscopie du liquide céphalo-rachien ;

5° La recherche des bacilles.

La recherche de la pression du liquide céphalo-rachidien est de beaucoup la moins importante de ces épreuves : d'après Quincke, elle équivaudrait normalement, à une colonne d'eau de 40-60 millimètres de hauteur. Elle peut s'élever à l'état pathologique, sous l'influence d'une altération méningée, à 60, 65, 70 centimètres.

Le cyto-diagnostic est en revanche d'une importance capitale. Sa base histo-physiologique est la loi de Metchnikoff sur la spécificité réactionnelle des tissus à l'irritation. Dans l'espace sous-arachnoïdien, tout comme dans une séreuse ou dans le tissus conjonctif, les cellules mobiles, les leucocytes accourent au point irrité, et participent à la réaction défensive de l'organisme. Mais ce ne sont pas les mêmes éléments qui sont mobilisés dans tous les cas, et la défense doit être proportionnée à la gravité, au moins immédiate, de l'agression. C'est ainsi que dans les inflammations aiguës, ce sont les polynucléaires, globules blancs à noyaux contournés simulant plusieurs noyaux, qui apparaissent. Quand il y a inflammation subaiguë — telle la tuberculose — on voit seulement des mononucléaires, des lymphocytes à noyau rond et volumineux. Pour appliquer ces données au liquide céphalo-rachidien, il faut le centrifuger, après l'avoir recueilli dans un tube effilé à son extrémité inférieure. A l'état normal, le liquide obtenu est limpide comme de l'eau de roche, complètement dépourvu d'éléments cellulaires ; il ne se forme aucun dépôt ; au contraire, nous aurons, si les méninges sont malades, un très léger culot au fond du tube à centrifuger, culot formé d'éléments cellulaires. Le dépôt obtenu sera étendu sur une lame avec un fil de platine, puis séché et fixé soit à l'alcool-éther, soit à la plaque de toluène. On colorera de préférence à l'éosine-hématéine.

Si, dans ces conditions, l'examen microscopique montre une prédominance marquée des polynucléaires, on portera le diagnostic de méningite aiguë, méningite cérébro-spinale. Au contraire, s'il y a des lymphocytes seulement, ou tout au moins si la numération des globules montre que ceux-ci sont en forte majorité, on pourra affirmer de ce fait non pas exactement la méningite tuberculeuse mais seulement l'existence d'un processus méningé subaigu. Les recherches les plus récentes ont en effet montré que la lymphocytose se rencontre encore dans une foule d'affections du système nerveux avec participation, même légère, des méninges (tabes, paralysie générale, méningo-myélite, syphilis cérébro-spinale); on l'a notée aussi, mais extrêmement atténuée, dans la sclérose en plaques, la myopathie progressive, les hémiplégies anciennes ou récentes. Le nombre des leucocytes mononucléaires dans ces derniers cas est trop peu considérable pour qu'un œil tant soit peu exercé ne puisse à première vue en différencier les préparations (Widal) de celles provenant d'un liquide de paralytique général, de tabétique, et à fortiori de méningite tuberculeuse. On le voit, la lymphocytose, dans le liquide céphalo-rachidien, n'est pas plus un élément spécifique du tabes qu'elle ne l'est de la méningite tuberculeuse. Il n'en reste pas moins vrai qu'au cours d'une pneumonie, d'une dothiénentérie, d'un érysipèle, de l'hystérie, on peut distinguer à coup sûr le *méningisme* de la *méningite tuberculeuse*, et que surtout, dans les cas où l'on hésite entre cette affection et une maladie quelconque sans *participation méningée* subaiguë — et c'est le cas le plus fréquent — la cytologie du liquide céphalo-rachidien tranchera la difficulté de la façon la plus probante. On devine la grande importance non seulement théorique, mais aussi pronostique et thérapeutique d'une pareille trouvaille.

A l'étude des phénomènes histo-physiologiques que nous venons de décrire est venue s'ajouter récemment celle de manifestations de nature histo-physique : nous voulons parler de l'épreuve de la *perméabilité méningée* à l'iodure de potassium, observée dans la méningite tuberculeuse par Widal, Sicard et Monod. Dans deux cas de méningite tuberculeuse, en effet, ces auteurs ont pu se convaincre que l'iodure de potassium diffusait, après absorption par les voies digestives ou sous-cutanées, dans le liquide céphalo-rachidien.

Or, à l'état normal, l'arachnoïde pie-mérienne, ne se laisse point traverser de dehors en dedans, comme font les membranes séreuses. Cette réaction nouvelle, que l'on a mise en parallèle avec l'exode des globules blancs du sang au cours des méningites, et avec la diminution de pression osmotique du liquide céphalo-rachidien, peut être reproduite avec d'autres substances, bleu de méthylène, et salicylate de soude. Sa valeur est incontestable. Sans doute, les expériences de Castaigne, qui a observé la même perméabilité anormale dans l'urémie, montrent qu'il n'est pas possible d'user de ce nouveau signe pour différencier la méningite tuberculeuse des formes nerveuses de l'insuffisance rénale ; mais d'autre part, Griffon (soc. de Biologie, 23 mars 1901) a constaté l'imperméabilité des méninges à l'iodure dans la méningite cérébro-spinale. C'est donc, au total, un signe différentiel de plus entre les processus méningés aigus et subaigus, et, joint aux autres, il peut rendre de sérieux services.

Le *point de congélation* du liquide céphalo-rachidien a été étudié à l'état physiologique et chez le malade : sa recherche constitue la cryoscopie du liquide céphalo-rachidien. Widal, Sicard et Ravaut ont fait voir qu'au cours de la méningite tuberculeuse, le point de congélation s'abaisse en général ; alors qu'à l'état normal, il oscille entre — 0°,56 et — 0°,75 il descend, huit fois sur dix, chez des sujets atteints de méningite tuberculeuse, de — 0°, 48 à — 0°,55. Il en résulte que dans la proportion de 80 sur 100, cette épreuve fournit un signe de probabilité pour le diagnostic hésitant de la méningite tuberculeuse, utile surtout dans ces méningites en plaques étudiées chez l'adulte par Chantemesse, et dont l'évolution clinique peut faire songer à des tumeurs cérébrales. C'est un bon symptôme de plus à l'actif de la ponction lombaire.

Il est un dernier signe, absolument convaincant quand il est positif : la *présence du bacille de Koch* dans le dépôt obtenu par centrifugation du liquide céphalo-rachidien. Mais malheureusement cette recherche est souvent négative, et, lorsque les bacilles existent, on éprouve, en général, les plus grandes difficultés (Widal, Sicard) à les dépister. L'inoculation au cobaye fournit des résultats plus sûrs, mais ces résultats ne nous parviennent jamais « qu'après plusieurs semaines d'attente, c'est-à-dire toujours *trop tard* pour être utilisés en clinique » (Marfan).

Traitement. — Le traitement curatif de la méningite tuberculeuse est tout à fait impuissant ; le rôle du médecin se bornera à administrer des sédatifs, des anesthésiques. L'hyperesthésie sensorielle du malade indiquera le repos complet dans l'obscurité. Le calomel, les doses massives d'iodure ont été préconisés. La ponction lombaire, si précieuse au point de vue du diagnostic, sera peut-être appelée un jour à rendre les plus grands services dans le traitement de la méningite tuberculeuse, et il semble permis d'espérer, en dépit des résultats négatifs de Marfan, que des substances *médicamenteuses*, injectées dans les espaces sous-arachnoïdiens par la voie lombaire (Sicard), parviennent à modifier favorablement les processus méningés. En tous cas, l'*évacuation* pure et simple du liquide céphalo-rachidien soulagera dans quelques cas les malades. La ponction des ventricules, le drainage des espaces sous-arachnoïdiens n'ont pas donné jusqu'à ce jour de brillants résultats.

MÉNINGITES CHRONIQUES

Étiologie. — L'inflammation chronique des méninges molles est le plus souvent secondaire à une affection du système cérébro-spinal : tabes, sclérose en plaques. Elle fait partie intégrante de la paralysie générale, de la démence, des scléroses infantiles; elle constitue l'une des localisations d'importance capitale, chez l'enfant et plus encore chez l'adulte, de la syphilis des centres nerveux. Mais quelle que soit la catégorie où il la faille ranger, toujours elle demeure secondaire, et doit être étudiée avec l'affection qu'elle accompagne ou contribue à constituer.

Il nous reste encore à décrire quelques processus méningés chroniques qui, eux, sont primitifs ils sont d'ailleurs; fort rares. La cause de ces méningites chroniques primitives doit être recherchée dans l'alcoolisme chronique, la sclérose artérielle, peut-être le traumatisme ; quelquefois, elle reste absolument inconnue.

Anatomie pathologique. — Les méningites chroniques comme les pachyméningites, se localisent de préférence à la convexité de l'encéphale ; là, les méninges molles sont épaissies, adhérentes, l'écorce elle-même quelquefois ne peut être séparée de ses enveloppes. Si l'on excepte les résidus d'inflammations aiguës antérieures, reliquats de méningites cérébro-spinales, les localisations basilaires non syphilitiques sont rares. Enfin une forme particulière de méningite, constituée par des plaques plus ou moins dures qui enserrent l'encéphale, a été vue chez les artério-scléreux : c'est l'arachnite calcaire; l'hydrocéphalie, liée peut-être, selon quelques auteurs, à une obturation du trou de Magendie, accompagne souvent ces lésions..

Symptômes. — La symptomatologie est vague, diffuse. Dans une première forme, d'origine alcoolique, à localisation sur la convexité, il y a surtout de la céphalée rebelle, profonde, gravative, des douleurs fulgurantes dans le domaine des nerfs craniens et, dans les membres des troubles vaso-moteurs. Dans la deuxième forme, qui est basale, on voit évoluer au milieu de nausées, de vomissements, de convulsions, de vertiges, des troubles plus localisés tels qu'anesthésies, névralgies, zonas, paralysies oculaires et faciales, amaurose, stase papillaire (Oppenheim). Un affaiblissement intellectuel d'intensité variable fait rarement défaut.

L'étude cytologique de ces méningites chroniques primitives fort rares n'a pas été faite à notre connaissance. Il est fort probable que dans le liquide céphalo-rachidien, retiré par la ponction lombaire, pourrait être décelée de la lymphocytose, laquelle accompagne les lésions méningées subaiguës et chroniques, même les plus minimes (Widal).

La marche de l'affection est lente, la mort dans le coma arrive soit du fait de l'affaiblissement progressif soit comme conséquence des lésions viscérales concomitantes.

Diagnostic. — Le diagnostic sera à poser avec la tumeur cérébrale, la syphilis cérébro-spinale, l'urémie.

Traitement. — Comme il ne s'agit pas ici de formes syphilitiques il y aura peu à espérer d'un traitement, quel qu'il soit.

PACHYMÉNINGITES

Définition. — On appelle pachyméningite l'inflammation, le plus souvent accompagnée d'épanchement sanguin, des méninges fibreuses, de la dure-mère. L'épanchement se fait, tantôt entre le crâne et la dure-mère ; c'est l'épanchement sus-dure-mérien, la pachyméningite externe; tantôt et le plus souvent entre la dure-mère et l'encéphale, constituant ainsi la pachyméningite interne.

A. — PACHYMÉNINGITE EXTERNE

L'épanchement sus-dure-mérien est une affection surtout chirurgicale ; elle ne nous retiendra pas longtemps. Elle reconnaît pour cause univoque le traumatisme cranien, contusion ou fracture, surtout fréquent chez les aliénés. C'est lui qui détermine la rupture des vaisseaux du diploé, des sinus de la dure-mère, des artères méningées. Le sang, qui ne peut s'écouler, décolle la dure-mère et donne lieu à des foyers plus ou moins étendus, origine des phénomènes de compression, très graves si l'intervention vient à faire défaut.

L'évolution anatomique est souvent bien bénigne et le sang épanché peut se résorber quand il est en petite quantité ; dans les cas défavorables, la suppuration de foyer survient et la mort est précoce.

Symptômes. — Cliniquement, on voit le plus souvent des malades, revenus du skock traumatique, retomber dans le coma, après une période de lucidité parfaite. Cette période très caractéristique dure quelques heures, souvent même quelques jours. Le coma, une fois établi, est profond, accompagné d'épilepsie bravais-jacksonienne, d'hémiplégie quelquefois collatérale (Pitres); on a noté l'aphasie ; la mydriase, l'œdème de la papille du côté atteint ne sont pas des raretés.

Diagnostic. — On évitera de confondre la pachyméningite externe avec l'épanchement sous-dure-mérien. D'après Mac-Laskey, il faudrait prendre en considération le très lent développement des symptômes consécutifs aux traumatismes, apparition plus ou moins tardive du coma et de la paralysie. Jacobson estime que la mydriase du côté de la lésion caractériserait absolument l'hématome extra-dure-mérien (pupille d'Hutchinson). Elle est due à une compression de la IIIe paire par un caillot qui s'étend vers la base de l'encéphale ; elle n'indique donc que la localisation basilaire, et non l'étage méningé où se fait cette compression.

Traitement. — Le traitement médical se réduit à mettre de la glace sur la tête du patient, et à éviter de prescrire les toniques du cœur. Le seul traitement rationnel est l'intervention chirurgicale.

B. — PACHYMÉNINGITE INTERNE

La pachyméningite interne, appelée encore hématome sous-dure-mérien, pachyméningite hémorragique interne, survient fréquemment au moment de l'accouchement, quelquefois dans l'enfance, le plus souvent dans la vieillesse. Nous avons vu, en étudiant l'étiologie des scléroses cérébrales infantiles, l'importance de l'hémorragie méningée survenue pendant l'accouchement; d'après quelques auteurs (Cruveilhier, Richardière), elle serait la cause du décès chez un tiers des morts-nés. Elle complique les accouchements laborieux, au cours desquels il peut y avoir chevauchement des os du crâne quand la tête de l'enfant reste trop longtemps enclavée dans l'excavation.

Au cours de l'enfance, la pachyméningite interne est le fait de la cachexie tuberculeuse, rachitique, tubéoleuse, ou bien elle complique le scorbut, le purpura, la maladie de Barlow.

Chez l'adulte et le vieillard, le déterminisme pathologique est infiniment plus complexe. Tantôt les causes prédisposantes sont celles de l'hémorragie cérébrale ou du ramollissement, et l'on note dans les antécédents du malade une affection du cœur et des reins, de l'artério-sclérose généralisée, une affection pulmonaire chronique tussigène, la constipation (Oppenheim); ici l'hémorragie survient parce que la tension sanguine trop élevée rompt une paroi vasculaire altérée plus ou moins. Tantôt, et le plus fréquemment peut-être, les éléments étiologiques appartiennent plus particulièrement à l'hémorragie méningée. Citons en toute première ligne l'alcoolisme chronique, qu'il agisse directement sur la dure-mère (Lancereaux) ou par l'intermédiaire d'altérations vasculaires (Huguenin); puis les affections chroniques du système nerveux, paralysie générale, chorée chronique, atrophies cérébrales des psychoses, démence sénile, au sujet desquelles on peut incriminer au point de vue pathogénique l'atrophie cérébrale (Huguenin), les altérations vasculaires scléreuses, l'alcoolisme, le traumatisme seuls ou réunis. On observe enfin la pachyméningite au cours des diathèses et des infections, anémie pernicieuse, urémie, rhumatisme articulaire aigu, etc.; elle dépend d'altérations humorales du sang ou de dégénérescences vasculaires.

Anatomie et histologie pathologiques. — C'est le côté le plus discuté, sinon le plus intéressant, de l'histoire des pachyméningites internes. Les lésions, localisées à la convexité mais pouvant aussi se loger à la base de l'encéphale, sont situées entre la dure-mère et l'arachnoïde, avec point de départ dure-mérien. Quelquefois tout le processus se résume en une seule néo-membrane mince et demi-transparente, détachable ; plus souvent les fausses membranes sont épaisses et stratifiées ; elles gagnent l'arachnoïde et peuvent même s'étendre à la pie-mère et à l'écorce. Cette dernière est saine en général, mais on peut quelquefois trouver les altérations de la paralysie générale, de l'adhérence : la pachyméningite est alors secondaire, et les lésions n'ont pas un point de départ dure-mérien. La structure des tissus de néoformation est celle de toute fausse membrane ; la fragilité des néo-vaisseaux, à structure analogue à celle des capillaires, c'est-à-dire dépourvus de tunique moyenne musculaire, est seule à remarquer. — Le fait intéressant ici, c'est la nature hémorragique du processus, c'est la présence du sang. Celui-ci se trouve collecté entre les couches de fausses membranes, quelquefois en toute petite quantité, d'autres fois plus abondant et constituant de véritables lames sanguines. Dans certains cas l'épanchement est plus considérable, de la dimension d'une noisette ou même d'une noix ; il peut alors aplatir les circonvolutions, comprimer les ventricules ; il est constitué par du sang liquide ou coagulé. Dans les lésions très anciennes on ne trouve souvent que du pigment sanguin modifié.

Au point de vue des lésions initiales, deux thèses sont en présence. — Cruveilhier (1855), et plus tard Virchow soutinrent que l'inflammation de la dure-mère était le fait primitif, l'hémorragie le fait secondaire; consécutif. La pachyméningite, affirment ces auteurs, ne diffère pas de l'inflammation chronique des autres tuniques séreuses; les lésions évoluent sur les méninges comme elles le font dans la plèvre ou la vaginale, selon les lois de la pathologie générale des séreuses. Ici comme là on voit en plein milieu des tissus néoformés, des vaisseaux d'une excessive friabilité. Que ces vaisseaux viennent à se rompre et nous avons l'hémorragie, petite ou grande selon qu'il y a peu ou beaucoup de capillaires rompus. Cela est si vrai, que même les adversaires de la théorie avouent qu'il y a des fausses membranes et qu'il n'y a pas d'hémorragie du tout à leur intérieur. Or comment expliquer cela, si ce n'est en admettant que l'inflammation, la pachyméningite, la fausse membrane sont à l'origine du processus anatomique. Les partisans de la théorie opposée citent avec Huguenin les cas d'hémorragie méningée sans fausses membranes, ou avec fausses membranes non vascularisées. Ils pensent que c'est la présence du sang qui détermine les fausses membranes, en provoquant une irritation plastique au dépens des couches profondes de la dure-mère.

Symptomatologie. — Le début de la pachyméningite est des plus variables. Il peut être brusque, foudroyant comme dans l'hémorragie cérébrale : le coma alors survient d'emblée. Le plus souvent, surtout chez les alcooliques et les déments, il y a des prodromes : depuis quelque temps déjà le malade se plaignait de céphalée fixe, permanente, de vertiges, d'étourdissements, de vomissements, quand surviennent des accidents alarmants. Il est juste de dire que l'état intellectuel du malade rend souvent impossible la constatation de ces symptômes prémonitoires. Quoi qu'il en soit, l'affection débute par une attaque d'épilepsie bravais-jacksonienne, de contracture plus ou moins persistante ou de délirium tremens. Puis apparaît le coma, incomplet au début, plus profond ensuite, interrompu de temps en temps par des convulsions, puis continu jusqu'à la mort, qui survient après plusieurs jours et souvent après plusieurs semaines. En même temps on constate une hémiplégie, une monoplégie, plus fréquemment peut-être de l'hémiparésie ; les quatre membres peuvent être atteints : tous ces phénomènes paralytiques sont caractérisés par leur extension progressive, leur intensité croissante. Contrairement à ce qui a lieu dans l'hémorragie cérébrale, la face est pâle plutôt que vultueuse, le pouls petit et rapide ; il y a de la raideur de la nuque, quelquefois de la contracture généralisée. Le plus souvent la température s'élève, surtout chez l'enfant, forme fébrile infantile de Legendre, mais on ne note jamais l'abaissement initial (voir l'hémorragie cérébrale). On a décrit aussi la déviation conjuguée, l'œdème de la papille comme dans les tumeurs, du myosis auquel fait suite la mydriase du côté lésé, avec ou sans signe d'Argyll.

En général, la mort survient dans le coma et l'hyperthermie, dans la forme typique. Quelquefois l'évolution est entrecoupée de rémissions, et l'on compte deux ou plusieurs attaques comme dans le ramollissement cérébral ; enfin il y a des formes latentes.

Le **diagnostic** est à faire avec l'hémorragie cérébrale, le ramollissement cérébral, la méningite tuberculeuse. Disons à ce propos qu'après ponction lombaire (Widal, Sicard, Ravaut) on a fait l'examen cytologique du liquide d'une pachyméningite hémorragique ; au milieu des globules rouges, on observa de nombreuses polynucléaires et de rares cellules uni-nucléées.

Traitement. — On mettra des sangsues derrière les oreilles, des ventouses à la nuque ; on fera de la dérivation intestinale. Heidenhain conseille en outre de maintenir le malade assis pendant quelques heures, la station horizontale favorisant l'hémorragie. Le traitement chirurgical (Michaux, Jaboulay, etc.), tenté dans la pachyméningite interne, n'a pas donné jusqu'à ce jour des résultats bien encourageants.

HYDROCÉPHALIE

Définition. — On nomme hydrocéphalie l'épanchement de liquide séreux dans la cavité cranienne.

Étiologie. — L'hydrocéphalie est congénitale ou acquise. Les causes de l'hydrocéphalie congénitale nous échappent encore partiellement. On a incriminé, à juste titre d'ailleurs, la consanguinité, l'alcoolisme et surtout la syphilis des parents ; la maladie est quelquefois familiale. Il en résulterait des processus d'inflammation chronique de l'épendyme ventriculaire que complique souvent un état plus ou moins marqué d'atrophie cérébrale. Le déterminisme de l'hydrocéphalie acquise est tantôt net, tantôt hypothétique. C'est ainsi qu'on trouve à l'origine de la maladie une tumeur du cervelet, des couches optiques, de la protubérance, une thrombose des sinus ; il s'agit là d'accidents mécaniques. Le malade peut être aussi brightique, tuberculeux ou cachectique. Nous avons vu la fréquence de l'hydrocéphalie au cours des méningites aiguës et tuberculeuses. Dans tous ces cas, il s'agit de formes secondaires. Il y aurait aussi des formes primitives liées peut-être à une méningite basale primitive (voir les méningites chroniques), causée elle-même par l'alcool, le traumatisme, l'infection.

Anatomie pathologique. — A l'autopsie d'un hydrocéphale on trouve les os du crâne très amincis, ayant quelquefois l'épaisseur d'une feuille de papier. La substance cérébrale, elle aussi, a considérablement diminué d'épaisseur ; les ventricules sont dilatés au maximum. Ils contiennent un liquide limpide et séreux, d'abondance variable. Il y en a en général un litre. Cette quantité énorme surprendra moins si l'on vient à constater que la boîte cranienne est considérablement agrandie, et qu'au lieu de mesurer 45 centimètres de périmètre, comme c'est le cas chez l'enfant sain à l'âge d'un an, elle mesure de 65 à 110 centimètres. Comme nous le verrons à la partie clinique, les fontanelles sont élargies dans de grandes proportions. Chez l'adulte, les os du crâne sont soudés ; mais on trouve des plaques inflammatoires sur les méninges, ou bien une tumeur causale.

Symptomatologie. — L'hydrocéphalie peut se développer pendant la vie intra-utérine et causer la mort en devenant une cause de distocie. Le plus souvent c'est après la naissance que l'enfant est frappé, dans les premiers mois de la vie en particulier. Le symptôme capital est alors l'augmentation de volume du crâne. Au début, il faut souvent avoir recours aux mensurations (Hénoch) pour la constater ; plus tard elle devient absolument frappante et atteint les dimensions que nous avons vues à l'anatomie pathologique. C'est une augmentation de volume régulière, portant sur tous les diamètres à la fois. Comme les os de la face demeurent normaux, la figure paraît toute petite et effilée : c'est ainsi que s'établit entre les deux moitiés supérieures et inférieures de la tête un contraste des plus frappants et qui donne aux petits hydrocéphales leur aspect monstrueux (voy. fig. 125).

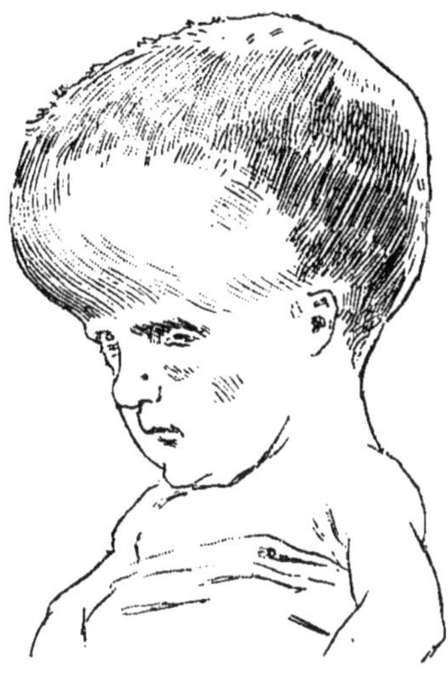

Fig. 124. — Tête hydrocéphale.

On note, comme conséquences de cette augmentation de volume du crâne, la distension des fontanelles qui sont plus ou moins fluctuantes et la transparence de la tête permettant de voir avec un éclairage favorable, les vaisseaux sanguins le sinus longitudinal supérieur notamment. Un bruit de souffle céphalique a été entendu quelquefois.

Les fonctions cérébrales, on le devine aisément, sont très troublées. L'intelligence des hydrocéphales ne se développe pas ; ils sont stupides et apathiques. Les troubles visuels ont ici la plus grande importance. Les globes oculaires sont portés en bas, l'iris est recouvert par la paupière supérieure. Il y a du strabisme, du nystagmus. A l'ophtalmoscope on note de l'œdème de la papille, de la névrite optique atrophique. Les troubles moteurs, hémiplégie, faiblesse générale des membres, troubles de la marche, sont fréquents.

L'hydrocéphalie dure de quelques mois à trois ou quatre ans ; rarement les malades atteignent un âge avancé. La mort arrive soit du fait d'une pneumonie, d'une méningite, d'une antéro-colite (Aviragnet), soit comme conséquence d'un de ces paroxysmes assez fréquemment observés et qui consistent en convulsions, vomissements, délire.

La guérison serait survenue quelquefois à la suite d'un écoulement du liquide par les fosses nasales ou la fontanelle antérieure.

Chez l'adulte, tantôt l'affection présente un caractère aigu, simulant la méningite tuberculeuse, tantôt elle réalise le syndrome de la compression générale de l'encéphale (voir la séméiologie cérébrale) et fait songer à une tumeur cérébrale. Mais les symptômes de compression locale font défaut et l'évolution est d'une durée anormalement longue.

Le pronostic est moins mauvais dans ces formes acquises que dans les formes congénitales.

Diagnostic. — Le diagnostic est à faire surtout avec le rachitisme ; mais si, dans cette affection, la tête peut être volumineuse, il n'y a pas en revanche de troubles intellectuels. Le petit rachitique est intelligent ; ses fontanelles ne bombent point ; il présente les stigmates somatiques du rachitisme (déformation des membres, chapelet thoracique, etc.). La coexistence des deux affections a été notée.

Traitement. — On prescrira des diurétiques, du calomel ; on fera de la compression du crâne avec des bandelettes : ce sont là d'ailleurs des moyens bien infidèles. La statistique de Newchen montre qu'au point de vue chirurgical la ponction des ventricules est une opération bien peu satisfaisante encore que rationnelle. On a tenté aussi, surtout chez l'adulte, le drainage des ventricules (Amincke), la ponction lombaire.

Si la syphilis paraît en cause, on administrera sans délai la médication spécifique.

SIXIÈME PARTIE

MALADIES DES NERFS

SIXIÈME PARTIE

MALADIES DES NERFS

NÉVRALGIE FACIALE

La névralgie faciale (névralgie trifaciale, névralgie du trijumeau), est encore connue sous le nom de maladie de Fothergill, du nom de l'auteur qui en donna vers la fin du XVIIIe siècle la première description un peu complète. Nous nous contenterons de signaler, après cet auteur, Valleix, qui a augmenté, dans une proportion importante, le nombre des signes utiles au diagnostic. Dans la suite, les travaux sur la névralgie faciale se sont multipliés en tel nombre, qu'il nous faut renoncer à en donner un aperçu historique d'ensemble.

Aperçu anatomique. — La névralgie faciale est une des plus fréquentes névralgies. L'étude de la distribution de la douleur et des moyens de la provoquer, en vue du diagnostic, ne saurait se passer d'un résumé succinct de l'origine et de la distribution de la Ve paire.

Le trijumeau, nerf mixte, naît à la face inférieure de la protubérance par deux racines : l'une volumineuse et plus importante est la racine sensitive; l'autre, de volume beaucoup moindre, est la racine motrice.

La racine motrice naît des prolongements gris, bulbaires, de la corne antérieure de la moelle.

La racine sensitive trouve son origine dans trois noyaux de substance grise :

a. *Le noyau gélatineux*, reliquat bulbaire de la tête des cornes postérieures de la moelle : il forme une colonne de substance grise, légèrement incurvée, s'étendant depuis le collet du bulbe, jusqu'au tiers inférieur de la protubérance.

b. *Le noyau moyen ou inférieur* distingué par Obersteiner, situé un peu en dedans du noyau précédent.

c. *Le noyau du locus cœruleus*, région de substance grise située le long du bord supérieur du quatrième ventricule.

Suivant Meckel, il existerait une troisième racine, trophique celle-ci, venant du tubercule quadrijumeau antérieur.

Ces racines sensitives et motrices se rendent au sommet du rocher, où la racine sensitive forme le ganglion de Gasser. De cette formation partent :

1° Le nerf ophtalmique de Willis;

2° Le nerf maxillaire supérieur;

3° Le nerf maxillaire inférieure (que vient rejoindre la branche motrice).

Le nerf ophtalmique pénètre dans l'orbite et donne :

Le nerf lacrymal;

Le nerf frontal;

Le nerf nasal.

Le nerf lacrymal vient sortir à la partie externe de la paupière supérieure (point palpébral).

Le frontal donne une branche qui vient sortir par le trou sus-orbitaire (point sus-orbitaire).

Le nasal envoie une branche dans le nez et vient se terminer par ailleurs, en émergeant à la partie interne de l'angle interne de l'œil vers la racine du nez (point nasal).

Le maxillaire supérieur vient émerger au trou sous-orbitaire (point sous-orbitaire). Son filet temporo-malaire est venu sortir à la joue (point malaire). Il donne des nerfs dentaires.

Le maxillaire inférieur, parmi ses nombreuses branches, donne :

Le massétérin, qui passe en dehors des os de l'articulation temporo-maxillaire (point temporo-maxillaire);

L'auriculo-temporal qui passe entre la tempe et le pavillon de l'oreille (point auriculo-temporal);

Le dentaire inférieur qui émerge au trou mentonnier (point mentonnier);

Enfin, le ganglion ophtalmique envoie des nerfs ciliaires, qui innervent le globe oculaire (point oculaire, Gintrac).

De ces considérations anatomiques ressortent des notions permettant de préciser, en certains points de la face, l'émergence de plusieurs branches sensitives du trijumeau. Cela est de première importance pour la clinique de la névralgie faciale, car elles permettent l'exploration au doigt de diverses branches nerveuses.

Étiologie. — La névralgie du trijumeau paraît frapper avec une prédominance marquée le sexe féminin et l'âge moyen.

Ici, comme dans toute affection névralgique, la névropathie héréditaire ou acquise, les tares arthritiques sont habituellement à relever dans les antécédents des malades.

Il semble indiscutable que le froid et, en particulier, le froid humide joue un rôle important dans l'apparition des phénomènes douloureux.

Les causes proprement dites sont dues à des lésions locales ou de voisinage, ou bien à des affections éloignées.

Dans la première catégorie se rangent toutes les causes qui par compression ou irritation de voisinage peuvent atteindre la Ve paire, aussi bien dans son trajet et son épanouissemant périphérique, que dans son origine et sa portion intra-cranienne.

On a vu la névralgie faciale apparaître à la suite des lésions des os de la face, à la suite des traumatismes extérieurs.

Les lésions du rocher (tuberculose ou syphilis), celles de la dure-mère, les tumeurs ou anévrysmes de la base sont à enrégistrer dans quelques cas.

La névralgie est souvent liée aux affections de la mâchoire, et tout d'abord à la carie dentaire, aux odontomes, aux otites, au coryza, aux lésions oculaires (glaucome, herpès conjonctival). Enfin la névralgie peut être d'origine centrale, et reconnaître pour causes, soit les lésions bulbaires du tabes, soit une tumeur de la substance nerveuse de cette région.

Les causes éloignées de la névralgie faciale sont, en première ligne, les maladies générales toxiques (empoisonnement par le plomb, le mercure, les iodures) ou infectieuses (grippe, rhumatisme, goutte, syphilis). On voit des cas de névralgie trifaciale qui paraissent liés à des affections des organes abdominaux (utérus, intestin) ou à des traumatismes de territoires nerveux éloignés. On invoque, pour expliquer ces cas difficiles, le mécanisme réflexe.

Symptomatologie. — La douleur est le seul symptôme capital de la névralgie faciale : il peut être le seul signe constaté et suffit à lui seul, dans certains cas, à faire poser le diagnostic.

Le malade atteint de névralgie du trijumeau souffre de façon plus ou moins continue et cette douleur s'exaspère par moments en paroxysmes fort intenses. Il nous faut donc étudier la douleur continue et la crise d'exaspération douloureuse.

Cette crise apparaît spontanément, sous l'influence d'un refroidissement ou d'un mouvement quelconque de la face : éternuement, bâillement, rire, mastication. L'accès douloureux apparaît seul, en une fois, ou bien se reproduit en crises, espacées de quelques heures ou de quelques minutes; le malade a parfois plusieurs jours de repos relatif, entre deux paroxysmes. Une chose intéressante, c'est la périodicité remarquable de certaines crises, se reproduisant à heure fixe, avec une régularité souvent parfaite, même en l'absence d'antécédents paludiques.

Le malade est surpris, au début du paroxysme, par une douleur atroce, survenant en éclair, en un point quelconque du territoire de la Ve paire. Son acuité est souvent suffisante pour arracher des cris au patient, qui présente un aspect lamentable, se courbant le torse en avant, la tête dans ses mains, avec une expression de souffrance extrême. Certains malades ont la sensation d'une douleur fulgurante; d'autres accusent une brûlure, un broiement, un tiraillement.

La douleur est parfois étendue à toute une moitié de la face et du cuir chevelu : elle peut être fixe, en un point déterminé, atrocement douloureux, d'où partent des irradiations vers les parties voisines.

La douleur de ces paroxysmes est généralement exagérée par la pression aux points d'émergence des branches trifaciales, parfois par le plus léger mouvement de mastication ou de déglutition.

La douleur continue est beaucoup moins intense : elle est, cependant, particulièrement en raison de ce caractère même de continuité qui ne laisse aux malades aucun repos parfait.

Elle est spontanée ou provoquée.

Spontanée, elle consiste en une sensation sourde, contusive, pas très violente en elle-même et toujours de même intensité à divers moments, chez le même sujet.

Elle est exaspérée (ou provoquée dans le cas d'indolence momentanée absolue) par tout mouvement de la mâchoire, de la langue, des lèvres, des paupières et surtout par la pression systématiquement exercée par le médecin, en certains points déterminés de la face. Ces points nous les avons rapidement énumérés dans l'exposé anatomique qui précède. Ils sont non seulement le siège de douleurs provoquées par la pression exploratrice, mais encore de douleurs spontanées, paroxystiques ou continues, suivant les cas.

Nous connaissons la situation de ces divers points. Les plus importants et les plus fréquemment atteints sont: le point sus-orbitaire, le point palpébral, le point nasal, le point oculaire, le point sous-orbitaire, le point malaire, le point dentaire, le point auriculo-temporal et le point mentonnier. Il convient d'y ajouter le point douloureux cervical postérieur, siégeant au niveau des saillies épineuses des deux premières vertèbres cervicales (Trousseau).

Telles sont les diverses modalités de la douleur, dans les névralgies trifaciales. Son intensité remarquable lui donne une place à part dans l'étude des douleurs névralgiques.

Dans les névralgies anciennnes, il n'est pas rare de voir survenir une atrophie souvent marquée de l'hémi-face douloureuse. Les grimaces continuelles auxquelles se livrent les malades pendant l'évolution de leur affection, l'abus de certains traitements locaux, donnent souvent un aspect spécial au visage, qui, même en dehors des crises, reste bridé, ridé, comme ramassé sur lui-même.

La chute des cheveux s'observe assez souvent du côté de la névralgie ; parfois, au contraire, ils poussent plus vigoureusement du côté malade et blanchissent, principalement à la suite des grands accès.

La peau subit souvent d'importantes modifications : elle épaissit, perd de sa souplesse et se congestionne avec une facilité anormale ; on observe parfois des sueurs localisées. L'herpès simple et le zona s'observent souvent. Le zona peut indiquer la névrite d'une branche de la Ve paire et n'être qu'un signe d'une altération profonde du trijumeau. Il y a lieu de penser aujourd'hui que, dans certains cas, le zona de la face, maladie probablement infectieuse, se produit de toute pièce et que dans ces cas, l'élément névralgie est secondaire et subordonné à l'élément éruptif.

Dans beaucoup de névralgies, la peau est le siège de phénomènes paresthésiques divers, de fourmillements, d'engourdissements.

La recherche des troubles de la sensibilité cutanée montre parfois une hypéresthésie notable. Mais cela est surtout vrai pour les névralgies récentes. Dans les cas anciens, la règle presque générale, est de relever une diminution, souvent une abolition, de la sensibilité au contact, à la piqûre, à la température, ou à l'un de ces modes seuls.

Les organes des sens sont souvent endommagés. L'audition et le goût sont parfois pervertis ou diminués. Le phénomène de la surdité dite névralgique paraît exceptionnel. L'odorat est le plus souvent intact.

Dans cette catégorie de faits, ce sont évidemment les phénomènes oculaires qui sont le plus souvent rencontrés et qui ont le plus d'importance. On observe souvent de la rougeur diffuse ou de l'herpès de la conjonctive, de l'injection du globe oculaire. On peut constater du rétrécissement du champ visuel. Il existe parfois des troubles subjectifs assez marqués et en particulier de la photophobie. Enfin, dans les cas graves, on peut observer de la kératite, de l'ophtalmie neuro-paralytique et même du glaucome.

Les glandes de la face ont souvent un degré d'irritation suffisant pour provoquer leur hypersécrétion. C'est ainsi que se produit le larmoiement et l'hypersalivation.

Les phénomènes paralytiques sont rares au cours de la névralgie du trijumeau. En revanche les phénomènes moteurs convulsifs, bien qu'appartenant à des types spéciaux, ne sont pas exceptionnels (*tic douloureux de la face*). Ces convulsions restent, le plus souvent, localisées au visage et apparaissent pendant les paroxysmes. Leur intensité s'échelonne, suivant les cas, depuis le léger tressaillement musculaire jusqu'à la grimace convulsive amenant une véritable contorsion.

L'évolution de ces divers troubles est infiniment variable, et la marche de la névralgie faciale chose impossible à fixer de façon définitive.

Il existe des cas légers disparaissant au bout de quelques jours ou de quelques semaines ; mais il y a aussi un grand nombre de cas déplorablement rebelles, dans lesquels l'exaspération de la douleur amène les patients à des troubles mentaux graves, parfois au suicide : les névralgies faciales rebelles fournissent une notable quantité de morphinomanes.

Diagnostic. — Le diagnostic de la névralgie faciale est le plus souvent facile. On ne confondra pas cette affection avec une rage de dents simple, avec une douleur d'origine otique, avec les douleurs hystériques, occupant des territoires indépendants de toute distribution nerveuse et s'accompagnant de troubles sensitifs objectifs à délimitation symétrique.

La migraine s'accompagne de troubles digestifs très marqués : son apparition brusque après une période de calme absolu, la situation profonde de la douleur éprouvée, suffisent à la différencier.

Le diagnostic de la cause de la névralgie a, joint à son importance théorique, une certaine portée considérable au point de vue des indications thérapeutiques.

On déterminera avec soin, à l'occasion, la cause périphérique locale qui entretient la névralgie et qu'une intervention, souvent des plus simples, suffit à supprimer. On saura reconnaître les névralgies liées à des coryzas à des caries dentaires.

Dans les cas d'hémiatrophie faciale coïncidant avec la douleur, on envisagera la possibilité d'une lésion centrale ou juxta-centrale. Il est de grande importance, dans certaines névralgies paraissant échapper à toute cause appréciable, de se rendre compte de l'état des sinus de la face, parfois cause unique des douleurs. Enfin les antécédents et les tares syphilitiques seront recherchés avec soin et le diagnostic se complétera de la pierre de touche du traitement.

Anatomie pathologique. — Les quelques examens pratiqués à l'autopsie ou après ablation chirurgicale, ont fourni des renseignements fort différents. Souvent le trijumeau était parfaitement sain. En dehors des cas de compression banale du nerf par lésion du voisinage (qui donne lieu aux altérations habituelles) on a relevé des exemples de congestion anormale de la gaine nerveuse, de tumeurs primitives (myxome, sarcome, carcinome, fibrome) situées sur son trajet, d'atrophie ou d'hypertrophie du ganglion de Gasser, visibles à l'examen macroscopique.

Au microscope, on note des lésions qui intéressent en général tous les éléments constitutifs du nerf, fibres nerveuses, tissu interstitiel, vaisseaux. Le ganglion de Gasser est loin d'être intact; tantôt les lésions interstitielles prédominent, et l'on voit l'hyperplasie conjonctive étouffer les éléments nerveux; tantôt il s'agit surtout d'une affection parenchymateuse, et les cellules du ganglion sont diminuées de nombre et de volume ; elles présentent un protoplasma granuleux, vacuolisé, quelquefois en dégénérescence amyloïde.

Traitement. — Le premier devoir du médecin, en face d'une névralgie faciale bien constatée, sera d'en rechercher la cause. Un examen du nez, des sinus en particulier, de l'oreille, de l'œil, des dents et des mâchoires sera pratiqué avec le plus grand soin et très souvent on verra ainsi rétrocéder le mal après une avulsion dentaire, une série de douches nasales, un nettoyage des sinus frontaux. S'il n'y a pas de lésions locales à incriminer, on s'adressera à l'état général, on fouillera les antécédents du malade. Un traitement anti-diabétique, anti-syphilitique, anti-anémique pourront faire merveille dans certains cas. On tiendra compte aussi de l'état des voies digestives (auto-intoxication) et on administrera des purgatifs, on soumettra le malade arthritique au régime lacto-végétarien.

Le traitement de la névralgie elle-même comprend surtout l'emploi des narcotiques et l'électrisation. On donnera l'opium, associé ou non à la jusquiame, l'aconitine, dont on surveillera les effets, le sulfate ou le bromhydrate de quinine, le salicylate de soude, la teinture de Gelsemium sempervirens. On a vanté aussi l'antipyrine dont il faut malheureusement employer des quantités considérables pour obtenir une sédation des douleurs, le pyramidon, le nitrite d'amyle en inhalations (3 à 10 gouttes sur un mouchoir). On réservera la morphine pour les cas absolument rebelles.

Les injections locales de cocaïne, associées ou non à de la morphine, sont une pratique excellente que nous ne saurions trop recommander : elle agit très fréquemment dans des cas où il n'y a que peu de chose à obtenir de la médication interne.

L'action de l'électricité est malheureusement assez inconstante : il sera cependant indiqué de l'essayer sous forme de courants galvaniques de longue durée et de haute intensité qui « useraient la névralgie » (Bergonié). On a préconisé aussi l'électrisation faradique et la douche statique.

Les chirurgiens comptent à leur actif quelques succès avec l'élongation, la discision ou la section des branches nerveuses. Dans quelques cas particulièrement rebelles, on est autorisé à proposer l'ablation du ganglion de Gasser, opération difficile et grave, mais qui a rendu des services.

NÉVRALGIE CERVICO-OCCIPITALE

Étiologie. — C'est une névralgie rare. On note dans les antécédents des malades ces infections et ces intoxications ou auto-intoxications que nous avons vues jouer un rôle de premier ordre dans l'étiologie de la névralgie faciale et de toutes les névralgies en général. Citons surtout le paludisme, la syphilis, la dothiénentérie, la grippe, puis la goutte et le diabète, la chlorose. Comme cause locale de la névralgie, on rencontre presque uniquement l'anévrysme de l'artère vertébrale. Le froid et le traumatisme, toujours invoqués, ont une importance contestable. Reste maintenant un groupe considérable d'affections (tuberculose des vertèbres cervicales, arthropaties rhumatismales et syphilitiques de la colonne vertébrale, cancer vertébral, tumeurs méningées, etc.) que nombre d'auteurs continuent à faire figurer dans l'étiologie de la névralgie cervico-occipitale comme d'ailleurs d'une foule d'autres névralgies spinales. Il est bien certain, cependant, que si ces affections occasionnent des douleurs, c'est sous la forme de pseudo-névralgies et jamais de névralgies véritables, et qu'il n'y a aucun intérêt à confondre cliniquement les manifestations morbides dont l'ensemble constitue le syndrome « compression de la moelle » et les paroxysmes douloureux le long d'un tronc nerveux déterminé avec points douloureux précis auxquels on réserve le nom de névralgie. Nous avons étudié les manifestations douloureuses localisées à la nuque et à l'occiput, et ayant pour cause le mal de Pott ou le cancer vertébral, etc., dans un chapitre spécial (voir Compression de la moelle).

Symptômes. — C'est une névralgie très douloureuse, aussi douloureuse que la névralgie faciale. La *douleur*, quelquefois intermittente, est le plus souvent continue avec exacerbations paroxystiques. Le malade ressent dans la nuque, dans l'occiput des sensations de déchirure, de brûlure, de coups de canif qui par leur intensité font penser à ce qu'on voit dans la névralgie faciale. Les mouvements, les efforts, la toux, l'éternuement, tout augmente le supplice du malade qui, au moment des paroxysmes, peut être aggravé encore par de la tachycardie, des vomissements, un état syncopal. Si cet état de choses dure, si la thérapeutique se montre impuissante, on pourra assister dans quelques cas graves au développement de troubles psychiques allant de la tristesse à la mélancolie la plus nette, et même craindre des tentatives de suicide.

Objectivement, on constate ici comme dans toute névralgie des *points douloureux*. Le plus constant, celui qu'il faudra toujours rechercher, se trouve à l'émergence du grand nerf occipital à travers le muscle complexus, à peu près à moitié chemin entre l'apophyse mastoïde et les apophyses épineuses cervicales : c'est le point occipital. Dans les cas graves il y a de l'hypéresthésie de la peau et du cuir chevelu ; on a signalé la chute des cheveux à la partie postérieure de la tête, du myosis et de la rougeur de l'oreille (Seeligmuller).

Diagnostic. — On éliminera le torticolis où la douleur est diffuse, sans points douloureux caractéristiques, provoquée surtout par la pression des masses musculaires et calmée par le repos. Dans le syndrome compression de la moelle, la douleur, étant d'origine radiculaire et non tronculaire, ne suit pas aussi nettement le trajet d'un nerf que dans la névralgie ; il n'y a pas de points douloureux nets à la pression, la souffrance est plus continue, il y a des signes surajoutés tels que paralysie, amyotrophie, anesthésie de distribution particulière. Les manifestations douloureuses du tabes, de la pachyméningite cervicale hypertrophique s'accompagneront des signes ordinaires de ces affections, et nous renvoyons le lecteur aux chapitres que nous leur avons consacrés.

Traitement. — Pour la partie médicale du traitement, la seule qui d'ailleurs ait donné des succès, nous renvoyons à ce qui a été dit au sujet de la névralgie faciale.

NÉVRALGIE CERVICO-BRACHIALE

Étiologie. — La névralgie cervico-brachiale dépend tantôt de causes générales telles que la grippe, la dothiénentérie, le paludisme, la chlorose, la goutte, le diabète, la neurasthénie et l'hystérie, tantôt de conditions purement locales. Parmi ces dernières on trouvera principalement les traumatismes portant sur le plexus brachial, les fractures et cals vicieux de l'humérus, les luxations de l'épaule et du coude, les anévrysmes de la sous-clavière et de l'aorte. Les blessures des doigts, surtout les brûlures, les pincements ; les panaris agissent probablement en réalisant une *névralgie réflexe*. Quant aux affections qui constituent le groupe clinique de la compression de la moelle, nous nous sommes déjà expliqués sur leur valeur étiologique à propos de la névralgie cervico-occipitale. Comme toujours, le froid a été invoqué.

Symptômes. — En général, le plexus brachial n'est pas atteint dans sa totalité ; la *douleur* ne porte le plus souvent que sur une seule branche, le cubital, en particulier ; elle suit fidèlement le trajet du nerf et se marque surtout par des paroxysmes que séparent des phases d'accalmie au lieu d'être continue avec exacerbations comme la névralgie cervico-occipitale. Le malade soutient le membre malade avec la main saine comme dans les fractures de la clavicule. Cette attitude a le double avantage de donner aux nerfs du bras la position la meilleure et d'assurer leur immobilité.

Les *points douloureux* devront être recherchés à l'émergence des nerfs, pour le nerf radial le long de la gouttière radiale, pour le nerf médian au poignet ou au coude, pour le circonflexe à la région deltoïdienne, pour le cubital enfin, au coude. Dans le cas où c'est ce dernier nerf qui est pris, et nous venons de voir qu'il en est ainsi le plus souvent, on aura encore, au moment des paroxysmes, des *irradiations* caractéristiques dans l'annulaire et le petit doigt.

On pourra noter quelquefois des troubles sensitifs objectifs à distribution tronculaire, hypoesthésie, hyperesthésie, des troubles sudoraux, de la rougeur de la peau, des éruptions rostériformes, etc. Souvent dans ces cas, il s'agit de névrite plutôt que de névralgie.

Diagnostic. — On éliminera la compression de la moelle et ses pseudo-névralgies par les caractères particuliers de la douleur (voir Névralgie cervico-occipitale), les autres signes (paralysie, amyotrophie, anesthésie quelquefois syringomyélique), à distribution radiculaire. Les douleurs fulgurantes du tabes seront accompagnées naturellement des signes de la série tabétique. Un point plus délicat sera de ne pas méconnaître la lésion causale dans les névralgies de cause locale. C'est ainsi qu'une névralgie cervico-brachiale précéda de longtemps les autres signes d'anévrysme aortique dans un cas de Merklen (*Presse médicale*, 1899). C'est ainsi encore qu'une névralgie circonflexe ou cubitale pourra faire méconnaître une arthrite ou une pseudo-arthrite scapulo-humérale, une fracture de l'extrémité supérieure de l'humérus.

Le traitement sera celui de toutes les névralgies.

NEVRALGIE INTERCOSTALE

Cette affection est constituée chaque fois qu'une douleur présentant les caractères habituels des névralgies occupe le domaine de l'un ou plusieurs des douze nerfs intercostaux.

Cette compréhension, fort étendue, de la névralgie intercostale nous la fait entrevoir comme fort complexe. En fait, rien n'est plus délicat à classer et préciser exactement que cette affection dont les causes sont si diverses et les nuances si nombreuses. Il convient de ne pas en faire systématiquement une maladie absolument définie, mais plutôt un syndrome essentiellement constitué par la localisation précise de la douleur, cette dernière trahissant les états anatomiques les plus divers des nerfs, fonctionnellement ou matériellement atteints.

Historique. — Le premier travail d'ensemble paru sur la névralgie intercostale est le mémoire de Nicod paru en 1818. Après lui, Ollivier en France, Porter en Angleterre, firent quelques études sur ce sujet. Mais nous devons surtout mentionner dans la première partie de ce siècle les travaux de Bassereau (1840) et ceux de Valleix, de ce dernier surtout, qui donne des points douloureux de l'affection une description topographique encore acceptée. Depuis Valleix, les noms principaux que nous devons citer sont ceux de Beau, Bouchard, Chantemesse et Lenoir.

Aperçus anatomiques. — Quelques notions résumées sur la distribution et les connexions des nerfs intercostaux sont de toute nécessité pour la compréhension de plusieurs points particuliers de ce chapitre.

La branche de bifurcation antérieure des douze paires dorsales rachidiennes représente le nerf intercostal.

Le nerf intercostal type aborde l'espace du même nom par sa partie postérieure et, jusqu'à l'angle costal, chemine entre la plèvre d'une part et les muscles intercostaux externes d'une autre, en occupant le milieu de l'espace. Au niveau de l'angle des côtes, il commence à longer en dehors le muscle intercostal interne qui le sépare de la plèvre, et, de plus, il quitte le milieu de l'espace pour gagner le bord inférieur de la côte sus-jacente. Au niveau de l'articulation chondro-costale, il perfore l'aponévrose et s'épuise en branches cutanées.

Sur ce trajet, il abandonne plusieurs branches qui sont d'importance variable. Les principales sont :

Le rameau perforant moyen qui chemine un certain temps entre le muscle intercostal externe et les muscles thoraciques superficiels, pour aller se terminer à la peau, où il innerve les parties latérales de la poitrine.

Les rameaux perforants antérieurs sont des branches terminales et s'épuisent dans la peau des parties antérieures du thorax et du ventre, après avoir donné des rameaux moteurs aux muscles grand pectoral et grand oblique.

Tel est le nerf intercostal type. Quelques-uns parmi ces douze troncs nerveux se singularisent par quelques particularités anatomiques qu'il est bon de connaître.

Le premier nerf intercostal va s'anastomoser par une importante collatérale avec la huitième cervicale.

Le deuxième donne des filets thoraciques et axillaires, et en plus des filets brachiaux, anastomosés avec le brachial cutané interne.

Les troisième, quatrième et cinquième envoient des rameaux à la glande mammaire. Le douzième enfin s'anastomose avec la première paire lombaire et va innerver la peau des parties supérieures de la fesse.

Étiologie. — La névralgie intercostale est ordinairement une affection de l'adulte, on peut cependant la rencontrer chez le vieillard et chez l'enfant. Elle paraît survenir de préférence chez les anémiés et les névropathes. La femme y est beaucoup plus sujette que l'homme (dans la proportion de quatre-vingts pour cent, environ).

Comme dans toutes les névralgies nous avons à enregistrer l'action du froid. Son influence serait facilement explicable, pour les auteurs qui admettent la possibilité d'une congestion et d'un gonflement à frigore, du nerf malade.

Parmi les nombreuses causes de névralgie intercostale, les

unes sont d'ordre direct, agissent mécaniquement sur les fibres nerveuses ; d'autres n'agissent que par retentissement, semble-t-il, et correspondent à des maladies d'ordre général ou à des lésions d'organes éloignés du champ douloureux.

La première catégorie, bien que la moins commune, est évidemment la principale : la névralgie est seule en cause dans le tableau clinique; elle a sa raison d'être connue et explicable : c'est la véritable névralgie intercostale. L'ensemble des autres cas, au contraire, nous montre, non plus une « maladie-névralgie intercostale », mais bien une « névralgie intercostale-symptôme ». Toute la différence qui sépare ces deux grandes classes s'affirme bien quand on parle, par exemple, d'une part, de névralgie intercostale par carie costale; d'autre part, de névralgie intercostale chez un dyspeptique.

La première catégorie de causes, dites directes, se compose des cas, en quelque sorte chirurgicaux, dont les principaux sont la contusion du nerf, les tumeurs de ce nerf, les exubérances néoplasiques ou cicatricielles des arcs costaux, les caries de ces os. La compression peut également venir du rachis (mal de Pott, carie vertébrale, déviations accusées), du médiastin (anévrysme de l'aorte), de la glande mammaire (néoplasies multiples).

La seconde catégorie de causes est plus fournie. Elle comprend en premier lieu les *affections pulmonaires et pleurales*, telles que pleurésies, pneumonies, congestions du parenchyme ou des bronches. Ici, la névralgie intercostale peut être le résultat d'une inflammation transmise par la plèvre, qui, même dans les affections du parenchyme pulmonaire, reste rarement indemne.

La névralgie intercostale est liée très étroitement à la tuberculose pulmonaire, au début surtout. Ici, elle paraît être plutôt une manifestation dyscrasique que le résultat d'une inflammation transmise par continuité, car les tuberculeux souffrent parfois de névralgies autres, trop éloignées de la région pulmonaire, pour être justiciables de semblable explication.

La névralgie intercostale s'observe souvent dans les maladies du tube digestif, telles qu'embarras gastrique, cancer ou ulcère de l'estomac.

Les dyspeptiques de toute sorte, les dilatés en particulier, présentent ce syndrome avec une remarquable fréquence. L'auto-intoxication digestive, si manifestement active dans ses effets à distance, ne pourrait-elle pas être ici incriminée ?

Nous devons signaler le rôle joué par les maladies du cœur, par celles du plexus cardiaque surtout. Les maladies du foie sont également capables de produire la névralgie intercostale. Il est hors de doute que les femmes, malades des organes génitaux et de leurs annexes, sont prédisposées aux névralgies diverses, dont la localisation n'est pas exceptionnelle aux nerfs intercostaux.

L'hystérie peut conduire au même résultat. La neurasthénie est fortement active dans le même sens : beaucoup de neurasthéniques étant, d'ailleurs, des dyspeptiques, sont justiciables de cette cause, déjà énoncée.

Dans le tabes, la sclérose en plaques, les myélites aiguës, on observe souvent des douleurs thoraciques, le plus souvent à siège profond, et distinctes par là, de la véritable névralgie intercostale.

Dans l'hématorachis les douleurs sont beaucoup plus superficielles et se rapprochent davantage de l'affection que nous décrivons.

Enfin, on peut rencontrer la névralgie intercostale dans une foule d'états généraux dyscrasiques, parmi lesquels nous signalerons les anémies diverses, les cachexies, la chlorose, la malaria, la syphilis, le tabagisme, le rhumatisme, la goutte, le diabète. Il en est de même de certaines intoxications telles que celles dues au plomb, au mercure, à l'oxyde de carbone.

Symptomatologie. — L'élément douleur a, de beaucoup, la première place dans la symptomatologie de la névralgie intercostale. Nous nous en occuperons donc tout d'abord.

Elle est, très généralement, unilatérale : elle occupe un, ou, moins souvent, plusieurs nerfs, sur tout ou partie de leur trajet. C'est surtout dans la partie postérieure du tronc nerveux, qu'elle se montre.

Elle est spontanée ou provoquée.

Spontanée, elle consiste en une sensation de douleur sourde, pénible, de siège profond. Cet élément, ainsi constitué, représente le caractère capital de la névralgie que nous étudions, dont la sensation dolente est surtout profonde et continue.

Une autre variété de douleur spontanée est le paroxysme, qui consiste en un élancement très aigu, très pénible que le malade compare à une piqûre d'aiguille. Cette forme de douleur peut se répéter à intervalles suffisamment rapprochés pour enlever tout repos au patient. Celui-ci, sous l'influence de son état aigu, cherche à immobiliser son thorax, ne respire que légèrement, se retient de tousser, parle à voix basse, demeure immobile et geignant, inclinant son thorax du côté malade. Cette douleur peut occuper une partie seulement de l'espace intercostal, ou irradier dans tout l'espace. La transmission névralgique peut s'effectuer jusque dans l'aisselle et la face interne du bras, phénomène facilement explicable par les anastomoses que nous avons signalées plus haut.

La douleur n'est pas toujours spontanée. Il est certain que les efforts, les mouvements respiratoires accentués, la toux, le bâillement, les mouvements du bras, ont souvent le don de la faire naître. Elle est souvent provoquée par la pression en certains points, et cela constitue d'ailleurs une méthode précieuse de recherche diagnostique. Les points douloureux de la névralgie intercostale sont connus depuis les travaux de Valleix.

Il existe trois points douloureux principaux que l'on divise en antérieur, moyen et postérieur.

Le point postérieur existe de chaque côté de l'apophyse épineuse, au niveau du trou de conjugaison correspondant. Le point médian occupe la partie moyenne de l'espace intercostal. Le point antérieur, se trouve situé entre l'articulation chondro-costale et le bord latéral du sternum.

Il est d'usage de décrire d'autres points douloureux, considérés généralement comme accessoires. Tels sont les points xyphoïdien et cardiaque (siégeant à la pointe). Nous verrons bientôt qu'il existe d'importantes et fréquentes localisations de la douleur à la glande mammaire et à l'épigastre.

Les modifications cutanées dans la névralgie intercostale consistent généralement en une hyperesthésie cutanée des plus accusées, se superposant au territoire de douleur névralgique. Certaines névralgies laisseraient après elles, une anesthésie cutanée absolue.

La douleur, dans la névralgie intercostale, permet de décrire deux variétés de cette affection, distinguées par le siège spécial qu'elle occupe. Ces formes distinctes sont la mastodynie (ou névralgie de la mamelle) et l'épigastralgie.

Ces deux formes sont réalisées, soit quand la douleur occupe exclusivement ces régions, soit quand elle y atteint un maximum d'intensité.

La mastodynie, unie ou bilatérale, se caractérise par des douleurs lancinantes, survenant par accès de quelques minutes, et s'irradiant souvent fort loin du sein. La malade cherche à immobiliser la région douloureuse; elle évite tout contact, même léger, car les téguments de la région sont d'une sensibilité exquise. Le mamelon, le bord supérieur et le bord inféro-latéral de la glande seraient particulièrement douloureux à la pression. La mastodynie est fréquente chez les femmes enceintes et les nourrices. Les névromes et les fibromes nodulaires du sein sont la cause la plus habituelle. Elle a été signalée chez l'homme.

L'épigastralgie est constituée par la névralgie des derniers nerfs intercostaux, dans leur moitié antérieure. Sa caractéristique est une hypéresthésie cutanée telle que l'effleurement le plus léger produit une cuisson très vive. Le tout se complique parfois de nausées et de vomissements.

Diagnostic. — Le diagnostic de la névralgie intercostale, en tant que syndrome, est des plus faciles. Il est cependant certaines confusions contre lesquelles on doit se mettre en garde.

La pleurodynie sera vite reconnue si l'on tient compte du caractère diffus de sa douleur. C'est une région musculaire qui souffre, et non plus un tronc nerveux.

Les affections des arcs costaux (carie, ostéite, fractures) se reconnaîtront au siège manifestement osseux de la douleur provoquée.

La névralgie et la pleurésie diaphragmatique, ont pour elles l'existence des points douloureux classiques, disposés le long du phrénique.

L'angine de poitrine, vraie ou fausse, se caractérise par l'allure dramatique de son début, par cette sensation d'angoisse profonde qui la singularise si bien.

Le zona ne peut prêter à confusion. La présence d'un élément éruptif, toujours visible, met le clinicien sur la voie du diagnostic.

Anatomie pathologique. — Les examens post-mortem sont rares et les données anatomiques assez vagues. Ce qui est certain, c'est que, dans plusieurs cas, l'autopsie n'a montré aucune lésion du nerf intéressé pendant la vie par le processus névralgique ; dans d'autres cas, il est vrai, particulièrement lors des autopsies de phtisiques ayant souffert longtemps de l'affection qui nous occupe, on a trouvé une névrite manifeste et sans caractères particuliers.

Traitement. — Ce que nous savons des causes de la névralgie intercostale suffit à faire comprendre que, dans beaucoup de cas, le traitement doit s'adresser surtout et avant tout à la cause même de la névralgie.

La thérapeutique du symptôme névralgie en lui-même comprend diverses méthodes dont quelques-unes ne sont que palliatives ou d'un effet tout momentané.

On conseillera, en face de douleurs trop intenses, l'usage des calmants et narcotiques habituels. Certaines névralgies se trouveront fort bien de l'emploi du salicylate de soude. L'antipyrine l'exalgine, l'acétanilide, l'azotate d'aconitine pourront donner de bons résultats. Nous n'insisterons pas sur cette énumération.

La révulsion est un excellent traitement de la névralgie intercostale.

L'électricité, le massage, l'hydrothérapie ont souvent été employés avec succès.

La chirurgie peut rendre de grands services. Elle reste le seul traitement logique des cas spéciaux où la névralgie est due à une compression que le bistouri peut enlever. Certains cas de névralgies rebelles se seraient bien trouvés de l'élongation ou de la résection (périphérique ou intradurale) des nerfs malades.

ZONA

Historique. — La première description vraiment complète du zona est due à Rayer (1835). Dans la suite Parrot en 1856, Baerensprung de 1860 à 1863, ont publié d'importantes monographies sur ce sujet. Plus près de nous, signalons les travaux de Erb, Landouzy, Head, Campbel et les publications successives de Brissaud, dont nous aurons à plusieurs reprises à résumer les intéressantes idées.

Définition. — Le zona est une affection à type névralgique, habituellement cantonnée à une moitié du corps, et caractérisée par l'évolution aiguë d'une éruption de plaques érythémateuses, surmontées de vésicules en groupes.

Étiologie. Nature. — Un peu plus fréquent chez l'homme que chez la femme, apparaissant surtout aux environs de la vingtième année, le zona se manifeste au cours de circonstances bien différentes.

On l'a vu survenir à la suite d'un refroidissement ou d'un traumatisme local, au cours d'une affection osseuse du rachis ou des côtes.

Peut-être faut-il faire la part à quelques intoxications telles que l'empoisonnement par le plomb, l'arsenic, le carbone, qui seraient susceptibles, sinon de créer, du moins de faciliter le zona dans son éclosion.

Les arthritiques, les diabétiques, les dyspeptiques mêmes, présentent parfois, de façon spécialement tenace, les accidents du zoster.

Ce qui est fréquemment constaté, c'est le développement de l'affection au cours des maladies infectieuses telles que gastro-entérites, pneumonies, tuberculose, influenza, angine herpétique. C'est surtout lors des épidémies saisonnières, au printemps principalement, que l'on voit survenir le zona dans ces conditions.

Ces dernières notions jointes à ce fait d'expérience clinique que le zoster débute souvent au milieu du cortège général des infections au début, ont contribué à faire considérer le zona comme une maladie infectieuse. (Trousseau, Landouzy, Erb).

En effet on a noté de véritables épidémies de fièvre zoster. Cela ne fait plus aucun doute. Mais là où les affirmations se sont montrées peut-être un peu hâtives, c'est lorsqu'il s'est agi de traiter de la contagion et de la non-récidive de l'affection.

Peut-être en effet, au lieu d'admettre la transmission d'un germe (jusqu'ici inconnu) de sujet à sujet, directement ou indirectement, serait-il plus sage de constater, sans plus, qu'un certain nombre d'individus de la même localité, placés sous la même influence d'épidémie saisonnière habituelle (grippe, pneumonie, etc.), ont subi les mêmes phénomènes morbides, par le seul fait des conditions étiologiques communes dans lesquelles ils vivaient.

Quant à la soi-disant immunité conférée par une première atteinte de zona, il est acquis aujourd'hui que l'on s'est trop pressé de la proclamer, car les exemples de récidives abondent.

Concluons donc : par ses allures cliniques, par les circonstances qui président à son développement, le zona est une maladie infectieuse. Mais il convient d'être infiniment réservé quant à sa nature spécifique, car il n'est peut-être pas contagieux et, à coup sûr, ne confère pas l'immunité.

Ce zona infectieux, pyrétique, dont nous venons de nous occuper a reçu le nom de *zona essentiel :* c'est dire qu'il en existe une variété distincte, le *zona symptomatique*.

Sous ce nom on entend les éruptions d'aspect zostériforme, qui ne sont pas rares au cours des affections du système nerveux, lésions centrales cérébro-médullaires, ou névrites périphériques traumatiques ou par compression.

Élargissant cette conception du zona en deux catégories distinctes, Brissaud se demande si la distinction des formes essentielles et symptomatiques est bien légitime. Peut-être, à un point de vue très général, pourrait-on considérer le zona comme un accident de nature infectieuse non spécifique, accident qui pourrait se présenter soit au cours de maladies infectieuses, soit au cours de lésions organiques du système nerveux.

Symptomatologie. — Les deux éléments, *douleur névralgique* et *éruption* qui constituent la zona au point de vue clinique, sont susceptibles de se manifester sur les parties du corps les plus diverses. Le plus souvent toutefois, l'affection se manifeste au thorax. Nous décrirons d'abord ce zona intercostal, nous réservant de montrer ensuite les particularités propres aux autres localisations du zoster.

Zona intercostal. — Le début se fait de deux façons. Parfois la note névralgique domine. Aux points où vont se dessiner les placards et les vésicules, le malade accuse des douleurs intenses, des picotements, des démangeaisons, des fourmillements parfois.

Dans d'autres cas, le début se fait comme dans une maladie infectieuse, par de la fièvre, de l'anorexie, des nausées, souvent même des vomissements.

L'*éruption* apparaît bientôt. Dans certains cas, elle est constituée d'un seul coup ; souvent elle marche par poussées successives. La région qu'elle occupe est variable. Parfois, la bande éruptive suit exactement le trajet d'un nerf intercostal, sur tout ou partie de son étendue ; c'est la topographie classique, celle qui a été indiquée souvent comme constituant une règle absolue.

Or, il n'en est pas toujours ainsi. Certaines éruptions de zona ont une topographie manifestement indépendante de la distribution des branches intercostales. Il suffit alors de réunir par une ligne fictive les divers éléments éruptifs dans leur ensemble, pour trouver une figure totale, telle qu'on voit nettement les vésicules croiser la direction des nerfs intercostaux et constituer une demi-ceinture, parfaitement horizontale.

C'est là un fait intéressant que nous ne faisons que signaler ici ; nous verrons tout à l'heure les déductions qu'il a été possible d'en tirer.

Reprenons notre malade au début de son affection. Après la névralgie, le premier phénomène observé est l'apparition de plaques érythémateuses ; elles sont rosées ou pourpres. Leur rougeur s'efface momentanément sous la pression du doigt. Leur surface est un peu surélevée. Un placard isolé est rare : le plus souvent il y en a cinq, six, parfois vingt et trente, séparés les uns des autres par une mince bande de peau saine. Ils peuvent confluer cependant et constituer ainsi une rougeur diffuse, étendue parfois à une grande partie de l'hémithorax.

Cette rougeur s'accentue, et bientôt, au centre de chaque plaque, apparaissent de petits points surélevés, opaques d'abord, mais bientôt transparents. La *vésicule* est alors constituée, de la grosseur d'un grain de chènevis, parfois atteignant la grosseur d'un pois. Ce sont de petites hémisphères transparentes, conservant généralement leur indépendance, bien qu'on puisse les voir produire des phlyctènes en se joignant.

Comme dans la plupart des éruptions vésiculeuses, on assiste bientôt à la transformation du liquide que contiennent ces vésicules. Ce liquide se trouble et devient plus ou moins franchement purulent ; parfois il prend une teinte sanguinolente.

Mais bientôt le liquide disparaît par résorption ou issue au dehors. La vésicule s'affaisse : il lui succède une *formation croûteuse*, de couleur jaunâtre, qui bientôt disparaît à son tour. Il reste une petite *cicatrice* brune ou jaune, qui persiste assez longtemps. Chez les vieillards et les cachectiques, il reste, après la chute, de petites croûtes grises, très assimilables à l'eschare, une zone de peau ulcérée, irrégulière, de mauvais aspect et de cicatrisation difficile. C'est ce qu'on nomme l'éruption gangréneuse de zona.

Disons enfin que l'aspect ecchymotique des placards peut, dans certains cas, justifier la distinction faite par beaucoup d'auteurs, d'un zona hémorragique.

Telle est l'évolution des éléments éruptifs. Elle se fait au milieu de phénomènes connexes qui méritent l'attention.

On note souvent une adénopathie assez marquée aux ganglions du territoire intéressé : son apparition peut précéder la formation des vésicules. Quant aux *douleurs* qui constituent un élément capital dans la symptomatologie du zona, elles sont réductibles à deux types.

Il en est en effet de légères, superficielles, liées au développement de l'éruption au niveau de laquelle la peau démange plus ou moins, picote, brûle ; il en est de véritablement névralgiques, apparaissant par crises souvent, précédant parfois l'éruption et pouvant parfois lui survivre d'une façon désespérément tenace, chez les vieillards en particulier.

Enfin signalons, au niveau du territoire où s'est disposé le zona, la présence assez variable et irrégulière de territoires d'anesthésie ou d'hyperesthésie.

Le zona évolue souvent de façon aiguë : quatre à huit jours peuvent suffire à son cycle complet. Dans les formes dites symptomatiques, au cours des affections organiques du système nerveux, sa durée peut en faire une véritable affection chronique.

Tel est le zona intercostal : ajoutons que l'éruption peut être double et symétrique, constituant au thorax une ceinture complète.

Zona ophtalmique. — Ce n'est pas seulement par le point précis de son siège que cette variété mérite d'être étudiée à part. Elle constitue presque une affection particulière.

Le zona ophtalmique est une localisation spéciale de l'éruption zostérienne de la face, qui peut envahir tous les filets du trijumeau sensitif : zona ophtalmique et zona facial sont donc deux choses distinctes.

L'affection prédomine manifestement chez l'homme de cinquante à soixante-dix ans, chez les Anglo-Saxons très spécialement. L'alcoolisme y prédispose. Rapprochons cette étiologie de celle de l'artério-sclérose, et nous pourrons être frappés de la similitude des conditions requises. Cela, disons-le tout de suite, avec ce fait que le zona ophtalmique peut s'accompagner de manifestations protubérantielles (névralgies, anesthésie de la cornée, hémiplégie alterne) a permis à Brissaud de dire, avec grande apparence de logique, que cette variété de zona, serait, dans certains cas au moins, moins une affection spéciale et isolée qu'un accident dû à une lésion centrale, athéromateuse le plus souvent. Ce serait un zostéroïde (Landouzy).

Le zona ophtalmique présente deux grands caractères cliniques distinctifs. Il évolue avec peu ou pas d'atteinte de l'état général, par conséquent avec un minimum ou une absence complète de fièvre et de troubles digestifs ; en second lieu, les vésicules peuvent manquer, et l'affection ressemble alors à un érysipèle, vu l'œdème palpébral et l'érythème rouge des téguments. Toujours est-il que l'on voit apparaître, avec de très violentes névralgies, une éruption vésiculeuse ou non, occupant de préférence le tiers interne du front, la paupière supérieure, la racine du nez et de la tempe. Souvent, l'ensemble a l'aspect d'une figure rayonnante dont le centre correspondrait au trou sous-orbitaire. L'éruption peut envahir la muqueuse pituitaire, ce qui donne des signes de coryza.

La gravité du zona ophtalmique tient à trois conditions. Il peut être, nous l'avons dit, symptomatique d'une lésion protubérantielle parfois très grave. En second lieu, il peut récidiver, bien que cela soit rare. Enfin et surtout, il peut s'accompagner de graves complications oculaires. Parmi celles-ci que nous ne pouvons que signaler, mentionnons : les conjonctivites, les kératites et les abcès de la cornée, l'iritis, la panophtalmie et la fonte purulente du globe oculaire. La paralysie de la VIe et de la IIIe paire a été plusieurs fois signalée.

En dehors des régions occulaires, le zona de la face peut engendrer la paralysie de la VIIe paire (voy. Paralysie faciale).

Zona des membres. — L'affection se présente avec ses caractères ordinaires. Un point mérite d'être signalé : c'est que l'éruption, souvent limitée au tronc d'un nerf périphérique ou au territoire d'un ganglion rachidien, ne se comporte pas toujours ainsi. La disposition peut être ici, comme au thorax, indépendante, et de la zone cutanée régie par un ganglion, et des zones que se partagent les branches périphériques.

Beaucoup n'ont pas un intérêt spécial. Qu'il nous suffise donc de nommer le zona dorso-abdominal, les variétés lombo-fémorale, lombo-inguinale, cervico-sus-claviculaire, sacro-ischiatique. Cette dernière variété, localisée aux honteux internes, constitue le zona génital.

Diagnostic. — Il faut se rappeler qu'avec la triade symptomatique, douleurs névralgiques, éruption vésiculeuse, phénomènes fébriles, la confusion du zona avec d'autres affections, est assez peu légitimée.

Il faut cependant distinguer de l'herpes zoster, diverses maladies.

L'eczéma aigu en premier lieu ; mais la marche ici est des plus lentes, la névralgie fait défaut, la topographie est des plus irrégulières.

L'érysipèle de la face se distinguera du zona ophtalmique par l'existence du bourrelet qui limite les plaques, par son évolution, par l'intensité des signes généraux qu'il représente.

L'herpes vulgaire, enfin, est indolore ou à peu près. Il se distribue de la façon la plus irrégulière.

Anatomie pathologique. Nature et siège de la lésion dans le zona. — Au niveau de la peau, on trouve des lésions ordinaires d'inflammation érythémateuse. Rien de spécial ne mérite de nous arrêter.

Ce qui est beaucoup plus intéressant à connaître ce sont les lésions propres au système nerveux.

Dans certains cas, on n'a rien trouvé : tout paraissait sain. Dans d'autres cas on a noté de la névrite, dans d'autres une dégénérescence du ganglion rachidien, dans d'autres enfin une lésion médullaire (zona dans un cas de méningite spinale tuberculeuse rapporté par Barrier; zonas observés au cours des syphilis médullaires, etc.).

La question du point précis de la lésion du zona est chose encore très discutée. On a voulu en admettre une seule, variable avec la thèse soutenue et c'est ainsi que beaucoup d'auteurs rapportent des théories diverses : ils opposent la théorie périphérique à la théorie ganglionnaire, celle-ci à la théorie médullaire, etc.

Il nous paraît qu'il n'y a pas, au cours du zona, *une lésion* mais *des lésions*, variables suivant les cas.

Il y a vraiment un zona par névrite périphérique pure et simple. Rentrent manifestement dans cette catégorie les cas où l'éruption et la névralgie font leur apparition à la suite d'une lésion traumatique locale d'une branche intercostale, par exemple.

Dans d'autres cas la topographie se limite avec évidence au territoire du ganglion rachidien : c'est alors celui-ci qui est le siège manifeste de la lésion.

Enfin souvenons-nous de ces distributions si spéciales que nous avons notées, au cours de notre description clinique, et qui sont en discordance avec la distribution périphérique des nerfs sensitifs de la région. Le territoire occupé par les éléments éruptifs n'appartient plus aux branches extra-médullaires. Il faut, pour se l'expliquer, admettre la lésion d'une série de ganglions d'un même côté (ce qui est peu vraisemblable) ou mieux, songer à une seule et même lésion, médullaire cette fois-ci, correspondant à cette région du névraxe intra-rachidien qui tient sous sa dépendance la fraction intéressée de la chaîne ganglionnaire. Ici la lésion est centrale, c'est, si on admet les idées de Brissaud, un *métamère* spinal qui est atteint, ou si on leur préfère celles de Head, seulement le segment médullaire, correspondant à un ou plusieurs ganglions malades, segment médullaire irrité par ces ganglions, et dans les aires de projection sensitive et vaso-motrice duquel se développeront les douleurs et l'exanthème zostériens.

Traitement. — Les indications se résument aux soins que nécessitent d'une part, l'éruption, de l'autre, les douleurs qui l'accompagnent.

Comme traitement local, on se servira de poudres inertes, d'oxyde de zinc, de talc, de mélanges d'opium et de cocaïne. On fera des badigeonnages de solutions faibles d'acide picrique. La douleur sera combattue par les antinévralgiques habituels : pyramidon, quinine, exalgine, acétalinide. On évitera l'antypirine à cause de sa fréquence active sur la peau.

Dans quelques cas, les injections sous-cutanées de chlorhydrate de morphine seront, en quelque sorte, imposées par la violence des névralgies. Il faut n'y recourir que quand toutes les autres médications calmantes ont échoué.

Enfin comme traitement prolongé des zonas à évolution traînante, on conseille, avec raison, l'emploi de la médication arsénicale et des courants électriques continus.

NÉVRALGIE LOMBAIRE ET COCCYGODYNIE

1° NÉVRALGIES DU PLEXUS LOMBAIRE ET DE SES BRANCHES

Étiologie. — Les névralgies du plexus lombaire et de ses branches relèvent souvent de causes générales : grippe, paludisme, diabète, goutte, rhumatisme chronique, névroses, anémie, congestion et laptose utérines. Comme causes locales nous trouvons la compression des nerfs par des tumeurs pelviennes et lombaires (tumeurs rénales, cæcales, mésentériques, etc.), des hernies, un anévrysme de l'artère lombaire. Les affections du muscle psoas retentissent presque fatalement sur le plexus.

Symptômes. — Le plexus lombaire se divise en branches *collatérales*, au nombre de quatre : le nerf grand abdomino-génital, le nerf petit abdomino-génital, le nerf fémoro-cutané, le nerf génito-crural; et en branches *terminales*, au nombre de deux :

Le nerf obturateur ;

Le nerf crural.

A cette division anatomique répond cliniquement une division en deux formes principales de névralgies : la névralgie lombo-abdominale ou des branches collatérales, les névralgies crurales et obturatrices.

Dans la *névralgie lombo-abdominale*, les paroxysmes douloureux siègent dans les lombes, l'hypogastre, le scrotum, le cordon; ils sont provoqués ou accrus par les mouvements, la marche. Dans les cas aigus, on peut voir le testicule soulevé par la contraction du crémaster, un état syncopal, de la tachycardie, des vomissements.

Les *points douloureux* doivent être recherchés (point lombaire) aux apophyses transverses des vertèbres lombaires (émergence du trou de conjugaison); au milieu de la crête iliaque (point iliaque) à l'orifice inguinal externe (point hypogastrique); au-dessus du pubis, au scrotum ou à la vulve ; enfin quelquefois, par le toucher vaginal, sur une des moitiés du col utérin (Valleix).

Comme toujours, il peut y avoir de l'hypéresthésie ou de l'hypoesthésie dans le territoire de distribution des nerfs, des troubles trophiques et vaso-moteurs ; on a signalé surtout la névralgie sympathique du testicule (irritabile testis), il y aurait alors du gonflement de la glande très sensible à la pression et douloureuse spontanément ; des éjaculations spontanées pourraient même survenir.

Diagnostic. — On ne confondra pas la névralgie lombo-abdominale avec les manifestations douloureuses symptomatiques d'une colique néphrétique, ni surtout avec les troubles sensitifs, subjectifs ou objectifs, d'origine radiculaire, qui caractérisent surtout les affections dont l'ensemble constitue le syndrome compression de la moelle.

Rappelons enfin que la branche collatérale fémoro-cutanée (nerf inguino-cutané externe de Sappey) présente des points douloureux particuliers, l'un constant, entre les deux épines iliaques antérieures, à l'endroit où elle émerge de l'échancrure innominée, l'autre inconstant sur la face supéro-externe de la cuisse, en avant et un peu en dedans du muscle couturier. On ne confondra donc pas la névralgie de cette branche avec la paresthésie du nerf fémoro-cutané (Bernhardt) ou méralgie paresthésique (Roth). Il s'agit là de troubles de la sensibilité cutanée dans le domaine du fémoro-cutané (2/3 inférieurs de la partie antéro-externe de la cuisse) qui se rencontrent surtout chez les arthritiques et les alcooliques, sans d'ailleurs présenter de gravité. D'intensité variable, les troubles subjectifs sont augmentés par la marche et calmés par la position horizontale. Objectivement on note de l'anesthésie ou de l'hyperesthésie. Il n'y a pas de points douloureux, comme dans la névralgie, sauf cependant pour quelques auteurs (voy. Méralgie paresthésique.)

Névralgies obturatrices et crurales. — La névralgie obturatrice, assez rare, est le plus souvent symptomatique de hernie obturatrice. Les douleurs s'étendent du tronc obturateur à la face interne de la cuisse.

La névralgie crurale n'est pas rare dans le cas de hernie crurale, de tumeur pelvienne, d'affection du triangle de Scarpa ; assez fréquente dans le diabète, elle est alors bilatérale. La douleur suit le trajet du nerf et peut gagner le pied (n. saphène). Les points douloureux, qu'il faudra toujours rechercher, se trouvent au-dessous de l'arcade crurale, à la face interne du genou, au bord interne du pied et du gros orteil.

2° COCCYGODYNIE

C'est une affection dont la nature n'est pas bien établie, elle frappe surtout les femmes hystériques ou neurasthéniques.

Symptômes. — Cliniquement, on observera une douleur névralgiforme dans le coccyx, qui sera augmentée par les mouvements, la marche, la défécation. Un point douloureux pourra être mis en évidence par le toucher rectal : il siège exactement sur le coccyx.

Comme c'est une affection souvent rebelle, on ne s'étonnera pas qu'il ait fallu, dans certains cas graves, extirper le coccyx. En général la faradisation, l'isolement si l'hystérie est en cause, amèneront la guérison.

NÉVRALGIE SCIATIQUE

Historique. — L'affection qui nous occupe ne fut pas isolée, à proprement parler, avant 1764, époque où Cotugno la créa comme entité morbide bien définie. En 1841, Valleix décrivit avec soin et précision les points douloureux qui sont un excellent moyen de diagnostic pour la sciatique. Depuis, Lasègue en 1844, Landouzy en 1875, Charcot, Ballet, Fournier, Quénu, Achard, Brissaud, ont fait faire de notables progrès à la connaissance de la névralgie lombo-sacrée. Nous devons encore signaler une excellente monographie de Brühl, les thèses de Lago et Phulpin, etc., etc.

Définition. — La douleur sur le trajet du nerf sciatique est la caractéristique clinique capitale de cette maladie. C'est une névralgie pure et simple, dans beaucoup de cas. Mais, en face d'un bon nombre de cas, la nécessité s'impose de faire intervenir parfois un élément nouveau : la névrite.

A côté de la notion douleur, fondamentale et essentielle, se place donc dans la compréhension clinique de la sciatique, un élément névrite, accessoire et inconstant. C'est pourquoi, la définition ne saurait être réduite au phénomène douleur ; la plus claire de toutes semble être celle du professeur Brissaud : « La sciatique est la névralgie ou la névrite du plexus lombo-sacré. »

Étiologie. — La sciatique est une affection des plus fréquentes : elle apparaît principalement chez les hommes surtout entre trente et cinquante ans.

La prédisposition nerveuse ne paraît pas jouer un rôle bien important. Il faut savoir cependant que la sciatique et l'hystérie ont des rapports parfois indiscutables [1].

La névralgie sciatique doit souvent être mise sur le compte de causes à action directement locale. C'est propablement ainsi

1. La mise en lumière de ce fait est due aux études de MM. Soupault et Achard.

qu'agit le froid, le froid humide surtout, qu'il est si fréquent de noter dans les antécédents de la maladie.

Dans le même ordre d'idée, la névralgie peut apparaître à la suite d'accidents traumatiques, tels que chutes, contusions, blessures du nerf par un agent pénétrant, par l'esquille osseuse d'une fracture de voisinage. Souvent il faut incriminer les fatigues exagérées imposées aux membres inférieurs (marches forcées, usage prolongé de la machine à coudre, etc.). Enfin, toujours dans l'ordre des causes directes et locales, il faut faire une grande place à la compression du nerf.

Au niveau des émergences rachidiennes la compression peut être due aux lésions osseuses de la colonne vertébrale (mal de Pott). Plus haut, les méningites et méningo-myélites peuvent la réaliser. Au niveau du petit bassin, l'agent comprimant peut être une des innombrables tumeurs et affections hypertrophiques si fréquentes à ce niveau. La position assise prolongée peut comprimer le tronc au niveau de la gouttière sciatique. Enfin, au niveau du membre inférieur, les tumeurs, les ostéo-arthrites, les abcès peuvent conduire au même résultat. Une mention spéciale doit être faite de l'action des varices, et en particulier des varices des vasa-vasorum (Sciatique variqueuse de Quénu. *Semaine médicale* et *Gazette des hôpitaux* 1892).

La sciatique peut se manifester au cours des infections. On l'a notée, au cours du paludisme, de la syphilis, de la tuberculose au début de la blennorragie (Fournier).

Elle peut survenir dans les dyscrasies telles que la goutte, le diabète, le rhumatisme, dans les cachexies et les anémies (cancer, tuberculose, chlorose, etc.).

Certains cas, enfin, échappent à toute interprétation étiologique. Faut-il en conclure l'existence d'une sciatique essentielle? il semble plus sage de constater seulement l'impossibilité de rapporter certaines névralgies à une cause actuellement connue et appréciable.

Symptomatologie. — Cliniquement, il n'y a pas une sciatique : il y en a plusieurs. La distinction principale, que nous jugeons tout à fait indispensable, repose sur la séparation des cas où la douleur et l'impotence existent seul et de façon passagère, d'avec ces autres cas où l'on note, en plus, toute une série d'altérations motrices, sensitives et trophiques. Sans envisager l'hypothèse de Fernet, qui n'admet aucune sciatique possible sans qu'il y ait névrite au sens anatomique du mot, il n'en est pas moins vrai que, symptomatiquement, au chevet du malade, ces cas ne sauraient être confondus, et que l'affection se comporte tantôt comme une névralgie, tantôt comme une névrite.

Nous donnerons une description d'ensemble, au cours de laquelle nous indiquerons ce qui appartient aux formes graves, exclusivement.

La *douleur* est le premier symptôme observé : c'est évidemment le principal. Le malade se plaint de souffrir sur un trajet, que, de lui-même, il indique ordinairement sur la face postéro-externe de son membre malade.

Cette douleur est continue et paroxystique. Continue, elle l'est dans les phases intermédiaires aux crises ; souvent alors, il ne s'agit que d'une sensation de gêne, d'engourdissement, localisée à tout ou partie du nerf. Paroxystique, elle réalise les exaspérations douloureuses, qui sont spontanées et constituent « la crise », ou provoquées quelquefois accidentellement par le malade (refroidissement, heurt) ou par le médecin, au cours de l'examen.

La crise survenant, nous l'avons dit, souvent sans provocation, parfois à la suite d'un mouvement, d'une marche, débute habituellement avec éclat par une douleur immédiatement intense et progressive. Dans certains cas de sciatique névrite cependant, on note des fourmillements avec crampes, sensations de chaud ou de froid, avant l'éclosion de la douleur névralgique. La crise constituée se manifeste par des douleurs atroces, sillonnant le membre de haut en bas, le long du sciatique, arrachant des cris au malade et l'obligeant à mettre la jambe en flexion. Elle peut être superficielle ou profonde, occuper tout le trajet nerveux, ou se localiser à une de ses parties.

Cette douleur peut s'irradier dans les lombes, le périnée, les organes génitaux externes.

Telle est la crise névralgique de la sciatique. Ces accès peuvent survenir à intervalles plus ou moins éloignés : c'est surtout le soir et la nuit qu'elles apparaissent.

En dehors des crises spontanées, la douleur peut apparaître, sans spontanéité, par provocation. Cela arrive souvent lorsque les malades traumatisent ou fatiguent leurs membres atteints. Notons cependant que la marche soulage certains de ces malades.

Cela arrive encore en pratiquant certaines manœuvres destinées à renseigner de façon très précise sur le siège de la douleur.

Telle est la recherche des points douloureux de Valleix. Cette manœuvre consiste à déterminer, par la pression localisée en certains points fixes, une douleur aiguë et brève. Voici quels sont les principaux de ces points :

Le point sacro-iliaque, qui siège à l'articulation du même nom.

Le point ischiatique, au sommet de l'échancrure sciatique.

Le point rétro-trochantérien, dans la gouttière de passage du nerf en cet endroit.

Le point péronnier, au-dessous de la tête du péronné.

Comme de moindre importance, signalons les points lombaire (au-dessus du sacrum), iliaque (au milieu de la crête iliaque), poplité (à la partie externe du creux), rotulien (à la partie externe de l'os), malléolaire, plantaire externe et plantaire dorsal, enfin les trois points fémoraux, supérieur, moyen et inférieur, échelonnés le long de la face postérieure de la cuisse, et les points du mollet.

Un signe de très grande valeur pour reconnaître la sciatique est celui que fournit la *manœuvre de Lasègue :* elle consiste à fléchir sur le bassin la cuisse et la jambe, la jambe étant en extension. Le malade accuse une vive douleur, qui ne se produit pas, lorsque la jambe étant fléchie sur la cuisse, on fléchit la cuisse sur le bassin.

Les troubles moteurs sont des plus variables au cours de la sciatique : ils atteignent leur maximum au cours de la variété névritique de l'affection. On trouve cependant, d'une façon très générale, de l'impotence fonctionnelle plus ou moins accusée suivant les cas.

Minor a observé les diverses étapes parcourues par le malade étendu sur le sol et cherchant à se relever. Il ne peut y parvenir, les bras croisés : pour y arriver, il porte d'abord ses bras en arrière, puis, dans l'espace compris entre ces deux bras, il amène le bassin et les jambes, celles-ci fortement fléchies sur les cuisses, enfin il se lève en appuyant une main sur le plancher, puis sur son genou, pendant que l'autre main s'agite en l'air. Au dire de l'auteur, ce signe serait précieux pour reconnaître les simulations, et, d'autre part, serait très propre à différencier la sciatique véritable du lumbago, dans lequel les malades se relèvent en faisant monter leurs mains accrochées aux membres inférieurs, à peu près comme dans la myopathie pseudo-hypertrophique.

Dans la sciatique névrite, on peut observer des paralysies ou parésies circonscrites, parfois des contractions fibrillaires, des contractures, des secousses convulsives.

En général la démarche est traînante, le corps penché en avant, la tête agitée de salutations caractéristiques.

La sensibilité peut demeurer intacte. On a noté de l'hyperesthésie. L'anesthésie, signalée aux divers modes, semble surtout appartenir à la sciatique hystérique.

Les troubles trophiques, vaso-moteurs et sécrétoires peuvent se manifester en grand nombre dans la sciatique, surtout quand la névralgie se complique d'altérations anatomiques du nerf. On a signalé les érythèmes les plus divers et l'hyperthermie locale. Dans d'autres cas, il y a hypothermie cutanée, avec marbrures, cyanose ou teinte livide des téguments. Les productions pileuses peuvent être exagérées ; les sécrétions sudorales sont souvent exagérées, parfois diminuées. Enfin, si l'herpès banal est loin d'être une exception, le zona vrai est très rare.

L'état des muscles du membre malade mérite d'attirer toute l'attention. On y note parfois l'atrophie, mais la maigreur qui la traduit peut être de signification bien différente. Dans certains cas, en effet, c'est une simple conséquence du repos prolongé du membre : il n'y a pas atrophie vraie. Mais celle-ci peut apparaître parfois précoce, au cours de la sciatique névrite, et n'est nullement en rapport avec la durée et l'intensité des douleurs. Elle peut être totale ou segmentaire. Nous devons signaler qu'il ressort clairement des observations de Charcot, Guinon, Parmentier, qu'il y a lieu de compter souvent avec la névrite spéciale du sciatique poplité externe, accompagnée d'atrophie musculaire des extenseurs.

L'examen électrique sera donc de grande utilité pour fixer sur l'état des fibres musculaires : il fournira d'ailleurs des résultats inconstants et souvent contradictoires. On notera souvent une simple hyperesthésie au passage du courant faradique. Dans certaines sciatiques névrites, on notera la réaction de dégénérescence.

On a signalé, au cours de la sciatique, un certain nombre de phénomènes réflexes, tels que la glycosurie (Braun et Rosenstein) et l'azoturie. Debove et Rémond ont signalé la polyurie, qui serait la règle dans toute sciatique intense : ce phénomène serait dû à une hypertension artérielle, dont la contraction réflexe des petits vaisseaux serait le point de départ.

On peut observer dans la sciatique un certain nombre d'attitudes vicieuses et de déformations osseuses ; la douleur fait prendre au tronc des attitudes anormales, dont l'effet est d'entraîner secondairement des déformations rachidiennes. L'étude de ces déviations est due surtout aux publications de Charcot, Brissaud et Babinski.

Telle est la scoliose croisée que l'on considère justement comme presque constante. On note alors une inflexion du tronc vers le membre sain, une diminution de l'espace compris entre les côtes et la crête iliaque du côté de la jambe atteinte de sciatique ; le membre malade est dans une légère flexion ; enfin et surtout le rachis est incurvé vers le côté sain, le thorax présentant, du même fait, des courbures de compensation.

Dans la scoliose homologue, au contraire, le tronc est incliné du côté malade.

Bien des théories ont été mises en avant pour fournir une explication à ces déformations tardives de la sciatique. Charcot et Babinski attribuent à la scoliose une origine musculaire, le malade essayant d'atténuer sa douleur en déplaçant son centre de gravité. Peut-être faut-il y voir surtout une conséquence de la prédominance fonctionnelle des muscles sains sur ceux du côté malade dont l'énergie est diminuée.

Marche. — En général, la sciatique une fois installée chez un malade, évolue par des séries assez irrégulières de crises. La guérison peut se faire graduellement en quelques semaines ; il persiste souvent de la lourdeur et de l'engourdissement au niveau du membre malade. Il va de soi que le pronostic de la sciatique névrite soit beaucoup plus sérieux que celui de la sciatique névralgie. C'est à la première que l'on doit la constatation de ces cas rebelles, qui ne sont pas influencés par les meilleurs traitements, et qui s'accompagnent parfois de troubles mentaux, d'obsession et même de velléités de suicide.

Formes cliniques. — En dehors de la distinction déjà faite entre la sciatique simple et la sciatique névrite, il faut distinguer plusieurs variétés cliniques de sciatique.

La sciatique double mérite une mention spéciale. Elle indique le plus souvent une lésion pelvienne, rachidienne ou médullaire. Elle n'est pas rare chez les diabétiques. Charcot a décrit une sciatique double primitive qui simule la paraplégie toxique, et qui serait due à une altération dynamique de la moelle.

Brissaud a décrit une sciatique spasmodique avec trépidation épileptoïde, contracture et exagération du réflexe rotulien, contracture intense des muscles périarticulaires de la hanche.

Enfin, l'étiologie nous permet de distinguer de nouvelles variétés. Telle la sciatique blennorragique de Fournier, qui débute brutalement et évolue avec rapidité à côté des manifestations articulaires habituelles le plus souvent.

La sciatique variqueuse (Quénu) se caractérise par l'allure subaiguë et le siège profond de la douleur.

La sciatique hystérique (Achard, Soupault) siège surtout à gauche et s'accompagne le plus souvent d'hémianesthésie.

Diagnostic. — Il faut distinguer la sciatique d'un certain nombre d'affections qui peuvent simuler plus ou moins son tableau clinique et induire en erreur.

Dans le rhumatisme musculaire, les douleurs sont beaucoup plus diffuses, les points de Valleix font défaut.

La coxalgie au début s'accompagne de raideur et d'un endolorissement articulaire tout spécial.

La phlegmatia alba dolens se caractérisera par la présence de l'œdème, et par le trajet douloureux du cordon veineux.

Les douleurs fulgurantes du tabes se reconnaîtront à leur soudaineté, leur bilatéralité : il n'y aura pas le signe de Lasègue. Dans le lumbago, la douleur disparaît au repos; seuls les mouvements du tronc la réveillent.

Anatomie pathologique. — Dans les quelques cas d'examen direct du nerf malade qui ont pu être pratiqués, les résultats ont été de nature diverse. Souvent, même après un tableau clinique très net, après de violentes névralgies, le nerf est trouvé sain macroscopiquement et microscopiquement. C'est dans ces cas que l'on parle d'altération dynamique du nerf sciatique (?).

Dans d'autres cas, on a trouvé de l'hyperémie, de l'infiltration, de la congestion du nerf : les varices des veinæ nervorum ne sont pas exceptionnelles.

Enfin, dans certains cas, il y a vraiment dégénérescence du nerf et sciatique-névrite au sens anatomique du mot.

Traitement. — Il faut premièrement traiter la cause de la sciatique quand on l'a découverte. Dans ce sens on emploiera les traitements spéciaux dans les cas de syphilis ou de paludisme, les ablations chirurgicales dans certains cas de compressions susceptibles d'être supprimées, le salicylate de soude dans le rhumatisme, etc., etc.

Quant aux moyens employés pour traiter la sciatique même, on en a cité un tel nombre que leur seule énumération nous obligerait à prolonger démesurément ce chapitre.

On prescrira contre la douleur les antinévralgiques variés dont nous disposons : antipyrine, salicylate de soude, quinine, exalgine, phénacétine, salipyrine, citrophène, colchique dans quelques cas. Certains malades seront ainsi rapidement soulagés. Dans les formes plus graves, il faudra recourir à d'autres moyens, à action locale, parmi lesquels nous recommandons les injections dans le tissu cellulaire qui entoure le nerf sciatique, de solutions soit de sérum physiologique additionné d'acide phénique, soit de morphine, ou de cocaïne. La révulsion sous forme de pointes de feu pratiquées le long du trajet du sciatique, de pulvérisations loco dolenti de chlorure de méthyle, donnera souvent de bons résultats. Les injections locales d'air stérilisé et surtout les injections épidurales de cocaïne, plus délicates à pratiquer, donneraient des succès merveilleux (Sicard, Achard, Cathelin, etc.).

Comme adjuvants à ces méthodes on conseillera la galvanisation du membre souffrant et surtout le traitement hydrominéral avec massage, tel qu'il est pratiqué à Aix-les-Bains, Dax, etc. Le traitement chirurgical s'adresse aux cas rebelles : il comprend l'élongation, le hersage, la résection du nerf. Ses résultats sont variables.

MÉRALGIE PARESTHÉSIQUE

La névrite du fémoro-cutané se traduit par un tableau clinique où se relèvent les signes habituels des compressions nerveuses périphériques : l'expression symptomatique de cette névrite localisée, constitue la méralgie paresthésique.

Bernhardt et Roth, tous deux en 1895, à quelques jours d'intervalle donnèrent la première description de cette affection. Après eux, beaucoup d'auteurs observèrent et publièrent des cas semblables, si bien qu'en 1897 la revue d'ensemble de MM. Sabrazès et Cabannes relevait 62 observations de méralgie paresthésique. Deux ans plus tard, la thèse de Lenoir en comptait plus encore ; c'est assez dire que la méralgie paresthésique, affection nouvellement connue, n'est pas une curiosité pathologique, mais bien une affection relativement fréquente, dont la place est marquée bien légitimement dans l'étude des maladies des nerfs périphériques.

Aperçu anatomique. — Nous rappellerons brièvement le trajet et la distribution du nerf fémoro-cutané, notion utile à la compréhension des signes de la méralgie paresthésique.

Le fémoro-cutané, naît de la IIe paire lombaire, traverse le muscle psoas-iliaque et longe la partie inférieure de la crête iliaque, logé entre le muscle iliaque et le fascia iliaca. Il sort du bassin par une petite échancrure qui lui est propre et qui se trouve entre les deux épines iliaques antérieures ; il se divise en deux branches :

Une branche fémorale qui perfore le fascia lata et innerve la peau de la région antéro-externe de la cuisse.

Une branche fessière qui se recourbe en arrière pour aller innerver la peau de la partie postérieure et supérieure de la cuisse et de la fesse.

Les symptômes de la méralgie paresthésique se distribuent très généralement suivant le territoire de la branche fémorale ; la branche fessière peut être aussi atteinte, mais c'est beaucoup plus rare.

Disons enfin que le fémoro-cutané contracte quelques anastomoses avec le crural, ce qui explique certains cas où le territoire paresthésique déborde sa zone de distribution.

Symptômes. — Le début de la méralgie paresthésique se fait, de façon assez constante, par l'apparition en un point quelconque de la face antéro-externe de la cuisse, de fourmillements, de sensations anormales de peau morte, diverses paresthésies qui occupent d'abord un point limité de la zone du fémoro-cutané. Peu à peu, plusieurs points semblables se forment et se réunissent les uns aux autres ou bien le même point grandit en tache d'huile, au point d'occuper un territoire assez étendu.

La maladie constituée, les troubles se disposent à la face antéro-externe de la cuisse et le malade y constate des sensations anormales, pouvant parfois s'exaspérer en véritables accès douloureux.

Les sensations anormales perçues sont assez diverses. Ce sont des engourdissements, des fourmillements, des picotements; quelquefois le malade éprouve une sensation de cuissard inerte, une sorte de tension profonde.

La peau de la région dolente est comme morte : il semble au patient qu'on lui a remplacé la peau de cette région par une plaque de matière solide et insensible.

Dans les cas types, ces phénomènes paresthésiques existent continuellement, que le malade soit debout, étendu, immobile ou en marche.

Le patient indique lui-même la délimitation de la zone où ces phénomènes subjectifs apparaissent. Il désigne ainsi une surface occupant un peu de la face antérieure et presque toute la face externe de la cuisse.

La limite postérieure est indiquée par le passage de la face fémorale externe à la face postérieure. Dans sa partie supérieure la zone se prolonge moins en arrière, se limitant à la hanche en s'arrêtant au niveau de la fossette rétro-trochantérienne qui la sépare de la peau des fesses. La zone, ainsi comprise, est très généralement unilatérale, assez indifféremment droite ou gauche. La bilatéralité peut cependant se rencontrer.

A ces phénomènes paresthésiques, en général continuels, viennent se joindre souvent, à la suite d'une marche prolongée, d'une ascension pénible, d'un frottement local, des phénomènes franchement douloureux. Les picotements et fourmillements augmentent et le malade ressent une véritable douleur, brûlante, très aiguë, suffisante souvent à lui arracher des larmes. Cette douleur occupe toute la zone paresthésiée; elle provoque une claudication intermittente, souvent très accusée.

En général, le repos suffit à amener, au bout de quelque temps, le calme à peu près parfait. Mais il est des sujets chez lesquels l'immobilité et le décubitus provoquent une exaspération de la souffrance, alors que chez d'autres les mouvements actifs du membre inférieur (usage de la bicyclette par exemple) amènent un soulagement notable.

Il faut savoir que cette douleur peut exister seule, à l'exclusion de tout phénomène paresthésique, comme aussi elle peut faire complètement défaut, la symptomatologie subjective étant uniquement constituée par des sensations anormales dans la zone du fémoro-cutané.

Le tableau symptomatique est utilement complété par l'étude des troubles objectifs, d'ailleurs des plus divers et fort variables selon les cas.

Ces troubles occupent la zone que nous avons indiquée à propos des phénomènes paresthésiques.

En ces points, le simple effleurement de la peau peut suffire à produire une douleur ou une cuisson très nette. Pitres a prouvé que ce frottement de la peau peut faire revenir la sensibilité aux points anesthésiques. Le plus souvent, l'exploration de la sensibilité au contact montre de l'hypoesthésie à ce mode de sensibilité. Cette hypoesthésie peut être seule ou coïncider avec de l'hypoalgésie à la piqûre.

Celle-ci est fréquente. Dans quelques cas la piqûre est, au contraire, ressentie plus vivement qu'à l'état normal.

La diminution de la perception thermique peut exister, et est presque de règle quand existe l'hypoalgésie. Sa distribution se superpose alors à celle de cette dernière. Les troubles de la sensibilité thermique peuvent être dissociés, et le malade peut présenter une diminution de la sensibilité au froid, ou au contraire à la chaleur, mais l'une ou l'autre à l'état isolé.

La pression du nerf fémoro-cutané au point de son émergence de la crête iliaque produit, le plus souvent, une sensation douloureuse.

La sensibilité à l'étincelle statique comme au courant faradique est généralement conservée; la sensation produite est parfois pénible ou même tout à fait douloureuse.

Les troubles trophiques sont rares. Les muscles sous-jacents ne sont point dégénérés. La peau peut présenter quelques modifications vaso-motrices. Elle peut rester lisse, pâle, décolorée, ou, au contraire, présenter de la congestion veineuse et une coloration violacée.

L'épreuve de la pilocarpine pratiquée par MM. Sabrazès et Cabannes a montré que, du côté malade, on pouvait constater une abolition de la sudation provoquée.

La fin de l'affection peut survenir spontanément ou du fait d'une thérapeutique efficace. Il existe des cas rebelles dans lesquels la douleur et les paresthésies résistent longuement à tout effort curatif.

Diagnostic. — Le diagnostic facile, dans les cas types, peut donner lieu à certaines hésitations, quand une ou plusieurs des séries symptomatiques viennent à faire défaut.

La claudication intermittente de Charcot est liée à une lésion de la fémorale, et se constitue par anémie aiguë, temporaire du membre fatigué. On notera des traces d'endartérite locale qui n'existent point dans la méralgie paresthésique, et l'on recherchera le battement des artères.

On rapportera à leur origine articulaire les claudications intermittentes de la coxalgie au début et des arthrites coxo-fémorales.

Les douleurs de la sciatique sont à siège surtout postérieur. La manœuvre de Lasègue les exaspère; elle soulage au contraire dans la méralgie paresthésique.

La névralgie du crural occupe la face interne des cuisses et se prolonge jusqu'à la malléole interne, ce qui la distingue très suffisamment.

Quant à l'existence d'une topoalgie hystérique, elle pourrait certainement faire commettre une erreur, si on ne prenait garde à la topographie exacte du territoire malade. En cas de doute, il est certain que l'épreuve de la pilocarpine indiquerait le caractère organique ou fonctionnel de la douleur localisée.

Étiologie. Pathogénie. — Les hommes sont plus souvent atteints que les femmes, et l'affection apparaît surtout vers l'âge moyen de la vie.

On a invoqué l'action du froid et en particulier les douches froides. Quelques cas sont nettement justiciables d'une origine infectieuse (rhumatisme articulaire aigu, rougeole, dothiénentérie, syphilis), ou toxique (alcool et plomb). Mais la majorité des méralgies paresthésiques sont certainement d'origine traumatique.

Le traumatisme est accidentel ou physiologique.

Accidentel, il se trouve réalisé par toute cause de compression ou de contusion atteignant le fémoro-cutané en un point quelconque de son trajet. Une déviation utérine a suffi dans un cas, à provoquer, par compression, une méralgie paresthésique.

Le traumatisme physiologique est réalisé par l'action contusive des mouvements normaux de la cuisse et du bassin sur le nerf, que son trajet flexueux autour de la crête iliaque, sa proximité du fascia lata et du psoas exposent à des tiraillements constants. Cet état de contusion physiologique trouve évidemment un adjuvant précieux dans le fait d'une lésion toxique ou infectieuse du nerf, surtout dans le fait d'une congestion des vasa-nervorum du fémoro-cutané.

Quant à la nature intime de l'affection elle ressort assez clairement de cette étiologie, comme des symptômes. Il s'agit le plus souvent de névrite, paranévrite ou périnévrite traumatique. L'examen anatomique pratiqué dans le cas de Kaitratzki[1] a montré, de la façon la plus nette, des lésions de névrite et de paranévrite.

Traitement. — La méralgie paresthésique exige tout d'abord un repos prolongé et complet, méthode suffisante dans quelques cas pour obtenir la rémission des phénomènes douloureux.

L'iodure de potassium, les bains sulfureux, le massage, l'électrisation ont donné de bons résultats.

Dans les cas rebelles, il peut être indiqué de pratiquer la résection du fémoro-cutané. Cette intervention aurait eu le résultat le plus favorable, dans les cas de Sabrazès et Cabannes et dans celui de Souques.

1. *Sitzung der berliner Gesellschaft für Psych. und Nervenkrankheiten.* Janvier 1891.

NÉVRITES PÉRIPHÉRIQUES

On appelle névrites l'inflammation des nerfs périphériques.

Étiologie. — On peut les diviser en névrites infectieuses, névrites toxiques, névrites de cause centrale et névrites de cause locale.

Les *névrites infectieuses* sont de deux espèces. Les unes sont dues aux toxines microbiennes, névrites de la dothiénentérie, de la diphtérie, de la tuberculose, de la variole, de la grippe; les autres sont microbiennes proprement dites, névrites lépreuses, névrites du béri-béri, et trahissent l'action directe du germe pathogène lui-même. Le premier groupe est de beaucoup le plus important; il comprend presque toutes les maladies infectieuses de l'homme. Parmi ces dernières il en est cependant dont l'aptitude à engendrer une lésion nerveuse est minime; l'influence nocive d'une scarlatine, par exemple, paraît peu de chose en comparaison de l'effet connu de la diphtérie ou de la fièvre typhoïde sur le système nerveux périphérique. Mais que leur importance étiologique soit considérable ou négligeable, toujours ces maladies agiront par l'effet des toxines sécrétées par les germes, connus ou inconnus, qui les engendrent. On connaît les lésions nerveuses dues aux toxines diphtériques sécrétées in vitro et injectées aux animaux. Les expériences de Dopter et Lafforgue, faites dans le laboratoire de Pitres, démontrent d'autre part que l'injection de toxines variées (diphtérique, typhique, colibacillaire, etc.) au voisinage du sciatique causent souvent chez le cobaye des manifestations évidentes, anatomiquement contrôlées, de névrites périphériques, et mettent hors de doute la vulnérabilité des nerfs aux produits microbiens solubles.

La névrite parenchymateuse est très fréquente au cours de la *fièvre typhoïde* (Pitres et Vaillard). « Celle-ci, disent ces auteurs, se produit non seulement dans les cas mortels ou graves, mais aussi dans les formes bénignes et de courte durée; c'est même dans un fait de ce genre que nous avons observé les lésions les plus intenses et les plus étendues. » Les altérations peu prononcées peuvent rester latentes ou ne donner lieu qu'à des signes vagues, mal définis. Plus intenses, elles se traduisent cliniquement par des troubles sensitifs, moteurs et trophiques.

L'influence étiologique de la *diphtérie* paraît encore plus considérable que celle de la fièvre typhoïde; elle serait devenue moindre — pour quelques auteurs — depuis l'emploi de la sérothérapie antidiphtérique. Souvent il s'agit uniquement de névrites des nerfs bulbaires; d'autres fois les nerfs rachidiens participent au processus. Les recherches expérimentales de Courmont, Doyon et Paviot sur les animaux, les observations anatomo-cliniques de Charcot et Vulpian, Roger et Damaschino, Lorain et Lépine, Pitres et Vaillard, Gombault, Leyden, Déjerine et de tant d'autres, établissent la légitimité de la névrite périphérique diphtérique ainsi que sa fréquence considérable.

Localisées ou généralisées, complètes ou incomplètes, les névrites périphériques peuvent souvent compliquer la variole, plus rarement la scarlatine et la rougeole (Bailly, Armaingaud, Gubler, Landouzy, etc.). Fréquemment elles sont dues à la grippe dont on connaît la particulière nocivité pour le système nerveux de l'homme. La pneumonie (Macario, Gubler, Leudet, Charcot), la dysentérie, la coqueluche même ont pu être légitimement incriminées. On doit aux recherches modernes la connaissance de polynévrites streptococciques (érysipèle, pleurésie suppurée, septicémie chirurgicale) et surtout de la névrite puerpérale (Mœbius, Kast, Tuilant, Eulenburg, etc.) qui peut être localisée ou généralisée, frapper isolément le médian ou le cubital, ou réaliser le type de la paralysie ascendante aiguë de Landry (voy. Maladie de Landry). Quelques auteurs parlent de névrites de la grossesse.

Les infections chroniques ont une très grande part dans la genèse des névrites périphériques et, parmi ces infections, c'est à la tuberculose que revient la première place. Pour Pitres et Vaillard qui les ont particulièrement étudiées (*Revue de médecine*, 1886) les névrites seraient très communes dans les diverses formes cliniques de la tuberculose « et leur fréquence devient telle, quand on les recherche systématiquement, qu'il y a lieu d'admettre un lien de causalité entre la maladie spécifique et la lésion des cordons nerveux. Elles se rencontrent chez des tuberculeux atteints de troubles purement sensitifs et chez les phtisiques n'ayant accusé aucun symptôme nerveux. Dans les faits de cet ordre ne figurent pas les névrites secondaires que produit la compression des racines spinales (pachyméningite caséeuse, méninges criblées de granulations) ou l'envahissement d'un tronc nerveux par un foyer tuberculeux. Nous visons uniquement les névrites primitives survenues chez des sujets dont les centres nerveux, les méninges et les racines spinales sont dans un état de parfaite intégrité; leur fréquence n'est plus contestable, témoignant de l'action pathogénique du poison tuberculeux sur les nerfs périphériques. Ces névrites sont en général disséminées, intéressent un nombre plus ou moins grand de rameaux nerveux, atteignent indifféremment les nerfs sensitifs, moteurs, mixtes, craniens, le phrénique, le pneumogastrique, etc. Les altérations diffèrent en gravité, en étendue; elles ne sont pas égales sur toutes les branches atteintes, et d'habitude apparaissent d'autant plus marquées qu'on s'éloigne du tronc nerveux vers les branches terminales ». Il en est d'absolument latentes.

Les névrites syphilitiques ne sont pas fréquentes; les névrites paludiques le sont un peu davantage (Raymond) : elles compliquent presque constamment les manifestations fébriles de la malaria et se généralisent volontiers (Sacquepée et Dopter). La constatation, fréquente aujourd'hui, de bacilles de Hansen dans l'épaisseur même des nerfs, dans la gaine de Schwann (Jeanselme) en particulier, ne permet plus de contester l'existence de la névrite lépreuse complètement indépendante d'altérations médullaires préalables. Quant au béri-béri, ce serait une névrite multiple endémique; il affecte souvent d'ailleurs la forme épidémique; c'est une infection dont l'agent causal nous échappe encore. Nous en dirons autant de certaines névrites infectieuses, survenant d'emblée, paralysies progressives ascendantes aiguës de Landry, par exemple, dont le déterminisme pathogénique est encore des plus obscurs.

Les névrites périphériques d'origine toxique peuvent dépendre de poisons fabriqués par l'organisme. « Il est certain que chez les sujets atteints de rhumatisme chronique déformant, les nerfs profonds ou les rameaux superficiels présentent des lésions diffuses plus ou moins graves; dès lors, il est permis de présumer que ces désordres névritiques ne sont pas sans rapport avec les phénomènes douloureux ou les troubles trophiques cutanés et musculaires, si communs au cours de l'affection » (Pitres et Vaillard)[1]. On a parlé de complications nerveuses périphériques de la goutte et de l'urémie, de la leucocythémie aussi. Une grande partie de la symptomatologie nerveuse du diabète, névralgie, sciatique, faciale, intercostale, abolition du réflexe rotulien, troubles trophiques, douleurs fulgurantes dépend manifestement de l'auto-intoxication particulière à cette maladie. La polynévrite sénile (Gombault) est tantôt d'origine cancéreuse, cachectique, tantôt sous la dépendance de l'artério-sclérose concomitante (névrite d'origine vasculaire). La sénilité est, d'ailleurs, avec la grossesse, l'étape physiologique de la vie humaine, où se rencontrent le plus grand nombre de conditions d'auto-intoxications. Rappelons ici que Dopter[2] a puissamment contribué à éclairer la pathogénie de ces troubles nerveux auto-toxiques en montrant qu'on peut provoquer des lésions de névrite chez l'animal par l'injection, au voisinage du nerf sciatique, de sérum d'urémiques, de diabétiques et de cancéreux.

Le rôle des poisons exogènes est infiniment plus important que celui des produits natifs fabriqués par l'organisme, et l'on peut dire que l'intoxication par le plus répandu de ces poisons exogènes, l'alcool, est la cause du plus grand nombre des polynévrites, lesquelles sont d'ailleurs aussi variées que fréquentes. A leur étude anatomique et pathologique sont attachés, entre tant d'autres, les noms de Lancereaux, Leudet, Thompson, Charcot, Brissaud, Raymond, Moéli, Gombault, Déjerine, etc. La fréquence de la paralysie radiale saturnine montre l'importance qu'il faut accorder au plomb dans l'étiologie des névrites toxiques. L'hydrargyrisme chronique détermine des accidents paralytiques, presque constamment compliqués de phénomènes sensitifs marqués, et dus, très probablement, à des altérations des nerfs périphériques ; on peut les mettre en parallèle avec les manifestations névritiques, déterminées par Letulle en soumettant des animaux à des injections sous-cutanées répétées de sublimé, à des inhalations de mercure métallique ou de nitrate acide de mercure. L'oxyde de carbone, le sulfure de carbone, l'arsenic, les intoxications d'origine alimentaire (pel-

1. Pitres et Vaillard. Des altérations des nerfs dans le rhumatisme articulaire chronique (Soc. de biologie, 1886).

2. Dopter. *Société de biologie,* 1901 ; Action des sérums toxiques sur les nerfs périphériques.

lagre, lathyrisme, ergotisme, charcuteries et viandes avariées) ont une influence nocive, désormais bien établie, sur le système nerveux périphérique.

Les névrites *a frigore* (névrite par gelure), les névrites par compression (traumatisme, tumeur, luxation, fracture, etc.) constituent le groupe des névrites *de cause locale*. La névrite *a frigore*, d'ailleurs, n'est souvent qu'une névrite toxique ou infectieuse, ou toxique et infectieuse à la fois, névrite mise en œuvre par le froid qui n'a ainsi joué que le rôle de cause provocatrice (névrite des tuberculeux alcooliques par exemple.)

Reste le groupe des névrites liées aux *affections du système nerveux central*. Il comprend certaines complications nerveuses périphériques des myélites, du mal de Pott, des lésions cérébrales (hémorragie et ramollissement du cerveau, paralysie générale progressive, etc.). Les troubles trophiques, pemphigus, eschares, si fréquents dans les encéphalopathies, en dépendraient tout particulièrement (Déjerine). Mais c'est surtout dans le tabes (voy. le tabes) que les névrites périphériques sont fréquentes ; elles y apparaissent nullement proportionnées, en intensité et en localisation, à la gravité et à l'étendue des altérations spinales, et réalisent une grande partie des troubles trophiques cutanés, musculaires, osseux et articulaires de la maladie de Duchenne.

Symptômes. — Beaucoup d'auteurs distinguent les névrites périphériques en névrites multiples ou polynévrites, et en névrites localisées, suivant le mode selon lequel se distribuent les manifestations motrices, sensitives, trophiques et vaso-motrices, de la maladie. Nous préférons ici décrire divers types de polynévrites, individualisés par leur étiologie, et par certaines particularités cliniques, que commande cette étiologie même.

POLYNÉVRITES GÉNÉRALISÉES

Ce sont les polynévrites *du décours des grandes pyrexies* (variole, fièvre typhoïde, grippe, rougeole, pneumonie, angine non diphtérique) ; cette forme appartient encore aux intoxications arsenicales et oxycarbonées, aux troubles gastro-intestinaux. Elle survient souvent, sans cause apparente, chez des sujets antérieurement bien portants, et constitue le groupe si intéressant des névrites dites spontanées. C'est en général une névrite mixte, c'est-à-dire que les diverses fonctions des nerfs, motricité, sensibilité, trophicité seront toutes intéressées, à des degrés variables d'ailleurs.

Les *formes subaiguës* commencent, en général, sans fièvre, par un affaiblissement progressif et rapide des membres inférieurs ; les troubles moteurs, une fois constitués, réalisent de véritables paralysies à distribution tronculaire, c'est-à-dire commandées par les nerfs malades et par eux seulement. Symétriques en général, ces paralysies prédominent aux extrémités des membres et diminuent à mesure qu'on s'approche de la racine du membre atteint. Aussi, aux membres inférieurs, les muscles du pied sont-ils d'abord frappés, puis ensuite ceux de la jambe et de la cuisse. Après un temps d'arrêt, de durée variable, les membres supérieurs sont paralysés à leur tour, en commençant par la main et en finissant par la racine du bras. Moins marquée que dans la névrite éthylique, la prédominance des phénomènes paralytiques aux extenseurs pourra être constatée ici, ainsi que les attitudes spéciales qui en résultent par conservation relative des fonctions des muscles antagonistes. D'autres fois, la paralysie sera plus massive et réalisera le tableau de la paralysie spinale antérieure subaiguë de l'adulte, décrite par Duchenne (de Boulogne) (voy. Poliomyélites aiguës de l'enfant et de l'adulte).

Souvent les troubles ne se bornent pas aux membres, et bientôt la paralysie gagne le thorax, l'abdomen, le diaphragme, les nerfs bulbaires (facial, oculo-moteurs, hypoglosse). La motilité réflexe est constamment atteinte au même titre que la motilité volontaire et l'on constate l'abolition des réflexes tendineux. Les sphincters fonctionnent normalement. La perte de l'excitabilité faradique des muscles et la réaction de dégénérescence apparaissent en même temps que les phénomènes paralytiques; l'examen électrique permet de noter :

la diminution progressive et la disparition de la contractilité galvanique et faradique des nerfs ;

la diminution puis l'abolition de l'excitabilité faradique des muscles;

la diminution, puis l'exagération de l'excitabilité galvanique des muscles.

Dans quelques cas sévères, la tachycardie, l'anxiété, la faiblesse du pouls viennent révéler l'atteinte du pneumogastrique.

Les troubles de la sensibilité sont souvent très peu marqués;

dans un grand nombre de cas, le malade se plaint de picotements, de fourmillements; il y a une hyperesthésie considérable des masses musculaires à la pression, et la palpation révèle des points douloureux sur le trajet des nerfs. Les troubles objectifs de la sensibilité, absents en général, consistent en hypoesthésie au contact ou à la température, hypalgésie inconstante. Bien plus importante est l'atrophie musculaire ; en rapport exact d'intensité et de distribution avec les manifestations paralytiques, elle se réalise quelquefois avec une grande rapidité. Elle confine le malade au lit, et contribue à rendre impossible le moindre mouvement. Sa durée, variable, peut se compter par mois et par années.

Dans les paralysies légères, l'amyotrophie s'amende, le nerf et le muscle reprennent leurs réactions électriques normales et très fréquemment une guérison absolue survient. Dans d'autres cas, plus graves, certains groupes musculaires demeurent atrophiés et paralysés, des rétractions fibro-tendineuses, des scléroses périarticulaires s'établissent, et le membre s'immobilise dans une attitude vicieuse (demi-flexion du genou ou du coude). Enfin il est malheureusement des formes mortelles où la paralysie des muscles respiratoires, l'affaiblissement cardiaque et une affection intercurrente des voies respiratoires se combinent pour donner la mort.

La polynévrite généralisée aiguë diffère par quelques points de la forme précédente. Ici le début est brutal, pyrétique ; on note des frissons, de la courbature, du malaise, de la céphalée, de l'agitation ou de la dépression des forces, de l'albuminurie comme au début des pyrexies graves. Puis apparaît un syndrome clinique qui rappelle fidèlement la maladie de Landry (voy. Maladie de Landry), avec sa marche progressive et ascendante des phénomènes paralytiques qui finissent par gagner le bulbe, son allure foudroyante, son état général alarmant; mais c'est une maladie de Landry avec troubles sensitifs et douleur à la pression des masses musculaires et des troncs nerveux. Le diagnostic différentiel de cette forme avec les syndromes analogues d'origine spinale, a été fait avec la maladie de Landry. Mais, bien que tout aussi rapide et aiguë dans son évolution, la polynévrite généralisée aiguë est en général moins grave ; on note l'abolition des réflexes tendineux, la réaction de dégénérescence, les troubles objectifs de la sensibilité, des lésions trophiques tégumentaires (éruptions zostériformes, glossy-skin, pemphigus, mal perforant, etc.). La guérison est aussi fréquente que dans la forme subaiguë.

Les modalités cliniques de la polynévrite généralisée (polynévrites spontanées, polynévrites du décours des grandes pyrexies) se caractérisent donc essentiellement « par quelques traits fondamentaux : paralysie flasque, rapidement envahissante, procédant symétriquement et avec une intensité décroissante de l'extrémité des membres vers la racine ; amyotrophie habituelle des muscles paralysés ; coexistence des troubles sensitifs (si les troubles objectifs peuvent faire défaut, les douleurs spontanées et surtout celles qu'éveille la pression des muscles et des nerfs sont constantes) ; atteinte fréquente des nerfs craniens ; intégrité des sphincters ; curabilité presque assurée de l'affection lorsque la paralysie du vague et des muscles respiratoires n'expose pas le sujet à la mort par asphyxie ou par arrêt du cœur » (Pitres et Vaillard).

POLYNÉVRITE ALCOOLIQUE

C'est la plus fréquente de toutes les névrites périphériques. Son évolution est généralement aiguë ou subaiguë, et seules les formes diffuses, beaucoup plus rares, réalisant le tableau de la polynévrite généralisée aiguë, du syndrome de Landry, ont un début apoplectiforme (Dubois, Déjerine), une marche subaiguë (Eichhorst). En règle, un alcoolique, quelquefois à la suite de grippe ou d'un refroidissement violent, avec ou sans fièvre, est atteint de troubles paresthésiques. Il se plaint de picotements, de fourmillements dans les pieds et les mains, de douleurs fulgurantes ou lancinantes dans les jambes. Sa peau devient hyperesthésique au contact, et surtout la palpation des muscles du mollet, celle des trajets nerveux du péronier, crural, tibial postérieur provoque des douleurs intolérables ; souvent il y a de l'anesthésie cutanée à la plante des pieds, ou une combinaison d'anesthésie tactile et d'hyperesthésie à la douleur. Bientôt une faiblesse progressive s'empare des pieds et des jambes du malade. A l'examen on trouve un pied tombant, ballant, flasque avec flexion des orteils. Les mouvements d'extension du pied sont diminués ou abolis ; il en résulte, quand le malade veut marcher, une allure particulière, constituée par l'exagération du mouvement d'élévation de la jambe, provoqué lui-même par la chute du pied, que ses extenseurs paralysés ne maintiennent plus au moment où la jambe quitte le sol : c'est le steppage. Souvent, les muscles de la cuisse participent à l'affaiblissement; la main elle-même n'est pas toujours intacte et son extension devient difficile ou impossible. Mais, même dans le cas de paralysie totale des membres inférieurs, la prédominance des troubles aux extrémités des membres, aux muscles péronniers surtout, est très nette et atteste la distribution tronculaire de la perte de la motilité volontaire. Dans la paralysie isolée des extenseurs des pieds, l'un ou l'autre de ces muscles peut être relativement épargné.

Sauf tout au début du mal, les réflexes tendineux sont diminués ou abolis. Comme dans la polynévrite aiguë généralisée, l'amyotrophie lente et progressive est la règle et, à la phase d'état, on constate un amaigrissement, quelquefois frappant, des jambes. La réaction de dégénérescence, partielle ou totale, accompagne l'atrophie musculaire et atteste la nature dégénérative du processus quand l'adipose sous-cutanée masque la fonte musculaire. Les réflexes cutanés sont abolis; ils sont exagérés, au contraire, quand il y a de l'hyperesthésie cutanée.

La paralysie des extenseurs, l'atrophie musculaire, une hyperesthésie fréquente de la plante des pieds avec troubles accusés des sensibilités profondes expliquent suffisamment la difficulté ou même l'impossibilité de la marche. Ajoutons que ces troubles des sensibilités profondes peuvent être très développés et l'incoordination motrice prédominer dans le tableau clinique (névro-tabes périphérique de Déjerine). On a signalé aussi de l'ataxie des membres supérieurs, quelquefois des mouvements spontanés, de l'instabilité. Des troubles trophiques peuvent se produire (sueurs locales, œdèmes, glossy-skin), et attester la nature mixte de la polynévrite. Les sphincters sont intacts dans la majorité des cas et, pour nombre d'auteurs, l'incontinence d'urine, quand elle ne dépend pas des manifestations psychiques dont nous allons parler, doit faire craindre une participation de la moelle au processus morbide et comporterait, de ce chef, un fâcheux pronostic.

La *psychose polynévritique* de Korsakow constitue un type de troubles intellectuels qui ne paraissent pas liés individuellement à la névrite et peuvent apparaître dans d'autres états pathologiques. Ils consistent principalement en une amnésie, qui porte, de façon vraiment prédominante, sur les faits récents, postérieurs au début des accidents : le malade oublie ce qu'il entend et ce qu'on lui dit, alors que le souvenir du passé demeure intact. Dans quelques cas, les troubles de la mémoire sont beaucoup plus complexes, il y a interversion dans l'ordre de succession des faits, des événements très anciens sont intercalés dans la trame des événements actuels. A un degré de plus, il n'y a plus amnésie, mais troubles intellectuels avec hallucinations et illusions, d'ailleurs passagères. Des angoisses, des phobies, un état d'irritabilité anormale, une agitation incessante complètent le tableau. Les formes graves sont marquées par la confusion mentale, la stupeur, la démence, le gâtisme.

La psychose polynévritique n'est pas le seul phénomène cérébral de la maladie. On note souvent des paralysies des muscles moteurs de l'œil et surtout le scotome central; on a signalé le nystagmus, la diplégie faciale.

On doit enfin à Raymond la description d'un type presque exclusivement consomptif et sensitif de polynévrite alcoolique; des douleurs violentes et tenaces frappent les masses musculaires du rachis, des lombes et des membres; il s'y joint un dépérissement rapide. Leur pronostic est ordinairement mauvais.

La marche de la polynévrite alcoolique est généralement subaiguë. Nous avons vu la possibilité de formes aiguës et même subaiguës à début apoplectiforme. Signalons ici la névrite chronique des éthyliques, et la forme récidivante de la maladie.

Sa guérison complète ou partielle, avec amyotrophie persistante et positions vicieuses des membres, est l'éventualité la plus fréquente. Elle survient plus rapidement dans les formes ordinaires, localisées aux membres inférieurs, que dans les cas plus rares où le début s'est fait par les membres supérieurs ou ceux où les troubles sont généralisés aux bras et au tronc. La survenue d'une paralysie des nerfs phrénique et pneumo-gastrique assombrit notablement le pronostic.

PARALYSIES DIPHTÉRIQUES

Les paralysies diphtériques surviennent ordinairement dans la convalescence de la diphtérie. Le plus souvent elles frappent primitivement le voile du palais, mais elles peuvent aussi se généraliser. C'est une affection secondaire à une diphtérie pharyngée, nasale, laryngée, oculaire, cutanée, vulvaire, etc. : toutes les formes de la diphtérie, quelle qu'en soit la localisation, peuvent donner une paralysie du voile du palais

(Sanné). Quelquefois cette forme de polynévrite est primitive, mais peut être, dans ce cas, la localisation diphtérique causale a-t-elle passé inaperçue. Un fait est certain, c'est qu'il n'y a aucun rapport entre la localisation primitive de la diphtérie et la distribution ultérieure des accidents nerveux, et qu'une diphtérie cutanée peut parfaitement se compliquer de troubles de la phonation et de la déglutition. Dans quelques cas cependant (Barthez, Guéneau de Mussy, Trousseau) une paralysie localisée des membres inférieurs suivit une diphtérie cutanée des jambes. Comme la diphtérie elle-même, la polynévrite diphtérique est plus fréquente chez les enfants.

La *forme localisée au voile du palais* est de beaucoup la plus fréquente : 10/12e des cas pour Cadet de Gassicourt. Elle débute ordinairement pendant la convalescence de la diphtérie, huit à quinze jours après la disparition de l'angine ; exceptionnellement, elle est plus précoce, survenant alors du troisième au dixième jour, le second jour même dans quelques cas. Il y a aussi des formes très tardives de la maladie. Contrairement à ce qui a lieu pour les polynévrites primitives ou du décours des pyrexies, la paralysie diphtérique s'établit lentement, insidieusement et les troubles se ramènent tout d'abord à quelques hésitations dans la phonation et la déglutition. En même temps l'état général s'altère, et l'on note de l'albuminurie variable et d'ailleurs inconstante, de la pâleur, de l'amaigrissement, un peu de tachycardie ou de ralentissement du pouls, de légères élévations de température. Les enfants présenteraient une particulière et frappante instabilité mentale (Maingault).

La phase d'état de la maladie réalise le tableau clinique de la paralysie totale des muscles du voile du palais. Les *troubles de la déglutition* apparaissent au deuxième temps, temps pharyngé, de cet acte physiologique. Normalement à cette phase, le voile du palais est tendu par le péristaphylin externe, soulevé par le péristaphylin interne.

L'orifice qui fait communiquer les fosses nasales avec la cavité bucco-pharyngo-laryngée est fermé par le mouvement de rideau que réalise la contraction simultanée des occipito-staphylins, palato-staphylins et pharyngo-staphylins. L'orifice supérieur des voies aériennes est fermé par l'épiglotte et la contraction du constricteur inférieur. Quant à l'isthme du gosier, on sait qu'il est fermé par le glosso-staphylin. Lorsque tous les muscles que nous venons de nommer fonctionnent normalement, les aliments, au deuxième temps de la déglutition, ne peuvent refluer ni dans les fosses nasales, ni dans la bouche, ni dans le larynx. Force leur est donc de passer dans le pharynx, qui d'ailleurs, à ce moment même, s'élève et se contracte pour saisir le bol alimentaire. En cas de paralysie du voile du palais, l'orifice qui fait communiquer les fosses nasales avec la cavité bucco-laryngo-pharyngée n'est plus obturé, et les aliments *passent dans le nez*.

D'après la plupart des cliniciens, ce sont surtout les liquides demi-chauds qui seraient rejetés ainsi, car ils excitent d'autant moins la contractilité réflexe du voile que leur température est plus tiède. Comme l'orifice glottique n'est plus fermé non plus, les aliments peuvent pénétrer dans les voies respiratoires et déterminer une pneumonie de déglutition, laquelle est plutôt une broncho-pneumonie de déglutition, de nature infectieuse, — à moins qu'ils n'asphyxient le malade par corps étrangers des voies aériennes.

Les *troubles de la phonation* sont aussi très caractéristiques. Par suite de la paralysie des péristaphylins et des pharyngo-staphylins, la colonne d'air qui, à l'état normal, passait tout entière dans la bouche et faisait vibrer les lèvres, se divise maintenant en deux colonnes d'inégal volume; l'une passe dans les fosses nasales à travers l'orifice de séparation non obturé des fosses nasales et de la cavité bucco-pharyngo-laryngée, et s'y transforme en voie *nasonnée;* l'autre colonne d'air, très appauvrie, passe dans la bouche; mais elle ne suffit plus à faire vibrer convenablement les lèvres. La phonation devient pénible, demande de sérieux efforts et fatigue le malade; les labiales sont particulièrement mal prononcées et les *b* et les *p* paraissent des *m*. Vient-on à demander au malade de se boucher le nez, immédiatement les troubles de la phonation s'atténuent, ce qui s'explique parfaitement si l'on considère la physiologie de ces troubles.

Les troubles de la déglutition et de la phonation ne sont pas les seuls. Il s'y joint ordinairement des troubles de l'audition par paralysie des péristaphylins, du ronflement provoqué par l'état de relâchement du voile du palais. La succion est difficile, ou même impossible, puisque cet acte demande, pour sa réalisation parfaite, qu'on fasse le vide en fermant l'isthme du gosier, et que la colonne d'air respiratoire passe uniquement du larynx dans les fosses nasales. La plupart des malades ne peuvent ni gonfler les joues, ni se gargariser, ni souffler une bougie.

La paralysie du voile, cause de tous ces troubles, est visible à la simple inspection : c'est un voile inerte qui ferme l'arrière-bouche ; les excitations mécaniques, la titillation ne provoquent plus de réaction ; il ne s'élève plus, comme à l'état normal, quand on fait prononcer la lettre A.

Des troubles de la sensibilité accompagnent ordinairement la paralysie. L'anesthésie atteint le voile et souvent même dépasse les limites, gagnant les gouttières pharyngo-laryngées et malheureusement aussi l'orifice supérieur du larynx, ce qui contribue pour une bonne part à augmenter les chances de pénétration des aliments dans les voies respiratoires. Le réflexe nauséeux est aboli. Les réactions électriques sont, en général, à peu près intactes. La pâleur anormale de la muqueuse du voile révèle l'atteinte concomitante des vaso-moteurs.

Sous le nom de *paralysies unilatérales du voile*, hémiplégies palatines de Jaccoud, on a décrit des formes assez rares de névrite diphtérique localisée à la partie droite ou gauche du voile du palais. On ne les dépiste souvent qu'à l'inspection, vu le peu de troubles fonctionnels qu'elles provoquent : la voûte est affaissée du côté malade, la luette déviée du côté sain. Ces hémiplégies palatines auraient été parfois consécutives à des angines diphtériques où les fausses membranes ne siégeaient que d'un côté.

Duchenne (de Boulogne) a signalé le premier les paralysies partielles du voile du palais. Elles frappent souvent le péristaphylin interne (abaissement du voile au repos, concavité diminuée pendant la contraction du voile), le péristaphylin externe (abaissement en masse du voile du palais ou seulement diminution de son degré de tension). Le palato-staphylin peut être atteint isolément ; la luette est alors déviée du côté sain par prédominance d'action du muscle sain ; il n'y a pas de troubles fonctionnels. Il y a, au contraire, des efforts continuels de déglutition très pénibles par chute de la luette sur le dos de la langue, en cas de paralysie bilatérale de ce muscle. Enfin le rejet nasal des liquides peut être le seul trouble fonctionnel, lié à une insuffisance de contraction des pharyngo-staphylins.

Les *formes généralisées* sont le plus souvent secondaires à la paralysie du voile du palais. Elles ont une extension très variable. En général c'est le pharynx, le larynx, les yeux dont la paralysie est notée quelque temps après celle du voile ; puis se prennent successivement les membres inférieurs, le tronc, le cou, les sphincters, enfin l'appareil cardio-pulmonaire. La paralysie des muscles du pharynx expose le malade à l'inanition; celle des muscles constricteurs du larynx produit de la dysphonie et de l'aphonie (laryngé externe et récurrent). Une dyspnée terrible avec tirage et souvent asphyxie rapide, voilà les conséquences de la paralysie des dilatateurs de la glotte. Nous avons vu les dangers qui résultent de l'anesthésie du larynx. Les paralysies oculaires sont surtout des paralysies de la musculature interne, elles sont brusques et fugaces comme dans le tabes. Les troubles de l'accommodation tiennent ici la première place. Le muscle ciliaire étant paralysé, le cristallin ne peut plus se bomber dans la vision des objets rapprochés et l'image se forme derrière la rétine (hypermétropie). On a noté de l'amblyopie pouvant aller jusqu'à l'amaurose. Les branches pupillaires ne sont pas non plus intactes; il y a de la mydriase unilatérale, de la perte des réactions pupillaires à la lumière et à l'incommodation, mais pas de signe d'Argyll-Robertson. Du strabisme avec diplopie, de la chute de la paupière supérieure se produisent dans quelques cas peu fréquents et trahissent l'atteinte de l'innervation externe de l'œil. On a signalé aussi des cas d'ophtalmoplégie totale avec facies d'Hutchinson (voy. les maladies du pédoncule).

Jointe aux paralysies oculaires, la paralysie des membres inférieurs peut réaliser un véritable pseudo-tabes diphtérique. C'est un type de paraplégie incomplète (Jaccoud). Le plus souvent localisée aux muscles de la région antéro-externe de la jambe, elle donne lieu au steppage et rend la marche difficile, hésitante.

Les troubles augmentent souvent à l'obscurité, parce qu'il est habituel de noter un degré marqué d'incoordination et même le signe de Romberg (pseudo-tabes diphtérique); l'ataxie est quelquefois assez développée pour se manifester dans la station horizontale. Les troubles sensitifs compliquent les phénomènes parétiques et sont très accusés aux extrémités : les malades ont les jambes lourdes, ils ont l'impression d'avoir les pieds alourdis par des poids (Trousseau); ils croient marcher dans du coton. Les troubles objectifs ne dépassent pas, en étendue, les genoux (Germain Sée). Les altérations des sensibilités profondes expliquent la fréquence de l'ataxie. Il y a souvent de vives douleurs. Pour les anciens cliniciens, il n'y aurait jamais d'atrophie musculaire dans la polynévrite diphtérique; les contemporains en ont cependant publié de nombreuses observations.

Comme pour compléter l'analogie avec le tabes, les réflexes rotuliens sont abolis. Cette abolition des réflexes rotuliens pourrait même être observée à titre de manifestation isolée, compliquant la paralysie du voile du palais. En revanche, les réflexes cutanés sont fréquemment exagérés. La réaction partielle ou totale de dégénérescence est habituelle et surtout marquée aux extrémités. Peu ou pas de troubles sphinctériens, mais une anaphrodisie souvent très durable.

Quand la névrite s'étend aux membres supérieurs, elle y réalise une paralysie localisée frappant, soit l'éminence thénar (type Aran-Duchenne), soit les muscles extenseurs (type Remak), soit enfin le groupe Duchenne-Erb (deltoïde, biceps, brachial antérieur, long supinateur). Il y a aussi des paraplégies cervicales complètes. Mais partielles ou complètes, ce sont des paralysies sensitivo-motrices surtout marquées aux extrémités, se réduisant quelquefois, dans les cas légers, à du tremblement et de la maladresse des mains. La paralysie des muscles de la nuque provoque la chute de la tête sur la poitrine, celles des muscles du dos amènerait de la lordose. La paralysie faciale peut être complète ou incomplète, uni ou bilatérale. Dans ce dernier cas, et du fait de la paralysie concomitante de la langue et des lèvres, on a une variété de paralysie labio-glosso-laryngée névritique (langue pendante, salivation, immobilité du visage). Les troubles cardio-pulmonaires ont été bien vus par Duchenne; ils révèlent la participation, au processus névritique, de la dixième paire et du nerf phrénique : on a de la dyspnée extrême avec dépression abdominale pendant l'inspiration, compliquée ou non d'angoisse précordiale avec ataxie cardiaque, ralentissement du pouls. La mort par asphyxie ou syncope est la conséquence fréquente de ces crises bulbaires (Duchenne).

On a signalé, en dehors de cette forme généralisée, des polynévrites diphtériques monosymptomatiques motrices (paralysie oculaire, cardiaque, hémiplégie, paraplégie) ou sensitives seules, ainsi que le type de paralysie ascendante de Landry.

Quand l'évolution de la névrite diphtérique doit se faire vers la mort, elle ne dépasse guère six semaines de durée : l'issue fatale est habituelle dans les formes compliquées de crises bulbaires. En général, les malades guérissent en quelques semaines, surtout quand leur paralysie est limitée au voile du palais. On s'efforcera d'éviter la pneumonie de déglutition.

NÉVRITE SATURNINE

A la névrite saturnine appartient une physionomie clinique très particulière : elle réalise en effet une paralysie ayant, entre autres, caractère de présenter une distribution habituellement très localisée.

Les antécédents ont aussi une importance diagnostique considérable et la plupart des malades appartiennent à une profession où l'on est exposé particulièrement à l'intoxication saturnine (peintres, plombiers, imprimeurs), ou se sont empoisonnés accidentellement (emploi de fards contenant du plomb, usage d'eau ayant séjourné dans des conduites en plomb, etc.). Enfin la maladie est rarement primitive ; le plus souvent succède à une ou plusieurs manifestations de saturnisme (coliques de plomb, arthralgies, liséré gingival de Burton, néphrite saturnine, etc.). Il s'agit donc d'une névrite périphérique, individualisée à la fois par son étiologie, sa distribution et les conditions pathologiques particulières au cours desquelles elle survient.

Le type de paralysie saturnine de beaucoup le plus fréquent est le *type antibrachial* de Remak. Lentement, insidieusement, des deux côtés où d'un côté seulement (à droite en général), les extenseurs des doigts sont atteints de paralysie, tandis que, presque toujours, le long supinateur, l'anconé, le triceps, souvent le long abducteur du pouce, gardent leur motilité intacte.

Il en résulte tout d'abord une attitude spéciale de la main qui est tombante, en pronation et en flexion sur l'avant-bras, les doigts sont moyennement fléchis dans la paume de la main. La paralysie des extenseurs des doigts se révèle par l'impossibilité où elle met le malade de relever les premières phalanges des doigts sur les mains. Souvent les fléchisseurs paraissent parésiés aussi et la main semble serrer moins fortement qu'elle ne le faisait avant l'éclosion des accidents. Mais ce n'est là qu'une illusion due à l'attitude tombante des mains, c'est-à-dire au rapprochement des points d'insertions des fléchisseurs : qu'on relève, en effet, la main du malade et l'on verra s'accomplir normalement les actes de flexion.

La paralysie saturnine présente constamment un caractère dégénératif, et l'*atrophie musculaire* ne tarde pas à venir compliquer les troubles de la motilité volontaire. On constate une réaction de dégénérescence, souvent très précoce, de l'abolition des réflexes tendineux. Chose remarquable, les troubles sensitifs font défaut dans l'immense majorité des cas et se bornent, dans quelques rares observations, à des fourmillements, picotements et douleurs passagères sans manifestations objectives. On a signalé la tumeur dorsale du poignet (voir Paralysie radiale).

A côté du type vulgaire de paralysie saturnine dont nous venons de montrer les principaux caractères, s'observe quelquefois un type supérieur, *scapulo-huméral*, de Duchenne-Erb (deltoïde, biceps, brachial antérieur, long supinateur), un *type Aran-Duchenne*, simulant l'atrophie musculaire progressive par poliomyélite chronique ou syringomyélie, enfin un type inférieur, *péronnier* avec intégrité habituelle de péronier antérieur. Rappelons aussi la possibilité de paralysies laryngées au cours de la névrite saturnine, ainsi que de tachycardie avec ou sans tachypnée par atteinte probable de la dixième paire. Le nerf optique n'est pas toujours intact, et l'on a signalé l'atrophie optique avec toutes ses conséquences.

Le pronostic est bénin quand le malade peut se soustraire aux conditions pathogènes professionnelles ou autres dont il a été victime. Les paralysies récidivées, les formes compliquées de manifestations saturnines autres que la paralysie (coliques, néphrites, encéphalopathies) sont beaucoup moins favorables.

PARALYSIE ARSENICALE

C'est un type de névrite mixte dans laquelle sont intéressées à la fois, la motricité, la sensibilité, la trophicité des nerfs. Elle frappe les extrémités des quatre membres, les mains et les pieds et, contrairement à la forme précédente, n'épargne pas toujours les fléchisseurs. On peut noter des manifestations psychiques analogues à celles que nous avons décrites à propos de la névrite éthylique, et surtout la prédominance de troubles ataxiques qui, joints à l'abolition des réflexes, réalisent une forme nouvelle de pseudotabes (pseudo-tabes arsenical de Dana). Le pronostic n'est généralement pas mauvais.

NÉVRITES LOCALISÉES

Ce sont tantôt des névrites mixtes, tantôt des névrites surtout motrices ou surtout sensitives. Elles siègent principalement sur le radial, le cubital, le sciatique, le sciatique poplité externe, le circonflexe, le médian, le crural. Leur début peut quelquefois être aigu ou même apoplectiforme, c'est-à-dire marqué par l'apparition soudaine d'une paralysie complète et de douleurs vives dans le domaine du nerf atteint. Plus fréquemment, les troubles s'installent lentement, insidieusement. Dans les formes sensitives surtout, ou dans les formes mixtes, surviennent des engourdissements, des picotements, des fourmillements ; puis, la symptomatologie douloureuse s'accentue, on note des douleurs continues vives avec exaspérations paroxystiques. La palpation révèle de la douleur sur le trajet du nerf enflammé ; il y a des troubles objectifs de la sensibilité à l'examen pratiqué à la période d'état. Des troubles moteurs peuvent évoluer parallèlement à ces troubles de la sensibilité, et les douleurs ou l'anesthésie se compliquer de paralysie. Dans d'autres cas, les troubles moteurs existent seuls ou prédominent manifestement, et nous avons les formes motrices de névrite locale. Très souvent l'atrophie musculaire complique la paralysie ; il y a abolition des réflexes tendineux et réaction de dégénérescence.

Le pronostic de ces névrites locales est assez bon, malgré la durée habituelle de l'évolution, et les guérisons sont fréquentes. Les névrites locales par compression prêtent à quelques considérations spéciales dont on trouvera l'exposé aux chapitres Paralysie radiale, cubitale, sciatique, etc.

NÉVRITES ASCENDANTES

Elles sont rares et s'observent principalement au membre supérieur à la suite de plaies des nerfs, de traumatismes digitaux, de panaris, de phlegmons. Elles se caractérisent par ce fait que le processus névritique, parti des filets terminaux d'un nerf, progresse lentement de la périphérie vers l'origine du nerf et gagne même quelquefois les nerfs voisins. Cette migration ascendante du processus, sans épargner absolument les fibres motrices, s'effectue principalement sur le trajet des fibres sensitives et se trahit cliniquement par des douleurs très vives qui, parties des extrémités, gagnent le membre dans la totalité. Des troubles vaso-moteurs et trophiques compliquent fréquemment le tableau clinique, et en aggravent le pronostic en contribuant à rendre, dans nombre de cas, le membre atteint complètement inutile. De l'hyperesthésie, de la douleur à la pression des trajets nerveux existent ici comme dans les autres névrites périphériques.

Diagnostic. — Certaines polynévrites où prédominent les troubles sensitifs et les manifestations ataxiques (polynévrite alcoolique, diphtérique, etc.), peuvent prêter à confusion avec l'*ataxie locomotrice progressive de Duchenne* (de Boulogne). Dans les deux maladies, en effet, pourront apparaître des douleurs fulgurantes, des douleurs en ceinture, des troubles vésicaux. On notera aussi l'abolition des réflexes tendineux, le signe de Romberg, des troubles oculaires, des troubles objectifs de la sensibilité, qu'il s'agisse de tabes ou de névrite périphérique. Dans certains cas même, la ressemblance pourra être telle qu'on ne saura décider s'il s'agit du nervo-tabes périphérique de Déjerine ou de la maladie de Duchenne, d'autant que, dans cette dernière maladie, les processus spinaux ne sont pas les seuls à être en cause, et que plusieurs de ses manifestations cliniques, motrices et sensitives, dépendent de névrites périphériques. On distinguera les deux maladies en considérant que les névrites périphériques ont une étiologie particulière, toxique ou infectieuse, une évolution aiguë ou au moins subaiguë, qu'elles ne présentent pas le signe d'Argyll-Robertson ni, en général, les troubles sphinctériens. Une autre caractéristique clinique des névrites périphériques est la douleur à la pression des nerfs malades ainsi que des masses musculaires. On notera aussi que le tabes présente des troubles de la sensibilité objective à distribution radiculaire tandis que les troubles sensitifs de la polynévrite se localisent surtout aux extrémités des membres, y affectent une distribution tronculaire et vont s'atténuant quand on examine les membres de la phériphérie vers leur racine. L'atrophie de la papille, le mal perforant plantaire, les crises gastriques plaident plutôt en faveur de la maladie de Duchenne.

Quand ce sont les troubles moteurs et trophiques qui prédominent dans le tableau clinique des névrites périphériques, on pourra penser à la possibilité d'une *poliomyélite aiguë ou subaiguë*, ou d'une *paralysie spinale antérieure subaiguë de l'adulte de Duchenne*; d'autant que les processus, tant médullaires que périphériques, relèvent, ainsi que l'a montré Raymond, d'une étiologie identique. Mais dans la polynévrite, on note, outre un début par des phénomènes sensitifs : — fourmillements, picotements, douleurs, — une grande sensibilité des troncs nerveux et des masses musculaires à la palpation et à la pression. Quand la paralysie se développe, c'est lentement, progressivement qu'elle le fait, avec des alternatives d'atténuation et d'aggravation ; elle frappe principalement les extrémités et non la racine des membres comme dans la poliomyélite. Il n'y a pas de contractions fibrillaires ; les troubles trophiques et vaso-moteurs du revêtement cutané sont fréquents. Enfin la participation des nerfs craniens au processus, l'existence d'altérations inflammatoires du nerf optique appartient exclusivement à la névrite périphérique.

Anatomie pathologique. — Le substratum ordinaire des diverses formes de névrites périphériques que nous venons d'exposer est essentiellement représenté par la névrite parenchymateuse : c'est une lésion purement histologique et d'intensité très variable.

La phase initiale du processus histo-pathologique, phase unique dans les névrites très légères, phase préwallérienne, est marquée par la *névrite segmentaire péri-axile* de Gombault, découverte par cet auteur sur des nerfs de cobayes qu'il avait soumis à une intoxication saturnine prolongée. C'est une lésion remarquablement localisée puisqu'elle n'atteint qu'un ou tout au plus deux segments interannulaires (voy. l'Anatomie médicale), et que, dans ce ou ces segments atteints, elle respecte le cylindraxe. Au microscope on voit la myéline, surtout au voisinage de l'étranglement annulaire du nerf, se réduire en granulations très fines, et proliférer, au sein du protoplasma, le noyau du segment nerveux. Le cylindraxe, au contraire, malgré les altérations évidentes de son manchon, demeure absolument intact. Ainsi constituée, cette névrite segmentaire péri-axile ne caractérise pas l'intoxication saturnine lente. Avec de l'eau chlorée, de l'acide chlorhydrique, Pitres et Vaillard arrivent à la reproduire sur les animaux. Doptor et Lafforgue, dans des recherches poursuivies dans le laboratoire de Pitres, la réalisent encore en injectant, à faible dose, des toxines tuberculeuse, pesteuse, diphtérique, typhique, etc., au voisinage du sciatique du cobaye. Sur l'homme, Gombault la décrit dans la névrite traumatique, la paralysie diphtérique, la paralysie ascendante aiguë, quelquefois la névrite alcoolique.

Dans les phases ultérieures du processus, le cylindraxe lui-même participe à l'altération de la fibre nerveuse : il se détruit et disparaît dans l'étendue du segment atteint, mais cette destruction réalise ainsi une lésion du neurone, auparavant intact; elle frappe le prolongement de la cellule nerveuse, elle l'isole de cette cellule même, elle équivaut à une section nerveuse. Or nous savons depuis les mémorables travaux de Waller que tout tube nerveux, lorsqu'il est séparé de son centre trophique, est frappé de dégénération (voy. l'Anatomie médicale), autrement dit, que le bout périphérique d'un nerf sectionné, s'altère profondément, alors que le bout central, situé entre la section et le centre trophique, la cellule nerveuse, demeure intact; on s'expliquera donc que dans les névrites périphériques la lésion initiale qui a intéressé le cylindraxe engendre une dégénération consécutive étendue (Gombault), dégénération du type wallérien, et que les lésions de la névrite parenchymateuse se confondent avec celles qui caractérisent la dégénération wallérienne du bout périphérique d'un nerf sectionné.

Que sont ces lésions ? Elles peuvent être résumées ainsi d'après les belles recherches faites sur elles par Ranvier : Dans les premières heures qui suivent la section expérimentale d'un nerf sur l'animal on voit proliférer le protoplasma des segments interannulaires des nerfs et se transformer en une lame granuleuse continue que recouvre la membrane de Schwann. La myéline, elle, prend un contour festonné et le noyau des segments interannulaires s'hypertrophie. Plus tard (cinquantième heure) la gaine de myéline se fragmente en boules irrégulières, séparées par des encoches de protoplasma granuleux qui végète activement. Vers la fin du troisième jour, le cylindraxe lui aussi est attaqué; il est sectionné par le même mécanisme que son manchon de myéline, et bientôt il n'en reste plus que des fragments informes. A partir du quatrième jour s'accuse un phénomène nouveau, c'est la prolifération nucléaire.

Enfin quand on vient à examiner la fibre nerveuse à la fin du processus, du vingtième au trentième jour, on ne retrouve presque plus de myéline. Ce qu'il en reste forme des renflements moniliformes sur quelques points du tube nerveux. La prolifération nucléaire a cessé et l'on trouve, entre les renflements moniliformes, des noyaux ovoïdes. Il n'y a, à aucun moment, de lésions notables du tissu conjonctif du nerf. On voit donc que la lésion aboutit à l'atrophie du tube nerveux par section, puis disparition du cylindraxe et de la myéline, végétation protoplasmique et prolifération nucléaire. Or, ce sont précisément ces lésions-là qui caractérisent la névrite parenchymateuse des névrites périphériques intenses, encore qu'elles soient ici beaucoup plus irrégulières et disséminées que dans la dégénération wallérienne.

Nous venons de voir l'importance de la névrite segmentaire périaxile de Gombault dans la genèse de la névrite parenchymateuse. Elle n'est pas cependant la lésion initiale, préwallérienne (Gombault) unique. On a signalé encore, en effet, à l'origine du processus, une altération de la fibre nerveuse plus brutale que la névrite segmentaire périaxile de Gombault, et caractérisée par un morcellement rapide du cylindraxe et de la gaine de myéline sans prolifération aucune du noyau segmentaire ni végétation du protoplasma. Quelquefois enfin, il y a une véritable nécrose d'une portion plus ou moins étendue de la fibre nerveuse, avec dégénérescence wallérienne consécutive (névrites par injection sous-cutanée d'éther).

Pour Pitres et Vaillard, les modalités de cette phase préwallérienne de la névrite parenchymateuse expliquent peut-être les variétés que présente l'évolution clinique de la maladie. « La nécrose des fibres, écrivent ces auteurs, l'altération primaire à type dégénératif aboutissent rapidement à la section du cylindraxe; dans les névrites ainsi caractérisées, s'il s'agit d'un nerf mixte, la phase douloureuse sera courte, la paralysie rapide en raison de la précoce destruction du filament axile, et, pour la même cause, les symptômes consisteront surtout en troubles paralytiques, perte de la motilité, anesthésie. Lorsque, au contraire, la lésion initiale s'établit suivant la forme périaxile, le cylindraxe n'est intéressé que d'une manière lente, progressive. Il est d'abord irrité, modifié dans la structure, puis détruit; encore cette dernière éventualité n'est-elle pas obligée. A ces phases successives correspondent sans doute des manifestations variées et plus ou moins accentuées : paresthésie, hyperesthésie, troubles divers de la sensibilité, tous symptômes qui peuvent s'amender et disparaître si le filament axile recouvre son intégrité première, ou bien s'aggraver et faire place à des troubles plus profonds (paralysie, anesthésie) si la lésion finit par interrompre le cylindraxe. »

A la guérison fréquente de la névrite périphérique correspond un processus histologique de régénération nerveuse, analogue d'ailleurs à celui que Ranvier décrit dans le bout périphérique d'un nerf sectionné. Des touffes de filaments, formés par bourgeonnement et division longitudinale des portions de cylindraxes restés indemnes, s'insinuent dans les gaines de Schwann plus ou moins vidées par le processus de névrite parenchymateuse, et tendent à gagner les organes desservis par le nerf avant sa destruction. Ces touffes de fibrilles finissent par s'entourer d'une gaine de myéline.

La névrite interstitielle constitue un type rare de lésion des nerfs périphériques. La névrite interstitielle hypertrophique de Déjerine et Sottas en représente une forme chronique : macroscopiquement les nerfs s'y montrent hypertrophiés, d'aspect fibreux ou gélatineux ; microscopiquement on note une atrophie lente du cylindraxe et de son manchon de myéline, étouffés par la prolifération énorme du tissu conjonctif du nerf. Il y a aussi une forme aiguë de névrite interstitielle dans laquelle les portions conjonctives du nerf sont hyperémiées et infiltrées de cellules lymphatiques. D'après Lancereaux, on pourrait même observer des suppurations des nerfs.

Rappelons ici qu'on a tenté d'expliquer les formes rares de névrites ascendantes, en les rapportant à un processus histologique de dégénération ascendante, envahissant le segment de cylindraxe situé entre la lésion initiale et la cellule ou centre trophique, processus rappelant tantôt la dégénération wallérienne, tantôt l'atrophie lente de la fibre nerveuse. Quant aux lésions médullaires qu'on trouve dans certaines névrites périphériques, elles consisteraient en altérations cellulaires secondaires aux lésions des nerfs et provoqueraient les désordres incurables des formes graves de la maladie.

Traitement. — La première indication du traitement des névrites périphériques consiste à faire disparaître, dans la mesure du possible, la cause du mal ; elle implique un diagnostic étiologique précis. C'est ainsi que dans la névrite éthylique toute boisson contenant de l'alcool sera supprimée ; il sera même bon, en présence d'ivrognes invétérés, de conseiller l'isolement dans un hôpital ou une maison de santé, où l'absence de tentations et une surveillance plus facile permettront d'arriver au but. On pourra tolérer l'alcool seulement dans les cas où de la tachycardie avec irrégularité et faiblesse du pouls révèlent une atteinte de la dixième paire.

Les saturnins seront soumis à la médication iodurée et sulfureuse, aux bains sulfureux, à la médication dérivative et diurétique ; naturellement on leur fera quitter la profession (peintres en bâtiments, etc.) où ils avaient contracté leurs accidents toxiques, ou tout au moins on leur donnera les conseils de propreté stricte qui leur permettront d'éviter désormais l'intoxication. On prendra des mesures analogues en cas d'intoxication hydrargyrique, oxycarbonée ou sulfocarbonée.

Les névrites périphériques auto-toxiques peuvent aussi être combattues dans leur cause même ; la médication anti-diabétique, l'administration de la quinine dans le paludisme jointes à la diaphorèse abondante, prépareront la guérison, si elles ne suffisent pas toujours à la déterminer. Les diurétiques, les diaphorétiques, les préparations salycilées ont été vantés dans le traitement des névrites infectieuses. — Enfin la résection d'un cal, la réduction d'une fracture seront souvent le seul traitement rationnel d'une névrite locale.

Dans les formes sensitives de la maladie, il sera indispensable de soulager immédiatement les douleurs du malade. On conseillera tout d'abord le repos absolu au lit, dans une attitude commode que le patient choisira d'instinct. Puis on prescrira les analgésiques variés dont dispose notre thérapeutique : phénacétine, exalgine, acétanilide, antypirine, etc. ; on tâchera d'éviter la morphine, dont il sera cependant difficile de se passer dans les formes très douloureuses. Localement, on appliquera des enveloppements humides et froids. On pourra aussi obtenir un soulagement marqué par les injections intra-arachnoïdiennes de cocaïne, et surtout par la méthode des injections épidurales de ce même alcaloïde (Cathelin, Sicard). Les hypnotiques habituels serviront à combattre une insomnie souvent cruelle ; on évitera toutefois le chloral, s'il y menace de dépression cardiaque.

On joindra à cette médication symptomatique les toniques usuels, et surtout une alimentation substantielle et légère. Le gavage, les lavements alimentaires seront souvent indispensables dans la polynévrite diphtérique en particulier ; c'est aussi dans cette forme que l'on aura le plus souvent à combattre la paralysie du cœur ; à cet effet, on faradisera le nerf vague le long du cou, selon le conseil de Raymond ; on fera des injections sous-cutanées de strychnine et d'huile camphrée, on administrera des boissons alcoolisées.

Le traitement des névrites périphériques comporte encore l'emploi de certaines méthodes thérapeutiques dont l'action tiendrait à hâter la régénération anatomique et fonctionnelle des nerfs. L'électrothérapie, à cet égard, jouit d'une faveur méritée ; on l'appliquera prudemment à la fin de la période douloureuse, sous forme de courant galvanique descendant ou de bain hydro-électrique. Le pinceau faradique pourra rendre quelques services dans les névrites douloureuses ou compliquées d'anesthésie marquée. On électrisera aussi les muscles.

Le massage des muscles prudemment et progressivement exécuté, joint aux bains sulfureux et salins, à la gymnastique passive, donne des résultats excellents. On pourra aussi, comme le conseillent nombre d'auteurs, faire des injections sous-cutanées de strychnine, qu'il faudra d'ailleurs continuer longtemps : elles contribueront à amener le retour de la motricité perdue.

Les attitudes vicieuses, dues aux rétractions fibro-tendineuses et à l'atrophie musculaires, commandent un traitement chirurgical dans le détail duquel nous ne pouvons entrer. On les évitera, s'il en est temps, en plaçant les membres dans une position optima, maintenue à l'aide de coussins, de gouttières en fil de fer ; on fera du massage précoce.

PARALYSIES DES MUSCLES OCULAIRES

Préliminaires. — L'étude des ophtalmoplégies n'est pas possible sans la connaissance préalable des importantes notions qui ont trait à l'anatomie et à la physiologie des muscles de l'œil[1].

Nous allons essayer de donner les grandes lignes de ces notions indispensables, avant d'entrer dans l'étude détaillée des paralysies oculaires.

L'œil est le siège de deux sortes de mouvements. Il a des mouvements de translation générale qui l'éloignent, dans un sens ou l'autre, de l'axe de l'orbite. Il possède en plus des mouvements intrinsèques dont le jeu est en rapport plus direct avec le sens de la vue ; ce sont les mouvements de l'iris et ceux de l'accommodation.

A la première catégorie de mouvements est affecté un ensemble de muscles, dits extrinsèques, ou moteurs du globe : ce sont les muscles droits, au nombre de quatre (droit supérieur, droit inférieur, droit externe, droit interne), les deux obliques, grand et petit, enfin le releveur de la paupière supérieure.

Aux mouvements intrinsèques de l'œil, sont affectés deux autres muscles, qui constituent la musculature interne : ce sont le sphincter pupillaire et le muscle ciliaire.

L'innervation de ces divers muscles appartient exclusivement à trois nerfs craniens : le moteur oculaire commun (IIIe paire), le moteur oculaire externe (VIe paire) et le pathétique (IVe paire).

Le *moteur oculaire commun* émerge de la face interne du pédoncule cérébral, passe dans la fente sphénoïdale, et se divise dans l'orbite en deux branches : une branche supérieure, qui innerve le droit supérieur et le releveur de la paupière ; une branche infé-

1. Il sera fait, au cours de cet article, un usage forcé de certains termes spéciaux d'ophtalmologie. Il nous est impossible de donner pour chacun une explication détaillée. Il serait donc profitable de prendre connaissance des notions et termes élémentaires que renferment les livres spéciaux à propos des maladies de la musculature oculaire, avant d'entreprendre l'étude neurologique des ophtalmoplégies.

rieure qui se distribue au droit interne, au droit inférieur et au petit oblique : le rameau de ce dernier muscle fournit sa racine motrice au ganglion ophtalmique, et, par son intermédiaire au muscle ciliaire et à l'iris.

L'origine réelle du moteur oculaire commun se trouve dans un noyau de substance grise situé dans l'étage supérieur du pédoncule, au-dessous des tubercules quadrijumeaux, au-dessus du plancher de l'aqueduc de Silvius. On s'est attaché à prouver l'existence, dans ce noyau, de centres secondaires, représentant chacun la localisation motrice d'une des diverses fonctions de la IIIe paire. Ce qui est bien établi, c'est qu'il y a lieu de distinguer dans l'ensemble de la masse grise nucléaire : un groupe postérieur tenant sous sa dépendance la musculature extrinsèque de l'œil ; un groupe antérieur répondant à la musculature intrinsèque. De ces divers groupes partent des fibres radiculaires, les unes directement destinées au moteur oculaire commun du même côté que le noyau considéré, les autres destinées à gagner après décussation la troisième paire du côté opposé.

Le nerf *moteur oculaire externe* naît dans le sillon bulbo-protubérantiel, passe dans la fente sphénoïdale et, dans l'orbite, innerve le muscle droit externe, point aboutissant de son unique distribution. Son noyau d'origine est situé dans le plancher du quatrième ventricule au niveau de l'eminentia teres. Outre les origines propres de la VIe paire, il en partirait un faisceau croisé destiné à rejoindre les racines de la IIIe paire.

Le *pathétique* naît à la face supérieure de l'isthme de l'encéphale, immédiatement en arrière des tubercules quadrijumeaux postérieurs. Il innerve le seul muscle grand oblique. Son noyau d'origine est situé dans la calotte pédonculaire, au-dessous du noyau de la IIIe paire dont il ne paraît être qu'un prolongement. Les fibres qui partent de ce noyau se croisent toutes, sur la ligne médiane, de façon à gagner le tronc nerveux du côté opposé.

De cette description anatomique nous retiendrons principalement ce fait, d'une grande importance : les noyaux d'origine des nerfs moteurs de l'œil ne sont pas distincts et rigoureusement isolés les uns des autres. Nous savons, en effet, que le moteur oculaire commun, contigu par la base de son noyau d'origine au noyau du pathétique, reçoit, au surplus, un faisceau d'association qui lui vient de l'origine du moteur oculaire externe.

Les mouvements des divers muscles de l'œil consistent essentiellement en ceci : le droit externe porte l'œil en dehors, le droit interne, en dedans ; le droit supérieur le porte en haut et en dedans, le droit inférieur en bas et en dedans ; quant aux deux obliques, chacun d'eux imprime un mouvement de rotation au globe, qu'ils portent en outre, le petit oblique en haut et en dehors, le grand oblique, en bas et en dehors.

Le muscle ciliaire se prête aux exigences de l'accommodation ; le sphincter irien fait se contracter la pupille.

En pratique, un mouvement quelconque de l'œil est le résultat de la mise en jeu de plusieurs muscles distincts, et même d'innervation différente (abaissement du globe par action combinée du droit inférieur et du grand oblique, par exemple).

Il existe même, dans la vision binoculaire, des mouvements d'ensemble de tous les muscles.

Les relations anatomiques existant entre les divers centres moteurs de l'œil ont donc, comme équivalent, des associations fonctionnelles, réalisées par la mise en jeu simultanée de deux ou plusieurs de ces centres.

Définition. — Il n'est pas inutile de s'entendre sur le sens à donner au mot « ophtalmoplégie », car certains auteurs se sont évertués à augmenter la confusion de cette question complexe, en lui attribuant les sens les plus divers.

Nous entendrons le mot « ophtalmoplégie » dans sa signification la plus large, et nous décrirons ici toute paralysie des muscles de l'œil, quelles que soient son origine, son étendue, son intensité.

Nous ne ferons de réserves que pour les paralysies oculaires d'origine exclusivement musculaire, que nous éliminons d'emblée pour ne traiter que des paralysies d'origine nerveuse.

Symptomatologie. — L'étude des paralysies oculaires n'est pas simple. Nous avons à envisager ici, aussi bien les paralysies d'un seul muscle, que celles qui en intéressent plusieurs, aussi bien les paralysies d'une des paires craniennes motrices de l'œil, que celles qui ne portent que sur une partie de sa distribution.

De plus, la nature de la condition étiologique productrice entraîne des différences de symptomatologie qui doivent être signalées.

Enfin, suivant le point précis de la localisation anatomique occupé par la lésion causale, on doit distinguer entre elles les diverses ophtalmoplégies.

Dans ce chapitre de symptomatologie, nous donnerons une description d'ensemble et nous nous bornerons à décrire les signes communs à toute ophtalmoplégie. Dans un chapitre ultérieur de diagnostic, nous donnerons les caractères principaux des variétés cliniques, étiologiques et anatomiques des paralysies oculaires.

En première ligne des symptômes communs à toute paralysie oculaire, nous placerons la *déviation de l'axe du globe*. Cette déviation est double : elle est primitive à l'œil malade ; elle existe aussi, secondaire et provoquée, à l'œil sain.

La déviation primaire ou primitive est connue sous le nom de strabisme paralytique. Le malade « louche » pour employer l'expression vulgaire. Le strabisme est : interne (ou convergent), externe (ou divergent), sursumvergent (ou supérieur), déorsumvergent (ou inférieur), suivant que l'axe du globe oculaire est dirigé en dedans, en dehors, en haut ou en bas. Il existe une autre variété de strabisme, constitué par la rotation de l'œil autour de son diamètre antéro-postérieur : c'est le strabisme oblique, qui s'observe rarement à l'état isolé. Le caractère essentiel du strabisme paralytique est de résider uniquement dans la sphère d'action du muscle paralysé : la diminution ou l'abolition des mouvements du globe n'existent que dans le sens de la force de traction de ce muscle.

Il y a donc limitation d'excursion des mouvements du globe : ce fait se surajoute à la déviation dont il est la conséquence. Il importe d'être fixé sur son degré, par conséquent, sur l'étendue de la paralysie. On emploie pour cela deux procédés courants :

1° *La mensuration linéaire de de Graefe* qui consiste simplement à mesurer la distance qui sépare le bord externe de la cornée de l'angle externe de l'œil, cela dans la position médiane, directe du globe comme dans ses positions en abduction et adduction forcées ;

2° *La recherche du champ du regard* par le procédé du campimètre, permettant de fixer sur un tableau et de rapporter ensuite sur un schéma les limites dernières d'excursion du globe oculaire dans les diverses positions.

Chaque fois que l'œil entre dans la sphère d'action du muscle paralysé et cherche à s'y fixer, l'œil sain subit une déviation qui est la déviation secondaire ou provoquée. Cela revient à dire que, si l'on recommande au malade de corriger par un effort volontaire la position vicieuse que son globe oculaire affecte du fait de la paralysie, il se produit alors à l'œil sain une déviation, laquelle est toujours plus accusée que celle de l'œil malade.

Une conséquence de la déviation paralytique est la fausse localisation des objets vus. On s'en rend compte facilement en constatant que, suivant le sens de la déviation oculaire, le malade cherchant à saisir un objet, va à sa rencontre en un point fictif, plus rapproché ou plus éloigné de sa position réelle (manœuvre de la fausse projection). Cela se produit quand l'objet en question est fixé par le seul œil malade.

Mais si la recherche de cet objet se fait avec les deux yeux, le malade et le sain, il se produit le phénomène suivant : l'axe visuel passant par l'objet vient frapper les deux rétines en des points différents (puisque l'une d'elles est déviée par paralysie musculaire). Au lieu donc de voir une seule image, ce qui se produit à l'état normal où les deux rétines sont impressionnées au même point, il en apparaît deux : c'est la *diplopie* binoculaire ou phénomène des doubles images.

Dans ce phénomène, le rapport réciproque des deux images vues, la vraie et la fausse, celle enregistrée par l'œil sain et celle enregistrée par l'œil dévié, est d'une haute importance diagnostique. En couvrant l'œil malade d'un verre coloré, la fausse image le sera aussi et l'on pourra ainsi fixer sa position par rapport à l'image vraie. Le sens de la position réciproque de ces deux images, leur hauteur et leur concordance de niveau, l'une par rapport à l'autre, permettent de bien reconnaître le sens du strabisme, c'est-à-dire le muscle paralysé et le degré de sa paralysie.

Un des signes les plus importants des ophtalmoplégies est le *vertige*. Ce phénomène paraît dépendre de la diplopie, et acquiert souvent une importance telle, qu'il y a lieu de décrire, sous le nom de vertige oculaire, un véritable état de mal vertigineux. Le vertige existe au repos et dans les conditions ordinaires de la marche : il s'exagère à l'ascension des terrains en pente, des escaliers, au passage des obstacles. Il en résulte un état d'hésitation dans la marche et d'angoisse psychique souvent très prononcé. Une céphalalgie constrictive, des nausées, des vomissements compliquent parfois ce tableau.

Caractère important, ce vertige disparaît quand on supprime la vision de l'œil malade : il est souvent atténué par des attitudes compensatrices que le malade fait prendre instinctivement à sa tête, cherchant ainsi à combiner des mouvements céphaliques capables de corriger la déviation du globe paralysé.

Tels sont, dans leurs grandes lignes, les symptômes communs à toute paralysie des muscles de l'œil.

Diagnostic. — La façon dont nous avons envisagé l'étude de l'ophtalmoplégie, étude de séméiologie avant tout, donne une importance particulière à ce chapitre. Nous y passerons successivement en revue les questions suivantes :

Y a-t-il ophtalmoplégie ?

Quelle est sa variété clinique ?

Quelle est sa variété étiologique ?

Où siège la lésion qui la produit ?

I. Le diagnostic de l'existence d'une paralysie oculaire peut offrir de sérieuses difficultés. Il existe en effet certaines paralysies oculaires, fort peu apparentes, facilement méconnaissables à un premier examen : le malade se plaint de troubles mal définis de la vision, il a des vertiges, et il faut une recherche minutieuse de l'état de la motricité du globe pour révéler la lésion.

Il faut distinguer le strabisme paralytique du strabisme concomitant. Le caractère distinctif de ce dernier sera d'exister, avec une égale déviation, dans toutes les positions de l'œil : les mouvements se font en tous sens : l'axe visuel seul est déplacé.

Le spasme d'un muscle oculaire peut simuler la paralysie de son antagoniste. Ces faits, de nature surtout hystérique, sont reconnus par l'existence des stigmates et la disparition, sous le chloroforme, de la déviation fonctionnelle.

II. Le diagnostic de la variété clinique ou mieux de l'espèce de la paralysie oculaire consiste à reconnaître et distinguer entre elles les paralysies isolées du moteur oculaire commun, du pathétique et du moteur oculaire externe. Nous passerons en revue les principaux caractères de chacune de ces formes.

A) *La paralysie de la IIIe paire* est totale ou partielle.

a) *La paralysie totale* présente les signes suivants : tête portée en arrière, visage tourné du côté sain ; la paupière supérieure est tombante ; le globe oculaire est dévié en dehors et en bas et légèrement porté vers les régions inférieures et externes par rotation sur son axe antéro-postérieur. Les droits interne, supérieur et inférieur ne fonctionnent plus. L'œil sain est dévié en dehors.

La pupille est dilatée et inerte aux excitations physiologiques.

Le malade voit mal les objets rapprochés. Il a de plus de la diplopie croisée. Les vertiges sont fréquents.

b) *Paralysie partielle.* — La paralysie du droit interne entraîne le strabisme divergent de l'œil malade. Il y a de la diplopie croisée, mais la fausse image n'est plus située plus haut que l'image vraie (ce qui existe dans la variété précédente) : elle occupe la même hauteur.

La paralysie du droit supérieur amène un renversement en arrière de la tête par mouvement instinctif de compensation. La partie supérieure du champ visuel est rétrécie. Il existe à ce niveau une diplopie croisée, avec superposition des images.

Dans la paralysie du droit inférieur la tête est basse et l'œil dévié en haut et en dehors. La partie inférieure du champ visuel est rétrécie.

Dans la paralysie du petit oblique, l'œil paraît peu dévié, bien que porté en réalité, en bas et en dedans. La diplopie existe dans les parties supérieures du champ visuel.

Le symptôme unique et suffisant de la paralysie du releveur palpébral supérieur est le ptosis avec ses divers degrés et les mouvements et manœuvres de compensation tentés par le malade pour corriger la chute de la paupière. La paralysie du sphincter pupillaire et celle du muscle ciliaire coexistent souvent. La pupille est dilatée et inerte. L'accommodation est diminuée d'amplitude ou totalement abolie.

B) *La paralysie de la VIe paire* est l'impotence fonctionnelle du droit externe seul, par paralysie de son unique source motrice. L'œil est constamment dévié en haut et en dedans. Les mouvements d'excursion du globe sont limités en dehors. L'œil sain est dévié en dedans. La diplopie est très nette.

C) *La paralysie de la IVe paire* est la paralysie du grand oblique. Le globe oculaire est dévié en haut et en dedans. La diplopie existe dans les parties inférieures du champ du regard..

III. Diagnostic de la variété étiologique. — Nous suivrons l'ordre général établi par le tableau suivant :

Ophtalmoplégies congénitales.

Ophtalmoplégies acquises :

par traumatisme ;

par infections ;

par intoxications ;

par maladie du système nerveux (organique ou fonctionnelle).

Dans la série des ophtalmoplégies par maladies du système nerveux, nous ne nous occuperons dans ce paragraphe étiologique que des variétés fonctionnelles ou par psychoses. Les variétés par lésions organiques du système nerveux appartiennent, en effet, à l'étude du siège de la lésion causale, sujet du paragraphe suivant.

L'ophtalmoplégie congénitale peut coïncider avec la paralysie d'une ou plusieurs des paires craniennes extra-oculaires. Elle porte surtout sur la musculature extrinsèque. Il existe un strabisme prononcé, du nystagmus rotatoire, pas de micropsie mais de l'amblyopie.

L'ophtalmoplégie traumatique n'est pas exceptionnelle. Elle reconnaît pour cause toute vulnération traumatique, directe ou indirecte, des nerfs moteurs de l'œil. Elles sont généralement partielles et complètes.

Les ophtalmoplégies sont fréquentes au cours des maladies infectieuses. On les a signalées dans la varicelle (pas dans la variole, ni la scarlatine), dans la rougeole, dans la diphtérie (où c'est une complication de la convalescence), dans l'érysipèle de la face, la pneumonie, la fièvre typhoïde, la grippe. La tuberculose et la syphilis interviennent largement dans la production des ophtalmoplégies (voir « Méningite tuberculeuse » et « Syphilis cérébrale »).

Les intoxications peuvent entraîner des paralysies oculaires. C'est le cas de l'alcoolisme chronique, du saturnisme, des intoxications oxy- et sulfo-carbonées, de l'intoxication par les opiacés, par le tabac. Dans le diabète on observe assez souvent des paralysies oculaires intéressant surtout l'accommodation.

Parmi les maladies du système nerveux de nature fonctionnelle qui peuvent produire l'ophtalmoplégie, nous citerons :

1. Le goitre exophtalmique qui, outre les troubles inhérents à la protusion des globes oculaires, peut entraîner des troubles vraiment paralytiques.

2. La migraine ophtalmoplégique de Charcot, où l'on rencontre de la céphalée unilatérale avec paralysies motrices de l'œil. Ces paralysies ne frappent que la IIIe paire. Elles demeurent unilatérales et sont fugaces, récidivantes et parfois périodiques, liées en tout cas à l'apparition ou à la disparition de l'hémicranie (voy. l'article *Migraines*).

3. Enfin et surtout l'hystérie, qui, cela est aujourd'hui indiscutable, réalise des formes variables de paralysies oculaires. Le caprice apparent de leur apparition leur alternance, leurs variabilités et intermittences les font assez aisément reconnaître. Les spasmes secondaires y sont particulièrement intenses et les mouvements inconscients y sont compris.

IV. Diagnostic du siège de la lésion. — Ce diagnostic de localisation anatomique sera pour nous l'occasion de nommer les maladies organiques du système nerveux au cours desquelles peut se produire l'ophtalmoplégie.

1° *Ophtalmoplégies dans les lésions cérébrales.* — Au cours des affections cérébrales, on observe la déviation conjuguée des yeux avec ou sans rotation de la tête. On peut également constater la blépharoptose. Ces variétés de paralysies oculaires sont bien cérébrales d'origine, mais leur localisation sur les hémisphères n'est point encore précisée[1]. Il faut savoir qu'il existe souvent des paralysies de la IIIe paire lors des hémorragies ou ramollissements des tubercules quadrijumeaux. Les paralysies oculaires sont exceptionnelles au cours des encéphalopathies infantiles. Les tumeurs cérébrales de la base, au contraire, donnent fréquemment lieu à des paralysies oculaires, variables avec le siège de la compression.

2° *Ophtalmoplégies dans les lésions du pédoncule.* — La caractéristique de ce groupe est fournie par la lésion des parties inféro-interne du pédoncule, dans laquelle on observe l'hémiplégie alterne supérieure connue sous le nom de syndrome de Weber. A l'hémiplégie d'un côté du corps s'ajoute la paralysie de l'oculomoteur du côté opposé. La paralysie de la IIIe paire peut être totale ou partielle : souvent la musculature interne est respectée. La musculature externe peut même n'être prise qu'en partie. A l'hémiplégie habituelle peut venir se joindre un hémi-tremblement : l'ensemble de cette paralysie alterne constitue alors le syndrome de Bénédikt (voy. les Maladies du pédoncule).

3° *Ophtalmoplégies dans les lésions du cervelet.* — Les hémorragies, les ramollissements cérébelleux peuvent entraîner des paralysies de la IIIe paire. Les tumeurs de la région exercent des compressions à la base, très susceptibles de donner diverses paralysies oculaires.

1. Consulter à ce sujet, J. Soury *Le système nerveux central*, t. II, p. 1406 et suiv.

4° *Ophtalmoplégies dans les lésions de la protubérance.* — Les lésions en foyer de cette région donnent lieu le plus souvent au syndrome suivant d'hémiplégie alterne : paralysie faciale et de l'oculo-moteur externe du même côté que la lésion, avec hémiplégie du côté opposé du corps (Syndrome de Millard-Gubler).

5° *Ophtalmoplégies dans les lésions du bulbe.* — Ces ophtalmoplégies ne se rencontrent point dans les foyers et tumeurs du bulbe, pas plus que dans la poliencéphalite inférieure. Mais la poliencéphalite supérieure, répondant en effet à la destruction des noyaux bulbo-protubérantiels s'accompagne toujours d'ophtalmoplégie (ophtalmoplégie nucléaire progressive).

6° *Ophtalmoplégies dans les affections de la moelle épinière.* — Dans le tabes, les paralysies oculaires sont fréquentes. Généralement unilatérales, elles ont pour caractéristique d'être partielles, parcellaires même et incomplètes. Elles se localisent surtout à la troisième paire. Elles apparaissent brusquement, se déplacent facilement et disparaissent de façon inopinée. Il en est cependant qui persistent indéfiniment.

Dans la paralysie générale, on observe surtout de la paralysie de la musculature interne (inégalité pupillaire, abolition des réflexes iriens).

Dans la sclérose en plaques, on observe des paralysies partielles, mobiles et fugaces, comme dans le tabes; mais elles portent sur les mouvements associés des yeux.

Enfin, il faut savoir que les scléroses combinées des cordons, les poliomyélites antérieures, la syringomyélie peuvent s'accompagner de paralysies oculaires.

7° *Ophtalmoplégies dans les polynévrites.* — Leur existence ne fait plus de doute. Il existe bien des paralysies oculaires par névrite périphérique des troncs nerveux, avec intégrité parfaite des noyaux bulbaires. Ces paralysies n'atteignent guère que la musculature extrinsèque.

Traitement. — Il consiste surtout à traiter la cause quand elle est susceptible de modification thérapeutique.

De façon générale l'emploi de la strychnine pourra être institué contre la paralysie.

Enfin les phénomènes subjectifs oculaires seront combattus par un certain nombre de moyens spéciaux, qui appartiennent à la technique ophtalmologique.

PARALYSIE FACIALE

Nous étudierons ici la seule paralysie faciale *périphérique*, par lésion du tronc de la VIIe paire, depuis son origine bulbaire : les paralysies d'origine hystérique, celles qui sont dues à des lésions centrales ne seront signalées que pour être différenciées de la paralysie du nerf facial.

Historique. — C'est à Ch. Bell qu'est due la première description vraiment complète de la paralysie faciale (1825). Depuis cet auteur, les études se sont multipliées, et nous ne saurions en entreprendre ici une énumération complète.

Étiologie. — *Les hommes* principalement, *les adultes* de préférence, *les névropathes* dans beaucoup de cas, sont frappés par la paralysie faciale.

L'influence du froid n'est pas discutable. Agit-il comme le voulait Bérard en provoquant la *congestion de la gaine nerveuse* et l'étranglement consécutif des fibres cylindraxiles ? Il semble certain que, dans bon nombre cas, les malades exposés au froid, sans antécédents infectieux appréciables, sont susceptibles de présenter des paralysies faciales, reconnaissables d'ailleurs à leur bénignité. Il n'en est pas moins vrai que le rôle du froid n'est souvent que *secondaire*, *préparateur de l'action d'une infection*, véritable cause, en certains cas, de la névrite du facial[1].

Les phénomènes paralytiques peuvent apparaître à la suite de *lésions tout à fait locales :* c'est ce qui se produit dans les affections auriculaires, aiguës ou chroniques, dans les exostoses ou

1. Le professeur Raymond, dans ses leçons du mardi, a maintes fois montré à ses élèves des cas de paralysie faciale qui semblaient être dus à l'action du froid, et qui, à une analyse moins superficielle, apparaissaient nettement liées au mauvais état des dents, des gencives, de la muqueuse des joues. Il est probable que, dans beaucoup de cas, le froid n'agit que comme coup de fouet donné à un état infectieux local ou général, intense ou modéré, mais presque toujours constatable, pour peu qu'on prenne la peine de le rechercher.

méningites localisées de la base des hémisphères, dans les affections du rocher, les fractures du crâne, les tumeurs et abcès de la parotide, les traumatismes portés sur cette glande, telles que les interventions chirurgicales.

La paralysie faciale se manifeste au cours de certaines *intoxications et dyscrasies :* le diabète la réalise assez souvent; plus rarement, l'alcoolisme et le saturnisme en sont la cause.

La névrite de la VIIe paire peut apparaître à titre d'épiphénomène dans certaines *maladies du système nerveux.* Telles sont les paralysies peu graves et peu persistantes qui s'observent au début du tabes. On l'a signalée au cours de la maladie de Basedow.

Enfin il existe d'importants rapports de cause à effet entre la paralysie faciale et les *infections.* C'est alors que le froid agit vraisemblablement comme préparateur du terrain. Dans cet ordre d'idées, il nous faut mentionner la tuberculose agissant vraisemblablement à titre secondaire, après des localisations primitives sur le rocher, la syphilis, la grippe et la pneumonie grippale, la diphtérie, le tétanos céphalique, le zona de la face. Comme beaucoup moins importants, signalons la coqueluche, l'érysipèle, les oreillons.

Symptomatologie. — La diversité de ces notions nous montre combien il faut distinguer de variétés étiologiques de paralysie faciale : cette distinction doit persister en clinique, et elle est commandée par le siège anatomique de la lésion du nerf.

C'est ainsi qu'une section anatomique ou physiologique, portant sur la portion extra-pétreuse de ce nerf, ne produira que des troubles paralytiques des muscles innervés par les branches terminales de la VIIe paire; au contraire, une lésion plus haut située, au niveau du ganglion géniculé, par exemple, produira la perte de toutes les fonctions du facial.

C'est une lésion semblable que nous supposerons, en vue d'une description typique.

Au premier coup d'œil, sans que le malade ait tenté aucun mouvement de la face, on fait souvent le diagnostic de paralysie faciale. Ce qui est certain, c'est que le simple examen révèle, pour peu que la paralysie soit accentuée, une *asymétrie du visage :* les deux moitiés de la face ne sont plus identiques.

Du côté sain, la figure est ridée, ramassée sur elle-même ; les traits de la partie malade sont attirés vers elle.

Le côté lésé contraste, par son aspect lisse, uni, immobile, dû au relâchement des muscles sous-jacents.

La commissure est plus abaissée que du côté sain ; la moitié correspondante de l'orifice labial est plus courte. La bouche dans son ensemble suit une direction obliquement descendante vers la joue paralysée ; celle-ci est portée un peu en avant, avec tout le reste de l'hémi-face atteinte. Chaque bouffée d'air expiré soulève passivement la joue, le malade a l'air de fumer la pipe, l'aile du nez se rapproche de la cloison à chaque inspiration. L'œil reste plus largement entr'ouvert du côté paralysé, par impuissance de l'orbiculaire ; les paupières sont inertes, ce qui expose la cornée au contact continuel de l'air, condition qui amène assez fréquemment des complications inflammatoires du côté de cet organe. La paralysie du muscle de Horner se traduit par de l'épiphora, les larmes n'étant plus attirées vers les points lacrymaux par sa contraction.

Assez fréquemment on voit se produire des *mouvements associés*. Le malade ferme involontairement les yeux quand il veut rire ; parfois quand il veut fermer un œil, la commissure labiale se soulève du même coup. Dans cette catégorie de phénomènes, il nous faut mentionner le signe de Ch. Bell, récemment repris, au point de vue de sa valeur pronostique et de sa signification pathogénique par MM. Bordier et Frenkel. Voici en quoi consiste ce phénomène.

Dans la paralysie faciale phériphérique grave, avec réaction de dégénérescence, le sujet ne peut plus fermer sa paupière du côté paralysé, mais son globe oculaire se porte en haut et légèrement en dehors ; si on lui recommande de fixer un objet, il est bientôt obligé d'abandonner cette fixation, ce mouvement d'ascension se produisant. L'existence de ce signe prouverait la gravité de la paralysie ; son amendement marquerait un progrès vers la guérison.

Cestan et Dupuy-Dutemps signalent un phénomène palpébral constant dans la paralysie faciale périphérique : lorsque le regard du malade se dirige en bas, la paupière supérieure s'abaisse en même temps que le globe oculaire, mais beaucoup moins que la paupière du côté sain. Si l'on commande au malade de fermer vigoureusement les yeux, on voit la paupière du côté paralysé s'élever aussitôt très notablement au-dessus de sa position antérieure. Les auteurs expliquent ce phénomène, en admettant que dans la paralysie faciale, l'œil normalement porté en haut pendant la clôture énergique des paupières, entraîne dans son mouvement la paupière supérieure qui n'est plus maintenue par la contraction de l'orbiculaire paralysé.

Il existe plusieurs moyens de vérifier, chez un malade paralysé de la face, la perte de sa tonicité musculaire. C'est ainsi qu'en lui enjoignant de rire, de faire la moue, de grimacer, on voit s'exagérer l'asymétrie de son visage ; on peut également constater que les actes de souffler et de siffler sont devenus impossibles. On la constatera encore en engageant le malade à ouvrir la bouche et à la laisser ouverte un instant : l'orifice buccal prend alors une forme oblique ovalaire, à grosse extrémité dirigée du côté sain.

La douleur est exceptionnelle au cours de la paralysie faciale. Il existe un certain nombre d'exemples où l'atteinte du trijumeau venait ajouter l'élément névralgie aux phénomènes caractérisant la paralysie de la VIIe paire. On a également signalé des troubles sensitifs d'anesthésie, parfois d'hyperesthésie, occupant le territoire malade. Certains auteurs ont vu apparaître des rougeurs locales, semblant indiquer une altération vaso-motrice. Straus a insisté sur les troubles de l'excrétion sudorale au niveau des téguments de la partie lésée ; il a prouvé, qu'en provoquant, par l'injection de pilocarpine sur la ligne médiane, une sueur locale, elle apparaissait sur le côté malade du visage, avec un retard sensible sur le moment d'apparition constaté au niveau de la partie saine.

L'examen ne doit pas seulement porter sur les parties extérieures du visage : il faut examiner la langue, le voile du palais, l'état de l'acuité auditive.

La sécheresse buccale n'est pas rare, dans la moitié de la bouche qui correspond au côté malade ; assez souvent on note sur les deux tiers antérieurs de la muqueuse linguale et sur la moitié de l'organe, une abolition ou une diminution du goût, parfois une perversion de ce sens.

Le voile du palais serait parfois asymétrique, affaissé d'un côté, sans que son atteinte se manifeste, d'ailleurs, par des troubles fonctionnels bien caractérisés.

Du côté de l'ouïe on note presque toujours le même phénomène : il s'agit d'une variété d'hyperacousie qui se caractérise, moins par l'acuité extraordinaire des sons perçus, que par leur perception douloureuse.

Il est d'une grande importance, dans la paralysie faciale périphérique, de savoir l'état exact, le degré précis de paralysie des muscles atteints : seul, l'examen électrique peut fournir des résultats vraiment instructifs à cet égard. Il en découle de précieux renseignements pour le pronostic.

Dans certains cas, lès muscles se comportent d'une façon normale vis-à-vis de l'électricité : l'affection est alors bénigne; la guérison se fera en deux à trois semaines. C'est la forme légère d'Erb.

Dans la forme moyenne que distingue cet auteur, on constate que la réaction des muscles à l'excitabilité des courants est normale et complète, mais qu'elle est défectueuse pour le nerf. La guérison se fait en un ou deux mois.

Enfin, il est des cas où la formule de dégénérescence s'affirme complètement. C'est la forme grave, qui peut ne jamais guérir, et entraîner des contractures musculaires secondaires, de l'atrophie même et des troubles trophiques cutanés.

Formes cliniques. — Les phénomènes paralytiques peuvent se disposer d'autre façon Il est en effet légitime de distinguer plusieurs variétés de paralysie faciale suivant le siège anatomique de la lésion qui l'a produite.

C'est ainsi qu'on peut observer une paralysie des seuls muscles de la face, lorsque la lésion siège entre les terminaisons du facial et son émergence des parties osseuses.

Au contraire la lésion siège-t-elle dans le canal de Fallope, au-dessous du ganglion géniculé, les troubles de la sécrétion salivaire du goût et de l'ouïe viennent s'ajouter à la paralysie des muscles de la face.

Enfin, au niveau du ganglion géniculé et au-dessus de lui, la lésion détermine, en plus, l'affaissement du voile du palais : il est, à noter cependant qu'une lésion sus-jacente à ce ganglion ne s'accompagne pas de troubles de la gustation.

La paralysie des deux nerfs faciaux, ou diplégie faciale, n'est pas fréquente. Elle est justiciable des mêmes causes que la paralysie unilatérale, et se caractérise cliniquement par une immobilité complète du visage, qu'il faut savoir reconnaître après des recherches quelque peu attentives, car ici, le contraste avec le côté sain ne permet plus d'apercevoir la paralysie au premier coup d'œil.

La paralysie de la VIIe paire coïncide parfois avec d'autres paralysies du voisinage. C'est ainsi qu'elle évolue parfois simultanément avec des paralysies de l'auditif et des moteurs oculaires.

On l'a vue coïncider avec le syndrome de Weber.

Il existe une forme de paralysie faciale à récidives. D'après Bernhard, on rencontrerait cette variété dans 7 p. 100 de la totalité des cas.

Enfin, l'âge du sujet permet d'isoler une autre forme de paralysie faciale; c'est celle des nouveau-nés. Chez ces derniers, il faut généralement incriminer un traumatisme obstétrical (forceps, compression par les parois du bassin) ; dans certains cas, il paraît s'agir d'une malformation bulbaire congénitale.

Diagnostic. — Avant d'avoir reconnu la paralysie faciale périphérique, avant d'avoir cliniquement diagnostiqué le siège de la lésion qui l'a produite, il faut savoir quels sont les caractères essentiels de certaines affections qui pourraient prêter à confusion.

La *paralysie pseudo-bulbaire* s'accompagne d'une symptomatologie cérébrale où l'ictus occupe une place importante.

Le *syndrome labio-glosso-laryngé* s'observe au cours de certaines affections bien caractérisées (sclérose latérale amyotrophique). Les troubles de la déglutition, de la phonation, de la respiration le feront reconnaître.

La *paralysie faciale hystérique* est sujette à des variabilités spéciales dans son évolution : elle respecte l'orbiculaire et s'accompagne d'anesthésie cutanée.

Le gros point de diagnostic consiste à différencier la paralysie faciale *périphérique*, de la paralysie faciale *d'origine cérébrale*.

Celle-ci, consécutive à une lésion du centre moteur de la face, ou des fibres qui l'unissent aux noyaux bulbaires, a pour caractère essentiel de respecter, au moins relativement, le facial supérieur dans la grande majorité des cas; en tous cas le domaine du facial inférieur est bien plus nettement atteint; de plus, les muscles paralysés ne sont pas atrophiés, on ne note point la réaction de dégénérescence. Enfin il est généralement facile de relever au début de cette paralysie les signes caractéristiques de l'ictus cérébral.

Anatomie pathologique. — Les autopsies sont rares au cours de la paralysie faciale, aussi les données anatomo-pathologiques sont-elles limitées. Ce qui est certain, c'est qu'à la suite des lésions directes et traumatiques, la dégénérescence de la VIIe paire suit le processus ordinaire des altérations névritiques.

On doit à Minkowsky et à Déjerine et Théohari deux observations de paralysie faciale, dites à frigore, suivies d'examen du nerf malade. Dans les deux cas, on nota l'absence de gonflement du nerf et de sa gaine : il s'agissait de lésions de névrite parenchymateuse, que l'on pouvait vraisemblablement attribuer à une cause infectieuse.

Traitement. — Il existe une indication thérapeutique constante et formelle dans la paralysie faciale : c'est l'usage prolongé et méthodique des courants électriques. Dans ce sens, et pour prévenir l'atrophie définitive ou hâter la guérison, on instituera l'application journalière des courants galvaniques ou faradiques.

Mais, dans bon nombre de cas, le traitement sera spécialement institué dans le but de combattre la cause même de la paralysie. C'est ainsi qu'on peut avoir l'occasion de libérer chirurgicalement le nerf comprimé; dans d'autres cas la thérapeutique antisyphilitique, le traitement attentif des affections auriculaires, le nettoyage très soigneux, après chaque repas, des gencives, des dents et de la partie interne des joues, l'administration du salicylate de soude seront utilisés.

Dans un cas de section du nerf facial, l'anastomose du bout périphérique avec la branche interne du spinal (Faure) est restée sans résultats.

PARALYSIES RADICULAIRES DU PLEXUS BRACHIAL

La lésion des quatre dernières paires cervicales et de la première dorsale, depuis leur émergence médullaire jusqu'au point de leur réunion en plexus, constitue à proprement parler les paralysies radiculaires du plexus brachial. L'usage veut que l'on décrive sous ce même nom et les paralysies engendrées par semblable lésion, et celles qui sont réalisées par l'altération du plexus lui-même.

Notre étude portera donc exactement sur la série des paralysies du membre supérieur que réalise une lésion, partielle ou totale, de l'appareil nerveux constitué par le plexus brachial et ses origines, depuis la naissance médullaire des paires rachidiennes destinées au membre supérieur, jusqu'au point où les éléments nerveux quittent le plexus pour former des troncs nerveux distincts.

Duchenne de Boulogne, le premier, puis Erb, Ross, Strauss, Mlle Klumpke, Raymond se sont attachés à l'étude de cette affection et ont apporté des documents importants pour son histoire.

Dans un ordre de travaux plus récents nous devons signaler les leçons cliniques du professeur Raymond qui constituent une excellente mise au point de la question[1].

Étiologie. — C'est chez les sujets du sexe masculin et principalement à l'âge moyen de la vie que l'on observe surtout ces paralysies.

En tête de toutes les causes efficientes se place la compression. Elle est réalisée par des causes multiples.

Tantôt il s'agit de lésions des méninges médullaires, du rachis (carie, oxostose), de la clavicule (col volumineux) de tumeurs ou d'abcès au voisinage des racines et du plexus. Il faut faire une mention spéciale aux hémorragies constitutionnelles ou traumatiques qui peuvent amener la compression du plexus par épanchement

[1] Raymond. *Leçons cliniques sur les maladies du système nerveux.* 1re série (Oct. Doin, 1896).

profond d'une collection sanguine (cas de Dubois, de Raymond).

Dans l'ordre des compressions par traumatisme se placent les interventions chirurgicales sur la région (ablation de névromes, tentatives de réduction pour fracture ou luxation), les déplacements de la tête humérale, les applications des liens hémostatiques, etc.

Certaines positions anormales telles que l'extension ou l'abduction forcée du membre supérieur peuvent aboutir au même résultat.

Beaucoup moins importantes que les causes traumatiques, sont les causes d'ordre général. L'influence du froid est probablement assez négligeable. Le saturnisme et l'alcoolisme n'ont également qu'une action effacée.

Chez le nouveau-né la paralysie radiculaire du plexus brachial peut être due à l'action comprimante du forceps ou même des doigts de l'accoucheur (manœuvre de Mauriceau).

Aperçus anatomiques. — Il n'est pas possible de se faire une idée exacte des paralysies que nous étudions, si l'on ne possède quelques données primordiales sur le mode de constitution du plexus brachial.

L'anatomie pure nous enseigne que ce plexus est formé par la réunion des quatre dernières racines cervicales et de la première dorsale. Elle nous apprend que ce même plexus donne naissance à un certain nombre de branches, collatérales ou terminales, dont la destination est bien connue.

Mais ce qu'il faut surtout savoir, c'est la part qui revient à chaque racine d'origine dans la formation de ces branches efférentes du plexus. Les filets nerveux venus des paires rachidiennes subissent en effet dans l'intérieur du plexus une telle intrication que les nerfs qui en partent se trouvent recevoir pour la plupart leurs filets de plusieurs de ces paires. Il y a donc là un point de description que seules l'expérimentation et la physiologie pathologique pouvaient éclairer, la dissection restant impuissante à démêler la constitution délicate du plexus. Nous avons réuni dans le tableau ci-joint les rapports de dépendance qui unissent les nerfs issus du plexus aux racines correspondantes, tels que les a établis M. Féré.

ORIGINE RADICULAIRE DES BRANCHES EFFÉRENTES DU PLEXUS BRACHIAL

	BRANCHES EFFÉRENTES DU PLEXUS	PAIRES RACHIDIENNES D'OÙ ELLES DÉPENDENT
Branches terminales	circonflexe.	Ve et VIe cervicales.
	musculo-cutané.	Ve et VIe cervicales.
	radial.	VIe, VIIe, VIIIe cervicales.
	médian.	VIe, VIIe, VIIIe cervicales et Ire dorsale.
	cubital.	VIIe et VIIIe cervicales et Ire dorsale.
Branches collatérales	nerf du petit pectoral.	VIIe et VIIIe cervicales et Ire dorsale.
	nerf du grand dorsal.	VIIe paire cervicale.
	nerfs du grand pectoral.	Ve, VIe, VIIe et VIIIe cervicales (les Ve et VIe pour le faisceau claviculaire, les VIIe et VIII, pour le faisceau sternal).
	nerf thoracique supérieur.	Ve, VIe et VIIe cervicales.
	nerf du grand dorsal.	Ve, VIe et VIIe cervicales.
	nerfs du grand rond et grand dentelé.	Ve et VIe cervicales.
	nerfs des muscles sous-clavier, angulaire, rhomboïde, sus-scapulaire, sous scap. infér.	Ve cervicale.

Il suffit de prendre connaissance de ce tableau pour se convaincre des origines radiculaires multiples des nerfs nés du plexus brachial. On peut en tirer cette conclusion naturelle que la lésion d'une seule racine peut retentir, à la périphérie du membre, sur le domaine qu'elle tient sous sa dépendance, sans tenir compte de la topographie propre des nerfs de ce membre.

Les données anatomiques fournies par notre tableau doivent être complétées par la mise en lumière du fait suivant, gros de conséquences comme nous le verrons. Il s'agit en effet de se souvenir que la VIIIe cervicale et la Ire dorsale présentent des rami communicantes qui unissent ce point des origines du plexus au sympathique cervical.

Symptomatologie. — Ces considérations essentielles étant posées, nous pouvons comprendre ce que sont les paralysies qui nous occupent. Les paralysies d'un nerf du membre supérieur, celles que constitue la lésion associée de deux ou plusieurs de ces nerfs pris à partir de leur émergence du plexus, tout cela est hors de notre sujet. Nous nous limitons aux paralysies par lésion des racines ou du plexus qu'elles constituent.

Ces paralysies ne se montrent pas toujours avec la même physionomie clinique. Dans les unes, l'ensemble des éléments nerveux est atteint, la paralysie est totale. D'autres respectent une partie du territoire commandé par les racines et le plexus, ce sont les formes partielles. Cette distinction marque de grandes lignes, un peu schématiques en fait, mais qu'il est utile de suivre pour une description didactique.

Forme totale. — Après une phase, de durée variable, où l'on note de l'engourdissement, parfois de vraies douleurs névralgiques, la paralysie est constituée. L'impotence fonctionnelle est très étendue. Si l'on excepte les mouvements d'élévation de l'épaule qui sont conservés[1], le membre supérieur reste inerte. L'abduction, l'adduction, la rotation, la flexion et l'extension de l'avant-bras, les divers mouvements de la main sont impossibles.

Les réflexes sont normaux. Quant à l'examen électrique, il permet de constater que la contractilité faradique est diminuée, parfois abolie. On note, dans certains cas graves, la réaction de dégénérescence, et sa constatation doit faire formuler le pronostic le plus grave.

La sensibilité présente d'importantes modifications. On constate qu'elle est demeurée intacte à la face interne du bras, suivant une petite région triangulaire (innervation par les IIe et IIIe paires dorsales); partout ailleurs et jusqu'à l'épaule, on trouve l'anesthésie complète aux trois modes. Le sens musculaire peut lui-même être aboli, mais c'est exceptionnel.

Les troubles trophiques sont surtout remarquables en ce qui concerne la maigreur et le dépérissement des masses musculaires. Cette atrophie commence généralement par les muscles les plus élevés. Elle peut contraster par son apparence de gravité avec une intégrité parfaite des réactions électriques.

A côté de ce trouble trophique, il faut signaler les divers troubles cutanés, l'hypothermie locale, l'hyposécrétion sudorale.

Disons enfin que la main peut, du fait de rétractions tendineuses,

1. Cela s'explique aisément par ce fait que le spinal est chargé de l'innervation du faisceau supérieur du trapèze et de l'angulaire.

prendre certaines positions vicieuses, en particulier la griffe.

Ces divers phénomènes indiquent la lésion des fibres motrices et sensitives du plexus. Comment se traduit la lésion des filets sympathiques dont nous avons noté la présence?

Leur altération se manifeste par un ensemble de phénomènes oculo-pupillaires. C'est ainsi que l'on note le myosis, la diminution de la fente palpébrale, quelquefois la rétraction du globe oculaire et l'hémiatrophie faciale. La mydriase est tout à fait exceptionnelle.

On voit quelquefois, mais rarement, ces paralysies se terminer par la guérison complète. Le maintien des troubles dans leur intégrité n'est pas non plus fréquent. Il est plus habituel d'assister à une transformation et de voir la paralysie totale devenir partielle.

Formes partielles. — Il est donc acquis que ces formes peuvent succéder aux formes totales : on les voit cependant survenir d'emblée.

Il est classique de réduire leur étude à deux types : un inférieur, un supérieur.

Le type inférieur (type Klumpke) est rare. Il se caractérise par des troubles moteurs et sensitifs dans le domaine du médian et du cubital.

Le début est généralement marqué par des douleurs d'ailleurs éphémères.

La paralysie installée, on constate l'impotence des fléchisseurs de la main, des interosseux, des muscles des éminences thénar et hypothénar. La main est en griffe.

L'anesthésie existe toujours et très complètement sur la moitié interne de la main et de l'avant-bras. On note l'ensemble des troubles oculo-pupillaires qui nous sont déjà connus.

Le type supérieur se caractérise par la paralysie du deltoïde, du biceps, du brachial antérieur et du long supinateur. Il est à noter que ces muscles sont précisément ceux que fait contracter l'excitation électrique portée en un point (point d'Erb) qui siège un peu au-dessus de la clavicule, tout près de l'apophyse transverse de la VIIe cervicale, en arrière du bord externe du sterno-mastoïdien.

Nous devons ajouter que l'on peut noter au surplus la paralysie du court supinateur, des sus- et sous-épineux, du faisceau claviculaire du grand pectoral.

Les troubles sensitifs sont nuls, en règle, au moins lorsque la maladie est définitivement constituée.

Comme signes moteurs, on note l'impossibilité de la flexion de l'avant-bras et de l'abduction du bras. La région des muscles malades trahit leur atrophie par sa maigreur.

Les troubles oculo-pupillaires font absolument défaut.

On ne peut abandonner la description symptomatique de ces paralysies, sans insister sur les variantes fréquentes que l'on rencontre, sans signaler les désaccords constants qui existent entre les faits habituellement observés et les divers types que nous venons de tracer.

Ainsi dans les formes totales, on voit souvent la paralysie respecter certains muscles. Les formes partielles elles-mêmes se réduisent souvent à des paralysies plus restreintes que celles que nous avons indiquées.

Il est également fréquent, tant dans la forme partielle inférieure que dans la forme totale, de voir la paralysie sensitive ne pas envahir le territoire classique en entier, et respecter des régions parfois considérables.

De même, la lésion peut s'étendre aux racines qui avoisinent celles qui forment le plexus brachial. On peut donc avoir, en même temps que les symptômes que nous avons décrits, des signes surajoutés, indiquant l'altération des paires cervicales on des paires dorsales comprises en dehors des racines formatrices du plexus.

Une autre variété clinique mérite d'être signalée. C'est celle qui est constituée par des signes sensitifs exclusivement, ou avec une symptomatologie motrice moins importante. Il existe donc des paralysies sensitives du plexus brachial.

Il faut enfin savoir que la paralysie radiculaire du plexus brachial peut être bilatérale.

Diagnostic. — A la rigueur, une paralysie radiculaire du plexus brachial au début pourrait être mise sur le compte d'un rhumatisme du membre, d'une arthrite ou péri-arthrite de l'épaule. On reconnaîtra facilement l'élément rhumatismal, et l'on constatera, dans ces cas douteux, l'intégrité de la force musculaire.

Ce même signe distinctif, joint à la constatation du caractère des douleurs, fera reconnaître un début de tabes cervical.

Dans les cas anciens, on pourrait confondre une vieille paralysie radiculaire du plexus brachial avec les atrophies musculaires et la faiblesse de la motricité dans la maladie d'Aran-Duchenne et dans la syringomyélie. Il suffira de noter le caractère de l'évolution, de suivre la marche de l'amyotrophie pour éviter l'erreur.

Les paralysies hystériques du membre supérieur ressemblent surtout aux monoplégies d'ordre central. On notera la coexistence d'une anesthésie cutanée dont la régularité de distribution trahira l'origine.

Les paralysies du membre supérieur par lésion cérébrale, paralysies en masse ou dissociées, se reconnaîtront aux caractères du début que marqueront des signes ou des traces d'ictus. On fera l'examen électrique.

Les lésions médullaires seront reconnues à ce qu'elles donnent lieu surtout à de la paraplégie, avec modification des réflexes.

Dans la catégorie des paralysies périphériques, on reconnaîtra à leur territoire fixe les paralysies isolées d'un nerf du membre supérieur.

Les paralysies associées de deux ou plusieurs de ces nerfs seront reconnues à leur topographie. On verra qu'il s'agit d'une compression située au-dessous du plexus et agissant à la fois sur plusieurs troncs du membre.

Il restera enfin à préciser la variété de paralysie radiculaire qui se présente. On verra si elle est totale ou partielle, du type supérieur ou inférieur.

Dans certains cas il sera précieux pour le traitement de pouvoir découvrir la cause réelle de la paralysie.

Traitement. — Il est recommandé d'utiliser les anti-névralgiques divers dans les cas où les douleurs constituent une indication spéciale. Le véritable traitement consistera à employer les courants électriques avec régularité et grande persévérance.

Il va de soi que la chirurgie est à même de rendre de grands services, dans les cas où la paralysie est due à une compression susceptible d'être supprimée par l'intervention.

PARALYSIE RADIALE

Historique. — La paralysie radiale fut longtemps indistincte dans l'ensemble des paralysies du membre supérieur. La première observation serait due à Ménard en 1828. Depuis, de nombreux auteurs se sont occupés de cette paralysie. Signalons : Erb, Chapoy, Landry, Vulpian et Déjerine, Panas, Duchenne, Boyer, Tranchant, etc., etc.

Étiologie. — Le nerf radial peut se trouver paralysé dans des conditions diverses. Il est parfaitement admis aujourd'hui qu'une lésion cérébrale corticale, très limitée, peut produire la paralysie des extenseurs. Certaines destructions localisées des cornes médullaires antérieures peuvent aboutir au même résultat. Mais dans la grande majorité des cas, la lésion est périphérique : la paralysie radiale de la clinique journalière est la *paralysie du nerf radial.* C'est elle que nous aurons surtout en vue.

Les causes susceptibles d'intervenir dans la production isolée de la paralysie du nerf radial, appartiennent à deux grandes catégories : elles sont d'ordre local ou général.

Les causes *ordre général* sont certainement de moindre importance. Toutefois il faut savoir qu'il est nécessaire de compter parfois avec elles.

Les intoxications peuvent produire la paralysie radiale. On sait avec quelle fréquence sont atteints les extenseurs dans le saturnisme. L'étude de cette variété appartient surtout aux notions communément exposées sur les complications nerveuses de l'intoxication par le plomb. S'agit-il d'une lésion centrale ou périphérique, d'une altération organique ou de manifestations hystériques surajoutées ? C'est ce qu'il est difficile de décider, au moins pour la totalité des cas observés. Rappelons que l'intégrité du muscle long supinateur est un excellent signe distinctif de ces paralysies.

Au cours de l'alcoolisme, on peut parfois observer des paralysies radiales, rarement isolées d'ailleurs.

La paralysie du nerf radial peut s'observer au cours des infections. C'est ainsi que plusieurs observations relatent le rôle actif de maladies diverses, telles que rhumatisme articulaire aigu, typhus exanthématique, dothiénentérie etc. Comme intermédiaire entre les causes générales et locales on peut citer le froid dont le rôle, difficile à classer pathogéniquement, semble cependant se rapprocher de celui des influences locales.

Par son étude sur le rôle des compressions dans la genèse des paralysies radiales, Panas (1871) a montré que beaucoup de cas mis sur le compte du froid devaient, en fait, être rapportés à des causes traumatiques. Il semble toutefois indéniable que beaucoup de cas sont uniquement du ressort du refroidissement.

Le travail de Chapoy, donne de nombreux exemples, favorables à cette conclusion. Beaucoup de malades de cette catégorie sont d'ailleurs des rhumatisants, et Richet admettait que chez eux, en particulier, le froid intervenait par compression indirecte, en provoquant le gonflement des tissus fibreux du voisinage (canal ostéo-fibreux du radial).

Il nous reste à énumérer les causes traumatiques, *à action directe*, de beaucoup les plus importantes.

Les plaies intéressant la région du nerf radial sont rarement compliquées de section complète de ce nerf. Le plus souvent il y a destruction partielle de ses fibres ou contusion de voisinage.

Les chocs survenus sur le membre supérieur peuvent entraîner la paralysie radiale en provoquant au niveau du nerf un heurt susceptible de l'endommager. Tels sont les cas observés à la suite de l'action de projectiles divers, de coups de bâton, d'éclats d'obus. G. de Fleury a observé un cas de paralysie radiale chez un malade qui, pour toute lésion, portait à la partie postérieure et externe du bras une cicatrice de trois millimètres environ, produite par la chute sur un silex, lequel avait produit une plaie absolument insignifiante et tout à fait superficielle. (*Bulletin et Mém. Société d'anat. et de physiol. de Bordeaux 1900.*)

On a signalé la paralysie radiale à la suite d'injections d'éther au niveau du bras.

C'est indiscutablement à la compression qu'il faut rapporter la majorité des cas de paralysie du nerf radial. Cette compression peut être accidentelle ou professionnelle. Panas a montré le rôle capital des positions prolongées dans lesquelles le nerf se trouve comprimé entre le corps et son point d'appui. C'est ce qui survient si souvent dans les sommeils profonds, ceux de l'ivresse en particulier, dans lesquels le sujet s'endort, appuyé sur son membre supérieur, dans une posture amenant la pression du nerf contre le sol ou même le plan du lit, posture que prolonge l'inconscience absolue de certains sommeils particulièrement profonds (ivresse, grande fatigue, etc.).

Enfin certaines habitudes professionnelles peuvent réaliser des compressions assez assimilables aux précédentes. C'est ainsi que les cochers russes qui s'endorment les rênes enroulées autour du bras sont souvent paralysés des extenseurs (Brenner). Brachon (1866) a fait la même observation pour les porteurs d'eau de Rennes, qui se servent de lourds récipients dont le transport nécessite le passage du bras dans l'anse de soutien. Même remarque a été faite pour les individus garrottés ou porteurs de chaînes, pour les infirmes se servant de béquilles mal conditionnées (Hérard-Laféron).

Quant aux paralysies radiales des nouveau-nés dues à des compressions obstétricales, elles sont rares, ce mode de traumatisme produisant en général des paralysies multiples du membre supérieur.

Symptômes. — La paralysie radiale débute de diverses façons. Dans certains cas de compression à action rapide, le malade sent des fourmillements, des picotements aboutissant à une sensation continue d'engourdissement progressif.

Dans les cas où la compression s'exerce de façon particulièrement lente, le début est parfaitement silencieux.

Enfin, dans beaucoup de cas, les prodromes subjectifs font absolument défaut, le malade constatant purement et simplement à son réveil la paralysie toute constituée dont il est atteint.

Elle se caractérise par la perte des fonctions motrices du radial, et en particulier par l'inertie des extenseurs. Le filet moteur du triceps naissant assez haut sur le trajet nerveux principal, on n'observera la perte des fonctions de ce muscle qu'assez rarement, dans les cas de compression axillaire par exemple (paralysie des béquilles). Les autres muscles sont en général pris en masse. Toutefois il faut noter l'existence de paralysies partielles : on a pu ainsi observer l'intégrité du long supinateur seul (Chapoy).

Pour se rendre compte des troubles moteurs observés dans la paralysie radiale ordinaire, il faut se rapporter à quelques notions anatomiques essentielles.

Quels sont, à l'état normal, les fonctions des muscles innervés par le radial ?

Les radiaux externes et le cubital postérieur sont extenseurs et abducteurs de la main sur l'avant-bras. Les supinateurs sont rotateurs du radius dans le sens qu'indique leur nom. L'extenseur commun étend les phalanges sur le métacarpe. Le long abducteur du pouce place le pouce en abduction, la main en abduction et supination. Le long et le court extenseur du pouce étendent sur le carpe les phalanges du pouce et leur métacarpien.

Que ces diverses fonctions soient abolies par paralysie du nerf qui a sous sa dépendance les muscles correspondants, il en résulte une attitude de l'avant-bras et de la main très caractéristique : on a le tableau classique de la paralysie radiale.

Les doigts sont fléchis dans l'intérieur de la main ; la main est fléchie, à angle droit sur l'avant-bras, elle est en pronation, l'avant-bras est fléchi.

Le malade est manifestement impuissant à corriger par l'effort volontaire cette attitude vicieuse. Si nous lui demandons de relever la main, les doigts, de faire mouvoir latéralement sa main placée sur une surface résistante, il ne peut y parvenir.

Si, l'avant-bras étant en pronation et en flexion sur le bras, nous essayons de vaincre cette flexion en tirant le segment vers l'extension, et en recommandant au malade de résister de toutes ses forces, dans tous les cas où le long supinateur sera paralysé, ce qui est la règle, nous n'observons pas la saillie produite sous la peau par la tension de ce muscle en contraction.

Le malade ne peut écarter le pouce des autres doigts, même si on a mis le pouce en extension.

Dans la paralysie isolée du nerf radial, les fléchisseurs sont naturellement intacts, toutefois on observe un peu de faiblesse dans leur contraction ; ils peuvent-même à la longue s'altérer de façon assez sérieuse. Cela tient à ce que ces muscles sont inactifs et relâchés par rapprochement de leurs points d'insertion.

L'examen électrique des muscles des malades doit être toujours pratiqué ; on voit d'ailleurs, le plus souvent, les résultats qu'il fournit concorder avec les vues pronostiques que l'étiologie et l'évolution permettent à elles seules de formuler.

Il existe des cas légers (et c'est le plus grand nombre) où l'excitabilité électrique reste normale ou à peine diminuée. D'autres fois le nerf est profondément touché, l'atrophie musculaire indéniable, et l'on note la réaction de dégénérescence.

Dans le premier cas, la paralysie est éphémère ou de courte durée : on voit les muscles reprendre progressivement leur tonicité. Dans les cas graves, au contraire, la paralysie traîne en longueur et peut s'accompagner de troubles trophiques. On peut alors noter la tumeur dorsale du carpe.

Un dernier point de l'examen clinique nous reste à élucider. Quel est l'état de la sensibilité dans la paralysie de ce nerf mixte qu'est le nerf radial ?

Parfois on observe une anesthésie des plus nettes souvent aussi on note l'absence complète de tout trouble sensitif. Comment expliquer cette dernière particularité ? Il est infiniment probable que l'explication est fournie par le phénomène bien connu aujourd'hui de la sensibilité récurrente. Certains auteurs, Grasset entre autres, jugent qu'il n'est pas toujours nécessaire de recourir à l'influence de cette sensibilité récurrente ; ils pensent que dans certains cas, le froid par exemple, peut annihiler les voies de conductibilité motrice seules, en respectant les filets sensitifs.

Diagnostic. — La partie essentielle du diagnostic consiste à bien reconnaître la paralysie radiale, à dégager cette affection des phénomènes plus ou moins analogues, observés au niveau de l'avant-bras et de la main. Secondairement, il convient d'en reconnaître la cause et de préciser le siège de la lésion causale.

La première partie est en général facile. On pourra, par l'examen quelque peu attentif, reconnaître les attitudes vicieuses et déformations de la main dues à des rétractions fibreuses ou à des organisations cicatricielles. L'examen de l'état des fléchisseurs et des muscles que respecte la paralysie radiale fera éviter l'erreur avec les paralysies des autres nerfs de l'avant-bras. Quant aux atrophies musculaires progressives, il suffira de noter le début par les interosseux et les muscles des éminences thénar et hypothénar, les commémoratifs si spécialement insidieux, pour que l'erreur soit impossible.

En général, la recherche de la cause de la paralysie radiale s'établira facilement avec l'examen des circonstances qui ont précédé l'apparition des phénomènes morbides. On notera le plus souvent le froid ou la compression. Mais dans certains cas tout commémoratif de ce genre fera défaut : la paralysie sera survenue lentement et aura respecté les supinateurs. Ces caractères, joints à l'étude des autres manifestations d'intoxication coïncidant dans l'organisme, feront reconnaître la *paralysie saturnine*.

Chez certains sujets, il faudra tenir compte de la possibilité de manifestations paralytiques *hystériques* : la soudaineté ordinaire du début, l'anesthésie cutanée, la recherche des divers stigmates mettraient sur la voie du diagnostic.

Il faut enfin savoir où siège la lésion qui entraîna la paralysie radiale.

Nous avons vu que certaines lésions de l'écorce cérébrale pouvaient amener des paralysies des extenseurs. On notera alors d'autres signes d'altération cérébrale et on se servira utilement de l'examen électrique.

Quant aux paralysies d'origine médullaire, elles sont tout à fait rares et ne s'observent guère qu'au début d'affections chroniques dont la lésion est primitivement très limitée aux cornes antérieures.

Traitement. — Le traitement chirurgical peut souvent être de grande utilité : on aura recours à lui pour faire cesser certaines compressions par l'ablation de l'agent comprimant. En cas de section complète du nerf, on pourra, semble-t-il, recourir à la suture nerveuse, opération, en somme, bénigne, et souvent suivie de bons résultats.

Quant au traitement médical, il se réduit, à part quelques indications spéciales précisées par la nature de la paralysie, au traitement électrique. Il faudra instituer, d'une façon très régulière et assidue, les applications de courants suivant les règles ordinairement prescrites.

Comme complément de ce traitement, le massage semble particulièrement indiqué chaque fois que la paralysie n'est pas grave et définitive.

PARALYSIE DU NERF MÉDIAN

Étiologie. — Ce sont des paralysies rares qui succèdent aux traumatismes, — surtout quand ils portent sur le radius et l'humérus et que ces os ont été fracturés — à la section du nerf, à sa compression et à sa distension. Les processus néoplasiques, les névrites toxiques et infectieuses (surtout la puerpérale) doivent être souvent incriminées.

Symptômes. — Ils dépendent du niveau où le médian est lésé. Si c'est au poignet ou un peu au-dessus, nous aurons la déformation si caractéristique de la main, qu'on a appelée « main de singe », main type Aran-Duchenne. C'est qu'en effet, à la main, le médian innerve :

Le court abducteur qui porte le pouce en avant et en dedans et qui est donc adducteur (Testut) du pouce et non abducteur ;

L'opposant qui porte le pouce en avant et en dedans et lui imprime en même temps un mouvement de rotation (Testut) en vertu duquel la face palmaire du pouce s'oppose à la face palmaire des quatre autres doigts ;

Le court fléchisseur (sa portion externe seulement) qui est congénère des deux autres ;

Les deux lombricaux externes.

Qu'il vienne maintenant à être paralysé, nous aurons forcément comme conséquence une attitude nouvelle du pouce. Celui-ci, en effet, sera attiré en arrière par la prédominance du long extenseur, lequel n'est pas innervé par le médian et demeure intact. Le premier métacarpien se met sur le même plan que les autres et effectue un mouvement de rotation sur son axe longitudinal, en sens opposé à celui que lui fait exécuter le court fléchisseur et l'opposant. Une déformation particulière de la main en résulte : c'est la main de singe déjà décrite à propos de l'amyotrophie type Aran-Duchenne (voy. fig. 99).

Quant aux deux lombricaux externes, il semble qu'ils ne soient que peu touchés d'ordinaire, car leur atteinte ne se révèle guère en clinique.

Les causes de paralysies qui siègent plus haut que le poignet auront une symptomatologie qui variera avec le niveau de la lésion. Au bras, en particulier, tous les filets du médian seront touchés : aux muscles de la main, il faudra joindre ceux de l'avant-bras, tels que rond pronateur, grand palmaire, petit palmaire, qui sont des muscles pronato-fléchisseurs de l'avant-bras et de la main ; le long fléchisseur commun superficiel des doigts et du pouce qui fléchissent la deuxième phalange sur la première, la main sur l'avant-bras, celui-ci sur le bras ; les deux faisceaux du long fléchisseur commun profond des doigts.

Si ces muscles se paralysent, la flexion des doigts ne s'accomplira plus que par l'intermédiaire des interosseux (nerf cubital) qui fléchissent la première phalange sur la main, en étendant les deux autres ; on ne pourra donc plus fléchir les deuxième et troisième phalanges. Quant aux muscles fléchisseurs de la main sur l'avant-bras, il n'en demeure plus qu'un d'intact, c'est le cubital antérieur, innervé par le nerf cubital ; or c'est un adducto-fléchisseur. Enfin il n'y a plus de pronation de la main (paralysie des muscles pronateurs).

Tels sont les troubles moteurs dans la paralysie du nerf médian ; on voit qu'ils diffèrent beaucoup de ceux que nous avons décrits au chapitre « Paralysie radiale ». Plus grandes sont les analogies en revanche entre les deux affections, si on vient à considérer les symptômes non paralytiques. Ici, comme là-bas, nous trouverons des *réactions électriques* en rapport avec la gravité de la paralysie (voy. Paralysie radiale). Les *troubles sensitifs* non plus ne sont pas absolument rares, le nerf médian étant un nerf mixte ; leur distribution répond exactement à la distribution périphérique, tronculaire du médian, c'est-à-dire que l'anesthésie ou quelquefois l'hyperesthésie occuperont les deux tiers externes de la paume de la main, la face palmaire des trois premiers doigts et la moitié externe du quatrième, la face dorsale des deux dernières phalanges des deuxième et troisième doigts et la moitié externe du quatrième.

On a signalé aussi des troubles trophiques et vaso-moteurs : état lisse de la peau, glossy-skin, pemphigus, chute des ongles, pigmentations, troubles sudoraux, cyanose (Oppenheim).

Pour le **pronostic et le traitement**, voir Paralysie radiale.

PARALYSIE DU NERF CUBITAL

Étiologie. — Les processus locaux peuvent venir léser le nerf cubital à différents niveaux. Au bras, il s'agit surtout de compression du nerf par un cal (fracture de l'extrémité inférieure de l'humérus) ; plus bas, au coude, la compression légère mais persistante, telle qu'elle peut survenir dans le sommeil, a pu être souvent invoquée. Au poignet, à la main, on trouvera souvent un traumatisme sérieux, contusion, piqûre, morsure, section à l'origine du mal.

Parmi les causes d'ordre général, citons l'alcoolisme, la grippe (Déjerine), la dothiénentérie, la syphilis très souvent, la lèpre, les néoplasmes.

Symptômes. — Ils s'expliqueront en étudiant l'innervation du nerf cubital ; celui-ci actionne :

Le cubital antérieur qui est fléchisseur et adducteur de la main.

Le faisceau *interne du fléchisseur profond*, dont les deux portions fléchissent les troisièmes phalanges des 3e et 4e doigts sur les deuxièmes, celles-ci sur les premières ; les phalanges sur le métacarpe et l'avant-bras.

Les interosseux qui fléchissent la première phalange des doigts et étendent les deux autres ; ils impriment aussi aux doigts des mouvements de latéralité.

Les deux lombricaux internes, qui fléchissent la première phalange et étendent les deux autres.

L'éminence hypothénar ;

Enfin dans l'éminence thénar, *l'adducteur du pouce* et une partie du *court fléchisseur*.

Ces muscles étant paralysés, les interosseux et lombricaux internes qui devraient fléchir la première phalange et étendre les deux autres, ne pourront plus effectuer cette fonction ; alors prédominera l'action du muscle fléchisseur superficiel (médian) qui fléchit directement la deuxième phalange sur la première. Nous aurons donc une *griffe;* mais une griffe *partielle;* l'index et le médius ayant leurs deux lombricaux (médian) intacts, l'action de ces lombricaux (extension de la deuxième phalange sur la première) contre-balancera, pour les deux doigts et dans une certaine mesure, l'action de fléchisseur commun superficiel. Ils seront donc un peu ou pas fléchis, tandis que l'annulaire et le petit doigt le seront beaucoup ; on ne pourra les étendre. On notera la perte des mouvements de latéralité des doigts et, à cause de la paralysie des muscles de l'éminence hypothénar, une réduction au minimum de la motilité du petit doigt. Du côté de l'éminence thénar, l'atteinte du muscle adducteur du pouce empêche l'opposition de ce dernier à la base du petit doigt. La flexion de la main est possible, mais seulement l'abducto-flexion, à cause de la paralysie du cubital antérieur.

Comme dans la paralysie du médian et du radial, on pourra avoir ici des troubles *trophiques* (atrophie musculaire, etc.) et *vaso-moteurs*, des troubles *sensitifs* particulièrement fréquents, consistant en douleurs, hyperesthésie et surtout anesthésie localisées naturellement au territoire cutané du nerf. C'est dire qu'on les constatera à la face interne de la paume et du dos de la main et du petit doigt, à la face interne du quatrième doigt, à la face interne et dorsale de la première phalange du troisième doigt. C'est là, on le voit, le territoire cutané total du nerf cubital; il ne sera pas forcément atteint dans sa totalité et on pourra constater des troubles sensitifs limités à l'éminence hypothénar ou au petit doigt.

Pour les réactions électriques, voir la Paralysie radiale.

PARALYSIE DU NERF PHRNIQUE

Étiologie. — La paralysie du nerf phrénique joue un rôle prédominant dans les troubles respiratoires qui viennent quelquefois compliquer certaines infections (diphtérie) ou certaines intoxications (saturnine, arsénicale, alcoolique). Ce sont là des paralysies de cause générale.

Il en est aussi de cause locale. Celles qui sont déterminées par une affection pleuro-péritonéale, une tumeur médiastine ou cervicale ont une indépendance clinique moins nette et un intérêt séméiologique moindre. Le neurologiste devra attacher toute son attention aux paralysies phréniques qui manifestent une destruction progressive des centres moteurs du diaphragme, dans la moelle cervicale ou des paires rachidiennes (3e et 4e) qui en émanent. Il les rencontrera principalement dans les hémorragies intra-médullaires, la pachyméningite cervicale hypertrophique, dans les myélites cervicales, aiguës ou chroniques, dans les poliomyélites aiguës, subaiguës ou chroniques, la sclérose latérale amyotrophique, la syphilis spinale, enfin dans le groupe d'affections qui ressortissent au syndrome compression de la moelle (fracture et luxation de la colonne vertébrale, tumeurs de la moelle et des méninges, cancer vertébral, mal de Pott). On notera que dans une maladie aussi fréquente que l'ataxie locomotrice progressive et qui compte tant de manifestations respiratoires, les lésions du phrénique ne jouent pour ainsi dire aucun rôle.

Symptômes. — Le signe capital, c'est la *dyspnée*, peu marquée au repos, ne consistant qu'en tachypnée légère. Elle devient intense par l'effort, et excessive s'il survient une lésion de l'appareil respiratoire, pneumonie, broncho-pneumonie. Le malade évite de marcher, de courir, le plus souvent d'ailleurs la maladie causale, dont la paralysie phrénique n'est qu'un symptôme, l'aura plus ou moins condamné à l'immobilité et le trouble respiratoire sera seulement marqué à l'occasion de fonctions physiologiques nécessitant un grand effort musculaire (phonation, expectoration, toux, défécation, miction). Dans les cas graves, et ils sont de beaucoup les plus fréquents, quand la paralysie phrénique est bilatérale, la dyspnée est horriblement pénible, même au repos; la respiration devient de moins en moins complète, les échanges respiratoires réduits à un taux insuffisant et l'asphyxie survient.

A l'examen du malade, on note pendant l'inspiration une *dépression* de l'épigastre et des hypocondres, ou bien de la dilatation, de la saillie anormales : le malade *avale son ventre*. C'est que le diaphragme, ne se contractant pas, n'exerce plus sa pression inspiratoire sur les viscères abdominaux.

Inversement, pendant l'expiration, ces mêmes régions se soulèvent, les viscères abdominaux, surtout le foie, s'abaissent. A l'auscultation, on trouve une diminution appréciable dans l'intensité du murmure vésiculaire, diminution qui ne prend d'importance véritable que dans les paralysies unilatérales, parce qu'alors la différence de la respiration dans le côté sain et dans l'autre est très marquée.

Tous ces signes objectifs, sauf la diminution d'intensité du murmure vésiculaire, sont très effacés dans les paralysies phréniques unilatérales.

Pronostic. — Le pronostic de cette affection n'est jamais bon; il est cependant moins défavorable dans les névrites que si elles dépendent d'une lésion organique du névraxe.

Diagnostic. — Il est à faire surtout avec les troubles hystériques qui simulent assez bien la paralysie du phrénique; mais la paralysie de la névrose n'est pas continue; son début brusque, succède souvent à une émotion; il y a d'autres signes d'hystérie, enfin il suffira de détourner pendant quelques instants l'attention du malade, de lui faire lire par exemple un journal, pour percevoir très nettement des reprises momentanées de la respiration diaphragmatique.

L'usage du laryngoscope, l'absence des signes objectifs abdominaux permettront d'éliminer les troubles respiratoires laryngés, si fréquents en neuropathologie.

Les dyspnées d'origine cérébrale, méningée, bulbaire, se reconnaîtront à leurs caractères particuliers et aux signes des affections causales.

Traitement. — On donnera du mercure, si on est autorisé à soupçonner une origine syphilitique ; l'électricité, la strychnine ont été vantées aux cours des paralysies polynévritiques ; les inhalations d'oxygène prolongeront un peu la vie des malades dans les cas à asphyxie rapide.

PARALYSIE DU NERF SCIATIQUE

Étiologie. — Elle diffère un peu selon que la paralysie frappe tout le sciatique ou seulement une de ses branches, sciatique poplité externe et sciatique poplité interne.

Pour déterminer une paralysie du nerf sciatique en sa totalité il faut une compression excessive (Déjerine) par fracture ou tumeur du bassin ou du fémur, ou une piqûre (injection sous-cutanée), ou encore, naturellement, une section du nerf. On a invoqué aussi les processus qui détruisent les centres spinaux du nerf (poliomyélite aiguë de l'enfant ou de l'adulte, lésions de la queue de cheval); il est clair que dans ces cas la paralysie, tout en restant souvent phénomène initial, ne forme plus l'élément capital du tableau clinique et que les amyotrophies, les troubles sphinctériens, les douleurs ont une importance au moins égale. Il ne s'agit plus là cliniquement de paralysies du nerf sciatique. Restent enfin les infections et les intoxications dont le rôle n'est pas douteux.

Les paralysies partielles sont beaucoup plus fréquentes que les paralysies totales du nerf sciatique ; elles frappent le sciatique poplité interne ou l'externe. Elles relèvent d'une façon générale des mêmes causes que les paralysies totales ; toutefois l'infection et surtout l'intoxication ont ici une importance de tout premier ordre. On connaît l'action nocive du plomb et de l'alcool sur les nerfs périphériques et la fréquence de ces névrites toxiques en général bilatérales. Parmi les infections, notons surtout la puerpérale ; les névrites puerpérales, maintenant mieux connues, ont une prédilection pour le sciatique poplité externe, elles succèdent tantôt à une application de forceps, à une compression des racines du sciatique par la tête du fœtus, tantôt et le plus souvent, il s'agit d'une véritable paralysie par névrite infectieuse, bien dénommée névrite puerpérale. Quelques auteurs vont plus loin, et admettent que toutes les infections utérines et utéro-annexielles pourraient devenir des causes de paralysie sciatique. Le froid devrait être incriminé souvent (Landouzy) dans certaines formes de sciatique-névrite grave; mais ici la paralysie est précédée de tout son cortège de phénomènes douloureux et trophiques; elle n'est véritablement plus le fait isolé et prédominant, mais la complication. Enfin, comme pour la paralysie totale du sciatique certaines myélopathies (lésions de la queue de cheval, tabes) devraient entrer en ligne de compte.

Symptômes. — Nous n'insisterons pas sur la paralysie totale du grand nerf sciatique : c'est véritablement une rareté clinique. Ici le pied, la jambe sont entièrement paralysés et à la cuisse aussi les fléchisseurs de la jambe, c'est-à-dire tous les muscles qui au membre inférieur ne dépendent ni du crural, ni de l'obturateur. Toute la motilité du membre est compromise : seule persiste l'extension de la jambe sur la cuisse à cause de l'intégrité des muscles extenseurs (nerf crural). La marche est possible grâce à ces derniers, dans certains cas seulement, il est vrai, et à l'aide de béquilles. A chaque pas, le membre inférieur est projeté en avant, la cuisse et la jambe sont transformées en une tige rigide par l'action des muscles de la région antérieure de la cuisse; ce sont de véritables échasses.

Plus importantes sont les paralysies partielles. Le nerf sciatique poplité externe innerve surtout :

Les péroniers latéraux qui sont extenseurs, abducteurs et rotateurs en dehors du pied.

Le jambier antérieur, qui est fléchisseur, adducteur et rotateur en dedans du pied.

L'extenseur commun des orteils, qui en plus de ses congénères, étend la première phalange des orteils.

L'extenseur propre du gros orteil qui étend la première phalange du gros orteil.

Quand ces muscles viennent à être paralysés, la prédominance appartient aux muscles de la partie postérieure de la jambe, surtout au triceps sural (sciatique poplité interne). Celui-ci étend fortement le pied, dont la partie antérieure tombe en avant (équinisme) et en porte la plante en dedans (pied en varus), position vicieuse qui pourra être fixée ultérieurement par des adhérences secondaires. La marche alors ne devient pas impossible; mais par suite de l'absence de flexion du pied sur la jambe, sa pointe traîne par terre et le malade ne pourra éviter cet inconvénient, qu'en soulevant à chaque pas très haut la jambe, en *steppant*.

Comme dans les autres paralysies, on peut noter ici des troubles sensitifs et objectifs, ces derniers s'étendant plus ou moins dans le domaine du sciatique poplité externe ; on trouve l'anesthésie dans la région antéro-externe de la jambe, dorsale du pied et des orteils. Les troubles trophiques et vaso-moteurs, les réactions électriques ne présentent pas ici d'intérêt particulier.

Le sciatique poplité interne innerve :

Le triceps sural qui étend le pied sur la jambe ; en élevant le talon, ce muscle élève le corps tout entier et « constitue ainsi un des agents essentiels de la marche ».

Le jambier postérieur, extenseur, adducteur et rotateur en dedans du pied.

Les fléchisseurs des orteils dont chaque portion ou faisceau fléchit la première phalange des orteils sur le pied et étend le pied sur la jambe.

Les interosseux qui fléchissent la première phalange et étendent les deux autres.

Quand il y a paralysie du sciatique poplité interne, les orteils ne se trouvent plus sous l'influence des interosseux, alors leur première phalange se renverse sur la face dorsale du pied, tandis que les deux autres se mettent nettement en flexion dorsale : c'est une véritable griffe des orteils. L'extension du pied sur la jambe ne se fait plus ; c'est dire que la marche est impossible ou à peu près. Les troubles sensitifs, très inconstants, se localisent à la plante du pied et à la face postéro-inférieure de la jambe.

SEPTIÈME PARTIE

TROUBLES TROPHIQUES ET VASO-MOTEURS

SEPTIÈME PARTIE

TROUBLES TROPHIQUES ET VASO-MOTEURS

HÉMIATROPHIE ET HÉMIHYPERTROPHIE FACIALES PROGRESSIVES

HÉMIATROPHIE FACIALE

Étiologie. — L'hémiatrophie faciale s'observe de huit à vingt ans, quelquefois avant. Sans parler du traumatisme facial, elle succède tantôt à des processus infectieux généraux ou locaux, dothiénentérie, érysipèle, diphtérie, otorrhée, tantôt à des affections nerveuses, telles que névralgie de la cinquième paire, épilepsie, chorée, hémiplégie infantile, syringomyélie unilatérale (Brissaud) tic convulsif (Oppenheim), psychoses.

Pathogénie. — C'est un trouble trophique, d'origine nerveuse, de l'avis de tous les auteurs ; mais tandis que pour les uns il faudrait incriminer un trouble dynamique ou une lésion des nerfs cérébro-spinaux, de la cinquième paire (Virchow, Mendel), du ganglion de Gasser ou des autres nerfs faciaux (Morat) quand le processus dépasse la sphère du trijumeau, ou encore une syringomyélie bulbo-protubérantielle (Brissaud), il y aurait surtout trouble dans le domaine du sympathique pour les autres. Déjerine et Mirallié parlent, dans un cas, de paralysie des filets sympathiques provenant de la région cervicale de la moelle épinière ; l'ablation des ganglions cervicaux du sympathique, pratiquée contre l'épilepsie, détermine en effet, dans le jeune âge, un arrêt de développement de la face. On a aussi accusé l'infection locale (Mœbius).

Symptômes. — Au début, paraît à la face une plaque brune ou décolorée, érythémateuse ; puis, sous cette plaque, le derme ne tarde pas à s'amincir et à s'indurer,

L'atrophie ne se limite pas au tégument et gagne ensuite le tissu cellulaire sous-cutané, les muscles et les os sous-jacents. A ce moment, la peau du visage prend, du côté atteint seulement, un aspect cicatriciel, aminci ; la joue a perdu son relief normal, le nez, l'orbite, la moitié correspondante des lèvres sont diminués de volume ; les dents tombent et aussi les cils ; même les régions profondes ne sont pas épargnées ; il y a souvent hémiatrophie des muscles masticateurs, des muscles de la langue et du voile du palais. Du côté de l'œil, on a noté de la mydriase, le signe d'Argyll-Robertson. De tout cela résulte un aspect caractéristique et souvent hideux du visage ; l'asymétrie est ordinairement frappante et le côté rapetissé, aminci, souvent marqué de pigmentations variées, fait un rude contraste avec l'autre moitié, bien proportionnée, de la figure.

Les malades se plaignent quelquefois de douleurs, de fourmillements à la face ; d'autres fois ils ont de la vraie névralgie faciale ou une sensation désagréable de « masque de caoutchouc ». La sensibilité objective est rarement touchée. L'évolution est lente, progressive, mais bénigne ; quelquefois l'autre côté se prend et il y a double hémiatrophie. Une paralysie d'un nerf cranien, la sclérodermie en plaques, sont des complications rares.

Le **traitement** de cette affection est nul.

HÉMIHYPERTROPHIE FACIALE

Elle a été signalée quelquefois et serait plus souvent congénitale qu'acquise. Sabrazès et Cabannes en font une anomalie par excès dans le développement de la face. On a voulu aussi la faire dépendre d'un vice de conformation du poumon fœtal : il y aurait alors gêne de la circulation en retour, et consécutivement de l'ectasie vasculaire, de l'hypertrophie et de l'hypergenèse de la face, etc.

SCLÉRODERMIE

Définition. — Nous irons un peu plus loin que les auteurs qui qualifient cette maladie de troubles dus à une structure anormale de la peau et du tissu cellulaire sous-cutané. Il nous semble, en effet, que les données de l'histologie pathologique nous permettent d'en dire plus et de poser, comme le faisaient déjà Gaucher et Barbe en 1897, la définition suivante de la sclérodermie. C'est une affection caractérisée par l'induration de la peau, « la transformation fibreuse du derme et même des tissus sous-jacents ». De cette façon, la définition anatomique, plus précise, rejette les problèmes au chapitre vraiment obscur, celui de la pathogénie.

Étiologie. — Les malades ont de vingt à quarante ans, et ce sont surtout des femmes. On a pourtant signalé des cas de sclérodermie chez des enfants de deux ans. Nous n'insisterons pas sur des causes banales, toujours invoquées ; le froid, le traumatisme, la grossesse, la menstruation. Plus intéressants sont l'arthritisme concomitant ou antécédent (Gaucher), l'influence des névropathies, des émotions. On a noté la sclérodermie au cours du tabes (Méry), à la suite de paralysie infantile (Hallion). Les infections enfin, la lèpre (Zambacco), joueraient un rôle.

Anatomie pathologique. — C'est une fibrose cutanée marquée par un stade d'hypertrophie, le plus souvent suivi d'un stade d'atrophie, la prolifération embryonnaire étant ici, comme ailleurs, le plus souvent suivie de rétraction et d'organisation. Au microscope, on note une prolifération énorme du tissu conjonctif et élastique de la peau, contrastant avec la disparition du tissu adipeux sous-cutané, l'atrophie plus ou moins grande des papilles, des glandes et des poils. Les muscles et les os sous-jacents à la peau ne sont pas épargnés ; eux aussi, ils s'atrophient. On peut noter des troubles articulaires à caractère nettement nerveux. Mais le fait dominant, c'est l'existence de lésions vasculaires, surtout artérielles ; les artérioles cutanées, en effet, sont d'abord rétrécies (Leredde et Thomas) ; puis l'infiltration embryonnaire se fait, l'endartère s'épaissit et la lumière du vaisseau est réduite à une simple fente ou obturée par un thrombus ; il y a aussi de la périartérite. En somme, ce sont des lésions banales d'artérite chronique (Leredde et Thomas). Cette sclérose vasculaire, d'ailleurs, ne se limite pas toujours à la peau, mais s'étend aux viscères, et le cœur, le rein, le cerveau sont touchés dans nombre d'observations. Signalons enfin les lésions nerveuses qui, nous le verrons, joueront un grand rôle dans l'interprétation pathogénique de cette affection, lésions qui sont d'ailleurs loin d'être constantes : sclérose des nerfs cutanés, névrite périphérique, atteinte de la moelle (Arnozan). Dans le cas connu de Sacquet et de Saint-Germain, il y avait formation de petites cavités dans l'axe gris de la moelle cervicale, de l'atrophie granulo-pigmentaire des cellules dans la colonne de Clarke.

La description macroscopique des lésions sera placée plus loin.

Pathogénie. — Il y a plusieurs théories pathogéniques en présence. La théorie *vasculaire* se base sur la prédominance et la presque constance des lésions artérielles qui préexisteraient aux troubles nerveux, la concordance topographique remarquable, surtout dans la sclérodermie en bandes, des foyers scléreux et des trajets vasculaires, la concomitance enfin de signes d'arthritisme, de scléroses viscérales.

La théorie *infectieuse* a de nombreux partisans. Sans parler de la lèpre (Zambacco) dont le rôle est contesté, il est permis de penser, dans certains cas, à une infection cutanée, localisée ou généralisée, infection dont nous ne connaissons d'ailleurs ni la porte d'entrée, ni l'agent causal. Besnier, à propos de l'observation fréquemment citée de Brocq et Veillon (un cas de sclérodermie chez un enfant tuberculeux) pose précisément, avec des arguments dignes d'être pris en considération, cette théorie infectieuse. La majorité des auteurs penche, cependant, vers une *théorie nerveuse* du mal, vers la trophonévrose, et tendent à faire de la sclérodermie une dermato-névrose (Leloir). Sans parler, en effet, de la concomitance d'autres troubles nettement névrotrophiques, maladie de Raynaud, hémiatrophie faciale (Hallopeau, Grasset), érythromélalgie, hémiatrophie linguale (Charcot), amyotrophie, il faut tenir compte de la fréquence des altérations nerveuses, soit du système cérébro-spinal, soit, comme le veut Brissaud, du graud sympathique. Raymond a mis sa grande autorité au service de la thèse nerveuse, insistant surtout, et avec raison, sur le mode de répartition symétrique de la sclérodermie qui souvent suit nettement le trajet d'un nerf, sur la coexistence du vitiligo, des troubles vasomoteurs et sudoraux.

Leredde et Thomas, enfin, dans leur remarquable communication, font intervenir une *auto-intoxication* de nature vraisemblablement thyroïdienne.

Symptômes. — On décrit une forme diffuse et une forme circonscrite de sclérodermie. Quelle que soit la forme, elle est bilatérale et cela dès le début; les cas unilatéraux (Kaposi, Hutchinson, etc.) sont des raretés. Tout d'abord, le malade se plaint de sensations subjectives pénibles, élancements, onglée, crampes, fourmillements, asphyxie locale et en général troubles vasomoteurs variés. Puis se produit, quelle que soit la forme clinique, un œdème résistant de la peau qui se manifeste sous forme de taches irrégulières, de traînées plus ou moins nettes, de stries, le tout localisé au visage, au cou et particulièrement aux mains. Ces foyers se fondent en une nappe scléreuse, s'il s'agit de forme diffuse, ou au contraire demeurent en l'état dans les sclérodermies circonscrites, suivant même souvent, nous l'avons dit, le trajet d'un nerf. Peut-être même, pour ce qui est de la distribution topographique, y aurait-il lieu de reviser certaines observations du point de vue de la métamérie spinale du professeur Brissaud.

Quelle que soit la localisation du début, on assiste en général à une évolution progressive fort lente, durant des mois et des années; la phase d'atrophie s'accentue de plus en plus, et nous arrivons au moment le plus caractéristique de l'évolution morbide. La peau, dans les régions atteintes, est alors mince, lisse, tendue, plus ou moins transparente même; on note de la pigmentation, du vitigilo, des taches brunes ou blanches; la consistance en est dure, ligneuse. On ne peut désormais mobiliser le tégument sur les plans sous-jacents, ni le plisser. La face, en particulier, quand elle est atteinte, perd toute mobilité : le nez est raccourci et effilé, les lèvres sont amincies et tirées, les paupières immobiles, toute la physionomie paraît figée, « en cire », selon une comparaison plus ou moins juste. La mimique n'est pas seule perdue; il y a une difficulté souvent énorme pour l'élocution et la mastication. Au thorax, le manque de souplesse de la peau peut entraver sérieusement la respiration.

Si les lésions progressent, on voit l'affection franchir les limites du derme et du tissu cellulaire sous-cutané ; il se produit alors des atrophies musculaires, des rétractions musculaires avec induration et contraction musculaire (Ball), des lésions ostéo-articulaires. Pareil tableau se voit surtout dans la scléro-dactylie qui peut constituer une des localisations de la forme diffuse, ou constituer des cas isolés circonscrits. Ici on verra une diminution souvent considérable des doigts raidis, rétractés et surtout amincis ; la dernière phalange pourra même disparaître totalement, résorbée, ou étranglée par un processus scléreux annulaire ; la maladie de Raynaud enfin viendra quelquefois compliquer le tout.

Nous venons de décrire la forme lente de la sclérodermie diffuse ; il y en a des formes plus rapides et aboutissant plus souvent à la guérison.

Dans les formes circonscrites en bandes, en plaque ou morphée, en stries, etc., la sclérodermie présente les mêmes caractères capitaux que dans la forme diffuse. Seule la morphée se distingue par sa couleur, blanche au centre et nettement lilas à la périphérie, son siège au cou, sur les reins, les cuisses, l'abdomen, et surtout sa curabilité.

Rappelons pour terminer qu'on a décrit une sclérodermie des muqueuses.

En général, l'affection conduit à la mort par cachexie, par infection intercurrente, souvent par lésion concomitante, et peut-être causale, du système nerveux. Les complications, maladie de Raynaud, hémiatrophie faciale, etc., ont été signalées déjà dans les précédents paragraphes.

Traitement. — Il y a une indication capitale, c'est de prévenir l'affaiblissement progressif du malade ; aussi emploiera-t-on une médication tonique sans oublier les douches et le massage, la galvanisation ; l'iodure de potassium ou de sodium a été vanté comme antiscléreux ; on a donné du salol et des antiseptiques de l'intestin. Dans un cas de sclérodermie localisée aux mains et aux pieds, j'ai obtenu le résultat le plus encourageant par l'alimentation lacto-végétarienne, l'antipyrine à hautes doses et les bains hydro-électriques. Mais ce n'est là qu'une observation isolée, et il existe dans la littérature des cas de guérison avérée de sclérodermie circonscrite aux extrémités.

ÉRYTHROMÉLALGIE

Dénommée par Weir Mitchell (1878), l'érythromélalgie a été vue pour la première fois par Duchenne (de Boulogne) et bien décrite par Lannois (1880). Elle est caractérisée « par des accès douloureux siégeant aux extrémités, et s'accompagnant de gonflement et de coloration des téguments ». Cette définition ne préjuge rien de sa nature, qui a été discutée ; nous verrons, quand nous en exposerons la pathogénie, qu'il s'agit, comme pour le zona, d'un symptôme bien plus que d'une maladie.

Étiologie. — L'érythromélalgie frappe les adultes et les adolescents de sexe masculin ; un cas de Baginski se rapporte à un enfant de six ans. Le tempérament nerveux, le froid, les fatigues favorisent certainement la maladie, mais le rôle principal appartient tantôt aux infections, syphilis, rhumatisme articulaire aigu, tantôt et plus souvent aux maladies nerveuses concomitantes, hémiplégie, atrophie musculaire, tumeur cérébrale (Eulenburg), polynévrite, hystérie et autres névroses.

Pathogénie. — La maladie manifeste l'atteinte primitive quelquefois, secondaire le plus souvent, des centres vaso-moteurs ou de leurs rameaux efférents. La plupart des auteurs en font une névrose angio-paralytique des centres vasculaires spinaux (corne latérale) et des ganglions sympathiques vaso-constricteurs, d'où excitation des vaso-dilatateurs (Cavezzani, Brazzi), il y aurait épuisement des centres. Ils se fondent principalement pour affirmer la nature dynamique de l'érythromélalgie sur l'insignifiance des lésions constatées à l'autopsie. Ainsi comprise, elle s'opposerait à la maladie de Raynaud que nous étudierons plus loin et qui serait, elle, une névrose angio-spastique.

D'autres auteurs en revanche, tout en lui assignant une origine spinale, la font dépendre de véritables lésions de la substance rise centro-postérieure (Eulenburg, syndrome de Grasset).

Quel que soit d'ailleurs le processus morbide à incriminer, c'est la localisation topographique qui est capitale et qui commande le symptôme, car elle se trouve expliquer non seulement la production de l'érythromélalgie au cours d'états pathologiques divers de l'axe gris spinal, mais aussi la concomitance d'autres troubles vaso-moteurs et trophiques, tels que l'hyperhydrose, la maladie de Raynaud (Potain), etc.

Naturellement, l'atteinte des nerfs vasculaires qui émanent de ces centres vaso-moteurs peut être incriminée dans certains cas.

Symptômes. — Le début se fait par les membres inférieurs, rarement par les membres supérieurs ou la face. Le malade se plaint d'abord de *douleurs* qui, commençant au gros orteil, peuvent s'étendre à la plante du pied ; ce sont des fourmillements, des sensations de déchirure ou d'écrasement, quelquefois une brûlure atroce. Ce qu'il faut retenir, c'est qu'il s'agit d'abord d'*accès* d'une durée de quelques minutes à une heure, entrecoupés de longues rémissions ; ces accès se prolongent quelquefois beaucoup, au point de ne laisser alors au malade que peu de répit. La station debout, les pressions, la chaleur, la marche surtout augmentent ou provoquent les souffrances, celles-ci sont calmées par le froid et la station horizontale.

Bientôt la douleur se complique de *rougeur* et de *tuméfaction*. La peau des orteils, surtout de l'extrémité des orteils, devient rouge pourpre, les veines dilatées se dessinent ; aux mêmes points se perçoit un œdème, une tuméfaction souvent des plus nettes ; la température y est de 2°-3° plus élevée que dans les régions voisines des taches rouges. On a vu quelquefois la rougeur et la tuméfaction, après avoir recouvert tout le pied, gagner la cuisse, les fesses.

A côté de ces deux symptômes capitaux, signalons des poussées congestives du côté de la face, au moment des accès (céphalée, vertige, bourdonnements d'oreille, syncope), de la congestion papillaire. En général les signes d'une maladie nerveuse concomitante s'ajoutent à ce tableau.

L'érythromélalgie peut guérir, surtout quand elle est de nature hystérique ; dans les cas moins bénins, de longues périodes de douleurs constitueront une véritable torture pour le malade.

Diagnostic. — On ne confondra pas cette maladie avec l'acroparesthésie (Putnam, Sinkler, Schultz). Elle ressemble, il est vrai, à l'érythromélalgie, ainsi que d'ailleurs à la maladie de Raynaud, par l'intensité des troubles sensitifs dans certains cas. Mais contrairement à ce qui a lieu pour l'érythromélalgie, ce sont surtout les femmes qui sont atteintes. Les accès de picotements, de fourmillements surviennent régulièrement à la même heure et le plus souvent *la nuit* quand la malade vient de s'endormir. Enfin ici on ne constate pas surtout de troubles vaso-moteurs, cyanose, élévation locale de la température, gonflement œdémateux qui sont si caractéristiques de l'érythromélalgie.

Tandis que l'érythromélalgie est le plus souvent symétrique, le doigt mort des brightiques est unilatéral ; le phénomène coïncide avec un ou plusieurs des signes du petit brightisme.

On pourrait à la rigueur, confondre l'érythromélalgie avec certains œdèmes nerveux, en particulier l'œdème circonscrit de Quincke, l'œdème dystrophique de Schlesinger. Ceux-ci surviennent — par accès de plus ou moins longue durée, consécutivement à des lésions encéphaliques (Brown-Séquard, Charcot) ou spinales, au cours de névroses. Seulement ici, s'il y a des œdèmes, il n'y a pas de douleur ; les troubles ne sont pas localisés aux extrémités, mais se rencontrent en un point quelconque du corps, même sur des muqueuses. C'est ainsi qu'on peut voir quelquefois apparaître, simultanément sur plusieurs points du corps des plaques d'œdème de 15-12 centimètres, se détachant en rouge sur la peau.

Traitement. — On essayera la psychothérapie dans les formes hystériques ; contre les autres nous disposons de la glace appliquée localement, des courants faradiques ; des analgésiques à l'intérieur.

MALADIE DE RAYNAUD

La maladie de Raynaud, asphyxie locale, ou gangrène symétrique des extrémités n'est connue que depuis le travail de Maurice Raynaud (1862).

Étiologie. — Elle frappe les adultes femmes, rarement les enfants. Les infections et intoxications ont été relevées souvent dans les antécédents des malades, en particulier la tuberculose, la syphilis, la grippe, la dothiénentérie, la lèpre, l'alcoolisme, le diabète, l'anémie, l'ergotisme, la néphrite (Debove). L'influence des maladies nerveuses est plus grande encore et nous trouvons la gangrène symétrique des extrémités chez des hystériques, des épileptiques, des aliénés ; dans le tabes, la syringomyélie, le goitre exophtalmique, etc.

Pathogénie. — D'après une première opinion, qui est d'ailleurs celle de Maurice Raynaud, il s'agirait d'une névrose. L'irritabilité anormale des centres vaso-moteurs de l'axe gris spinal donne lieu à de la vaso-constriction dans les extrémités, les mains principalement. Cette irritabibilité des centres dépendrait elle-même d'une cause excitante externe, froid, menstrues, émotions ; il y aurait là un véritable réflexe vasculaire.

Pour Vulpian aussi il y aurait action réflexe ; seulement l'arc réflexe est bien moins étendu que ne le suppose Maurice Raynaud ; il aurait pour centre les ganglions sympathiques juxta-vasculaires.

Actuellement on ne peut plus admettre ces interprétations. Toute altération, dynamique ou organique, peut être incriminée, pourvue qu'elle touche le centre vaso-moteur spinal (centre de Grasset), ou peut-être les fibres qui en émanent (névrites digitales de Pitres et Vaillard) ; aussi la maladie de Raynaud est-elle plus souvent symptomatique qu'elle ne revêt les allures d'une entité nosologique, et on s'explique les comparaisons que les auteurs ont toujours établies entre cette manifestation morbide et l'érythromélalgie.

Symptômes. — Cliniquement, il y a deux phases de la maladie, l'une étant une aggravation de l'autre ; la première *d'asphyxie locale* des extrémités, la deuxième de *gangrène* ; celle-ci peut faire défaut. C'est toujours une affection symétrique.

Dans la première phase, surtout caractérisée par des accès très passagers, l'un des doigts ou la main entière, subitement, sans cause, devient blanc mat, cireux et se refroidit ; la sensibilité, sauf peut-être la sensibilité thermique, s'émousse ou disparaît ; le tout dure de quelques minutes à quelques heures. C'est la syncope locale des auteurs : il n'y a plus de sang en effet, dans le territoire refroidi, comme on peut s'en rendre compte en piquant le doigt.

Quand il y a stase veineuse, les extrémités ne sont plus blanches, mais bleuâtres ou violettes. En même temps, les phénomènes vaso-moteurs se compliquent de douleurs (brûlures, élancements). La fin de l'accès est souvent marquée par une réaction douloureuse ; la main devient chaude, il y a des fourmillements, de l'onglée. C'est cette forme qu'on a nommée « l'asphyxie locale. »

Pendant les accès, on peut noter de la petitesse (Louis) et de la rapidité du pouls, des poussées congestives encéphaliques, de la congestion papillaire

L'une ou l'autre des formes, qui d'ailleurs souvent se succèdent chez une même malade, peuvent s'aggraver et conduire la malade à la deuxième phase, ou phase de gangrène des extrémités. Ce qui la rend possible, c'est ce fait que les troubles vasculaires s'installent à demeure. Les mains prennent un aspect caractéristique : elles deviennent lilas ou rouges, puis noires et marbrées, surtout au bout des doigts. Des érosions apparaissent sur les phalangettes qui se cicatrisent plus ou moins nettement ; elles succèdent à des phlyctènes. Celles-ci peuvent d'ailleurs ne pas crever, surtout chez les enfants, et se dessécher en laissant des croûtelles qui finissent par tomber ; à leur place on voit un état lisse et rosé de la peau (M. Raynaud). Les douleurs ne manquent pas ; elles consistent en fourmillements, en brûlures qui, par leur intensité et leur persistance, peuvent atteindre le moral du malade ; en tout cas, elles causent de l'insomnie, et s'accompagnent de troubles gastriques.

Les troubles de la calorification sont constants, il y a abaissement local de la température de 2 à 3 degrés. La sensibilité objective est quelquefois intacte ; plus souvent, il y a de l'anesthésie qui peut être dissociée.

Quand les phénomènes que nous venons de décrire se prolongent, la peau des doigts prend un aspect parcheminé ; elle se raccornit. Le doigt est comme momifié (Raynaud) et il s'en détache d'épaisses pellicules.

Les mêmes manifestations peuvent se produire aux orteils, au nez, aux pommettes, au talon, au coccyx.

La maladie de Raynaud évolue quelquefois en un à deux mois : c'est la forme rapide. Le plus souvent la cicatrisation ne se fait pas si vite, et c'est alors la forme lente : les accès sont bénins et entrecoupés de longues rémissions. Le pronostic *quoad vitam* est bon.

Diagnostic. — La *cyanose congénitale* est permanente et il n'y a pas de douleurs ; la *gangrène sénile* occupe une plus grande étendue que la maladie de Raynaud ; sa progression est centripète, les battements artériels sont arrêtés au-dessous du foyer gangrené. La *gangrène de l'ergotisme* a pour elle son étiologie et les signes d'ergotisme concomitants.

Traitement. — On donnera des toniques, des analgésiques contre la douleur. La galvanisation de la moelle et du sympathique pourra être utile.

MAL PERFORANT

Le mal perforant (Vésigné d'Abbeville) est caractérisé par une ulcération bien limitée, occupant les extrémités ou les moignons, ulcération peu douloureuse, tendant à progresser des zones cutanées aux zones profondes, et causée ou entretenue par une névrite.

Cette dernière proposition est de toute importance : elle résume l'idée actuelle que l'on se fait du mal perforant, lequel trouve aujourd'hui sa place dans tous les traités de neurologie, avec la signification bien établie d'un trouble trophique.

Nélaton décrivit pour la première fois de façon complète cette affection, en 1852. Il eut le mérite de poser, de toutes pièces, la symptomatologie du mal perforant ; aussi les auteurs ont-ils peu ajouté aux règles qu'il avait posées, au moins au point de vue de la pure clinique. Les travaux se sont au contraire multipliés sur la genèse et la pathogénie de la maladie. Dans cet ordre d'idée nous devons signaler les publications de Follin, Sédillot, Tillaux, Duplay et Morat ; Fournier et Ménétrier firent connaître le mal perforant des tabétiques syphilitiques ; Barthélémy l'étudia chez les paralytiques généraux, Puel, Kirmisson, chez les diabétiques.

Chipault a, récemment, et à plusieurs reprises, donné du mal perforant des descriptions d'un réel intérêt.

Étiologie. — Le mal perforant est surtout une affection de l'adulte et du sexe masculin.

Les prédispositions généralement mises en cause dans l'étiologie des troubles trophiques sont ici tout à fait négligeables. Aujourd'hui, le mal perforant apparaît comme la manifestation d'une névrite. Ce sont donc les causes de cette névrite que nous devons rechercher : nous les trouverons en passant successivement en revue les causes d'altération des troncs nerveux, que cette cause porte sur leurs extrémités terminales, sur leurs troncs mêmes, ou sur les centres qui leur donne naissance.

Au niveau des terminaisons cutanées, diverses plaies et ulcérations, les brûlures, les gelures, l'onyxis, peuvent être le point de départ de l'affection.

Sur le trajet même des nerfs, toute cause susceptible de produire la destruction anatomique ou physiologique des fibres peut créer un mal perforant. Le nerf a été contusionné fortement, blessé, ou totalement sectionné; il a été comprimé lentement par une tumeur voisine, d'origine osseuse ou vasculaire.

Enfin, dans beaucoup d'affections des centres nerveux, nous voyons le mal perforant survenir à titre d'accident, et si fréquemment parfois, qu'il devient presque un symptôme habituel de certaines myélopathies. Il en est ainsi dans le tabes, la syringomyélie, la paralysie spinale aiguë, la maladie de Friedreich, la paralysie générale et les compressions de la moelle.

Voilà pour les maux perforants d'origine locale ; il faut ranger à côté d'eux toute une série de cas, cliniquement analogues, mais relevant d'une cause générale, toxique, infectieuse, ou dyscrasique.

Tels sont les maux perforants des alcooliques, des empoisonnés par le mercure ou les chromates, ceux des lépreux, ceux des diabétiques.

Ces considérations suffisent à nous montrer la diversité des manifestations du mal perforant. Le tableau sera évidemment différent chez un tabétique, qui compte ce trouble trophique parmi une foule d'autres infirmités et chez un sujet ayant subi une contusion nerveuse. Nous allons donner du mal perforant une description d'ensemble, générale, visant le symptôme en lui-même, sans tenir compte de la cause qui l'a produit. Nous indiquerons ultérieurement les particularités se rapportant aux principales variétés étiologiques.

Symptômes. — Le siège du trouble trophique nous occupera tout d'abord. On a décrit des maux perforants siégeant en dehors des extrémités (œsophage, trachée, valvules du cœur, etc.). Nous ne saurions nous occuper de ces localisations plus qu'exceptionnelles, et dont la nature intime n'est peut-être pas assimilable à celle de l'affection que nous étudions.

Le vrai mal perforant est une maladie des extrémités : il siège parfois aux mains, beaucoup plus souvent aux pieds et à la plante des pieds. Nous décrirons le *mal perforant plantaire*, celui que l'on rencontre tous les jours, et qu'il est indispensable de connaître.

L'ulcération peut occuper le dos ou le bord latéral du pied ; mais cela n'est guère vrai que pour les pieds difformes, qui reposent sur le sol par des parties normalement privées de tout frottement. La règle est de voir le mal apparaître à la plante, au niveau de l'une des extrémités du 1er ou du 5e métatarsien. On peut le voir occuper le talon, ou la face plantaire du gros orteil.

Si nous assistons, chez un même sujet, à l'évolution d'un mal perforant typique, nous verrons se dérouler les étapes suivantes.

C'est d'abord un durillon qui apparaît, durillon banal en apparence, sans caractère propre, si ce n'est qu'il est absolument indolore. Les couches épidermiques qui le recouvrent tombent et se reproduisent continuellement et cela pendant fort longtemps.

Mais bientôt sous la couche cornée se forme une petite cavité séreuse pleine d'un contenu jaunâtre. Celui-ci ne tarde pas à s'écouler au dehors, par une fistulette qui grandit de jour en jour, au point de laisser bientôt, par destruction de tout l'épiderme, l'ulcération caractéristique, le vrai mal perforant.

Cette ulcération est de dimensions variables : en moyenne elle a la circonférence d'une pièce de 1 franc. Caractère important, elle est toujours nettement circonscrite, de forme généralement circulaire, parfois plus ou moins elliptique. Le fond de l'ulcération est irrégulier, hérissé de petites fongosités sanguinolentes ou grisâtres. Les bords en sont constitués par une couche épidermique, épaisse, jaunâtre, d'aspect corné. La plaie sécrète, en petite abondance, une mucosité jaunâtre, sanguinolente, parfois assez nettement purulente. Le malade n'éprouve aucune douleur spontanée ; en outre, on peut piquer l'ulcère, le brûler, l'explorer en tout sens, sans éveiller la moindre sensation pénible.

Souvent l'évolution s'arrête là. Mais les malades mal soignés, particulièrement ceux qui ne laissent pas au repos leur membre malade, voient généralement les désordres s'accentuer. L'ulcération progresse en profondeur, et arrive jusqu'aux os qui finissent eux-même par se dépouiller de leur périoste et par laisser échapper, par nécrose, de petites aiguilles osseuse. Parfois l'affection progresse encore, traverse le pied de part en part, vient se faire jour à la face dorsale : ce sont alors de grosses pertes de substances, très difficiles à réparer ; des morceaux d'os volumineux, des métatarsiens entiers s'éliminent. Mais les désordres sont généralement moins accusés.

La description ne doit pas se borner à l'ulcère seul. Il est de grande importance de se rendre compte de l'état des parties voisines. Celles-ci sont rarement saines. En fait, on y constate, presque infailliblement des signes de névrite.

C'est ainsi que les téguments sont généralement anesthésiques autour de l'ulcère, et parfois suivant un vaste territoire, remontant parfois fort haut le long des troncs nerveux.

De plus, la peau devient particulièrement sèche et se fendille, les ongles s'altèrent et tombent. Les poils poussent en abondance. Les tissus sous-cutanés sont durs et empâtés. Il y a des sueurs locales, de l'atrophie musculaire. On a noté les arthropathies des petites articulations voisines.

Avec du repos et de la propreté on obtient le plus souvent une cicatrisation, lente et peu durable, il est vrai, mais généralement complète. Dans ces cas heureux, on voit la guérison s'effectuer progressivement, par bourgeonnement du fond de l'ulcère. Mais si nous savons que l'ulcère peut guérir, nous ne devons pas oublier que rarement c'est pour longtemps : la récidive est à peu près invariablement la règle.

L'évolution que nous venons de signaler peut se modifier du fait de l'infection de la plaie : alors apparaissent des érythèmes et les lymphangites, parfois des suppurations articulaires ou des accidents, particulièrement graves, de névrite aiguë ascendante.

Diagnostic. — Il est généralement facile, en tant que simple constatation du mal perforant. Les hygromas suppurés des bourses accidentelles de la plante du pied évoluent de façon aiguë, avec douleur, rougeur, chaleur locales.

Les fistules consécutives aux suppurations osseuses ou articulaires sont de petites dimensions : leur évolution montre nettement qu'elles ne sont que consécutives à une lésion profonde.

Enfin l'épithélioma de la plante est plus surélevé, plus dur à la pression. Il ne suppure guère, mais saigne continuellement.

Là où le diagnostic devient plus délicat et beaucoup plus intéressant, c'est quand le mal perforant étant constaté, on s'efforce de rechercher son origine et sa nature.

C'est ainsi qu'il faudra, savoir reconnaître le mal perforant tabétique, que sa fréquence et son importance signalent tout d'abord. C'est un accident souvent précoce, survenant avant l'incoordination motrice. Il est surtout phalango-phalanginien. Son développement, parfois symétrique, se fait par un durillon, plus rarement par une phlyctène.

Le mal perforant des diabétiques aurait une tendance marquée à l'hémorragie; à côté de l'ulcération s'observeraient fréquemment des plaques de sphacèle.

Le mal perforant consécutif aux lésions des troncs nerveux débute le plus souvent par une phlyctène. Il y a sur le membre de l'anesthésie en botte. La cicatrice qui ferme la plaie en cas de guérison est bleuâtre et fort mince.

Il faut ici dire quelques mots du *mal perforant palmaire*. Il est le plus souvent consécutif aux lésions des nerfs du membre supérieur; plus rarement, il est symptomatique d'une lésion des centres nerveux. Sa caractéristique est de ne pas avoir de siège de prédilection et d'affecter, indifféremment, telle ou telle partie de la main.

Enfin, il existe des maux perforants des moignons; leur siège presque exclusif est au point de pression de l'appareil orthopédique qu'ils portent.

Anatomie pathologique. — L'examen histologique de l'ulcère en lui-même, ne donne guère de résultats intéressants. Ce sont des lésions inflammatoires banales de dermite très accusée qu'on constate avec, dans les cas étendus, des périostites et des ostéites suppurées.

Ce qu'il faut retenir, c'est qu'il y a de la névrite. Les nerfs du membre sont absolument dégénérés, surtout vers leur terminaison. Il s'agit de névrite mixte, à la fois interstitielle ou parenchymateuse.

On a noté également l'athérome des artères des membres, mais cela est beaucoup moins constant.

Pathogénie. — Après beaucoup d'interprétations diverses sur la nature intime du mal perforant, on s'accorde presque universellement à le considérer comme l'exprèssion d'une lésion nerveuse dont l'origine peut être aux centres eux-mêmes ou sur les troncs périphériques. De causes diverses, mais toujours de même nature, la névrite se constitue, et sur le territoire du nerf malade, au même titre que les modifications épidermiques unguéales et pileuses, se fait, par trouble nutritif, l'ulcération qu'est le mal perforant.

L'esprit de cette conception varie un peu chez les partisans de la théorie mécanique pour qui le fait essentiel, primitif, est la mortification épidermique produite par les pressions répétées sur les extrémités. Dans ces conditions le durillon est le fait capital, la cause première, et ce ne serait que secondairement, par lésion de voisinage en quelque sorte, que s'observerait la dégénérescence des nerfs.

Ce qui semble aujourd'hui vraiment logique, c'est d'admettre, au moins pour les cas d'origine centrale et pour ceux consécutifs aux lésions des troncs eux-mêmes, une influence primitivement nerveuse, une altération nutritive des téguments, sur lesquels, mais à titre adjuvant, les pressions répétées et les traumatismes viendront faire éclore l'ulcération.

Traitement. — Les opérations radicales, telles que l'amputation, sont absolument contre-indiquées. Elles sont suivies souvent de récidive sur le moignon, ce qui rend inutile le sacrifice du membre.

Le vrai traitement est le repos. Le malade gardera le lit jusqu'à complète cicatrisation, et une fois guéri, évitera toute fatigue du membre atteint.

L'antisepsie continuelle de la plaie met à l'abri des infections secondaires et constitue une indication formelle.

MYXŒDEME

Le myxœdème ou cachexie pachydermique, est une distrophie caractérisée surtout par une infiltration muqueuse ou mucoïde du tégument et, en particulier, de la face. La maladie, sous la dépendance d'une atrophie du corps thyroïde, évolue vers un état terminal d'inertie organique généralisée et de déchéance psychique connue sous le nom de cachexie myxœdémateuse.

Gull, en 1873, décrivit le premier les symptômes myxœdémateux chez les femmes adultes. En France, Charcot et Thaon, publièrent la première observation chez un malade du sexe masculin. Reverdin, en 1882, Kocher, en 1883, firent connaître le myxœdème opératoire, c'est-à-dire des troubles, analogues à ceux du myxœdème vulgaire, observés à la suite de la thyroïdectomie. Kocher désigna cette variété sous le nom de cachexie strumiprive.

Dès 1877, Ord avait affirmé le rapport des atrophies thyroïdiennes avec la cachexie pachydermique. Les nombreuses expériences pratiquées sur le singe par Schiff, Weiss, Horsley, vinrent dans la suite faire la preuve de cette assertion aujourd'hui universellement acceptée.

Enfin, en 1880, Bourneville étudiant le myxœdème de l'enfance, montra les caractéristiques de cette nouvelle variété qu'il appela idiotie myxœdémateuse.

Ce rapide aperçu historique a plus qu'un intérêt chronologique : il nous montre que la question que nous abordons n'est pas une. Il suffit, semble-t-il, à convaincre de l'existence de plusieurs myxœdèmes, et non d'un seul.

Le myxœdème chirurgical est évidemment distinct du myxœdème médical, et celui-ci est différent chez l'adulte et chez l'enfant.

Nous verrons plus loin qu'il existe des myxœdèmes où les troubles intellectuels classiques font défaut, d'autres où les signes sont au complet, mais à peine esquissés.

Nous donnerons une première description du myxœdème vulgaire de l'adulte, après quoi nous passerons en revue les autres formes de cette même maladie.

Symptomatologie. — L'examen du malade, ou mieux, de la malade adulte, comprend deux parties très distinctes et également importantes : il y a lieu d'abord de considérer les modifications somatiques, purement physiques qu'a subies le sujet : il faut ensuite se rendre compte de l'état de ses fonctions psychiques.

Le seul fait de regarder attentivement le malade fournit déjà de précieux renseignements. La face est bouffie, le cou est énorme. La peau qui les recouvre est d'une coloration jaune blanchâtre, très spéciale : elle est sèche, souvent squameuse ; les poils y font défaut ; les cheveux se font de plus en plus rares. Le visage arrondi dans son ensemble, le nez aplati, la bouche entr'ouverte réalise le type de la face « en pleine lune ». Le masque est immobile et stupide. La muqueuse buccale est épaissie et décolorée.

La palpation du tégument donne une sensation très spéciale : il est épais, induré, non dépressible. Au cou, la recherche méthodique de la glande thyroïde reste souvent sans résultats en raison de l'épaississement des tissus : l'organe a disparu en général, ou a considérablement perdu de ses dimensions. On peut, plus rarement il est vrai, trouver l'organe hypertrophié. Cette augmentation de volume peut d'ailleurs n'être que temporaire : elle a alors la signification d'un stade préatrophique.

Il n'est pas rare de voir les mains envahies par l'épaississement cutané que nous venons de décrire au cou et au visage. Elles ne portent point de poils ; les ongles sont épais, durs, fendillés ; leur chute est assez fréquente. On peut observer de la cyanose de la peau.

Ces mêmes modifications peuvent se rencontrer au tronc, mais cela est plus rare.

Il faut explorer avec soin les aisselles et les creux sus-claviculaires, dans l'espoir d'y rencontrer des masses pseudo-lipomateuses très fréquentes chez les myxœdémateux, et d'une sérieuse valeur diagnostique.

Le malade se plaint souvent de douleurs dans les membres et de névralgie occipitale.

Il lui arrive assez souvent d'avoir de petites hémorragies : il a des vertiges, des bourdonnements d'oreille, une continuelle sensation de froid.

Les troubles intellectuels sont profonds et, comme les troubles physiques que nous venons de décrire, lentement progressifs. Le myxœdémateux éprouve une sensation de fatigue musculaire continuelle qui le rend paresseux et craintif du moindre effort. Il est somnolent, hébété, redoute les questions et s'isole volontiers. Les nuits sont mauvaises et peuplées de cauchemars. La mémoire s'affaiblit sans cesse, la parole est lentement débitée et avec une intonation particulièrement rauque.

Tout cela évolue avec une grande lenteur, mais de façon nettement progressive cependant. La marche des diverses infirmités physiques et intellectuelles conduit à un état de déchéance profonde. Non seulement la peau durcit, devient coriace et écailleuse, mais énerve les viscères qui ralentissent leur fonctionnement. La température s'abaisse, le pouls se ralentit, les sécrétions cutanées et rénales se tarissent.

En même temps l'hébétude atteint son apogée : le malade, véritablement abruti, paraît vivre dans un état plus voisin du sommeil que de la vie active.

La mort peut survenir sans complications du fait de cette cachexie progressive ; il n'est pas rare de voir l'infiltration du tégument disparaître peu avant la terminaison fatale.

Souvent la maladie prend fin par des accidents pulmonaires ou rénaux, parfois par des accidents cérébraux avec coma.

Formes cliniques. — Nous avons déjà dit que le myxœdème n'était pas toujours identique au tableau que nous venons de tracer, lequel ne s'applique guère qu'à la généralité des cas rencontrés chez l'adulte.

Nous devons en effet maintenant signaler le myxœdème de l'enfant, puis nous mentionnerons quelques variétés remarquables par l'agencement spécial des symptômes, ou le caractère des conditions étiologiques.

Le myxœdème de l'enfant c'est l'*idiotie myxœdémateuse* de Bourneville. Chez un enfant nouvellement sevré, fils le plus souvent d'alcoolique ou de tuberculeux, apparaissent des symptômes, constituant dans l'ensemble un tableau très voisin de celui déjà décrit chez l'adulte. Ce qui imprime à cette variété sa caractéristique, c'est l'âge du sujet que la maladie surprend avec des organes physiques encore en puissance de développement, avec une intelligence à peine ébauchée. Il n'y a donc plus altération d'organes physiques et intellectuels parachevés comme chez l'adulte, mais arrêt au début de leur évolution vers le développement définitif.

Comme chez l'adulte nous trouvons la boursouflure de la face et du cou, le visage « en pleine lune », l'épaississement dur de la peau, les masses pseudo-lipomateuses ; mais, en outre, la taille reste au-dessous de la normale. A trente ans, le myxœdémateux infantile ne mesure guère qu'un mètre de hauteur.

Les organes génitaux ne se développent que peu : chez la femme l'augmentation de volume des seins, l'élargissement des hanches ne se produit point à l'époque de la puberté. Les malades restent généralement d'un caractère assez facile, mais leur paresse est très accentuée et leur compréhension, comme leurs diverses manifestations psychiques, singulièrement lente. Ce sont généralement de petits mangeurs et d'opiniâtres constipés. Ils sont le plus souvent en hypothermie continuelle (aux environs de 34°), et très susceptibles au froid extérieur.

Ils peuvent parvenir à un âge assez avancé et sont même susceptibles d'un peu de perfectionnement intellectuel. Ils ont les poumons faibles, et c'est souvent par une maladie de ces organes que se termine leur existence.

Les particularités étiologiques mettent en évidence une variété importante de myxœdème, le myxœdème opératoire, ou *cachexie strumiprive*, consécutive aux ablations chirurgicales du corps thyroïde.

La moitié environ des cas de thyroïdectomie seraient suivis de myxœdème, et celui-ci s'observerait à la suite des opérations même partielles. Ce myxœdème opératoire ne se distingue cliniquement par aucun caractère spécial, mais il est habituel de ne pas le voir s'accompagner de lésions perceptibles à l'autopsie.

Il ne faut pas croire que le myxœdème de l'adulte, comme celui de l'enfant, soit invariablement composé des mêmes manifestations cliniques à un même degré et en nombre égal.

D'abord, certains myxœdémateux présentent tous les symptômes habituels de la maladie, mais avec une intensité très faible. Les troubles cutanés, viscéraux et pyschiques sont, dans certains cas, réduits à leur minimum : ce sont les myxœdèmes frustes de Thibierge.

Dans d'autres cas, les signes existants ont toute la netteté et l'intensité habituelles mais le tableau est incomplet : certains stigmates manquent. Tels sont les myxœdèmes sans arrêt de développement sexuel, sans agénésie et sans aucun trouble intellectuel. Brissaud en rapporte plusieurs cas, dont trois ayant trait aux père, fils et fille d'une même famille. Il donne de cette singularité une explication encore hypothétique sur laquelle nous aurons à revenir à propos de la pathogénie.

Anatomie pathologique. — La lésion du corps thyroïde est l'altération essentielle du myxœdème En fait, on observe que cette glande a souvent complètement disparu, surtout dans l'idiotie myxœdémateuse. Souvent, chez l'adulte en particulier, il n'y a que de l'atrophie, amenée, comme le microscope le montre clairement, par l'étouffement des éléments nobles de la glande au milieu d'une sclérose interstitielle très serrée.

Les tissus sous-cutanés sont infiltrés partout de mucine ; on retrouve des éléments embryonnaires accumulés autour des glandes sudoripares et sébacées des appareils pileux. La couche graisseuse sous-cutanée est notablement hyperplasiée.

Les os du crâne sont atrophiés et mal joints ; dans l'idiotie myxœdémateuse, la fontanelle antérieure se retrouve béante même aux autopsies de sujets âgés.

La substance cérébrale est blanchâtre, tremblotante, presque translucide : l'aspect des circonvolutions est celui d'un cerveau de nouveau-né.

Étiologie. — Le myxœdème vulgaire survient très ordinairement dans les environs de la trentaine et principalement chez la femme : l'atteinte de l'homme est cependant loin d'être exceptionnelle comme Charcot s'est attaché à le démontrer.

Il faut tenir compte de l'influence possible de la goutte, du diabète, du rhumatisme, de l'alcoolisme et de la tuberculose que l'on retrouve parfois dans les antécédents héréditaires des myxœdémateux. On a invoqué l'action des troubles menstruels, des grossesses, des lactations prolongées et répétées, sans que cette influence soit vraiment démontrée.

Le plus souvent la lésion thyroïdienne est simple, primitive, idiopathique au moins en apparence : mais il faut cependant savoir que toutes les inflammations phlegmasiques de la glande, toutes les thyroïdites aiguës peuvent se terminer par l'atrophie cicatricielle de la thyroïde, et aboutir ainsi indirectement au myxœdème.

Pathogénie. — La pathogénie du myxœdème tient tout entière dans cette proposition : c'est une maladie causée par l'abolition des fonctions de la glande thyroïde, par la suppression, quelquefois anatomique, toujours physiologique de cet organe.

C'est là une vérité qui ne demande plus à être démontrée. La clinique, l'anatomie pathologique, l'expérimentation sur les animaux en ont fait exactement la preuve.

Ce qui est singulièrement moins précis c'est l'interprétation du mécanisme d'après lequel, la glande thyroïde étant fonctionnellement supprimée, les signes myxœdémateux arrivent à se produire.

Le corps thyroïde élabore-t-il à l'état normal une substance spéciale, destructive de poisons habituels de l'organisme ? Dans ce cas le myxœdème serait le résultat des désordres produits par ces poisons laissés en liberté par l'absence de cette action antitoxique de la thyroïde.

Si l'on songe aux bons résultats fournis par l'opothérapie thyroïdienne, c'est-à-dire par l'ingestion de substance thyroïdienne si l'on admet que ce traitement agit en fournissant au jour le jour une suppléance artificielle à l'organe qui manque, on sera plutôt de l'avis de la majorité des auteurs qui pensent que le corps thyroïde élabore une substance utile, indispensable au fonctionnement normal des divers appareils, et dont la suppression serait la cause du fonctionnement défectueux de l'organisme qui en est privé.

Un point reste à éclaircir. Pourquoi certains malades, vraisemblablement porteurs de corps thyroïdes très atteints, présentent-ils tous les signes du myxœdème, à l'exception des troubles d'agénésie et des troubles intellectuels ?

Brissaud propose l'explication suivante : les glandes de Gley, éléments parathyroïdiens anatomiquement isolés chez les animaux, conserveraient leur équivalent chez l'homme sous forme d'un épithélium confondu avec les autres éléments de la glande, mais distinct cependant par une résistance, une grossièreté de conformation spéciales. A la destruction de ces éléments parathyroïdiens avec le reste de la glande ressortiraient les cas ordinaires de myxœdème accompagnés de troubles intellectuels et d'agénésie. Mais, si l'on admet que le processus destructif de la glande puisse se systématiser de façon à respecter ces éléments parathyroïdiens, on pourrait vraisemblablement trouver là une explication de ces anomalies qui constituent les myxœdèmes où l'on observe l'intégrité des fonctions psychiques. En un mot, étant donnés deux éléments distincts dans le corps thyroïde, les éléments thyroïdiens proprement dits et les éléments parathyroïdiens, la lésion des premiers seuls amènerait les signes habituels du myxœdème, sauf ceux qui trahissent la déchéance psychique : ce serait, proprement, le myxœdème thyroïdien. Que la lésion, au contraire englobe tout l'organe sans rien respecter, les fonctions psychiques seraient également malades : ce serait le myxœdème parathyroïdien.

Diagnostic. — Les altérations diverses du tissu cellulaire sous-cutané, les œdèmes durs ou mous, les éléphantiasis, ne peuvent vraiment être confondus avec le myxœdème dont le diagnostic s'impose dans la grosse majorité des cas.

Là où, croyons-nous, l'erreur est facile et la distinction infiniment délicate, c'est quand il s'agit de certaines formes à allure myxœdémateuse de beaucoup d'états morbides comme l'infantilisme, le crétinisme, par exemple. Il y a là une foule d'affections évidemment très proches parentes, très analogues sur plusieurs points, dont la classification n'est pas faite.

Cependant on peut cliniquement distinguer un crétin d'un myxœdémateux vrai : les crétins ont une affection endémique ; ils sont goitreux dès le sevrage, de génération en génération. De même l'infantile pur et simple se reconnaîtra : il garde, après l'adolescence, les caractères physiques d'un enfant, d'un être inachevé dans son développement, mais il se porte bien ; c'est un infantile myxœdémateux si l'on veut, ce n'est pas un cachectique, pas même un malade myxœdémateux : il a une manière d'être, il ne suit pas une évolution de déchéance.

Voilà des diagnostics logiquement établis et en somme très faisables. Mais là où la difficulté grandit, c'est quand les types se mélangent ; c'est quand un crétin goitreux, par exemple, est en même temps un myxœdémateux avéré, c'est quand un infantile est en même temps un cachectique pachydermique.

On doit alors diagnostiquer le myxœdème chez un crétin, chez un infantile, et s'en tenir là.

Il nous paraît, en somme, qu'il faille admettre l'existence d'un grand syndrome, le syndrome thyroïdien. Comme le crétin, comme l'infantile, le myxœdémateux est une des variétés sous laquelle se manifeste la déchéance thyroïdienne. Cette variété peut se compliquer et perdre de son indépendance nosologique, du fait de caractères communs, venus des autres variétés du syndrome « insuffisance thyroïdienne » ou même de la greffe d'une de ces variétés sur ses propres manifestations.

Le myxœdème ne coïncide d'ailleurs pas exclusivement avec des affections de nature analogue. On l'a vu exister de concert avec la maladie de Basedow, dont le tableau est cependant si différent, on pourrait dire à l'opposé du sien. On l'a vu également marcher de pair avec une tuberculose générale.

Traitement. — La médication générale tonique est logique dans le myxœdème, mais elle reste insuffisante si on l'emploie isolément.

La médication thyroïdienne reste le véritable mode de traitement du myxœdème. Employée jadis sous forme de greffe de corps thyroïde (Horsley), sous forme d'injections d'extrait de cette glande (Murray), elle est aujourd'hui partout pratiquée de même façon. On fait ingérer au malade soit des morceaux de glande thyroïde animale (du mouton), soit de l'extrait glycériné.

Les résultats, sans être absolument parfaits, sont généralement très appréciables : on voit, très souvent, l'induration et l'épaississement du tégument régresser de façon très sensible ; en même temps l'état général s'améliore. Ces améliorations sont assez constantes, et comme on le voit, suffisamment marquées, pour que cette médication devienne une indication formelle dans le cas de myxœdème.

ACROMÉGALIE

L'acromégalie est une distrophie non congénitale, caractérisée par des hypertrophies osseuses portant principalement sur les extrémités. Cette affection est souvent désignée sous le nom de maladie de Marie, car cet auteur a vraiment créé en 1885, le type nosographique, dont la description définitive se dégageait mal des quelques observations parues avant son travail.

Depuis 1885, outre les travaux réitérés de Marie, il faut signaler ceux de Guinon, Paget, Erb, Gerhardt, Spillmann, Brissaud, Chauffard, Garnier, Marinesco, Collins, Rauzier, etc.

Les travaux d'ensemble les plus connus sont dus à Souza-Leite et Duchesneau, dans leurs thèses inaugurales, à Blocq et à Léopold Lévi.

Étiologie. — L'étiologie de l'acromégalie est assez pauvre en documents. Ce qui ressort des études récentes sur ce sujet c'est une fréquence légèrement plus accusée de la maladie de Marie, dans le sexe féminin. C'est, en règle, entre dix-huit et trente-cinq ans que les premiers signes font leur apparition[1].

L'hérédité similaire, mise en cause par Frœntzel et Copo, semble avoir une action assez hypothétique : une observation de Schwoner (98) ferait cependant penser sérieusement à l'efficacité possible de ce facteur.

Ce qui paraît beaucoup plus certain, c'est l'influence des émotions pénibles (frayeur, mauvaise nouvelle). On a attribué une influence à certaines dyscrasies, telles que la goutte, le rachitisme, le rhumatisme. Le froid et le traumatisme paraissent avoir joué souvent un rôle assez important.

On a constaté chez les acromégaliques des maladies antérieures du système nerveux (tabes, chorée, hystérie, psychoses) ou des

1. On connaît un cas survenu à quarante-neuf ans, un autre, à quatorze ans.

maladies infectieuses (rougeole, dothiénentérie) ; plus rarement on a relevé la syphilis ou l'alcoolisme.

Symptômes. — C'est principalement entre dix-huit et trente-cinq ans que le malade ressent les premières atteintes de l'affection. Les femmes ont de l'aménorrhée, de la céphalalgie, des douleurs et des paresthésies aux extrémités. Celles-ci grossissent et se déforment lentement : les bagues et les gants deviennent trop petits, les chaussures trop étroites. Progressivement les déformations s'accentuent et arrivent à constituer un ensemble symptomatique que nous allons étudier.

Peu de signes subjectifs, tout d'abord. A part quelques douleurs aux extrémités des membres, des crises assez fréquentes de céphalalgie, le malade ne souffre pas. Mais il n'est pas rare de lui voir présenter certains troubles visuels tels que de la diplopie, de l'hypoacuité visuelle, et même, à une période plus avancée, des strabismes divers et de la cécité.

L'appareil génital est également le siège de troubles fonctionnels importants : l'appétit et la puissance sexuelle s'émoussent et disparaissent ; les femmes sont mal ou pas du tout réglées ; elles demeurent stériles. Enfin, il existe souvent de la polydypsie, de la polyphagie, des palpitations de cœur, de la dyspnée, des sueurs profuses.

Les autres troubles fonctionnels sont inhérents aux déformations des membres ; nous allons les décrire avec celles-ci.

Le simple regard jeté sur un acromégalique permet parfois le diagnostic immédiat. Il donne une impression d'ensemble de monstruosité gigantesque, la caractéristique du type étant d'ailleurs, moins dans l'énormité de l'apparence que dans la disproportion frappante des diverses parties du corps.

Au crâne, on ne trouve, en général, rien d'anormal ; parfois on peut cependant constater le relief inhabituel des sutures et le gros volume des mastoïdes.

La face est beaucoup plus atteinte. Elle a la forme d'un ovale allongé et dépasse, de beaucoup, les dimensions ordinaires. Le nez est camard, énorme, en pied de marmite, les pommettes sont saillantes, le maxillaire inférieur est fortement repoussé en avant. Ce prognatisme contribue essentiellement à allonger la face en ellipse : il a pour conséquence la gêne, souvent considérable, de la mastication, les dents de la rangée supérieure restant très sensiblement plus reculées que celles de la rangée inférieure. Les dents sont espacées les unes des autres.

On constate, en plus, que le front est bas, souligné par le relief anormal des rebords orbitaires. Il existe souvent de l'exophtalmie. Les paupières sont épaissies et allongées.

La lèvre inférieure tombe en ectropion : la bouche reste ouverte. La macroglossie est très évidente. La luette, le voile du palais, les amygdales sont augmentés de volume ou simplement épaissis. Le menton est hypertrophié, les oreilles agrandies. Le conduit auditif serait sténosé et plus profond que normalement (Sternberg).

L'examen du tronc donne également d'importants caractères.

Il existe une cyphose rachidienne très prononcée, donnant au malade une attitude voûtée très accentuée.

Le thorax, diminué transversalement, est agrandi d'avant en arrière et son sternum est projeté en avant [1]. Comme conséquence, la respiration est du type thoracique inférieur ou abdominal. Les clavicules et les côtes sont augmentées de volume, les cartilages costaux sont ossifiés.

L'examen des membres doit se faire avec le plus grand soin ; les déformations sont d'ailleurs assez localisées, ne dépassant très généralement pas les extrémités.

Les mains sont augmentées de largeur et d'épaisseur. Les doigts sont énormes, en boudins; les ongles restent de volume normal; les éminences thénar et hypothénar se dessinent en relief très accentué, et la main est comme « capitonnée ». L'hypertrophie s'arrête d'ailleurs au poignet, en le respectant.

Avec Marie, il y a lieu de distinguer deux formes de mains acromégaliques, deux types de déformation. Le premier est le type classique de la main trapue, cubique, en battoir.

Mais on peut aussi rencontrer une variété dans laquelle l'augmentation de volume se fait, à peu près proportionnellement, en long et en large : on a donc une main plus élancée, toujours énorme, mais moins monstrueuse que dans le premier type.

Les mouvements des mains s'effectuent assez facilement à condition de ne pas être trop délicats.

Les pieds sont larges, épais, massifs, mais pas plus longs qu'à l'état normal. L'analogie de leur aspect avec celui des mains est

1. L'ensemble de cette attitude que déterminent la cyphose rachidienne et la projection sternale a fait penser à Marie que le polichinelle légendaire était un type d'acromégalie.

très accentuée. L'hypertrophie porte sur les orteils, la plante et le talon : généralement, la déformation respecte le cou-de-pied et ne le dépasse pas.

L'examen des membres se complète par l'emploi de la radiographie (Marinesco) qui permet de constater l'origine osseuse de la déformation.

Le cou est gros et court. Les ganglions sont engorgés. Le corps thyroïde est atrophié. En arrière du manubrium, on trouve la matité rétrosternale d'Erb, qui serait due à la persistance du thymus.

Le larynx est hypertrophié ; la voix est basse et fort rude.

L'abdomen est souvent augmenté de volume, les mamelles et l'utérus sont atrophiés. Les testicules et le pénis sont le plus souvent agrandis, comme d'ailleurs les organes génitaux externes de la femme. Les grosses articulations peuvent être augmentées de volume ; leur mobilisation produit des craquements.

La peau est souvent le siège de productions verruqueuses (molluscum pendulum) ; elle est d'un brun olivâtre, porte des poils rudes et épais.

Les muscles sont tantôt hypertrophiés, tantôt atrophiés, souvent normaux. Leurs réactions électriques sont normales. Les réactions réflexes tendineuses sont intactes.

Du côté de l'appareil circulatoire on note parfois de l'hypertrophie cardiaque avec souffle systolique ; l'hypertension artérielle est à peu près constante. On observe de la dilatation des veines périphériques

L'examen du sang a montré la diminution du nombre des globules rouges et de la quantité d'hémoglobine ; à une période plus avancée on noterait de l'augmentation de nombre des globules blancs.

Dans les urines, on a trouvé de la glycosurie, de la peptonurie, de la phosphaturie ; la polyurie n'est pas exceptionnelle.

A l'œil on observe de la stase papillaire, de l'amblyopie, plus tard de la névrite optique.

D'après Querenghie et Beduschi, on pourrait rencontrer souvent de l'hémianopsie temporale uni ou bilatérale. Ces troubles seraient dus à la compression exercée par la tumeur pituitaire sur le chiasma, et en particulier sur sa partie postérieure et la partie interne des bandelettes optiques (*Annales de ottalmogia.* Pavie, XXVI). On pourrait également observer la réaction de Wernicke, que caractérise l'inaction sur la pupille de la lumière tant qu'elle n'atteint que la moitié hémiopique de la rétine, alors que la réaction devient très nette, quand c'est la moitié saine qui est impressionnée.

Du côté du système nerveux, on constate généralement peu de troubles de la sensibilité générale ou spéciale (hormis le sens visuel). Raymond et Souques ont vu de l'épilepsie bravais-jacksonienne chez un acromégalique.

Généralement, les malades sont mélancoliques, faibles et las.

L'acromégalie arrivée à son développement complet progresse avec une grande lenteur. Elle dure vingt et trente ans, au bout desquels les malades meurent dans une sorte de cachexie, parfois avec les signes d'une tumeur cérébrale, parfois aussi du fait d'une maladie infectieuse intercurrente.

Formes cliniques. — Le tableau que nous venons de tracer n'est pas toujours identique à lui-même. Il y a lieu de distinguer des variétés cliniques.

Duchesnau a, le premier, décrit une forme atrophique. C'est là un accident clinique plutôt qu'une forme. Son origine, toute fortuite, est dans la compression des nerfs rachidiens aux trous de conjugaison, du fait d'une déviation vertébrale excessive. Les muscles dégénèrent complètement et l'atrophie des muscles abdominaux, en particulier, peut avoir pour conséquence l'entéroptose ou la néphroptose.

Il existe une forme juvénile à début précoce, dans laquelle les déformations seraient du type long, distinct des larges déformations cubiques, des types vulgaires.

Enfin, il existe des formes frustes. Un ou plusieurs symptômes importants manquent au tableau. On peut en prendre pour type le cas de Chauffard, où il existait des déformations de la face et de la macroglossie, sans rien aux extrémités.

Enfin il faut noter les associations morbides de l'acromégalie. Cette maladie pourrait coïncider avec la syringomyélie (?), avec le tabes, l'hystérie, le diabète, certaines psychoses. Récemment Garnier a signalé un cas de manie aiguë chez un acromégalique, et Joffroy, un cas de démence.

Quant aux rapports de l'acromégalie et du gigantisme, ils ont fait et font encore l'objet de telles discussions, qu'on ne peut se prononcer. Disons simplement, que Marie pose la distinction nouvelle et complète entre ces deux maladies, alors que Marinesco, Brissaud et Meige pensent que le gigantisme est proche parent de l'acromégalie, qu'il est son équivalent en tant que lésion distrophique, distinct seulement de la maladie de Marie, en ce que le sujet atteint est surpris en voie de croissance.

Diagnostic. — La différenciation purement clinique de l'acromégalie et du gigantisme est facile : les géants sont des sujets très développés, mais proportionnés, les acromégaliques sont des déformés.

Qu'il nous suffise de signaler le rachitisme, le rhumatisme chronique, le myxœdème, l'éléphantiasis, que leurs caractères propres distinguent suffisamment.

L'ostéite déformante de Paget se distinguera d'un seul mot : elle affecte surtout le crâne en respectant la face.

Le léontiasis ossea de Virchow équivaut à la multiplication d'hyperostoses sur le crâne et la face.

L'ostéoarthropathie hypertrophiante pneumique survient après des troubles pulmonaires ; la lésion des extrémités, d'ailleurs spéciale, remonte sur le membre ; les ongles sont atteints.

Anatomie pathologique. — La lésion essentielle est l'altération de la glande pituitaire. Un travail de P. Furnivall (Soc. de path. de Londres, nov. 1897) relève 31 augmentations de volume de cet organe, sur 34 cas. Les cas sans hypertrophie se faisaient remarquer par la dégénérescence de la pituitaire. La lésion de cette glande peut être de l'hypertrophie simple, vasculaire ou néoplasique (adénome, sarcome, gliome).

Comme lésions secondaires, on a noté l'hypertrophie, la dégénérescence, ou l'atrophie du corps thyroïde. Le thymus a été trouvé absent ou hypertrophié. Les amygdales, la rate, les ganglions sont le plus souvent hypertrophiés. Les ganglions sympathiques seraient atteints de sclérose interstitielle d'origine vasculaire.

Les altérations du squelette consistent macroscopiquement, en l'élargissement de la selle turcique, l'augmentation de la cavité des sinus de la face, l'hypertrophie des petits os, des épiphyses, des os longs, des tubérosités. Histologiquement, la lésion osseuse dominante est créée par l'accroissement anormal du tissu spongieux, aux dépens des couches osseuses proprement dites.

Pathogénie. — Nous nous contenterons de signaler la théorie de Klebs, faisant de la persistance du thymus, la cause de l'acromégalie par retentissement sur le système vasculaire, celle de Freund, croyant à une inversion de la vie génitale.

Recklinghausen et Holschersnikoff, font de l'acromégalie une affection neuropathique relevant d'altérations du système nerveux, central ou périphérique, les déformations des extrémités se faisant par l'intermédiaire du système vaso-moteur.

Marie considère l'acromégalie comme une distrophie ou auto-intoxication, relevant d'un vice de sécrétion inconnu, dont le siège est peut-être la pituitaire.

Enfin, Marinesco fait des lésions thyroïdiennes et thymiques le fait principal, ces organes étant normalement le siège de la fonction formatrice des os.

Traitement. — Contre la céphalalgie, on a employé avec succès, certains médicaments tels que l'antipyrine, l'exalgine, le sulfonal. On a conseillé les médications arsénicales ou ferrugineuses.

L'organothérapie thyroïdienne (Cohen) et l'extrait de pituitaire (Bard et Marinesco) ont donné des résultats que l'on ne peut considérer comme suffisamment démonstratifs.

HUITIÈME PARTIE

NÉVROSES

HUITIÈME PARTIE

NÉVROSES

HYSTÉRIE

Longtemps il a été d'usage dans les ouvrages didactiques, d'insister avec complaisance sur l'aspect protéiforme de l'hystérie, et sur l'impossibilité d'en donner une définition valable. Assurément, le nombre considérable et l'extrême variété des phénomènes qu'elle peut déterminer, des aspects qu'elle peut revêtir rendent cette définition très malaisée, et l'on s'exposerait, en voulant la donner d'emblée, à caractériser la grande névrose de façon incomplète ou mal intelligible.

Nous pensons que le meilleur moyen de se faire une idée ferme de ce qu'est l'hystérie est de recueillir l'impression d'ensemble qui ressort de l'étude de ses manifestations cliniques. Nous allons donc nous efforcer d'abord de donner une description symptomatique aussi claire et aussi méthodique que possible, pour aboutir, en fin de compte, à un essai de définition.

Historique. — Le cadre d'un ouvrage comme celui-ci ne nous permet point de le développer : en voici le strict minimum.

Connue dès la plus haute antiquité, très reconnaissable dans les écrits d'Hippocrate, de Celse, de Galien, l'hystérie fut considérée, au cours du moyen âge, comme une manifestation démoniaque, ainsi que l'attestent de nombreux documents figurés, et l'histoire des procès de sorcellerie, de possession du démon. Plus tard, Lepois, Sydenham l'étudièrent comme une maladie. Au commencement du XIXe siècle, les travaux de Dubois, de Briquet, de Brachet sont à citer. Mais il faut en venir à Charcot et à la pléiade de ses élèves, pour trouver dans leurs œuvres une description véritablement rigoureuse et complète des multiples manifestations de l'hystérie, et la formule de sa conception moderne.

Parmi les médecins modernes qui ont continué et complété l'œuvre admirable de Charcot, nous nommerons Gilles de la Tourette, Pitres, Bourneville, Paul Richet, Babinsky, Möbius, Strumpell, Breuer, Freud, Pierre Janet, Raymond, Grasset, Sollier.

Étiologie[1]. — Et tout d'abord, la fréquence de l'hystérie. Elle est considérable, puisque d'après une statistique d'Eulembourg et Mendel il y aurait 1224 hystériques sur 11225 cas de maladies du système nerveux : le peu de rareté de la névrose est donc un fait incontestable sur lequel il n'y a pas lieu d'insister.

Mais ce qui est particulièrement intéressant, c'est d'évaluer la fréquence respective dans l'un et l'autre sexe. Longtemps la question fut tranchée de façon aussi catégorique qu'erronée par l'affirmation que les femmes seules pouvaient présenter de l'hystérie. On ne compte plus aujourd'hui les cas d'hystérie mâle, moins fréquente, il est vrai, que l'hystérie féminine. On peut considérer comme sensiblement exacte la proportion moyenne de 1 homme pour 3 femmes hystériques.

Quant aux considérations relatives à l'âge, elles peuvent se résumer ainsi :

Il existe de l'hystérie infantile; cela est parfaitement établi aujourd'hui. Rare, mais cependant constatée plusieurs fois avant cinq ans, l'hystérie est de plus en plus fréquente de cinq à vingt-cinq ans avec un maximum très marqué entre treize et vingt ans. De vingt-cinq à quarante ans l'affection devient beaucoup moins fréquente, quant à son début tout au moins. Enfin, elle est rare dans la vieillesse, mais il reste bien établi qu'elle peut se manifester, surtout chez la femme, jusqu'à un âge fort avancé[2].

L'influence de la profession exercée par le malade n'est point négligeable. Chez les hommes, l'hystérie est surtout fréquente dans les milieux professionnels qui les exposent particulièrement à un des agents provocateurs les plus actifs, le traumatisme. Chez

1. Consulter : G. Guinon. Les agents provocateurs de l'hystérie. *Progrès médical*, Paris, 1889.

2. Voir : Maurice de Fleury. *Contribution à l'étude de l'hystérie sénile*. Thèse Bordeaux, 1890.

la femme, la névrose paraît se manifester à peu près également à tous les degrés de l'échelle sociale. Il semble acquis que les prostituées, plus particulièrement exposées à l'alcoolisme, à la misère et aux excès de toute nature, seraient particulièrement prédisposées. On en peut dire autant des petites ouvrières, filles d'alcooliques ou de tuberculeux, mal élevées, médiocrement nourries, impressionnables, sentimentales et surmenées, de la plupart des grandes villes.

Quant à la question de l'influence de la race, elle est tôt résolue. Toutes les races, sous tous les climats, sont susceptibles de présenter de l'hystérie. La race juive fournit un contingent notable de malades.

Parmi les causes provocatrices, les unes sont en quelque sorte accidentelles (traumas, émotions, surmenage), d'autres sont, à proprement parler, pathologiques (maladies diverses).

Les traumatismes agissent, non pas par leur action directe, mais par l'ébranlement nerveux qu'ils produisent dans l'organisme. C'est le « nervousshock » des Anglais. C'est lui qui est l'agent véritable du développement de l'hystérie ; aussi voit-on des accidents nerveux se manifester plus ou moins intenses, non pas suivant l'importance du traumatisme initial, mais suivant le degré d'émotivité et de prédisposition névropathique du sujet affecté. Il y a lieu de distinguer sous le nom « d'hystéro-traumatisme » une variété d'hystérie sur laquelle nous aurons l'occasion de revenir.

Personne ne conteste plus aujourd'hui le rôle des émotions morales vives dans la genèse des phénomènes hystériques. Il semble bien acquis que celles des émotions qui sont les plus actives dans ce sens sont celles qui dérivent de la peur. C'est à ce point de vue qu'il faut noter l'influence de l'éducation. Développer à l'excès chez des enfants l'émotivité et l'exaltation sentimentale, les livrer aux pratiques exaltées du mysticisme, ou monter leur imagination par des récits fantastiques, est tout aussi dangereux que de les terroriser à plaisir en vue de corriger leurs défauts et leurs fautes.

Il nous reste maintenant à envisager, parmi les agents provocateurs de l'hystérie, les maladies proprement dites.

D'abord les maladies locales. On a voulu établir longtemps un lien de parenté entre l'hystérie et les affections des organes génitaux. Les déplacements, plus ou moins fantastiquement conçus de la matrice furent longtemps considérés comme la cause même des phénomènes. On a fait justice aujourd'hui de ces idées, encore répandues dans le vulgaire. Il est acquis que les affections génitales ne sont point particulièrement l'agent producteur de l'hystérie. La continence, si longtemps incriminée, ne paraît avoir aucune valeur étiologique. Ce que l'on peut dire, c'est qu'au cours des affections génitales organiques, à l'occasion de certains phénomènes de menstruation ou de la ménopause, on voit assez souvent des phénomènes hystériques coexistants, ce qui, vu la fréquence de la névrose chez les femmes en général et chez les femmes malades et préoccupées en particulier, n'a rien de bien topique.

Dans l'ordre des maladies générales, nous signalerons d'abord les infections. On relève, souvent, en effet, dans les antécédents de l'hystérie, des affections telles que la fièvre typhoïde, la pneumonie, la scarlatine, la grippe, le rhumatisme articulaire aigu, la diphtérie, le paludisme.

Enfin, certains états généraux dyscrasiques tels que la chlorose, le diabète, les hémorragies sont à signaler dans le même sens. Il est fréquent de voir l'hystérie coïncider avec certaines maladies organiques du système nerveux telles que le tabes, la sclérose en plaques, la maladie de Basedow, etc. Quant à la tuberculose, elle a, pour Grasset et pour nous, une influence importante dans la production de l'hystérie : beaucoup de sujets, chargés d'une hérédité tuberculeuse, seraient remarquablement prédisposés à présenter des phénomènes hystériques, soit seuls, soit associés à l'une ou plusieurs des nombreuses lésions qui manifestent la diathèse tuberculeuse.

Depuis les travaux des élèves de Charcot, on ne met plus en doute l'existence d'une hystérie toxique. Il est tout à fait hors de doute que certains empoisonnements sont susceptibles d'entraîner des accidents convulsifs ou autres. Tels sont les empoisonnements par l'alcool, le plomb, le sulfure de carbone, le tabac, etc. Ces faits, incontestablement établis, permettent, jusqu'à un certain point, d'incriminer les auto-intoxications, point différentes essentiellement des états précédents ; d'autant mieux que, dans la pratique, on constate souvent les bons résultats d'une thérapeutique tendant à détruire les effets d'un auto-empoisonnement d'origine intestinale ou rénale[1].

1. A cet égard il est bon de ne pas confondre absolument les accidents hystériques purs survenant chez des intoxiqués, et les phénomènes nerveux transitoires, mais vraisemblablement organiques, qu'ils présentent quelquefois.

Étude clinique. — Nous avons déjà laissé entrevoir la complexité des accidents hystériques et le nombre considérable de ses manifestations. Désireux de ne rien négliger d'important au cours de cette description clinique, nous tendrons à être, en même temps, aussi didactiques que nous le pourrons. Dans ce but, nous n'hésiterons pas à établir des divisions tranchées, au risque de nous montrer plus schématiques que de raison. Nous estimons, en effet, que le livre enseignant ne doit être que l'auxiliaire de la clinique; et il nous semble évident que l'étude attentive et irremplaçable des malades, peut parfaitement corriger ce qu'a d'un peu factice une description où la nécessité d'être clair impose une classification méthodique.

On peut considérer, dans l'ensemble des manifestations symptomatiques de l'hystérie, deux ordres de phénomènes. Les uns, permanents, caractéristiques d'un état et nullement d'accidents, constituent ce que Gilles de la Tourette appelle l'hystérie interparoxystique. Ils constituent les « stigmates », c'est-à-dire les caractéristiques fondamentales de la nature hystérique. D'autres phénomènes consistent en un ensemble d'accidents greffés sur l'état permanent dont les premiers sont la marque. Ce sont les paroxysmes.

Nous étudierons séparément ces deux ordres de faits. Il est indiscutable que cette division favorise l'étude des symptômes hystériques, mais nous ne saurions nous dissimuler qu'elle est un peu superficielle. Elle est, d'ailleurs, artificielle, car tels ou tels phénomènes (les anesthésies sensorielles par exemple) ne sont point catégoriquement dépendants d'une de ces subdivisions. Toutefois, l'on songera que la distinction entre l'état hystérique interparoxystique et les accidents paroxystiques n'est pas une simple vue de l'esprit, puisque, dans la réalité des faits, on observe parfois les stigmates isolés, sans accidents surajoutés, comme d'ailleurs on peut observer ces accidents comme seule manifestation de la névrose (hystérie mono-symptomatique).

I. — HYSTÉRIE INTERPAROXYSTIQUE

Les stigmates hystériques permanents.

En tête de l'étude des stigmates hystériques doit venir celle des troubles de la sensibilité qui sont particulièrement fréquents et caractéristiques. Nous étudierons successivement les anesthésies (cutanées, muqueuses, sensorielles) et les hyperesthésies.

1° Anesthésies cutanées et sous-cutanées

a) Anesthésies de la peau. — Il y a lieu de distinguer ces anesthésies selon leur valeur quantitative et leur valeur qualitative. Quantitativement, on peut noter l'anesthésie complète et l'anesthésie incomplète ou hypoesthésie. Cette dernière consiste non pas en une abolition, mais en une simple diminution de la sensibilité normale. Au point de vue qualitatif, il y a lieu de distinguer quel est le mode de sensibilité qui est atteint. En un mot, pour résumer les points principaux sur lesquels doit porter l'examen d'une hystérique au point de vue de l'anesthésie, on peut formuler les questions suivantes :

La malade a-t-elle une sensibilité normale ?

La malade a-t-elle une diminution de sensibilité ?

La malade a-t-elle une abolition de la sensibilité ?

S'il y a trouble sensitif constaté, on doit se demander s'il porte :

Sur la sensibilité au contact ;

Sur la sensibilité à la douleur ;

Sur la sensibilité au chaud et au froid ;

Sur la sensibilité au courant électrique.

Ceci, sans préjudice de l'examen des parties sous-cutanées (os, articulations, muscles, etc.) qui ne doit point être négligé.

Le mode de recherche de ces phénomènes n'est point indifférent. Il y a là une question de technique qui exige, dans la pratique, une attention minutieuse sous peine de manquer de précision.

Pour explorer la sensibilité d'un malade on commencera par le déshabiller complètement. Puis on aura soin de lui bander hermétiquement les yeux, après l'avoir prévenu qu'on ne désire lui faire aucun mal, ceci afin de supprimer chez lui toute appréhension. Pour la recherche de la sensibilité au contact, on se servira de la pulpe du doigt ; pour la sensibilité à la douleur, on emploiera une épingle fine, propre et bien acérée ; pour la sensibilité à la température, on se servira d'un objet métallique porté progressivement aux environs de 80°, ou d'un tube à essai rempli d'eau chaude et d'un morceau de glace enveloppé d'un tissu quelconque.

Dans cet examen on devra passer successivement en revue

toute l'étendue de la surface cutanée, et cela lentement, pour que les sensations trop rapprochées ne se confondent pas chez le malade. Il est bon, à mesure que l'on relève les troubles sensitifs, de les figurer aussi exactement que possible sur un schéma du corps humain; cette pratique dispense d'une description interminable et imprécise et donne de la disposition de l'anesthésie une idée fort exacte.

La recherche de la sensibilité au contact est fort importante. Beaucoup d'hystériques, en effet, perçoivent le toucher mais ne témoignent pas de douleurs à la piqûre. Cette circonstance montre la nécessité d'un examen dissocié et attentif, sous peine d'enregistrer des erreurs.

L'analgésie (insensibilité à la douleur) est un symptôme des plus fréquents. Il est fort peu d'hystériques qui ne présentent une région analgésique. On constate ce fait en piquant d'abord légèrement, puis en traversant les téguments externes.

L'abolition des perceptions thermiques, ou thermoanesthésie, se manifeste à divers degrés. Elle est complète ou incomplète. Cette sensibilité spéciale peut être dissociée et n'exister, respectivement, qu'au froid ou au chaud; elle peut être pervertie, le malade accusant une sensation pour une autre.

Enfin, sous le nom d'électroanesthésie, on désigne l'abolition de la sensation douloureuse spéciale éveillée, chez un sujet normal, par le passage d'un courant électrique à travers ses tissus.

Ce qu'il importe de savoir avant tout, c'est comment ces diverses anesthésies s'associent entre elles et comment elles se disposent, topographiquement parlant, sur la surface cutanée.

Au point de vue des variétés d'anesthésies, nous ne pouvons que donner les types les plus fréquents : on peut en effet constater (Pitres) :

a) L'analgésie ou perte des perceptions à la douleur avec intégrité des perceptions au contact.

b) La thermoanesthésie ou perte des sensations de température avec intégrité des sensations de contact et de douleur.

c) L'anesthésie avec thermoesthésie, perte des sensibilités tactile et douloureuse avec intégrité de la perception thermique.

d) Enfin la perte isolée des sensations électriques (électroanesthésie) ou, inversement, leur intégrité isolée (anesthésie avec électroesthésie).

Tels sont les types le plus souvent rencontrés. Mais les combinaisons réalisées sont fort nombreuses.

Quant à la disposition topographique des anesthésies, elle peut affecter les formes suivantes :

1° Anesthésie totale de toute la surface cutanée (rare) ;

2° Anesthésie partielle.

Disposition hémilatérale. Hémianesthésie (type de beaucoup le plus fréquent, classique et presque caractéristique).

Disposition monoplégique et segmentaire. Elle se caractérise

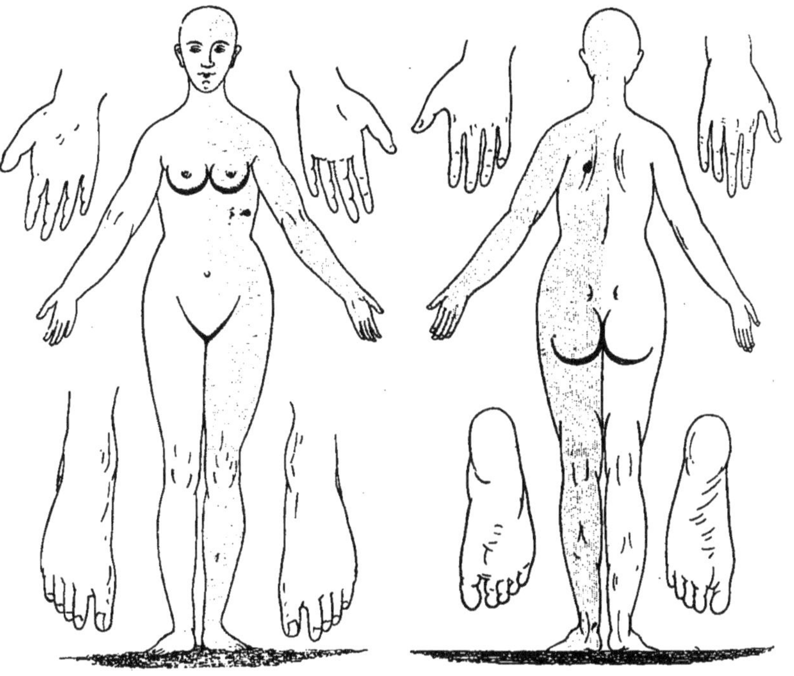

Fig. 125. — Type d'hémianesthésie au cordeau (hystérie).

par l'anesthésie de territoires circonscrits limités à un membre, à un segment, à une tranche de tronc, si l'on peut dire. La délimitation de ces territoires se fait suivant des lignes généralement perpendiculaires à l'axe du corps.

Disposition irrégulière, en îlots disséminés sur une moitié ou la totalité du corps.

β) *Anesthésies sous-cutanées.* — L'examen de la sensibilité des muscles nous arrêtera tout d'abord.

Un premier fait est bien acquis à cet égard : les muscles des hystériques conservent la faculté de se contracter normalement sous l'influence des excitations appropriées. Mais si l'on traverse avec une épingle la peau d'une hystérique anesthésique, de façon à atteindre les plans musculaires sous-jacents, on constate que la malade n'éprouve aucune douleur. Si l'on pince un muscle entre deux doigts, cette manœuvre qui procure au sujet normal une sensation pénible, spéciale, reste parfaitement indolore. Si l'on recherche l'état de la notion de position des membres, notion normalement fournie par le sens musculaire et articulaire, on constate que la malade, les yeux fermés, ne peut nullement se rendre compte de la situation exacte de ses extrémités. Enfin, si l'on met le sujet dans une position de tension musculaire soutenue, en lui faisant, par exemple, maintenir son bras anesthésique dans la position élevée, la sensation de fatigue, de courbature, qui se produit promptement chez un sujet sain en pareille posture, n'apparaît nullement.

Pitres a montré qu'un tronc nerveux périphérique (cubital au coude, par exemple) pouvait être traversé avec une aiguille sans que la malade accuse aucune douleur[1].

Cette analgésie peut s'étendre profondément aux os, au périoste, aux articulations. Il n'est plus en doute au surplus que certains viscères, sinon tous, restent insensibles (glande mammaire, testicule). Le réflexe syncopal, produit par la pression ou le choc énergique du creux épigastrique peut être tout à fait aboli.

A l'étude de ces anesthésies nous pouvons rattacher certains phénomènes connexes moins importants peut-être, mais présentant toutefois un puissant intérêt.

Et d'abord une question se pose. Les hystériques ont-ils conscience de l'anesthésie de leurs téguments? Il paraît certain que, très généralement, ils ignorent cette circonstance. Parfois, ils accusent, du côté insensible, de la lourdeur des membres, de la maladresse des extrémités, de la faiblesse musculaire ; mais le plus souvent ils n'ont pas conscience de l'état de leur sensibilité.

1. Ces piqûres de la peau, des muscles et des troncs nerveux, pour n'être pas perçues par la conscience du malade examiné, ne sont pas cependant sans retentir sur son système nerveux central, puisqu'elles provoquent la production du réflexe pupillaire à la douleur. Voir à ce propos la série des très ingénieuses expériences de M. Pierre Janet, démontrant que si l'hystérique ne sent pas c'est par distraction profonde, par « rétrécissement du champ de la conscience ». Les sensations que sa conscience ne perçoit pas, ne sont pourtant pas tout à fait perdues pour son organisme : elles demeurent dans le domaine du subconscient, d'où il est possible expérimentalement de les faire résurgir. (P. Janet. *État mental des hystériques*.)

Sous le nom d'aphalgésie, Pitres a décrit une paresthésie bien spéciale, caractérisée par la production d'une sensation douloureuse quand on applique sur la peau du malade certains objets dont le contact n'a, normalement, rien de pénible. Ce sont principalement les métaux dont l'application sur la peau entraîne ces phénomènes.

L'état des réflexes cutanés chez les hystériques mérite quelque description. Les réflexes au chatouillement sont le plus souvent abolis sur les régions anesthésiques. Quant au réflexe abdominal de Rosenbach il peut être aboli, diminué ou normal. Le réflexe pupillaire sensitif à la douleur n'est pas modifié.

Quant à l'état de la circulation cutanée chez les hystériques il ne paraît pas présenter d'altérations importantes. L'absorption cutanée au niveau des parties insensibles reste parfaitement possible. Toutefois ce fait bien connu, que les piqûres faites aux hystériques ne saignent pas, semble bien indiquer un état spécial de la circulation capillaire.

2° Anesthésies des muqueuses

Les diverses muqueuses du corps participent très souvent, chez les hystériques, aux phénomènes d'anesthésie que nous venons d'exposer à propos des téguments cutanés. Or, parmi ces muqueuses, les unes sont banales, les autres sont le siège de fonctions spécialisées, possédant en plus de leur sensibilité commune les éléments d'une fonction de l'un des sens. L'anesthésie de ces dernières est donc particulièrement remarquable, puisque en outre de l'insensibilité générale qui s'y manifeste comme à la peau, elles constituent un stigmate différencié, à proprement parler sensoriel.

L'anesthésie des muqueuses dépourvues de propriétés sensorielles est chose assez rare. Cependant il est bien acquis que les muqueuses de l'anus, du gland, du vagin et de la vulve ont assez souvent perdu toute sensibilité.

Quant aux muqueuses de la cavité buccale, du larynx, des fosses nasales et de l'ouïe, elles paraissent participer, le plus souvent, aux anesthésies étendues de la surface cutanée.

A la bouche on peut observer de l'hémianesthésie muqueuse, ou de l'anesthésie totale (même quand l'insensibilité cutanée est hémilatérale). — On constate l'état des sensations spéciales en ce point en promenant avec un pinceau, sur la surface épithéliale, des solutions de diverses substances sapides, amères, douces ou piquantes. Cette exploration peut conduire à la constatation d'une sensibilité normale (même chez les hémianesthésiques cutanés); le plus souvent toutefois on constate que le goût est diminué, aboli ou perverti. M. Lichtwitz a remarqué qu'au passage d'un courant électrique, la muqueuse a une sensibilité affaiblie ou nulle : de ses expériences il ressort également que la salivation, provoquée par l'excitation galvanique, serait surtout diminuée ou abolie.

On a voulu faire de l'anesthésie de la muqueuse laryngée et de l'épiglotte un signe pathognomonique de l'hystérie. En réalité c'est là un symptôme qui manque souvent.

La muqueuse nasale peut être insensible, en partie ou en totalité; il en résulte de l'anosmie uni ou bilatérale. Cette muqueuse paraît être moins souvent insensible que les autres muqueuses sensorielles.

Les parties muqueuses, cutanées, voire même les organes profonds de l'appareil auditif peuvent être atteintes par l'anesthésie. Il en résulte la surdité hystérique. A un degré moins avancé, on observe l'hypoacousie. Mais il n'est pas absolument rare de constater la perversion de l'ouïe, les sensations auditives n'étant plus abolies, mais déformées.

Avant d'en finir avec l'étude des anesthésies, nous devons donner quelques indications générales sur l'évolution d'ensemble de ces troubles de sensibilité.

Nous n'insisterons pas sur les causes mêmes des anesthésies; elles se confondent avec les conditions pathogéniques que nous verrons plus loin. Mais ce qui caractérise au premier chef les anesthésies hystériques c'est leur mobilité. Sous l'effet d'une cause plus où moins apparente on peut voir, d'un instant à l'autre, survenir chez les malades de l'anesthésie qui n'existait pas auparavant, disparaître une anesthésie préexistante. On peut voir de même le territoire topographique des troubles sensitifs s'étendre, se restreindre, passer d'un côté du corps à l'autre. On réalise expérimentalement ces modifications objectives, quelquefois en produisant une attaque, d'autres fois en intervenant par la suggestion. De même, il ressort des travaux de Burcq que l'application sur la peau anesthésiée de plaques métalliques (or-étain-cuivre) peut y ramener, presque spontanément, la sensibilité normale. Phénomène particulièrement remarquable, à mesure que, sous l'influence de la métallothérapie, les points préalablement insensibles recouvrent leur sensibilité, du côté sain avant l'intervention, se produit une anesthésie symétrique occupant les points homologues à ceux dont on vient de réveiller la faculté de sentir. Ce phénomène a reçu le nom de transfert. Il est des plus caractéristiques et sa mise en évidence, dans certains cas difficiles, peut aider tout particulièrement à éclairer le diagnostic.

Les divers moyens, employés pour provoquer des modifications expérimentales de l'anesthésie hystérique, sont connus sous le nom « d'agents esthésiogènes ».

3° Hyperesthésies

De même que l'anesthésie, l'hyperesthésie, ou exagération de la sensibilité normale, peut occuper la peau, les muscles, les viscères ou diverses régions déterminées du corps.

A la peau, le phénomène n'est pas des plus fréquents. Il se manifeste à divers degrés, depuis la simple exaltation du sens externe jusqu'à la dermalgie parfois spontanée. Le symptôme peut d'ailleurs être dissocié, la sensation anormale pouvant exister pour la piqûre seule, alors que le contact est aboli, ou inversement.

Même quand il existe de l'anesthésie cutanée, on observe très souvent de l'hyperesthésie musculaire. Elle peut être spontanée. Souvent elle apparaît et toujours elle s'exagère par le pincement du muscle, sa pression, les courants électriques ou les simples mouvements provoqués. Elle peut se manifester sous forme de rachialgie, de céphalalgie, de pleuralgie, de thoracalgie, etc... La céphalée hystérique (d'ailleurs plutôt névralgique que due à de l'hyperesthésie musculaire) peut être diffuse ou à localisation hémicranienne; très souvent elle est limitée en un point fixe, au sommet du crâne : c'est le clou hystérique, si fréquent et si intense dans bien des cas.

Les divers viscères peuvent présenter de l'hyperesthésie. Comme type de ces variétés nous signalerons la gastralgie et l'ovaralgie.

La gastralgie peut n'être à proprement parler qu'une hyperesthésie cutanée et musculaire de la région épigastrique. Mais souvent l'estomac lui-même, parfois atteint de gastrite véritable d'ailleurs, présente des troubles importants. Cela peut aller jusqu'à l'anorexie complète, jusqu'aux vomissements incoercibles avec grave atteinte de l'état général du sujet.

L'ovaralgie est une hyperesthésie localisée au voisinage de

l'ovaire. Cette glande en est-elle le siège? Il semble bien certain que beaucoup d'états semblables sont sous la dépendance d'une dermalgie ou d'une myalgie localisée. Ce qui est sûr, c'est que, chez un grand nombre d'hystériques, il existe un foyer douloureux très net, occupant le flanc à l'intersection de la ligne biiliaque et de la verticale allant de l'épigastre au pubis.

Les jointures sont souvent le siège d'une hyperesthésie localisée dont la détermination articulaire constitue l'arthralgie hystérique. La plus fréquente de ces manifestations est la coxalgie hystérique. Un examen attentif permet de constater, en face de cas semblables, que la douleur est plus superficielle que profonde, plus cutanée et musculaire qu'osseuse. Il existe une contracture telle que son intensité même la rend remarquable. Enfin, caractéristique absolue, toutes traces de déplacement et d'attitudes vicieuses disparaissent sous le chloroforme.

Disons enfin que l'hyperesthésie peut occuper les troncs nerveux. Elle donne lieu alors à la « névralgie hystérique ». Les névralgies de cette nature sont aujourd'hui bien connues. (Névralgies de la face, du sciatique, des intercostaux.)

Quant aux hyperesthésies sensorielles, elles se manifestent surtout aux globes oculaires donnant lieu assez souvent à de la photophobie plus ou moins intense.

A l'étude des hyperesthésies se rattache celle des *zones hystérogènes.*

On donne ce nom à des régions déterminées du corps douées de propriétés sensibles telles, que leur pression, accidentelle ou volontaire, provoque une manifestation hystérique variable. Quelques-unes de ces zones réagissent à la pression en provoquant l'aura d'une crise ou la crise elle-même. Elles sont dites zones spasmogènes. D'autres ont pour effet, quand on les touche, d'arrêter au contraire une crise en cours : ce sont les zones spasmo-frénatrices. D'aucunes peuvent provoquer, à l'excitation, le sommeil hypnotique; d'autres au contraire provoquent le réveil. Elles sont dites hypnogènes ou hypnofrénatrices. Enfin, chez un malade placé de préférence en état de sommeil hypnotique, il peut être possible, par la pression de zones dites idéogènes, de provoquer un état psychique spécial, toujours le même pour la même zone, et tel que la malade manifeste alors de façon sensible le cours des idées où cette manœuvre l'a plongée. (zones d'extase, zones de babillage, zone de rire, de pleurs, etc.)

Les zones hystérogènes sont distinctes des plaques d'hyperesthésie banale ; souvent, en effet, à leur niveau, les téguments sont insensibles. Elles sont représentées par des petits territoires de 1 à 3 centimètres de diamètre environ.

Ces zones occupent le plus généralement les points suivants : la ligne médiane intercranienne, le creux axillaire, le sein, la région sous-mammaire, la région costale, la région ovarienne ; d'autres occupent les membres ou se disposent le long du rachis. Ces zones peuvent également occuper les muqueuses, particulièrement celles qui tapissent les organes des sens. Il n'est pas exceptionnel de les voir siéger sur la muqueuse vaginale ou sur le col de l'utérus.

Nous en avons fini avec les troubles de la sensibilité chez les hystériques. Pour continuer l'étude des stigmates permanents nous allons nous occuper de l'ensemble des *manifestations oculaires*, symptômes dont l'importance n'échappe plus aujourd'hui à personne.

Si l'on pratique à l'aide de l'ophtalmoscope, l'examen du fond de l'œil chez des hystériques, on ne trouve jamais de lésions. Cependant les troubles oculaires sont fréquents, presque constants, chez ces malades.

α) *Champ visuel.* — L'examen du champ visuel ne doit jamais être négligé. C'est dans les résultats que fournit cet examen qu'on trouve couramment un des éléments les plus précieux du diagnostic rationnel de l'hystérie.

Pour examiner le champ visuel on a recours à des appareils appelés campimètres, dont il existe divers modèles. Le principe de l'examen est celui-ci. La tête du sujet étant placée dans la rectitude et immobilisée par l'appui du menton contre un support spécial, on obture avec soin l'un des yeux, celui que l'on ne veut pas étudier. Puis on recommande au malade de fixer continuellement le centre ponctiforme de l'appareil et l'on fait mouvoir un objet-témoin dans un des rayons centripètes qui se rendent au point central. On le rapproche progressivement de la périphérie vers le centre, et l'on s'arrête lorsque le sujet indique que, tout en continuant à fixer le milieu de l'appareil, il aperçoit en même temps l'objet-témoin en question. Le moment où le malade donne cette indication correspond à un point du trajet centripète suivi par le témoin : ce point est marqué avec soin, après vérification.

En recommençant l'opération suivant divers rayons, on arrive à obtenir une série de points semblables. En les réunissant par un trait et en reportant la figure ainsi produite sur un schéma approprié, on obtient la représentation sensible du champ visuel.

Grâce à cette opération, il est possible de constater au premier coup d'œil que le champ visuel des hystériques est rétréci, et cela concentriquement. Ce rétrécissement est plus ou moins accusé ; il peut ne différer que légèrement du type normal, comme aussi il peut se réduire jusqu'à devenir presque ponctiforme. Lorsque le centre de la rétine est lui-même devenu insensible, on peut observer la cécité hystérique de l'œil examiné.

Le rétrécissement du champ visuel est le plus souvent bilatéral.

Très fréquemment l'amblyopie hystérique se complique d'un rétrécissement du champ visuel pour les couleurs (dyschromatopsie) pouvant aller jusqu'à la perte absolue des sensations colorées (achromatopsie).

β) *Diplopie.* — On observe surtout, chez les hystériques, une variété de diplopie qui mérite le nom de diplopie monoculaire. On la met en évidence d'une façon très simple. Un objet, tel qu'un crayon par exemple, est placé devant un œil. Il n'est perçu qu'à une distance donnée du globe oculaire. Si on éloigne le témoin de cette situtation, la perception visuelle en est de moins en moins nette, et le malade perçoit deux, parfois trois objets, bien qu'il n'en existe qu'un seul et bien que l'œil opposé demeure herméticuement clos.

Cette diplopie monoculaire est souvent accompagnée de micropsie ou de mégalopsie.

γ) *Troubles de la musculature oculaire.* — On observe assez souvent le spasme de l'orbiculaire des paupières, entraînant le blépharospasme. On peut également observer la chute de la paupière supérieure ou ptosis ; ce ptosis peut même affecter le type intermittent.

L'hystérie peut simuler les diverses ophtalmoplégies. Les droits, en particulier le droit interne, peuvent être atteints de contracture et donner ainsi l'illusion d'une paralysie des muscles antagonistes. On peut observer l'inertie complète des mouvements volontaires du globe oculaire, phénomène qui contraste de façon caractéristique avec la parfaite intégrité des mouvements réflexes.

δ) *Troubles sensitifs.* — Les diverses affections oculaires que nous venons de passer en revue n'entraînent pas généralement de troubles importants de la vision. Nous avons signalé l'amaurose hystérique qui peut cependant survenir. Outre qu'elle est généralement de courte durée, on y constate l'intégrité des réflexes pupillaires, ce qui prouve bien que les communications physiologiques ne sont pas organiquement altérées entre le cerveau et l'appareil périphérique de la vision.

Sous le nom de kopiopie nous signalerons une manifestation hystérique douloureuse, liée à la névralgie du corps ciliaire, souvent assez intense pour empêcher toute vision prolongée.

STIGMATES MENTAUX DE L'HYSTÉRIE

Nous continuerons l'étude des stigmates hystériques permanents en nous étendant quelque peu sur les stigmates mentaux. Nous entendrons par là tout ce qui est fixe, à peu près constant dans l'état psychique des hystériques, à l'exclusion des accidents mentaux qui trouvent leur place parmi les manifestations de l'hystérie paroxystique. Nous ferons remarquer toute l'importance de cette étude en disant qu'elle est la base de la théorie psychologique de l'hystérie que nous aurons à exposer plus loin.

Nous suivrons dans cette étude l'ensemble de l'œuvre de P. Janet qui fait particulièrement autorité en la question[1].

L'importance du sujet de ce paragraphe ne saurait assez être mise en valeur. Sans pour cela préjuger en rien de la nature de l'hystérie, sans l'affirmer définitivement une maladie mentale, nous avons le droit de constater un fait, purement clinique. C'est le suivant : quand on considère un ensemble de manifestations hystériques permanentes ou accidentelles, on reconnaît aisément que beaucoup de ces manifestations ont tendance à obéir, dans leur extériorisation sensible, moins à une loi physique qu'à une idée déterminée. Cette pensée gagnera à être précisée par un exemple : une hystérique est dyschromatopsique. Elle ne voit plus une couleur, ou plusieurs. Si on lui fait regarder un disque de Newton, en mouvement, elle perçoit parfaitement la sensation visuelle, unique en apparence, complexe en réalité, dans laquelle entrent, comme éléments composants, les couleurs mêmes dont elle n'a aucune perception quand on les lui présente isolément

Autre exemple, peut-être encore plus significatif. On invite une

[1] Voir : P. Janet. *État mental des hystériques*. Bibliothèque Charcot-Debove 1893. Même sujet. Thèse de Paris 1893.
Et passim.

hystérique à regarder dans une boîte de Plees. Cet appareil est une sorte de jumelles du fond desquelles on aperçoit deux points l'un rouge et l'autre vert. Une disposition spéciale fait voir à gauche, le point qui est à droite, et, inversement. Supposons maintenant une hystérique qui a de l'amaurose de l'œil droit : présentons-lui l'appareil et demandons-lui d'y regarder. Elle accusera parfaitement à l'œil gauche le point qu'elle croit voir par cet œil et qui en réalité est perçu par l'autre. Ou bien encore elle verra les deux points simultanément.

Ainsi donc il semble bien que le phénomène hystérique obéisse, moins aux lois générales de la physiologie de l'organe atteint, qu'à l'idée que la malade a conçue de ce phénomène.

Pous passer en revue les stigmates mentaux dans l'hystérie nous étudierons :

a) Les manifestations proprement psychiques que l'on rencontre le plus souvent dans l'hystérie interparoxystiques.

b) Les traces d'influence psychique que l'on peut trouver dans quelques-uns des stigmates somatiques, qui ne sont pas à proprement parler des manifestations mentales.

a) Il y a chez toute hystérique un fond de pathologie mentale. On le voit se manifester dans les caractères mêmes de certains accidents de la sensibilité et de la motricité, comme nous le verrons tout à l'heure. Mais, en plus, l'état psychique subit directement certaines modifications, telles que l'altération du caractère, les aboulies, les amnésies.

Le caractère des hystériques n'est pas celui des sujets normaux. On note, chez ces malades, un certain degré d'égoïsme, un certain degré d'indifférence, d'insensibilité psychique grâce auxquelles la malade se détache très facilement de quelques-uns des événements qui l'assaillent : les affections de famille, les sentiments altruistes sont, chez elle, au minimum. Quand il s'agit d'une émotion portant directement sur son moi, diminué par l'excessive prédominance de certaines de ses idées composantes, le tableau change. Non seulement cette émotion est difficilement supportée, mais elle est déformée : la cause en est fausse, l'effet en est décrit de façon exagérée, si l'on ne considère que les conséquences habituelles dudit fait chez les sujets normaux.

Pendant le sommeil, pendant la veille, le cerveau des malades est continuellement en travail autour d'une idée ou d'une suite d'idées : les rêves de la nuit, comme les pensées de la journée gravitent souvent autour d'un même fond de phénomènes subconscients. De la persistance prédominante de l'idée fixe résultent souvent certaines manifestations extrêmement variables avec les malades. On a attribué une fréquence toute imaginaire aux manifestations érotiques; cet état n'a rien de particulier aux hystériques : il peut exister certainement, mais au même titre que les autres multiples phénomènes, passionnels ou non, que l'idée fixe tient sous sa dépendance.

Quant à la simulation proverbiale, aux mensonges gratuits et incessants, au besoin continuel de tromperie dont on a fait la caractéristique du tempérament hystérique, il faut considérablement en rabattre. Il n'y a là rien de pathognomonique. Il semble d'ailleurs bien établi que, quand les hystériques parlent de se suicider, c'est, ou bien qu'elles s'expriment sous une influence passagère et peu réfléchie, ou bien au contraire qu'elles ont la ferme intention de se détruire. Un certain nombre de cas sont rapportés, où l'exécution a suivi la menace.

Comme le fait judicieusement remarquer Grasset, si on peut établir une comparaison rationnelle entre certains caractères et celui des hystériques, c'est avec le caractère des enfants que la comparaison s'impose principalement. Les hystériques possèdent en effet un fond de versatilité, de contradictions faciles et d'impressionnabilité à la fois intense et fugace qui n'est pas sans analogie avec le caractère puéril.

L'abolition des exécutions mentales volontaires, ou aboulie, constitue l'un des stigmates principaux de l'état mental hystérique.

Il y a lieu de distinguer, avec Janet, les aboulies motrices et les aboulies intellectuelles. La variété motrice consiste essentiellement en une quasi-impossibilité d'imprimer au corps un mouvement quelconque par effort volontaire ; certaines malades sont véritablement figées en une attitude apathique, d'où il leur répugne souverainement d'essayer de se libérer.

Dans les aboulies intellectuelles, le trouble se manifeste surtout par l'impossibilité où se trouvent les malades de fixer attentivement leur esprit sur un point particulier. Elles ne font qu'ébaucher un acte psychique, d'une façon automatique, passive en quelque sorte, et sans qu'aucune trace en reste en elles.

Ces phénomènes sont bien évidemment proches parents des autres stigmates mentaux. On constate d'ailleurs aisément que les actes les plus difficiles à exécuter sont ceux qui ne sont pas particulièrement familiers à l'esprit du malade, alors que les actes, devenus en quelque sorte automatiques par une longue habitude, s'effectuent beaucoup plus facilement.

Les pertes ou affaiblissements de la mémoire, ou amnésies, sont des plus fréquents chez les hystériques.

De façon d'ailleurs exceptionnelle, on rencontre de l'amnésie générale : dans cette variété tout le passé des malades a disparu de leur souvenir. Ils ont « avec les facultés de l'âge adulte, l'état d'esprit d'un enfant qui vient de naître ».

Certaines amnésies méritent le nom de systématisées : elles n'ont aucune systématisation dans le temps, mais se rapportent à un même ordre de phénomènes connexes : tout une série de faits, tels tous les souvenirs se rapportant par exemple à la famille du malade, ont disparu.

Enfin il est des amnésies localisées; celles-là ont une détermination chronologique. L'amnésie porte sur toute une période de la vie des malades.

b) Il convient maintenant d'étudier les caractères spéciaux, qu'impriment à certaines manifestations somatiques, l'état mental des hystériques. A cet égard nous passerons en revue quelques particularités propres aux anesthésies et aux troubles du mouvement.

Dans les anesthésies, certains détails, révélés par l'observation expérimentale, semblent être bien nettement liés à une influence mentale. Tels sont ces troubles de sensibilité, dits systématisés, où les phénomènes sont cantonnés à une série de sensations, unies manifestement, dans l'esprit de la malade, par un lien quelconque. Par exemple, certains hystériques verront parfaitement les objets qui les entourent, à l'exception de certains dont la conception visuelle leur aura été interdite par la suggestion. La disposition habituelle des anesthésies hystériques ne correspond pas aux territoires d'innervation tels que nous les décrit l'anatomie. D'autre part, il faut nous rappeler que sous l'influence des excitations dites esthésiogènes, l'insensibilité se déplace, disparaît, reparaît. Or il est bien vraisemblable de n'attribuer à ces excitations qu'une portée mentale. Nous verrons, quand nous étudierons la théorie psychologique de l'hystérie, que l'anesthésie est considérée, non sans beaucoup de vraisemblance, comme une manifestation primitivement et essentiellement mentale. Le champ de la perception sensitive des hystériques est rétréci; l'anesthésie est, chez eux, le résultat d'une sorte de maladie de la personnalité, de distraction.

Parmi les troubles du mouvement, phénomènes sur lesquels nous aurons à nous étendre plus loin, l'influence mentale ne se fait pas moins sentir. En général, on peut dire que tout ce qui est mouvement conscient, volontaire, est au minimum chez les hystériques, alors que, dans l'état subconscient, ces mêmes mouvements sont facilement exécutés. Un acte volontaire exécuté sur commande sera faible, maladroit, sans énergie; mais dans le courant d'un entraînement automatique une longue série d'actes semblables s'effectueront avec une remarquable vigueur.

Nous ajouterons à cette étude des stigmates permanents, l'étude de la nutrition générale des hystériques.

Les échanges nutritifs sont ralentis, il y a une désassimilation réduite : on le constate par l'examen des urines, où l'urée est généralement excrétée en faible quantité, et par l'examen des gaz respiratoires, particulièrement pauvres en acide carbonique.

Tels sont les caractères cliniques principaux de l'hystérie interparoxystique, de l'état hystérique permanent. Nous aurions pu y décrire certains troubles du mouvement; mais les phénomènes les plus importants de cette catégorie appartenant à l'hystérie paroxystique nous n'en ferons une étude d'ensemble que dans les pages qui vont suivre.

II. — HYSTÉRIE PAROXYSTIQUE

Les accidents hystériques.

1. — Accidents moteurs

a. *Attaques convulsives.* — Plus de la moitié des hystériques présentent des attaques convulsives : chez un même malade ces accidents se reproduisent facilement et à des intervalles souvent fort rapprochés. Si nous ajoutons que l'attaque est, par excellence, le phénomène caractéristique de l'hystérie, il sera superflu d'insister sur l'importance de ce symptôme, et sur le soin qu'il convient d'apporter à sa description.

Nous prendrons comme type de notre étude un cas classique d'hystérie convulsive vulgaire. Nous indiquerons ensuite quelques-unes des particularités qui donnent parfois une allure un peu spéciale à cet accident.

Avant l'éclosion définitive de la crise, il existe un certain nombre de signes prémonitoires qui méritent attention; ces phénomènes d'aura se produisent généralement dans l'ordre suivant :

L'inquiétude psychique ouvre le plus souvent la scène. Les malades ressentent comme une angoisse mal définie et les personnes de leur entourage constatent qu'ils manquent de gaîté, qu'ils sont craintifs, irritables et maussades. Pour une malade intelligente, habituée à ces manifestations, la signification de cette aura est bien nette : la crise est proche ; la malade sent venir son attaque.

Des phénomènes plus précis ne tardent pas à se manifester. Des douleurs d'intensité variable font leur apparition en diverses régions du corps ; les points occupés par les zones spasmodiques deviennent particulièrement sensibles. Enfin, presque immédiatement avant les premiers phénomènes convulsifs, survient souvent la sensation dite de la boule. Il semble aux malades qu'un corps rond des dimensions approximatives d'un œuf, se meut dans le sens vertical, de l'abdomen à la gorge, où le corps imaginaire se fixe pour y déterminer une pénible sensation de strangulation.

La crise elle-même débute par une période, relativement courte, caractérisée par de la contracture tonique. Le corps entier est tétanisé : les muscles se gonflent, les veines se dessinent sous la peau puis, brusquement, éclatent les mouvements convulsifs du type clonique.

Ces mouvements sont à la fois rapides, étendus et très violents ; ils impriment au corps des attitudes extrêmement variables, et il est difficile d'en donner une description typique. Assez souvent les malades creusent fortement les reins et se cambrent en arc de cercle, ne reposant alors sur le plan du lit que par la nuque et les talons ; quelquefois ils lancent leurs jambes dans toutes les directions; parfois ils se livrent à de véritables sauts de carpe; assez souvent, ils relèvent le tronc et la tête pour les projeter ensuite violemment en arrière. L'intensité des mouvements fait souvent tomber les malades hors de leur lit. Jamais d'ailleurs, ou presque jamais, les hystériques ne s'endommageraient dans leurs chutes, pas plus que dans les heurts parfois violents contre les objets environnants.

Souvent, au début de cette période convulsive, l'hystérique

pousse un ou plusieurs cris, ou prononce une phrase exclamative.

Pendant les convulsions, la respiration est généralement précipitée et irrégulière; le visage est coloré, sans cyanose ; il peut y avoir de l'écume buccale.

Au bout de quelques instants les mouvements diminuent de vigueur et d'amplitude. Il se fait bientôt une détente momentanée, brève le plus souvent. Les convulsions reprennent au bout de peu de temps, et l'on assiste ainsi à une succession de reprises.

Pendant la durée de la crise on peut observer, mais cela est loin d'être la règle, une série d'attitudes, d'expressions de visage et de mouvements systématisés, trahissant les sentiments les plus divers, et donnant, dans leur ensemble, une impression tragique esthétique, sensuelle ou grotesque.

Phénomène remarquable et, en tout point, digne d'attention, le type de la crise est généralement le même, chez la même malade, dans les différentes attaques convulsives qu'elle peut présenter dans l'évolution générale de ses paroxysmes.

Après une durée très variable des accidents convulsifs survient une phase de repos et d'inertie. L'aspect des malades est alors comparable à une période de sommeil hypnotique : les membres sont inertes et les yeux clos. C'est dans cet état de résolution générale que les malades commencent à délirer verbalement. Ce délire post-convulsif, se rapporte généralement à un événement récent, à un fait qui a particulièrement frappé la malade, à une personne ou à une chose dont le souvenir occupe son esprit, à un rêve récent. Le délire peut être remplacé par une crise de chant, de pleurs, de rires.

Au bout de quelque temps la malade ouvre les yeux et revient à l'état normal : constamment alors elle témoigne de son ignorance de ce qui vient de se passer. Elle paraît surprise du désordre qui règne dans ses vêtements et dans les objets environnants. A certaines grandes crises, particulièrement violentes, peut succéder un certain état de fatigue toujours léger, et hors de proportion avec l'intensité souvent énorme de l'activité musculaire donnée durant la crise : jamais on n'observe la dépression profonde qui suit les accès du mal comitial.

Certains phénomènes épisodiques s'observent parfois au cours de la crise convulsive; nous signalerons, dans cet ordre d'idées, les bâillements, les sanglots, les hoquets. Nous verrons bientôt que l'importance, devenue parfois prépondérante, de ces accidents, suffit parfois à créer des formes anormales de crises hystériques.

Mais, en dehors de la crise typique dont nous venons de donner une description, il y a lieu de décrire d'autres variétés d'attaques.

Une première catégorie de ces variétés se distingue par des modifications apportées à l'évolution de la crise : le tableau habituel de l'attaque est écourté. Tels sont certains malades chez qui les phénomènes convulsifs débutent soudainement sans qu'aucun des prodromes habituels soient venus les annoncer. Chez d'autres sujets la crise est écourtée à sa fin : ils passent brusquement des dernières convulsions au réveil normal, sans avoir présenté aucune trace d'hypnose post-convulsive. Enfin les deux variétés précédentes peuvent se combiner de façon à ne laisser subsister que les mouvements toniques, sans aura prémonitoire, ni sommeil consécutif.

D'autres formes de l'attaque se spécialisent, non plus par une évolution anormale, mais par des nuances symptômatiques : tel phénomène habituel y fait défaut, tel autre, inhabituel se manifeste, tel autre, constant, se modifie. Les convulsions cloniques peuvent se systématiser, réaliser un type de chorée rythmée ou se réduire à quelques secousses musculaires. D'autres fois il existe des représentations somnambuliques anormales ou des manifestations délirantes qui peuvent être fort complexes. Mais parmi les formes anormales de l'attaque, il nous faut principalement mentionner l'hystéro-épilepsie. Et d'abord, il faut bien s'entendre sur la signification de ce terme. Il ne veut pas dire qu'il y ait une entité morbide constituée par une combinaison hybride des deux névroses, hystérie et épilepsie : il faut entendre par là que certaines attaques d'hystérie stimulent l'attaque comitiale.

Ce qu'il importe de savoir c'est que certaines crises anormales d'hystérie, sont précédées, avant l'apparition des mouvements désordonnés caractéristiques, d'une période épileptiforme de mouvements toniques analogues à ceux que l'on observe dans le mal sacré. Nous verrons au diagnostic quels sont les éléments rationnels qui, en dépit de cette apparence, permettent de ne pas confondre l'hystérie à forme épileptique et l'épilepsie vraie.

Aux convulsions généralisées dont l'attaque est le type, s'opposent les convulsions partielles. Nous étudierons, à cet égard, les divers phénomènes spasmodiques qui occupent les appareils de l'organisme, nous y joindrons l'étude du tremblement hystérique.

b. *Convulsions partielles.* — Elles se manifestent de façon tout particulièrement fréquente dans l'appareil respiratoire.

La toux hystérique, phénomène souvent très intense et assez tenace, survient par accès souvent très rapprochés. C'est un trouble particulièrement gênant et fatigant. La convulsion a ici un caractère spasmodique fort net : elle se manifeste par un bruit respiratoire aigu assez particulier. Aucuns signes stéthoscopiques, aucuns crachats ne l'accompagnent. Elle cesse, en règle générale, dès que la malade est plongée dans le sommeil.

On peut rencontrer de l'asthme, du hoquet, des crises de bâillements ou d'éternuements incoercibles.

Les convulsions localisées à l'appareil vocal ne sont pas rares : elles produisent l'émission de cris variables, généralement prolongés ; on voit aussi des malades reproduire plus ou moins exactement les cris de certains animaux (aboiements, miaulements, gloussements, etc.).

Tout au long de l'appareil digestif, peuvent se produire des convulsions localisées, à manifestations diverses. Nous avons déjà mentionné la sensation de boule : on peut en rapprocher le rétrécissement hystérique de l'œsophage et la sténose des orifices stomachaux, ce qui explique comment certains hystériques ont à souffrir de réelles difficultés de la déglutition.

Les convulsions de l'estomac ont une plus grande importance; il en résulte des vomissements parfois particulièrement rebelles. Au degré le plus léger, la convulsion gastrique n'entraîne que des contractions douloureuses, pénibles, sans rejet de matières alimentaires. Mais souvent apparaît une anorexie absolue : il y a vomissements à peu près incoercibles et la nécessité s'impose de nourrir les malades à la sonde, ou par la voie rectale.

Les convulsions intestinales, compliquées d'un certain degré d'atonie des tuniques intestinales, peut donner lieu à des borborygmes. Certains malades déglutissent abondamment de l'air : cette aérophagie peut être une cause de pneumatose abdominale.

L'appareil circulatoire est généralement peu atteint ; on n'observe point de modifications stéthoscopiques. Mais l'impulsion cardiaque peut être augmentée et les battements du pouls plus fréquents qu'à l'état normal.

Au système génito-urinaire on peut rencontrer les symptômes les plus variés. Les spasmes peuvent affecter le col de la vessie, la vessie, ou les uretères : il peut en résulter de la rétention fonctionnelle, ou des pseudo-coliques néphrétiques ou vésicales,

Le vaginisme n'est pas exceptionnel.

Les convulsions partielles peuvent occuper les muscles du corps et donner lieu à des mouvements choréiques. Le plus souvent on observe la variété décrite par Charcot, sous le nom de chorée rythmique hystérique. Dans cette chorée les malades se livrent alternativement à des mouvements de flexion, puis d'extension de la tête et du tronc, de façon à reproduire le simulacre d'une série de salutations profondes.

c. *Tremblement hystérique.* — L'étude des tremblements hystériques est tout particulièrement importante, car il leur arrive d'affecter certaines formes de tremblements organiques, ce qui peut entraîner de graves erreurs de diagnostic.

Nous pouvons distinguer avec Pitres, trois variétés de tremblements hystériques ; ils sont trépidatoires, vibratoires ou intentionnels.

Les premiers se caractérisent par une série d'alternatives de flexion et d'extension du membre. On les observe surtout au membre inférieur : chaque trépitation est rythmée de façon constante. On voit successivement se fléchir, puis s'étendre, le pied sur la jambe, la jambe sur la cuisse, la cuisse sur le bassin.

Les tremblements vibratoires s'observent surtout aux membres supérieurs où l'on doit, pour les mettre en évidence, faire étendre horizontalement le bras. On voit alors que la main est agitée de petites secousses brèves, rapides, très rapprochées.

Enfin il est capital de savoir que l'hystérie peut simuler le tremblement intentionnel par lésions organiques du névraxe, tremblement surtout caractérisé dans la sclérose en plaques. On voit, en effet, certains malades nullement atteints d'affections organiques et par contre nettement hystériques présenter un tremblement très net survenant à l'occasion des exécutions motrices volontaires et les entravant par son intensité.

d. *État des forces. Amyosthénie.* — Il existe de façon à peu près constante chez les hystériques une diminution, le plus souvent partielle, de l'énergie musculaire. Sa localisation est souvent hémiplégique : mais elle peut envahir tout le corps. C'est en faisant résister la malade à des mouvements forcés, en faisant usage du dynamomètre que l'on peut enregistrer l'état de la force musculaire.

Très souvent, l'amyosthénie se superpose à l'anesthésie cutanée ; on la voit fréquemment augmenter d'intensité sous l'influence des émotions morales ou des crises convulsives

e. *Contractures.* — Les contractures hystériques constituent un accident des plus fréquents. La tendance des malades à présenter semblables phénomènes est bien mise en lumière par la facilité à les reproduire expérimentalement.

Les contractures spontanées surviennent souvent après une attaque convulsive, ou sous l'influence d'un choc moral ou physique.

Elles ont une distribution des plus variables. Elles peuvent se généraliser à tous les muscles, se limiter à une moitié du corps, aux deux membres symétriques, à un seul membre, à un segment de membre, à un groupe de muscles, à un muscle isolé.

Prenons pour type une contracture du membre inférieur. Il est dans l'extension forcée ; les orteils sont fléchis ; tout effort pour mouvoir le membre, pour le fléchir rencontre une vive résistance, et, sitôt cet effort fini, la position primitive est reprise d'emblée.

La malade ne peut mouvoir volontairement son membre ; elle n'y éprouve pas de douleurs. On constate que les muscles sont tendus et durs, leurs diverses réactions provoquées demeurent parfaitement normales.

Au membre supérieur, on observe surtout le type de flexion ; au pied, qui participe à l'extension générale du membre inférieur, le type du pied bot varus équin est à peu près constant.

Les contractures localisées peuvent envahir une moitié de la face, ainsi que, simultanément, la langue et le voile du palais. C'est l'hémispasme glosso-labié des hystériques (Charcot).

Dans d'autres variétés on observe du torticolis, parfois même de la scolise (Vic.). Le rôle de la contracture est particulièrement important dans ces arthralgies dont nous avons déjà parlé (coxalgie hystérique). La contracture douloureuse périarticulaire tient sous sa dépendance une grande partie des symptômes de cette affection.

f. *Paralysies.* — La paralysie hystérique peut être considérée comme un degré plus avancé, comme un épisode d'exacerbation de l'amyosthénie dont nous nous sommes occupés plus haut. Les émotions, les chocs traumatiques et surtout les crises convulsives en sont les principaux agents déterminants.

Nous résumerons, comme suit, les caractères généraux de ces paralysies :

Elles apparaissent brusquement, inopinément à la suite d'une des causes sus-énoncées. Elles guérissent de même avec une grande soudaineté, et cela sous des influences qui n'ont aucune action sur les paralysies organiques.

Elles sont du type flasque, avec des réflexes à peu près intacts ; elles gardent indéfiniment cette flaccidité, sans jamais passer à l'état spasmodique, à la manière des paralysies organiques.

On peut y observer, accidentellement, de la diminution de volume des muscles, mais jamais il n'y a destruction atrophique complète de ces muscles, comme dans certaines lésions organiques.

Elles occupent ordinairement des régions anesthésiques et souvent, disparaissent pour un moment pendant l'hypnose.

La localisation de ces paralysies est variable. On observe les types hémiplégique, paraplégique, alterne, monoplégique, hémifacial. On peut noter, nous le savons, des paralysies de la musculature oculaire. La paralysie des muscles du larynx tient sous sa dépendance l'aphonie hystérique qu'il est si fréquent de constater.

Le pronostic de ces paralysies est généralement bénin : une influence suggestive, un traitement électrique, une crise convulsive suffisent souvent à les faire rapidement disparaître.

Telle est l'importance des paralysies hystériques que nous croyons nécessaire de passer successivement en revue plusieurs d'entre elles qui méritent plus particulièrement l'attention.

Les hémiplégies hystériques sont loin d'être rares ; on les voit généralement survenir chez des gens qui ont déjà présenté des phénomènes de névropathie caractérisée. Souvent l'âge du sujet, son état général, l'absence de toutes causes pathologiques habituelles aux paralysies organiques est une bonne présomption en faveur du diagnostic de manifestation hystérique ; il en est de même des commémoratifs permettant de relever le rôle d'une émotion morale au début des accidents.

A un examen attentif, on reconnaît facilement que les caractères généraux des paralysies hystériques ne font point défaut.

Les variétés que l'on peut observer dans les hémiplégies hystériques peuvent se résumer ainsi :

Elles sont partielles (respectant la face le plus souvent) ou totales.

Elles peuvent affecter une disposition alterne.

Elles peuvent frapper un côté du corps, plus un membre isolé de l'autre côté.

Elles peuvent affecter les quatre membres.

L'étude des paralysie hystériques offre quelques particularités. Très souvent, en effet, ce sont, par exception au type général, des paralysies hystérique *de la variété spasmodique*. Dans ces cas la contracture est d'une rare intensité ; les membres inférieurs sont immobilisés en une flexion très intense ; mais, caractères importants, la trépidation spinale y fait défaut et les réflexes tendineux sont plus brusques que réellement exagérés.

Une variété spéciale de paraplégie hystérique se caractérise par la conservation intégrale du fonctionnement des jambes, quand le malade est dans le décubitus, alors que, dans la station debout, l'impotencefonctionnelle des membres inférieurs est absolue. C'est là, l'*astasie-abasie*.

Dans cette forme de paralysie, accident épisodique surtout fréquent chez les jeunes hystériques, le contraste est frappant entre ce qu'on observe chez le malade assis ou couché, et ce qu'il présente dans la station debout. Dans le premier cas, on constate que la vigueur musculaire est intacte, les réflexes normaux, mais si l'on commande au sujet de se lever, il ne peut demeurer debout et s'effrondre, ses jambes ne pouvant le porter. Parfois dans cette situation, les membres inférieurs sont affectés de tremblements trépidatoires, ou bien ils se livrent à des mouvements désordonnés d'aspect choréiforme.

2. — Troubles trophiques

L'existence de troubles trophiques, sous la dépendance et comme manifestation de l'hystérie, ne fait plus de doute aujourd'hui.

L'œdème hystérique, déjà signalé dans les travaux de Sydenham, a été, depuis cet auteur, été maintes fois observé. Il siège surtout aux extrémités ; il est ferme, élastique, dur au toucher; il peut apparaître à la suite d'une émotion, et disparaître rapidement par la suggestion thérapeutique à l'état de veille ou à l'état d'hypnose. On le considère, non sans grande vraisemblance, comme causé par une influence vaso-dilatatrice.

La vaso-constriction des capillaires amène un état inverse : c'est la lividité et l'hypothermie localisées des téguments, phénomène qui n'est pas d'une constatation très rare.

Nous savons que certaines paralysies ou contractures peuvent se compliquer d'un certain degré d'atrophie musculaire ; ce trouble trophique paraît, dans quelques cas, être apparu primitivement, sans coexistence d'aucun trouble fonctionnel des muscles atteints. L'examen électrique de ces muscles ne donne généralement pas de résultats défavorables au pronostic. Cependant, dans quelques cas, on a noté l'hypoexcitabilité aux courants galvaniques et faradiques. Gilles de la Tourette et Dutil ont même fait connaître une observation de la paralysie hystérique avec réaction de dégénérescence.

Parmi les troubles trophiques les moins fréquents de l'hystérie, nous signalerons les ecchymoses spontanées, les ulcérations de la peau, la distrophie des ongles, la chute des dents et les escarres sacrées. Les guérisons miraculeuses de soi-disant cancers, de certains pseudo-lupus et de plaies parfois fort étendues, rentrent vraisemblablement dans la catégorie des manifestations trophiques de l'hystérie (Charcot, *La Foi qui guérit*).

TROUBLES SÉCRÉTOIRES

Du côté de l'appareil urinaire, nous signalerons d'abord la polyurie hystérique : elle peut être accidentelle et épisodique, ce qui est tout à fait fréquent. Mais elle peut aussi devenir un état permanent. (Lancereaux.)

On peut observer de l'oligurie et même de l'anurie. Dans cette dernière manifestation on observe des vomissements abondants, d'autant plus fréquents et tenaces que l'anurie est plus complète. Mais, phénomène capital, et, en l'espèce, tout à fait caractéristique, l'état général des malades n'en est pas profondément atteint : la mort en coma urémique, conséquence habituelle des anuries véritables non hystériques, ne survient jamais.

On peut observer des troubles variables, et d'ailleurs rares, des sécrétions intestinales, cutanées ou mammaires.

TROUBLES CIRCULATOIRES

L'appareil circulatoire peut présenter d'importantes modifications. Les alternatives de rougeur et de pâleur des téguments, les hyperthermies et les refroidissements localisés s'observent fréquemment.

Un trouble vaso-moteur de la peau qui est particulièrement intéressant est le phénomène connu sous le nom de dermographisme. Il consiste, en une apparition sur la peau, après une excitation mécanique légère (telle qu'une raie tracée avec l'ongle) d'une trace persistante colorée et saillante. Ce phénomène n'a d'ailleurs rien de spécial à l'hystérie.

Il peut se produire des hémorragies diverses : hémorragies ecchymotiques sous-cutanées et sous-muqueuses, sueurs et larmes de sang, épistaxis, hématémèses, hémoptysies, hématuries. Les règles peuvent être augmentées; elles peuvent aussi cesser complètement, et alors certaines hémorragies hétéro-génitales, périodiques et sans conséquences graves, peuvent être considérées comme des phénomènes de suppléance.

A l'étude de ces troubles circulatoires nous joindrons quelques considérations sur la fièvre des hystériques.

L'hyperthermie peut être un phénomène purement épisodique et plus ou moins isolé; d'autres fois elle constitue un des éléments d'un ensemble symptomatique simulant une maladie infectieuse quelconque.

3. — ACCIDENTS MENTAUX

Nous n'envisagerons ces accidents qu'à un point de vue purement descriptif. Les explications pathogéniques dont ils peuvent être le point de départ auront leur place quand nous nous occuperons de la genèse de l'hystérie.

L'idée fixe. — Quand, dans une série d'interrogations et d'observations journalières, on a approfondi la connaissance d'une malade hystérique, on est frappé par ce fait : le sujet est sous l'influence, plus ou moins immédiate, mais toujours active, d'une ou plusieurs impressions psychiques, autour desquelles gravite constamment un ensemble d'actes physiologiques normaux et de manifestations morbides. Sous l'influence seulement provocatrice de causes accidentelles, sans aucune intervention effective de la volonté de l'hystérique, le moi de celle-ci est dominé par une ou plusieurs idées fixes, qui l'ont envahi de façon spontanée et, en quelque sorte, automatique. La malade ne veut point avoir ces idées fixes; elle les subit sans en soupçonner la portée sur ses manifestations vitales, souvent même sans en concevoir clairement l'existence. Ce caractère subconscient des idées fixes n'est, à vrai dire, attaché qu'à l'état de veille et dans l'intervalle des paroxysmes. Dans les attaques convulsives, dans les rêves, dans le somnambulisme provoqué, les manifestations extérieures se rapportant à l'idée deviennent particulièrement nettes.

L'idée fixe joue un rôle constant, plus ou moins facilement révélable, dans la plupart des accidents hystériques : quant aux stigmates permanents nous avons déjà vu comment ils peuvent être considérés comme étant sous la même dépendance.

Il y a lieu de considérer, dans l'attaque d'hystérie, tout un côté mental qui a sa place parmi les accidents que nous étudions.

L'influence étiologique émotionnelle est un fait parfaitement évident dans la crise d'hystérie. De plus nous n'ignorons pas que l'éclosion des phénomènes convulsifs est précédée d'une phase de manifestations psychiques. Enfin les hallucinations, les manifestations émotionnelles se rapportant, le plus souvent, à une même idée fixe, ne sont point rares dans l'attaque.

Disons encore que l'on peut rencontrer, dans l'hystérie, de véritables délires : il peut exister de la confusion mentale, de la manie, du délire érotique ou de persécution.

Formes cliniques. — Le tableau clinique de l'hystérie se présente parfois avec certaines particularités d'ensemble qui légitiment la distinction de certaines formes cliniques.

Nous parlerons d'abord de l'hystérie associée. Il faut entendre, par là, l'évolution parallèle, chez un même malade, des accidents hystériques et de certaines maladies bien différentes. Les intoxications métalliques ou végétales, certaines maladies du système nerveux, telles que la sclérose en plaques, la chorée, le goitre basedowien, l'ataxie locomotrice, l'hémiplégie cérébrale organique, le neurasthénie, s'accompagnent souvent d'hystérie. Il y a là une circonstance d'un haut intérêt pratique, car il est souvent fort délicat de reconnaître, dans les associations morbides que nous venons d'énumérer, ce qui ressortit à la maladie elle-même ou à l'hystérie associée. On peut trouver là une cause d'erreurs de diagnostic, et il est bon d'être averti de cette particularité. Longtemps, par exemple, on a considéré comme un symptôme propre à l'hémiplégie cérébrale, l'hémianesthésie sensitivo-sensorielle que l'on y rencontre fréquement. Or, dans bien des cas, il s'agit d'une manifestation hystérique surajoutée.

Une forme clinique de l'hystérie qu'il convient de décriré particulièrement est le pseudo-tabes hystérique. Son étude est d'autant plus importante qu'il ne faut pas confondre ce type avec le tabes vrai, compliqué d'hystérie : dans le cas particulier les cordons postérieurs sont intacts. Il ne s'agit que de manifestations purement névropathiques, groupées de façon à réaliser un tableau analogue à celui de l'ataxie. C'est ainsi que l'on peut y rencontrer : de l'incoordination motrice, de l'instabilité, des douleurs fulgurantes, des douleurs en ceinture; mais, en règle générale, les réflexes patellaires ne sont point abolis, la pupille d'Argyll-Robertson n'existe pas, le fond de l'œil est normal. Enfin il existe des stigmates évidents, et la maladie peut guérir sous des influences psychiques.

Sous le nom d'hystéro-traumatisme il y a lieu de décrire, à part, certains cas d'hystérie (ou, souvent, d'hystéro-neurasthénie) qui succèdent à un choc physique ou moral. Ce qui distingue au premier chef cette variété, c'est la ténacité inhabituelle des phénomènes morbides que l'on y observe.

L'influence initiale du traumatisme physique ou moral (nervous-shock) est tout à fait évidente; mais il n'y a pas de rapport entre la gravité des accidents traumatiques et la gravité des symptômes qui en découlent. Tout dépend du degré d'ébranlement nerveux qu'a subi le malade, et dans cet ordre de faits un événement des plus légers a pu retentir, en valeur émotionnelle, d'une façon particulièrement intense.

Les accidents observés sont le plus souvent des paralysies, plus ou moins étendues, mais souvent localisées aux régions du corps où a porté le trauma initial. Tel malade fera une monoplégie du membre supérieur droit, s'il a été heurté, au cours d'un accident plus impressionnant que réellement grave, au niveau dudit membre.

Bien souvent la plupart des stigmates hystériques font défaut; mais, en revanche, il existe une perturbation mentale des plus caractérisées : les amnésies (rétrogrades surtout), les aboulies sont particulièrement fréquentes. Le caractère subit de profondes modifications : l'irritabilité, la maussaderie, la tristesse sont au maximum. Les malades sont particulièrement préoccupés de leur maladie et désespèrent de leur guérison.

Tout cela est remarquablement tenace : les procédés habituellement efficaces contre les accidents hystériques restent sans effets; la suggestion est impuissante. Souvent les phénomènes morbides se prolongent indéfiniment, l'état mental ne fait qu'empirer, les troubles trophiques apparaissent : il survient de l'atrophie musculaire. C'est souvent un shock nerveux, analogue à celui qui a produit les accidents, qui vient y mettre terme.

L'hystéro-traumatisme est particulièrement fréquent chez l'homme. Il n'est pas rare d'en constater plusieurs cas simultanés, à la suite des impressions émotives produites sur un ensemble de personnes, par une catastrophe telle qu'un incendie, un accident de chemin de fer, etc... Telle est l'importance étiologique de ce dernier facteur que l'hystéro-traumatisme a été appelé en Angleterre, railway-spine, railway-brain.

GENÈSE ET NATURE DE L'HYSTÉRIE

La caractéristique fondamentale de l'hystérie est de ne répondre à aucune lésion organique connue et perceptible à nos moyens actuels d'investigation. Pour cette raison, elle est dite affection *sine materia*, affection dynamique, cette dernière appellation laissant entendre que le trouble initial du système nerveux dans l'hystérie, n'est pas une destruction matérielle de tissu, mais une altération purement fonctionnelle.

La nature même de l'hystérie n'est pas connue ; elle est hypothétiquement conçue, de diverses façons, par un certain nombre de doctrines. Nous ne prétendons pas, dans ce paragraphe, à donner une idée définitive de la pathogénie de l'hystérie : cela est impossible à l'heure actuelle de nos connaissances. Nous nous contenterons d'exposer les hypothèses en cours.

Nous laisserons de côté les théories anciennes qui faisaient de l'hystérie le résultat des appétits étranges d'une matrice, devenue invraisemblablement voyageuse pour la circonstance. Nous n'insisterons pas sur l'explication qui invoque les influences surnaturelles et les possessions diaboliques. Ces théories n'ont plus aujourd'hui qu'un vif intérêt historique.

Nous diviserons les doctrines que nous devons exposer en théorie psychologique et théorie physiologique.

a) *Théorie psychologique de l'hystérie.* — Certains auteurs, et ce sont les plus nombreux, font de l'hystérie une maladie psychique, un état pathologique de l'esprit.

Outre la force de ses arguments, cette théorie a pour elle d'être née dans ce milieu de la Salpêtrière, auquel on doit le plus grand nombre de nos connaissances actuelles sur l'hystérie[1].

C'est, en effet, Charcot qui, le premier, fit de l'hystérie une maladie mentale. Ce fut d'ailleurs chez lui, moins la mise en avant d'une théorie proprement dite, que l'affirmation d'un sentiment. On devait, après lui, constituer dans le même sens une hypothèse pathogénique qui fut longuement et brillamment développée.

Moebius et Strumpell firent de l'hystérie une maladie de la représentation : chez les hystériques il y a défaut et excès de représentation. Une malade perd la faculté de se représenter l'ensemble des actions physiologiques composantes qui constituent le mouvement, elle ne peut plus l'exécuter : elle a une paralysie. Un autre sujet, traumatisé d'une façon bénigne au niveau d'un de ses membres, pèche par excès de faculté représentative et, se figurant qu'il ne peut mouvoir le membre traumatisé, réalise ce qu'il s'imagine, et est aussi paralysé. Ces deux exemples expliquent, mieux que de longues digressions, la pensée des auteurs.

L'École de Nancy avec M. Bernheim a proposé, comme explication des phénomènes hystériques, de tout rapporter à l'autosuggestion. Le sujet malade recevrait, de lui-même, de son propre moi pathologique, cette impulsion imaginative que l'on donne facilement à une hystérique par l'injonction en sommeil hypnotique : il se fait une idée de sa maladie et il obéit à cette idée, il l'objective, au lieu de subir l'impulsion naturelle de la physiologie normale dont les manifestations, laissées à elles-mêmes constituent l'état sain.

Cette théorie, d'ailleurs très voisine de la précédente, est passible de nombreuses objections. Nous nous trouvons en face d'une hypothèse beaucoup plus ingénieuse et moins attaquable, avec la conception que l'on doit à M. P. Janet.

Pour cet auteur, l'hystérie est une maladie primitivement mentale, et les manifestations somatiques que l'on y observe sont sous

1. Nous ne voudrions pas que cette phrase put faire croire que nous attachons à « l'argument d'autorité » une importance capitale. Encore qu'il ait été, sans doute, le plus grand médecin du XIXe siècle, Charcot s'est quelquefois trompé dans l'interprétation de phénomènes qu'il observait avec une géniale sagacité. La théorie psychologique de l'hystérie, à condition qu'elle ne sépare pas trop le trouble psychique d'un désordre fonctionnel des centres nerveux, explique beaucoup de phénomènes hystériques; elle ne donne pourtant pas la clé de l'un des plus gros, des plus fréquents symptômes, je veux dire l'attaque convulsive; et c'est là une objection qui ne paraît pas négligeable.

la dépendance du trouble psychique primordial. Pour expliquer la genèse des paroxysmes hystériques, cette théorie invoque le dédoublement de la personnalité; pour l'interprétation des stigmates, elle a recours à une conception ingénieuse, celle du rétrécissement du champ de la conscience.

Le dédoublement de la personnalité est sensiblement perceptible dans l'état de somnambulisme : quelques célèbres observations témoignent assez clairement de l'existence d'une double vie chez les hystériques. A côté de l'état psychique normal et habituel, il y a un état second, alternant avec l'autre. Cet état est constitué par une série de phénomènes subconscients, très distincts de ceux de l'autre personnalité, et ce sont eux qui tiennent sous leur dépendance, les accidents. Le fond d'idées fixes, latentes, qui constitue cet état second, ce deuxième moi, prend parfois, chez les hystériques, la place prépondérante et les manifestations désordonnées qui en résultent constituent les paroxysmes. Séparées de la personnalité première, souvent ignorées d'elle, les idées fixés des états subconscients, sont d'autant plus fortes que leur isolement est plus complet; elles produisent alors des troubles de la sensibilité, des contractures, des accidents de délire ou d'hallucinations, sans que les efforts des malades puissent rien modifier à cet état pathologique, pour la bonne raison qu'elles appartiennent à un état séparé, à une vie psychique dédoublée et distincte.

L'explication des stigmates permanents nécessite l'intervention d'une conception complémentaire : le rétrécissement du champ de la conscience.

Un phénomène psychique n'est vraiment définitivement complet que lorsqu'un acte spécial de l'esprit, nous a permis de le rattacher à notre personnalité. Il y a là un travail de synthèse, une opération de systématisation qui nous fait grouper, en notre moi, les phénomènes de la vie cérébrale. Il y a aussi un nombre donné de ces phénomènes qui, à tout moment, est susceptible d'être reconnu par l'esprit comme une dépendance de la personnalité. C'est là le champ de la conscience.

Or, chez les hystériques, ce champ est en quelque sorte rétréci, diminué, par concentration exclusive autour d'un nombre restreint d'images mentales : il y a défaut de synthèse, et cette paralysie de la faculté de groupement permet aux idées isolées — que ne vient compenser aucune des idées correctrices qu'une mentalité saine aurait su leur adjoindre, — de prendre une intensité, un exclusivisme bien pathologique.

Dès lors, l'hystérique, dont toute la puissance psychique est tendue vers le groupe isolé de ses idées fixes, laissera dans l'état subconscient, dans sa deuxième personnalité, dormir les sensations qu'il ne rattache plus à lui-même : il aura des anesthésies. Dès lors, il ne reconnaîtra plus comme dépendants de son moi, la totalité ou quelques-uns de ses souvenirs : il aura de l'amnésie. Dès lors il ne synthétisera plus ses actes eux-mêmes, et, tout en effectuant mécaniquement ceux de ces actes qui ont acquis l'automatisme de l'habitude, il n'effectuera plus, ou il effectuera mal, les exécutions proprement volontaires, parce qu'elles exigent une attention toujours nouvelle : il aura de l'aboulie.

Telle est, résumée dans ses grandes lignes, la théorie psychologique de l'hystérie. Elle donne une explication fort vraisemblable du plus grand nombre des manifestations hystériques, mais laisse cependant certains phénomènes inexpliqués. Il n'en résulte point que lesdits phénomènes, parce qu'incompris, soient nécessairement d'une autre nature. Cette lacune est cependant un des arguments de l'accusation d'insuffisance que portent, contre l'hypothèse de P. Janet, les partisans de la théorie physiologique de l'hystérie, que nous allons exposer. On peut dire encore que la théorie psychologique de M. Janet est une description ingénieuse et exacte de ce qu'on rencontre dans l'état mental des hystériques, plutôt qu'une explication de la genèse de la maladie. Il y a chez les hystériques un défaut de synthèse mentale ; mais la cause même de cette impuissance reste à trouver, et le mot de « psychasténie » n'y suffit peut-être pas absolument : il se peut qu'il n'y ait là qu'une manifestation hystérique de plus, sans qu'on puisse, de façon absolument rigoureuse, en faire la clef de toutes les autres.

b) *Théorie physiologique de l'hystérie.* — C'est à M. Sollier que l'on doit la théorie physiologique de l'hystérie, telle que nous allons la résumer.

Pour cet auteur, l'hystérie n'est pas primitivement une psychopathie, elle est psychique, comme elle est convulsive ou anesthésique : les accidents mentaux sont dépendants, au même titre que les signes permanents ou les paroxysmes, d'un trouble physique.

Le trouble primitif est une modification fonctionnelle du cerveau qui, momentanément ou de façon durable, partiellement ou en totalité, est frappé d'un sommeil, d'un engourdissement qui y produit un certain nombre de phénomènes d'arrêt.

Suivant que tel ou tel centre des hémisphères est atteint, on observe des phénomènes moteurs, sensitifs, trophiques, vasomoteurs, viscéraux ou psychiques; suivant la durée, l'évolution et l'intensité des phénomènes d'arrêt, sont engendrées des manifestations transitoires ou permanentes.

La localisation au cerveau de ce sommeil fonctionnel dicte la nature des signes cliniques, tel phènomène répondant à l'anihilation dynamique du centre d'où il dépend ; le nombre de ces signes cliniques, leur agencement, leurs variations d'intensité répondent à l'étendue, au degré de fixité de cette altération dynamique.

L'anesthésie est la manifestation périphérique du sommeil cérébral ; elle lui est intimement liée et, caractère d'une importance capitale, quand on réveille chez une malade l'engourdissement de ses téguments insensibles, on réveille du même coup l'engourdissement cérébral, et l'on fait disparaître les stigmates et les accidents qu'elle tient sous sa dépendance.

Or, dans cette opération curatrice du réveil des centres par suppression du sommeil périphérique (et cela est aussi vrai pour les viscères que pour les téguments), les malades accusent une sensation douloureuse localisée à l'intérieur de la tête. M. Sollier considère que cette sensation, dont le siège est exactement précisé par le sujet en traitement, est la manifestation du changement qui s'opère au point du cerveau primitivement engourdi. Ayant relevé des indications constantes et semblables chez divers malades pour le réveil d'une même zone, produit par la sensibilité recouvrée d'un même organe, l'auteur en a déduit une méthode de détermination des localisations cérébrales chez le vivant.

Quant aux troubles mentaux des hystériques, ils ne sont considérés, dans cette théorie, que comme l'expression d'une inhibition, occupant les régions indéterminées ou s'élaborent les phénomènes psychiques, de même que des troubles purement physiques sont engendrés par une inhibition analogue, occupant les zones de l'écorce qui sont leur localisation centrale.

Ce qui fait que les hystériques présentent les phénomènes de dédoublement de la personnalité, de rétrécissement du champ de la conscience, c'est uniquement que les régions de leur cerveau où s'effectue la synthèse des phénomènes psychiques ne reçoivent, des centres de localisation somatiques engourdis, que des éléments insuffisants.

Ces théories, psychologique et physiologique, de l'hystérie ont plus qu'un intérêt théorique ; elles ont une portée pratique, car, suivant la conception adoptée, on est conduit à instituer une thérapeutique dont les indications varient avec l'hypothèse adoptée.

Ces deux doctrines, la psychologique et la physiologique, ne sont sans doute pas aussi différentes, aussi opposées qu'il peut paraître au premier abord. Dans l'état actuel de nos connaissances, personne ne songe à concevoir des troubles psychologiques purs, sans modifications fonctionnelles de l'écorce grise, l'idée, saine ou altérée, ne pouvant être envisagée comme tout à fait indépendante du fonctionnement cérébral. Nous pensons donc avec Grasset, avec Jules Soury, avec Sollier, qu'il serait excellent de raisonner un peu plus « anatomiquement » pour employer l'expression de Meynert, que ne l'a fait, au cours de ses premières études, M. Pierre Janet, qui a été un psychologue de profession avant de devenir l'excellent médecin qu'il est aujourd'hui. Mais d'autre part il est certain que, pour n'avoir pas formulé des hypothèses proprement physiologiques aussi positives que celles de M. Sollier, MM. Raymond et Janet, dans leurs publications dernières, s'attachent de plus en plus à ne pas parler seulement en psychologues, mais en médecins, en anatomistes et en physiologistes des centres nerveux.

D'autre part, la conception de M. Sollier, qui constitue, à certains points de vue, un progrès, n'est peut-être pas à l'abri du reproche. Elle apparaît, çà et là, un peu hâtivement affirmative. On relève, dans ses observations, plus d'un point où la neurasthénie paraît confondue avec ce qui est proprement hystérique.

Nous pensons, au contraire, qu'il importe beaucoup de séparer les deux névroses, et, quand elles évoluent simultanément chez le même malade, d'en faire le départ, au double point de vue du diagnostic et du traitement.

Nés d'une représentation mentale, engendrés par l'idée fixe, la plupart des symptômes proprement hystériques guérissent par l'idée, par la suggestion mentale, voilà ce qu'il faut retenir. Cette formule, à notre avis excellente, a été donnée par M. Babinski. C'est elle qui nous paraît rendre le plus exactement compte de la réalité des faits. C'est la définition même de l'hystérie. Encore qu'elle n'explique pas suffisamment tous les phénomènes de la névrose, c'est cependant la meilleure que nous connaissions.

Diagnostic. — Il n'est point d'usage, dans les traités didactiques, de faire le diagnostic différentiel de l'hystérie et de la neurasthénie. Dans la pratique, il est pourtant fréquent qu'on les confonde, soit que systématiquement, on n'admette qu'un seul état névropathique, hystéro-neurasthénique toujours, soit que le praticien, insuffisamment averti, confonde la dyspepsie vraie, ou l'amyosthénie très réelle du neurasthénique ; avec les symptômes analogues d'aspect, mais différents de cause, que présentent souvent les hystériques. L'erreur est d'autant plus à craindre que, chez bon nombre de névropathes les deux névroses sœurs, l'hystérie et la maladie de Beard, évoluent côte à côte, alternant ou mêlant leurs symptômes. Il importe au plus haut point de savoir faire la part de chacune d'elles, en vue de les combattre par un traitement approprié, différent pour l'une et pour l'autre. Nés de l'idée, les symptômes hystériques vrais guérissent toujours par l'idée, c'est-à-dire par la suggestion mentale. Reflet mental d'une réalité objective, d'un trouble fonctionnel avéré de la tonicité et de la nutrition générales, l'ensemble symptomatique de la neurasthénie s'améliore par le régime alimentaire, la médication tonique, la désintoxication de l'organisme, etc. L'hystérique est suggestible au premier chef, le neurasthénique ne l'est pas. C'est la formule du diagnostic différentiel et du traitement respectif des deux névroses.

Ce premier point bien établi, reprenons l'étude du diagnostic, tel qu'il est classique de le concevoir.

Nous savons que l'hystérie est considérée comme un trouble fonctionnel, exprimant une altération dynamique du système nerveux. Il en résulte de grandes ressemblances entre les manifestations qu'elle entraîne et les maladies organiques qui traduisent une altération matérielle des organes dont la névrose n'atteint que le fonctionnement. La différence de nature est considérable entre les accidents organiques et les accidents hystériques, mais leur morphologie clinique est souvent très analogue. L'hystérie n'est pas proprement une maladie à part, ayant des symptômes spéciaux et des caractères personnels : elle est, au premier chef, simulatrice d'autres maladies. Or elle peut simuler à peu près toutes les affections connues ; tous les jours on découvre la nature névropathique d'accidents, considérés jusqu'alors comme ne pouvant être que l'expression d'une lésion anatomique.

Tout cela pour dire quelle difficulté présente parfois le diagnostic d'hystérie et combien il est délicat d'en exposer les éléments.

Nous diviserons ce chapitre en deux parties : nous indiquerons d'abord, pour chacun des principaux accidents hystériques, la différenciation qui s'impose avec ceux-ci ; en second lieu nous donnerons les grandes lignes générales qui permettent de révéler la nature hystérique dans un complexus symptomatique lié, en apparence, à des altérations organiques.

1. — Diagnostic différentiel des accidents hystériques

a) *La crise convulsive.* — Il nous faudrait passer en revue la série considérable des accidents convulsifs qui rappellent de plus ou moins loin les convulsions hystériques. Nous nous contenterons de donner les éléments du diagnostic avec l'accès épileptique. C'est là, en effet, une question de première importance, et, dans la pratique, d'une utilité courante.

Nous résumerons ainsi les caractères différentiels :

α) L'épileptique est le plus souvent un enfant ; l'hystérie est rare à cet âge-là. La première crise d'hystérie succède généralement à une émotion morale ; le début des accidents épileptiques n'a point ce caractère.

β) La crise épileptique débute brutalement ; elle surprend le malade, le terrasse au milieu de ses occupations, sans qu'il puisse rien faire pour choisir le lieu de sa chute, pour parer aux dangers qu'elle peut présenter. L'hystérique sent venir sa crise, et agit en conséquence. Les accès comitiaux sont fréquemment nocturnes, chose très rare dans l'hystérie.

γ) Si l'on en excepte un cri rauque, au moment de la chute, l'épileptique en crise ne crie pas : il y a des chances qu'on ait affaire à de l'hystérie quand la malade pousse plusieurs cris, ou articule des mots ou des fragments de phrases.

δ) L'épileptique en crise présente, le plus souvent, les phénomènes suivants :

Il se mord la langue, parfois profondément ; il a de la miction ou de la défécation involontaires et inconscientes.

Tout cela est exceptionnel dans l'hystérie.

ε) Les crises épileptiques apparaissent de façon plutôt régulière, à intervalles sensiblement égaux ; les crises d'hystérie sont capricieuses dans leur apparition et sont clairement liées aux incidents, aux frayeurs, aux contrariétés.

φ) Après la crise d'hystérie, les malades reprennent rapidement le cours de leur vie habituelle, sans fatigue profonde ; après l'accès de mal le malade tombe dans un état de sommeil profond, presque comateux ; il s'en réveille encore tout brisé et obnubilé.

η) Enfin, l'examen des urines, après la crise, montre chez l'hystérique une diminution des matériaux d'élimination (?) on note leur augmentation après la crise d'épilepsie.

b) *Les spasmes hystériques.* — Les spasmes hystériques localisés peuvent surtout être confondus avec la maladie des tics de Gilles de la Tourette. Cette affection a des caractères très tranchés qu'il suffit de connaître pour éviter une confusion.

Elle est généralement héréditaire, remarquablement tenace et les suggestions à l'état de veille ou à l'état d'hypnose, sont sans action modificatrice sur son évolution ; elle n'est nullement liée aux influences émotives, ne leur succède pas et n'est point changée dans son allure habituelle par leur intervention.

c) *Les contractures hystériques.* — Ces contractures appartiennent au groupe des contractures neuropathiques qui disparaissent par l'anesthésie générale. Mais ce groupe ne comprend pas que les contractures hystériques seulement ; il convient de déterminer la nature exacte de ces dernières par leurs caractères propres : début brusque, guérison possible par les interventions suggestives, influence des attaques convulsives et des émotions, etc.

d) *Les paralysies hystériques.* — Il est souvent délicat d'éviter la confusion avec les paralysies organiques. On notera soigneusement que, contrairement à ce qui se passe dans ces dernières, les premiers phénomènes auront fait leur apparition à la suite d'une attaque de nerfs, d'une émotion, d'un traumatisme. Enfin on notera la flaccidité complète et sans tendances au spasmodisme, l'intégrité des réflexes, l'absence de modifications vaso-motrices au niveau des téguments. On notera la présence d'une anesthésie généralement superposée à la paralysie motrice, etc. Enfin, dans les cas particulièrement délicats on pourra rechercher les signes décrits par Babinski, comme n'existant que dans les paralysies organiques (voy. l'article Hémiplégie. Diagnostic avec l'hémiplégie hystérique).

2. — Éléments du diagnostic des phénomènes hystériques en général

Lorsqu'on soupçonne un accident pathologique quelconque d'être de nature hystérique, il convient de rechercher avec soin les stigmates divers de cette névrose Malheureusement aucun d'eux n'est absolument caractéristique : c'est plutôt leur groupement, leur disposition, qui permet de leur attribuer une valeur diagnostique. Parmi ces stigmates, le rétrécissement concentrique du champ visuel a la première importance.

Mais deux grosses difficultés peuvent se présenter : dans quelques cas il peut y avoir des stigmates d'hystérie coexistante et l'accident que l'on cherche à classer est cependant organique; il ne fait que coïncider avec l'hystérie sans en dépendre. Dans d'autres cas, le phénomène que l'on cherche à classer logiquement comme une manifestation organique ou une manifestation hystérique est la seule forme sensible par où se trahit la névrose : c'est l'hystérie mono-symptomatique.

La constatation des stigmates, bien que d'une haute valeur diagnostique, dans la plupart des cas, ne peut donc suffire à toutes les éventualités, puisqu'il peut y avoir stigmates hystériques et accident organique coexistants, ou bien, accident hystérique isolé, sans stigmates dénonciateurs.

Il faut donc recourir à un autre élément, plus caractéristique de l'hystérie. Cet élément est l'influence de l'idée, comme agent provocateur, comme facteur dirigeant de l'évolution. Un accident hystérique est bien, par excellence, celui qui dépend d'une idée, depuis son apparition jusqu'à sa guérison, inclusivement.

Pitres a groupé, comme il suit, les caractères communs aux manifestations hystériques. La recherche systématique de ces caractères est une excellente méthode de diagnostic rationnel de la névrose.

1° Les accidents hystériques sont la conséquence de troubles purement fonctionnels du système nerveux.

2° Ils peuvent être brusquement provoqués, modifiés ou supprimés par des influences psychiques, ou par des causes physiques qui n'ont aucune action sur les accidents organiques similaires.

3° Ils se montrent très rarement isolés; dans l'immense majorité des cas, certains stigmates latents coexistent avec les manifestations éclatantes de la névrose.

4° Ils n'ont pas d'évolution régulière; ils surviennent sans ordre préalable et se succèdent sous différentes formes et à différentes époques chez les mêmes sujets.

5° Ils n'ont habituellement pas, sur la santé générale et sur l'état mental des sujets qui en sont atteints, le retentissement profond qu'auraient des accidents similaires mais dépendant d'une autre cause.

Traitement de l'hystérie. — Il existe une prophylaxie de l'hystérie et, à cet égard, plusieurs indications méritent d'être soulignées. Elles ont surtout leur application dans les cas où une hérédité très chargée peut faire soupçonner l'évolution ultérieure de l'hystérie.

C'est ici que l'éducation intervient ; de la façon dont elle est comprise dépend souvent la santé future du sujet prédisposé.

On devra ne rien négliger chez l'enfant des moyens capables de fortifier son organisme ; on s'adressera d'ailleurs, dans ce but, moins aux préparations médicamenteuses, qu'aux règles de l'hygiène générale. De même, il sera nécessaire de développer au minimum, chez les jeunes sujets, les facultés de trop grande sensibilité et d'émotivité exagérée ; on évitera avec soin les histoires effrayantes, les lectures fantastiques, les explications surnaturelles dont l'effet est invariablement déplorable sur un terrain prédisposé.

Une des indications les plus formelles de la prophylaxie de l'hystérie est de séparer, dans les milieux tels que les couvents, les communautés, les ateliers, etc., ceux des sujets qui présentent des manifestations hystériques très apparentes ; on évitera ainsi la contagion mentale.

Dans la thérapeutique curative de l'hystérie, nous distinguerons un traitement externe, un traitement interne ou médicamenteux, un traitement psychologique ou mental.

Dans le *traitement externe* l'hydrothérapie tient une place considérable, moins considérable toutefois, à mesure que l'on connaît mieux sa valeur exacte. En réalité, la douche et surtout la douche froide est plutôt nuisible à un certain nombre de malades. Dans beaucoup de cas, on doit adopter la douche chaude, à jet très brisé, et de durée courte : chez les grandes hystériques, il arrive qu'on doive complètement renoncer à l'hydrothérapie.

La gymnastique et le massage, seuls ou associés à l'hydrothérapie, donnent souvent d'excellents résultats : P. Sollier considère que les mouvements forcés, jusqu'à production de douleurs articulaires, sont un excellent moyen de réveil de la sensibilité engourdie, et par cela même, des zones cérébrales endormies.

Le traitement électrique consiste surtout en la faradisation ;

dans certains cas de paralysies localisées, dans l'aphonie nerveuse par exemple, elle donne des résultats remarquables. En somme l'électricité agit surtout comme élément de suggestion et convient surtout aux malades, peu familiarisés avec cet agent physique, et d'autant plus croyants en l'efficacité de son action qu'elle leur demeure plus mystérieuse. Il faut faire une exception pour l'électricité statique qui, comme moyen de stimulation externe, convient particulièrement à un certain nombre de malades.

La métallothéraphie, outre que son emploi se limite à un certain nombre de cas définis, ne paraît pas apporter aux manifestations hystériques une modification persistante.

Les aimants et les divers procédés par les agents œsthésiogènes ne sont point d'une efficacité constante.

Le traitement interne ou médicamenteux de l'hystérie ne comprend pas de nombreuses indications. En général les anesthésiques, les hypnotiques, les calmants, parfois nécessaires à titre d'expédients, sont plus nuisibles qu'utiles sous forme d'administration continue. Ils sont même dangereux, car on n'ignore pas combien les hystériques sont facilement des candidats aux manies médicamenteuses et aux intoxications chroniques dites volontaires.

Il y a lieu cependant d'attribuer une réelle valeur à la médication interne, en tant que procédé de tonification générale ; à cet égard les préparations arsénicales, la noix vomique, la médication phosphorée, les injections sous-cutanées de sérum artificiel sont particulièrement recommandables.

Le traitement psychique de l'hystérie est surtout préconisé par les partisans de l'hystérie maladie mentale, M. P. Janet institue un traitement spécial, directement dirigé contre les phénomènes de dédoublement de la personnalité, de rétrécissement du champ de la conscience, contre les idées fixes. Pour lui le médecin doit avoir uniquement la tâche de diriger la mentalité de son malade hystérique. Il doit s'attacher à déceler, puis à détruire en les divisant les fâcheuses idées fixes ; il s'agit de rendre à l'hystérique tout son pouvoir de synthèse mentale.

L'isolement est une des méthodes les plus préconisées aujourd'hui comme traitement curatif de l'hystérie. Il est indiscutable que placer le malade hors de son milieu habituel, le soustraire aux rapports constants qu'il a eus jusqu'ici avec les personnes et les objets de son entourage, produit fréquemment des cures complètes et définitives. Cette méthode a en outre l'avantage de mettre les malades en contact constant et prolongé avec le médecin spécialiste. Elle permet enfin, en donnant au malade un train de vie parfaitement réglé et calme, d'instituer une médication tonique, remarquablement efficace à la faveur du repos complet.

La suggestion se fait à l'état de veille ou pendant l'hypnose ; à vrai dire, elle constitue plutôt le traitement d'un accident que la cure générale de l'état hystérique. Elle peut, il est vrai, intervenir pour régulariser le cours des idées et rendre à la mentalité de l'hystérique un fonctionnement normal ; mais alors elle nécessite presque infailliblement l'intervention de l'hypnotisme et cela n'est pas exempt de danger. En soumettant une hystérique à des hypnotisations prolongées et répétées, on éduque pour ainsi dire son nervosisme, on entretient l'irritabilité pathologique de son système nerveux. Aussi est-il sage de réserver la suggestion en état de sommeil pour des cas graves et spécialement rebelles aux autres moyens thérapeutiques.

Nous devons dire enfin, que de la théorie physiologique de l'hystérie, telle que nous l'avons exposée plus haut, M. P. Sollier a déduit une méthode de traitement qui en découle logiquement.

Cet auteur ne nie pas les résultats positifs que l'on peut obtenir avec les méthodes physiques ou psychologiques que nous avons signalées : il les considère comme une partie du traitement général à instituer ; ce sont avant tout des procédés d'excitation périphérique ou cérébrale et, à ce titre, ils peuvent contribuer à la cure par le réveil des centres nerveux, méthode préconisée par l'auteur.

Nous le savons, dans l'hypothèse physiologique, le cerveau de l'hystérique est engourdi ; il dort, aussi bien dans celles de ses parties où naissent les excitatious somatiques, que dans celles où naissent les excitations psychiques. Il s'agit donc de le réveiller pour guérir l'hystérie.

A cet effet on s'adresse surtout à l'anesthésie cutanée qui est intimement liée au sommeil cérébral. Mais d'une façon générale, soit d'emblée, d'un seul coup, soit partiellement, en réveillant zone après zone par dégourdissement successif de leurs projections somatiques, on procède à la reconstitution des actions physiologiques.

A cet égard, la mécanothérapie, les mouvements provoqués et forcés des membres, tout un ensemble d'excitations sensitives, sensorielles, psychiques, d'excitations fonctionnelles générales (repos au lit, suralimentation, révulsion.) seront instituées.

Peut-être y a-t-il lieu de se demander si certains hystériques ne doivent pas à un état d'auto-intoxication la genèse de la formation mentale pathologique qui est l'essence de leur mal. Sans doute les auto-intoxications aboutissent plus habituellement à la formation mentale neurasthénique; mais il n'est pas absurde d'y penser, puisque l'empoisonnement par le plomb, par l'alcool sont des causes avérées d'hystérie franche. Il serait donc indiqué, dans certains cas, de soumettre les hystériques au lavage de l'organisme, par le régime et la médication appropriés.

Il faut avouer cependant que, dans la grande majorité des cas, la suggestion mentale suffit à dissiper, chez les hystériques purs, leurs troubles digestifs les plus invétérés, alors qu'il n'en va pas de même pour les neurasthéniques.

Au total, le repos, la médication générale reconstituante, l'isolement, la distraction systématique, la suggestion (le plus possible à l'état de veille), la lutte au jour le jour pour déraciner l'idée fixe nuisible et pour la remplacer par une idée fixe saine, utilisable, c'est à cela que se résume le traitement de la névrose hystérique.

NEURASTHÉNIE

Définition. — La maladie de Beard est-elle une entité morbide bien distincte, aux contours définitivement arrêtés, ou bien faut-il, à l'exemple de bon nombre de neurologistes la ranger parmi les syndromes encore insuffisamment définis ? C'est une question sur laquelle on paraît devoir disputer longtemps encore, et ce n'est pas ici le lieu de chercher à la trancher. Ce *Manuel* est destiné à des étudiants et à des praticiens. Or, ce qu'il leur importe avant tout de savoir, c'est que, dans la pratique journalière, ils auront constamment occasion de donner leurs soins à une certaine catégorie de névropathes atteints de troubles assez nettement caractérisés, assez différents des symptômes de toute autre névrose, pour que le diagnostic neurasthénie puisse être formulé, et pour qu'un traitement rationnel, fréquemment efficace, puisse être institué. Au point de vue que nous envisageons ici, cela seul importe, et nous traiterons ce chapitre comme si l'épuisement nerveux était, d'accord unanime, envisagé comme une névrose distincte, au même titre que l'hystérie ou que la maladie de Basedow.

On a défini la neurasthénie « un état de fatigue irritable », et je pense que c'est encore la définition la plus compréhensive et la plus juste qu'on en puisse donner. C'est, à tout prendre, la fatigue organisée, installée à demeure, passée à l'état d'habitude, et prenant forme de maladie ».

Elle pousse, à peu près toujours, en terrain neuro-arthritique. Assez souvent associée à un certain degré d'hystérie, on la voit souvent confiner à la mélancolie, dont elle ne serait qu'une forme atténuée (P. Serieux, Boissier). On lui a décrit comme à la mélancolie, une forme dépressive et une forme anxieuse. Mais beaucoup d'excellents auteurs tendent, à l'heure actuelle, à faire, de la névrose et de la psychose d'angoisse, une entité morbide, spéciale, dont la description trouverait place dans les traités de psychiatrie plutôt que dans les traités de neurologie. A leur exemple, nous ne ferons qu'ébaucher de façon sommaire la grosse question des « phobies », des obsessions et des impulsions, que l'on trouvera traitée de la façon la plus judicieuse dans l'excellent ouvrage de MM. Pitres et Régis [1].

Historique. — Il convient de savoir que Georges Beard, médecin de New-York (1840-1883) a donné de la neurasthénie la première description formelle [2]. Albert Mathieu dit de son livre qu'il est la bible de la neurasthénie. Mais il importe de savoir aussi que la maladie de Beard, bien loin d'être une névrose toute moderne, uniquement due au surmenage tel que le comporte la vie ardente de la société actuelle, exista de toute antiquité. Hippocrate en a décrit les principaux symptômes. Galien traite longuement de l'atrabile et de son influence sur les centres nerveux. Les médecins des temps modernes confondent à peu près tous l'hystérie et la névropathie, et, de nos jours encore, cette confusion subsiste dans un très grand nombre d'esprits.

Au XIXe siècle, cependant, un certain nombre de médecins français, entrevoient la vérité. Dupan, en 1819 décrivait l'*érithisme nerveux ;* Dougens, en 1824, la *névropathie et les vapeurs ;* Cerise, en 1841, sa *névrose protéiforme ;* Monneret, la *névrose par épuisement ;* Sandras, la *cachexie nerveuse*, Bouchut, le *nervosisme aigu ou chronique ;* Krishaber, la *névropathie cérébro-cardiaque* [3].

D'autres, à l'exemple de Van Helmont, de Wepfer, faisaient du tube digestif le grand régulateur du système nerveux, Beau, dans son célèbre *Traité de la Dyspepsie*, insistait longuement sur les phénomènes nerveux qu'elle comporte, M. Bouchard, dans ses inoubliables travaux sur la dilatation de l'estomac et les maladies par auto-intoxication. M. Hayem, dans ses études sur la viciation du chimisme stomacal, M. Frantz Glénard, dans ses publications sur l'hépatisme et sur l'entéroptose, M. Leven, M. Albert Robin, dans sa série de recherches sur la nutrition et sur les maladies de l'estomac, furent conduits à envisager la neurasthénie comme une névrose secondaire, née d'un trouble primitif de l'appareil digestif ou de ses annexes.

Il importe de mentionner encore les travaux de Weir Mitchell

1. Pitres et Régis. *Les Obsessions et les Impulsions*, in Bibliothèque internationale de psychologie expérimentale. O. Doin, éditeur, 1902.

2. G. Beard. A practical treatise on nervous exhaustion (neurasthénia), its causes symptômes and sequences. New-York, 1880. Nouvelle édition, 1888.

3. Voir A. Mathieu. *Neurasthénie*, in collection Charcot. — Debove Rueff, éditeur, 1892.

traitant surtout de la neurasthénie féminine et de la cure de repos et de suralimentation, et les publications de Huchard, qui le premier en France parle de neurasthénie, et très justement souligne ses rapports avec l'arthritisme, comme plus tard Régis devait le faire de ses rapports avec l'artério-sclérose.

Mais, plus que tout autre, Charcot, avec la géniale justesse de son esprit, contribue à fixer les limites de la neurasthénie, et à la différencier de la névrose hystérique ; les deux ouvrages excellents de Bouveret et de Levillain donnent idée de l'état de la question, tel que le concevait le maître de la Salpêtrière, vers 1890. En fait de travaux d'ensemble, nous n'avons guère à signaler, depuis, que la très remarquable monographie d'Albert Mathieu, et celle, non moins intéressante de Gilbert Ballet, l'*Hygiène du neurasthénique*[1]. Dans un ouvrage relativement récent[2], je me suis efforcé de comprendre le mécanisme des principaux symptômes de la maladie de Beard, de concevoir une pathogénie, et d'en déduire les règles d'un traitement rationnel.

Description. — Le neurasthénique vient à la consultation du médecin neurologiste avec une allure et des attitudes qui souvent le révèlent. Il a, généralement, le teint gris, des traits tombants, une démarche lasse, l'air inquiet, et des regards qui dévisagent l'homme inconnu en qui il va mettre, pour un moment, toute sa confiance, et qui peut-être sera celui qui le délivrera de son tourment. Il s'assied vite, en homme que ses jambes portent à peine ; et d'ordinaire il fait lui-même son diagnostic :

— Docteur, je suis neurasthénique. »

Puis, tirant de sa poche des feuilles couvertes de notes, celui que Charcot appelait « l'homme aux petits papiers », ne manque guère d'ajouter que sa mémoire étant fort imprécise, il demande la permission de lire son histoire, qu'il a pris soin de rédiger. Il faut savoir écouter cette histoire, encore que, parfois, elle soit un peu longue, quitte à la couper, de temps à autre, de questions précises, afin de montrer au malade que l'on connaît bien ses misères, qu'on les comprend, qu'on en a vu bien d'autres, et que l'on a l'expérience du mal dont il se plaint. Ce qu'il attend du médecin qui va entreprendre sa cure, ce n'est pas tant une ordonnance et

1. *L'hygiène du neurasthénique*. Collection Proust. Bibliothèque d'hygiène thérapeutique. Masson, éditeur, 1897.

2. *Les grands symptômes neurasthéniques*. F. Alcan, éditeur, 1901.

des remèdes comme on lui en a déjà beaucoup prescrit, qu'un accueil attentif, sympathique, et presque fraternel. Il a besoin de cordialité, et très discrètement il faut savoir lui en donner. Du reste, son histoire est souvent instructive, car bon nombre de névropathes ont lu tout ce qui s'est écrit au sujet de leur maladie, et savent prendre une observation modèle, au moins pour ce qui est symptômes subjectifs.

Il note chez ses ascendants l'hypocondrie ou l'hystérie, le rhumatisme ou la goutte, l'alcoolisme ou la syphilis, la tuberculose parfois ; les névropathes ne manquent pas parmi ses collatéraux. Lui-même, dès l'enfance, se révélait impressionnable, impatient, mélancolique, prompt aux larmes, ou bien encore indifférent, et mou, inapte au travail soutenu, aux jeux bruyants, incapable de digérer un repas copieux ou de boire du vin sans avoir le sang au visage. Cet état s'est accentué au moment de la puberté. Puis est venue la crise. A la suite d'un surmenage, au lendemain d'un deuil cruel, après quelque chagrin d'amour ou des soucis d'affaires, la maladie s'est nettement constituée, et le patient énumère les symptômes dont il souffre le plus.

C'est d'abord, une lassitude profonde, perpétuelle, plus marquée cependant dans la matinée, pendant les heures qui suivent le réveil, et aussi aux moments où l'estomac est vide, et où se fait sentir le besoin de manger. Ses jambes ont peine à le porter ; il voudrait constamment s'asseoir s'il est debout, et se coucher s'il est assis. Cette lassitude s'aggrave d'une douleur sourde, obsédante, qui siège à la nuque et au cou, ou encore à la région lombaire.

Les nuits sont déplorables. Ou bien il ne s'endort que très avant dans la nuit, après s'être longtemps agité dans son lit, ou bien après s'être endormi lourdement sur la digestion de son dîner, il s'éveille à minuit ou une heure du matin, complètement rassasié de sommeil ; et, jusqu'au petit jour il appelle en vain le repos. S'il dort d'une façon à peu près continue, des rêves pénibles l'assaillent, faits de visions dramatiques, qui le laissent au réveil, plus las qu'il ne l'était en se couchant.

Mais sa misère la plus cruelle est encore la douloureuse lenteur de la digestion. Il se met à table avec appétit, mange bien et beaucoup, et voilà qu'au lieu de tirer quelqu'énergie physique de l'alimentation, il est, en sortant de table, congestionné, torpide, somnolent, incapable de travailler. Son estomac gonfle, et il lui faut déboutonner son gilet et son pantalon.

Il est pris de dyspnée, devient incapable de se baisser pour ramasser un objet ou pour boutonner ses bottines. En outre il souffre de pesanteur affreuse au creux de l'estomac ; il a des renvois acides ou brûlants, difficiles à évacuer et qui, hésitant tout au long de son œsophage, lui procurent la sensation de « fer chaud ». D'autres fois c'est, tout au contraire, à la fin de la digestion que son estomac se ballonne et que se manifestent les phénomènes d'hypersécrétion chlorhydrique. Il y a de la constipation et fréquemment de la colite membraneuse. Avec cela, l'impuissance génésique commence à le gagner. Il n'a plus que des érections médiocres et incertaines. Le coït, quand il parvient à l'accomplir normalement est bref et décevant, la sensation voluptueuse devenant toute atténuée et comme émoussée. Les bourses, au lieu de demeurer troussées, ont perdu leur tonicité et pendent lamentablement. Et il s'afflige d'autant plus de cette diminution de lui-même que son imagination, loin de demeurer inactive, va de l'avant et rêve de raffinements compliqués [1].

Quant aux facultés de l'esprit, elles sont en déroute. La mémoire a perdu toute sa précision. Certains malades perdent presque complètement le souvenir des chiffres, des noms propres, et en viennent à effleurer la folie du doute, tant ils oublient facilement. J'en connais qui remontent deux ou trois fois de suite leur cinq étages pour s'assurer qu'ils ont fermé leur porte. L'intelligence se fait lente et obtuse ; l'attention ne se fixe plus volontairement ; la volonté de jour en jour s'amollit, devient hésitante, tâtillonne, scrupuleuse, s'attarde en minuties : quand il s'agit de prendre une décision, le pour et le contre s'équilibrent au point qu'il devient impossible d'opter et de prendre une détermination. En même temps, le neurasthénique conçoit comme insurmontable toute difficulté. Le travail devient malaisé, douloureux, impossible. Pour soutenir une conversation, pour écrire une lettre à quelque fournisseur, il faut se contraindre, vouloir avec effort des actes qui, naguère, s'accomplissaient le plus aisément du monde. Et de cette perpétuelle obligation de toujours vouloir pour pouvoir, naît un sentiment d'immense lassitude, de profond découra-

1. Il est juste pourtant de dire qu'à un degré un peu plus avancé, le neurasthénique atteint d'asthénie génitale finit par se désintéresser complètement des choses de l'amour. Il lui arrive même de les prendre en aversion, et d'en parler avec dégoût. Revenu à la plénitude de ses moyens physiques et à la santé intellectuelle, il reprend goût comme devant à l'un des actes par où l'homme s'affirme le mieux à lui-même sa vitalité et sa joie de vivre.

gement. D'ailleurs, ces tentatives pour fixer l'attention, pour mener à bien la moindre tâche, s'accompagnent d'une sensation singulièrement pénible de vide dans la tête, « d'anémie cérébrale », comme disent les patients; ou bien encore ce sont des maux de tête fort pénibles, enserrant le crâne comme sous la pesée d'un casque lourd et trop étroit (céphalée ou casque de Charcot).

Et bientôt, de tout cet ensemble de phénomènes physiques et mentaux, naît la tristesse morne, l'abattement moral, l'ennui de porter son fardeau, la fatigue de vivre. Le névropathe devient farouche, sauvage, insociable; il a besoin de se cacher, de se terrer, et, dans la rue, il évite la rencontre de ses plus chers amis. Si, malgré lui, l'un d'eux vient à l'aborder, il ne résiste guère au besoin de lui faire des confidences, de lui raconter ses misères, de lui énumérer ses craintes, de provoquer sa pitié. Chez lui, parmi les siens, ses plaintes sont continuelles. Comme il a quelquefois gardé sa bonne mine et un appétit assez vif, il redoute toujours qu'on n'ajoute pas foi à ses souffrances, et il les décrit en en exagérant inconsciemment l'intensité; plus il les affirme à voix haute, plus elles prennent d'importance et de réalité dans son esprit, si bien que le seul fait de vivre avec des gens auprès de qui sa nervosité ne se gêne pas et bat son plein, contribue à l'évolution progressive du mal. Timide avec les étrangers, débordant avec ses familiers, le neurasthénique devient de jour en jour plus craintif, plus « nosophobe ». Comme il n'a plus le sentiment de vivre pleinement et d'offrir aux assauts du dehors une résistance normale, il se croit menacé de mille maladies. Pour peu que surviennent chez lui l'amaigrissement progressif, qui est chose fréquente, ou les phénomènes d'angoisse, il envisage l'avenir sous le jour le plus noir; il a peur de devenir fou, se croit atteint de maladies du cœur ou de tuberculose : il en vient à être hanté par la peur du suicide, ou la crainte de commettre quelque mauvaise action. Il ne peut plus lire dans un journal un fait divers sanglant, sans se persuader qu'un jour ou l'autre il aura des impulsions qui le pousseront à l'imitation des crimes qu'on lui conte.

Ses facultés affectives se sont modifiées aussi. Autrefois il aimait les siens, s'occupait d'eux, au point de s'oublier lui-même ; maintenant, c'est tout le contraire, il s'indigne de son indifférence pour ceux qu'il chérissait, et se désole de ne pouvoir jamais penser qu'à sa propre personne, unique objet de ses préoccupations.

Par moments, sur ce fond de torpeur et de mélancolie, des bouffées brusques d'énervement surviennent. Il suffit d'un changement de l'état atmosphérique, de l'approche de l'orage ou de la neige, pour qu'il devienne, de taciturne qu'il était, bruyant et exalté. Ce sont alors, soit des crises de larmes entrecoupées de paroles désespérées, soit des crises de colère en feu de paille parfois d'une incroyable violence.

A cette période avancée de la maladie, sa vie est un véritable supplice pour lui-même et pour ceux qui vivent près de lui, et c'est vraiment un être digne de commisération qui vient nous demander secours.

Après l'avoir écouté avec un intérêt qui doit être manifestement et sincèrement bienveillant, après avoir précisé par une série de questions complémentaires l'histoire de sa maladie, examinons le neurasthénique avec soin.

Examinons son estomac : nous le trouverons distendu, remontant vers le diaphragme qu'il soulève en gênant le libre fonctionnement du cœur ; plus souvent encore, il nous apparaîtra dilaté et tombant, surtout si nous faisons suivre la palpation et la percussion de l'examen au phonendoscope de Bianchi. L'estomac clapote et gargouille. L'intestin tombe en paquet mou, quand le malade est dans la position verticale ; le cæcum et tout le trajet du côlon sont fréquemment le siège de douleurs.

Habituellement, le foie est plus gros qu'il ne devrait être, légèrement hypertrophié, quelquefois sensible au toucher, comme il convient à un organe qui se fatigue dans sa besogne de destruction des toxines venues du tube digestif. Et le rein droit qui flotte, n'est pas rare.

Beaucoup de névropathes ont des hémorroïdes, un varicocèle, d'autres dilatations veineuses ; il les faut noter avec soin.

Le cœur et les vaisseaux sont à examiner de près. S'il s'agit d'un neurasthénique jeune, qui n'a pas eu la syphilis, et que n'a point intoxiqué l'abus de l'alcool, il est habituel de constater chez lui de la mollesse d'impulsion du cœur et de l'hypotension artérielle[1]. C'est alors la neurasthénie franchement dépressive, telle

1. Dans le chapitre des *grands symptômes neurasthéniques* que j'ai consacré à l'analyse des troubles circulatoires, j'ai pris soin de noter les nombreuses causes d'erreur qui peuvent égarer l'observateur dans l'examen de la pression sanguine. Un repas copieux, une forte tension électrique de l'air, l'émotion inséparable d'une première

qu'on la voit survenir après les grandes fatigues et comme conséquence, chez un sujet prédisposé, du surmenage musculaire, intellectuel ou émotionnel. C'est l'asthénie nerveuse pure, qui se traduit dans tout l'organisme physique par des atonies, des hyposécrétions et des ptoses.

Mais, chez d'autres neurasthéniques, l'examen des appareils de la circulation sanguine, donne des résultats tout opposés. Le cœur est vibrant, la pression haute. Il y a lutte entre l'intensité de propulsion du myocarde et le rétrécissement du calibre des petites artères. Ces névropathes ont le visage rouge, les extrémités froides; ils sont particulièrement sujets aux phénomènes anxieux, aux vertiges, à la dyspepsie hyperchlorhydrique, à la dyspnée; beaucoup accusent le phénomène du « doigt mort ». Ceux-là sont des intoxiqués. L'abus de l'alcool, du tabac, de la bonne chère, la syphilis, la goutte, l'arthritisme, le petit brightisme sont à l'origine de leur mal. On conçoit qu'il importe de les différencier des autres, pour les soumettre à un traitement spécial. C'est ainsi que j'ai été conduit à décrire une neurasthénie à hypertension et une neurasthénie à hypotension, s'accompagnant toutes les deux de phénomènes psychiques presque identiques, mais très diverses d'origine, l'une naissant de la fatigue et justiciable surtout de la médication tonique, l'autre naissant de l'intoxication et se confondant à peu près avec la phase prémonitoire de l'artério-sclérose, quand elle survient chez un sujet prédisposé à la névropathie.

Examinons encore, chez le neurasthénique, sa force musculaire. Elle est souvent diminuée, mais alors même qu'une pression dynamométrique serait amplement suffisante, nous verrons que, chez les névropathes, la fatigue à la répétition de l'effort survient beaucoup plus vite qu'elle ne fait chez l'homme sain. Il s'agit donc de fatigue réelle et nullement imaginaire[1].

Les réflexes, sauf cependant chez les neurasthéniques diabétiques, nous apparaîtront exagérés, sans rien cependant de la secousse brutale, spastique qui se produit à la percussion du ten-

visite au médecin, déterminent souvent de fausses hypertensions dont il convient de reconnaître la cause. La pression sanguine varie d'ailleurs, dans de fortes proportions, chez les névropathes asthéniques selon l'heure du jour où on la mesure.

1. Consulter à ce propos mes recherches sur la sensation de fatigue chez les neurasthéniques (Les grands symptômes, chap. I) et aussi les expériences très précises faites par MM. Gilbert Ballet et Jean Philippe à l'aide des l'ergographes de Mosso et de Maggiora.

don rotulien, chez les malades atteints de contracture organique.

Étudions enfin le langage et l'écriture, et examinons le fonctionnement des pupilles, afin de bien nous assurer que nous n'avons affaire qu'à un cas de neurasthénie, et non pas à un cas de syphilis des centres nerveux, de tabes ou de paralysie générale au début.

Il nous reste à demander au malade une analyse de ses urines, une analyse complète, portant sur les urines des vingt-quatre heures, les chiffres obtenus étant étudiés en comparaison avec les normales pour le poids des malades. Ce moyen d'investigation va nous donner encore des indications précieuses, encore que très variables.

Chez la plupart des névropathes asthéniques, on constate :

1° Que l'urine est rare et de densité excessive ;

2° L'excès urique par rapport à l'urée ;

3° La déperdition excessive des chlorures (c'est là un signe auquel j'ai été conduit à accorder une grande importance, en raison de son exceptionnelle fréquence) ;

4° La présence d'indican en excès, et parfois de sulfo-conjugués ;

5° Le passage dans l'urine et par conséquent dans le sang du pigment biliaire, des acides biliaires, plus rarement de l'urobiline.

Chez les neurasthéniques à hypertension, l'urine est habituellement plus abondante ; on y trouve souvent des cristaux d'acide urique ou d'oxalate de chaux ; la cryoscopie indique presque toujours que le rein filtre mal.

Beaucoup d'auteurs signalent, comme habituelle, la déperdition exagérée des phosphates, j'ai signalé moi-même l'inversion de la formule des phosphates terreux par rapport aux phosphates alcalins ; certains biologistes, ceux-là surtout qui s'attachent seulement à l'examen des urines du réveil, affirment que l'hypoacidité et l'hypophosphatie sont la règle, et ceux-là font de l'emploi de l'acide phosphorique l'essentiel du traitement de la neurasthénie. Mes recherches personnelles qui portent sur plus de cinq cents analyses très soigneusement faites, sont assez loin de s'accorder avec les leurs.

Séméiologie. — Il nous faut maintenant — après avoir donné ce tableau général de l'aspect du malade et de l'examen qu'il convient de lui faire subir, — énumérer et analyser sommairement les différents symptômes du mal de Beard.

On décrit habituellement, avec Charcot, sous le nom de « stigmates de la neurasthénie » : la céphalée, l'insomnie, la dépression cérébrale, l'asthénie musculaire, la rachialgie, la dyspepsie, les vertiges. C'est l'énumération adoptée par M. Albert Mathieu dans l'excellent ouvrage que nous avons déjà signalé.

Pour mon compte, j'ai analysé sous la dénomination de « grands symptômes neurasthéniques », la sensation de fatigue, les troubles circulatoires, les troubles du sommeil, les troubles digestifs, les modifications de l'excrétion urinaire, l'asthénie génitale, l'état mental.

Quitte à revenir ensuite sur les autres symptômes de l'épuisement nerveux, étudions d'abord ces signes capitaux, pour chercher à en surprendre le mécanisme, en vue d'instituer un traitement rationnel.

1° *La sensation de fatigue.* — Nous avons déjà vu que la grande majorité des neurasthéniques accusent une sensation de fatigue à peu près constante, généralement accrue au moment du réveil, et aux heures où l'estomac est vide.

Si nous interrogeons à tête reposée un neurasthénique intelligent, comme il s'en rencontre souvent, il nous dépeindra sa fatigue comme une sensation, presque douloureuse dans ses moments d'intensité, de pesanteur de tout le corps, qui réclame un effort incessant de la volonté pour se tenir debout, courir, gravir une côte ou monter des étages. La simple station debout est plus pénible encore que la marche, parce qu'elle exige une tension plus prolongée des mêmes groupes musculaires. C'était certes, un neurasthénique, cet arabe qui nous a laissé le proverbe célèbre : « Mieux vaut être assis que debout, couché qu'assis, mort que couché. » Rien ne saurait mieux peindre la lassitude des névropathes, et le pessimisme qui en découle.

Le neurasthénique, en effet, ne perd pas une occasion de s'asseoir, de se caler dans un fauteuil, et, pour peu que l'occasion soit propice, de s'étaler sur un divan. S'il est contraint de demeurer un certain temps sur ses jambes, la sensation demi-douloureuse qui le tient aux jarrets, à la racine des cuisses et dans les lombes revêt bientôt le caractère d'une véritable raideur endolorie, avec impatiences dans les jambes, puis énervement général pouvant aller jusqu'à l'extrême excitation. Souvent quand le neurasthénique marche ou quand il descend un escalier, le tonus de ses membres inférieurs va même jusqu'à se supprimer tout à fait pour une seconde : une jambe ou l'autre se dérobe subitement, comme au coup du coupe-jarret. Ce qui est vrai des membres inférieurs l'est également des membres supérieurs : les neurasthéniques ont peine à tenir les bras levés pour atteindre un volume ou quelque paquet haut placé ; on sait combien leur sont pesants les fardeaux qu'il leur faut porter, et que, s'ils sont capables d'un violent effort momentané, si, par exemple, ils peuvent mener loin, d'un coup brusque une fois donné, l'aiguille du dynamomètre, tout effort prolongé leur est véritablement impossible. L'épuisement vient vite quand il s'agit d'une tenue d'effort. Les recherches à l'aide de l'ergographe de Mosso, et du dynamomètre de Charles Henry permettent de s'en rendre compte. Aucun malade ne peut impunément aller violemment à l'encontre de sa sensation de fatigue, et se contraindre, sans le payer ensuite, à une marche, à une course, à une longue station debout, au piétinement dans la foule, à la visite d'un musée. L'effort voulu, et obtenu pour un moment, aboutit invariablement à une dépression plus marquée.

Comme les anémiques, comme les convalescents, comme les cachectiques, le neurasthénique est en possession d'une tonicité musculaire amoindrie. Ce que l'homme normal exécute automatiquement, presque inconsciemment, sans effort, le neurasthénique ne peut l'accomplir que grâce à une tension très énergique, toujours renouvelée de la volonté. Or, rien n'est épuisant comme de vouloir constamment. La fatigue neurasthénique qui varie sous l'influence de certaines stimulations extérieures ou internes (action tonique du repas, de l'heure, de la lumière, de la tension électrique de l'air), n'est pas modifiée par la suggestion, quand le malade est bien un asthénique et non un hystérique.

Cette fatigue ne se limite pas d'ailleurs aux muscles de la vie de relation. On la constate, avec une précision qui ne laisse guère place à la discussion, dans les muscles soustraits à l'action de la volonté, comme le myocarde, la tunique musculaire des artères, les fibres lisses de l'estomac, celles de l'intestin. Ceux d'entre les neurologistes, qui inclinaient naguère à envisager la sensation de fatigue des neurasthéniques comme quelque peu imaginaire et dépendant d'une disposition de l'esprit, en viennent actuellement à se ranger à l'opinion que mes longues recherches personnelles m'ont conduit à soutenir, à savoir que l'amyosthénie de la maladie de Beard, encore qu'elle ne dépende d'aucune lésion anatomique, a une réalité objective, et qu'elle commande l'état mental beaucoup plus qu'elle n'en découle.

2° *Les troubles circulatoires.* — Les neurasthéniques purs, ceux chez qui la névrose est survenue à la suite de quelque surmenage musculaire, intellectuel ou émotionnel, ont de l'hypotension artérielle, parfois extrêmement marquée. Chez eux, comme le montrent clairement quelques-uns des graphiques recueillis au jour le jour, le cœur est mou, l'appareil artériel relâché ; et cependant ils ne présentent pas de dilatation capillaire, car leur pouls capil-

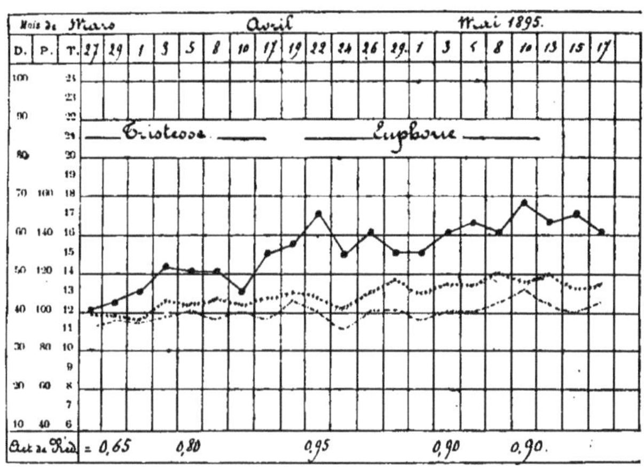

Fig. 126. — Neurasthénie à hypotension. Courbe au cours du traitement.

laire est nul. Il semble que l'impulsion du myocarde soit si molle que le sang n'arrive qu'imparfaitement jusqu'aux extrémités, qui restent froides et livides. Chez eux, l'activité de réduction du sang rouge au sang noir (elle se mesure à l'aide de l'ingénieux appareil d'Albert Hénocque) est ralentie ; leur sang, qui emprunte de l'eau aux tissus périvasculaires, est dilué, et, si on l'examine, présente de l'hypoglobulie apparente, laquelle disparaît si, grâce à l'action d'une médication appropriée, on sollicite la contraction de la tunique moyenne des vaisseaux.

Mais on observe aussi de nombreux cas où les neurasthéniques bien loin de présenter de l'hypotension artérielle, présentent de l'hypertension. Il s'agit alors de malades intoxiqués, chez qui la névropathie est secondaire à l'artério-sclérose, à la goutte, au diabète, à l'abus de l'alcool, au grand ou au petit brightisme, à l'abus de l'alimentation carnée.

Ici, la fatigue et l'état mental caractéristiques de la maladie de Beard, s'accompagnent de resserrement actif du frein vasculaire périphérique et souvent aussi d'hypersthénie cardiaque. Sous l'influence d'un traitement qui consistera surtout au lavage du sang par le régime lacté, puis par le régime lacto-végétarien, en laxatifs, en diurétiques, on voit habituellement la pression sanguine s'abaisser à mesure que s'améliorent les principaux symptômes de la névrose. Il est donc légitime de diviser les neurasthéniques, au double point de vue de la cause du mal et de son

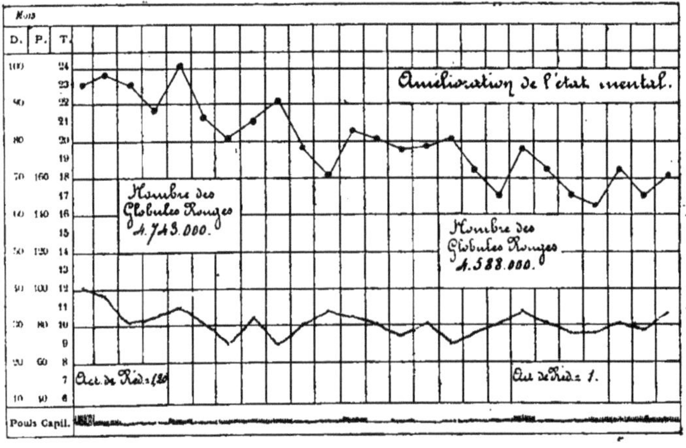

Fig. 127. — Neurasthénie à hypertension.

traitement rationnel, en neurasthéniques à hypotension, et en neurasthéniques à hypertension.

Parmi les phénomènes d'ordre circulatoire dont les névropathes ont à se plaindre, il nous faut signaler encore : les palpitations du cœur, habituellement dues à la gêne que l'estomac distendu cause, en relevant le diaphragme, à l'organe central de la circulation ; la mine grise, le teint terreux, phénomènes de vaso-constriction active chez les hypertendus, passive chez les hypotendus, et qui disparaît vite sous l'influence d'une médication appropriée à l'état de chacun ; enfin les angoisses ou phobies, la fausse angine de poitrine surtout, symptôme fréquent, dépendant le plus souvent des troubles digestifs ou de l'intoxication alimentaire, et qui guérit avec la suppression de la cause, pour peu qu'elle ne soit pas par trop invétérée et passée à l'état d'habitude ancienne.

3° *Les troubles du sommeil.* — Quand il s'agit des troubles du sommeil chez les neurasthéniques, on a coutume de ne jamais prononcer que le mot d'insomnie. Or, il y a des neurasthéniques qui dorment trop, qui voudraient toujours dormir ; on peut même soutenir qu'ils dorment à demi, tandis qu'ils se livrent mollement, distraitement et sans aucun entrain, à leurs occupations journalières, d'ailleurs réduites au minimum.

Il n'en est pas moins vrai que bon nombre de névropathes, véritablement insomniaques souffrent de ne pas dormir, et prient instamment que le sommeil leur soit rendu, d'autant que la privation de sommeil, entraînant un surcroît de fatigue et d'énervement, détermine habituellement de la dénutrition, de l'amaigrissement, bien faits pour inquiéter encore les malades sur la gravité de leur état. Les médicaments hypnotiques, que l'on a coutume de donner en pareils cas, ne sont que des expédients assez fâcheux, dont il faut donner des doses croissantes et qui ne soulagent le mal que pour l'aggraver au total.

Si l'on étudie soigneusement la genèse de l'insomnie chez les anémiés, les convalescents, les sujets en état d'inanition, les épuisés du système nerveux, et d'autre part, chez les hypersthéniques, chez les intoxiqués, chez les brightiques, chez les alcooliques, on est conduit à constater qu'il existe une insomnie liée à l'anémie cérébrale, à la misère physiologique, et une autre insomnie due à l'hyperhémie, à l'hypertension vasculaire, à l'éréthisme nerveux. Ici, comme partout, les contraires se joignent, et les deux états extrêmes aboutissent en fin de compte au même résultat. Aussi voit-on l'agrypnie des hypotendus guérir par la médication tonique, tandis que l'agrypnie des hypertendus cède habituellement à la médication hypotensive, au lavage du sang, au régime lacté, aux laxatifs, et aux diurétiques.

Il est donc inutile d'empoisonner avec des drogues plus ou moins toxiques le cerveau des neurasthéniques insomniaques, et beaucoup plus rationnel, beaucoup plus inoffensif, beaucoup plus efficace d'agir sur la cause déterminante, et de replacer le cerveau dans l'état où il dort de lui-même.

4° *Les troubles digestifs.* — Le Dr Frémont (de Vichy) par des expériences tout à fait topiques sur des chiens à fistule gastrique, a nettement démontré l'influence de surmenage physique et émotionnel sur la tonicité des parois et sur la sécrétion des glandes de l'estomac. La dyspepsie par atonie gastro-intestinale, qui est celle que l'on observe le plus communément chez les neurasthéniques vrais, consiste essentiellement en une atonie des parois, souvent accompagnée de ptose, d'abaissement de l'organe et d'un appauvrissement souvent très marqué de la sécrétion du suc gastrique. Or, tonicité musculaire et sécrétion glandulaire sont deux fonctions directement soumises à l'influence du système nerveux ; et il est tout naturel que le relâchement de l'activité fonctionnelle des centres s'accompagne presque toujours de dyspepsie nevro-motrice. L'estomac, organe particulièrement sensible, est même l'un des premiers à accuser par ses troubles fonctionnels l'épuisement, la baisse de l'influx nerveux primordial.

Mais, à vrai dire, beaucoup de névropathes donnent des signes d'hyperchlorhydrie manifeste, avec contracture de l'anneau pylorique ; en vérité ce n'est souvent qu'un phénomène d'excitation transitoire, comme en ont souvent les neurasthéniques, dans les divers territoires de leur activité nerveuse. Ce sont, je crois, des hyperchlorhydries « en feu de paille » ; elles sont à la fois très intenses, et vite taries, si bien que les malades, avec leur appétit vorace, n'ont, en fin de compte, pas assez de suc gastrique pour digérer tout ce qu'ils mangent. Souvent, la suppression de l'alcool, du café, du thé fort, des vins médicamenteux, des préparations amères, des stimulants trop actifs du système nerveux, suffit à faire disparaître ces hyperpepsies plus transitoires que foncières.

Cette conception des troubles digestifs chez les neurasthéniques conduit à une hygiène alimentaire rationnelle, et d'une singulière efficacité, qui fait la preuve de sa valeur.

Souvent les épuisés du système nerveux sont sujets à une constipation opiniâtre, et, consécutivement, à l'entérite muco-membraneuse. L'atonie intestinale et la coprostase avec ses conséquences dérivent d'une même pathogénie que l'atonie gastrique et disparaissent comme elle sous l'influence du régime alimentaire, du massage, de l'entéroclyse, des cures hydro-minérales, telles qu'on les pratique surtout à Châtel-Guyon et à Plombières.

5° *Troubles de l'excrétion urinaire.* — Nous avons vu qu'ils consistent surtout en olygurie, en excès d'acide urique et insuffisance d'urée, en déperdition de chlorures, en perméabilité insuffisante du rein. La présence de l'indican en excès trahit le mauvais fonctionnement de l'intestin ; la présence de pigments et d'acides biliaires, la fatigue du foie, surmené par sa lutte contre les toxines de provenance intestinale ; l'albuminurie légère est un signe de fatigue et d'intoxication.

Il faut je pense, insister tout particulièrement sur la déperdition des chlorures. Des travaux récents ont montré que l'hypertension artérielle et, d'une façon plus générale, l'activité de nos centres nerveux dépendaient en grande partie de la richesse des nos tissus en éléments salins, et plus particulièrement en chlorures. La fatigue, au contraire, s'accompagne habituellement de fuite des éléments salins. Trop retenus dans nos éléments anatomiques, ils donnent de l'œdème, trop abondamment excrétés, il favorisent l'épuisement nerveux ou tout au moins le signifient. Or, il se trouve que l'hyperchloruration par la voie digestive, mais surtout par la voie hypodermique, accroît la tonicité nerveuse, relève l'état des forces, et procure aux neurasthéniques un sentiment de bien-être physique et moral souvent très marqué. Il y a là pour le traitement de la maladie de Beard, une indication précieuse dont nous aurons à tirer parti.

6° *L'asthénie génitale.* — Il faut, je pense, envisager la question de l'asthénie génitale dans ses rapports avec la fatigue générale de l'organisme, dont elle n'est, le plus souvent, qu'une manifestation locale. Chez l'homme, les phénomènes sont, le plus souvent, l'excessive brièveté du coït, un avortement de la sensation voluptueuse (plus marqué le matin) une dépression physique et mentale, parfois extrêmement intense, après l'acte amoureux. Il convient d'ajouter à ces symptômes subjectifs, une véritable atonie, qui va souvent jusqu'à la ptose des enveloppes crémastérienne et dartoïque, une paresse de la circulation active qui fait l'érection incomplète, et enfin un appauvrissement quantitatif et qualitatif de la sécrétion orchitique. Ici encore, il y a atonie des enveloppes musculaires, et diminution de la sécrétion de l'organe. Ce symptômes est donc de tous points comparable à la plupart de ceux que nous avons analysés jusqu'à présent.

Quant à la neurasthénie de la femme, elle présente des caractéristiques si spéciales, que j'ai jugé bon de la traiter à part, ou plutôt de confier la rédaction du chapitre qui la concerne à un spécialiste qui s'est occupé de cette question avec une sagacité toute particulière.

7° *Les douleurs des neurasthéniques.* — Les douleurs dont se plaignent les neurasthéniques sont variables à l'infini ; beaucoup d'entre eux sont assez arthritiques pour que l'on puisse considérer certaines de ces souffrances comme de nature rhumatoïde. Il en est cependant qui, par la fixité de leur siège, par leur stabilité, par leur persistance, revêtent un caractère vraiment spécial et significatif : je veux parler de *la plaque cervicale* et de *la plaque sacrée.*

La plaque cervicale occupe la nuque ; elle s'étend souvent jusqu'aux épaules, et, pour peu qu'on l'étudie de près, on constate qu'elle occupe précisément le domaine du trapèze et surtout celui de ses insertions à l'occipital et à l'omoplate ; or, c'est précisément le trapèze qui, presque à lui seul, porte le poids de la tête, de la tête qui, chez le neurasthénique et le mélancolique tend constamment à fléchir en avant. Et il en va de même pour la douleur sacrée. A la partie inférieure de la colonne vertébrale, c'est le grand fessier qui s'insère à la crête du sacrum et du coccyx. « Alors qu'il prend son point fixe sur le fémur préalablement immobilisé », dit Testut, « il redresse le bassin sur les fémurs, et joue un rôle des plus importants dans la station bipède. Aussi est-ce chez l'homme que ce muscle atteint son plus haut degré de développement. »

Or, c'est une chose connue que nos muscles, moteurs dans leur partie charnue, sont plus sensibles à leurs extrémités tendineuses ; ils souffrent surtout dans leurs tendons, doués d'un riche appareil nerveux sensitif. Or, c'est ordinairement après de longues stations debout que les névropathes souffrent de leur plaque lombaire, et il est à remarquer que, très habituellement, le décubitus horizontal suffit à la faire disparaître, de même que le seul fait de reposer leur tête sur l'oreiller apaise leurs douleurs à la nuque. Ces deux symptômes ne seraient donc que des symptômes liés à la fatigue, et ce qui tendrait encore à le prouver, c'est que le vrai remède qui leur convient c'est le repos, le massage, l'effluve statique ou la médication tonique.

8° *Le vertige neurasthénique.* — Il tient à la fois du vertige de Ménière, essentiellement labyrinthique, et du vertige stomacal. Or, actuellement, on tend de plus en plus à admettre que le vertige est un, que les troubles digestifs ont sur lui une influence provocatrice habituellement très grande, mais que toujours il a son siège dans l'oreille interne, dont on connaît les connexions avec l'encéphale. La plupart des neurasthéniques n'ont point de lésions appréciables des organes de l'ouïe ; mais rien n'est plus plausible que de supposer qu'ils sont sujets à des variations de la circulation et de la tension des liquides de l'oreille interne, bien suffisants pour expliquer la survenue du vertige purement fonctionnel, ayant pour cause déterminante les troubles dyspeptiques, les variations de l'état atmosphérique et tout cet ensemble d'agents provocateurs auxquels les névropathes sont particulièrement sensibles.

9° *L'état mental.* — Pour se faire une idée précise de l'état psychique des neurasthéniques, il importe tout d'abord de nettement différencier la « formation mentale » qui leur est particulière, de la formation mentale hystérique. Nous avons déjà vu, au cours du précédent chapitre, que l'hystérie est essentiellement une maladie de l'idée et qui guérit par l'idée; son mécanisme, ainsi que l'ont surabondamment démontré les travaux de Pierre Janet, et ceux de Babinsky, est celui de l'idée fixe, du rétrécissement du champ de la conscience. L'état mental neurasthénique est assurément de toute autre nature.

Si l'on étudie analytiquement les principaux stigmates de la maladie de Beard, on constate que cet état mental se constitue d'un fond réel de misère physiologique, sur lequel se détachent à titre d'épisodes aigus, des crises en feu de paille, de colère, de larmes, d'angoisse. Or, quand on étudie ces états d'émotion chez les neurasthéniques, on voit l'état d'excitation physique engendrer l'état affectif, d'où d'écoulent à leur tour les états intellectuels. Dans ces moments d'hyperactivité, c'est le système nerveux qui, — sollicité par quelque breuvage trop stimulant, ou par la tension électrique de l'air — s'exalte tout d'abord et sans savoir pourquoi; tout l'organisme entre en état d'éréthisme, la colère éclate, et l'esprit, pour justifier logiquement ce paroxysme, cherche des prétextes rationnels, et se sert des premiers venus. C'est, en effet, un fait d'observation courante que, dans certains moments, les névropathes se fâchent violemment sous les plus futiles prétextes. A l'encontre de ce qui se passe chez l'hystérique, l'idée, loin qu'elle engendre l'émotion en découle.

Parmi les stigmates mentaux permanents qui constituent le fond même de la névrose, la tristesse est au premier rang. Avec W. James, avec Lange, avec Georges Dumas, je crois que la tristesse chronique des épuisés du système nerveux n'est que la conscience vague, confuse de leur état de misère physiologique et de langueur fonctionnelle.

En effet l'état mental des neurasthéniques est sujet à certaines variations, en apparence spontanées, mais qui dépendent en réalité de l'action stimulante sur les centres nerveux de certains agents extérieurs, lumière, chaleur, tension électrique de l'air, altitude, etc., D'autre part, il est possible, à l'aide de certains agents thérapeutiques, médicaments toniques ou agents de stimulation mécanique du système nerveux, de placer en quelques instants ces malades dans un état euphorique analogue aux périodes de bien-être qu'ils éprouvent spontanément. Tout nous démontre donc que si le cerveau des déprimés ne voit plus les choses de la vie que sous l'angle de la tristesse, de l'humilité, de la crainte, et que s'il a perdu la faculté d'espérer, c'est parce que ses nerfs de sensibilité lui apportent, de tous ses organes en état de langueur fonctionnelle, le sentiment de déchéance, d'impouvoir, de misère physiologique.

Il y a donc, entre l'état mental hystérique et l'état mental neurasthénique, des différences profondes, capitales. L'hystérie nous apparaît clairement comme une maladie corporelle engendrée par l'idée, tandis que la neurasthénie doit se concevoir comme une maladie de l'esprit née du fonctionnement appauvri de notre organisme physique. Non seulement les deux névroses ne sauraient être confondues, mais on pourrait presque dire qu'elles sont le contraire l'une de l'autre. La preuve par la thérapeutique ne manque pas à cette définition, puisque les symptômes somatiques de l'hystérie guérissent par la seule suggestion mentale, tandis que les divers phénomènes de la neurasthénie ne cèdent que si l'on remédie d'abord aux troubles fonctionnels d'où dérive l'état mental.

Forme, variétés. — Bon nombre d'auteurs s'autorisent des moindres prédominances de symptômes pour décrire à la neurasthénie d'innombrables formes cliniques. Pour moi qui, depuis une douzaine d'années, voit chaque jour des névropathes, j'ai grand peine à ne pas juger toutes ces divisions, un peu artificielles et vaines. Assurément, chez tel ou tel malade, les symptômes cérébraux, ceux qui trahissent une fatigue de la moelle épinière ou du grand sympathique, prennent une importance plus marquée : mais pour peu qu'on se donne la peine d'un examen soigneux, on en vient bientôt à conclure que la neurasthénie générale est la règle et que peu d'appareils échappent à son emprise. Ce qui importe véritablement, au point de vue du pronostic et du traitement, c'est de savoir :

1° Si la neurasthénie est accidentelle chez un sujet médiocrement marqué de tares héréditaires, ou si, au contraire, elle est constitutionnelle, congénitale, comme il arrive chez les véritables dégénérés ;

2° Si elle a pris naissance consécutivement à l'infection syphilitique, et s'il y a lieu de redouter qu'elle présage la survenue d'une maladie organique des centres nerveux, paralysie générale ou tabes, par exemple;

3° Si elle est associée à l'hystérie et dans quelle mesure;

4° Si elle revêt la forme de la névrose traumatique grave, comme il arrive après les grands accidents de chemins de fer (railway spine);

5° Si elle est consécutive au simple surmenage (neurasthénie à hypotension) et justiciable de la simple médication tonique; ou si elle est due à une intoxication générale de l'organisme, artérosclérose, goutte, brightisme, alcoolisme, diabète (neurasthénie à hypertension).

J'ai déjà dit que nous décririons à part la neurasthénie génitale de la femme qui est plutôt une question de gynécologie médicale qu'une question de neurologie pure.

Étiologie. — La neurasthénie a toujours été une maladie répandue. Peut-être est-elle un peu plus fréquente de nos jours, en raison de l'extrême activité de la concurrence vitale, de la lutte pour l'existence dans nos sociétés modernes. On l'observe le plus habituellement chez les personnes adonnées aux longs travaux de l'esprit, ou sujettes, par profession, aux tourments, à l'inquiétude du lendemain. Et, cependant, on la voit souvent évoluer chez de riches oisifs, chez des femmes insouciantes, chez les gens du peuple et chez les paysans. Elle n'épargne même pas l'enfance, et bon nombre d'écoliers que l'on traite de paresseux ne sont en vérité que des petits neurasthéniques.

L'hérédité pathologique est la règle. Elle est quelquefois similaire : mais le plus souvent il s'agit d'hérédité nerveuse au sens le plus général du mot (névroses, maladies mentales, affections organiques du système nerveux). Les descendants d'alcooliques, de tuberculeux, de goutteux, de syphilitiques, sont fréquemment neurasthéniques, ou singulièrement prédisposés à le devenir. Le terrain neuro-arthritique est son domaine habituel.

Deux grands ordres de causes contribuent à faire d'un prédisposé à la névrose un neurasthénique formel. D'une part, le surmenage, et d'autre part les intoxications.

Par surmenage il faut entendre toute hyperactivité fonctionnelle des centres nerveux, non suivie de réparation suffisante. L'excès de fatigue physique, l'abus du plaisir sexuel ; les préoccupations d'affaires, les tourments de l'amour et de la jalousie, le travail intellectuel mal mesuré et mal ordonné, les veilles prolongées sont des causes fréquentes de cette maladie qui n'est guère que la fatigue organisée et prenant forme de maladie.

Mais le ressort du système nerveux central peut être faussé tout aussi bien par intoxication. Les gros mangeurs, les francs buveurs, les grands fumeurs, les syphilitiques, les goutteux, deviennent aisément des épuisés du système nerveux. L'intoxication grippale est neurasthénisante au premier chef; la tuberculose chronique, qui s'accompagne fréquemment au début d'hyperactivité des échanges (Albert Robin) finit presque toujours par s'aggraver de dépression cérébrale.

Chez la femme, la grossesse, l'accouchement, l'allaitement, l'infection gonococcique de l'appareil génital et de ses annexes aboutissent assez souvent à une forme assez tenace d'épuisement nerveux.

Pathogénie. — Les théories édifiées pour expliquer la genèse de la maladie de Beard sont en nombre considérable. Enumérons rapidement les plus répandues.

L'épuisement nerveux a été attribué par M. Bouchard, à la dilatation de l'estomac avec stase alimentaire, et à l'auto-intoxication consécutive ; par M. Hayem, à un vice de nutrition d'origine dyspeptique ; par M. Leven, à des actions réflexes gastro-intestinales ; par M. Frantz Glénard à l'entéroptose; par nombre d'auteurs à des troubles de la vaso-motricité cérébrale ; par M. Féré, à un excès de vibration épuisant la cellule cérébrale ; par Beard, à un défaut d'équilibre entre l'usure et la réparation de la cellule cérébrale ; par Erb, à un trouble intime de la nutrition des éléments nerveux ; par Régis, à de l'artériosclérose au début ; par la majorité des gens du monde et par quelques neurologistes à des troubles de l'imagination, à une maladie de l'esprit. Nombre de médecins adonnés à l'étude de la chimie biologique, estiment qu'on est neurasthénique parce qu'on a de l'hyperphosphaturie, parce que l'on perd excessivement ses chlorures ; la neurasthénie serait le résultat de la déminéralisation de l'organisme ; d'autres encore estiment qu'il y a dépression nerveuse toutes les fois qu'il y a hypoacidité et hypophosphatie urinaires. M. le professeur Gilbert enseigne que la névrose de Beard n'est qu'une des nombreuses manifestations de la Cholémie familiale qu'il a décrite.

Il y a quelque part de vrai dans toutes ces doctrines [1]. J'estime cependant qu'il est bien difficile de ne pas reconnaître avec Charcot que c'est toujours le système nerveux qui commence, et que tous ces troubles de la nutrition, fort capables assurément d'entretenir le mal en agissant à leur tour sur les centres nerveux, n'en sont pas moins secondaires au phénomène primitif, essentiel, qui est la fatigue de la cellule des centres nerveux.

Voici quelle est la conception que je crois être actuellement la plus compréhensive, la plus conforme à l'ensemble des faits observés.

Tel que je le conçois, le mécanisme de la neurasthénie peut se décomposer en quatre épisodes qui se succèdent comme suit :

Premier temps : Intervention de la cause. — Le surmenage ou l'intoxication d'origine extérieure, influencent un système nerveux central prédisposé par diathèse neuro-arthritique.

Deuxième temps : Relâchement des cellules nerveuses. — Les cellulles de l'écorce grise se détendent, perdent de leur énergie fonctionnelle, se placent dans un état intermédiaire entre celui de la veille et celui du sommeil. La conception moderne du neurone nous permet de nous faire de cet état une représentation objective, anatomique. L'ébranlement nerveux ou l'intoxication, causes déterminantes, ne portent pas seulement sur les centres vaso-moteurs, ainsi que le pensait Lange, mais sur tout l'ensemble des centres encéphaliques.

Troisième temps : Ptose. Hypotonus musculaire et hyposécrétions glandulaires. — C'est alors qu'apparaît tout le tableau symptomatique. En même temps que s'atténue la sensibilité générale, les muscles et les glandes de l'organisme, qui ne sont plus sollicités que médiocrement par un influx nerveux appauvri, perdent de leur activité fonctionnelle. L'estomac, l'intestin, le cœur, les tuniques musculaires des vaisseaux, les muscles de la vie de relation sont en hypoténuité. Les glandes de l'appareil digestif et des annexes, la glande orchitique ne sécrètent plus que pauvrement.

Quatrième temps : Modifications de l'État mental. — Tous les nerfs sensitifs venus des muscles, des tendons, des aponévroses,

1. Je ne rejette absolument que la doctrine qui entend faire de la neurasthénie une maladie imaginaire, une névrose par idée fixe. Je crois avoir démontré par une série d'arguments rigoureux que le mécanisme de l'hystérie et celui de la neurasthénie ne doivent pas être confondus, et qu'ils diffèrent essentiellement l'un de l'autre.

des organes splanchniques, des vaisseaux, des glandes n'apportent plus au cerveau que la sensation de fonctionnement mineur, de déchéance, d'impouvoir, de lassitude, et les idées correspondantes prennent corps, s'organisent, deviennent des habitudes. La crainte, l'humilité, la paresse, la tristesse s'installent à demeure. Les troubles de la nutrition, phosphaturie, déperdition des éléments minéraux, cholémie, qui sont le résultat et non la cause de la fatigue de l'organisme, agissent à leur tour sur les centres nerveux et contribuent à les entretenir et à les faire tourner à l'état chronique.

Diagnostic. — Il est habituellement facile de poser à coup sûr le diagnostic neurasthénie. A moins qu'elle ne soit strictement mono-symptomatique, ses stigmates sont assez caractéristiques pour permettre l'affirmative. Il est parfois plus malaisé de dire si elle est seule en cause ou bien associée, dans quelle mesure elle mêle ses symptômes à ceux de l'hystérie, à ceux de la maladie de Basedow dans ses formes frustes ; si elle constitue toute la morbidité d'un malade, ou si elle ne fait qu'annoncer l'artério-sclérose, la paralysie générale, le tabes, ou telle autre maladie organique du système nerveux. Il faut savoir encore qu'elle peut être symptomatique d'une lésion cachée, tuberculose, syphilis, cancer.

Il importe enfin, pour que le diagnostic soit complet, de soigneusement déceler ses origines, puisqu'elle peut être l'aboutissant de toutes les fatigues insuffisamment prolongées, et de toutes les intoxications insuffisamment éliminées.

Pronostic. — Il dépend essentiellement de l'étude des causes. La neurasthénie congénitale, constitutionnelle ne guérit guère au sens véritable du mot. On peut pourtant en améliorer considérablement les manifestations épisodiques. La neurasthénie accidentelle, chez un sujet peu marqué de tares héréditaires, guérit au contraire en quelques semaines, si elle est bien traitée, parfois spontanément. La névrose des sujets jeunes, la névrose des surmenés, guérit plus vite et plus complètement que ne fait celle des vieux intoxiqués, souvent rebelles à la cure qu'il convient de leur imposer. La persistance des causes provocatrices, soucis d'argent, chagrins, etc., a, cela se conçoit, une influence déplorable sur la chronicité du mal, ou sur la fréquence des rechutes.

N'oublions pas que la neurasthénie, si l'on en croit l'avis de P. Sérieux et de Boissier, avis que je crois pleinement motivé, n'est que la sœur cadette de la mélancolie, que leurs frontières sont mal délimitées, qu'elle a, comme elle, sa forme dépressive et sa forme anxieuse. La neurasthénie anxieuse grave, avec amaigrissement progressif, scrupules de conscience, auto-accusation, est toute proche de la lypémanie. Elle y peut venir, et conduire le patient au suicide. Mais à vrai dire, ce ne sont là que des faits extrêmement rares, Charcot disait des neurasthéniques qu'ils semblent être vaccinés contre la folie, et Kraft Ehbing a prononcé un jour devant moi une phrase, qui est à retenir : « Les neurasthéniques pensent toujours devenir fous, ils ne le deviennent jamais. ».

Traitement. — C'est une tendance trop répandue, même parmi les plus éminents médecins modernes, que celle qui consiste à traiter les neurasthéniques comme des malades de Molière. Beaucoup de praticiens se lassent de la monotonie des plaintes de leurs névropathes, et ils pensent avoir fait tout leur devoir en leur disant : « Ne croyez pas à votre mal, il vous suffirait de vouloir pour pouvoir !... » ou bien encore : « Évitez les émotions, faites un petit voyage, prenez quelques douches, et n'y pensez plus. » D'autres ajoutent à ces vagues conseils, une prescription comprenant quelque vin tonique, un sirop phosphaté, de la strychnine, de la caféine, du fer. Ils pensent, ou feignent de penser, pour se débarrasser d'une tâche ennuyeuse, que la névrose de Beard guérit avec une ordonnance ; cependant le malade se décourage, change de médecin, et finit par échouer chez un bon charlatan qui l'exploite, et ne se préoccupe que d'en tirer de fortes sommes.

Il importe qu'un médecin, habituellement consulté par des névropathes, puisse leur consacrer beaucoup de temps, j'entends les examiner longuement au cours d'une première visite, puis les suivre patiemment, à intervalles rapprochés, jusqu'à ce que leur amélioration soit nettement acquise.

S'il ne peut le faire lui-même, qu'il les confie à un de ses élèves compétent ou bien encore au médecin directeur d'une maison de santé, en prenant soin de conserver la direction de la cure.

Énumérons les grandes indications que comporte chacune des grandes divisions fondées sur la clinique et la pathogénie.

Neurasthénie à hypotension. — Le repos et la médication tonique s'imposent. On mettra le malade au régime alimentaire qui convient à sa dyspepsie hypochlorhydrique ; on combattra la constipation par les laxatifs, les lavages salins de l'intestin, par le massage abdominal. Les déprimés gravement atteints seront mis au lit pendant les premiers jours. On les conduira en progression douce, d'une alimentation légère à la suralimentation, en prenant soin de ne pas les intoxiquer par l'abus des viandes peu cuites. Reste à faire le choix d'une médication tonique. Ici je crois qu'il importe de préférer aux médicaments actifs les stimulations mécaniques du système nerveux central : douches, bains salés, bains de lumière, bains électriques, douches statiques avec étincelles, courants de haute fréquence, massage généralisé, gymnastique rationnelle extrêmement modérée au début, injections hypodermiques de sérum artificiel peu concentré. Ce dernier moyen, dont j'ai fait un long usage, n'a pas cessé de me donner des résultats de premier ordre. Il importe cependant de ne pas abuser des injections salines trop concentrées avec les malades qui maigrissent beaucoup, ou avec ceux que menace la tuberculose ; il leur faut alors préférer le cocodylate de soude ou la lécithine en injections hypodermiques. Quand les neurasthéniques auront reconquis quelque énergie nerveuse, quand la pression sanguine sera revenue à la normale et tendra à la dépasser, il importera de leur faire dépenser ce surcroît d'énergie nerveuse, qui risquerait de tourner à l'énervement, en leur faisant faire de l'exercice physique, et en les astreignant à une occupation intellectuelle progressivement dosée, afin de leur faire reprendre l'habitude perdue du travail, et aussi de les distraire des mauvaises accoutumances de leur esprit, uniquement occupé à analyser son mal et à le ressasser.

Neurasthénie à hypertension. — Nous sommes ici en présence de malades intoxiqués. La première indication est de faire disparaître cet état « d'encrassement » de l'organisme. On y parviendra au moyen du régime lacté intégral, suivi pendant quelques jours, et que l'on remplacera par le régime lacto-végétarien auquel il faudra que le patient s'asservisse pendant plusieurs semaines. Les diurétiques, le bain de vapeur qui facilite l'élimination par la peau, la médication vaso-dilatatrice hypotensive, le sérum de Trunecek rendront ici de signalés services. Les exercices physiques violents et capables d'aboutir à une forte sudation, la bicyclette, l'escrime, donneront — à moins de contre-indication spéciale — de bons résultats.

Envisageons maintenant les indications tirées de la prédominance d'un symptôme.

Contre l'amyosthénie : repos, stimulations méthodiques du système nerveux central, entraînement progressif

Contre les phénomènes circulatoires : régime alimentaire, préparations à la valériane (le bromure n'est indiqué que dans les cas d'angoisses vives avec hypertension marquée) ; hydrothérapie tiède, bains statiques.

Contre l'insomnie : peu ou pas de médicaments hypnotiques, qui ne sont que des expédients souvent nuisibles. Le régime alimentaire, l'isolement qui supprime les causes habituelles d'énervement au jour le jour, la médication hypotensive chez les hypertendus, la médication tonique chez les déprimés, suffisent presque toujours et très promptement à replacer le cerveau à ce cran d'activité moyenne, où il dort de lui-même et normalement.

Contre la dyspepsie : régime alimentaire approprié à la variété de dyspepsie, laxatifs, entéroclyse [1]. Les troubles digestifs des neurasthéniques bénéficient dans une large part du traitement tonique général, qui contribue à rendre promptement la tonicité aux parois du tube digestif, et l'activité sécrétoire aux appareils glandulaires.

Contre les troubles de l'excrétion urinaire : Lavage de l'organisme par le régime lacté au début de la cure, puis alimentation bien réglée, et médication générale, tonique ou modératrice selon les cas.

Contre l'asthénie génitale : médication tonique, injections salines, bains salés, étincelles statiques, bains de lumière, lavements d'eau salée bouillie et refroidie à la température de la chambre; puis, — s'il s'agit d'un homme marié — réentraînement progressif à une fonction, qui, comme toutes les autres, tend à s'abolir en raison même de la rareté avec laquelle on l'accomplit.

Les phénomènes douloureux (plaque cervicale, plaque sacrée topoalgies) : massage localisé, douches chaudes, bains sulfureux, effluves de la machine statique.

Contre l'état mental : c'est lui qui, d'ordinaire, met le plus de temps à guérir, parce qu'il est l'aboutissant, la conséquence des

1. Je ne puis guère dans un manuel comme celui-ci donner par le menu la liste des aliments qui conviennent à telle ou telle catégorie de malades. On trouvera d'ailleurs tous les détails du traitement, tel que j'ai été amené à le concevoir, à la fin de l'ouvrage que j'ai consacré aux grands symptômes neurasthéniques.

troubles somatiques. Lavage de l'organisme chez les intoxiqués, médication tonique chez les déprimés, puis rééducation patiente des facultés intellectuelles par l'exercice, par l'entraînement au travail intellectuel.

Terminons cette esquisse de thérapeutique rationnelle en disant que bon nombre de neurasthéniques peuvent être traités à domicile, à condition que le médecin les suive de près, et dirige lui-même la cure. Cependant, il y a des cas où le névropathe ne trouve dans son milieu habituel qu'un scepticisme fort pénible à l'égard de ses maux, ou, au contraire, qu'un apitoiement excessif qui lui fait, en total, plus de mal que de bien. Souvent il communique son énervement à son entourage, avec qui son système nerveux ne se gêne guère, et donne son maximum des manifestations extérieures. C'est alors que l'isolement s'impose, dans une maison de santé ouverte, dirigée par un médecin habitué à ces sortes de cures, et convaincu de l'utilité d'un régime alimentaire rigoureux.

Lorsque le malade donne des marques d'amélioration marquée, quand il est « parti pour guérir », une cure d'air à la campagne, ou une cure d'altitude moyenne, seront d'un grand secours pour consolider la guérison.

NEURASTHÉNIE GÉNITALE DE LA FEMME

J'ai dit plus haut que je considérais comme devant être décrite à part la neurasthénie génitale des femmes. Incompétent, parce qu'insuffisamment armé de notions de gynécologie, je me suis adressé, pour combler cette lacune, à l'un des meilleurs élèves de Jules Chéron, le Dr Jules Batuaud. Chéron a décrit, en effet, sous le nom de neurasthénie utéro-gastrique, une variété de la névrose, dont il a donné au congrès de Bordeaux en 1895, une description nouvelle et remarquablement conçue. D'autre part, son élève le Dr Batuaud publiait récemment, dans la *Revue des maladies de la nutrition*, une étude plus ample et fort judicieuse sur le même sujet. C'est cette étude que je lui ai demandé de bien vouloir résumer pour que les lecteurs de ce *Manuel* fussent instruits d'une question importante que je n'ai vu traitée nulle part avec le soin qu'elle comporte.

Quand il est possible, en quelques pages, de résumer une question médicale d'une façon à la fois complète et précise, c'est que cette question a été longuement étudiée dans ses détails, exposée dans son ensemble par plusieurs auteurs, qu'en un mot cette question est faite et bien près de devenir classique.

Aucune de ces conditions, malheureusement, n'est remplie, en ce qui concerne la neurasthénie génitale féminine. Je serai donc contraint, dans cette note, à procéder par affirmations brèves qui sembleront peut-être parfois audacieuses; le lecteur que ce sujet intéresserait, trouverait la démonstration des propositions qui vont suivre dans une monographie en cours de publication, dans la *Revue des maladies de la nutrition*[1].

A. — Nous laisserons de côté la NEURASTHÉNIE A POINT DE DÉPART GÉNITAL, et il nous suffira de dire que les fatigues de la grossesse, un accouchement laborieux, l'allaitement trop prolongé, une infection aiguë de l'appareil pelvien, soit puerpérale, soit gonococcique, des hémorragies répétées liées à une endométrite simple ou fibromateuse peuvent être, chez les prédisposées, le point de départ d'une neurasthénie plus ou moins intense, plus ou moins durable. La seule étude intéressante, que nous ne pouvons aborder, ici, serait celle de la prophylaxie de cette neurasthénie d'origine obstétricale ou gynécologique.

B. — Plus intéressante déjà se montrerait l'étude des AFFECTIONS GÉNITALES D'ORIGINE INFECTIEUSE, CHEZ LES NEURASTHÉNIQUES. Dans les cas de ce genre, si on méconnaît l'existence de la neurasthénie, si on rapporte uniquement aux lésions annexielles le mauvais état général des malades, on est entraîné forcément à faire une grossière erreur de pronostic, et une erreur non moins grave de thérapeutique est la conséquence obligée d'une interprétation incomplète de la maladie. Des salpingites, curables par des moyens simples, prennent l'allure de lésions graves pour lesquelles l'ablation des organes semble la seule ressource, et l'opération est faite dans des conditions médiocres, en raison de la faible résistance physique des malades, sans parler de leur hérédité névropathique souvent douteuse. Que si, au contraire, on reconnaît l'existence de la neurasthénie, si l'on voit, comme cela est légitime, dans l'épuisement du système nerveux, à la fois la cause principale de l'affaiblissement des malades et une cause sérieuse de la persistance des lésions locales, le pronostic et la thérapeutique sont tout autres. En traitant concurremment la neurasthénie et l'affection pelvienne, on obtient des guérisons qui semblaient improbables à ceux qui ne s'occupaient que des lésions utéro-annexielles, sans soigner la malade.

1. Jules Batuaud. Neurasthénie génitale féminine, *Revue des maladies de la nutrition*, janvier, juin, septembre, octobre 1903, etc.

C. — Mais ce qui doit surtout nous intéresser, ici, c'est L'INFLUENCE DE LA NEURASTHÉNIE SUR L'APPAREIL UTÉRO-OVARIEN, en dehors de toute infection locale ou avec une infection déjà atténuée et ne dominant pas la scène pathologique. Cette influence, variable suivant les sujets, peut être rangée sous trois chefs principaux :

a) Troubles de statique;

b) Phénomènes douloureux hors de proportion avec la gravité des lésions locales (grandes névralgies pelviennes);

c) Troubles circulatoires et trophiques.

a) *Troubles de statique utérine d'origine neurasthénique.* — Mon maître, le Dr Jules Chéron[1] a étudié le premier de ces troubles de statique, le *relâchement des ligaments larges*, dont il a montré les relations avec la dilatation de l'estomac et avec les autres ptoses viscérales, dans une série de communications très intéressantes qui ont ouvert la voie à mes recherches personnelles sur *l'instabilité utérine* et les *rétrodéviations neurasthéniques.*

1° *L'utéroptose de Chéron*, ou *abaissement en antéversion, sans prolapsus*, est due au relâchement des ligaments larges qui a pour résultat, tout en laissant l'utérus en antéversion, d'éloigner de la paroi abdominale le corps utérin, tandis que le col vient se creuser une loge dans la paroi postérieure du vagin. Si donc on touche la malade placée dans la position de l'examen au spéculum, le doigt introduit horizontalement dans le vagin constate que le corps de l'utérus, déplacé vers le sacrum, se trouve directement sous le doigt explorateur (au lieu d'être remonté, comme à l'état normal, derrière la symphise pubienne), et pour toucher le col, il faut déprimer la paroi postérieure du vagin dans laquelle il s'est encastré. Cela donne une sensation toute particulière, d'avoir ainsi tout l'utérus sous le doigt explorateur, d'où le nom d'*utérus en portemanteau* qu'affectionnait J. Chéron. Les symptômes sont : sensation de pesanteur, tiraillement des deux aines, difficultés de la marche et de la station debout.

2° L'*instabilité utérine*, causée par le relâchement de tout l'appareil suspenseur, est plus fréquente encore. Il s'agit de malades

1 Jules Chéron. 1° *Relâchement des ligaments larges et dilatation de l'estomac, chez les neurasthéniques* (*Neurasthénie utéro-gastrique*). Congrès de Besançon, 1893. — 2° *Ptoses viscérales* (*entéroptose, dilatation de l'estomac et abaissement de l'utérus sans prolapsus*) (*Traitement par le massage abdominal dans le décubitus renversé.* Congrès de Caen, 1894. — 3° *De l'importance du traitement des ptoses viscérales, avant ou après toute intervention chirurgicale, chez les malades atteints d'affections utérines.* Congrès de gynécologie de Bordeaux, 1895.

dont l'utérus généralement d'une consistance très amoindrie, comparable à celle du *chiffon mouillé* que je considère comme caractéristique, quand elle existe, de la neurasthénie génitale, d'un volume variable suivant qu'il y a ou non subinvolution, n'est jamais, à deux examens, même très rapprochés l'un de l'autre, dans la même position. On le trouve tantôt en rétroversion, tantôt en latéroversion, aussi les symptômes sont-ils différents d'un jour à l'autre.

3° Presque toutes les *rétrodéviations des nullipares*, et un nombre plus grand qu'on ne croirait de *rétrodéviations des multipares*, sont liées au relâchement des ligaments utéro-sacrés, causé par la neurasthénie. La coïncidence des ptoses viscérales multiples et des autres symptômes neurasthéniques, l'apparition de la déviation après l'éclosion des phénomènes liés à l'épuisement nerveux, l'impossibilité d'expliquer uniquement par des lésions locales le changement de position de l'utérus, sont les raisons qui militent en faveur de cette pathogénie que j'ai longuement discutée ailleurs.

Les troubles de statique réclament, outre le traitement de la neurasthénie causale, le massage abdominal, la gymnastique des adducteurs, la reposition manuelle de l'utérus, l'étirement des ligaments utéro-sacrés (Batuaud), le massage utérin. Comme adjuvants, et faute de mieux, on peut associer à la thérapeutique manuelle l'usage des pessaires : anneau de Dumontpallier dans l'utéroptose de Chéron; pessaire de Hodge à épaulement latéral (Batuaud) dans l'instabilité utérine; pessaire de Hodge à dossier élevé (Bouilly) dans les rétrodéviations. Pour la grande majorité des cas, on peut se passer des pessaires ou ne les employer que d'une façon transitoire. Les succès définitifs dépendent surtout du soin avec lequel on a traité la neurasthénie. Aucune intervention chirurgicale ne rend de vrais services, dans les troubles de statique utérine d'origine neurasthénique.

b) *Grandes névralgies pelviennes.* — Ainsi que je l'ai montré, en janvier 1893[1] ; ce que nous appelons actuellement grandes névralgies pelviennes n'est pas autre chose que l'utérus irritable de Gooch (1831), la névralgie utérine ou hystéralgie de Courty. Il s'agit de malades à petites lésions et à grandes douleurs. C'est l'état névropathique des sujets qui permet de comprendre ce

1. Jules Batuaud. *Séméiologie et traitement des grandes névralgies pelviennes.* Société médicale de l'Elysée, 9 janvier 1893 et Rev. des mal. des femmes, janv. 1893.

paradoxe que les douleurs sont tout à fait hors de proportion avec la gravité des lésions locales. Or, la neurasthénie et l'hystéro-neurasthénie revendiquent, d'après mes observations personnelles, les deux tiers des cas de grande névralgie pelvienne, l'hystérie pure n'existant que dans un tiers des faits que j'ai pu suivre. C'est la gravité de l'état névropathique qui fait la gravité des grandes névralgies pelviennes. Le traitement local sagement conduit permet d'arriver à la guérison, si on lui associe le traitement rationnel de la névrose. Les opérations radicales (hystérectomie et castration tubo-ovarienne) sont dangereuses, dans ces conditions, et l'insuccès est la règle au point de vue de l'état douloureux, sans parler de l'aggravation possible des troubles névropathiques.

c. *Troubes circulatoires et trophiques d'origine neurasthénique.* — J'ai déjà parlé de la consistance de chiffon mouillé que présente, assez fréquemment, l'utérus neurasthénique; cet utérus est toujours congestionné, et cela se comprend si l'on réfléchit qu'un organe aussi atone ne peut ni présenter une congestion cataméniale franche ni s'en débarrasser complètement après quelques jours d'écoulement sanguin. Pour que l'utérus ne reste pas congestionné après les règles, il faut que l'excrétion menstruelle débute et cesse brusquement, ce qui n'a pas lieu dans ce cas. La neurasthénie est donc bien une cause de *congestion utérine.*

Chez les neurasthéniques à tempérament arthritique très accusé, cette congestion chronique peut devenir, à la longue, sclérose, et voilà une variété de *pseudo-métrite* constituée.

On pourrait démontrer également que certaines *pseudo-hypertrophies* sont liées à l'influence associée de la neurasthénie et de l'arthritisme. Dans les mêmes conditions, on voit certains exsudats pelviens ne se résorber qu'incomplètement et donner lieu à des *adhérences pelviennes*, d'une durée indéfinie, si l'on n'arrive pas à réveiller la vitalité des malades et à activer la circulation locale.

* * *

Pour terminer cette note, il me reste à faire quelques remarques au sujet du TRAITEMENT DE LA NEURASTHÉNIE GÉNITALE FÉMININE.

On a pu voir dans les pages qui précèdent, que ce traitement est exclusivement médical, la grande chirurgie ne devant intervenir, chez les neurasthéniques, que dans les cas d'extrême urgence, où la vie est compromise, et cette indication ne se montre pas dans les troubles locaux que nous venons de passer en revue.

Ce traitement médical est double; il comprend le traitement de la neurasthénie et celui des lésions locales, qu'on doit toujours faire marcher de front, car si on se bornait à la seule thérapeutique gynécologique, non seulement la guérison des accidents pelviens serait longue à obtenir, mais la récidive serait fatale à brève échéance. D'autre part, ces lésions locales retentissent trop sur l'état général pour être négligeables; elles sont trop tenaces, une fois constituées, pour que la guérison de l'épuisement nerveux suffise à les faire disparaître. Ajoutons que le massage pelvien, qui représente la principale indication du traitement local, exerce une action tonique très utile sur tout l'organisme, quand il est bien exécuté. Il est même avantageux, dans bien des cas, d'associer le massage de l'estomac et de l'intestin au massage de l'utérus.

Enfin, remarque importante, le *repos absolu au lit* dont quelques neurasthéniques génitales sont très tentées d'abuser, car c'est un merveilleux calmant des douleurs pelviennes, est un véritable danger, chez ces malades. Il ne faut donc jamais le conseiller dans les états chroniques et en dehors des périodes fébriles.

Bien des neurasthéniques génitales sont algophobes et nosophobes. Pour elles, la douleur est non seulement un mal par elle-même, mais surtout l'indice d'une maladie qui s'aggrave et qui peut compromettre leur existence. Il leur semble toujours que la péritonite les guette. Comme la position étendue soulage leurs douleurs, elles en prennent facilement l'habitude et cette habitude devient peu à peu un besoin, si bien qu'on pourrait dire qu'elles ont la manie du repos au lit, comme d'autres ont la manie de la morphine. Cette *clinomanie* (de κλινη, lit) est toujours à craindre; elle est très tenace et d'une guérison difficile, mais non impossible, comme certaines de mes observations personnelles, très démonstratives, en font foi.

ÉPILEPSIE

Définition. — L'épilepsie est appelée encore *morbus sacer*, mal caduc, mal comitial, mal herculéen. — La plus marquante de ses manifestations consiste en *paroxysmes convulsifs* compliqués de perte de connaissance, et où se dépense habituellement une dose considérable d'énergie nerveuse.

Étiologie. — Les causes de cette affection doivent être divisées en deux sortes, prédisposantes et déterminantes. Parmi les *premières*, entreront surtout en ligne de compte : *le jeune âge*, *l'adolescence*. C'est en effet le plus souvent avant la vingtième année, — dans les trois quarts des cas, entre dix et vingt ans, — que l'on constatera les premières manifestations du mal caduc ; il deviendra de plus en plus rare à un âge plus avancé. Cette fréquence dans le jeune âge trouve son explication, nous le verrons plus tard, dans les propriétés physiologiques du cerveau infantile, organe très irritable, et aussi dans les nombreuses influences pathologiques auxquelles cet organe est soumis à cette époque de la vie (accouchement difficile, application de forceps, asphyxie, pyrexies infantiles). — *L'hérédité* n'a pas l'importance qu'on lui attribuait jadis ; assez peu fréquemment directe, elle est plutôt *indirecte* (autres névroses que l'épilepsie chez les ascendants), ou *non névropathique* (alcoolisme, tuberculose, saturnisme). Souvent on ne trouve pas de cause prédisposante appréciable.

Les intoxications et les infections acquises sont des causes *déterminantes* capitales. C'est ainsi que tous les auteurs incriminent l'abus de l'alcool, de l'absinthe, poisons convulsivants du système nerveux. Le saturnisme, la goutte sont quelquefois incriminés ; ils déterminent plus ordinairement les manifestations nerveuses de l'urémie, autrefois confondue si fréquemment avec le mal sacré. Les troubles *gastro-intestinaux* méritent d'attirer toute l'attention des cliniciens. Ils sont communs dans l'épilepsie (Gowers) et y provoquent très nettement les accès convulsifs (Paget, Lépine, Gilbert Ballet, M. de Fleury, etc.); on connaît le mal sacré des gros mangeurs (Lépine, Tommeray). Les *infections*, et principalement la scarlatine, la typhoïde, la variole, la rougeole, la grippe ont un rôle manifeste. Elles agissent très probablement par les *lésions cérébrales* qu'elles provoquent, par des *méningo-encéphalites* (Pierre Marie, Gilles de la Tourette) suivies de sclérose des régions enflammées, et cela surtout dans l'enfance. Elles déterminent d'abord les *convulsions infantiles;* quand elles guérissent, il demeure après elles des lésions cicatricielles du cerveau qui, sans donner lieu à des paralysies, deviendront ultérieurement *génératrices d'épilepsie.* Ces infections jouent-elles par là le rôle de causes déterminantes ? Il nous semble plus juste de les ranger au nombre des causes *prédisposantes*, de reconnaître, avec Pierre Marie, leur importance étiologique énorme, tout en faisant remarquer qu'elles réalisent uniquement la *possibilité de l'accès*, l'irritabilité anormale de l'écorce, sans provoquer cet accès lui-même; elles créent *des épileptiques, mais nullement l'attaque.* Nous verrons plus en détail, à propos de la pathogénie de l'épilepsie, quelles sont les causes secondes qui, chez cette sorte de malades, la plus fréquente peut-être, amènent le paroxysme convulsif proprement dit. La syphilis, quelquefois incriminée (Fournier) engendre plutôt l'épilepsie symptomatique, bravais-jacksonienne.

Les relations du mal caduc, de l'épilepsie dite essentielle, avec les traumatismes appellent les mêmes considérations que précédemment. Les accouchements laborieux, l'application du forceps déterminent des *hémorragies méningées* (Gilles de la Tourette) dont l'influence sur la qualité fonctionnelle ultérieure sera déplorable, à plus ou moins longue échéance; mais on ne peut pas dire que telle crise éclate, parce qu'il y a eu traumatisme. Il nous reste à parler de l'épilepsie *réflexe.* Une irritation, permanente ou transitoire, périphérique ou viscérale, détermine souvent des attaques de mal caduc. On recherchera les cicatrices douloureuses, les corps étrangers, les maladies du nez, les polypes du larynx, les corps étrangers auriculaires, les dents cariées même. Souvent on a pu incriminer aussi une *maladie douloureuse de l'estomac, de l'utérus, une cardiopathie* (Lemoine), surtout le rétrécissement mitral et aortique, un anévrisme de l'aorte (Oppenheim), des vers *intestinaux;* enfin la *dentition*, dont l'action est incontestable, l'onanisme, les émotions vives, dont l'action est contestée.

Anatomie pathologique. — Beaucoup d'auteurs ont considéré et considèrent encore à l'heure actuelle l'épilepsie comme une maladie *essentielle, une névrose;* ils posent en principe que, pour qu'il y ait épilepsie vraie, un substratum matériel, une lésion accessible à nos moyens d'investigation usuels ne doivent pas se rencontrer à l'autopsie. Aussi éliminent-ils du cadre de cette affection, et de la manière la plus absolue, l'épilepsie symptomatique, bravais-jacksonienne, celle-ci toujours due à une altération grossière des centres nerveux. La première serait une maladie, la seconde un symptôme, et cette distinction aurait pour base des caractères à la fois anatomiques et cliniques; *anatomiques* puisque dans la fausse épilepsie, dans l'épilepsie symptomatique, une lésion nerveuse est toujours constatée; *cliniques*, car il ne s'agit là que d'un symptôme auquel s'ajoutent, ou tôt ou tard s'ajouteront, les *autres indices* de la maladie organique à laquelle il appartient.

Cliniquement, une semblable distinction, encore que trop schématique, peut être acceptée, et l'épilepsie-névrose opposée aux convulsions bravais-jacksoniennes des diverses encéphalopathies; anatomiquement, il n'y a pas de mal comitial essentiel, et pour notre part, nous inclinons à croire, avec Féré et Gilles de la Tourette, que, chez tout épileptique il y a, peu ou prou de lésions anatomiques. Chez les uns, elles sont d'une extrême importance et constituent à elles seules tout le mal; chez les autres, plus nombreux, nous le croyons bien, la lésion anatomique, peu marquée, ne constitue qu'une prédisposition. En fait, si l'on passe en revue les autopsies d'épileptiques, on doit convenir que la maladie, soi-disant essentielle, est fréquemment liée à des foyers méningo-encéphaliques corticaux ou sous-corticaux, à des épaississements des méninges; Meynert, Sommer et d'autres ont insisté sur les scléroses cérébrales des épileptiques; Chaslin, dans un remarquable travail, confirmé d'ailleurs par Bleuer, a mis en évidence la fréquence, dans les couches superficielles de l'écorce, de faisceaux de fibres névrogliques proliférées. Marinesco, il est vrai, conteste l'importance pathogénique de ces altérations.

Pathogénie. — Qu'il s'agisse d'épilepsie essentielle ou symptomatique, les convulsions demeurent un phénomène essentiellement *cortical* ou sous-cortical (Fritsch et Hitzig, François-Franck, Pitres, Luciani, etc.), et c'est le mérite de la physiologie moderne de l'avoir montré. « L'excitabilité de l'écorce, voilà la condition suffisante et nécessaire du phénomène, dit fort justement H. Jackson; selon que cette excitabilité s'exalte ou diminue, l'intensité et l'extension des convulsions varie. » Les expériences de François Franck, celles de Brown-Séquard sur le lapin corroborent parfaitement les données cliniques. N'a-t-on pas montré qu'une excitation mécanique ou électrique d'un des côtés de l'écorce détermine des convulsions dans la moitié opposée du corps, qu'une même excitation bilatérale réalise des convulsions généralisées, tout le tableau de l'épilepsie? Le fait chirurgical est là aussi, nous montrant tous les jours que pour faire cesser des convulsions, symptomatiques il est vrai, il suffit, après trépanation, d'écarter la cause, médicale ou chirurgicale, qui irrite l'écorce.

Cette *excitabilité normale de l'écorce*, que nous voyons indispensable à la production du mal caduc, ce sont précisément les causes que nous avons étudiées au chapitre de l'Étiologie qui la déterminent et l'entretiennent; les infections, les traumatismes causent des altérations cérébrales. Quand le malade guérit, la lésion se cicatrise, mais cette cicatrice persistera, indélébile, et c'est *elle qui exagérera la fonction excito-motrice de la substance corticale* et qui produira l'état de possibilité des accès épileptiques; en un mot, quand nous ne sommes pas en droit de supposer l'existence d'une « cicatrice épileptogène », force nous est d'admettre, pour rendre compte de cette hyperexcitabilité corticale, une aptitude *native*, héréditaire ou acquise, du cerveau aux manifestations convulsives et de parler de l'*aptitude convulsivante* de Joffroy, de la *spasmophilie* de Féré, de Clauss et de van der Stricht. Dès qu'elle s'est une fois manifestée, d'ailleurs, cette aptitude tend par elle-même à croître, comme l'a bien montré François-Franck. Nos tissus, on le sait, prennent des habitudes; il se fait un véritable entraînement des centres nerveux à la convulsion, et plus un cerveau aura eu de décharges convulsives, plus il sera enclin à en avoir de toujours plus fortes et de toujours plus fréquentes.

Voici, sommairement exposées, les conditions qui font la *possibilité* du mal. Ce ne sont pas elles qui produisent l'*éclosion des accidents*. Si le malade est un épileptique, c'est que son écorce est touchée; mais s'il est pris aujourd'hui à telle heure, d'un accès convulsif ou de quelque vertige, c'est que des irradiations, habituellement venues de l'appareil gastro-intestinal, résidus d'une mauvaise digestion, d'une élaboration nutritive insuffisante au sein de nos tissus, c'est que l'ivresse, peut-être une inhibition provisoire de la sécrétion rénale, sont venues agir puissamment par *action réflexe* ou par *empoisonnement chimique* sur le système nerveux central. C'est par eux, et par eux seuls, qu'est amenée cette décharge nerveuse en avalanche d'une écorce *prédisposée*, soit sous la forme de paroxysme convulsif, soit sous celle de petit mal ou d'équivalents. Il faut donc pour que se produise l'accès, une cause *efficiente*, nous en avons eu l'énumération au chapitre Étiologie.

L'existence de ces causes déterminantes, surtout toxiques ou autotoxiques, n'est pas simplement hypothétique. La coexistence des troubles gastriques, des troubles de la nutrition et du mal comitial est nettement établie. Voisin, Féré, Bouchard et d'autres ont montré que chez les épileptiques la toxicité urinaire est différente selon qu'on l'examine avant ou après les paroxysmes, qu'il y a hypotoxicité avant la crise et hypertoxicité après. M. Dide et Sacquépée ont étudié le *degré de toxicité* du *liquide céphalo-rachidien* chez les épileptiques. Ces auteurs proposent les conclusions suivantes :

a) Le liquide céphalo-rachidien est dépourvu de toxicité chez les épileptiques en dehors des paroxysmes convulsifs.

b) En injections intra-cérébrales, il produit chez le cobaye, après une attaque isolée, des phénomènes variables et généralement légers, abattement, stupeur, parfois quelques secousses généralisées.

c) Après des attaques en série, ce liquide produit très généralement à la dose de 1/4 de centimètre cube, en injection intra-cérébrale chez le cobaye, des *convulsions généralisées intenses* et se reproduisant parfois de façon subintrante. A la dose de 1 centimètre cube, la mort peut survenir en quelques heures et parfois même quelques minutes après des accès épileptiformes ou tétaniformes. Les effets rapidement bienfaisants d'un régime sévère, de la suppression de l'alcool, des toniques administrés avec discernement, en un mot de la lutte contre toutes les conditions qui, en laissant la cellule nerveuse mal nourrie et anémiée, conséquemment irritable, favorisent la spasmophilie (M. de Fleury) achèvent de montrer le rôle des causes efficientes surtout toxiques ou autotoxiques dans la genèse d'une attaque d'épilepsie.

Quant à la façon dont agissent sur le cerveau les agents chimiques ou mécaniques de la crise, quant au mécanisme même de l'accès, nous manquons véritablement d'arguments décisifs. Pour ma part, je vois à peu près autant de motifs pour admettre la théorie de la congestion cérébrale que pour adopter celle de l'anémie. Si je m'en rapporte à mes observations et à mes graphiques de pouls capillaires [1], j'aurais plutôt tendance à croire que l'attaque

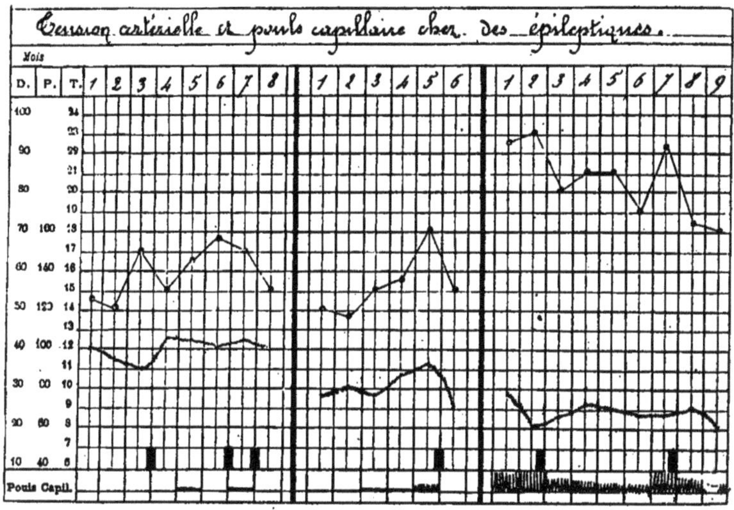

Fig. 128.

comitiale s'accompagne toujours d'une forte hypertension d'origine centrale.

Symptomatologie. — C'est une affection essentiellement *paroxystique*. Les paroxysmes constituent, au commencement du moins, quand il n'y a encore aucune complication, toute la maladie, et c'est la première crise qui en constitue le début. Pour certains auteurs cependant (Lemoine, Marie, Gilles de la Tourette) les épilepsies à début dans l'âge adulte ou dans l'adolescence auraient commencé *bien plus tôt* que ne le ferait croire la date de la première crise. Ils décrivent une *période intercalaire*, de plus ou moins longue durée, étendue entre l'accouchement laborieux, entre les convulsions de la première enfance, constitutives de lésions cérébrales épileptogènes, et l'apparition du mal épileptique, période intercalaire en général silencieuse. D'ailleurs l'absence complète de phénomènes épileptiques pendant cette période de latence n'est

1. Voir Maurice de Fleury, *Recherches cliniques sur l'épilepsie et sur son traitement.*

pas toujours absolue. Parfois l'interrogatoire minutieux montre en effet qu'il a existé pendant la période intercalaire quelques *vertiges légers*, *quelques absences*, voire même *des accès constitués* (Gilles de la Tourette) qui, ne s'étant montrés qu'à de longs intervalles les uns des autres, sont passés presque inaperçus. On en ignorait la nature et on ne soupçonnait pas l'épilepsie.

Gilles de la Tourette décrit aussi pendant cette période un *état mental* particulier, marqué surtout par un certain retard intellectuel, de l'irritabilité, des actes impulsifs. Nous-mêmes en avions publié plusieurs observations très concluantes.

La maladie confirmée se manifeste sous trois principaux aspects.

a) La *grande attaque épileptique ;*

b) *Le petit mal;*

c) *Les équivalents de la crise.*

A. La grande attaque. — Provoquée par la venue des règles, une indigestion, un excès de boisson, une émotion violente, quelquefois sans cause apparente, elle débute d'une façon brusque, ou au contraire est précédée de sensations subjectives, de phénomènes moteurs ou intellectuels appelés prodromes ou auras. Les *prodromes* ont toujours une longue durée, quelques heures ou quelques jours; ce sont des bourdonnements d'oreille, de la céphalée, du vertige, des éternuements, de la photophobie, du tremblement, des tressaillements musculaires, de l'excitation génitale, de l'urticaire, du prurit nasal ou glottique (Feré), ou bien des troubles de l'appareil digestif (J. Voisin) précédant les accès isolés et en séries, et permettant ainsi de les prévoir, de les prévenir quelquefois. Enfin on voit quelquefois le malade courir quelques pas dans la plus absolue inconscience, puis après, la crise éclater (Bourneville) : c'est l'épilepsie procursive.

Quand les phénomènes prémonitoires ne sont au contraire que de *courte durée*, ne précédant que très peu l'attaque, on les appelle « auras » (de aura, vapeur). Ce sont alors des manifestations motrices, sensitives, sensorielles, psychiques, vaso-motrices ou viscérales qui, très variables de malade à malade, ont cependant pour caractères d'être identiques chez le même individu, et de lui servir en quelque sorte d'avertissement: *motrices*, elles sont de même nature que le paroxysme qu'elles annoncent et consistent le plus ordinairement en tressaillements musculaires dans les extrémités, en tremblements à début périphérique gagnant ensuite la racine des membres, en bâillements, étirement des bras, etc. De véritables mouvements coordonnés, marche sur un petit espace, mouvements gyratoires, peuvent être observés.

Une douleur vive dans les extrémités, une sensation de vapeur chaude ou froide, des fourmillements, une sensation de boule, de la douleur épigastrique, de la céphalée : voilà les auras *sensitives* le plus souvent observées. Les manifestations *sensorielles* sont très variables. Le malade perçoit une odeur bizarre ou fétide, une saveur métallique ou nauséeuse, ou bien il a des sensations auditives, il entend un sifflement, un son, une mélodie, un certain mot ou une suite de mots ; il peut survenir de la surdité subite. Du côté du sens de la vue, on note la vision d'une couleur, surtout du rouge, d'étincelles, ou d'une figure à contours nets, d'une bête, d'un homme, et l'on a rapporté des cas de cécité subite, analogues à la surdité dont nous venons de parler.

Les auras *psychiques* ont un intérêt considérable, parce qu'elles contribuent à montrer le rôle capital de l'écorce cérébrale dans la production des phénomènes épileptiques. Ils consistent en tristesses, en dépressions subites, en accès de terreur, en des souvenirs persistants d'un événement souvent lointain, en paramnésie ; il peut y avoir des troubles mentaux, du délire préépileptique.

Moins fréquentes, les auras *vaso-motrices, sécrétoires et viscérales* consistent, selon les individus, en sueurs, pâleur subite de la face ou au contraire rougeur, dyspnée, spasme glottique, palpitations, douleur précordiale, ténesme rectal, etc.

Après une aura quelle qu'elle soit, ou sans aura, le paroxysme, la grande attaque commence. Elle a pu être *évitée* dans quelques cas par un violent effort de volonté (Oppenheim, Roskani) ou en serrant très étroitement par un lien circulaire l'extrémité du membre, siège d'une aura motrice et surtout sensitive (Pitres). Ce sont-là des exceptions.

Le plus souvent le malade pâlit, pousse un cri guttural, et *tombe* à terre ; en même temps la *conscience se perd* d'une manière complète. Cette chute se fait au moment même où il perd conscience. Il ne choisit point, comme le font souvent les hystériques, le lit confortable ou le fauteuil où il pourrait s'ébattre sans se blesser. Le comitial tombe de son haut, le plus souvent sur le côté droit ou le côté gauche, et sans aucun discernement, dans le feu, sous les roues des voitures, sur la pente d'un escalier, heurtant violemment son corps, et sa tête surtout, au hasard de ce qu'ils rencontrent. Beaucoup de ces malades portent, au front, à la figure, des cicatrices provenant des blessures qu'ils se sont faites au moment de leur chute, et parfois, on peut faire le diagnostic, rien qu'à l'aspect de leur visage couturé et meurtri. Alors apparaît la première phase du paroxysme épileptique, la phase des *convulsions toniques*. Une raideur, vraiment tétanique, s'empare du corps entier ; des secousses plus ou moins régulières et successives se manifestent ; elles sont limitées dans leur amplitude par la tonicité exagérée des muscles qui y participent. Cette raideur se maintient, sinon sans intermittences, du moins sans intervalle de résolution complète, pendant une durée de quelques secondes à une demi-minute. La tête est portée en arrière ou de côté et immobilisée ; les globes oculaires sont saillants comme s'ils allaient sortir de la tête, les pupilles dilatées et insensibles. Le visage d'une pâleur cadavérique au début, devient rouge, violacé ; la langue propulsée entre les arcades dentaires serrées, est habituellement mordue, une bave sanglante s'écoule hors de la bouche. Les membres sont *étendus,* ou en demi-flexion, les mains fermées, le pouce en adduction, les jambes raides ; ils sont animés de secousses vibratoires menues et rapides, appréciables au toucher. Le tronc peut être immobilisé en extension ou quelquefois en flexion. On observe des évacuations involontaires de l'urine, plus rarement des matières fécales. La stase sanguine généralisée, dont témoignait déjà l'aspect cyanotique du visage, la gêne extrême de la circulation dans un organisme en proie à la contracture, expliquent la fréquence des ecchymoses palpébrales, des épistasis, des hémorragies auriculaires, bronchiques et mêmes cérébrales, pendant cette phase des convulsions toniques.

La seconde phase, phase des convulsions cloniques, a une durée de trente secondes à huit ou dix minutes. A la rigidité de tout à l'heure a succédé une agitation générale et démesurée ; des mouvements brusques, étendus, irréguliers secouent les membres, la face, le tronc. La tête est agitée en tous sens, le visage affreusement grimaçant, mais moins cyanosé que précédemment parce que l'oxygène pénètre maintenant plus facilement dans les poumons. Les globes oculaires sont pris de mouvements incoordonnés et violents, la langue est déchirée par la diduction des mâchoires, les dents grincent, l'air expiré sort en sifflant, en rugissant quelquefois, d'une glotte convulsée. Les mouvements des membres sont énergiques et étendus, si énergiques et si étendus que leur blessure n'est pas rare et qu'on a pu signaler des luxations. Ici encore il y a des évacuations involontaires.

Un coma plus ou moins profond constitue la *troisième phase* du paroxysme ou phase de *stertor;* elle n'est pas absolument constante et sa durée est variable. Épuisé par une dépense nerveuse prodigieuse, le malade s'endort d'un sommeil dont il est quelquefois possible de le tirer une seconde par des excitations violentes; le plus souvent il s'y replonge aussitôt pour se réveiller spontanément et définitivement après un temps qui dure de dix minutes à une heure. Des vomissements, montrant les habituelles relations entre l'état de l'appareil gastro-intestinal et le retour des paroxysmes, sont souvent observés soit au début de l'attaque, soit au moment où elle prend fin.

Au réveil, on observe un fait qui doit attirer tout particulièrement l'attention du clinicien parce qu'il contribue au plus haut point à donner à toutes ces manifestations leur caractère comitial, et qu'il leur est lié de la façon la plus intime : l'*amnésie.* Le plus souvent elle est totale, le malade ne se souvient de rien; il ne sait littéralement pas ce qui vient de se passer; mais elle demeure *simple* ne porte *que sur la phase épileptique* et ne s'étend pas au delà. Quelquefois cependant il y a aussi amnésie *rétrograde* (Féré, Alzheimer, Séglas) permanente ou transitoire. L'oubli s'étend alors aux heures, à la journée, à la semaine qui ont précédé l'accès comitial, voire à une année et demie comme dans un cas d'Alzheimer. Nous avons dit que cette amnésie rétrograde était souvent *transitoire*; ainsi que le fait observer Séglas, il faut signaler à cet égard le contraste habituel entre la phase rétrograde dont le souvenir peut réapparaître, et l'amnésie liée à la période immédiate de l'ictus, qui reste absolue. On distinguera cette amnésie d'un groupe d'autres amnésies dont le caractère rétrograde n'est « qu'apparent » (Séglas). C'est ainsi que l'ictus convulsif peut être précédé d'une aura *prolongée* qui se trouvera englobée dans l'amnésie consécutive, au même titre que les autres manifestations du paroxysme dont elle fait partie. On ne la confondra pas non plus avec les troubles généraux de la conscience dépendant d'un état de confusion post-épileptique.

Telle est l'évolution de la manifestation la plus caractéristique du mal comitial, de la grande attaque. Elle est suffisamment dramatique, semblerait-il, et caractéristique pour ne pouvoir jamais échapper à l'attention. Il n'en est malheureusement pas toujours ainsi, et le médecin ne doit pas ignorer, sous peine de commettre de lourdes fautes diagnostiques et thérapeutiques, que les accès du mal comitial peuvent passer complètement inaperçus du malade et de son entourage, et que ce fait s'explique facilement si l'on considère qu'ils sont fréquemment *nocturnes*, plongent le malade dans l'*inconscience* la plus absolue, et sont suivis d'*amnésie totale*. On n'aura alors pour se guider que la constatation d'une morsure de la langue, d'ecchymoses conjonctivales, de pétéchies, de la souillure des draps. Des céphalées, de la fatigue inexplicables survenant au réveil chez un malade jeune, devront éveiller l'attention du médecin.

Il y a lieu de surveiller, au point de vue comitial, tout enfant qui, passé l'âge de deux ou trois ans, urine au lit de temps à autre. Quelquefois on observe des formes cliniques un peu différentes de celle que nous venons de décrire. C'est ainsi que les phénomènes convulsifs peuvent prédominer dans *un seul côté* du corps et même s'y limiter exclusivement, réalisant ainsi un tableau clinique analogue à celui de l'épilepsie symptomatique. Les variantes dans la *localisation* des convulsions ne sont pas les seules qui se rencontrent. La crise elle-même peut être altérée aussi dans son *évolution*, une des phases habituelles peut être supprimée, et l'on a ainsi les épilepsies sans phase clonique ou sans phase tonique, ou bien encore constituées par la période comateuse seule (épilepsie apoplectique de Trousseau), cette dernière souvent confondue avec une syncope, surtout quand elle ne survient qu'à intervalles éloignés.

La grande attaque est enfin souvent suivie d'un ensemble de *phénomènes paralytiques*, provenant de l'épuisement des centres nerveux, anéantis par une décharge nerveuse intense ; ce sont les *paralysies postépileptoïdes ;* mais ce sont là des phénomènes *passagers*, hémiplégies, monoplégies, aphasies essentiellement transitoires, et ils s'opposent par là à ces manifestations parétiques ou paralytiques *durables* qui, jointes à d'autres symptômes de réaction cérébrale générale et locale, réalisent le syndrome clinique si important de l'épilepsie *symptomatique*, bravais-jacksonienne. On a noté aussi du rétrécissement concentrique du champ visuel. (Thomsen, Oppenheim, Féré), des paralysies oculaires, de l'amaurose, de la déviation conjuguée de la tête et des yeux, du tremblement, etc.

B. Petit mal. — Bien moins importantes que la grande attaque, les crises de petit mal peuvent être considérées comme des accès frustes, dont toutes les phases habituelles, à l'exception de la perte de connaissance, auraient avorté, ou encore comme des accès plus légers, diminués d'intensité et de durée. C'est ainsi que certains malades au cours d'une conversation, d'une lecture, de l'exécution d'un morceau de musique, pâlissent subitement ; leur regard devient fixe, ils ont quelquefois des manifestations convulsives très légères dans la musculature du visage ou des membres et, sans tomber, perdent connaissance pendant quelques secondes. Comme, là aussi, il y a amnésie totale, ils ne se doutent pas le plus souvent de ce qui vient de se passer, et reprennent tranquillement leur conversation, leur lecture un instant interrompues. C'est *l'absence* épileptique. Ici il n'y a eu ni cri initial, ni chute, ni morsure de la langue, ni perte des matières et de l'urine pour venir démontrer le caractère épileptique du phénomène. Seuls, la brusquerie de l'accident, la possibilité de convulsions légères concomitantes, l'épuisement consécutif très net, son alternance surtout avec des crises de haut mal des plus caractérisées, et sa curabilité par la médication anti-épileptique en attestent la nature comitiale. On a aussi décrit des accès de *vertige* avec perte de connaissance plus ou moins complète et sopor consécutif très court ; quelquefois il y a seulement de l'*obnubilation* intellectuelle passagère, pouvant s'accompagner d'une expression grimaçante ou menaçante du visage.

C. Équivalents. — Ce sont des manifestations psychiques et viscérales qui tantôt alternent avec des crises épileptiques ordinaires, tantôt apparaissent au cours de la période intercalaire de Gilles de la Tourette (voir l'Étiologie) ; elles font, dans ce dernier cas, épisode entre les convulsions de l'enfance et les attaques du mal caduc qui doivent survenir plus tard. Ce sont souvent des actes quelconques, généralement assez simples et tout à fait incohérents. On voit un malade se déshabiller subitement, sans aucun motif, ou exhiber ses organes génitaux. Un autre urine dans sa chambre. Des voies de fait commises avec une violence et une soudaineté inouïes, des actes de destruction inutile et brutale, des crimes se rangent également au nombre de ces manifestations morbides. Fait caractéristique, le malade agit toujours dans la plus complète inconscience ; l'amnésie, comme pour les paroxysmes épileptiques, est absolue chez lui, et quand il revient à lui, souvent aux mains de la police, il demeure stupéfait de ce qu'il vient de faire. C'est ainsi qu'un de nos malades, âgé de vingt-trois ans, fut pris rue Saint-Antoine d'un des vertiges dont il est coutumier; avant que son frère ait eu le temps de le retenir, il se rua sur une blanchisseuse chargée de linges, la secoua, jeta par terre son fardeau qu'il piétina rageusement, et reprit connaissance sous une bordée d'injures, qu'il écoutait stupide, au milieu d'un cercle de badauds.

Les actes exécutés par les comitiaux sont souvent plus *compliqués*, et on en voit qui entreprennent de longs voyages ou font des fugues de quelques heures ou quelques jours, au cours desquelles ils semblent en possession de tous leurs moyens, et n'attirent pas l'attention par de graves incohérences. Là aussi cependant, il s'agit de phénomènes inconscients, suivis d'amnésie absolue, et bien qualifiés d'*automatisme ambulatoire*. Toutes ces impulsions ne doivent pas cependant être attribuées à la névrose comitiale. M. Magnan, qui a étudié ces faits avec une rare pénétration, envisage au contraire, comme dépendant de la dégénérescence, toutes les impulsions conscientes, obsédantes, angoissantes, accompagnées de lutte intérieure. Celles qui, d'après lui, relèvent essentiellement du mal sacré sont tout à fait inconscientes et s'accompagnent de perte totale du souvenir. Cette judicieuse distinction est utile à faire dans un très grand nombre de cas. Nous pensons toutefois qu'on peut attribuer une origine épileptique à des impulsions, même si elles sont conscientes et si le malade n'en perd pas complètement le souvenir, à condition qu'elles présentent un ensemble de caractères dont les traits principaux sont : le retour en accès périodiques; le peu d'importance de l'angoisse; l'exaspération progressivement croissante atteignant un point culminant, puis tombant brusquement à une grande fatigue physique et mentale (envie de dormir, mélancolie, scrupule) ; ce fait, en outre, que les impulsions peuvent disparaître par la médication bromurée en même temps que les attaques de haut mal.

Les équivalents purement psychiques, sans réalisation motrice, sans passage à l'acte, consistent en accès de manie aiguë, en crises de loquacité bruyante et incohérente, entrecoupées d'injures grossières et d'hallucinations terrifiantes; il peut y avoir de la stupeur, de l'apathie, de la démence. Quelquefois les malades murmurent des mots incohérents (épilepsie marmotante) ou ont des accès d'angoisse.

La plupart de ces troubles peuvent se produire à la suite d'un paroxysme convulsif ordinaire ; on les appelle alors délire post-épileptique, état de confusion post-épileptique, etc. Les fugues, les voyages peuvent être entrepris immédiatement après une attaque.

On qualifie d'équivalents viscéraux certains cas d'angine de poitrine, de spasme glottique, d'incontinence nocturne d'urine, de névralgies, de tic douloureux de la face, d'asthme.

D. État général de l'épileptique. — Nous venons d'étudier dans les chapitres grand mal, petit mal et équivalents, les manifestations paroxystiques de la maladie comitiale, l'épilepsie proprement dite. Elles ne constituent cependant pas, ces manifestations, toute la maladie : à côté de la crise passagère, il y a les troubles durables. Il n'est pas moins intéressant de considérer l'influence exercée par ces paroxysmes convulsifs sur les troubles durables, de s'efforcer d'en pénétrer les relations réciproques. Par là seulement nous acquerrons les données qui nous permettront d'en saisir la signification réelle, et d'en établir les conditions de production et de reproduction.

Les paroxysmes du haut mal et du petit mal évoluent le plus fréquemment sur un terrain de misère physiologique (Féré); c'est là, la règle. Elle comporte quelques exceptions. Comme le pensait M. Lépine dès 1877, il y a aussi des épilepsies du type hypersthénique, se manifestant chez des individus gros mangeurs et vigoureux, irascibles et batailleurs, chez des organisations fortes, énergiques et puissantes. J'ai tendance à croire que ce sont-là des cas à forme grave, de ces cas qu'aucun moyen n'améliore sérieusement, et où l'on trouve, à l'autopsie, des méninges très épaissies ou telle autre cause anatomique d'irritation épandue sur toute la surface du manteau cérébral. Toujours est-il qu'on peut cliniquement les opposer à ces cas, beaucoup *plus nombreux*, d'épilepsie chez des déprimés, chez des dilatés de l'estomac, des ralentis de la nutrition, cas où l'auto-intoxication paraît jouer le rôle dominant.

En fait, chez le plus grand nombre de malades, la *nutrition* est défectueuse (Féré), les échanges présentent une activité moindre que chez les sujets sains. Les *urines*, examinées dans cet ordre d'idée, révèlent une diminution du *taux de l'urée*, des variations de la *toxicité*, celle-ci étant inférieure à la normale avant les paroxysmes et très supérieure après. La *densité* de l'urine est *diminuée* par suite de la plus faible teneur en produits éliminés ; il peut y avoir de la polyurie, de l'albuminurie, surtout après la crise ; l'indican se rencontre fréquemment.

Au cours de presque toutes nos observations, on peut lire (voir Maurice de Fleury, *Recherches cliniques sur l'épilepsie et sur son traitement*): langue saburrale, estomac dilaté, fermentations anormales, selles fétides, indican dans l'urine, foie sensiblement hypertrophié par la lutte contre les toxines de provenance intestinale. Delasiauve, frappé par cette fréquence des troubles du tube digestif avait même décrit, au nombre des formes cliniques du mal caduc, une *épilepsie gastro-intestinale*. Trousseau, comme plus tard M. Lemoine, cite des cas d'épilepsie surtout caractérisée par des troubles gastriques, avec ou sans grandes convulsions. Gowers fait remarquer que la dyspepsie est commune dans l'épilepsie ; Paget enseignait qu'elle provoquait fréquemment des attaques chez ceux qui y sont sujets. M. Lépine, d'une part, M. Pommeray, de l'autre, ont décrit l'épilepsie des gros mangeurs. On a vu l'importance de tous ces faits quand nous avons discuté les théories pathogéniques du mal comitial.

L'influence de l'approche de l'attaque et la conséquence de la crise au point de vue de la *pression sanguine* ont été étudiées par Vulpian, Féré, Marinesco et Sérieux, Vaquez et Nobécourt, Maurice de Fleury. Au moment de l'accès, la pression s'élève toujours au-dessus de 21 à 22 centimètres de mercure et souvent jusqu'à 26, 27, 28. Cette hypertension précède de plusieurs heures, quelquefois de deux à trois jours, l'éclat des phénomènes convulsifs ; par conséquent elle permet la prévision de l'imminence de l'accès d'épilepsie, ce qui est d'une incontestable utilité au point de vue thérapeutique. Ayant coutume d'inscrire au jour le jour le graphique de la pression artérielle, en même temps que celui du nombre des pulsations et de la force dynamométrique, de tous les malades qu'il m'est possible de suivre, j'ai été à même de constater que presque toujours il y a hausse préépileptique, de la pression sanguine, et baisse consécutive, et que même, plus la tension artérielle des épileptiques est normalement faible, plus elle s'exalte aisément au moment des crises , tant il est vrai que toute faiblesse est éminemment irritable. Pour Voisin et Petit, contrairement aux recherches de Féré et aux miennes, l'attaque serait précédée toujours d'une phase d'hypotension.

Il n'y a pas que la pression artérielle qui soit influencée par la crise convulsive. Nous pouvons acquérir encore d'autres données, intéressantes puisqu'elles nous permettent d'étudier parallèlement tous les côtés par où nous pouvons saisir et mesurer les variations de l'intensité vitale et de l'activité nutritive. C'est ainsi que j'ai pu déterminer à plusieurs reprises, chez un certain nombre de malades, les modifications, apportées par l'approche et la suite du paroxysme, à la force dynamométrique, à l'étendue du seuil de la sensibilité, au nombre des pulsations, au nombre des globules

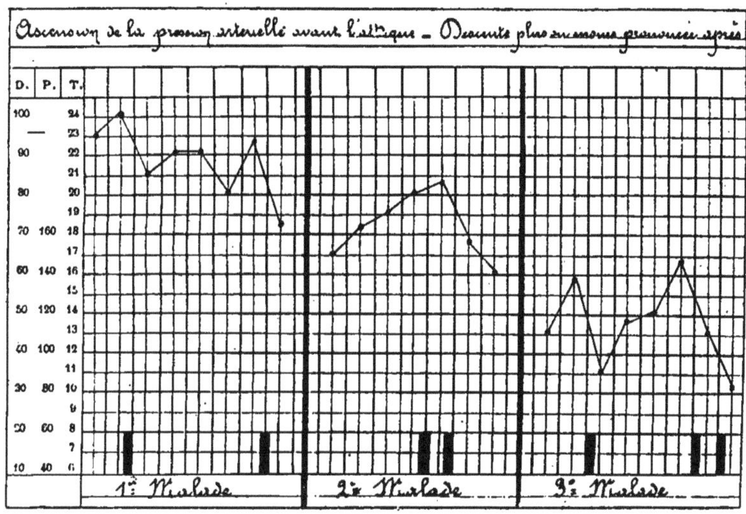

Fig. 129.

rouges, à la quantité p. 100 d'hémoglobine, à l'activité de réduction, au sein de nos tissus, de cette même hémoglobine.

Voici quels résultats nous avons obtenus. Dans la proportion de 8/10, la *force dynamométrique* s'élève pendant les heures qui précèdent l'attaque et s'abaisse pendant les heures qui suivent. Quelques-unes des exceptions à cette règle s'expliquent par l'imminence d'une seconde attaque lorsque l'énergie accumulée dans les centres nerveux ne s'est pas assouvie du premier coup. Parfois encore nous avons pu observer de curieuses variations entre la main droite et la gauche, formes de passage entre l'épilepsie généralisée et la forme plus rare d'épilepsie partielle, mais essentielle, simulant, d'assez près, l'épilepsie bravais-jacksonienne. A l'ordinaire, en effet, le graphique des deux mains demeure à peu près parallèle. C'est ainsi que, par exemple, la main droite donnant habituellement 45 kilogrammes et la main gauche 36, elles donnent deux heures avant la crise 54 et 42 ; puis une ou deux heures après 23 et 25.

Rien de plus variable, en revanche, que le *nombre des pulsations* chez les épileptiques. Chez quelques-uns d'entre eux, nous les voyons croître sensiblement au voisinage de l'accès ; chez d'autres, le pouls semble être invariablement nombreux ; il se raréfie fréquemment sous l'influence du traitement. Dans beaucoup d'autres cas, les graphiques ne m'ont paru avoir aucune signification momentanément appréciable.

Quant au *seuil de la sensibilité*, nous avons constaté en général que les modifications en sont assez régulièrement parallèles aux oscillations de la pression sanguine.

M. Ch. Féré a constaté un grand nombre de fois que le sang des comitiaux, examiné à l'hématimètre de Hayem, donnait après les crises, habituellement de l'hypoglobulie, exceptionnellement de l'hyperglobulie. *L'hypoglobulie,* qui est la règle, lui fait dire qu'une grande décharge nerveuse est l'équivalent d'une saignée.

Mes recherches à ce sujet concordent assez exactement avec celles de M. Féré. A peu près invariablement j'ai constaté une hausse, parfois assez considérable, du nombre des hématies : dans la période préparoxystique, la différence en plus atteint jusqu'à 700 000 ou 800 000 globules ; elle est assez sensible et assez constante pour qu'on ne puisse pas la mettre au compte d'une erreur de technique. La baisse numérique, ordinairement consécutive à la crise, est plus accentuée encore, sauf le cas où l'excitation cérébrale n'est pas tout à fait assouvie, et où une seconde crise est imminente.

L'*activité de réduction* du sang rouge en sang noir me paraît suivre très fidèlement les variations de la pression sanguine et du nombre des globules rouges.

En somme, nos observations ne diffèrent de celles du médecin de Bicêtre que par quelques détails ; peut-être les miennes donnent-elles un peu plus d'importance à l'excitation préparoxystique à laquelle il m'a été donné souvent d'assister. Je crois qu'il est possible de donner de cet ensemble symptomatique une explication sur tous les points plausible. Sous l'influence de toute stimulation (à condition qu'elle ne soit ni insuffisante ni excessive) le système nerveux central envoie plus de tonus aux muscles de la tunique moyenne des artères ; l'arbre circulatoire tout entier se resserre, chasse l'eau en excès dans les tissus périvasculaires et provoque la diapédèse de quelques globules blancs, tandis que les globules rouges restent dans les vaisseaux (Chéron, Winternitz, John Mitchell, Brouardel). Il se produit ainsi, non pas de l'hyperglobulie réelle, mais simplement une concentration du sang.

Et c'est probablement de la même façon que les choses se passent chez les épileptiques. Sous l'influence de l'irritation directe ou réflexe de l'écorce grise, qui provoque le paroxysme convulsif, il y a exaltation d'ensemble de l'activité de tous nos organes. En même temps que s'affine la sensibilité dont le seuil se resserre, le cœur bat plus vigoureusement, l'arbre circulatoire se contracte. Conséquences logiques, à mesure que la crise approche, concentration du sang, hyperglobulie apparente, hypertension, accroissement sensible de l'activité de réduction de l'oxyhémoglobine, enfin augmentation moins marquée de la quantité même de l'hémoglobine.

Vienne l'accès avec la déperdition considérable d'énergie qu'il comporte, et nous assistons à un véritable effondrement des activités vitales; le seuil de la sensibilité recule, la pression sanguine s'abaisse, la paroi des artères se relâche, d'où hydrémie et hypoglobulie apparente; en même temps nous voyons s'épuiser l'activité de réduction du sang rouge en sang noir. Nous constatons encore une forte décharge d'hémoglobine; mais tandis que tous les autres phénomènes ne sont que mécaniques, et se réparent à mesure que se restitue le tonus, c'est-à-dire assez promptement, l'hémoglobine, qui est un phénomène de nutrition plus profonde, met plus de temps à revenir à la normale.

Ce qu'il y a de particulièrement intéressant, c'est que tout cet ensemble symptomatique mesurable, qui caractérise l'excitation préparoxystique et la dépression post-épileptique, s'observe, non seulement à propos des crises convulsives du haut mal, mais encore *à propos du petit mal et même des équivalents psychiques de l'attaque*. J'ai noté des chiffres tout à fait comparables avant et après des accès de fureur comitiale.

On constate enfin très souvent chez les épileptiques des troubles du côté de la *mentalité ;* leur début, comme nous l'avons déjà dit, remonte souvent à la première enfance (Gilles de la Tourette). Tantôt l'intelligence est normale ou à peu près : il y a seulement des troubles affectifs (instabilité mentale, irritabilité extrême, absence de sens moral, cruauté) avec une diminution très sensible de la volonté et des impulsions; tantôt, à toutes ces manifeslations se joignent une infériorité intellectuelle marquée, quelquefois de l'imbécillité ou de l'idiotie. Il s'agit là très souvent de dégénérescence mentale concomitante et non de troubles véritablement comitiaux; quant au déficit intellectuel, s'il est prédominant, il dépend fréquemment de la sclérose cérébrale proprement dite, et alors il ne s'agit pas d'imbécillité chez un épileptique, mais d'accès épileptiques compliquant l'imbécillité ou l'idiotie.

Marche, durée, terminaison. — La marche de l'épilepsie est en général des plus variables (même sans tenir compte de l'importance du facteur traitement), dans les formes d'intensité moyenne. Dans l'épilepsie avec grande attaque, nous observons de une à vingt crises par mois; mais d'autres fois on peut en avoir une ou plusieurs par jour, ou, au contraire, voir des mois et des années se passer sans qu'intervienne un paroxysme. Aussi constate-t-on quotidiennement tous les cas intermédiaires, depuis ces épileptiques peu atteints, susceptibles d'améliorations notables, qui peuvent vaquer à leurs occupations en n'étant pris qu'accidentellement d'une crise ou d'un équivalent à la suite d'un excès de boisson ou de table, et ces malades gravement atteints dont les attaques se suivent en grand nombre, et parfois sans véritables périodes de rémission durable.

Enfin quelquefois les accès sont *subintrants*, le comitial ne termine un paroxysme que pour en commencer un autre, la déperdition nerveuse est continue et extrême, l'épuisement absolu. En même temps, la température monte à 41°, 42°, même à 44° dans un cas de Bourneville, le pouls devient petit et filiforme : c'est *l'état de mal* épileptique. Quand il se prolonge, la *mort peut survenir*, et survient effectivement dans la moitié des cas.

Au point de vue du pronostic, il y a, peut-on dire, trois catégories de malades. Les uns *guérissent* soit par suite d'un traitement prolongé, soit spontanément, encore que cette dernière éventualité ne soit pas très fréquente. Naturellement les chances de guérison sont en raison inverse de l'intensité supposée des lésions de cette épilepsie « essentielle »; dans les formes avec sclérose cérébrale marquée, imbécillité ou idiotie, il n'y faudra pas compter. — D'autres ne *guérissent pas* et malgré le traitement leurs crises persistent, souvent diminuées de nombre et d'intensité. Dans ces cas-là, les centres nerveux supérieurs ne résistent pas indéfiniment aux sollicitations qui les atteignent, et le malade évolue parfois très lentement vers la *démence* en passant par toutes les phases de l'amoindrissement intellectuel. — Enfin la *mort peut survenir à brève échéance;* dans l'état de mal, nous l'avons dit, ce n'est que trop souvent le cas. L'épileptique peut encore mourir d'une chute dans le feu, d'une noyade, au moment de la perte de connaissance initiale de l'attaque, d'asphyxie pendant la crise, de rupture du cœur ou d'un anévrysme.

Diagnostic différentiel. — Il est facile dans les cas d'épilepsie typique.

La crise hystérique n'est pas nocturne comme l'épileptique, mais plus fréquemment vespérale (Charcot); elle n'en a pas non plus la brusquerie; il n'y a pas le cri initial, ni la morsure de la langue, ni, le plus souvent, de perte des matières et de l'urine; on n'y constate pas l'absence du réflexe pupillaire à la lumière. A l'hystérie appartiennent « l'arc de cercle », les mouvements de salutation, les cris et l'agitation pendant la crise, les attitudes passionnelles; la crise elle-même se termine par des rires ou d'abondantes larmes, et non par du coma ou une somnolence invincible. L'hystérique n'évolue pas non plus vers la démence, mais son état intellectuel, demeure en général satisfaisant; il y a une instabilité mentale particulière, un facies hystérique. Les paroxysmes hystériques sont bien plus aisément curables que les manifestations comitiales; ils guérissent par la suggestion, par l'application d'un aimant; la pression sur une zone hystérogène, surtout la pression ovarienne, les provoque le plus souvent et les arrête quelquefois. Enfin et surtout, il y a les signes concomitants d'hystérie (voy. le chapitre consacré à cette névrose).

Les convulsions dues à l'*urémie* revêtent les allures du mal caduc; cependant on n'y constate généralement pas de cri initial, ni d'aura, ni de morsure de la langue. La constatation de l'albumine dans les urines, surtout quand elle coïncide avec la diminution de la quantité des urines et de leur densité, l'apparition des cylindres et parfois l'apparition de l'œdème, permettra de poser un diagnostic. Dans l'urémie par néphrite interstitielle, il peut n'y avoir ni œdème, ni albuminurie; on se basera alors sur l'existence d'une hypertrophie du cœur, de l'hypertension artérielle constante, du bruit de galop de Potain.

Les *convulsions symptomatiques* sont souvent *généralisées*, surtout quand elles dépendent d'une tumeur cérébrale, de la sclérose cérébrale chronique, de la paralysie générale, de la sclérose en plaques. Dans tous ces cas, le caractère *symptomatique* des paroxysmes sera établi par la concomitance d'autres symptômes cérébraux. Tous les auteurs insistent cependant sur ce fait que, dans certaines tumeurs cérébrales, les convulsions apparaissent de façon très précoce, des mois ou des années avant les autres symptômes de réaction cérébrale générale ou locale ; la nature des paroxysmes ne pourra être établie que quand surviendront la céphalée, les parésies hémiplégiques, l'œdème papillaire, les paralysies isolées des nerfs craniens, etc.

Quand elles sont *partielles*, les convulsions symptomatiques, bravais-jacksoniennes, doivent être distinguées cliniquement — nous avons vu qu'anatomiquement pareille différence ne pouvait plus être maintenue — de l'épilepsie assez rare à forme partielle. Le diagnostic se fera en recherchant les autres signes de la maladie causale, urémie, hystérie, irritation périphérique et surtout lésion de l'écorce.

Dans ce dernier ordre de faits, nous rangerons, en outre des traumatismes craniens, la syphilis cérébrale, une lésion tuberculeuse (plaque méningée ou tubercules), les néoplasmes, le ramollissement cérébral, etc.

Quand le mal caduc offre des allures un peu irrégulières, il est plus facilement confondu avec d'autres affections. En particulier l'épilepsie comateuse ressemble assez à une *syncope ;* mais celle-ci dépend d'une émotion, d'une hémorragie, d'une cardiopathie ; elle n'est pas précédée d'aura, le pouls est faible ou nul.

On évitera de confondre les troubles psychiques de l'épilepsie avec ceux qui dépendent de la dégénérescence mentale ou de l'hystérie.

Traitement. — Deux indications capitales s'imposent, dans le traitement de l'épilepsie ; la première, de modérer l'excitabilité de l'écorce ; la seconde, de réduire à l'impuissance les agents provocateurs du paroxysme. — Elles se présenteront quelquefois chez des malades en *imminence de crise*, au moment de l'aura. On pourra alors donner du chloral à petite dose, si on en a sous la main, ou plus simplement, faire respirer *quelques gouttes de nitrite d'amyle*, versées sur un mouchoir. Ce sont des moyens bien infidèles, et le plus sage sera souvent de ne rien faire du tout, de laisser éclater la crise et de toute organiser de telle manière que le malade ne puisse se blesser au moment où la conscience se perd. Contre l'état de mal constitué, on emploiera le chloral (2 à 3 grammes) par la voie rectale et, s'il le faut, on pratiquera la saignée abondante, en même temps que l'on injectera au patient une quantité de sérum artificiel isotonique, équivalente à la quantité de sang qu'on lui soustrait.

Le plus souvent le médecin aura à traiter l'épileptique entre les paroxysmes, et devra tâcher d'en prévenir le retour. Voyons d'abord la première indication.

A) Modérer l'excitabilité de l'écorce. — Pour lutter contre elle on a proposé des médicaments par centaines; peu d'entre eux sont restés d'un usage courant. Aussi nous ne parlerons que pour mémoire de l'opium, de l'antipyrine, du borax, du seigle ergoté, de l'arsenic, de l'hydrate d'amylène. Et nous en viendrons tout de suite au médicament fidèle par excellence, à celui sur lequel on peut presque toujours compter, à celui qui constitue et constituera longtemps encore le fond même du traitement anticomitial, — le bromure sous l'une ou l'autre de ses formes.

Une question capitale, à notre avis, c'est le choix d'une bonne préparation bromurée et l'adoption d'une dose quotidienne aussi modérée que possible, les bromures ayant une influence retardante sur la nutrition, et jusque sur leur propre assimilation. Il n'est pas non plus inutile de rechercher à quelles heures du jour les doses doivent être réparties, ni d'étudier avec soin les moyens qui permettent de multiplier l'action de l'agent thérapeutique, en réduisant au minimum ses inconvénients.

1° *Choix de la préparation bromurée.* — Longtemps nous avons fait usage du classique bromure de potassium aussi pur que possible ou de la préparation tribromurée, qu'Erlenmayer a préconisée le premier, en 1884. Actuellement, je donnerai la préférence au bromure de strontium ou bien encore au bromure de sodium, prescrit à la façon de MM. Charles Richet et Edouard Toulouse, selon les principes de la méthode qu'ils ont appelée « métatrophique ». Elle donne des résultats excellents, dont nous devons le bénéfice à nos malades.

2° *Doses quotidiennes.* — La plupart des épileptiques dont j'ai pris en main le traitement avaient été soumis déjà à la médication bromurée; le plus grand nombre prenait par jour de 4 à 6 grammes de KBr. Ils en prenaient trop; il faut arriver à user de la plus petite quantité possible de bromure.

Cela n'est pas sans importance. La médication bromurée tend à ralentir la nutrition, à abaisser le taux des échanges, à atténuer l'intensité vitale. Sans doute, elle épargne au malade la fatigue profonde et l'usure cellulaire que lui causent les crises, et c'est là un très grand bienfait. Mais à cette série de violentes décharges nerveuses, de grands épuisements subits, elle substitue un appauvrissement continu, un état de langueur vitale, et une déchéance intellectuelle, dont on ne peut pas ne pas tenir compte.

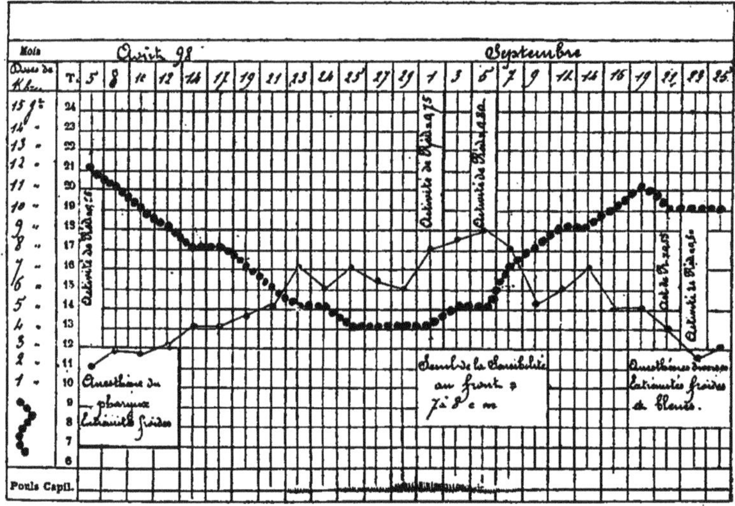

Fig. 130. — Effets du bromure à doses progressivement croissantes et décroissantes sur la pression sanguine, le pouls capillaire, le seuil de la sensibilité, l'activité de réduction de l'oxyhémoglobine.

Or, il se trouve que, contrairement à l'hypothèse qui vient naturellement à l'esprit, une médication *tonique*, méthodiquement associée à la médication *antispasmodique*, n'en contrarie pas les effets. Loin de là, les stimulants multiplient l'action du bromure, tout en laissant bénéficier le sujet du rehaut général de tonus qu'ils apportent. Je considère donc comme une condition importante l'association des bromures à l'hydrothérapie, aux bains salés, aux frictions sèches, à la douche statique, aux massages, et surtout aux injections de solutions salines à petites doses, qui m'ont donné des résultats de premier ordre. C'est un moyen tout à fait fidèle d'obtenir une assimilation infiniment plus complète du médicament, dont il n'est plus, dès lors, utile de donner que des doses très modérées.

3° *Mode d'administration du bromure.* — Règle générale, le bromure fait moins de mal à l'estomac et agit mieux quand on le donne au moment des repas. Si, donc, le malade a des crises à n'importe quelle heure du jour, prescrivez la préparation bromurée par fractions réparties à chacun des repas, et conseillez d'en faire quatre dans le jour. Cette drogue en effet s'élimine vite et sa protection ne s'étend guère au delà de cinq ou six heures. Si, comme il arrive très souvent, les accès sont nocturnes, je crois

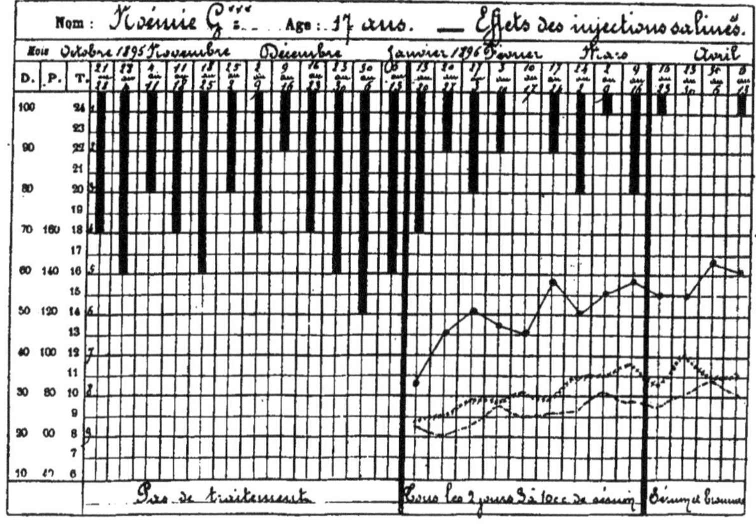

Fig. 131.

très sage de faire prendre la dose entière en une fois au moment du sommeil.

4° *Adjuvants nécessaires.* — Nous conseillons surtout nos injections salines : c'est une solution stérilisée de phosphate de soude ou de chlorure de sodium à 2 p. 100. La quantité à injecter est de 5 à 10 centimètres cubes en injection sous-cutanée ; elles agissent probablement, comme le montre Chéron, en renforçant la tonicité cardiaque, en relevant la pression sanguine. Par analogie, la plupart des médicaments cardiaques rendent plus ou moins service aux comitiaux. C'est ainsi que la digitale associée au bromure rendit souvent efficace une dose minime de celui-ci ; on peut en dire autant de l'adonis vernalis (Bechterew). Or, de même que nos injections salines, l'adonis et la digitale renforcent la contraction myocardique, déterminent de la polyurie, favorisent l'élimination des toxines et permettent de n'employer que des doses relativement faibles de KBr (3 à 5 grammes selon la formule habituelle de Bechterew).

Mais les inconvénients psychiques et nutritifs du bromure (obnubilation intellectuelle, ralentissement de la nutrition) ne sont pas les seuls. Le médecin doit encore compter avec les éruptions cutanées, les troubles digestifs, et, notamment, l'haleine caractéristique. On tend à admettre aujourd'hui, avec raison je crois, que les accidents cutanés ne font que trahir le mauvais fonctionnement de l'intestin. Aussi n'est-il pas étonnant, que Féré ait vu réussir, à ce point de vue, l'association des antiseptiques au KBr. Le professeur Raymond a coutume de prescrire à ses comitiaux le naphtol associé au salicylate de bismuth. C'est une excellente méthode. On pourra aussi laver l'estomac.

B) Réduire a l'impuissance les agents provocateurs. — Le praticien ne manquera pas de débarrasser son malade des corps étrangers, vers intestinaux, cicatrices vicieuses, affections de l'oreille, des fosses nasales, des ectropions ulcérés du col de l'utérus, voire même des dents cariées et des durillons (Féré) qui jouent souvent un rôle actif dans la genèse des accidents. Mais plus grande nous paraît être l'importance des *irritations mécaniques ou des poisons*, qui, partis de la muqueuse digestive, viennent exciter l'écorce du cerveau ; et plus on cherchera dans cette voie, plus on trouvera de notions utiles au point de vue de la pathogénie et du traitement du mal comitial. Aussi on supprimera l'alcool, on écartera du régime alimentaire tout ce qui favorise les fermentations anormales, on prescrira le régime lacto-végétarien, les lavages de l'intestin et de l'estomac. Mais il faut avoir soin d'exclure du régime végétarien ces aliments que Tissot appelait flatueux, et, d'autre part, toutes les crudités. Un épileptique dilaté qui se nourrirait de salades, de choux, de haricots et de fruits crus, se ferait infiniment plus de mal qu'en se nourrissant, en quantité modérée, de viandes blanches et rouges bien cuites à la broche ou sur le gril.

Quant aux procédés d'élimination des toxines et des déchets de la nutrition, il faut conseiller l'exercice musculaire modéré, les purgatifs légers fréquemment répétés, les breuvages diurétiques, les médicaments qui activent la fonction sudorale. On évitera la vie sédentaire et confinée, le séjour dans les villes, l'irrégularité

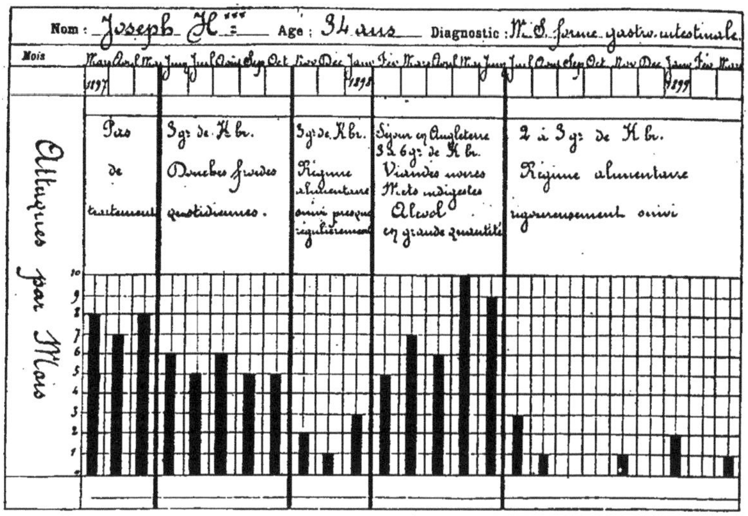

Nom : Joseph H*** Age : 34 ans Diagnostic : M. S. forme gastro-intestinale.

Mois — 1897 — 1898 — 1899

Pas de traitement. | 3 gr. de K br. Douches froides quotidiennes. | 3 gr. de K br. Régime alimentaire suivi presque régulièrement. | Séjour en Angleterre 3 à 6 gr. de K br. Viandes noires Mets indigestes Alcool en grande quantité. | 2 à 3 gr. de K br. Régime alimentaire rigoureusement suivi.

Attaques par Mois

Fig. 132. — Effets du régime alimentaire sur le nombre des crises.

des repas et des heures du coucher, la trépidation des voitures et

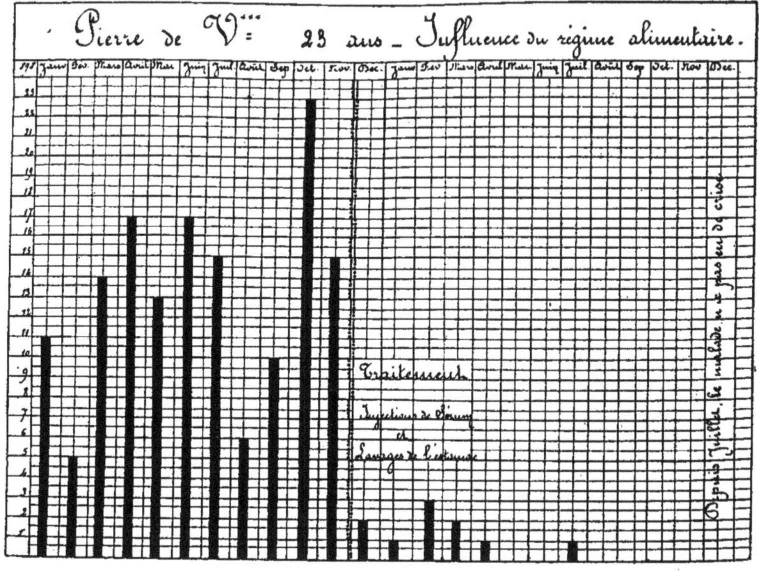

Fig. 133.

des chemins de fer après les repas. Mieux vaut aussi la vie sur un plateau de moyenne altitude que le séjour au bord de la mer. A presque tous la vie à la campagne, l'air des bois, même le travail des champs (loin des instruments qui *pourraient les blesser au moment d'un paroxysme*), conviennent à merveille. Conduit avec discernement, le travail d'esprit n'entrave aucunement la cure.

GOITRE EXOPHTALMIQUE

Le goître exophtalmique, encore appelé maladie de Graves, maladie de Basedow, est un complexus symptomatique, formé de trois éléments principaux : l'exophtalmie, l'hypertrophie thyroïdienne et la tachycardie. A ces trois signes il convient d'ajouter le tremblement, phénomène de grande fréquence et de réelle valeur diagnostique.

Mais il faut savoir dès maintenant que ces quatre éléments cliniques ne se retrouvent pas constamment réunis, et que, dans beaucoup de cas, un, ou même deux d'entre eux, peuvent manquer au tableau. C'est là une des raisons de la tendance actuelle à décrire non plus une « maladie de Basedow » mais un « syndrome basedowien », de manifestations variables et de causes multiples, dont le facteur le plus important est assurément la tachycardie, phénomène le plus précoce, le plus intense, le plus constant, au cours d'une évolution morbide polymorphe.

Historique. — Graves, en 1835, Basedow en 1840, ont donné chacun une description remarquable de l'affection qui nous occupe. Il faut dire, qu'avant eux, Parry en 1825, avait, dans la publication d'un fait clinique, décrit et groupé comme faisant partie de la même entité morbide, les symptômes habituels du goître exophtalmique.

Trousseau, puis Charcot contribuèrent largement à faire connaître en France cette maladie. Depuis quelques années, les travaux se sont multipliés sur la description générale de l'affection, et plus particulièrement sur la question de sa pathogénie : dans ce sens doivent être signalées les publications de Ballet, Joffroy, Gauthier (de Charolles), Möbius, Renaut, Vigouroux, Brissaud, de Pierre Marie, surtout, qui a décrit le tremblement.

Étiologie. — Les connaissances étiologiques que l'on possède sur la maladie de Basedow sont peu précises. Il est indiscutable que la femme est plus atteinte que l'homme et que le début de l'affection se fait, de préférence, entre vingt et quarante ans. L'hérédité névropathique est un élément de grande importance. L'hérédité similaire n'est point rare, et l'hérédité vulgaire est la règle.

Les autres notions sont de moindre valeur. Il est classique d'incriminer les excès vénériens, les excès de travail musculaire, le traumatisme, les émotions brusques, les fatigues et toutes les débilitations psychiques.

On s'est accordé avec plus de raison pour attribuer un rôle à certaines maladies aiguës telles que la pneumonie, la fièvre typhoïde, le rhumatisme. La syphilis pourrait également avoir une action, au moins prédisposante. On a incriminé les intoxications (saturnisme, iodisme) ; enfin certaines lésions locales telles que les affections nasales ou utéro-annexielles.

Le nombre des facteurs invoqués est, ici, opposé à leur valeur réelle. Il nous fait pressentir la variété des théories pathogéniques, que nous allons exposer après l'étude de l'anatomie pathologique de la maladie, tout à fait indispensable pour comprendre le point de départ des hypothèses émises sur sa nature intime.

Anatomie pathologique. — Nous décrirons dans ce chapitre les diverses lésions thyroïdiennes rencontrées dans la maladie de Basedow. Il faut savoir avant tout que les caractères anatomiques que nous allons donner n'ont rien de spécifique. L'hypertrophie fibreuse, la dilatation kystique, la survascularisation peuvent se rencontrer dans des variétés de goitres simples, fibreux, colloïdes ou vasculaires.

Le corps thyroïde, examiné post-mortem ou après ablation chirurgicale, se présente très généralement hypertrophié. L'hypertrophie porte sur la masse glandulaire totale ou sur un lobe seulement, voire même une partie de lobe. La consistance est généralement très nettement ferme ; la coloration rougeâtre se rencontre dans les cas de congestion avancée. A la coupe, le tissu paraît brun dans son ensemble, et l'on constate l'existence de cavités kystiques, vascuolaires, renfermant en général une matière colloïde analogue à de la cire, cavités limitées par une capsule très résistante. Au microscope, il y a lieu de distinguer les lésions glandulaires proprement dites, des lésions interstitielles. Les vésicules glandulaires s'écartent manifestement du type normal par leur augmentation de volume et par leur nombre plus considérable. Leur contenu colloïde peut avoir disparu. L'épithélium est souvent hypertrophié, son assise se pliant plusieurs fois dans la lumière glandulaire qui en est souvent presque obstruée. En somme, la lésion essentielle, celle qu'il faut retenir, équivaut à une multiplication des surfaces épithéliales sécrétoires. C'est là un des arguments les plus puissants de la théorie de l'hyperthyroïdation dans la maladie de Basedow.

Cette phase de multiplication de l'élément glandulaire serait primitive, les lésions interstitielles ne survenant qu'après coup dans les goitres déjà anciens. Tel est au moins l'opinion de Soupault, qui se base sur l'examen d'un corps thyroïde dans une maladie de Basedow à début récent, examen qui mit en lumière un ensemble très net de lésions glandulaires, un véritable polyadénome thyroïdien, sans lésions interstitielles (Soupault. *Revue Neurolog.* du 30 novembre 1897).

Ces lésions n'en existent pas moins dans la plupart des cas observés. Elles consistent essentiellement en une sclérose périvésiculaire très accentuée. On note également de l'artérite et une dilatation très manifeste des veines.

L'examen des autres organes n'a pas fourni de renseignements bien précis.

L'œil, soigneusement examiné, n'a jamais montré qu'une augmentation du tissu graisseux du fond de l'orbite avec congestion des vaisseaux rétro-oculaires.

Au cœur, l'hypertrophie est souvent constatée. On a noté la dégénérescence de la fibre cardiaque.

Quant aux lésions du système nerveux, elles sont inconstantes et diverses. On a longtemps accordé grande importance aux lésions du sympathique. Il est acquis aujourd'hui qu'elles n'ont rien de pathognomonique. Quelques observations ont semblé plaider puissamment en faveur d'une origine bulbo-protubérantielle à la maladie de Basedow. La plus typique est celle de Chealde qui constata une dilatation vasculaire très manifeste au niveau de l'émergence du facial et de l'origine du pneumogastrique. Enfin on a constaté l'atrophie d'un corps restiforme, certaines altérations médullaires, des traces d'hémorragies cérébrales ou méningées, sans rien de pathognomonique.

Pour terminer cet aperçu anatomique, nous mentionnerons la possibilité de rencontrer une survascularisation très accentuée du thymus, un véritable état de réviviscence de cette glande.

Pathogénie. — Nous n'insisterons pas ici sur les théories mécaniques, admises autrefois et reconnues aujourd'hui parfaitement insuffisantes.

Quelques auteurs, et en particulier Trousseau, ont considéré l'hypertrophie thyroïdienne de la maladie de Graves comme étant sous la dépendance du sympathique cervical. Cette théorie semblerait tirer quelques vraisemblances des quelques résultats heureux fournis par les sympathicectomies pratiquées au cours du goitre exophtalmique (Jaboulay). On s'accorde généralement à considérer cette théorie comme douteuse, les quelques rares autopsies qui révélèrent des lésions du sympathique chez les goitreux, ayant abouti à des constatations de lésions parfaitement banales.

Une théorie fort en honneur ces quelques dernières années, et dont G. Ballet fut un défenseur ardent, est celle de l'origine bulbo-protubérantielle de la maladie de Basedow. En fait, rien de plus logique que de rapporter à une localisation semblable le syndrome basedowien. Nul ne songe à le nier : l'allure de l'affection est bien celle d'une « névrose bulbaire ». C'est ici le lieu de rappeler que Chealde rencontra dans une autopsie une congestion intense localisée au voisinage des noyaux du bulbe. D'autre part on a vu des lésions tabétiques bulbaires correspondre à un tableau clinique où l'ataxie locomotrice et le goitre exophtalmique étaient associés. Dans d'autres cas on a noté une atrophie très étendue d'un corps restiforme chez un sujet mort de la maladie de Basedow. Filehne, Durdufi et Bienfait ont obtenu quelques symptômes de cette affection en sectionnant expérimentalement les corps restiformes.

Tels sont les principaux arguments invoqués en faveur de la théorie nerveuse. Aucun n'est sans reproche et absolument probant : il s'agit donc encore d'une pure hypothèse comme d'ailleurs le sont toutes les interprétations pathogéniques apportées sur ce sujet. Nous devrons dire cependant qu'aujourd'hui la plupart des neurologistes s'accordent pour rechercher dans le corps thyroïde la cause primordiale des phénomènes morbides du goitre exophtalmique. La théorie thyroïdienne paraît donc actuellement la plus en faveur. Des auteurs, constatant la lésion constante du corps thyroïde dans la maladie de Graves, ont fait de la perversion physiologique de la glande thyroïde la cause unique de l'affection.

Mais il ne suffit pas de déclarer que la cause est thyroïdienne, il faut encore expliquer comment cette glande, étant altérée, les symptômes morbides apparaissent.

Pour certains auteurs le fait à incriminer est la diminution ou l'abolition de la fonction thyroïdienne. La sécrétion interne de la glande, tarie ou diminuée du fait de la lésion, ne remplit plus son rôle normal qui serait de transformer et de rendre inoffensives certaines humeurs toxiques répandues dans l'organisme. Ces principes toxiques livrés à eux-mêmes, produiraient la symptomatologie basedowienne.

Pour d'autres auteurs, le corps thyroïde, qui ne sécréterait normalement qu'une quantité de liquide physiologique insuffisante pour intoxiquer l'organisme, subirait, du fait de sa lésion, une hypersécrétion suffisante pour produire un véritable emprisonnement du fait de l'excès même du suc sécrété, ou bien encore la qualité de ce suc sécrété changerait du fait de la lésion thyroïdienne, et de normal et physiologique deviendrait toxique.

En un mot la sécrétion thyroïdienne est toujours mise en cause que l'on accuse son insuffisance, son exagération ou sa perversion, que l'on considère sa transformation en quantité ou en qualité [1].

Rappelons enfin qu'on doit à Moussu, Gley, Lussana une théorie parathyroïdienne du goitre exophtalmique.

En présence de la multiplicité et de l'incertitude de ces théories il semble assez périlleux de se prononcer actuellement, d'une façon exclusive au moins, sur la nature intime de la maladie de Basedow. Certains cas paraissent bien rentrer dans le cadre de la théorie bulbo-protubérantielle ; il semble cependant que, dans beaucoup de goitres exophtalmiques, on puisse légitimement penser à une origine thyroïdienne. Ce qui est prématuré assurément et probablement erroné c'est d'affirmer la spécificité d'une lésion thyroïdienne propre à cette maladie. N'est-il pas infiniment plus sage de se ranger à cette opinion qui, sans compter avec une cause primordiale encore inconnue, considère la maladie de Basedow comme un syndrome de cause le plus souvent thyroïdienne, quelque puisse être d'ailleurs la nature de la lésion de la glande, qu'on la suppose dégénérée du fait d'un néoplasme, d'une localisation tuberculeuse, d'une apoplexie locale, ou de tout autre facteur pathologique ?

Symptomatologie. — Donner du goitre exophtalmique une des-

1. Dernièrement M. Vigouroux a songé à mettre la vaso-dilatation thyroïdienne, sur le compte d'une auto-intoxication d'origine intestinale.

cription à peu près complète en étudiant successivement les divers symptômes et en les notant tous les uns après les autres, constitue une tâche facile mais parfaitement artificielle, qui aurait pour résultat de donner l'impression totale d'un tableau clinique, tout à fait en désaccord avec ce que l'on observe chez beaucoup de malades.

Il faut en effet savoir que souvent la maladie de Graves se présente sous l'aspect le plus fruste, et que loin de se constituer par tous les éléments classiques de diagnostic, elle comprend à peine, dans sa constitution, un ou deux des signes capitaux dont l'ensemble forme la tétrade symptomatique classique (gros cou, gros yeux, tachycardie, tremblement).

Mis en garde contre l'erreur que constituerait l'idée préconçue de rechercher systématiquement tous les signes cardinaux de la maladie de Graves, avant d'en porter le diagnostic, nous supposerons un cas type, comprenant, chez un même sujet, toute la série des symptômes habituels, et nous en donnerons une description.

Dans quelques cas exceptionnels, le basedowien voit sa maladie se constituer, pour ainsi dire en un seul coup, les divers symptômes arrivant, d'emblée, à leur manifestation définitive. En règle cependant, la marche initiale est plus lente. La malade singulièrement émotive, constate d'abord qu'elle est sujette à des palpitations cardiaques de plus en plus fréquentes ; dans la suite, elle assiste progressivement à l'augmentation de volume de son cou, puis à la constitution de son exophtalmie.

En présence d'un cas de maladie Basedow, il faut d'abord porter son attention du côté de l'appareil circulatoire, pour la bonne raison que les modifications de cette partie de l'organisme sont les premières en date et les plus constamment perceptibles dans la suite.

D'une façon passagère d'abord, puis de plus en plus fréquente, les malades accusent de véritables crises de palpitations, survenant à la moindre secousse morale, au moindre effort musculaire. Ces phénomènes peuvent aller jusqu'à la réalisation d'un tableau véritablement asystolique, avec œdèmes généralisés, cyanose de la face, rareté des urines, etc. Ils ont la sensation des battements désordonnés de leurs artères, et cela suffit souvent à les priver de sommeil. Chez beaucoup de basedowiens il existe une douleur précordiale, accompagnée de sensation d'angoisse, le tout simulant à s'y méprendre la douleur de l'angine de poitrine.

A l'examen on trouve le pouls régulier mais extrêmement rapide. On compte, couramment, plus de 120 pulsations à la minute, et on a signalé des chiffres beaucoup plus élevés. La pression artérielle est fréquemment normale. L'examen du cœur ne donne souvent aucun résultat positif. Le plus souvent il existe une fausse hypertrophie qui peut prêter à erreur : en fait, la percussion soigneuse montre un cœur de dimensions normales. Des souffles valvulaires peuvent cependant être perçus ; ils siègent généralement au voisinage de la pointe. A l'artère pulmonaire s'entendent parfois des souffles anémiques.

Les grosses artères, et très spécialement les carotides, sont animées de battements tumultueux et soulevées à intervalles très proches. Leur auscultation révèle souvent des souffles doux ou rudes, suivant les cas.

Pendant que les troubles cardio-vasculaires arrivent insensiblement à leur développement maximum, le cou commence à grossir, et le goitre se constitue.

Cette hypertrophie progressive fait moins souffrir le patient qu'elle ne lui procure une sensation de gêne pénible : il est forcé d'élargir les dimensions de l'ouverture correspondante de ses vêtements. L'augmentation est lente et régulière. Souvent, chez la femme, elle subit une poussée du fait de l'apparition d'une grossesse ou d'une menstruation. Les efforts et les émotions hâteraient également de développement du corps thyroïde. On a signalé des cas d'apoplexie brutale de la glande, amenant une augmentation de volume quasi-instantanée.

L'examen du cou montre une hypertrophie en général modérée, si l'on fait la comparaison avec le volume des goitres vulgaires. Aussi les phénomènes de compression périthyroïdienne sont-ils vraiment rares.

La palpation témoigne d'une augmentation de volume, portant symétriquemnnt sur l'ensemble de la glande thyroïde, parfois aussi d'un développement partiel, asymétriquement localisé à un des lobes. La tumeur est rénittente. Elle est le siège d'un frémissement que perçoit facilement la main posée à plat sur la région hypertrophiée. L'auscultation révèle des souffles, de timbre et d'intensité fort variables, correspondant à des temps divers de la révolution cardiaque.

L'exophtalmie est un signe d'une grande fréquence et d'une réelle valeur, s'il n'est pas absolument nécessaire et constant, pas plus d'ailleurs que ne l'est l'augmentation de volume du cou. Cette exophtalmie est, en général, bilatérale, et également marquée aux deux yeux. Toutefois, si l'unilatéralité est exceptionnelle, la prédominance d'un côté est beaucoup moins rare.

Le globe de l'œil est fortement repoussé en avant, au point que le blanc de la sclérotique apparaît sur une notable étendue de sa sphère. Cette disposition donne au visage du sujet une expression très spéciale; il semble à la fois effrayé et colère. Cet aspect est souvent très accusé, au point d'impressionner très vivement l'entourage du basedowien. L'occlusion de l'œil par abaissement complet de la paupière supérieure est devenue impossible. La fente palpébrale est continuellement augmentée de dimensions, du fait d'une contraction permanente des élévateurs de la paupière. (Signe de Stelwag.) Le malade, fatigué par le continuel contact avec l'air et la lumière cherche à élever son globe oculaire pour aller abriter sa cornée derrière sa paupière supérieure inactive. Le globe oculaire subit donc une ascension isolée, sans que la paupière suive ce mouvement. Cet acte, impossible à l'état normal, constitue le signe de de Græfe.

L'exophtalmie se complique très souvent d'un larmoiement opiniâtre. C'est là un phénomène plutôt heureux, en ce qu'il entretient la lubréfaction de la cornée, laquelle privée de cette protection, subit parfois, au contact de l'air et des poussières, des altérations dont le pronostic est généralement sérieux.

L'acuité visuelle est le plus souvent diminuée. L'amblyopie, la diplopie, le strabisme, ne sont point fréquents. Le rétrécissement du champ visuel a été noté exceptionnellement ; les pupilles sont généralement égales et de réactions normales à la lumière et à l'accommodation. L'examen du fond de l'œil met souvent en évidence de l'hyperhémie rétinienne, cause de la photophobie fréquemment observée et explication des « mouches volantes » perçues souvent par le malade.

A côté des trois symptômes réputés principaux, la tachycardie, l'hypertrophie thyroïdienne et l'exophtalmie, on doit ranger le tremblement, signe de première valeur, particulièrement précieux pour le diagnostic des formes frustres. Ce tremblement est connu sous le nom de tremblement Charcot-Marie. Il agite tout le corps et se transmet principalement à la tête, où il est rendu très visible par la superposition en ce point d'un objet long et léger, tel qu'une plume d'oiseau. (Garniture de chapeau de femme.)

Les oscillations de ce tremblement sont menues, brèves et très rapprochées (huit à dix par seconde.) La main étendue est agitée de petites secousses rapides, et l'on pourrait songer au tremblement parkinsonnien, si le geste habituel de « rouler la pilule » ne faisait défaut. En examinant de près ces oscillations, on voit qu'elles ne sont pas individuelles à chaque doigt, comme dans le tremblement alcoolique, mais résultent de la transmission, à la totalité de la main, des oscillations du membre supérieur et du tronc.

Les paralysies sont assez rares au cours du goitre exophtalmique. La forme la plus habituelle est cette paraplégie, que Charcot a soigneusement décrite et qui s'accompagne d'effondrement des membres inférieurs. Les contractures, les crampes, la tétanie ne sont pas absolument rares. Il en est de même de l'atrophie musculaire. On a noté de véritables crises épileptiformes.

Les névralgies sont fréquentes. Leur siège est tout à fait variable. Les localisations les plus habituelles semblent être aux globes oculaires, à la face, à l'occiput.

Les troubles psychiques sont généralement accusés. Peut-être faut-il souvent les mettre sur le compte d'une des nombreuses névropathies si souvent associées à la maladie de Basedow. Il serait dangereux de se montrer trop exclusif dans cette affirmation. Très généralement le caractère du basedowien est sérieusement modifié. On note de l'instabilité de l'humeur, de la versatilité, de l'excitation brusque et rapide, ou d'assez longues phases de faiblesse morale et d'inertie. Généralement il existe de l'insomnie et, si le malade s'endort, c'est pour être la proie des cauchemars. Dans quelques cas on observe du délire, de la manie, de la mélancolie.

La peau peut être le siège d'éruptions variées telles que vitiligo, urticaire. L'œdème est assez fréquent. Le dermographisme peut s'observer. Un signe important et certainement fréquent est la chute des poils particulièrement marquée aux aisselles et au pubis.

Vigouroux a noté chez les basedowiens une exagération de la conductibilité de leurs tissus au courant galvanique. En interposant le corps d'un de ces malades à un semblable courant, il a noté une diminution de la résistance électrique, si accentuée qu'il suffisait pour amener une déviation du galvanomètre, de faire passer un courant beaucoup moins fort que celui qui est habituellement nécessaire pour amener cette même déviation, chez un sujet normal.

L'état du tube digestif est le plus souvent défectueux dans le goitre exophtalmique. La dyspepsie est fréquente. Les alternatives de diarrhée et de constipation, les crises de diarrhée paroxystique impérieuse, l'anorexie passagère mais intense, sont souvent notées. Deléage a observé des crises gastriques très pénibles, simulant la colique hépatique.

On note parfois, chez les basedowiens, d'importantes malformations thoraciques, principalement l'étroitesse ou la forme irrégulière de la cage. On peut rencontrer de la dyspnée, et même une toux sèche, brève et tenace.

Les fonctions génitales sont souvent altérées. L'aménorrhée est à peu près la règle. On peut observer l'atrophie des organes génitaux et de la glande mammaire. L'appétit et la vigueur sexuelle de l'homme sont généralement en diminution croissante.

L'existence, chez un malade atteint de maladie de Graves, d'un état fébrile continu est une rareté; dans tous les cas, il doit faire formuler un pronostic sévère. Il est moins rare, et moins grave, d'observer chez ces malades des élévations thermiques passagères avec crises d'oppression.

Les urines sont normales en règle générale, si l'on considère les seuls cas de goitre pur, sans association avec d'autres maladies comme le diabète. On noterait cependant certaines albuminuries transitoires. Boinet et Gilbert ont isolé de ces urines de basedowiens des ptomaïnes en quantité notable. Mais leur inoculation est restée sans résultat.

Ces divers symptômes évoluent d'une façon tellement variable qu'il est fort difficile d'assigner à la maladie une marche fixe. Certaines maladies de Basedow évoluent d'une façon véritablement aiguë vers la cachexie terminale. D'autres mettent des années à parcourir le même chemin, avec des alternatives bizarres d'accalmies et de poussées aggravantes.

Bien souvent le malade est emporté par une lésion cardiaque greffée sur sa tachycardie d'abord fonctionnelle, et il meurt en asystolie. Dans d'autres cas la mort se fait par affection intercurrente, favorablement développée sur le terrain de profonde faiblesse que constitue l'organisme des cachectiques basedowiens. On a vu cette cachexie aboutir à des états myxœdémateux plus ou moins purs.

Le goitre exophtalmique guérit rarement. Ce qu'il n'est pas rare d'observer, c'est la rémission accentuée de la plupart des phénomènes morbides, amenant un état très supportable, en somme, et compatible avec de longues années de survie.

Formes et associations. — C'est ici le lieu de souligner ce que nous avons dit au commencement de l'étude des symptômes : la réunion de tous ces signes est cliniquement rare, et il est fréquent de voir un des grands symptômes manquer au tableau clinique. En un mot, dans la pratique, il faut s'attendre à se trouver souvent en face de formes frustes.

Ces formes se distinguent soit par la lenteur de l'évolution et le peu de netteté des symptômes, soit, l'évolution étant normale et la symptomatologie accusée, par l'absence de signes capitaux.

Il est des goitres exohptalmiques sans goitre, et d'autres sans exophtalmie. Ces deux grands signes peuvent même faire défaut chez le même sujet. Dès lors, les troubles cardio-vasculaires sont au premier plan et la présence du tremblement est fort utile à constater.

Ce qui complique encore la difficulté clinique créée par les formes frustes, c'est la fréquence des associations morbides dans la maladie de Basedow.

Cette affection en effet est souvent associée à l'épilepsie, à l'hystérie, à la neurasthénie, à la chlorose, au tabes[1], à la syringomyélie, à la chorée, à la folie. Ce sont là les associations les plus fréquentes : il faut en outre signaler la coexistence possible avec le diabète sucré[2] (Souques et Marinesco). L'association avec le myxœdème, au premier abord paradoxale, a été dûment observée (Hartmann, Kovalewsky, Sollier, Babinsky, Möbius).

Diagnostic. — Un cas de maladie de Basedow classique par le nombre et la netteté de ses signes habituels est d'un diagnostic aisé.

La difficulté porte évidemment sur les cas frustes. On se basera

1. Cette association au tabes est particulièrement intéressante à noter. Souvent le goitre exophtalmique précède de longtemps l'apparition des signes d'ataxie, et l'on s'est demandé s'il ne s'agissait pas là de deux maladies du système nerveux évoluant sous l'influence de la même cause initiale, la syphilis.

2. Ces derniers temps, les publications de cas associés analogues ont abondé. C'est ainsi que Devay a signalé la coexistence du goitre exophtalmique avec la mélancolie. Ingelrans a noté l'association avec l'hystérie et la fausse angine de poitrine chez le même malade. Raviart a vu un cas de maladie de Basedow compliquée d'hystérie et d'automatisme ambulatoire, etc.

sur l'existence du seul signe vraiment constant, la tachycardie. On recherchera avec le plus grand soin le tremblement Charcot-Marie. Enfin il ne faudra négliger aucun des petits signes. Les moins importants d'entre eux pouvant mettre l'esprit en éveil et, en quelque sorte, aiguiller le diagnostic dans la bonne voie.

On évitera de se méprendre sur la signification des troubles cardiaques observés, et on ne diagnostiquera pas une affection cardiaque valvulaire primitive. On reconnaîtra la tachycardie paroxystique essentielle à son évolution infaillible en trois périodes brèves et bien séparées les unes des autres.

S'il faut reconnaître l'association du goitre exophtalmique et du tabes quand elle existe, il faut éviter d'affirmer cette coexistence, dans certains cas très délicats où le tabes s'accompagne de tachycardie due à des lésions du bulbe ou du pneumogastrique.

La superposition de l'hystérie à la chlorose peut produire une symptomatologie dont l'ensemble rappelle la maladie de Graves. Il faut se souvenir que les troubles cardio-vasculaires sont moins continus dans la chlorose et que l'amaigrissement ne s'y montre point, alors qu'il est classique de l'observer dans l'évolution d'une maladie de Basedow constituée.

Traitement. — Le traitement médical correspond à la double indication de calmer l'état névrosique toujours marqué, et de chercher à atténuer la tachycardie.

Dans le sens de cette double indication il est certain que l'hydrothérapie, dirigée très prudemment, amène souvent une notable amélioration.

Un excellent médicament, modificateur puissant de l'affolement cardiaque souvent observé, est la digitale, indiquée spécialement et uniquement dans les cas où l'asystolie est menaçante ou constituée.

Associée à l'ergotine, la quinine a donné d'excellents résultats (Hurbard, M. de Fleury).

L'ingestion d'extrait de suc thyroïde a donné de bons résultats. Il semble indiscutable que beaucoup de malades subissent, du fait de cette médication, une notable amélioration.

On a conseillé l'ingestion d'extrait de thymus (Goldi) et même d'extrait splénique (Wood).

L'électricité compte parmi les moyens thérapeutiques les plus efficaces. La faradisation des carotides en particulier donnerait de bons résultats. Je pratique ordinairement la galvanisation légère le pôle + placé sur la région bulbaire, le pôle — appliqué pendant cinq minutes au niveau du corps thyroïde, et pendant cinq autres minutes sur la région précordiale.

Nous serons brefs sur les traitements chirurgicaux.

On a pratiqué la thyroïdectomie partielle et l'exothyropexie (Poncet), la section du sympathique cervical (Jaboulay). Beaucoup de bons résultats ont été enregistrés, c'est indiscutable. Il n'en est pas moins vrai qu'on a eu, dans les cas en apparence les plus simples, des accidents inattendus. Aussi ce mode de traitement nous semble-t-il devoir être abandonné.

Il est un moyen thérapeutique un peu abandonné, assurément moins dangereux qu'on ne l'a prétendu, et qui donne souvent de remarquables résultats. Nous voulons parler des injections modificatrices dans la glande thyroïde. Pitres a traité par l'injection d'éther iodoformé toute une série de sujets basedowiens ; pas un accident n'a été observé, et l'injection, momentanément assez douloureuse d'ailleurs, a toujours été suivie d'une amélioration notable, amélioration qui, dans pas mal de cas, fut un véritable équivalent de guérison.

MALADIE DE PARKINSON

Cette maladie porte le nom de l'auteur qui en donna la première description en 1817; ses travaux ne furent guère repris et complétés que plusieurs années plus tard par Charcot et ses élèves.

La maladie de Parkinson est aussi appelée « paralysie agitante ». Cette dénomination a l'inconvénient de faire de l'agitation ou tremblement un symptôme essentiel et constant de l'affection, ce qui est en contradiction avec un bon nombre de cas cliniques de maladies de Parkinson, parfaitement caractérisées par ailleurs.

Symptomatologie. — On a observé un certain nombre de cas, à début rapide, la maladie se constituant en un seul coup, sous l'influence d'une vive émotion. La règle, toutefois, est d'observer un début tout à fait progressif. Le membre supérieur puis, le membre inférieur d'un même côté commenceraient à trembler et à se raidir, l'envahissement du reste du corps serait ultérieur (Gowers).

Une maladie de Parkinson constituée est en général très caractéristique; de l'attitude du malade au repos, des caractères de sa démarche résultent un aspect très spécial qui suffit, à un œil exercé, pour faire souvent le diagnostic à distance.

L'attitude du parkinsonnien au repos est typique. Le malade est assis, immobile dans l'ensemble de son corps qui paraît soudé, figé en un seul bloc. En fait, le malade change assez souvent de place, redoute le séjour prolongé au lit, et passe volontiers d'un siège à un autre ; mais, aussitôt posé, il se fixe en cette attitude congelée que nous venons de signaler. La tête est légèrement inclinée sur la poitrine, le tronc penché en avant; le globe oculaire est fixe : pour regarder à côté ou en arrière, le malade se tourne tout d'une pièce sans mobiliser sa tête sur son rachis. Le front est plissé transversalement, les sourcils sont relevés, la bouche entr'ouverte. Le visage a une expression particulière. Il semble, à la fois, étonné et craintif.

Cette immobilité générale du corps, cette raideur d'ensemble est parfaitement constante et s'observe sans relâche chez les parkinsonniens.

Cependant, si nous regardons de plus près ces malades, nous nous apercevons que leurs extrémités sont agitées sans cesse. Il existe en effet un tremblement spécial à la maladie de Parkinson, et c'en est un signe important, bien qu'il manque parfois.

Ce tremblement peut occuper les quatre membres : en général, il prédomine aux membres supérieurs, et y occupe principalement les mains et les doigts. C'est, essentiellement, un tremblement des extrémités. Les oscillations en sont assez lentes, il s'en produit quatre à sept par seconde en moyenne. Ce qui caractérise au premier chef ces oscillations, c'est qu'elles se produisent au repos. Le mouvement volontaire les suspend très généralement : il s'agit donc d'un tremblement non intentionnel.

Les diverses parties du corps qui tremblent s'agitent très généralement le même nombre de fois, dans le même temps : il y a là un synchronisme très sensible qui mérite d'être signalé.

Le tremblement respecte, en principe, la tête. Cependant, les paupières, les lèvres, la langue peuvent s'agiter. Le tremblement des lèvres peut être quelquefois très marqué, et donner au malade l'air de marmoter une litanie interminable (Brissaud), ou même faire penser à la trémulation qui agite par intervalle le museau des lapins. C'est à la main que le phénomène est le plus perceptible. Parfois tous les doigts sont, en même temps, agités de petits mouvements dont le siège est l'articulation métacarpo-phalangienne ; plus souvent le pouce est le principal doigt en mouvement ; il se promène sur la face palmaire des quatre autres doigts, d'un geste continu et lent qui rappelle l'acte de rouler une pilule ou d'émietter du pain.

Au pied, on constate que, le malade étant assis, les orteils arrivant seuls au contact du sol, le talon vient frapper le plancher à intervalles réguliers.

On a constaté des mouvements de contraction des muscles de la cuisse et même des muscles du dos.

Ce tremblement peut faire défaut : il est, en cela, de moindre importance que la rigidité que nous allons étudier. Au préalable, il peut être bon de savoir que, si la rigidité peut exister sans tremblement, il n'est pas de parkinsonnien trembleur qui ne présente cette même rigidité.

Il est facile de se rendre compte de l'état de raideur des muscles : ils sont durs au toucher. Si l'on veut étendre le membre rigide, on sent une résistance, où il entre un élément élastique : c'est assez comparable à la rigidité cadavérique (Blocq). A l'inspection ou à la palpation, le long supinateur forme une corde bien apparente (Richer, Meige).

La conséquence de cette raideur généralisée est une attitude de flexion moyenne de l'ensemble des articulations.

Les mains présentent parfois des déformations tout à fait analogues à celles du rhumatisme chronique ; en général, le pouce est accolé au côté externe de l'index, ce dernier et les trois autres doigts étant fléchis sur les métacarpiens, l'extension de la première phalange étant maintenue.

On n'observe point de clonus au pied, ni de trépidation spinale de la rotule. Les réflexes sont normaux ou plutôt un peu affaiblis. Les différents mouvements sont lents et semblent coûter au malade un pénible effort. On est surtout frappé, en les observant, de la difficulté du mouvement de départ, de la lenteur de la mise en train.

Le malade parle d'une façon spéciale qui mérite l'attention. La parole est singulièrement lente et monotone ; elle est aussi peu nuancée que l'expression du visage constamment figé et sans vie.

Si nous faisons marcher un parkinsonnien, nous assistons à un tableau tout à fait caractéristique. Le malade avance avec précautions, ou plus exactement, comme à regret. Le corps s'incline en avant, les membres inférieurs prennent contact avec le sol par la pointe du pied et les orteils seuls ; il s'ensuit, que le malade, les bras ballant, la face aussi impassible que de coutume, est obligé d'accélérer son train, pour ne pas perdre l'équilibre : l'expression classique « il court après son centre de gravité », donne une parfaite idée du phénomène.

On peut constater l'accélération progressive des pas faits par le sujet, quand on lui imprime une légère poussée dans le dos. C'est le phénomène de la propulsion. Il n'est pas rare de pouvoir produire la même accélération par la rétropulsion ou la latéropulsion.

Les paralysies véritables ne sont point le propre de la maladie de Parkinson. Il existe, à parler plus justement, une gêne des mouvements, une parésie en rapport avec la rigidité musculaire que nous connaissons : le parkinsonnien est encore capable, dans bien des cas, de faire dévier de façon notable l'aiguille d'un dynamomètre.

Cependant, dans les affections un peu anciennes, on note une remarquable faiblesse qui ne fait qu'augmenter avec le cours progressif de la maladie.

Il est de règle de ne jamais observer de troubles de la sensibilité objective. En revanche, les malades accusent fréquemment des douleurs rhumatoïdes qui peuvent fort bien précéder la rigidité et le tremblement, de la courbature douloureuse et, plus souvent encore, une continuelle sensation de chaleur, qui leur fait désirer le port de vêtements plus légers même en hiver. Certains d'entre eux transpirent abondamment.

L'absence de troubles trophiques est également la règle. L'examen électrique témoigne de l'intégrité des muscles et des nerfs.

Les vertiges sont rares. Les attaques apoplectiformes ou épileptiformes sont de véritables raretés.

Il nous reste à préciser l'état mental du parkinsonnien. Ce dernier point a été remarquablement étudié par Parant. Le fond du caractère de ces malades semble être l'insouciance et l'impassibilité : ils sont si peu sensibles aux émotions diverses, aux choses qu'ils voient autour d'eux, que leur entourage a tendance à les considérer comme parfaitement égoïstes ou définitivement abêtis. Il semble n'en être rien : le malade est parfaitement capable de sentir et il sent ; mais il recule devant l'effort nécessaire à l'expression de ses émotions. A sa « soudure physique correspond une soudure intellectuelle » (Brissaud).

Il n'est pas rare cependant de les voir verser dans des altérations mentales connues. Ils font souvent du délire de suspicion. On en a vu devenir franchement lypémaniaques, et plus d'un a été conduit au suicide.

Marche et variétés cliniques. — L'évolution de la maladie de Parkinson est essentiellement chronique. Le malade reste tel que nous venons de le décrire, pendant quinze et vingt ans, les changements, qui surviennent à son état étant des plus légers. Cependant, vers la fin de l'affection, la faiblesse du parkinsonien fait de remarquables progrès. Il est alors obligé de se cantonner au lit : c'est l'époque propice à l'apparition des escarres et des atrophies. La mort, fatale en somme, bien que longuement retardée, peut être le fait d'une affection intercurrente.

Le tableau clinique que nous avons exposé est susceptible de subir quelques variations. Il est des sujets chez lesquels les phénomènes moteurs se cantonnent à un membre ou à une moitié du corps, créant ainsi des formes respectivement monoplégique ou hémiplégique. On a vu l'attitude de demi-flexion que nous avons décrite, être remplacée par la demi-extension.

Enfin, il est des formes frustes. Les plus habituelles sont réalisées par l'absence du tremblement : nous avons déjà parlé de ces paralysies agitantes sans agitation.

Anatomie pathologique. — L'autopsie des parkinsoniens ne montre parfois aucune lésion pathognomonique. On relève, spécialement dans la moelle, des altérations de sénilité pure et simple.

Dans quelques cas cependant on a trouvé des lésions plus significatives, telles que sclérose médullaire periépendymaire, lésions d'artérite, sclérose de la colonne de Clarke. Au niveau de l'encéphale on a surtout observé des lésions du pont de Varole, lésions sans grande spécificité d'ailleurs, telles que tumeurs fibreuses, foyers de ramollissement, etc.

Blocq a relevé des lésions musculaires bien caractérisées. Beaucoup de neurologistes ne veulent y voir que des altérations banales. Il n'en est pas moins vrai que cet auteur a observé des proliférations nucléaires du protoplasma de la fibre, creusée en certains points de véritables trous à l'emporte-pièce.

Pathogénie. — Les caractères anatomiques des muscles des parkinsoniens ont fait émettre à Blocq l'hypothèse d'une origine myopathique à la maladie qui nous occupe. C'est peut-être accorder une grande importance à ces lésions, que l'on ne peut guère considérer comme absolument spéciales.

Beaucoup d'auteurs, et des plus autorisés, s'accordent à considérer la maladie de Parkinson comme une névrose. D'autres veulent y voir une manifestation pure et simple de la sénilité du névraxe et, en particulier, du mésocéphale.

Brissaud écartant l'hypothèse de névrose, croit à une lésion organique du système nerveux dans la paralysie agitante : il envisage comme probable l'existence d'une altération sous-thalamique ou pédonculaire. Certains auteurs avant lui, frappés de la symptomatologie quasi-parkinsonnienne de certaines tumeurs du mésocéphale, avaient placé, en ce point, le siège des lésions causales de la maladie.

Diagnostic. — Il est peu de diagnostics aussi aisés, en neurologie, que celui d'une maladie de Parkinson typique. Les chances d'erreur se limitent donc aux cas frustes, à peu de chose près.

Le tremblement sénile, le tremblement héréditaire, celui de la sclérose en plaques ne peuvent en réalité donner le change, que si l'on ignore leurs caractères spéciaux, très suffisants à reconnaître chacun d'eux.

Un tremblement hystérique peut simuler fort bien celui de la maladie de Parkinson ; on recherchera les stigmates, on observera l'action, si efficace, des agents esthésiogènes et de la suggestion.

Une erreur peut fort bien se commettre quand une hémiplégie par lésion en foyer s'accompagne de tremblement. Mais, la maladie de Parkinson, même dans sa variété hémiplégique, se distinguera par l'absence de toute relation d'ictus dans les commémoratifs, et par l'absence de toute contracture vraie.

Enfin, quand il n'y a pas de tremblement chez un parkinsonnien, on évitera de croire à une monoplégie, hémiplégie, ou paraplégie vulgaire, en se souvenant des caractères de la rigidité si spéciale à la maladie de Parkinson : c'est une rigidité sans spasmodisme.

Étiologie. — La maladie de Parkinson survient avec une égale fréquence dans les deux sexes; son époque d'apparition est très généralement tardive; elle se fait, le plus souvent, entre quarante-cinq et soixante ans. On l'a vue se manifester de façon beaucoup plus précoce.

L'hérédité névropathique vulgaire est très fréquente ; l'hérédité directe ne semble pas exister.

Charcot a accordé une grande importance à l'action des traumatismes et, en particulier, à l'irritation des nerfs périphériques.

Ce qui est indiscutable, c'est l'action fréquemment déterminante des émotions. Les événements particulièrement dramatiques, les catastrophes de tout genre, ont fréquemment été l'occasion de plusieurs cas de maladie de Parkinson survenant au même moment, dans les mêmes milieux.

Traitement. — L'électrisation, la suspension, les bains tièdes auraient donné à beaucoup de malades un apaisement passager, mais réel. Il en est de même de l'usage du fauteuil trépidant, employé par Charcot pour la première fois.

A toutes ces médications externes nous préférerons le massage, vraiment actif contre la rigidité musculaire, et particulièrement précieux pour retarder dans sa marche la faiblesse croissante du malade.

Les médicaments internes ont été employés en bon nombre, sans grand succès d'ailleurs. Plusieurs malades de Charcot se seraient bien trouvés de l'hyosciamine. D'autres ont préconisé divers antispasmodiques, tels que le bromure de camphre, la belladone, la solanine etc.

CHORÉE DE SYDENHAM

Aujourd'hui, le mot « Chorée » a pris, en pathologie générale, un sens très large et s'applique, presque avec la valeur d'une signification purement symptomatique, à un certain nombre de mouvements anormaux d'origine et de modalité diverses. Il existe en effet non pas une, mais des chorées. Il n'en reste pas moins vrai que par ce mot on entend généralement une maladie parfaitement définie cliniquement : c'est la chorée vraie gesticulatoire, la chorée de Sydenham, la danse de Saint-Guy.

Cette affection, que nous allons étudier, peut se définir : Un état pathologique spécial, survenant chez les enfants[1], avant l'âge de la puberté, et caractérisé par un ensemble de mouvements anormaux, gesticulatoires, envahissant d'ordinaire de façon prédominante une jambe, puis le bras du même côté et imprimant à ces membres des mouvements involontaires et désordonnés.

La première description vraiment moderne et scientifique de la chorée est due à Sydenham (1688). Dans la série contemporaine nous citerons les travaux de Sée, Trousseau, Charcot. Nous mentionnerons particulièrement la thèse d'agrégation de Lannois (1886) sur la nosographie des chorées, les travaux de Triboulet, etc.

Étiologie. — Les considérations relatives à l'âge des choréiques sont des plus importantes. Il est exceptionnel de voir cette maladie apparaître dès les premiers jours qui suivent la naissance; il en est de même chez les vieillards lesquels présentent plus particulièrement la chorée spéciale dite chronique ou maladie de Huntington (voir l'article consacré à cette affection). Quelques cas sont cités qui ont permis de croire que la chorée peut débuter à l'âge adulte. Mais le maximum de fréquence se trouve indiscutablement dans l'enfance, principalement de six ans à la puberté.

1. On tend, de plus en plus, à considérer comme phénomènes hystériques les chorées survenues après la puberté.

Il est indéniable que les femmes sont plus prédisposées que les hommes, dans une proportion des deux tiers.

Les antécédents pathologiques du sujet ne doivent point être négligés. L'hérédité similaire ou névropathique simple se retrouve dans un grand nombre de cas. De même, il faut tenir compte avec soin des états d'anémie et de scrofule infantile, affections sur le terrain desquelles la chorée se développe d'une façon particulièrement facile.

En général toute cause d'affaiblissement de l'organisme et du système nerveux en particulier est une cause prédisposante.

La grossesse constitue un élément étiologique important. Il n'est pas rare en effet, si l'on ne considère que les chorées d'adultes, de voir, dans le premier tiers de la période gravidique, apparaître des accidents gesticulatoires qui sont d'ailleurs bien souvent le réveil d'accidents anciens ayant atteint la femme dans sa jeunesse.

En face d'un cas de chorée de Sydenham, il faut toujours compter avec la possibilité d'une diathèse préexistante et en particulier avec le rhumatisme. Il est fréquent, en effet, de voir la chorée se manifester à la suite d'un accès articulaire aigu, ou pendant même l'évolution de cet accès. Quand les antécédents rhumatisants directs manquent, il n'est pas rare d'en retrouver des traces très manifestes dans les ascendants des choréiques. D'autres accidents diathésiques sont à signaler dans leurs rapports avec la chorée. Tels sont la tuberculose, la scrofule, la syphilis.

Au déclin de certaines maladies infectieuses, on peut voir survenir la chorée. Dans cet ordre d'idées nous signalerons les fièvres éruptives, la paludisme, la fièvre typhoïde, la coqueluche, la diphtérie, la blennorragie, etc.

Disons enfin que la maladie de Sydenham peut survenir à la suite de certains traumatismes, à la suite des émotions. L'influence de l'imitation, de la contagion nerveuse, est bien mise en évidence par la constatation de certaines épidémies spontanées d'accidents choréiques.

Symptomatologie. — La chorée s'annonce généralement par un certain nombre de phénomènes d'intensité et de durée variables, auxquels il faut attacher une réelle importance. Ces phénomènes portent sur le caractère et les habitudes de l'enfant. On voit diminuer sa gaîté naturelle, il devient irritable, soucieux, énervé. En même temps, il s'agite, ne peut tenir en place ; il commence à exécuter des mouvements désordonnés et sans but.

Le mode de localisation des premières gesticulations, leur ordre de généralisation est chose variable et sur lequel tous les auteurs ne s'entendent pas. Sydenham indique l'envahissement primitif de la jambe, puis du bras du même côté. Dans beaucoup de cas, le début se fait directement par un bras. Quoi qu'il en soit, la généralisation est fort étendue, comme nous allons le voir.

Au membre supérieur, la préhension des objets et leur maintien dans la main devient de plus en plus difficile. On voit le malade effectuer divers mouvements volontaires qui n'ont d'autre but que de dissimuler les secousses involontaires, les mouvements convulsifs qui commencent à se produire tout le long du membre. Bientôt, leur intensité devient telle que le malade ne peut plus les cacher. L'écriture, d'abord agitée, irrégulière, désordonnée, devient rapidement informe et parfaitement illisible. Si on lui commande de saisir un objet fin, une épingle, une plume, un bouton, on voit le choréique exécuter une série de mouvements absurdes, le rapprochant et l'éloignant alternativement de l'objet, sans lui permettre de s'en emparer.

Quand l'affection est définitivement constituée, il y a lieu, pour mettre en évidence les phénomènes gesticulatoires, de faire effectuer au malade un mouvement volontaire étendu quelconque, par exemple l'acte de porter à ses lèvres un verre plein de liquide. Alors on le voit en proie à une réelle difficulté, car des mouvements involontaires et désordonnés agitent sans cesse son bras et l'empêchent ainsi de le porter à ses lèvres. Il doit attendre, pour ainsi dire, que le verre ainsi agité passe au niveau de ses lèvres, et alors il en avale le contenu d'un trait avec une extrême rapidité.

Le membre inférieur est aussi le siège de mouvements anormaux. A l'état de repos, on voit la jambe se mouvoir sans cesse, s'élever, se porter de côté, s'agiter en tout sens. La marche est très particulière : elle est sautillante, désordonnée, au point parfois d'entraîner une perte d'équilibre pouvant aller jusqu'à la chute.

La face n'est point indemne ; les muscles du visage s'agitent en tous sens, ce qui donne des expressions des plus variées. « Les contractions musculaires de la crainte, de l'attention, de la colère, du rire, du pleurer alternent avec des phases de repos impassible, et ces jeux de physionomie sont fréquemment soulignés par des clignements de paupières, des roulements et des déviations variées des yeux, et aussi par des soubresauts et des mouvements de rotation de la tête et du cou, qu'accompagnent habituellement des mouvements des lèvres : le malade fait la moue et semble près de commencer un discours, dont les seules expressions sont, parfois, quelques claquements de la langue ou une projection brusque de celle-ci hors de la bouche, ou bien quelque grognement sourd ou quelque brève interjection suivie d'un éclat de rire ou d'un sanglot » (Triboulet).

Le front, les globes oculaires, les narines, la langue sont le siège de mouvements convulsifs.

La parole est généralement altérée. Le malade hésite, bredouille, s'embarrasse, il bégaye. L'expiration est particulièrement courte et irrégulière : aussi, l'impossibilité de chanter est-elle à peu près la règle.

Tous ces phénomènes débutent généralement par un côté du corps, et souvent y restent prédominants, quand l'autre côté est atteint. Mais, dans les cas typiques, il est peu de parties du corps qui ne s'agitent convulsivement. Les combinaisons diverses de la généralisation, les variations de l'intensité des mouvements suivant leur siège, rendent impossible une description clinique définitive, s'appliquant à tous les cas de chorée. Ce dont il faut se souvenir avant tout, c'est que, quelles que soient les régions envahies par la gesticulation dans la maladie de Sydenham, la caractéristique est représentée par une agitation anormale, absolument arythmique des diverses parties du corps, se produisant soit à l'état de repos, soit à l'occasion des mouvements volontaires qui sont, de ce fait, singulièrement déformés.

Nous signalerons comme caractères les plus importants des mouvements choréiques les particularités suivantes.

Il est exceptionnel de voir les mouvements ne pas céder au sommeil. En règle très générale ils disparaissent, mais il peut exister de l'insomnie plus ou moins complète ou de pénibles cauchemars. Le sommeil artificiel, dû au chloroforme ou à l'éther, arrête les convulsions ; il en est de même de l'action des hypnotiques.

Les muscles des parties agitées, malgré le surcroît de travail qui leur est imposé, ne sont point fatigués ni doués, au contraire, d'une puissance motrice accrue. L'état de faiblesse où se trouvent souvent les malades, est très directement lié à l'anémie et au mauvais état général. Dans certains cas, ces muscles auraient témoigné, à l'examen électrique, d'une certaine hyperexcitabilité. Les réflexes tendineux sont exagérés pour les uns, diminués pour les autres. L'exagération et la suppression ou la diminution des réflexes peuvent d'ailleurs se succéder, chez un même malade. D'une façon générale, la diminution ou l'abolition serait la plus fréquente (Joffroy, Oddo).

On note, parmi certains troubles fonctionnels de la vue, un peu d'astigmatisme et, assez souvent, une dilatation pupillaire manifestement liée à la chorée puisqu'elle disparaît avec elle. Ces manifestations oculaires présentent de l'intérêt en ce qu'elles démontrent que le système musculaire lisse — muscle de Brücke, fibres musculaires de l'iris, — peut participer aux troubles moteurs de la danse de Saint-Guy.

Le changement du caractère, que nous avons signalé au début de ce chapitre, fait partie d'un cortège assez important de troubles psychiques très fréquents. Tels sont l'affaiblissement de la mémoire et de l'intelligence, et parfois un certain degré d'excitation maniaque pouvant aboutir à une véritable folie, dite choréique. La sensibilité n'est pas toujours intacte : on peut noter des points douloureux périphériques, des crampes, de la céphalée.

L'examen de l'appareil circulatoire ne doit point être omis. Le pouls est le plus souvent rapide, parfois on note de l'arythmie (chorée du cœur).

A l'auscultation du cœur, outre l'arythmie, on peut trouver des souffles ayant le caractère des souffles anémiques ; mais ce qu'on observe surtout, avec une fréquence énorme, c'est l'existence d'une cardiopathie, endocardite mitrale, quelquefois aortique, péricardite, endopéricardite. C'est le plus souvent au cours de manifestations arthropathiques, compliquées de fièvre, que se montre cette endocardite ou péricardite de la chorée, mais il peut y avoir seulement cardiopathie et chorée sans arthropathie. Il est difficile de préciser à quel moment de la chorée survient la lésion cardiaque. Elle rend sérieux le pronostic de la chorée de Sydenham, qui serait bénigne sans elle.

L'analyse des urines est à faire. L'élimination de l'urée est fréquemment augmentée ; il peut en être de même de l'acide phosphorique. Enfin on a signalé des élévations thermiques au cours de la danse de Saint-Guy. Souvent elles indiquent une complication (Raymond), d'autres fois elles sont indépendantes de toute localisation. Elles sont la règle dans les formes graves.

Formes cliniques. — Il existe quelques variétés cliniques qui se distinguent par la disposition même des phénomènes convulsifs. L'hémichorée constitue une de ces variétés. Elle est d'ailleurs assez rare et occuperait de préférence le côté gauche du corps. Pour Simon il n'y aurait pas d'hémichorée pure, isolée. La moitié du corps considérée comme saine participerait toujours, plus ou moins, aux convulsions, dans la chorée infantile.

Les phénomènes de monochorée, dans laquelle l'agitation est limitée à un membre sont rares en période de maladie constituée. Ce n'est guère qu'un état passager survenant au début ou à la fin de l'affection, avant la généralisation définitive ou après la régression d'une partie des symptômes.

Dans la chorée dite alternante les membres sont envahis suivant une disposition croisée : jambe droite et bras gauche par exemple. On a observé aussi la disposition paraplégique.

La distinction d'une chorée appelée flasque, molle ou paralytique est basée sur l'observation d'un certain nombre de choréiques ayant une parésie plus ou moins accentuée d'un certain nombre de groupes musculaires. Ces accidents d'inertie fonctionnelle peuvent survenir d'emblée, soit après une période plus ou moins longue d'accidents gesticulatoires ; quelquefois ils prédominent dans le tableau clinique. Quoi qu'il en soit, les muscles frappés ne présentent jamais de spasmodisme ; ils restent indéfiniment flasques, mais peuvent être envahis par une atrophie rapide (Rondot). Tantôt la paralysie affecte le type monoplégique, tantôt elle est hémiplégique, paraplégique ou même plus généralisée. Comme les gesticulations, les paralysies de la chorée sont curables.

La chorée peut survenir quelquefois chez l'adulte, particulièrement chez les femmes enceintes : chorée de la grossesse. Il s'agit alors de primipares jeunes, atteintes dans la première moitié de leur grossesse et souvent aussi de sujets qui ont déjà eu de la chorée dans leur enfance. La symptomatologie est celle d'une chorée de Sydenham, mais très violente, avec mouvements incessants, très étendus, empêchant le sommeil. Le pronostic ici est loin d'être bénin comme chez les enfants. Des complications cardiaques graves avec arthropathies et fièvre sont fréquentes ; il y a concomitance habituelle de phénomènes psychiques graves, d'excitation maniaque avec agitation fiévreuse. Dans un quart des cas, même, l'issue est mortelle. Ordinairement l'accouchement seul met fin aux mouvements involontaires : la guérison survient alors, surtout chez les jeunes femmes qui ont déjà eu la chorée dans leur enfance et dont le mal ne fait que récidiver à propos de leur grossesse. Dans d'autres cas plus sérieux, il y a accouchement prématuré ou même avortement. Enfin des formes mortelles ont été observées, où l'on voit succomber les malades par épuisement, par asphyxie, par mort subite.

Dans beaucoup de cas, la chorée récidive à chaque grossesse, mais en perdant à chaque fois de son intensité.

La plupart des auteurs décrivent avec raison des formes graves, malignes de la chorée de Sydenham. Ils font allusion par là à des cas où l'agitation incessante, sans aucun répit, empêchant l'alimentation et le sommeil, se combine à une atteinte marquée de l'état général, à de la fièvre, à du délire, avec ou sans hallucinations. Ces chorées réalisent un véritable « état de mal choréique » (Charcot) et tuent les malades par épuisement nerveux. Elles sont plus fréquentes chez l'adulte que chez l'enfant. Mentionnons encore les chorées terminées par mort subite, que ne justifie pas les données de l'autopsie, les chorées, enfin, où une septicémie, développée au niveau des plaies dues aux chocs, à l'agitation désordonnée du malade, ont amené l'issue fatale, et celles où la mort est provoquée par un rhumatisme cérébral.

Anatomie pathologique. Nature de la maladie. — Au cours des diverses autopsies pratiquées, on a relevé des observations fort diverses et contradictoires, au moins en apparence.

Un fait est cependant certain. Il existe au cours des lésions du centre ovale et des noyaux gris centraux, des états hémiplégiques manifestement compliqués d'hémichorée. Sans aller avec certains auteurs jusqu'à admettre l'existence, dans la capsule interne, d'un faisceau de l'hémichorée, dont l'existence est, pour le moins, douteuse [1], on ne peut nier que des lésions capsulaires ou péricapsulaires aient souvent amené de l'hémiplégie avec phénomènes choréiformes sur les membres atteints. Mais, a-t-on le droit de conclure de ces faits à la nature organique de la chorée de Sydenham? Nous ne le croyons pas.

Il reste en effet parfaitement établi que dans bon nombre de chorées,

1. Voir : la systématisation de la capsule interne. S. Abadie. *Thèse de Bordeaux*. 1902.

très bien caractérisées cliniquement, on n'a absolument rien trouvé à l'autopsie. Aussi beaucoup d'auteurs considèrent-ils actuellement la chorée comme une névrose, sans lésions connues.

Nous devons signaler la tendance actuelle à faire de la chorée, une maladie infectieuse. Les travaux de Pianese donnent une importance toute particulière à cette manière de voir. Cet auteur a, en effet, trouvé dans la moelle d'une choréique un bacille qu'il a pu cultiver et même inoculer aux animaux avec résultats positifs. Nous croyons que l'on peut résumer ainsi les arguments en faveur de la chorée, envisagée comme maladie infectieuse.

1° Travaux bactériologiques assez précis (Pianese, Mathis, Triboulet, etc.);

2° Les rapports de la chorée sont indiscutables avec le rhumatisme articulaire aigu, que l'on considère partout, aujourd'hui, comme une maladie infectieuse;

3° Beaucoup des phénomènes surajoutés aux accidents choréïques (endocardites, péricardites, rhumatisme cérébral) sont d'ordre infectieux;

4° La chorée a une évolution cyclique.

Diagnostic. — Au premier abord un choréique peut donner l'illusion de la titubation cérébelleuse, particulièrement dans la maladie de Friedreich; il suffira, pour la distinguer de la chorée, de noter le manque d'équilibre dont la gesticulation est une conséquence, procédé employé par le malade pour se maintenir. C'est tout le contraire dans la chorée où c'est le manque d'équilibre qui est la conséquence de la gesticulation.

Les divers tremblements (sclérose en plaques, maladie de Parkinson, etc.) sont des oscillations régulières des parties d'un membre dont l'ensemble reste immobile. Le choréique, lui, ne tremble pas; il gesticule.

Dans la maladie de Gilles de la Tourette, les tics impriment aux organes de brusques déplacements, des secousses rythmées, se produisant toujours suivant le même type; rien de plus capricieux, par contraste, que l'agitation choréique.

La chorée fibrillaire de Morvan est caractérisée par l'extrême localisation des contractions, limitées à certaines fibres de certains muscles.

Sous le nom de chorée électrique on connaît deux variétés de phénomènes distincts. Un premier type, très spécial, est représenté par de fortes convulsions survenant par crises espacées avec un cortège de symptômes généraux, de fièvre, avec des paralysies persistantes qui trahissent une lésion cérébro-méningée en évolution. C'est la chorée de Dubini. Mais on décrit en France sous le même nom de chorée électrique une affection tout autre. C'est un spasme musculaire siégeant principalement au cou, imprimant aux muscles une secousse brève et brusque. La curabilité radicale et immédiate en est facile. Cette forme est connue sous le nom de chorée de Bergeron ou électrolepsie.

Traitement. — La plupart des jeunes choréiques étant des anémiés, des lymphatiques, des scrofuleux, on songera d'abord à instituer un traitement général tonique.

Les exercices d'assouplissement, la gymnastique méthodique et régulière, peuvent amener une amélioration très sensible, à condition d'être pratiqués d'une façon absolument graduelle et très régulière.

La liste des médicaments employés pour traiter la chorée est interminable. Les bromures, le chloral et les hypnotiques de sa série, la strychnine, les composés arsénicaux (cacodylate de soude) ont donné de bons résultats. Nous nous sommes bien trouvés du valérianate de caféine associée à l'antipyrine; les injections de sérum artificiel, de lécithine, de cacodylate de soude, pratiquées en même temps que l'on donne à l'enfant l'antipyrine à hautes doses, constituent une médication excellente. On recommande les bains sulfureux, l'hydrothérapie, les pulvérisations d'éther le long du rachis.

On est surtout en droit d'attendre de bons résultats de l'antipyrine à hautes doses, seule ou associée au salicylate de soude. Les guérisons par cette dernière méthode deviennent, tous les jours, de plus en plus nombreuses. Pour peu que l'atteinte soit grave, il faut prescrire la suspension des études, la cessation momentanée du travail intellectuel, et un séjour de deux ou trois mois à la campagne, pour compléter et rendre plus durable l'effet du traitement actif.

CHORÉE CHRONIQUE

On a isolé de la chorée vulgaire une affection héréditaire de l'adulte, se compliquant de troubles psychiques accentués, et dénommée « chorée chronique » ou « maladie d'Huntington. »

Bien que connue avant les travaux d'Huntington (1872), la chorée chronique fut nettement établie pour la première fois par cet auteur, qui en donna de façon précise les trois caractéristiques, à savoir : son caractère héréditaire, son début après la jeunesse, ses troubles psychiques importants.

Dans la suite la chorée chronique fut étudiée par Charcot, Huet, Lannois, Lenoir, Clarke[1], etc.

Étiologie. — Les notions d'hérédité et d'âge sont particulièrement caractéristiques de la chorée chronique.

Les hommes et les femmes semblent à peu près également prédisposés. L'affection, exceptionnelle avant quinze ans, est rare avant l'âge adulte. Dans la vieillesse, on la rencontre assez souvent. Mais le maximum de fréquence est, certainement, entre trente et quarante-cinq ans.

Le plus grand nombre des cas observés de maladie d'Huntington présentaient le caractère héréditaire. Les cas les plus fréquents et les plus typiques sont les cas d'hérédité directe similaire, le fils d'un choréique étant lui-même choréique. Mais on peut observer l'hérédité de transformation, soit qu'une tare névropathique, non choréique, des parents engendre la chorée, soit que la chorée des parents se traduise, chez leurs descendants, par des tares vésaniques ou névropathiques.

La transmission héréditaire est toujours immédiate, de père à fils, et ne saute jamais une génération. Un fils de choréique, sain, n'engendrera point de choréiques.

Les émotions ont une influence notable sur le développement

1. Clarke. Brain, 1897.

des accidents choréiques : après la maladie constituée, le choc émotionnel peut aggraver ces accidents. La grossesse, le traumatisme sont signalés aussi.

L'épilepsie a été rencontrée chez les choréiques et dans leurs antécédents.

Symptômes. — L'affection débute très généralement par l'apparition lente et progressive des mouvements anormaux ; on l'a vue se constituer brusquement à la suite d'une frayeur (Berkley), ou succéder à une série d'attaques de chorée vulgaire (Dutil).

Les mouvements anormaux constitués présentent les caractères suivants :

Ils sont arythmiques, sans violence, continuels tant que dure l'état de veille. Ils persistent, sans modifications, pendant le mouvement volontaire, lequel est d'ailleurs d'exécution facile, vu la souplesse des membres.

Ces mouvements commencent par de petites agitations limitées et qui demandent souvent un examen attentif pour être reconnues. Leur amplitude augmente progressivement et ils deviennent bientôt aussi évidents que dans la chorée de Sydenham.

Le sommeil fait disparaître l'agitation des membres ; le repos les diminue. Caractère de haute importance, la volonté a sur eux une grande action, et le malade, en tendant particulièrement son attention, peut arriver à exécuter des actes précis et délicats (enfiler une aiguille, par exemple).

C'est du côté de la tête que s'observent, le plus souvent, les premiers mouvements anormaux. La musculature supérieure de la face est généralement intacte, et ce sont les muscles des lèvres qui sont surtout agités (moue, étirement latéral de la bouche). La langue est particulièrement prise, s'agite en tout sens et se tord sur elle-même. La déglutition est difficile ce qui prouve l'atteinte des muscles du voile du palais et du pharynx. La parole est épaisse, nasonnée ; le malade parle comme s'il avait la bouche remplie de bouillie.

Aux membres supérieurs, l'agitation est d'abord partielle. Ce sont les mouvements des doigts qui apparaissent les premiers.

Le pouce reste en abduction, tandis que les doigts s'étendent, se fléchissent, s'opposent alternativement. L'épaule se prend ensuite et le malade exécute de continuels mouvements d'élévation et d'abaissement du moignon. La généralisation se produit ensuite à tout le membre. L'écriture est irrégulière, tremblée : les lettres, grossièrement inégales, empiètent les unes sur les autres.

Au tronc, on observe des contractions musculaires sous-cutanées. Dans les cas intenses et généralisés, le tronc se meut sans cesse en tout sens.

Aux membres inférieurs, les mouvements anormaux existent rarement au début de l'affection ; ils peuvent d'ailleurs n'y apparaître jamais. Ils consistent surtout en mouvements des orteils.

La marche est hésitante, mal assurée. Le malade exécute quelques petits pas, s'incline en avant comme pour choir la face sur le sol et repart de nouveau à petits pas.

Les réflexes rotuliens sont généralement plutôt vifs ; on a signalé la trépidation épileptoïde.

On a signalé également des troubles respiratoires, par envahissement du diaphragme.

Il est de règle de voir, à mesure que la maladie poursuit son cours, s'affirmer une déchéance toujours croissante de l'intelligence et de la mémoire : cela peut aller jusqu'à la démence avec hallucinations, accès de manie, tentatives de suicide.

Le gâtisme est à peu près constant aux dernières périodes de la maladie.

L'évolution de la chorée d'Huntington est tout à fait chronique et la durée dépasse facilement trente ans. La mort survient au milieu de l'hébétude complète du sujet, depuis longtemps confiné au lit et complètement impotent.

Anatomie pathologique. Nature. — Les autopsies ont fourni des renseignements qui ne sont pas négligeables, mais de valeur et d'interprétation difficiles.

L'écorce cérébrale a présenté des atrophies localisées, occupant surtout la zone motrice. Dans quelques cas, on a rencontré de la dégénérescence cellulaire diffuse ou même des foyers de mortifications de petite dimension d'ailleurs.

Il est de règle de trouver les méninges altérées ; la congestion, l'épaississement, l'adhérence sont notés, très généralement.

La maladie d'Huntington se présente donc comme une affection sous la dépendance d'une lésion de l'écorce cérébrale, lésion étendue, bien en rapport avec la fréquence et la gravité des troubles psychiques observés cliniquement.

La question de la *nature* de la chorée chronique est loin d'être définitivement arrêtée.

Pour certains auteurs, en particulier pour Charcot, il n'y a point lieu d'établir de différence de nature entre la chorée vulgaire et la maladie d'Huntington.

M. Lannois s'est fait le défenseur de la théorie opposée et, pour lui, la chorée chronique est du fait de son caractère héréditaire, de sa production à un âge avancé, du fait aussi de ses troubles psychiques, de son évolution chronique et de son incurabilité, une entité morbide spéciale, nettement distincte.

Tous les arguments présentés en faveur de cette thèse sont de sérieuses probabilités, mais ne constituent point des preuves inattaquables, vu la variabilité et les modifications possibles des caractères, dits pathognomoniques, de l'affection.

Diagnostic. — Le diagnostic de la maladie d'Huntington se fera par la recherche de la transmission héréditaire, par les caractères des mouvements, beaucoup aussi par l'évolution si peu variable dans l'ensemble des cas.

Les tremblements séniles et alcooliques, ceux de la sclérose en plaques et de la maladie de Parkinson sont distincts par leurs caractères mêmes, et ne peuvent même prêter à erreur.

Le paramyoclonus multiplex se reconnaîtra à la réapparition des mouvements, très peu étendus, à intervalles irréguliers, à leur provocation possible par la percussion musculaire, à leur distribution bilatérale, surtout sur les membres inférieurs.

Dans la maladie des tics, les mouvements sont convulsifs, brusques, toujours semblables à des moments différents ; ils sont la reproduction anormale et défigurée de gestes habituels.

Nous connaissons les caractéristiques de l'athétose double : la contracture définitive des membres et leur déformation consécutive ne permet pas la confusion.

La chorée hystérique apparaît brusquement à la suite d'une émotion. Elle est systématisée dans ses mouvements anormaux, tous orientés dans le but d'une action commune. Il y a les stigmates habituels.

La chorée symptomatique est, le plus souvent, à distribution hémiplégique ; elle est associée à un ensemble de phénomènes moteurs et sensitifs qui la font reconnaître comme une affection surajoutée.

Enfin la chorée vulgaire, chorée de Sydenham, n'est pas une maladie héréditaire. Elle frappe surtout les enfants et guérit assez rapidement.

Traitement. — Nous savons que le pronostic de la maladie d'Huntington est des plus sérieux, l'affection étant tout à fait incurable, sinon immédiatement mortelle.

C'est assez dire le peu d'efficacité de la thérapeutique.

Il est possible que, tout à fait au début, on puisse obtenir, d'une hygiène rigoureuse et de la médication arsénicale, de notables améliorations.

Les antispasmodiques, la révulsion le long du rachis et sur le crâne, l'électricité statique, l'hydrothérapie ont été conseillés.

ATHÉTOSE DOUBLE

Cette affection, bien connue aujourd'hui, grâce aux travaux de Charcot, Michaïlowsky, Déjerine, Sollier, Huet, Bourneville, Blocq, etc... est caractérisée par des mouvements anormaux localisés, de préférence, aux extrémités des membres et à la face; l'athétose double, le plus souvent congénitale ou survenant lors de la première enfance, se complique généralement de troubles psychiques très accentués.

Symptomatologie. — L'athétose double apparaît parfois de façon insidieuse et progressive : les premiers mouvements anormaux tardent à se manifester. Avant leur apparition, il existe quelques troubles vagues, tels que gêne de la parole et raideurs des membres. Ce n'est que lentement et sans bruit que l'affection arrive à se constituer.

Dans d'autres cas, le début est plus brusque; à la suite d'une frayeur, d'un accident paralytique, d'une convulsion infantile, la maladie apparaît rapidement.

La face, les extrémités des membres, le tronc, se prennent successivement dans un ordre d'ailleurs tout à fait variable, et auquel il est impossible d'attribuer des règles fixes.

Quoi qu'il en soit, les mouvements anormaux, spéciaux à l'athétose double, présentent un ensemble de caractères généraux qui sont de première importance pour la constitution du diagnostic.

Ces mouvements sont involontaires et arythmiques. Ils sont diurnes surtout et, sauf exception, cessent pendant le sommeil.

Le repos et l'immobilité diminuent leur intensité et leur fréquence. Le mouvement volontaire ne suffit point à les provoquer, ni à les faire cesser, mais il les exagère quelque peu. Quand il survient sur un membre agité des mouvements athétosiques, l'effort musculaire exagère également ces mouvements; il en est de même de la frayeur et des émotions.

Le mouvement de l'athétose double est gradué, ondulant, fort lent. Ce n'est plus la secousse brève de la chorée ; au contraire, l'extrémité malade se déplace avec lenteur, comme en rampant, et dessine un mouvement de vaste amplitude. Ce sont là les caractères essentiels qu'il faut retenir : type ondulant, lenteur, champ de grande amplitude.

Ces mouvements prennent quelques caractères spéciaux surajoutés suivant leur localisation.

Aux membres supérieurs, on constate d'abord que le malade place son bras dans l'adduction forcée pour tenter d'immobiliser son membre.

Quand le malade laisse libre jeu aux mouvements qui l'agitent, on constate, dans les cas complets, que les doigts, le poignet, le bras et l'avant-bras s'agitent en même temps. Aux doigts, les mouvements sont lents, de grande amplitude, rappelant le jeu des tentacules du poulpe. Ils sont complexes : chacun des doigts se met individuellement et successivement en flexion, extension, adduction, abduction.

Au poignet, les mouvements sont moins réguliers et souvent moins étendus. Ils consistent en flexion, extension, inclinaison vers l'un des bords, radial ou cubital.

A l'avant-bras, il peut y avoir extension, flexion, pronation, supination, et, au bras, extension, flexion, antéro ou rétropulsion, rotation.

Ces troubles du membre supérieur ont pour conséquence des troubles fonctionnels accentués. Le malade est au plus mal à l'aise pour se vêtir, boire, manger seul. Pour saisir un objet, son membre supérieur se tend vers lui, mais les secousses habituelles se manifestent alors avec une telle intensité que la préhension est souvent impossible.

Il n'est pas rare de voir, dans l'effort pour saisir un objet, la généralisation des mouvements anormaux se faire à ce moment dans tous les membres.

A la face, les mouvements anormaux se rencontrent très habituellement. La face entière peut être envahie, mais rarement ; on observe la prise isolée d'une hémi-face, ou de la moitié supérieure du visage. Il est assez fréquent de voir la moitié inférieure prise isolément. La partie malade est le siège de convulsions qui ont pour conséquence, à la longue, la formation de rides définitives sur la peau du visage. Les grimaces qui résultent de ces convulsions sont variables dans leur ordre d'apparition. Elles donnent au visage des expressions de terreur, d'hébétude, de contemplation, etc.., expressions d'ailleurs tout à fait indépendantes de l'état d'esprit momentané du malade.

Il est possible d'observer la participation des muscles oculaires à un léger degré de spasme, sous forme d'une sorte de nystagmus lent, ou de strabisme passager. La langue, parfois hypertrophiée, peut être aussi le siège de mouvements spasmodiques.

Aux membres inférieurs, le cou-de-pied et les orteils sont principalement agités; les phénomènes moteurs involontaires y sont, d'ailleurs, en tout point comparables à ce qui se passe pour les membres supérieurs.

Au cou et au tronc, on peut observer, par intermittence, quelques ondulations et mouvements lents.

Lorsque l'on fait mettre le malade debout et qu'on veut essayer de le faire marcher, on se rend compte qu'il adopte, dans la station verticale, une attitude telle, que la locomotion est fort entravée et prend le caractère spéciale décrite par Charcot sous le nom de « démarche de gallinacés ». Le malade se tient fort raide, les membres supérieurs accolés au corps, la tête haute, le tronc rigide, les épaules effacées, les reins creusés. Les cuisses sont légèrement fléchies et rapprochées, alors que les jambes sont en abduction, et le pied en varus équin.

Si l'on saisit un des membres malades et si on lui imprime divers mouvements, on se rend compte que ce membre n'est pas souple : il y persiste une sorte de contracture, assez faible, mais très appréciable. Dans certains cas, cet état spasmodique est au maximum, et reproduit le type des contractures les plus accusées.

Avec cet état spasmodique coïncide une exagération marquée des réflexes tendineux.

Les muscles sont sains, leurs réactions électriques sont normales. Ils ont une tendance à s'hypertrophier du fait de leur continuelle mise en jeu.

Il n'existe pas de troubles trophiques véritables dans l'athétose double. On note bien de la laxité ligamenteuse de diverses articulations, voire même des subluxations, mais ces troubles, d'origine purement mécanique et non dystrophique, sont sous la seule dépendance des mouvements à amplitude exagérée qui caractérisent la maladie.

La parole est lente, pénible, avec des intonations traînantes.

Quand les mouvements des mains sont assez légers pour permettre aux malades d'essayer d'écrire, les lignes qu'ils tracent sont assez régulières. Cependant on observe, çà et là, de grandes lettres, brusquement tracées, de longs traits verticaux; en somme le griffonnage obtenu est assez correct en lui-même, mais porte la marque de la tendance répétée du doigt à décrire son mouvement morbide habituel.

Les troubles intellectuels sont importants et très accentués. Toutes les facultés mentales sont au moins très diminuées, et le malade réalise souvent le type le plus net de l'imbécile.

Toutes les autres fonctions de l'organisme s'accomplissent normalement.

La maladie a une évolution très prolongée et n'offre aucune autre gravité que l'infirmité qu'elle entraîne. Les malades meurent après trente et quarante ans de maladie, le plus souvent du fait d'une affection intercurrente.

Anatomie pathologique. Nature. — On ne possède qu'une dizaine de relations nécropsiques relatives à l'athétose double. Les notions qu'elles fournissent sont d'ailleurs parfaitement variables, et rien n'est plus délicat que d'en tirer des conclusions pathogéniques.

C'est ainsi qu'on a relevé des lésions corticales, des anomalies des circonvolutions et de la pachyméningite, de l'asymétrie des deux hémisphères, du cervelet et du bulbe, de la sclérose cérébrale; parfois enfin, on n'a pu déceler aucune lésion.

Certains auteurs veulent que l'affection soit sous la dépendance de lésions du corps strié. Beaucoup pensent à la production de lésions corticales, comme dans beaucoup de cas de paralysies spasmodiques de l'enfance. La possibilité de voir l'athétose survenir dans ces hémiplégies spastiques, la présence de troubles intellectuels dans ces hémiplégies, comme dans l'affection qui nous occupe, légitime quelque peu cette manière de voir.

Diagnostic. — La chorée de Sydenham ne saurait guère prêter à confusion, si l'on note les caractères propres que lui impriment ses mouvements brusques, violents, de peu d'amplitude. En plus on notera, en sa faveur, l'absence de contracture, de déformations et de troubles intellectuels graves et continus.

Le tabes dorsal spasmodique de l'enfant, ne présente pas de

troubles intellectuels. La rigidité est au maximum, et on n'y observe pas de mouvements involontaires au repos.

Dans la tétanie, les contractures qui envahissent les extrémités ne surviennent que par crises. Cela suffit à la distinguer : on peut d'ailleurs se baser sur l'évolution, généralement heureuse, de cette maladie.

La sclérose en plaques ne peut guère être confondue avec l'athétose double ; il suffit de tenir compte des caractères spéciaux du tremblement et des troubles de la parole.

Étiologie. — L'affection peut être congénitale. Elle survient très généralement lors de la première ou de la seconde enfance. Son début après cette période de la vie est tout à fait exceptionnel.

Les antécédents héréditaires des athétosiques sont rarement négligeables. En fait, on y retrouve presque constamment la syphilis, l'éthylisme, le rhumatisme, des tares nerveuses ou mentales.

On a invoqué, sans grandes preuves à l'appui, l'action déterminante du froid et des accidents maternels, au cours de la grossesse ou de l'accouchement.

Traitement. — Les divers traitements employés, faits d'indications symptomatiques, et dirigés surtout contre l'état d'activité involontaire des membres et contre leur spasmodisme, n'a donné aucun résultat. C'est ainsi qu'on a tenté sans succès l'action des calmants du système nerveux, la suspension, le massage, l'hydrothérapie, etc.

Quelques craniectomies pratiquées en France et à l'étranger n'ont donné aucun résultat favorable.

Le seul point de thérapeutique active qu'il faille mettre en lumière est la rééducation méthodique des petits malades, leur débilité psychique étant souvent susceptible d'amélioration.

MIGRAINE

C'est une céphalalgie occupant une moitié du crâne, compliquée de malaise général et de crises de vomissements. Elle procède par accès, dans l'intervalle desquels le migraineux est absolument exempt des manifestations qui caractérisent le paroxysme.

Étiologie. — Les causes provocatrices de l'accès de migraine sont variables pour chaque malade ; les uns tombent malades sitôt qu'ils respirent certaines odeurs, qu'ils prennent certains aliments ; d'autres ne peuvent supporter les changements de temps, le grand air, le séjour sur les plages, dans des locaux surchauffés. Quelquefois il faut incriminer des émotions vives, surtout d'ordre dépressif, des excès de travail intellectuel, le sommeil insuffisant. Les écarts de régime, les excès alcooliques, l'irrégularité dans les heures des repas ont une influence capitale ; les migraines sont fréquentes chez les constipés, les dyspeptiques et, en général, chez les sujets atteints de phénomènes d'auto-intoxication gastro-intestinale. Quelquefois c'est un aliment déterminé : gibier, homard, conserves, asperges, artichauts, fraises qui provoque le paroxysme, alors que des mets gras et ceux réputés indigestes sont absolument inoffensifs. Beaucoup d'auteurs insistent sur l'importance de la masturbation et surtout des excès sexuels. Kovalevsky parle de cas où les rapports sexuels trop fréquents, surpassant les forces du malade, rendaient les accès de migraine plus violents et plus fréquents. Dans d'autres cas moins nombreux, c'est au contraire le désir sexuel non satisfait qui serait à l'origine du mal. La crise cataméniale est une des causes provocatrices les plus certaines. La grossesse supprime plutôt les crises qu'elle ne les provoque ; la ménopause met fin habituellement à la maladie ou au moins l'atténue très sensiblement. Enfin il est des accès de migraines qui semblent bien survenir spontanément, indépendamment de toute cause provocatrice appréciable et le fait n'est pas absolument rare.

Mais toutes ces causes provocatrices de l'accès n'auraient qu'une bien minime importance, si elles n'agissaient pas sur des organismes tout préparés à en subir l'influence nocive par un ensemble de conditions assez constantes, et qui réalisent le terrain propice. En tête de ces causes prédisposantes figure l'hérédité. Celle-ci est souvent similaire ou directe, et la migraine engendre la migraine. Möbius exagère cependant en admettant que 90 p. 100 des migraineux ont eu un père ou une mère atteints de la même maladie. Quoi qu'il en soit, le début, dans ces formes, se fait à l'époque de la puberté ou quelques années plus tard, rarement après. La maladie pourrait même être congénitale, pour Brissaud, et reconnaissable, dès la première enfance, par de la photophobie, de la lenteur du pouls, des vomissements, de la rougeur unilatérale. L'hérédité indirecte, collatérale est ordinaire, et les migraineux appartiennent à la souche neuro-arthritique; on s'en convaincra en constatant qu'ils présentent, dans leurs antécédents héréditaires, la neurasthénie, l'épilepsie, l'hystérie, le goitre exophtalmique.. La migraine et la goutte sont sœurs (Trousseau), et souvent on note en effet la concomitance de goutte, de migraine et d'une quantité considérable d'urates dans les urines chez une même personne (Liveing). Plus fréquemment encore on trouve la goutte la plus nette chez les parents du migraineux, et le paroxysme céphalalgique ne fait que se greffer sur un mauvais état de la nutrition, transmis héréditairement. Charcot a montré la fréquence de la migraine chez les femmes atteintes de rhumatisme déformant; Willis, Tissot avaient déjà remarqué les relations étiologiques qui l'unissent à l'asthme. Certaines maladies locales paraissent avoir une influence prédisposante, et agir par influence réflexe ; tels sont le coryza chronique, l'hypertrophie des cornets, les polypes du nez, les déviations de la cloison. Ces faits justifient la nécessité pour le clinicien d'examiner les voies respiratoires du migraineux avec grand soin, mais leur importance n'est pas assez grande pour autoriser le praticien à porter dans le nez « le fer et le feu ». Les femmes sont plus fréquemment atteintes que les hommes et l'âge de prédilection de la maladie est l'enfance et la jeunesse. Ce que nous avons dit des causes déterminantes de l'accès explique l'importance du milieu social et de la profession dans la genèse de la maladie.

Symptômes. — L'accès de migraine s'annonce habituellement par des prodromes qui permettent quelquefois de prédire la crise du lendemain. Tel malade se sent particulièrement dispos, gai, apte au travail ; il a un appétit inaccoutumé, quelquefois une véritable boulimie. Tel autre est au contraire déprimé, triste, somnolent ou bien il a du vertige, des accès de bâillements. Il y a enfin des cas où le migraineux ne ressent rien d'anormal à ce moment, et où le paroxysme éclate d'une façon tout à fait inopinée.

C'est en général au réveil que s'établit le symptôme capital de l'accès de migraine, la céphalalgie. D'abord sourde, profonde, relativement peu intense, la douleur augmente progressivement ; bientôt la violence devient insupportable. C'est un « arrachement, un martellement, un éclatement des os du crâne » qui devient une véritable torture, que soulagent à peine quelques répits intermittents et relatifs, et qu'exagère le moindre mouvement de la tête ou des yeux, l'éternuement, la toux, les efforts physiques. La localisation de la douleur est bien celle d'une hémicranie dans la majorité des cas ; d'abord localisée à l'orbite ou a un point limité du crâne, elle s'étend à toute la région fronto-temporale pour empiéter même quelquefois sur la nuque. Il arrive cependant que les deux moitiés de la tête deviennent douloureuses, et que la douloureuse sensation de « disjonction des os du crâne » (Fabrice de Hilden) devienne bilatérale. Exceptionnellement la migraine est alternante et passe de gauche à droite ou réciproquement. Mais très étendue ou limitée à une moitié du crâne, cette céphalalgie si intense ne s'accompagne que rarement d'hyperesthésie du cuir chevelu et plus rarement encore de sensibilité à la pression des points de Valleix. Plus sensibles quelquefois seraient les ganglions du sympathique cervical, et l'on noterait alors, dans beaucoup de cas, une douleur caractéristique à la pression du cou.

La céphalalgie, si pénible cependant, est encore aggravée par une sensibilité excessive de tous les sens. Les odeurs, les parfums surtout, ne sont plus tolérés ; la lumière irrite les yeux et, pour échapper au bruit, les malades s'enferment dans leur chambre, en obturent portes et fenêtres. Ils se couchent dans le coin le plus sombre et le plus abrité contre le monde extérieur, d'autant que des nausées, du vertige, une sensation de fatigue s'installent souvent dès le début de la crise et rendent la station debout presque impossible. Enfin au maximum de l'accès, dès le début quelquefois, apparaît le deuxième grand symptôme de la migraine, les vomissements, alimentaires, si le malade n'est pas à jeun, puis bilieux et muqueux, toujours très acides ; les vomissements annoncent quelquefois la fin de la crise, et quelques migraineux les provoquent pour amener un soulagement. Plus souvent, ils ne font qu'atténuer la céphalalgie et vont se répètant un certain nombre de fois. Quelquefois il y a jusqu'à vingt et vingt-cinq vomissements par jour; la moindre gorgée de liquide, les médicaments sont rejetés; les extrémités se refroidissent alors et se couvrent de sueurs; le pouls se ralentit, l'état général devient misérable; les urines rares et colorées. Souvent les vomissements sont accompagnés, surtout à la fin de l'accès, de polyurie, de diarrhée très abondante et liquide ; il y a du larmoiement, un écoulement séreux par la narine du côté de la céphalalgie, de la transpiration, de la salivation, plus rarement des épistaxis ou des hémorragies oculaires ; on a cité un cas d'hémorragie gastrique.

Tel est l'accès de migraine arrivé à son acmé. Bientôt la céphalalgie, les vomissements, les nausées se calment, une grande fatigue s'empare des malades et le sommeil met fin à la crise. Souvent persiste un grand sentiment de lassitude, de la courbature, une douleur sourde à la tête que réveille tout effort physique violent; le bien-être complet s'établit en général, quand le malade a pu prendre son premier repas.

La durée de l'accès de migraine est assez variable. Il est des malades qui ne sont atteints que pour quelques heures, et qui arrivent même à couper la crise en s'alimentant ou en se livrant à un travail physique ou intellectuel soutenu. Le plus ordinairement, la migraine dure toute la journée ou presque; il y a enfin des formes qui condamnent le malade au lit pour trois ou quatre jours : on en a fait des « états de mal » migraineux (Féré).

Plus régulière que leur durée et leur intensité est la périodicité des accès de migraine chez un même malade. Sauf pour les vieillards, chez lesquels les paroxysmes ont une tendance marquée à diminuer de fréquence et d'intensité, la migraine survient une fois tous les deux mois ou chaque mois, ou chaque semaine ; les crises déterminées par la menstruation sont particulièrement régulières. Chez d'autres malades cependant les intervalles de santé sont inégaux et la périodicité fait défaut ; deux crises se succèdent à trois semaines d'intervalle, par exemple, puis une année passe sans que réapparaisse l'hémicranie.

Fréquente ou rare, la migraine dure de longues années, et quelquefois, en dépit de toutes les interventions thérapeutiques, la vie entière. « L'individu qui en est atteint, dit Brissaud, la supporte allègrement, car il est en bonne santé dans l'intervalle des accès, puis tous deux vieillissent, la migraine et le migraineux; la migraine s'use, l'accès revient moins souvent et avec moins de force. Il se peut qu'un vieillard, après avoir souffert d'accès de migraine durant presque toute sa vie, en sorte complètement débarrassé. » Quelquefois la migraine guérit rapidement à la suite d'un traumatisme cranien, d'une émotion vive, d'un changement de climat, d'une maladie infectieuse. Le malade ne gagne pas toujours à cette guérison d'ailleurs, puisque les observations abondent aujourd'hui où l'on voit l'ancien migraineux devenir hystérique, asthmatique, goutteux ou épileptique ; nous reviendrons d'ailleurs sur cette transformation de la migraine en mal comitial.

Ces considérations fixent le pronostic. Il est mauvais au point de vue de la guérison ; bénin au point de vue de la vie du malade. On prétend cependant que l'accès de migraine n'est pas tout et qu'il y a, sous le paroxysme, l'état général pathologique qui le commande ; si beaucoup de migraineux se portent bien dans l'intervalle de leur paroxysme, d'autres en revanche sont neurasthéniques, hystériques, dégénérés, atteints de tics ou, tout au moins, très nerveux et irritables ; la plupart vieillissent vite, ont une peau prématurément ridée, des cheveux gris avant l'âge. Enfin il est une éventualité qui, rare il est vrai, doit toujours préoccuper les cliniciens : c'est la possibilité de migraines symptomatiques d'une affection des centres nerveux. Quelquefois, en effet, une tumeur cérébrale, la syphilis cérébrale et surtout un tabes ou une paralysie générale s'annoncèrent par de l'hémicranie.

Formes cliniques. — Le type habituel de l'accès de migraine peut être modifié par certaines anomalies de l'évolution ou, plus fréquemment, par des manifestations symptomatiques surajoutées.

Migraine avec évolution anormale. du paroxysme, migraine abortive. — On décrit sous ce nom des accès incomplets d'hémicranie sans vomissements et sans vertige ou, au contraire, des vomissements paroxystiques sans trace de céphalalgie ou avec céphalalgie peu intense et très limitée. Quelquefois ce sont les vertiges, le malaise qui prédominent. Les paroxysmes frustes (petit mal de Möbius) alternent habituellement avec des accès typiques de migraine franche et c'est fort heureux au point de vue du diagnostic qui, sans cela, resterait le plus souvent en suspens.

Migraines avec manifestations symptomatiques surajoutées. — Elles sont beaucoup plus importantes que les précédentes, et comportent un grand nombre de faits différents. Nous étudierons successivement les modalités suivantes :

1° Migraine avec troubles vaso-moteurs surajoutés, hémicranies sympathico-toniques et sympathico-paralytiques, selon qu'il y a spasme ou dilatation des vaisseaux. Ce sont des formes rares en dépit de Dubois-Raymond, Eulenburg et autres auteurs qui tentèrent de prendre leurs trop rares observations comme base d'une théorie pathogénique générales de la migraine, et incriminèrent une irritation ou une paralysie constante du sympathique cervical. La forme sympathico-tonique (migraine blanche) a été décrite en détail par Dubois-Raymond qui en était atteint : l'oreille est froide et blanche, le visage pâle, l'artère temporale tendue et dure du côté de l'hémicranie ; la température locale est abaissée de 0°,4 à 0°,6, prise dans le canal de l'oreille (Eulenburg) ; du même côté, on note de la mydriase, de la salivation, du retrait du globe oculaire qui serait comme enfoncé dans son orbite. L'accès se termine quelquefois par de la tachycardie, de la polyurie, des vomissements violents, avec ou sans évacuations alimentaires.

Tout autre est la migraine rouge ou l'hémicranie paralytique : ici la peau est rouge et chaude, l'oreille brûlante et gonflée. La conjonctive du côté malade participe à la vaso-paralysie, il y a de la photophobie, un écoulement abondant de larmes; au lieu de mydriase on constate du rétrécissement de la pupille. Quant à la température locale, on la trouve ordinairement plus élevée de 0°,2 à 0°,6 du côté de l'hémicranie ; l'hyperhydrose unilatérale ou même des transpirations sur toute une moitié du corps ne sont pas des raretés ; enfin la temporale est gonflée et molle au palper. Outre que ces formes ne sont pas fréquentes, elles peuvent se transformer l'une dans l'autre au cours d'un même accès ou même coïncider, c'est-à-dire que la pâleur et le refroidissement de l'oreille peuvent contraster avec de la congestion oculaire que révèle la rougeur conjonctivale, la photophobie, le larmoiement, le myosis, et manifester ainsi la paralysie et l'irritation simultanées dans des départements différents du sympathique cervical.

2° *Migraine ophtalmique.* — Pour Charcot, qui a magistralement étudié la migraine ophtalmique, il faudrait distinguer une migraine ophtalmique simple ou migraine dissociée, et une migraine ophtalmique associée. La migraine ophtalmique simple est caractérisée par l'apparition, au début de l'hémicranie, de troubles de la vue. Le plus important de ces troubles est le *scotome scintillant*; c'est une tache grisâtre et plus ou moins opaque, apparaissant en un point quelconque du champ visuel. Une bordure lumineuse, étincelante, fulgurante ou colorée de la façon la plus variée entoure cette tache et rappelle plus ou moins la figure d'une ligne de fortification, « de circonvallations à bastions multicolores et brillants ». Souvent apparaissent des boules lumineuses, des zigzags éblouissants, des pluies d'étincelles qui s'irradient dans la totalité du champ visuel; quelques malades voient simplement de la lumière (Kovalevski). Dans certains cas on observe, non pas le scotome scintillant, mais de l'hémiopie transitoire (Féré) ou obscurcissement homonyme bilatéral, gauche ou droit, des deux champs visuels : le malade, qui fixait un objet, voit disparaître tout à coup une moitié de cet objet, ou bien le commencement ou la fin d'un mot s'efface pendant la lecture. Cette hémianopsie peut s'accompagner de scintillement. Plus rare est le scotome central. Enfin on a décrit une amaurose transitoire, mais souvent très complète au début de l'accès, ainsi que de la photophobie migraineuse avec douleurs interoculaires très intenses et comparables à celles du glaucome foudroyant (Dianoux). Un véritable glaucome peut d'ailleurs compliquer l'hémicranie.

Toutes ces manifestations caractéristiques de la migraine ophtalmique durent en moyenne de cinq à trente minutes, puis apparaît la céphalée avec vomissements ; souvent cependant les phénomènes visuels persistent et compliquent la céphalalgie pendant toute la durée de l'accès.

La forme associée de la migraine ophtalmique de Charcot comprend, surajoutées à la crise, des manifestations d'ordre moteur, sensitif et psychique. Tantôt on voit une hémiparésie, rarement une hémiplégie de la face et des membres, une parésie linguale, des convulsions, du tremblement apparaître du côté opposé à celui de l'hémicranie. Les paupières, la joue, les muscles du cou sont tendus du côté douloureux. On a signalé même des manifestations cérébelleuses avec incertitude de la marche, troubles de l'équilibration dans la station debout, vertiges (Oppenheim). Tantôt les troubles sensitifs occupent la première place, et l'on constate des fourmillements, des picotements, des démangeaisons, des brûlures, compliquées quelquefois d'anesthésie et localisées à une moitié du corps ou à un segment de membre.

L'aphasie, sous la forme d'aphasie motrice plus ou moins complète, compliquée ou nom d'agraphie, peut s'observer ; plus rare est l'aphasie sensorielle. Charcot parle de deux musiciens qui semblaient avoir oublié toutes leurs connaissances musicales pendant la crise d'hémicranie ; Féré a vu un cas de paramnésie (ou faux souvenir), trouble qui disparaissait d'ailleurs sitôt que débutaient les maux de tête. L'amnésie, la torpeur intellectuelle, la dépression avec angoisse, des sensations rappelant l'angine de poitrine s'associent quelquefois à la migraine ophtalmique ; ils ne constituent pas les seuls troubles intellectuels de la maladie et divers auteurs décrivent de véritables psychoses aiguës ou psychoses migraineuses. Ce sont des états passagers hallucinatoires surtout visuels, provoqués en partie par le scotome : un malade de Mingazzini voit, au moment du paroxysme migraineux, un homme noir qui s'avance sur lui et le menace ; un autre craint de voir un « athlète, armé d'une massue, qui lui frappe le crâne, à coups redoublés ». La manie, la mélancolie transitoire sont notées, ainsi que des idées fixes, des phobies, des impulsions. « La particularité remarquable de ces aberrations mentales est qu'elles sont presque toujours accompagnées d'amnésie passagère instable, ce qui les rapproche beaucoup des troubles mentaux de caractère épileptique » (Kovalevsky).

Tous les troubles surajoutés à la migraine ophtalmique, qu'ils soient moteurs, intellectuels ou sensitifs, peuvent compliquer la migraine simple, mais ils semblent appartenir plutôt à la migraine ophtalmique.

3° *Migraine ophtalmoplégique.* — Du strabisme externe avec diplopie, de la chute du releveur de la paupière supérieure, de la dilatation pupillaire avec perte de la fonction d'accommodation, bref des troubles dans tout le domaine de l'oculo-moteur commun, succédant à la céphalalgie, constituent la migraine ophtalmoplégique, ou paralysie périodique oculo-motrice. Les paralysies de l'oculo-moteur ne durent en général que quelques heures, et leur survenue est essentiellement passagère ; quelquefois cependant elle s'établit de façon durable et malheureusement même permanente dans quelques cas, constituant alors une complication redoutable.

4° *Migraine et épilepsie.* — Les relations de la migraine et du mal comitial sont un des points les plus intéressants de l'histoire de ces deux maladies. Un fait bien établi est la coexistence assez fréquente des deux névroses, l'hérédité comitiale fréquente des migraineux, la possibilité de la « transformation » de l'hémicranie en épilepsie. Pour nombre d'auteurs (Liveing, Gowers, Möbius, Charcot, Féré, Kovalevsky, etc.) il y aurait plus encore, et les analogies cliniques seraient grandes entre les deux maladies. Ne s'agit-il pas, en effet, dans les deux cas, de paroxysmes nerveux, et de paroxysmes précédés de phénomènes particuliers sensitifs, moteurs, psychiques qui constituent de véritables auras (voir l'Épilepsie) ? N'y a-t-il pas ici, comme dans le mal comitial, une grande sensation d'épuisement post-paroxystique, avec même, quelquefois des paralysies post-migraineuses (migraine ophtalmoplégique, hémiplégies, hémiparésies de la migraine associée)? Une dernière circonstance complète encore l'analogie entre les deux maladies, c'est la possibilité d'équivalents de la migraine, constitués par des douleurs violentes et passagères dans les reins ou la région épigastrique, des accès de gastralgie ou d'angina pectoris, du vertige intense, des crises de défaillance avec perte de connaissance, de l'hémiparésie, peut-être dans certains cas des accès d'asthme, de manie aiguë. Malgré ces analogies, une grosse différence de pronostic existe entre les deux maladies.

Diagnostic. — La migraine ne peut guère être confondue qu'avec les tumeurs cérébrales ou la céphalée impaludique, urémique ou syphilitique.

Les tumeurs cérébrales pourront être éliminées par la constatation des symptômes de compression cérébrale générale, par la constatation de l'œdème bilatéral de la papille en particulier. En outre les vomissements et le vertige ont ici des caractères différents ; le migraineux jouit ordinairement d'une bonne santé dans l'intervalle des accès.

On reconnaîtra aux commémoratifs et au prompt succès par le traitement mercuriel la nature syphilitique d'une hémicranie. La céphalalgie de la malaria revient périodiquement et cède à la quinine. Pour éviter de confondre l'urémie avec la migraine on examinera rigoureusement le malade, on analysera ses urines, en n'oubliant pas que néphrite et migraine coexistent quelquefois.

Pathogénie. — « La migraine, dit Brissaud, est une névralgie diffuse des filets intracraniens du trijumeau », surtout de ceux qui se rendent à la dure-mère, membrane douée d'une grande sensibilité ; il n'y aurait donc pas lieu, et presque tous les auteurs s'accordent sur ce point, de rechercher un substratum anatomique à la maladie. Mais la douleur n'est pas le seul symptôme de la maladie et nous avons vu, au cours de la description clinique, tout le groupe de manifestations passagères d'ordre moteur, sensitif ou psychique qui peuvent s'associer à la migraine. Comment expliquer la possibilité de ces manifestations ? Du Bois-Raymond, Eulenbourg et d'autres invoquèrent une irritation primitive du grand sympathique, et ramenèrent toutes les formes de la migraine à des troubles vaso-moteurs, intracraniens, troubles vaso-constrictifs ou vaso-paralytiques, selon le cas.

Ainsi se trouvèrent expliquées les manifestations surajoutées à la migraine, en particulier les troubles vaso-moteurs de la face, dont Du Bois-Raymond et Eulenbourg exagérèrent d'ailleurs beaucoup la fréquence. Mais bientôt Brown-Séquard fit remarquer que le signe le plus caractéristique et le plus constant d'hémicranie, la céphalalgie, s'accordait mal avec l'hypothèse d'une pathogénie purement vasculaire de la migraine. Sans nier l'importance des troubles vaso-moteurs, beaucoup d'auteurs proclamèrent alors la nécessité de joindre la souffrance des rameaux dure-mériens du trijumeau à l'irritation du grand sympathique et adoptèrent une théorie pathogénique mixte de l'hémicranie. — Dans une communication récente, Deyl, sous le nom de théorie anatomique de la migraine, propose une pathogénie de l'hémicranie qui peut se résumer ainsi : certaines conditions susceptibles de congestionner le cerveau, le surmenage intellectuel par exemple, amènent un gonflement de la glande pituitaire, laquelle comprime alors et irrite la branche ophtalmique du trijumeau ; l'accès de migraine éclate alors.

Traitement. — Le traitement de la migraine comprend le traitement de l'accès proprement dit, et celui de la maladie. La plupart des médicaments analgésiques ont été vantés contre l'accès d'hémicranie. L'antipyrine mérite de figurer en toute première ligne ; elle coupe souvent les crises point trop intenses, et améliore manifestement les autres. Si les vomissements sont violents et l'intolérance gastrique complète, on administrera le médicament en lavements : on donnera de 1 à 4 grammes. Citons, comme moins utiles, l'antifébrine, l'exalgine, la phénacétine. Nombre d'auteurs ont eu des résultats avec le salicylate de soude à dose un peu forte, 2, 3 et 4 grammes ; le citrate de caféine est fort utile également ainsi que le valérianate de caféine. On évitera l'opium et surtout la morphine, en particulier quand la migraine évolue sur un terrain névropathique ; nous condamnons absolument l'emploi de la morphine chez les dégénérés migraineux. Les formes d'hémicranie avec troubles vaso-moteurs prédominants indiqueront l'emploi de l'ergotine dans la migraine sympathico-paralytique, du nitrite d'amyle en inhalations (quelques gouttes versées sur un mouchoir) dans la migraine sympathico-tonique. Quelques auteurs ont employé le guarana, le colchique, la quinine.

Les applications froides sur le front, l'application du crayon au menthol, le massage de la tête ne soulage guère que les migraine légères. Les vomissements sont soulagés par l'eau chloroformée, par la potion de Rivière.

Le traitement de l'état général du migraineux s'impose dans la plupart des cas. On soignera les comitiaux avec des bromures à dose convenable ; les troubles de nutrition des goutteux et des rhumatisants seront améliorés par le traitement hydro-minéral, le régime, la médication diurétique et tonique. Le fer rend de réels services dans le traitement de l'hémicranie des anémiques ; on en surveillera l'administration et l'on veillera à la bonne conservation des fonctions digestives. Les bromures ont été vantés chaudement par Charcot, Gowers, Möbius etc., même en dehors d'une épilepsie concomitante. On traitera la constipation si fréquente, quelquefois liée à de l'entéro-côlite muco-membraneuse. L'arsenic, à dose moyenne, longtemps continuée, ferait souvent disparaître les accès de migraine.

On ne dédaignera pas certaines méthodes thérapeutiques externes massage, hydrothérapie, gymnastique qui influencent favorablement l'état général ; l'électrisation du sympathique, le souffle statique, la galvanisation du crâne nous ont rendu de réels services. Un séjour prolongé à la campagne sera quelquefois aussi utile que la médication.

On ne saurait assez insister sur ce fait qu'un très grand nombre de migraineux s'avèrent comme atteints de dyspnée gastro-intestinale invétérée ; chez eux, la stase alimentaire et la coprostase, les fermentations secondaires, la présence habituelle de bile, d'indican, de sulfo-conjugués dans les urines, la fréquente survenue des crises à la suite d'une série de repas copieux composés de mets de haut goût, de viandes faisandées ou insuffisamment cuites, de légumes indigestes, de crudités, de fromages trop faits, de vins trop généreux, tout concourt à incliner le médecin vers l'idée d'auto-intoxication. C'est l'opinion de Bouchard, et fréquemment la thérapeutique fait la preuve de sa justesse. Pour mon compte, je n'entreprends jamais une cure de migraineux sans commencer par soumettre le patient à un régime alimentaire rigoureux, aux purgatifs réitérés, aux lavages de l'estomac, au lavage du sang par les diurétiques, ou par les injections de sérum artificiel isotomique. Dans 60 p. 100 des cas, ce traitement suffit à espacer les accès, à en diminuer l'intensité, puis à les faire disparaître. La médication tonique est le complément de la cure.

MALADIES DES TICS CONVULSIFS

Le tic peut être défini « un mouvement convulsif, habituel et conscient, résultant de la contraction involontaire d'un ou de plusieurs muscles du corps, et reproduisant le plus souvent, mais d'une façon intempestive, quelque geste réflexe ou automatique de la vie ordinaire » (G. Guinon). Il a été décrit surtout par Gilles de la Tourette et Georges Guinon.

Étiologie. — La maladie débute ordinairement dans l'enfance, de cinq à douze ans, et beaucoup plus fréquemment chez l'homme que chez la femme. Elle est l'apanage exclusif des névropathes et n'évolue guère que chez des individus à système nerveux taré. L'hérédité arthritique ou nerveuse est d'ailleurs constante, encore qu'elle soit rarement directe et qu'il s'agisse plutôt d'hérédité nerveuse polymorphe. Sur un pareil terrain, des causes provocatrices souvent minimes peuvent amener l'éclosion immédiate du mal : c'est ainsi qu'à la suite de maladies infectieuses même légères, de traumatismes, d'émotions apparaissent fréquemment les tics. L'imitation a aussi une influence bien établie ; nous en dirons autant de quelques maladies locales, rhino-pharyngite, conjonctivite, coryza qui, ainsi que l'ont bien vu Meige et Feindel, entraînent tout particulièrement certains tics localisés, en relation avec la région malade, tels que « hem » pharyngé, le clignement, reniflement, etc.

Symptômes. — Les tics débutent habituellement par les muscles de la face. Le plus souvent ils consistent en clignement des paupières ; moins fréquemment on note des mouvements des lèvres, entrebâillement de la bouche, mouvements de moue incessants, étirement des lèvres, de la propulsion de la langue. Les muscles des appareils de phonation, d'articulation et de respiration sont intéressés presque toujours ; les malades poussent des « hem » sonores et tenaces, ils reniflent bruyamment, grincent des dents, claquent de la langue et des lèvres, soufflent, sifflent, imitent des cris d'animaux. Souvent ce sont des mots, toujours les mêmes, qui émaillent les discours ou des « Ah » comme de surprise, répétés sans trêve.

Mais les tics ne sont pas toujours aussi limités, et souvent le mouvement pathologique gagne la musculature du cou, anime le trapèze, le sterno-cléido-mastoïdien : ce sont alors des affirmations, des dénégations, des haussements d'épaules, des expressions de dédain ou de provocation. Les membres supérieurs et inférieurs ne restent pas toujours intacts, les malades se passent la main sur la bouche, dans les cheveux, se bouchent le nez, l'oreille, se frottent les mains, rajustent leur col, allongent le pied, etc.

Il y a enfin les mouvements de totalité, et ils ne sont pas rares. Tel tiqueur exécute un mouvement de danse, tel autre saute, l'un se lève brusquement pour se rasseoir aussitôt ou faire quelques pas, l'autre cambre son torse violemment, prend une attitude forcée.

Limités ou généralisés (tics coordonnés), les tics ont une allure essentiellement intermittente ; on les voit, à certains moments, survenir de façon incessante et ne laisser aucun répit au malade ; puis les paroxysmes spasmodiques se calment, et de véritables rémissions s'établissent. Le mouvement spasmodique lui-même est essentiellement *systématique* (Charcot) et ses diverses phases se succèdent dans un ordre constant ; il est en outre remarquablement brusque, rapide, rarement il est symétrique. Souvent la volonté parvient à l'empêcher, mais la secousse n'est guère suspendue que pour quelque temps et, malgré les efforts du patient, le tic repart. Cette lutte contre le mouvement anormal est d'ailleurs des plus pénibles, une sensation d'angoisse parfois intense s'empare du malade, rappelant celle qui accompagne les impulsions non satisfaites des dégénérés et des épileptiques. Les mouvements intentionnels empêchent la secousse convulsive ; il en est de même de tout ce qui distrait le malade, du sommeil, de la narcose chloroformique.

Les tics ne sont pas la seule manifestation symptomatique de la maladie de Gilles de la Tourette et de Guinon. Un des troubles qui accompagnent en effet le plus fréquemment les secousses spasmodiques est la *coprolalie*. Comme poussés par une force irrésistible, les tiqueurs prononcent des mots orduriers ou obscènes qui éclatent alors au cours des conversations les plus élevées ou les plus émues. Ces mots parasites ne sont pas toujours inconvenants, et l'impulsion se borne fréquemment à la prononciation incessante des dernières paroles ou syllabes tombées de la bouche d'un interlocuteur, c'est-à-dire à de l'écholalie (Gilles de la Tourette), à l'imitation de certains mouvements (échocinésies), à l'émission de mots complètement dénués de sens et des plus bizarres.

Le caractère impulsif de la maladie se manifeste encore, dans un assez grand nombre de cas, par l'apparition d'idées fixes, d'obsessions et d'impulsions variées, dont l'état nerveux taré du tiqueur donne une explication tout à fait satisfaisante. Nous avons dejà parlé de l'angoisse qui marque la lutte du tiqueur contre son tic. Rappelons ici que certains malades passent leur journée devant leur miroir à se peigner sans trêve les cheveux, que d'autres comptent incessamment les boutons de leur gilet, le nombre des fenêtres des maisons devant lesquelles ils passent. Il en est qui sont poussés à toucher plusieurs fois certains objets, à prononcer un certain nombre de fois le même mot avant d'entrer dans leur chambre, etc., etc. D'autres malades ont de l'agoraphobie, de la claustrophobie, ils ne peuvent voir des épingles. Il y a des impulsions en tout semblables à celles qui dépendent de la dégénérescence mentale. L'irritabilité extrême des tiqueurs ne dépend pas seulement d'un état d'infantilisme durable de la volonté (Meige), mais également du mécontentement où plonge le malade le sentiment d'une infirmité aussi pénible. Leur misanthropie coutumière n'a pas d'autre cause.

Le pronostic des tics convulsifs n'est pas bon. Malgré la possibilité de rémissions prolongées, d'améliorations notables et même de guérisons, la maladie ne réalise que trop souvent un type de névrose à évolution chronique incurable. De plus, elle apparaît au milieu d'autres manifestations de la dégénérescence mentale ou, tout au moins, caractérise des systèmes nerveux tarés, des mentalités instables, des volontés débiles. L'impulsion au suicide a été parfois signalée.

Diagnostic. — On ne confondra par les tics avec certains mouvements habituels, mouvements « par habitude vicieuse » tels que haussements d'épaule, mouvements de pianiste, que la volonté peut réprimer définitivement, et qui ne s'accompagnent ni de coprolalie, ni d'obsessions avec ou sans actes impulsifs.

Les mouvements de la chorée de Sydenham sont variables, incoordonnés, lents, arythmiques, c'est-à-dire essentiellements différents des secousses convulsives des tiqueurs. Les petits choréiques ne sont pas, en outre, des dégénérés. Un tiqueur peut d'ailleurs être atteint de danse de Saint-Guy.

Le paramyoclonus multiplex de Friedreich (Voir le chapitre Chorée) épargne la face. Nous avons cité ailleurs les caractères de la chorée de Bergeron, ainsi que la chorée électrique de Dubini.

Les pseudo-tics hystériques se reconnaîtront au début à la suite d'une émotion, d'une crise, aux stigmates concomitants de la névrose, à la plus facile curabilité, à l'absence de coproladie.

Traitement. — On a vanté contre les tics un certain nombre de sédatifs, chloral, ésérine, hyoscine et surtout les préparations bromurées qui amélioreraient les phases paroxystiques de la maladie. L'hydrothérapie, l'hygiène alimentaire, la gymnastique, la vie au grand air sont utiles indirectement par leur action bienfaisante sur l'état général. La véritable méthode curative du tic nous paraît être le traitement par la rééducation de Brissaud. Voici, d'après Meige et Feindel, les éléments principaux de cette méthode.

« D'une façon générale, il s'agit de faire exécuter au tiqueur des exercices appropriés, dans des conditions particulières.

« Les exercices en question sont de deux sortes : les uns ont pour but d'apprendre au tiqueur à conserver l'immobilité. Les autres tendent à discipliner tous ses gestes, à remplacer le tic par un mouvement régulier et normal ». Et plus loin : « Les deux modes d'action doivent être inséparables l'un de l'autre ; chacun d'eux serait inefficace isolément. En outre, il est indispensable qu'ils soient méthodiquement gradués.

« *Immobilisation des mouvements.* — Le procédé consiste à exercer le tiqueur à conserver l'immobilité absolue, photographique, de ses membres pendant un temps progressivement croissant ; au début, pendant une seconde, deux secondes, trois secondes, aussi longtemps qu'il peut rester ainsi sans fatigue ; puis peu à peu on prolonge, de seconde en seconde, la durée de cette immobilité. Il importe beaucoup de ne point l'augmenter trop vite ; les tiqueurs ont leurs bons et leurs mauvais jours, leurs bons et leurs mauvais moments ; trop demander aujourd'hui, c'est s'exposer à obtenir trop peu demain. Il faut donc, au début surtout, procéder avec patience, et se contenter chaque jour d'un petit gain d'immobilité si faible soit-il ; bien entendu, on évitera de perdre du terrain. A ces conditions, les secondes s'ajoutant aux secondes formeront bientôt des minutes ; et le tiqueur arrivera à rester des heures entières sans tiquer. Ajoutons que le temps d'immobilité doit toujours être annoncé d'avance au sujet.

« Comment doit être placé le tiqueur pendant les séances d'immobilisation ? Au début, dans la position où le tic se produit le moins fréquemment. En général, le malade sera commodément assis, la tête soutenue s'il est besoin, avec un support quelconque ou encore on feindra de venir à son aide en lui soutenant le front, en lui appuyant la main sur l'épaule, etc., durant ce temps on ne cessera de l'encourager en lui affirmant qu'il doit et qu'il peut rester immobile, et surtout ne pas tiquer. Cette assistance psychique n'a pas moins d'importance que les soutiens manuels, les tiqueurs étant de par leur état mental, plus ou moins accessibles aux influences suggestives. »

« On varie ensuite les positions de la tête, du corps, des jambes en répétant dans chacune d'elles les séances d'immobilisation. En poursuivant la graduation, on arrive à exercer le tiqueur à conserver l'immobilité pendant les mouvements, pendant la marche ou bien pendant l'exécution des mouvements des bras et des jambes. »

« *Mouvements d'immobilisation.* — Faire exécuter au tiqueur des mouvements lents, réguliers, corrects, et au commandement en s'adressant aux muscles situés dans la région où le tic est localisé : tel est le principe. Les mouvements seront très simples, surtout au début ; ils varieront naturellement avec le siège du tic, mais ils se ramèneront toujours à l'élévation ou l'abaissement, l'extension ou la flexion, la rotation, l'adduction ou l'abduction ».

Certains cas demandent un traitement spécial. « Pour un tic des paupières, par exemple, pour le clignement qui est très fréquent : faire fermer, puis ouvrir les yeux au commandement ; maintenir les paupières closes pendant un temps, ouvertes pendant un temps ; fermer un œil, puis l'autre ; répéter les mêmes mouvements dans différentes positions de la tête. »

« Pour un tic des lèvres, on commandera d'ouvrir et de fermer la bouche, de faire la moue, de montrer les dents ; mais surtout on fera parler le malade en lui enjoignant de surveiller sa mimique. La lecture lente, en scandant, la récitation, sont d'une très grande utilité, car elles permettent de donner aux séances un intérêt qui fixe l'attention du sujet ».

« Dans les cas de tics de la tête (hochement) ou du cou (torticolis mental), la tête devra s'incliner à droite, à gauche, pencher en avant, en arrière, tourner à droite, à gauche, etc.

« Dans les tics des membres, tics de l'épaule, de la main, tics du pied, on ne doit négliger aucun des mille mouvements plus ou moins compliqués que les membres sont capables d'exécuter, y compris ceux de l'écriture, si la main participe au tic. »

TÉTANIE

On appelle tétanie une affection nerveuse caractérisée par des crampes bilatérales, intermittentes, ordinairement douloureuses, et localisées surtout aux extrémités, avec intégrité des fonctions cérébrales. Steinheim, Dance, Corvisart, Trousseau ont surtout contribué à nous faire connaître cette affection.

Étiologie. — Souvent la tétanie apparaît en dehors de tout état pathologique antérieur, au moins cliniquement appréciable; on a alors à faire aux formes primitives, dites essentielles, de la maladie. On les rencontre avec une particulière fréquence chez les hommes jeunes, de quinze à vingt-cinq ans; chez ceux surtout qui exercent la profession de cordonniers ou de tailleurs. Cette influence professionnelle est énorme d'ailleurs, puisqu'une statistique récente (v. Frankl-Hochwart) accuse 141 cordonniers et 42 tailleurs sur 314 personnes malades de tétanie. Rare en France, la tétanie primitive est fréquente en Suède, en Allemagne, en Autriche, et y affecte souvent le caractère épidémique (épidémies du printemps, à Vienne); les récidives non plus ne sont pas des raretés.

Les accès de tétanie de la femme, bien moins souvent observés, se rattachent presque uniquement à certaines phases de la vie génitale, telles que la grossesse ou la lactation. La maladie se verrait beaucoup plus fréquemment chez les femmes accouchées qui allaitent que chez celles qui ne sont pas nourrices; le froid, les émotions, le surmenage sont les agents provocateurs ordinaires.

Les tétanies symptomatiques, accompagnées de manifestations morbides variées, dépendent de l'infection ou de l'intoxication. A la première catégorie de faits appartiennent les tétanies du cours ou de la convalescence de la dothiénentérie, celles qui compliquent le choléra, la scarlatine, la grippe, la variole, la rougeole, le paludisme. Certaines diarrhées violentes agissent aussi très probablement par infection. Au nombre des tétanies toxiques se rangent les crampes douloureuses des extrémités consécutives à l'alcoolisme, à l'urémie, à l'ergotisme, à l'absorption ou à l'inhalation de chloroforme. Mais ce sont surtout les tétanies d'origine gastro-intestinale et par thyroïdectomie qui doivent être considérée ici. La tétanie gastrique (Küssmaul) complique surtout les grandes sténoses pyloriques par ulcères anciens ou récents de l'estomac : elle paraît bien être liée à la production d'une toxine dans l'estomac surdilaté (Bouveret et Devic), toxine très active que Bouveret et Devic reproduisent in vitro en faisant réagir l'alcool sur des peptones préalablement mises en présence d'acide chlorhydrique. D'autres auteurs, considérant l'influence provocatrice du sondage de l'estomac, incriminent l'action réflexe. Certaines diarrhées abondantes de l'adulte et surtout les gastro-entérites des nourrissons agissent par un mécanisme analogue, par intoxication. Pour Comby et d'autres auteurs ces dernières seraient les causes principales, sinon uniques de la tétanie infantile ; elles expliqueraient la survenue de l'affection au cours du rachitisme et des fièvres éruptives. On a signalé la tétanie par ostéomalacie (Blaziczek), par vers intestinaux et même par colique hépatique (Gilbert).

La tétanie par thyroïdectomie est un autre type important de tétanie toxique ; elle complique presque exclusivement les extirpations totales du corps thyroïde, et survient très peu de temps, quelques heures ou quelques jours, après l'opération. Ce sont vraisemblablement des produits toxiques élaborés normalement par l'organisme, et que ne neutralise plus la glande absente, qui provoquent les crampes douloureuses intermittentes des extrémités. C'est du moins ce que paraissent confirmer les expériences de Brissaud et Henri Lamy que voient cesser, chez le chien, les crises convulsives, grâce à l'administration de grandes quantités de corps thyroïde provenant du même animal. Notons cependant qu'on a tenté récemment de rapporter la tétanie strumiprive à la suppression fonctionnelle des parathyroïdes.

Symptômes. — La tétanie a une évolution clinique par accès ; elle survient, précédée de prodromes, dure une ou plusieurs heures, puis tout rétrocède jusqu'à un nouvel accès. Les prodromes consistent principalement en fourmillements, engourdissements, picotements qui se localisent aux extrémités ; dans certains cas, on observe du malaise général, de la dépression, de la céphalalgie, des vertiges, plus rarement de l'inégalité pupillaire ou même de l'amblyopie passagère. Puis rapidement s'établit le symptôme caractéristique de la maladie, les crampes. La contracture s'empare habituellement des membres supérieurs, des mains, et leur donne une attitude très caractéristique : il semble que le malade se dispose à écrire, qu'il fasse le geste de tenir un porte-plume; ses doigts réalisent encore l'attitude de la main d'accoucheur, selon la pittoresque expression de Trousseau. C'est que les doigts, étroitement unis, sont en extension forcée, les premières phalanges fléchies, le pouce opposé à la face palmaire des autres doigts; la paume de la main est excavée, la main habituellement fléchie sur le poiguet. Souvent aussi l'attitude classique et typique fait défaut et ce qu'on observe c'est une forte flexion des doigts dans la paume de la main, avec ou sans flexion de la main sur l'avant-bras. Plus rare est la position des doigts en extension totale, la flexion isolée du pouce. Dans la plupart de ces attitudes, l'attitude en extension exceptée, la compression qu'exercent des doigts les uns sur les autres ou sur la paume de la main peut être telle qu'il se produit des eschares aux points comprimés ou que les ongles pénètrent dans la chair.

Quand la contracture, ne se limitant plus aux mains, gagne le membre supérieur dans sa totalité, nous avons une attitude du bras en flexion forcée avec accolement du membre contre la poitrine.

Les membres inférieurs sont rarement atteints d'une manière isolée et les crampes y sont habituellement contemporaines de la contracture des mains, ou lui succèdent. L'attitude constatée est celle du varus-équin avec excavation marquée de la plante du pied dont le talon est relevé par la contracture des muscles postérieurs de la jambe et dont les orteils se fléchissent énergiquement. Les autres segments du membre inférieur sont en extension.

La tétanie se localise le plus fréquemment aux extrémités et tout particulièrement aux mains. Cependant les crampes sont susceptibles de s'étendre : elles gagnent alors les muscles du tronc et de l'abdomen, souvent aussi ceux du cou. Au visage, la contracture provoque quelquefois le rire sardonique, ou au moins, une expression grimaçante, du trismus. Les crampes des muscles oculaires, d'ailleurs rares, nous rendent compte du strabisme observé au cours de la tétanie; on peut constater de la mydriase, de l'inégalité pupillaire, de la névrite optique; la gêne de la parole et de la déglutition est quelquefois notable on a signalé, dans la tétanie infantile, le spasme du larynx. Quant aux muscles respiratoires, au diaphragme en particulier, ils peuvent être tétanisés pendant l'accès ; « lorsqu'il y a en même temps occlusion de la glotte, l'asphyxie en résulte : le thorax est alors élargi dans tous ses diamètres, maintenu en inspiration forcée » (Henri Lamy). Un œdème pulmonaire mortel peut compliquer les accidents : habituellement une longue et bruyante expiration met fin à la crise.

Localisées ou généralisées, les crampes de la tétanie s'accompagnent des manifestations suivantes très caractéristiques :

1° *Signe de Trousseau.* — C'est un signe presque pathognomonique de la tétanie. On le provoquera aux membres supérieurs en comprimant la partie interne du biceps ou en appliquant la bande d'Esmarch au niveau des insertions inférieures du deltoïde; aux membres inférieurs, en appuyant, à la partie interne de la cuisse sur le paquet vasculo-nerveux. On obtiendra, dans ces conditions, un réveil des crampes dans les membres correspondants après une durée de trente secondes à cinq minutes, et cela dans l'immense majorité des cas. Les recherches expérimentales de V. Frankl-Hochwart paraissent démontrer que c'est la compression des nerfs et non celle des vaisseaux qui provoque l'apparition des crampes et joue le rôle principal dans la pathogénie des symptômes.

2° *Signe de Chvostek.* — Ce n'est pas un signe pathognomonique, et on peut le rencontrer dans d'autres états pathologiques; ce n'est pas non plus un signe constant, et la tétanie de l'enfant ne le compte pas toujours parmi ses manifestations. On le met en évidence en percutant un nerf, de préférence le facial au-dessous de l'apophyse zygomatique : des secousses brusques se produisent dans le domaine du nerf percuté — commissure labiale, aile du nez, frontal pour le facial — il y a hyperexcitabilité mécanique des nerfs moteurs.

3° *Signe de Hoffmann, ou augmentation de l'excitabilité mécanique et électrique des nerfs sensitifs.* — C'est un symptôme moins important que les précédents. La compression même légère des nerfs sensitifs produit des douleurs vives dans le domaine du nerf ainsi excité. Semblablement, il y aurait accroissement de l'excitabilité électrique des nerfs sensitifs.

4° *Signe d'Erb.* — Cet auteur a décrit l'augmentation de l'excitabilité des nerfs moteurs au courant galvanique dans la tétanie;

dans cette maladie donc, la contraction de fermeture au pôle négatif (voy. l'examen d'un malade du système nerveux) s'effectue pour des intensités de courant (1-2 milliampères) moindres qu'à l'état normal. Semblable phénomène a été noté pour le courant faradique. Les muscles peuvent présenter des réactions analogues à celles des nerfs.

Les crampes de la tétanie présentent encore d'autres particularités que les quatre symptômes objectifs ; elles sont ordinairement fort douloureuses et toute tentative de mobiliser les segments de membres contracturés exaspère cette douleur. La raideur des muscles, pendant la crise, peut d'ailleurs être difficilement vaincue par le médecin, et rappelle, par son intensité, certaines contractures hystériques. En général, le mouvement volontaire n'est pas possible. Les réflexes, quelquefois augmentés ou diminués, sont normaux le plus souvent. La recherche des troubles objectifs de la sensibilité ne donne que peu de résultats dans les formes de tétanie pure, sans hystérie associée : l'anesthésie et l'hyperesthésie des extrémités, plus ou moins nettes, sont signalées cependant par nombre d'auteurs. Souvent il y a des troubles vaso-moteurs, tels que rougeur du visage et des extrémités, herpès, urticaire, sueurs, œdèmes périarticulaires, et des troubles trophiques parmi lesquels nous citerons la chute des ongles et l'amyotrophie.

La durée des accès de tétanie est variable, de quelques minutes à un jour et même plus. Ils surviennent après des intervalles de quelques heures ou de quelques jours, pendant lesquels les muscles reviennent à leur état absolument normal dans la majorité des cas. Rarement il y a une raideur marquée avec difficulté des mouvements, ou un état parétique avec ou sans tremblement. Pendant les grandes crises, la température s'élève quelquefois, le pouls s'accélère, mais toujours beaucoup moins que dans le tétanos ; les urines, souvent abondantes, contiennent dans quelques cas de l'albumine ou même du sucre, de l'acétone et de l'indican (Oddo). L'état général, dans les tétanies non symptomatiques, est bon et n'étaient quelques observations de confusion mentale avec hallucinations, survenues au cours de la maladie, on en pourrait dire autant de l'état psychique. L'hystérie fréquemment, l'épilepsie, le goitre exophtalmique, le myxœdème moins souvent peuvent s'associer à la tétanie.

Pronostic. — Assez bon quant à la vie du malade dans les formes primitives, le pronostic tire sa gravité, dans la tétanie symptomatique, de la maladie causale. Les formes généralisées avec participation des muscles respiratoires à la raideur sont évidemment plus graves que celles qui se localisent aux extrémités.

Diagnostic. — La tétanie présente une évolution clinique si particulière qu'on ne la confondra guère avec d'autres états pathologiques susceptibles de se compliquer de contractures. Le tétanos débute, non par les extrémités des membres supérieurs, mais par la musculature du cou et des mâchoires, la température y est élevée, l'état général celui d'une pyrexie grave ; il y a cependant des formes de tétanie réalisant un véritable *pseudo-tétanos* avec leurs contractures généralisées et permanentes, leur état général mauvais sinon alarmant, la présence habituelle d'albumine dans les urines. Ce pseudo-tétanos, qui peut avoir une issue mortelle, est fréquent chez les enfants. Hénoch décrit des manifestations morbides analogues, dans l'enfance, et tend à les différencier de la tétanie véritable : il en fait des *contractures idiopathiques*. Les crampes professionnelles, crampes des écrivains, crampes des pianistes, etc., sont plus limitées et présentent une étiologie qui les caractérise suffisamment.

L'urémie, les méningites cérébro-spinales, les myélopathies à manifestations spasmodiques réalisent des tableaux cliniques où la contracture, ordinairement permanente, ne constitue qu'un élément d'une symptomatologie complexe et riche ; leur ressemblance avec la tétanie est presque nulle.

La pseudo-tétanie est plus malaisée à éliminer ; les contractures ici seraient unilatérales, persistantes, indolentes, ne s'accompagneraient ni du signe de Trousseau ni du signe d'Erb. Raymond et Zaldivar, Gilles de la Tourette ne posent pas ce diagnostic différentiel ; pour eux, tétanie et pseudo-tétanie hystérique ne seraient qu'une seule et même chose, et la contracture intermittente des extrémités rentrerait dans le grand cadre des manifestations spasmodiques de l'hystérie. Tétanie et hystérie peuvent d'ailleurs coexister et les stigmates hystériques compliquer des crampes des extrémités avec signes de Trousseau, d'Erb et de Chvostek.

Beaucoup d'auteurs insistent sur une difficulté diagnostique réelle que l'on pourra rencontrer dans la tétanie ; ils font allusion aux formes frustes et surtout latentes de la maladie, dans lesquelles la contracture fait totalement défaut : on posera le diagnostic par la recherche du signe de Trousseau et d'Erb.

Traitement. — Le traitement symptomatique sera essayé tout d'abord contre les crampes douloureuses de la maladie ; on administrera, à cet effet, les bromures, le chloral, la morphine ; on fera mettre les malades au lit ; les extrémités seront plongées dans de l'eau tiède ou enveloppées de préparations calmantes. Trousseau déjà vantait l'application de sachets de glace sur la colonne vertébrale. La galvanisation des muscles contracturés, les grands bains tièdes prolongés rendront des services.

Le traitement causal n'est malheureusement pas toujours d'une grande efficacité. La tétanie d'origine gastrique ou intestinale imposera une thérapeutique active contre les troubles du tube digestif. On interviendra contre l'helmintiase intestinale. Dans une observation qui m'est personnelle, chez un garçon de cuisine légèrement albuminurique (pas de cylindres dans l'urine), le régime lacté rigoureux et les injections de sérum isotonique ont amené la disparition complète des accès, qui se répétaient en moyenne tous les deux ou trois jours. La cessation du régime lacté s'est accompagnée d'un retour presque immédiat des crises, que la diète a supprimées à nouveau de la manière la plus nette. La tétanie due au froid pourra être améliorée en instituant une diaphorèse, une diurèse abondantes. On fera interrompre la lactation aux nourrices atteintes de tétanie. Reste enfin la tétanie par thyroïdectomie ; elle présente une indication ferme, de nature prophylactique : ne jamais extirper la totalité de la glande dans l'intervention contre le goitre. Si cette précaution n'est pas prise, on tentera de remédier au mal par l'opothérapie thyroïdienne.

VERTIGES

Sans préjuger de la nature intime du vertige, nous en donnerons la définition suivante : un trouble subjectif, aboutissant à un état de déséquilibration, et ayant son point de départ dans un défaut d'orientation manifesté par la sensation illusoire d'un mouvement giratoire ou oscillatoire de la personne même du malade ou des objets qui l'environnent. Le vertige n'est pas une maladie ; c'est un symptôme, commun à beaucoup d'états pathologiques distincts. Aussi doit-on étudier, non point une maladie « le vertige », mais bien l'ensemble pathologique « les vertiges ».

Séméiologie des vertiges. — Étiologiquement et cliniquement, les principales formes de vertiges peuvent être groupées de façon suivante :

a. Vertiges sensoriels;
b. Vertiges cérébro-spinaux ;
c. Vertiges viscéraux ;
d. Vertiges diathésiques ;
e. Vertiges névropathiques et mentaux ;
f. États vertigineux spéciaux.

a. *Vertiges sensoriels.* — Ils comprennent principalement le vertige visuel et le vertige auriculaire.

Le vertige *visuel* complique fort souvent les paralysies ou les contractures de la musculature externe de l'œil, la diplopie, quelle qu'en soit la cause, le nystagmus. Chez les individus atteints de diplopie principalement, surtout au début du mal, la fausse projection du champ visuel (voyez les paralysies oculaires), c'est-à-dire la vision des objets ailleurs que dans leur position réelle, les sensations vertigineuses sont habituelles. Les patients sont hésitants, inquiets, même pendant la marche sur un terrain uni ; quelques-uns sont pris de céphalalgie, de nausées, quelquefois de vomissements. Deux manœuvres corrigent le vertige des paralysies oculaires ; la fermeture de l'œil paralysé, le maintien oblique de la tête, déviée du côté de la sphère d'action du muscle paralysé ; elles nous expliquent pourquoi ces malades marchent, l'œil malade bandé ou la tête inclinée. Le vertige disparaît souvent spontanément, ou en même temps que la fausse projection par une éducation nouvelle de l'œil.

Le vertige complique le nystagmus ; ce sont même les secousses des globes oculaires qui, pour Hitzig, interviendraient dans tous les cas où nous avons une perception du mouvement illusoire des objets. Il complique encore certaines impressions optiques, qui ne sont liées à aucun état pathologique proprement dit, au moins en apparence ; on a vu le vertige se produire par passage trop brusque de l'obscurité à une lumière éclatante, par la vue d'un corps en rotation, le passage, à vive allure, devant une grille, etc. Enfin, si certains phénomènes vertigineux d'origine vasculaire ou toxique (chloro-brightiques, anémiques) doivent être mis sur le compte du vertige labyrinthique, quelques cas de ce genre, à un moment de leur évolution, deviennent nettement oculaires.

Les vertiges *auriculaires* ont une importance clinique énorme. La forme la plus typique de ces troubles est le vertige de Ménière (1861), dû à une hypertension labyrinthique, provoquée elle-même, dans le plus grand nombre des cas, par une affection du labyrinthe, telle que hémorragie intralabyrinthique (Ménière), survenant en pleine santé ou au cours d'un état pathologique variable (infections, goutte, leucémie), congestions labyrinthiques variations de pression sanguine, fractures du rocher, inflammations labyrinthiques par méningite aiguë, syphilis ou otites. Les affections de l'oreille moyenne (otites moyennes, scléroses du tympan avec ankylose des osselets, sclérose de la fenêtre ovale) ne sont pas non plus toujours étrangères au complexus symptomatique du vertige auriculaire. On a pu incriminer enfin un bouchon de cérumen occupant le conduit auditif externe (Toynbee).

Brusquement, en pleine santé ou au contraire au cours d'une affection reconnue de l'appareil auditif, un sujet perçoit un bruit strident, intense ; cela dure quelques instants, des phénomènes oculaires, diplopie, brouillards, apparaissent parfois, et bientôt commence le vertige, signe capital de la maladie de Ménière. Avec ou sans perte de connaissance, le vertige amène une chute violente et rapide ; rarement le malade a le temps de se retenir, de se cramponner aux objets qui l'entourent ; rarement il parvient à ne pas tomber à terre. Le plus souvent giratoire, quelquefois marqué par une impression de va-et-vient ou d'effondrement du sol, le vertige se complique habituellement de nausées et de vomissements. L'état général n'est pas intact, le cœur est faible, la peau froide et visqueuse, la tête endolorie; on a signalé la paralysie faciale. Des bourdonnements d'oreille, moins intenses qu'au début de l'accès, avant la chute, persistent et se compliquent de surdité progressive pouvant aller, si les accès se répètent, jusqu'à la perte complète de l'ouïe; l'atteinte du limaçon rend compte de cette surdité, de même que les relations du nerf vestibulaire avec les noyaux des nerfs oculo-moteurs expliquent les phénomènes oculaires surajoutés, la diplopie et le nystagmus.

Le malade évite la chute s'il se trouve au lit, mais le vertige et les phénomènes auditifs ne sont pas modifiés. Chez beaucoup de sujets, la chute, qu'elle surprenne le malade debout ou en marche, s'effectue toujours dans un même sens.

La durée des crises de vertige de Ménière est variable : elle est de plusieurs minutes en général. Les paroxysmes qui la constituent se répètent toutes les semaines, tous les mois, ou une ou deux fois par an. Bientôt les intervalles de santé absolue se raccourcissent, les phénomènes auriculaires, bourdonnements d'oreille et surtout surdité, s'accentuent, et le vertige s'installe, à l'état chronique. Le séjour au lit devient alors l'unique ressource, et le sujet, condamné à l'immobilité, de plus en plus sourd, tombe dans une dépression profonde. En général le malade guérit, mais il est devenu sourd.

b. *Vertiges cérébro-spinaux.* — Le vertige médullaire, celui des myélites diffuses ou celui des myélopathies systématisées, s'explique aisément ; la destruction intra-médullaire des voies centripètes d'orientation et des conducteurs centrifuges d'équilibration appartient, en effet, au tableau anatomo-pathologique de ces affections. Il est particulièrement marqué dans le tabes, et y affecte tantôt la forme du vertige rotatoire, tantôt la forme de sensations de chute imminente ou au contraire de soulèvement du corps (voyez le tabes). La sclérose en plaques compte le vertige parmi ses symptômes habituels; il témoigne ordinairement d'une localisation bulbaire du processus, et réalise un vertige rotatoire type, allant quelquefois jusqu'à amener la chute du malade ; le vertige de la sclérose en plaques peut être chronique et condamner le malade au lit; il diminuerait avec les progrès du mal.

Plus importants encore sont les vertiges cérébraux. On sait l'importance du vertige dans la symptomatologie des tumeurs cérébrales (voyez les tumeurs cérébrales) et surtout dans l'évolution des tumeurs cérébelleuses. Les sensations vertigineuses, au cours des tumeurs du cervelet, affectent « assez souvent les caractères du vertige rotatoire type ; il existe (le vertige) non seulement dans la position debout, mais aussi dans le décubitus, il augmente de fréquence et d'intensité à mesure que la maladie progresse; il coïncide presque toujours avec l'ataxie statique; cependant il n'en est pas la cause, et la titubation, le chancellement, la diminution ou la perte d'équilibre qui font partie de la symptomatologie de l'atrophie cérébelleuse ne s'accompagnent pas habituellement de vertige, de même que les individus atteints de tumeurs du cervelet peuvent présenter des troubles très accusés et constants de la marche, alors que le vertige n'apparaît que par intermittences. Parfois il s'accompagne de maux de tête, de vomissements, de syncope, ailleurs il survient sans ce cortège symptomatique » (Déjerine).

Souvent le vertige est la première manifestation des hémorragies ou des ramollissements du cerveau. L'athérome cérébral, par l'ischémie encéphalique qu'il provoque, a une action manifeste : souvent paroxystiques, les sensations vertigineuses présentent d'autres fois une persistance remarquable ; la syphilis cérébrale doit aussi être mentionnée ici. Le vertige des chlorotiques, des cachectiques semble dépendre également d'ailleurs de l'ischémie des centres nerveux. La congestion cérébrale et les affections qui la provoquent ont une influence analogue. Tous les cliniciens insistent sur les vertiges de la menstruation. Le vertige épileptique ou aura vertigineuse précède les attaques convulsives; il est constitué par des sensations de rotation ou des mouvements illusoires du corps.

c. *Vertiges viscéraux.* — Par vertige *laryngé*, ou ictus laryngé, on désigne le phénomène fréquent de l'état vertigineux, avec ou sans chute, avec ou sans perte de connaissance consécutive, succédant à du chatouillement laryngé intense, à de violents accès de toux avec sensation de strangulation et dyspnée. Ou bien l'irritation qui le cause se transmet au bulbe, des noyaux du vague (toux), aux noyaux du nerf labyrinthique (vertige); ou bien encore le choc et la commotion des efforts de toux se répercutent au labyrinthe par une congestion passagère, origine du vertige. C'est dans les laryngopathies, dans le tabes à toutes ses périodes que s'observent les accès de vertige laryngé ; il a, parfois déterminé la mort.

Le vrai type du vertige cardiaque serait celui de l'angine de poitrine. Il y a aussi, par congestion cérébrale passive probablement, des vertiges dans l'insuffisance mitrale, l'insuffisance tricuspidienne ; le trouble est très fréquent dans l'insuffisance aortique.

Le vertige stomacal, assez fréquent, serait le résultat, pour Bouchard, d'une intoxication à point de départ gastrique (fermentations) ou bien il s'agirait de vertige stomacal vrai, de nature réflexe (irritation nerveuse par distension gastrique). En fait, les cas de vertige de ce genre coexistent toujours avec un état anormal quelconque de l'estomac, la dilatation principalement. Ils s'accompagnent généralement de nausées et de vomissements, et peuvent, par leur intensité, provoquer la chute du malade. Ils s'améliorent en même temps et dans la même mesure que les troubles gastriques dont ils relèvent.

Au cours de certaines sensations érotiques il n'est pas absolument rare de constater des états de semi-obnubilation avec esquisse de vertige et étourdissement parfois assez prolongé. C'est là un vertige génital, ayant son point de départ dans l'épuisement de la sensibilité générale, agent d'orientation (voy. plus loin) du fait de l'accaparement des sensations, toutes concentrées dans l'acte génital.

Les paroxysmes douloureux des coliques, intestinale, néphrétique, utérine, hépatique, viscérale, ceux des crises hémorrhoïdaires peuvent s'accompagner de vertige. Il s'agit là de vertige par irradiation bulbaire.

d. *Vertiges diathésiques, toxiques et infectieux.* — Le vertige brightique est l'un des plus importants. Il appartient à la catégorie des vertiges manifestés au cours des lésions généralisées de l'appareil circulatoire. A cause du fonctionnement défectueux de l'émonctoire rénal, le labyrinthe est exposé à subir l'action nocive des poisons accidentels ou normaux et des toxines bactériennes qui le touchent directement ou par l'intermédiaire des variations de la pression sanguine. La néphrite artérielle intervient encore par l'entremise de l'artériosclérose généralisée et souvent de l'artériosclérose cérébrale marquée. Le régime lacté sévère fait la preuve de ces vues pathogéniques en amenant, presque toujours, au moins une diminution marquée des vertiges observés.

Dans l'artériosclérose, Grasset décrit trois types de troubles vertigineux : vertige simple, vertige avec pouls lent permanent et crises épileptiformes, syncopales, vertiges avec attaques apoplectiformes.

Quant aux vertiges goutteux, diabétiques, migraineux, vertiges auto-toxiques pour tout dire, ils présentent les mêmes caractères cliniques et pathogéniques que le vertige brightique. La goutte peut réaliser le type de vertige de Ménière le plus accusé ; des troubles mentaux, sensation d'angoisse, peur de l'obscurité, etc., peuvent le compliquer.

Parmi les poisons les plus capables de causer le vertige dans la pratique nous citerons l'alcool (alcoolisme aigu et chronique) le plomb, le café et le tabac, la quinine. Les infections aiguës jouent un rôle important, et l'on sait la fréquence du vertige au cours de la dothiénentérie, de la grippe grave, du typhus, du paludisme, de la peste, etc.

e. *Vertiges névropathiques.* — Le vertige neurasthénique semble rentrer souvent dans le cadre des vertiges gastriques ou auto-toxiques et ne pas réaliser toujours une manifestation proprement neurasthénique ; un régime alimentaire approprié, le régime lacté surtout, en amènent souvent la fin. En règle, il s'agit de sensations de rotation du corps ou des objets extérieurs, d'impressions de chute imminente sur les côtés ou en avant. Jamais ces troubles n'atteignent l'intensité que nous avons vu appartenir au vertige de Ménière.

Le vertige est assez fréquent dans le goitre exophtalmique. On l'observe encore chez les aliénés maniaques, hypocondriaques ou mélancoliques. Quand il existe des lésions anatomiques connues, ce vertige mental a sa raison d'être dans une altération du cerveau ou du bulbe.

Dans le cas contraire, l'interprétation du vertige n'est pas impossible; les troubles vertigineux eux-mêmes pouvant s'unir, nous le savons, à des hallucinations, illusions ou représentations factices de l'ambiance, manifestement voisines des interprétations délirantes des aliénés.

f. *États vertigineux spéciaux.* — Les vertiges dits d'insolation, de traumatisme, etc., rentrent facilement dans le cadre des vertiges labyrinthiques et ne méritent que mention.

Le mal de mer est plus spécial. La désorientation, premier élément du vertige, y est fournie par l'incohérence et l'irrégularité des sensations d'espace, le tout lié aux mouvements inaccoutumés que le sujet subit. Quant à la déséquilibration, second élément nécessaire (Grasset), elle a son point de départ manifeste dans les impulsions toutes nouvelles qui sont imprimées à un organisme inhabile à les corriger par des manœuvres d'équilibration.

On désigne sous le nom de *vertige voltaïque*, un vertige expérimental, produit par le passage d'un courant continu d'une tempe à l'autre ; il s'accompagne d'une inclinaison manifeste de la tête vers le pôle positif. En cas de lésion unilatérale d'une oreille l'inclinaison ne se produit que du côté malade. Ce précieux signe diagnostique est dû à Babinsky.

Maintenant que nous avons esquissé l'étude successive des différents vertiges, il est nécessaire d'étudier en lui-même, le phénomène vertige, sans tenir compte des conditions pathologiques qui le distinguent dans divers cas.

Analyse du vertige. Sa physiologie pathologique. — Si l'on en excepte le cas particulier du vertige auriculaire sur lequel nous reviendrons en temps et lieu, l'explication intime du phénomène vertigineux est encore une question à l'étude. Avec M. P. Bonnier, tout un groupe d'auteurs parmi lesquel nous nommerons MM. de Cyon, Duval et Laborde font du vertige la maladie d'un sens particulier, « le sens de l'espace ». Pour ces auteurs, l'altération de cette fonction serait la base de la question : elle expliquerait à la fois le trouble de désorientation et la manque d'équilibre, les deux éléments du vertige.

Dans une publication récente, le professeur Grasset explique de la façon la plus satisfaisante pour l'esprit le phénomène du vertige, en en faisant la perception consciente d'un ébranlement anormal de l'appareil centripète d'orientation, ébranlement tel que l'appareil centrifuge d'équilibration est impuissant à le corriger. Nous développerons plus clairement cette théorie qui nous paraît particulièrement logique, parce que basée sur une description anatomophysiologique des mieux établie. Auparavant nous résumerons en quelques lignes, la théorie de M. P. Bonnier.

Cet auteur se base sur la distinction, un peu spécieuse peut-être, du vertige proprement dit et de la sensation vertigineuse qui ne serait que la perception cérébrale d'un trouble particulier, lequel serait justement le vertige.

La connaissance du vertige équivant à la connaissance de la perversion d'une fonction inconnue : on ne sait pas quel est l'acte physiologique normal, dont le vertige représente l'altération [1]. Dire qu'il y a des gens atteints de la maladie vertige, équivaut à dire qu'il existe un « état de non-vertige », résultat d'une fonction spéciale inconnue autrement que par l'étude de sa maladie. Pour Bonnier, la faculté physiologique spéciale dont le vertige serait le trouble fonctionnel, n'est autre que « le sens de l'espace ».

Or, dans le vertige, il y a deux éléments principaux : la notion de mouvement et la notion de temps qui la complète. Or les éléments ne peuvent être bien appréciés que par la détermination *d'images d'espace* différentes. En effet :

En réalisant la variation de deux images d'espace consécutives, on déterminera la notion de mouvement, condition nécessaire de cette variation.

De même :

En réalisant la mesure du temps écoulé entre ces deux images on obtient la notion de la rapidité du mouvement.

De même encore :

En réalisant l'examen de ces images d'espace et en les comparant, on obtient la notion de la forme et de la direction du mouvement.

Enfin, il va de soi que la notion de temps complète la notion de mouvement : or les mesures de temps s'expriment par des mesures d'espace.

Donc, le mouvement, notion fondamentale du vertige, se réduit à une notion d'images d'espaces. Ce sont donc ces images qu'il faut étudier. Nous devons chercher le mécanisme des sensations d'espace, c'est-à-dire de cette fonction d'orientation que l'auteur appelle le « sens de l'espace ».

Le sens de l'espace sert à définir :

1° La faculté d'orientation subjective. (Faculté d'assigner à notre corps sa vraie position par rapport aux objets environnants.)

2° La faculté d'orientation objective. (Faculté de percevoir la position des objets ambiants entre eux et par rapport à nous, et de saisir les variations de cette position.)

L'orientation objective s'effectue par les sens auriculaire, oculaire et tactile de l'espace ; l'orientation subjective, par le vestibule les canaux semi-circulaires.

1. De même que la constatation de l'ataxie fait supposer une fonction « la taxie » dont le trouble en question serait la perversion.

Le vertige, pathologie du sens de l'espace, aboutit donc à une désorientation objective et subjective.

Il se manifeste sous quatre formes différentes. Il y a un *vertige par imperception d'espace*, caractérisé par un état spécial, très analogue au petit mal comitial, dans lequel le malade, entre ses crises de vertige proprement dit, a perdu toute notion de localisation dans l'espace, tant des objets environnants que de son corps lui-même.

Dans le *vertige par surperception*, le malade éprouve une sensation d'espace trop accusée : il en a peur. Cette frayeur, orientée dans le sens de la hauteur constitue le vertige des sommets, dans le sens de la profondeur, c'est le vertige du vide, dans le sens de l'étendue horizontale, c'est l'agoraphobie,

Le *vertige par illusion d'espace* consiste en la perte de la notion exacte de la distribution des objets ambiants et de nous-mêmes, dans l'espace. Enfin, le *vertige par hallucinations d'espace* consiste en hallucinations d'attitudes et de mouvements. Certains malades de cette catégorie ont la sensation d'un vide ouvert devant eux.

Telle est la théorie de P. Bonnier sur la nature intime du vertige. Tout ici, en un mot, est rapporté à un trouble du sens de l'espace, c'est-à-dire de la faculté d'orientation objective et subjective.

Dans la théorie plus récente de Grasset (1901) il y a moins de considérations théoriques, et beaucoup plus de physiologie pathologique à proprement parler.

Nous allons la résumer aussi clairement que nous le pourrons.

Tout d'abord, l'auteur s'efforce à démontrer que la distinction établie par P. Bonnier entre le vertige et la sensation vertigineuse est erronée. Cette distinction est, à son avis, impossible, pour un état de sensations, et le vertige doit se confondre avec la perception consciente du vertige. Le vertige est un phénomène subjectif, c'est une sensation.

Analysons les éléments de cette sensation.

Tout d'abord cette sensation est illusoire : cela nécessairement, car un déplacement normal et réel ne saurait donner le vertige. Tout le monde va en chemin de fer, ou peut monter sur les montagnes russes sans avoir le vertige. Il faut donc que le déplacement soit une sensation fausse. Et, même dans les vertiges liés à des mouvements réels (mal de mer, valse), le vertige ne commence que quand survient la sensation surajoutée d'un mouvement illusoire (voir tout tourner autour de soi). Donc, une sensation *fausse* est nécessaire.

Or cette sensation illusoire qui nous fait voir les objets ou nous-mêmes animés d'un mouvements giratoire, qu'est-ce autre chose que la perte de la notion des rapports normaux existant entre nous et ces objets ? En un mot qu'est-ce, sinon de la désorientation.

Nous voici donc en possession d'un premier élément : le mouvement irréel qui anime notre corps ou les objets ambiants. Au fond de tout vertige, il y a donc un élément constant et nécessaire : la désorientation.

Cet élément ne saurait être le seul, car une sensation fausse de déplacement (la désorientation par conséquent) même illusoire, ne saurait produire d'effets vertigineux, pas plus qu'une sensation quelconque de déplacement réel. Or, aller en chemin de fer, valser, faire de la voltige ou du trapéze, sont des actes accompagnés d'une sensation de déplacement et cependant le vertige y fait couramment défaut.

Pour constituer le vertige il nous faut donc un élément nouveau ; car il n'est point juste de dire avec Bonnier que la sensation de déplacement ne devient vertige que quand le malade croit à ce déplacement, en devient dupe ; beaucoup de vertigineux, se sachant parfaitement calés dans un fauteuil, n'en sont pas moins sujets au phénomène.

L'élément nouveau en question se rencontre dans l'analyse d'un acte courant : la valse.

Cet acte, agréable d'abord, devient pénible, non point dès que les objets semblent tourner autour du valseur, mais dès que celui-ci se sent perdre la mesure, osciller sur lui-même, perdre la stabilité ; en un mot, le vertige ne devient complet que quand survient la sensation de déséquilibration. Voilà le second élément cherché.

Désorientation et *déséquilibration* conscientes, tels sont les deux facteurs nécessaires et suffisants à la constitution du vertige : il convient donc de les étudier avec soin.

Pour cela voyons ce qu'il faut entendre à l'état physiologique normal par orientation et équilibre.

L'orientation est le résultat d'une série de sensations qui nous renseignent :

A) Sur la position respective des divers segments de notre corps.

B) Sur la position de notre corps par rapport aux objets environnants.

C) Sur la position de ces objets par rapport à notre corps.

Cette orientation nous donne une série de sensations de position, suivant lesquelles des ordres vont influencer, à la périphérie du corps, les groupes musculaires, les mettent en tonus ou en relâchement de façon à ce que s'établisse l'équilibre.

Orientation et équilibre sont donc nettement définis, et apparaissent comme deux fonctions, l'une centripète (orientation), l'autre centrifuge (équilibration), fonctions qui, nécessairement, s'accomplissent par l'intermédiaire de deux systèmes correspondants : un appareil centripète d'orientation, un appareil centrifuge d'équilibre. Comme intermédiaire entre ces deux appareils, existent enfin des centres d'orientation et d'équilibre.

Nous allons donc étudier :

A) Les voies centripètes d'orientation.

B) Les voies centrifuges d'équilibre.

C) Les centres d'équilibre et d'orientation.

A) Voies centripètes d'orientation. — Elles comprennent : le système du sens musculaire ou kinestésique, et les voies labyrinthiques.

α. *Appareil kinesthésique.* — Cet appareil, représenté par des voies qui suivent généralement le chemin même des voies de la sensibilité générale, sert à renseigner, sur l'état de la motilité sous-jacente, les divers neurones situés au-dessus.

L'appareil a son point de départ dans les impressions sensitives cutanées tendineuses, aponévrotiques, articulaires transmises à la moelle par le nerf périphérique centripète, le ganglion spinal et les racines postérieures. Une fois arrivée dans la moelle, cette voie unique gagne en partie les cordons postérieurs, une autre partie se rend au faisceau cérébelleux direct ou ascendant.

De ces points d'arrêt, les voies kinesthésiques s'élèvent vers les centres supérieurs.

La voie venue des cordons postérieurs, après avoir eu un relai dans la protubérance, passe dans le ruban de Reil médian qu'elle contribue à former, passe en arrière du bras postérieur de la capsule, contracte des connexions avec la couche optique (?) et finit à l'écorce en occupant la zone périrolandique.

L'autre voie, venue du faisceau cérébelleux ascendant, s'entrecroise sur la ligne médiane avec son homonyne de l'autre côté, suit le pédoncule cérébelleux inférieur et aboutit à l'écorce du cervelet. De là, elle atteint l'écorce cérébrale en la même région que la voie précédente, après avoir fait relai dans le noyau rouge et dans la couche optique.

β. *Voies labyrinthiques.* — Elles sont constituées par des divisions du nerf auditif;

Le cochléaire, branche sensitive qui sert à l'orientation en fixant la position des objets sonores, (il se rend à l'écorce temporale).

Le vestibulaire, nerf proprement kinesthésique, qui renseigne sur la position de la tête et donne la notion des mouvements qu'elle effectue (il se rend aux noyaux de Deiters et de Bechterew).

B. Voies centrifuges d'équilibre. — Ces voies sont représentées par :

1° Le faisceau pyramidal, dont on connait le trajet et les connexions.

2° Le faisceau cérébelleux descendant, qui des noyaux centraux du cervelet se rend, après entrecroisement, aux cornes antérieures de la moelle.

3° Le faisceau de Monakow, qui se rend aussi aux cornes antérieures, étant issu du noyau rouge.

C. Centres d'orientation et d'équilibre. — Ce sont :

Le *cervelet* qui est en relation :

par le pédoncule cérébelleux inférieur, avec le faisceau cérébelleux direct; avec les impressions labyrinthiques et oculomotrices;

par le pédoncule cérébelleux moyen, avec le noyau du pont qui reçoit lui-même un relai des voies pyramidales;

par le pédoncule cérébelleux supérieur, avec le noyau rouge.

Le *noyau rouge*, situé en plein mésocéphale.

Il reçoit les impressions cérébelleuses et les transmet :

à l'écorce cérébrale (faisceau rubro-cortical);

à la couche optique (faisceau rubro-thalamique);

à la moelle (faisceau de Monakow).

L'*appareil labyrinthique*, dont la fonction est généralement connue depuis les travaux de Flourens et de Ménière.

Les noyaux du pont.

L'*écorce cérébrale* enfin, d'où partent les transmissions motrices d'équilibre, et où s'effectue la perception consciente et raisonnée des sensations vertigineuses.

Dans le phénomène vertigineux, l'intervention de l'écorce et du centre indéterminé de l'idéation (centre O de Grasset) est manifestement mise en jeu, car au moment du phénomène de déséquilibration, le sujet a la perception consciente de tout état d'instabilité ; il s'en rend parfaitement compte.

La description sommaire des voies d'orientation et d'équilibre une fois posée, il est facile d'en tirer la conception du vertige. En effet, alors qu'à l'état normal les impressions centripètes d'orientation, résultant d'un ébranlement anormal de l'appareil correspondant, sont transmises aux voies d'équilibration, qui corrigent, par leur action, cet ébranlement, dans le vertige, l'appareil d'équilibre reste impuissant à effectuer cette correction ; cette impuissance est perçue par les centres cérébraux conscients.

En somme, le vertige n'est que la perception cérébrale consciente du désaccord pathologique régnant entre le système d'orientation et le système d'équilibre, ce dernier n'arrivant pas à rectifier par des transmissions centrifuges, le trouble centripète de désorientation.

Cette théorie, retracée dans ses grandes lignes, nous semble particulièrement apte à donner du vertige, au point de vue pathogénique, une notion claire et qui paraît parfaitement vraisemblable.

Pronostic. — Il dépend de la cause première du vertige, beaucoup plutôt que des allures dramatiques de l'accès.

Les vertiges précurseurs d'une maladie organique de la moelle ou de l'encéphale ont la signification sérieuse qui va de soi. Le vertige des artério-scléreux, ces vertiges auriculaires dont nous avons parlé, qui vont se répétant avec une fréquence croissante, et qui tendent à la chronicité, sont graves par eux-mêmes, et par l'état de mélancolie dépressive qu'ils entraînent souvent. Mais les cas sont nombreux où l'on voit le vertige diminuer à mesure que croît la surdité, et disparaître tout à fait quand l'abolition de l'ouïe est devenue un fait accompli.

Traitement. — Le traitement des vertiges auriculaires est affaire aux spécialistes, et nous ne saurions insister ici sur les moyens dont ils disposent. Rappelons seulement pour mémoire, que parfois l'ablation d'un simple bouclon de cérumen a suffi.

Charcot a institué, pour le vertige de Ménière, un traitement, qui est toujours en grande et légitime faveur. On sait que le vertige tend à s'éteindre à mesure que croît la surdité; de ce fait d'observation, Charcot concluait logiquement à l'emploi de la quinine, qui a pour effets ordinaires de diminuer l'acuité auditive et de supprimer l'excitabilité excessive de l'appareil labyrinthique. En effet, la quinine, donnée à doses suffisantes et suffisamment prolongées — après avoir, pendant les premiers jours, augmenté les bourdonnements et plutôt exalté le vertige — en vient bientôt à l'apaiser jusqu'à le faire disparaître. Un bon régime alimentaire, le bicarbonate de soude, la diète lactée, aideront le malade à tolérer le médicament.

D'ailleurs, le régime alimentaire doit faire partie intégrante du traitement de tous les vertiges. A un certain point de vue, tout vertige est un peu vertige stomacal, en ce qu'il a tendance à s'accompagner de phénomènes gastriques, et aussi en ce que tous les poisons fabriqués par le tube digestif, toutes les excitations anormales parties de la muqueuse gastrique ou de la surface intestinale, tendent manifestement à provoquer l'accès. Il y a pourtant un vertige plus particulièrement stomacal, proche parent, à n'en pas douter, du vertige neurasthénique. Il guérit par une bonne hygiène alimentaire et par la médication tonique, agissant ici comme régulatrice de la tension vasculaire sanguine.

C'est par le régime lacté, par l'alimentation déchlorurée qu'il convient de traiter le vertige des artério-scléreux et des brightiques.

Le mal de mer est aussi un vertige. On parvient quelquefois à y remédier par la position horizontale, par le port d'une ceinture destinée à réduire au minimum le déplacement des organes abdominaux, par l'emploi du chloral, de l'eau chloroformée, de l'antipyrine, de la cocaïne, du chloralamide associé au bromure, et par les inhalations d'oxygène, en même temps que par un régime alimentaire empêchant à la fois la vacuité ou la surcharge des voies digestives.

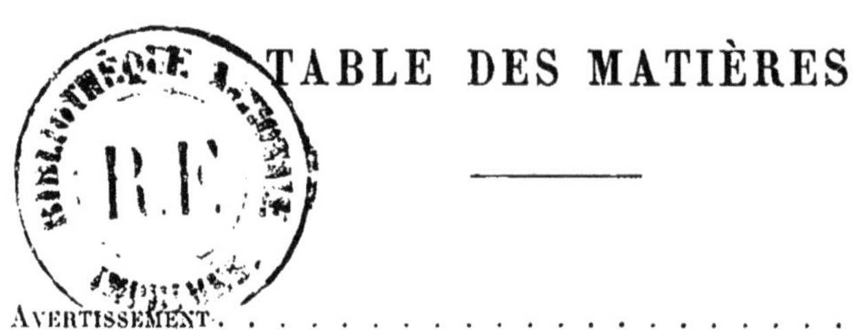

TABLE DES MATIÈRES

PREMIÈRE PARTIE

COMMENT ON EXAMINE UN MALADE DU SYSTÈME NERVEUX

DEUXIÈME PARTIE

ANATOMIE MÉDICALE DU SYSTÈME NERVEUX

TROISIÈME PARTIE

MALADIES DE LA MOELLE ÉPINIÈRE

QUATRIÈME PARTIE

LES MALADIES DU BULBE, DE LA PROTUBÉRANCE ET DU PÉDONCULE

CINQUIÈME PARTIE

MALADIES DU CERVEAU ET DES MÉNINGES CÉRÉBRALES

SIXIÈME PARTIE

MALADIES DES NERFS

SEPTIÈME PARTIE

TROUBLES TROPHIQUES ET VASO-MOTEURS

HUITIÈME PARTIE

NÉVROSES

TABLE DES FIGURES

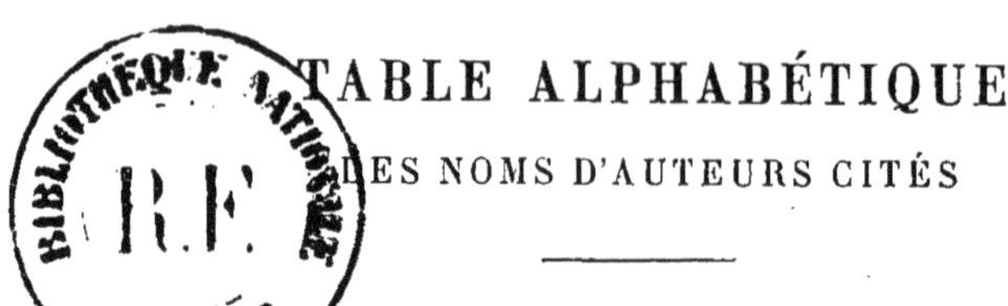

TABLE ALPHABÉTIQUE

DES NOMS D'AUTEURS CITÉS

C

D

E

F

G

H

I

J

K

L

M

N

O

P

Q

R

S

T

V

W

Y

Z

Introduction à la médecine de l'esprit, par le Dr **Maurice DE FLEURY.** Un volume in-8, 6e édition . . . . **7 fr. 50**

Les grands Symptômes neurasthéniques, par LE MÊME. 1 vol. in-8, 2e éd. **7 fr. 50**

Les Obsessions et la Psychasthénie, par le Dr **Pierre JANET,** professeur de psychologie expérimentale au collège de France. — I. (Études cliniques et expérimentales sur les idées obsédantes, les impulsions, les manies mentales, la folie du doute, les tics, les agitations, les phobies, les délires du contact, les angoisses, les sentiments d'incomplétude, la neurasthénie, les modifications du sentiment réel, leur pathogénie et leur traitement). 1 vol. grand in-8, avec 32 gravures. . . . . **18 fr.**

II. *En collaboration avec le prof. RAYMOND.* (Fragments des leçons cliniques du mardi sur les états neurasthéniques, les aboulies, les sentiments d'incomplétude, les agitations et les angoisses diffuses, les algies, les phobies, les délires du contact, les tics, les manies mentales, les folies du doute, les idées obsédantes, les impulsions, leur pathogénie et leur traitement). 1 volume grand in-8, avec 22 gravures. . . . **14 fr.**

Névroses et Idées fixes, par le Dr **Pierre JANET.** — I. (Études expérimentales sur les troubles de la volonté, de l'attention, de la mémoire : sur les émotions, les idées obsédantes et leur traitement). 1 volume grand in-8, avec 68 gravures. *2e édition* . . . . **12 fr.**

II. *En collaboration avec le prof. RAYMOND* (Fragments des leçons cliniques du mardi sur les névroses, les maladies produites par les émotions, les idées obsédantes et leur traitement). 1 volume grand in-8, avec 97 gravures. . . . . **14 fr.**

L'automatisme psychologique, **Essai de psychologie expérimentale sur les formes inférieures de l'activité mentale,** par le Dr **Pierre JANET.** 1 volume in-8, 4e édition . . . **7 fr. 50**

Manuel de Psychiatrie, par le Dr **J. ROGUES DE FURSAC,** ancien chef de clinique à la Faculté de Paris. 1 volume in-12, cartonné à l'anglaise . . . . **4 fr.**

Genèse et nature de l'Hystérie, par le Dr **Paul SOLLIER.** 2 volumes in-8 avec gravures . . . . **20 fr.**

L'Hystérie et son traitement, par LE MÊME. 1 volume in-12, cartonné à l'anglaise . . . . **4 fr.**

Introduction à la vie de l'esprit, par **L. BRUNSCHWIG,** docteur ès lettres. 1 vol. in-16 . . . . **2 fr. 50**

Revue philosophique, dirigée par **Th. RIBOT,** de l'Institut, professeur honoraire au Collège de France (29e année, 1904). Paraît tous les mois, par livraisons grand in-8 de 7 feuilles (112 pages). — *Abonnement :* Un an, Paris, **30** francs; Départements et étranger, **33** francs.

Journal de psychologie normale et pathologique, dirigé par les docteurs **Pierre JANET,** professeur au Collège de France, et **Georges DUMAS,** chargé de cours à la Sorbonne (1re année, 1904). Paraît tous les deux mois par livraisons grand in-8 de 6 feuilles (100 pages) avec figures dans le texte. — *Abonnement :* Un an, France et étranger, **14** fr. — Le numéro, **2** fr. **60.**

ÉVREUX, IMPRIMERIE DE CHARLES HÉRISSEY

Manuel pour l'étude des maladies du Système nerveux, par le Dr **MAURICE DE FLEURY.** 1 vol. grand in-8, avec 133 gravures en noir et en couleur, cartonné à l'anglaise (*Vient de paraître*) . . . . 25 fr.

Introduction à la médecine de l'esprit, par LE MÊME. 1 volume in-8, 6e édition. . . . . 7 fr. 50

Les grands Symptômes neurasthéniques (**Pathogénie et traitement**), par LE MÊME. 1 volume in-8, 2e édition . . . . 7 fr. 50

Les Obsessions et la Psychasthénie, par le Dr **Pierre JANET,** professeur de psychologie expérimentale au collège de France. — I. (Études cliniques et expérimentales sur les idées obsédantes, les impulsions, les manies mentales, la folie du doute, les tics, les agitations, les phobies, les délires du contact, les angoisses, les sentiments d'incomplétude, la neurasthénie, les modifications du sentiment du réel, leur pathogénie et leur traitement). 1 volume grand in-8, avec 32 gravures. . . . . . 18 fr.

II. *En collaboration avec le prof. RAYMOND.* (Fragments des leçons cliniques du mardi sur les états neurasthéniques, les aboulies, les sentiments d'incomplétude, les agitations et les angoisses diffuses, les algies, les phobies, les délires du contact, les tics, les manies mentales, les folies du doute, les idées obsédantes, les impulsions, leur pathogénie et leur traitement). 1 volume grand in-8, avec 22 gravures. 14 fr.

Névroses et Idées fixes, par le Dr **Pierre JANET.** — I. (Études expérimentales sur les troubles de la volonté, de l'attention, de la mémoire : sur les émotions, les idées obsédantes et leur traitement). 1 volume grand in-8, avec 68 gravures. *2e édition*. . . . . 12 fr.

II. *En collaboration avec le prof. RAYMOND.* (Fragments des leçons cliniques du mardi sur les névroses, les maladies produites par les émotions, les idées obsédantes et leur traitement). 1 volume grand in-8, avec 97 gravures. . . . . 14 fr.

L'automatisme psychologique, par le Dr **Pierre JANET. Essai de psychologie expérimentale sur les formes inférieures de l'activité mentale.** 1 volume in-8, 4e édition. . . . 7 fr. 50

Manuel de Psychiatrie, par le Dr **J. ROGUES DE FURSAC,** ancien chef de clinique à la Faculté de Paris. 1 volume in-12, cartonné à l'anglaise . . . . 4 fr.

Genèse et nature de l'Hystérie, par le Dr **Paul SOLLIER.** 2 volumes in-8 avec gravures. . . . . 20 fr.

L'Hystérie et son Traitement, par LE MÊME. 1 volume in-12, cartonné à l'anglaise. . . . . 4 fr.

Introduction à la vie de l'esprit, par **L. BRUNSCHWIG,** docteur ès lettres. 1 vol. in-16. . . . . 2 fr. 50

Revue philosophique, dirigée par **Th. RIBOT,** de l'Institut, professeur honoraire au Collège de France (29e année, 1904). Paraît tous les mois, par livraisons grand in-8 de 7 feuilles (112 pages). — *Abonnement* : Un an, Paris, 30 francs ; Départements et étranger, 33 francs.

Journal de psychologie normale et pathologique, dirigé par les docteurs **Pierre JANET,** professeur au Collège de France, et **Georges DUMAS,** chargé de cours à la Sorbonne (1re année, 1904). Paraît tous les deux mois par livraisons grand in-8 de 6 feuilles (100 pages) avec figures dans le texte. — *Abonnement* : Un an, France et étranger, 14 fr. — Le numéro, 2 fr. 60.

222-04. — Coulommiers. Imp. PAUL BRODARD. — 3-04.

www.ingramcontent.com/pod-product-compliance
Ingram Content Group UK Ltd.
Pitfield, Milton Keynes, MK11 3LW, UK
UKHW020257200726
13857UKWH00001B/7